守護大自然！

配角海鮮食用圖鑑

美味しいマイナー魚介図鑑

瑞昇文化

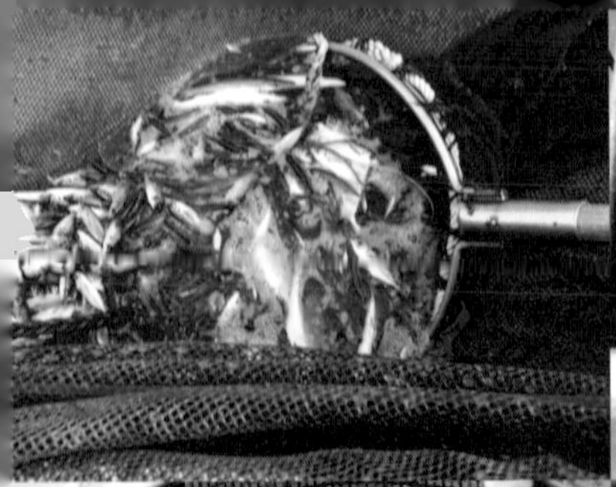
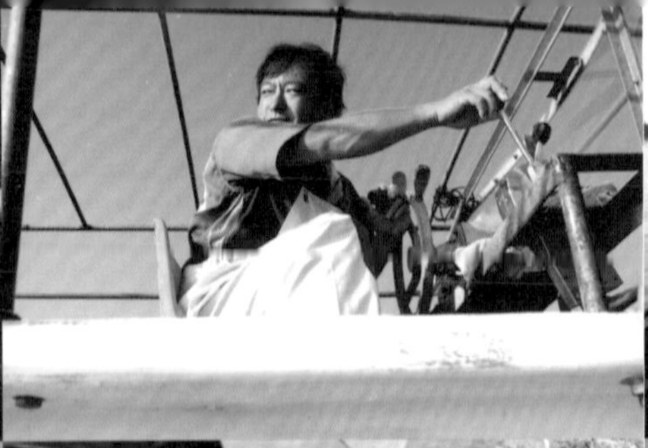
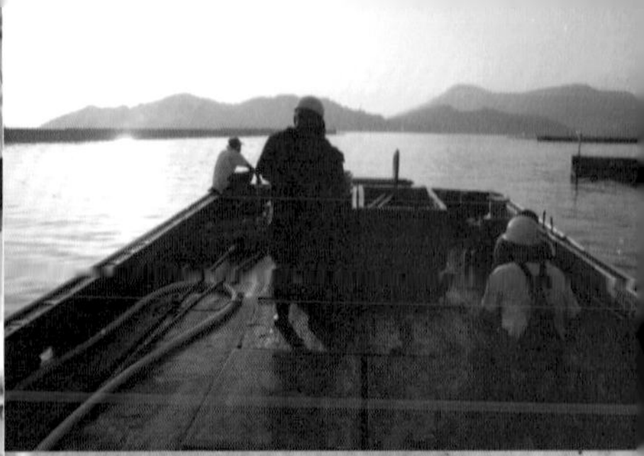
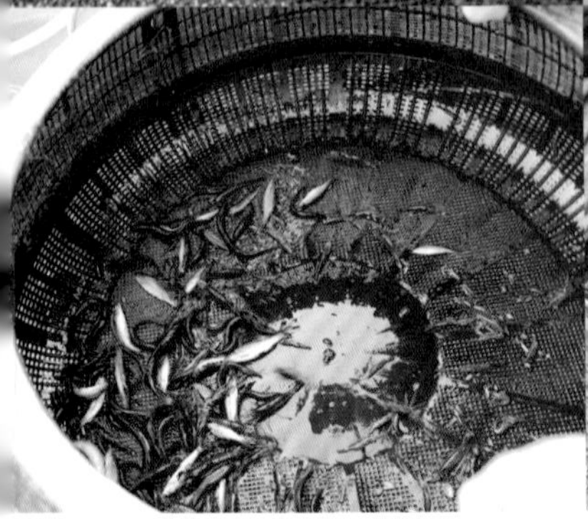
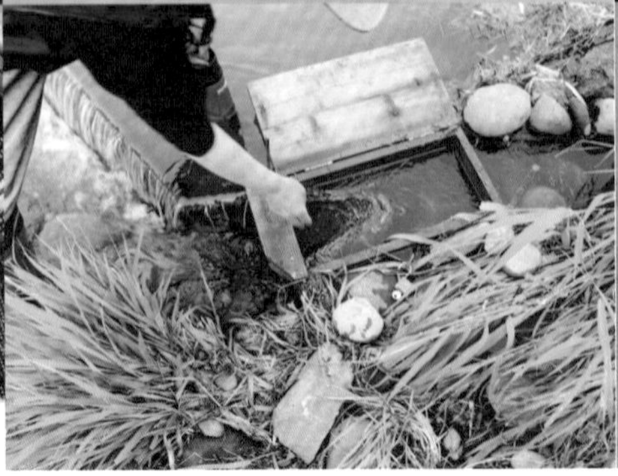
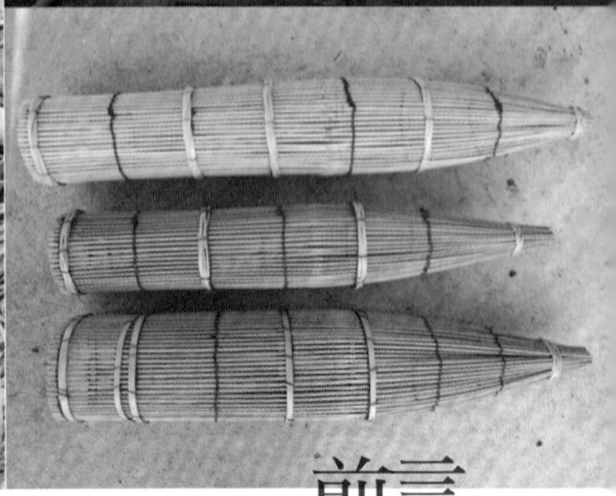

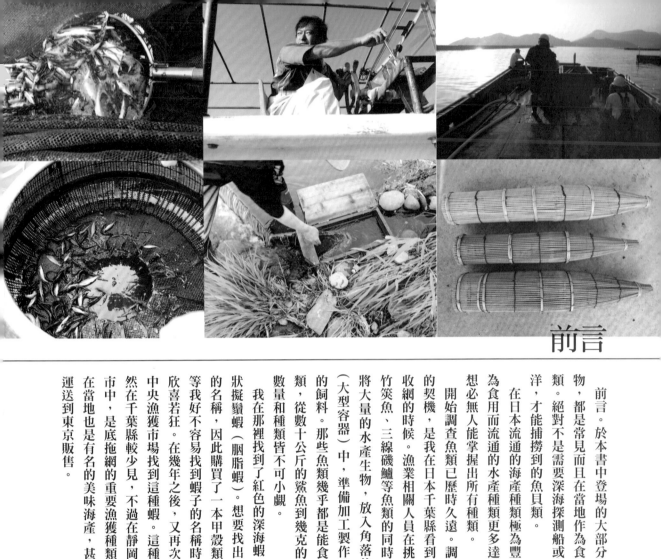

前言

前言。於本書中登場的大部分水產生物，都是常見而且在當地作為食用的種類。絕對不是需要深海探測船或出海遠洋，才能捕撈到的魚貝類。

在日本流通的海產種類極為豐富。作為食用而流通的水產種類更多達千種，想必無人能掌握出所有種類。

開始調查魚類已歷時久遠。調查水產的契機，是我在日本千葉縣看到定置網收網的時候。漁業相關人員在挑選日本竹筴魚、三線磯鱸等魚類的同時，也會將大量的水產生物，放入角落的魚桶（大型容器）中，準備加工製作成家畜的飼料。那些魚類幾乎都是能食用的種類，從數十公斤的鯊魚到幾克的小魚，數量和種類皆不可小覷。

我在那裡找到了紅色的深海蝦——葉狀擬鬚蝦（胭脂蝦）。想要找出這種蝦的名稱，因此購買了一本甲殼類圖鑑。等我好不容易找到蝦子的名稱時，為之欣喜若狂。在幾年之後，又再次於東京中央漁獲市場找到這種蝦。這種蝦子雖然在千葉縣較少見，不過在靜岡縣沼津市中，是底拖網的重要漁獲種類之一。在當地也是有名的美味海產，甚至還會運送到東京販售。

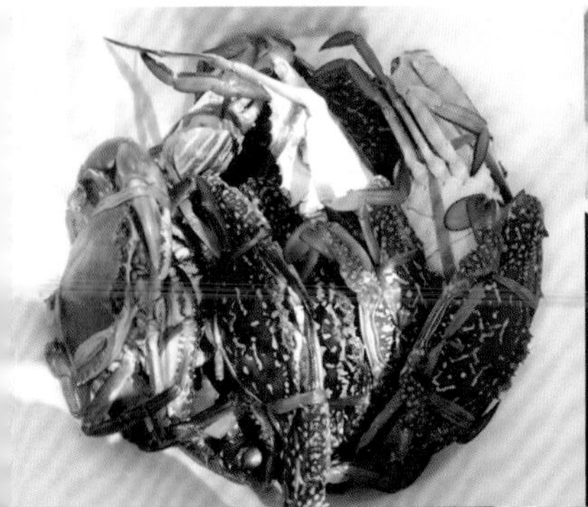
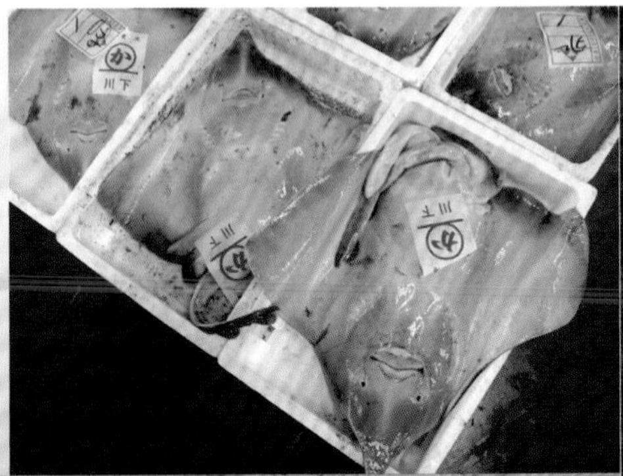
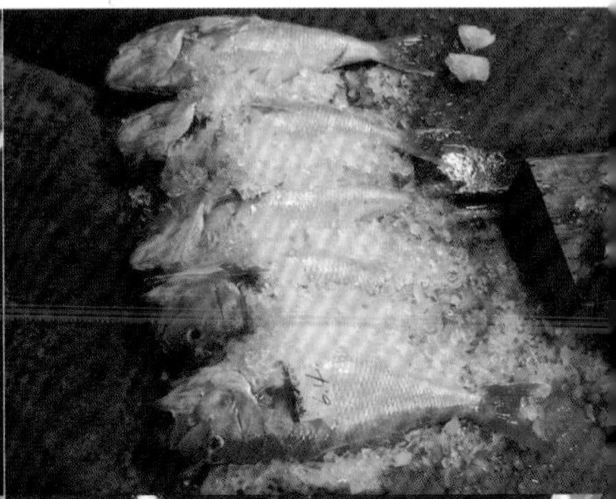
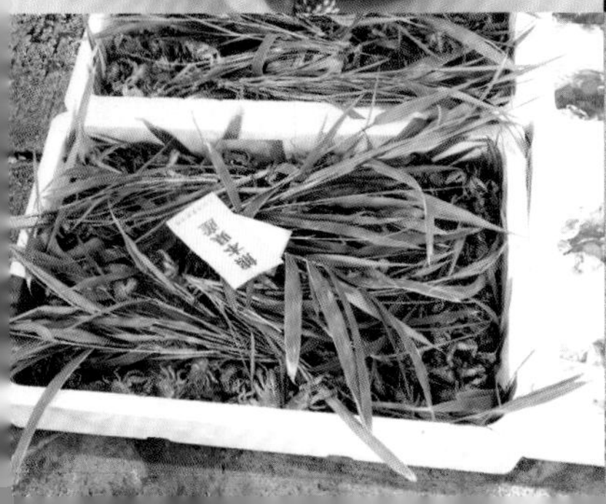
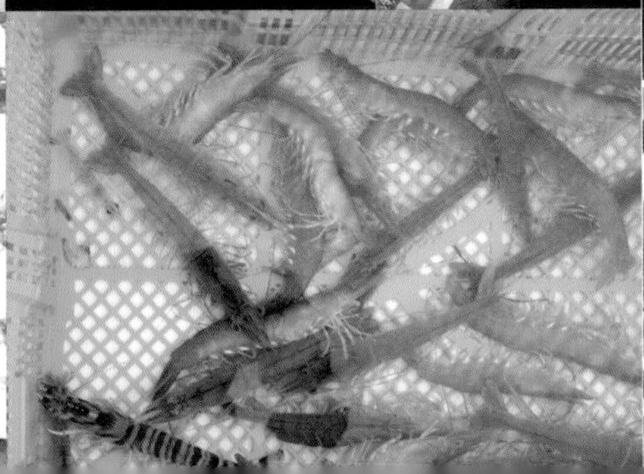
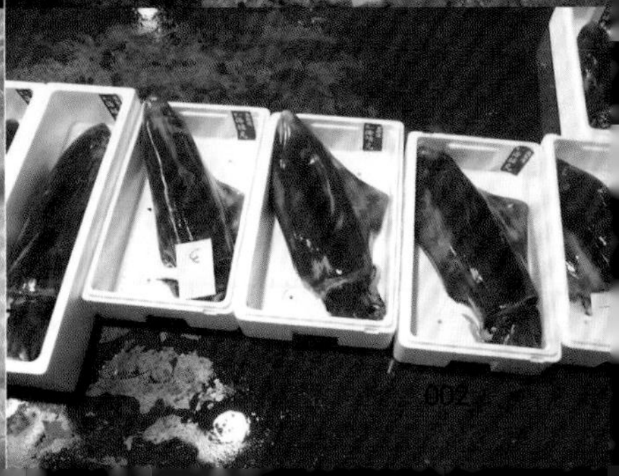

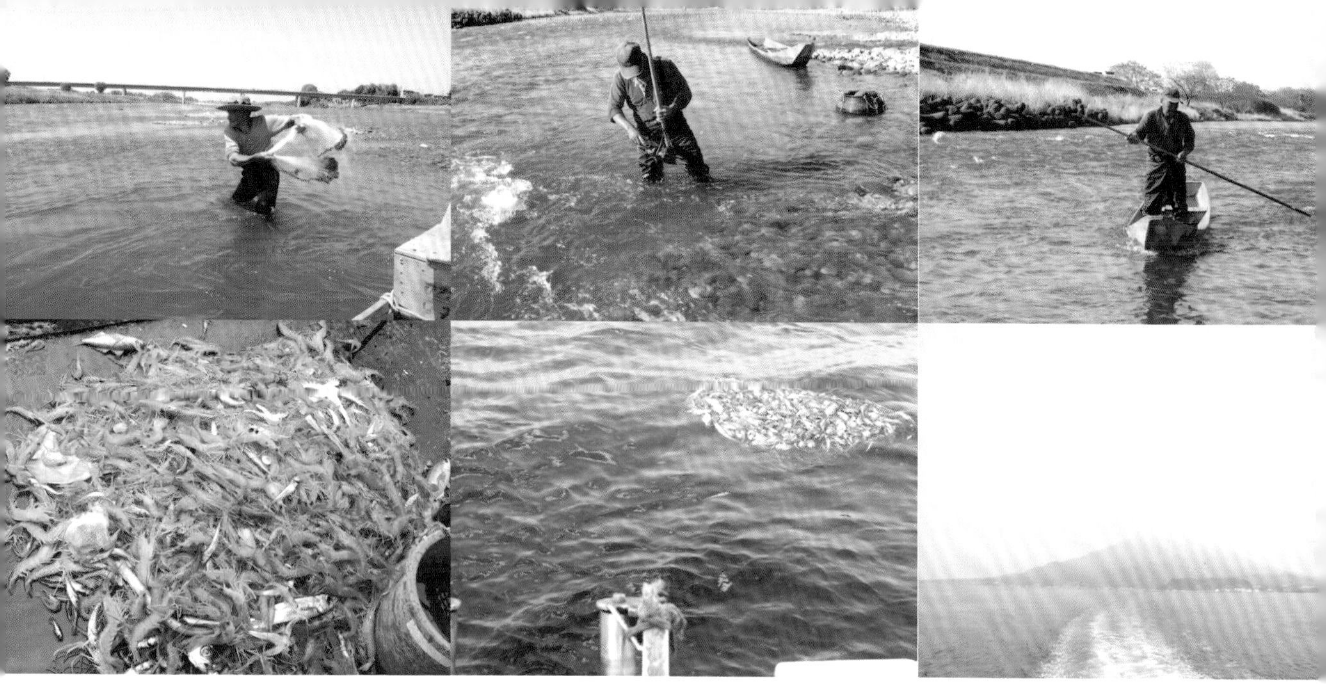

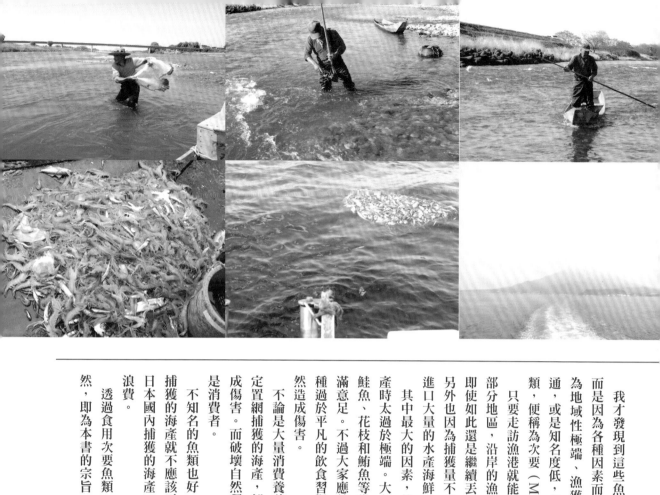

我才發現到這些魚類非關美味與否，而是因為各種因素而被丟棄。像這些因為地域性極端、漁獲量過少而無法流通，或是知名度低，幾乎不為人知的種類，便稱為次要（Minor）魚類。

只要走訪漁港就能明白，在日本的大部分地區，沿岸的漁獲量都逐漸減少。即使如此還是繼續丟棄大量的漁獲物。另外也因為捕獲量不足，還從世界各地進口大量的水產海鮮。

其中最大的因素，就是消費者選擇海產時太過於極端。大多數的家庭只要有鮭魚、花枝和鮪魚等幾種海產，就能心滿意足。不過大家應該要有所警覺，這種過於平凡的飲食習慣，反而會對大自然造成傷害。

不論是大量消費養殖海產，或是丟棄定置網捕獲的海產，都會對自然環境造成傷害。而破壞自然環境最大的原因就是消費者。

不知名的魚類也好，珍稀魚類也罷，捕獲的海產就不應該丟棄。進一步了解日本國內捕獲的海產，才能物盡其用不浪費。

透過食用次要魚類，守護人類與大自然，即為本書的宗旨。

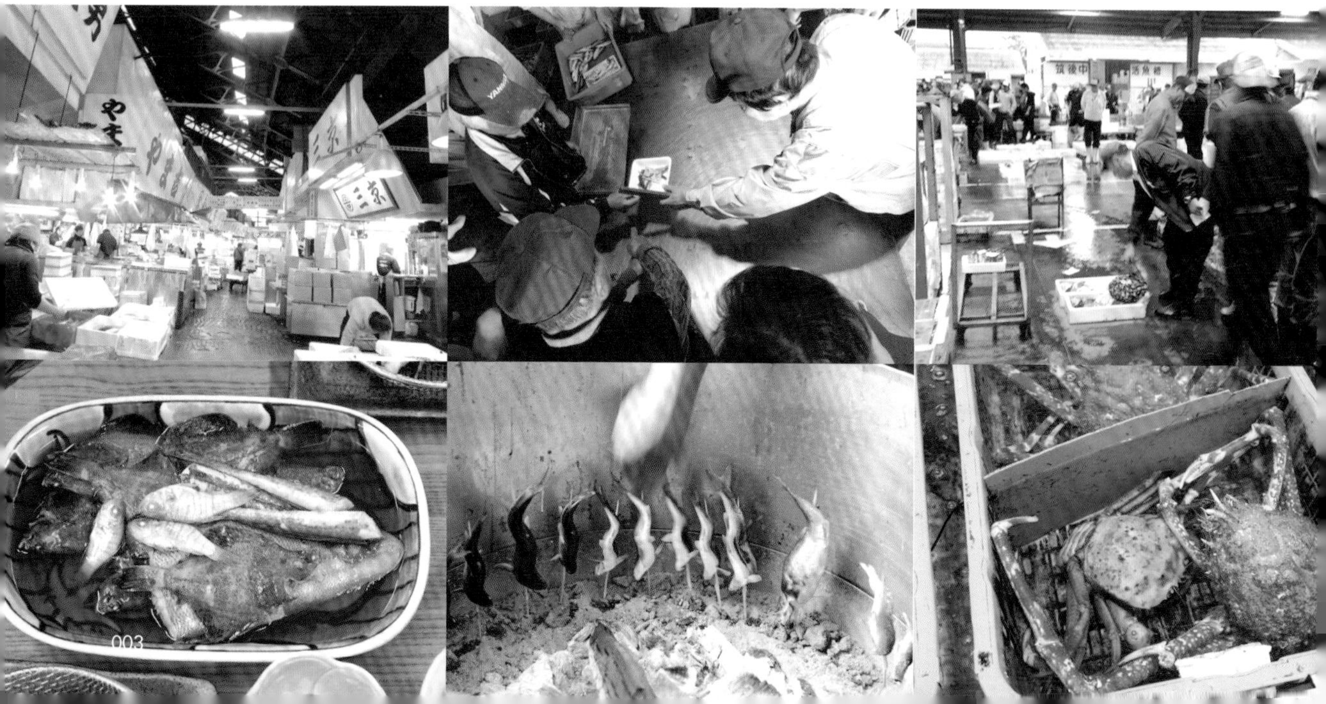

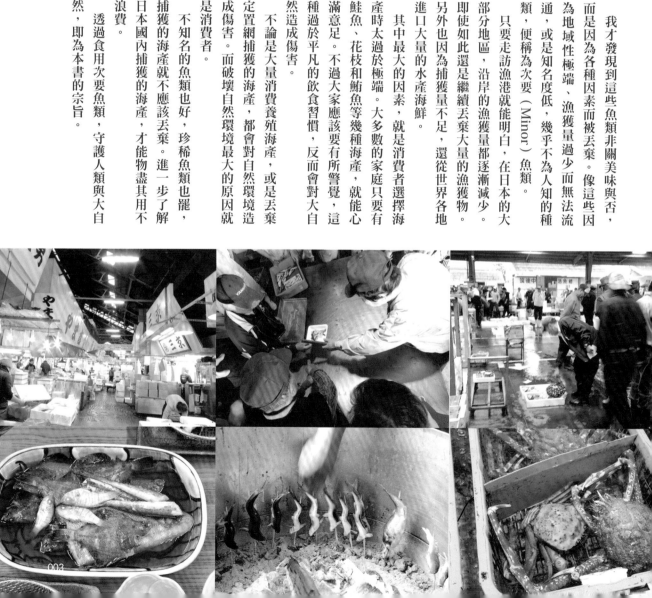

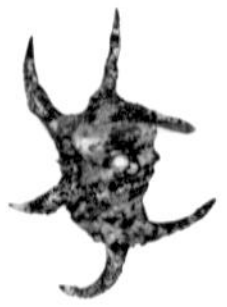

第1章 深海魚

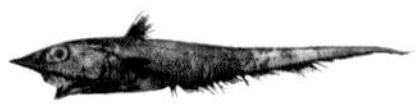

第2章 遠洋、近海巡游性魚類

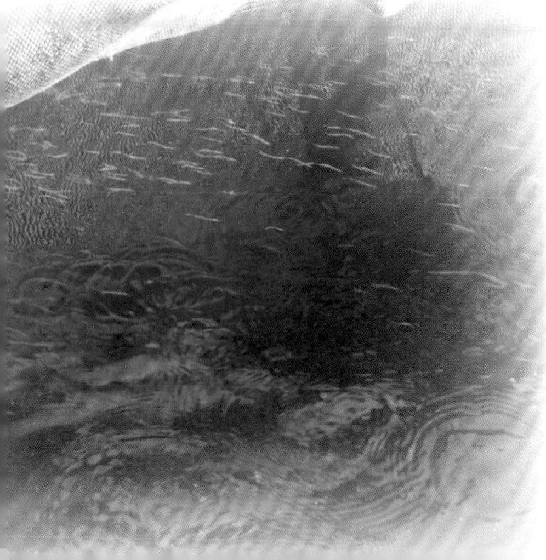

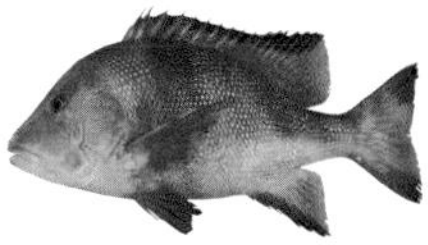

第4章 淡水魚類

第5章 貝類、花枝和章魚軟體類

第6章 甲殼類

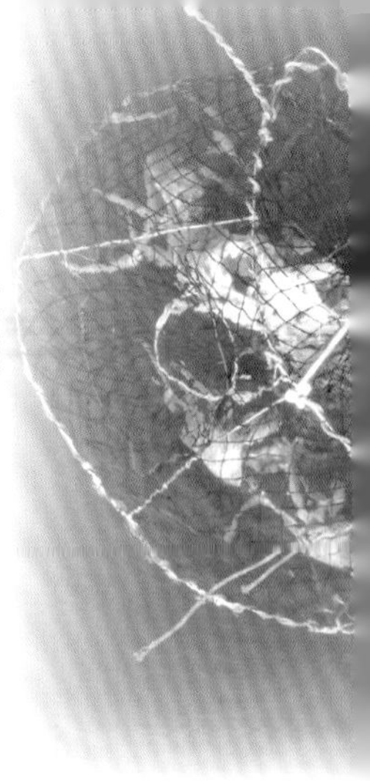

第7章
其他動物類

第8章
海藻

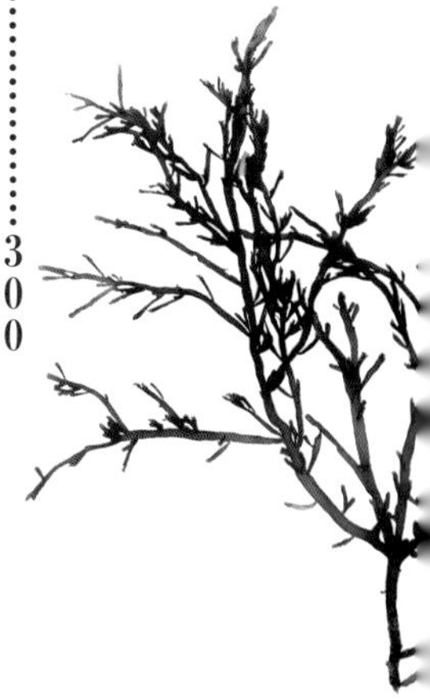

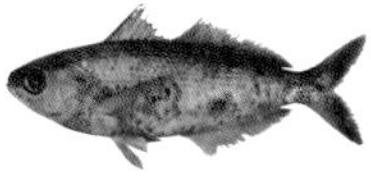

本書的使用方法

次要魚類的實力

在本書中所介紹的水產生物，是以食用為目的之非主要種類。雖然在日本國內也有人食用，不過最多僅數百人，遠遠不及種類及數量繁多的海鮮。當然，也沒有一般的評價。於本書列出的評等表，也僅有筆者自己取得的難易度、製作成料理的風味評價、實際購買時的價格，或是免費取得的狀況等。

用「次要魚類的實力」表格評價時，盡量列舉出各種品種，不過也有些因為頁面限制而無法一一列舉。

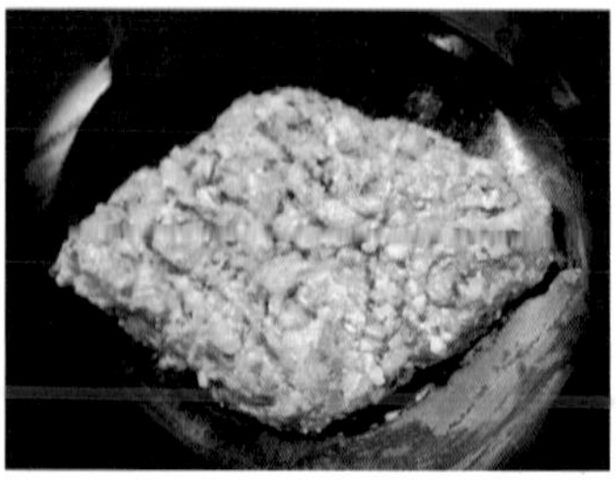

本書中的「美味度」，並非以食材來進行水產生物的綜合評價，而是料理本身的美味度。

次要魚類的實力

次要魚類珍稀度	☆☆☆☆☆	←可輕易在魚商小販取得
美味程度	☆☆☆☆☆	←難吃而無法入口
價格	☆☆☆☆☆	←免費拿走對方還會感激你

次要魚類的實力

次要魚類珍稀度	★☆☆☆☆	←超市也有販賣
美味程度	★☆☆☆☆	←不至於難吃
價格	★☆☆☆☆	←可免費取得

次要魚類的實力

次要魚類珍稀度	★★☆☆☆	←偶爾會找不到
美味程度	★★☆☆☆	←用心料理就很美味
價格	★★☆☆☆	←便宜

次要魚類的實力

次要魚類珍稀度	★★★☆☆	←要在產地找才有
美味程度	★★★☆☆	←還算美味
價格	★★★☆☆	←價格一般

次要魚類的實力

次要魚類珍稀度	★★★★☆	←就算在產地也很稀有
美味程度	★★★★☆	←很美味
價格	★★★★☆	←價格貴

次要魚類的實力

次要魚類珍稀度	★★★★★	←找到的話根本是奇蹟
美味程度	★★★★★	←人間美味
價格	★★★★★	←價格超貴

盛產期和產地

本書中列舉的水產生物盛產期並非絕對。這裡的盛產期，是由筆者實際走訪日本全國各地，或是透過魚販業者在當地詢問而整理出來。

產地原則上只標出日本各地。於本書中登場的魚類，都不在漁港的捕魚紀錄（統計的紀錄）內，因此僅標示出筆者過去見聞，以及取得場所的資訊。即使是產地，不僅魚種名稱不清楚，許多種類甚至連地方俗名都沒有，因此許多人也不清楚那些水產生物的珍稀程度。

而非常次要的魚類，僅有很基本的資訊，除了在本書中列舉的產地以外，也很有可能在別處可以找到。另外本書中標示的盛產期，是由少數個體預測而得知的資訊，因此僅供參考。

在本書中列舉的種類不分日本國內外，若為珍稀或是重要的資訊，將會標記於內文中。

最後，於本書中列出的各種魚類，包含稀有種及瀕臨滅種的野生動物。根據不同都道府縣市町村，會有禁止採取或是受保護的品種，請務必遵守規定。就算在未列為禁止的場所，也盡量避免採取過量。

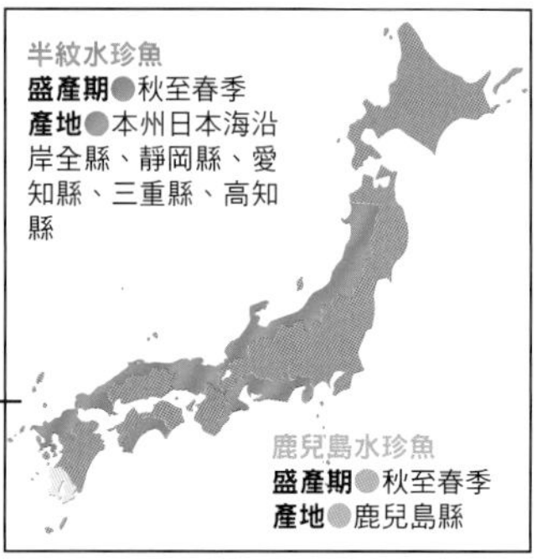
半紋水珍魚
盛產期●秋至春季
產地●本州日本海沿岸全縣、靜岡縣、愛知縣、三重縣、高知縣
鹿兒島水珍魚
盛產期●秋至春季
產地●鹿兒島縣

主要種類若有兩種以上，而且產地沒有重複時，會以紅色及藍色區分。魚種的重要性與顏色無關。

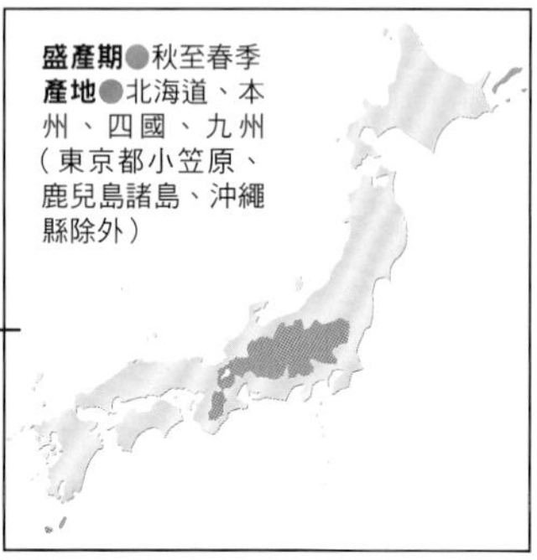
盛產期●秋至春季
產地●北海道、本州、四國、九州（東京都小笠原、鹿兒島諸島、沖繩縣除外）

產地只標示出日本各地。用粉紅色及淡藍色標示時，代表產地的捕獲量極少。就算到了粉紅或淡藍標示的產地，也不一定能找到次要魚類。

詞彙集

【分類學】
生物依照界→門→綱→目→科→屬→種七大類別來分類。在這種分類方式中，種以下的變化較少，而越往上則變化越多。

【標準和名】
每種魚類的標準日本名稱。學名會隨著分類學的進步而有所變化，但是標準和名卻幾乎不會改變。這些標準和名大多是從江戶時代就出現的名稱。

【學名】
18世紀後半，生物學家林奈提出每種生物品種都應有其對應的名稱。是以拉丁語來表示屬名和種名的二名制命名法。

【別名】
流通於市面上的魚類並非全都使用標準名稱。在各地也會有當地名稱等，有時反而別名更加通用。而地方別名也是當地的重要文化之一。

【島嶼部、諸島部】
意指東京都的伊豆諸島、小笠原諸島等。鹿兒島縣則是有種子島、吐噶喇列島、奄美大島等和九州分離的各島。

魚類並非用「體長」，而是用嘴端至尾鰭的距離來表示長度（總長）。花枝測量軀幹長，章魚則是以全長來表示。螃蟹等用甲殼長度或寬度，蝦類是用體長表示。海藻類則以高度表示。

基本資料。標示目、科、種等基本資料，以及棲息海域、地方俗名等。棲息海域並非以發現的地區等動物學的觀點來表示，而是標示出常見的地區。地方俗名則是當地名稱，或是文獻中出現的名稱。

最上方的魚類圖片是每頁中的主角。或是每頁中最次要、珍稀的品種。

以每頁中列舉的品種為基準，於此列舉出難以區別的品種。或是希望讀者更進一步了解的品種。

魚類中文名稱。名稱標示並不僅限於一種。

學名和日文的標準和名。和名為參考田中茂穗所提出的名稱。

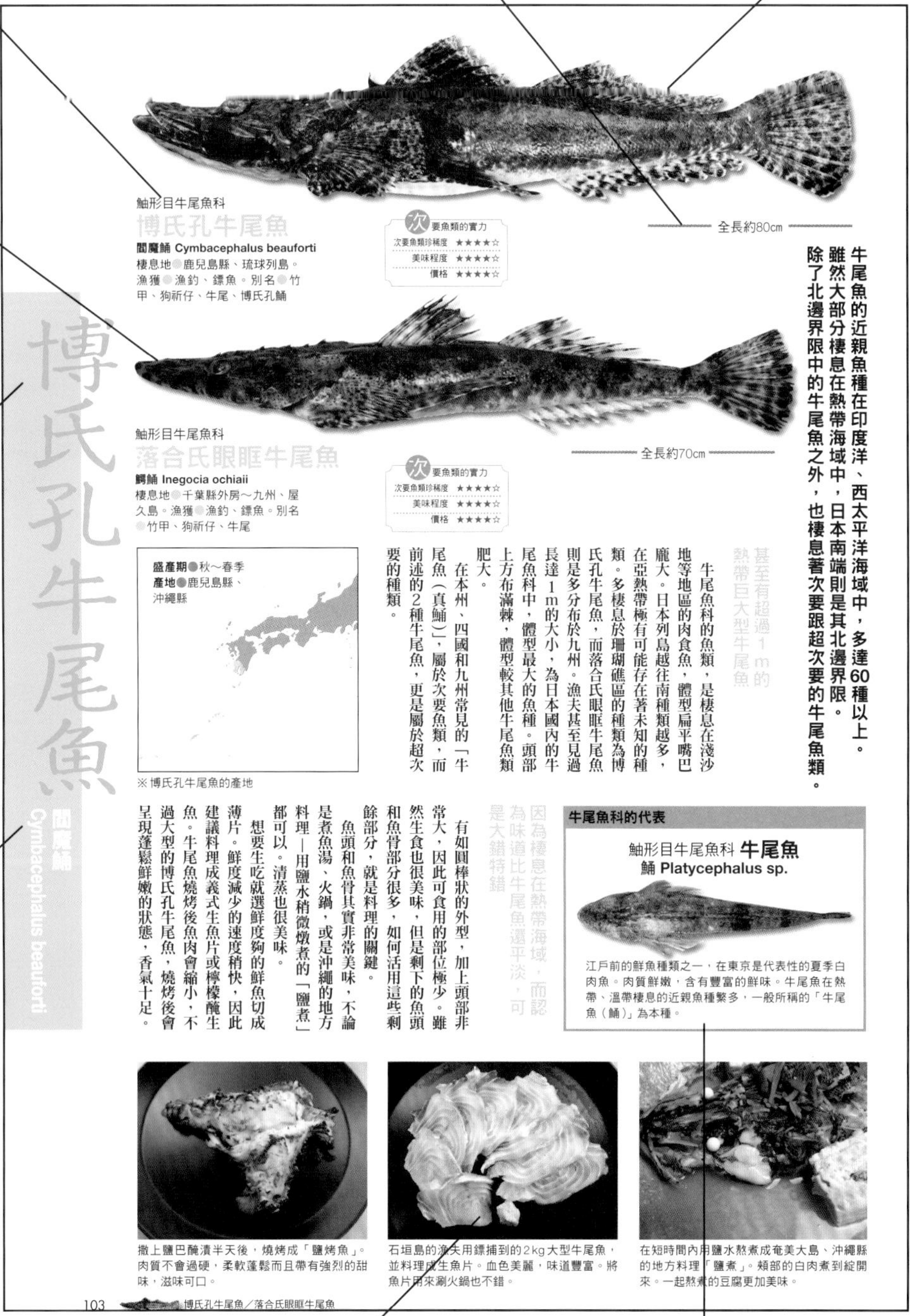
博氏孔牛尾魚
閻魔鯒
Cymbacephalus beauforti

全長約80cm

觸形目牛尾魚科
博氏孔牛尾魚
閻魔鯒 Cymbacephalus beauforti
棲息地●鹿兒島縣、琉球列島。漁獲●漁釣、鏢魚。別名●竹甲、狗祈仔、牛尾、博氏孔鯒

次要魚類的實力
次要魚類珍稀度 ★★★★☆
美味程度 ★★★★☆
價格 ★★★★☆

全長約70cm

觸形目牛尾魚科
落合氏眼眶牛尾魚
鰐鯒 Inegocia ochiaii
棲息地●千葉縣外房～九州、屋久島。漁獲●漁釣、鏢魚。別名●竹甲、狗祈仔、牛尾

次要魚類的實力
次要魚類珍稀度 ★★★★☆
美味程度 ★★★★☆
價格 ★★★★☆

牛尾魚的近親魚種在印度洋、西太平洋海域中，多達60種以上。雖然大部分棲息在熱帶海域中，日本南端則是其北邊界限。除了北邊界限中的牛尾魚之外，也棲息著次要跟超次要的牛尾魚類。

甚至有超過1m的熱帶巨大型牛尾魚

牛尾魚科的魚類，是棲息在淺沙地等地區的肉食魚，體型扁平嘴巴龐大。日本列島越往南種類越多，在亞熱帶極有可能存在著未知的種類。多棲息於珊瑚礁區的種類為博氏孔牛尾魚，而落合氏眼眶牛尾魚則是多分布於九州。漁夫甚至見過長達1m的大小，為日本國內的牛尾魚科中，體型最大的魚種。頭部上方布滿棘，體型較其他牛尾魚類肥大。

在本州、四國和九州常見的「牛尾魚（真鯒）」，屬於次要魚類，而前述的2種牛尾魚，更是屬於超次要的種類。

盛產期●秋～春季
產地●鹿兒島縣、沖繩縣

※博氏孔牛尾魚的產地

因為棲息在熱帶海域，而認為味道比牛尾魚還平淡，可是大錯特錯

有如圓棒狀的外型，加上頭部非常大，因此可食用的部位極少。雖然生食也很美味，但是剩下的魚頭和魚骨部分很多，如何活用這些剩餘部分，就是料理的關鍵。

魚頭和魚骨其實非常美味，不論是煮魚湯、火鍋，或是沖繩的地方料理—用鹽水稍微燉煮的「鹽煮」都可以。清蒸也很美味。

想要生吃就選鮮度夠的鮮魚切成薄片。鮮度減少的速度稍快，因此建議料理成義式生魚片或檸檬醃生魚。牛尾魚燒烤後魚肉會縮小，不過大型的博氏孔牛尾魚，燒烤後會呈現蓬鬆鮮嫩的狀態，香氣十足。

牛尾魚科的代表
觸形目牛尾魚科 **牛尾魚**
鯒 Platycephalus sp.
江戶前的鮮魚種類之一，在東京是代表性的夏季白肉魚。肉質鮮嫩，含有豐富的鮮味。牛尾魚在熱帶、溫帶棲息的近親魚種繁多，一般所稱的「牛尾魚（鯒）」為本種。

撒上鹽巴醃漬半天後，燒烤成「鹽烤魚」。肉質不會過硬，柔軟蓬鬆而且帶有強烈的甜味，滋味可口。

石垣島的漁夫用鏢捕到的2kg大型牛尾魚，並料理成生魚片。血色美麗，味道豐富。將魚片用來涮火鍋也不錯。

在短時間內用鹽水熬煮成奄美大島、沖繩縣的地方料理「鹽煮」。頰部的白肉煮到綻開來。一起熬煮的豆腐更加美味。

103 博氏孔牛尾魚／落合氏眼眶牛尾魚

料理的美味程度由右至左排列。不過僅為筆者主觀的認知。味覺評斷因人而異，建議實際享用後自行給予評價。

相對於每頁中的主要種類，為同科中的知名種類，或是名稱容易混淆的種類。在此列舉出相較於次要魚類之下，廣為大眾所知的一般種類。

次要魚類、珍稀魚類、未利用魚類的差異

小型魚類、珍稀魚類，以及未利用魚類非常複雜，而且難以區別。以下試著區分說明。

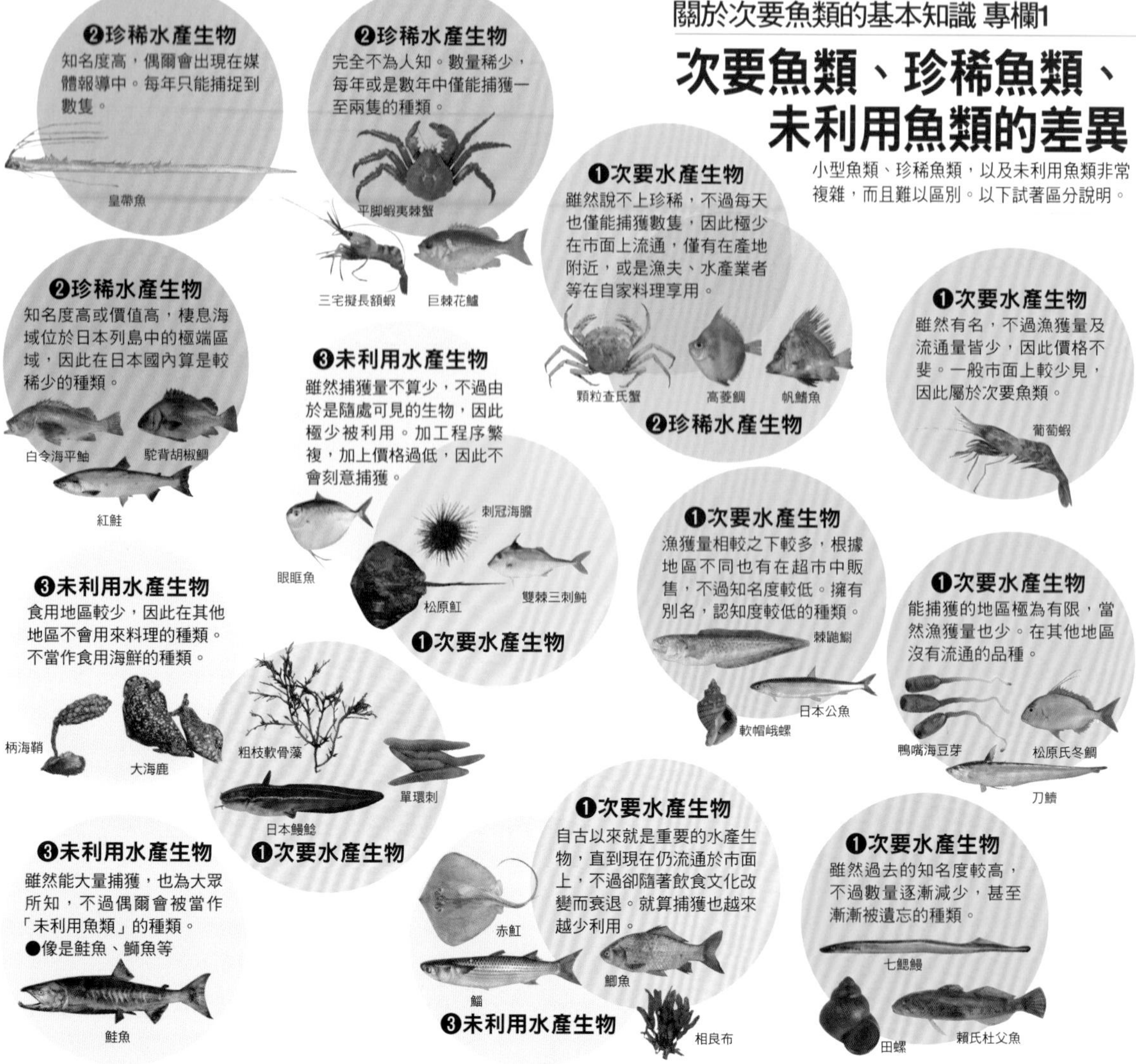
❷珍稀水產生物
知名度高，偶爾會出現在媒體報導中。每年只能捕捉到數隻。
皇帶魚
❷珍稀水產生物
完全不為人知。數量稀少，每年或是數年中僅能捕獲一至兩隻的種類。
平腳蝦夷棘蟹
三宅擬長額蝦
巨棘花鱸
❶次要水產生物
雖然說不上珍稀，不過每天也僅能捕獲數隻，因此極少在市面上流通，僅有在產地附近，或是漁夫、水產業者等在自家料理享用。
顆粒查氏蟹
高菱鯛
帆鰭魚
❷珍稀水產生物
❶次要水產生物
雖然有名，不過漁獲量及流通量皆少，因此價格不斐。一般市面上較少見，因此屬於次要魚類。
葡萄蝦
❷珍稀水產生物
知名度高或價值高，棲息海域位於日本列島中的極端區域，因此在日本國內算是較稀少的種類。
白令海平鮋
駝背胡椒鯛
紅鮭
❸未利用水產生物
雖然捕獲量不算少，不過由於是隨處可見的生物，因此極少被利用。加工程序繁複，加上價格過低，因此不會刻意捕獲。
眼眶魚
刺冠海膽
松原魟
雙棘三刺魨
❶次要水產生物
❶次要水產生物
漁獲量相較之下較多，根據地區不同也有在超市中販售，不過知名度較低。擁有別名，認知度較低的種類。
棘鼬鳚
日本公魚
軟帽峨螺
❶次要水產生物
能捕獲的地區極為有限，當然漁獲量也少。在其他地區沒有流通的品種。
鴨嘴海豆芽
松原氏冬鯛
刀鱭
❸未利用水產生物
食用地區較少，因此在其他地區不會用來料理的種類。不當作食用海鮮的種類。
柄海鞘
大海鹿
粗枝軟骨藻
單環刺
日本鰻鯰
❶次要水產生物
❶次要水產生物
自古以來就是重要的水產生物，直到現在仍流通於市面上，不過卻隨著飲食文化改變而衰退。就算捕獲也越來越少利用。
赤魟
鯽魚
鯔
相良布
❸未利用水產生物
❶次要水產生物
雖然過去的知名度較高，不過數量逐漸減少，甚至漸漸被遺忘的種類。
七鰓鰻
田螺
賴氏杜父魚
❸未利用水產生物
雖然能大量捕獲，也為大眾所知，不過偶爾會被當作「未利用魚類」的種類。
●像是鮭魚、鰤魚等
鮭魚

近年來經常耳聞「❶次要水產生物」、「❷珍稀水產生物」以及「❸未利用水產生物」這三種類別。本書是以這三種要素作為根據，來選擇登場的水產生物。不過這三種類經常會彼此重複，無法單純區別。

於本書中登場的魚類，雖然廣義上是次要的種類，但是也絕非僅限於「❶次要水產生物＝❸未利用水產生物」、「❶次要水產生物＝❷珍稀水產生物」。

而「主要（major）水產生物」中，也經常會有「❸未利用水產生物」種類。「未利用」是指大多直接丟棄而不利用，或是食用之外的用途上。

像是鮭魚。尚未成熟的鮭魚不但高價且珍貴，但是成熟後出現褐色斑紋的鮭魚，價格會低到魚販也很困擾。大型鰤魚雖然價格高，幼魚或是未成熟魚不僅價格低廉，乏人問津，而且還經常出現於定置網中，令人困擾。也就是說，就算具有知名度，也會因為捕獲量過多造成價格低廉，不得不演變為「❸未利用水產生物」。其他像是秋刀魚（尤其是日本），或是鱸魚等，也經常因為捕獲量過大而造成困擾。

典型的「❶次要水產生物」定義是知名度低，而且無法大量捕獲，因此鮮少人知道這些魚類能夠食用。代表性的魚類有帆鰭魚、顆粒查氏蟹等。這兩種都是一天最多只能捕獲2～3隻，甚至好幾天都無法捕獲。由於捕獲量少又鮮為人知，都只是在自家料理，或是只在產地周圍販售的魚類，就不會歸類為「❸未利用水產生物」。

比較常見的是，能夠大量捕獲，卻未當作食用海鮮而遭到丟棄，或是食用的地區非常少。像是鹿兒島縣會食用刺冠海膽，不過在島根縣則因量太多而造成困擾。於東京灣等地區，定置網捕撈到雙棘三刺魨則令人頭疼。全黑的大型松原魟，雖然大部分的地區都不會做成料理食用，不過其實很美味。

而「❷珍稀水產生物」每年僅能捕獲數隻，因此不得不成為「❸未利用水產生物」。本書中只有皇帶魚的產地未列於地圖中，就是因為珍稀到無法列舉出產地。另外像是巨棘花鱸，或是平腳蝦夷棘蟹等，一旦捕撈上岸後，就會贈送給博物館，稀有到無法作為食用目的。

次要水產生物難以用言語說明，因此試著於上方列出圖示。雖然目前區分為12種類型，不過兼具兩種要素的水產生物，其實意外地多。也許往後應該要增加更多種類型。

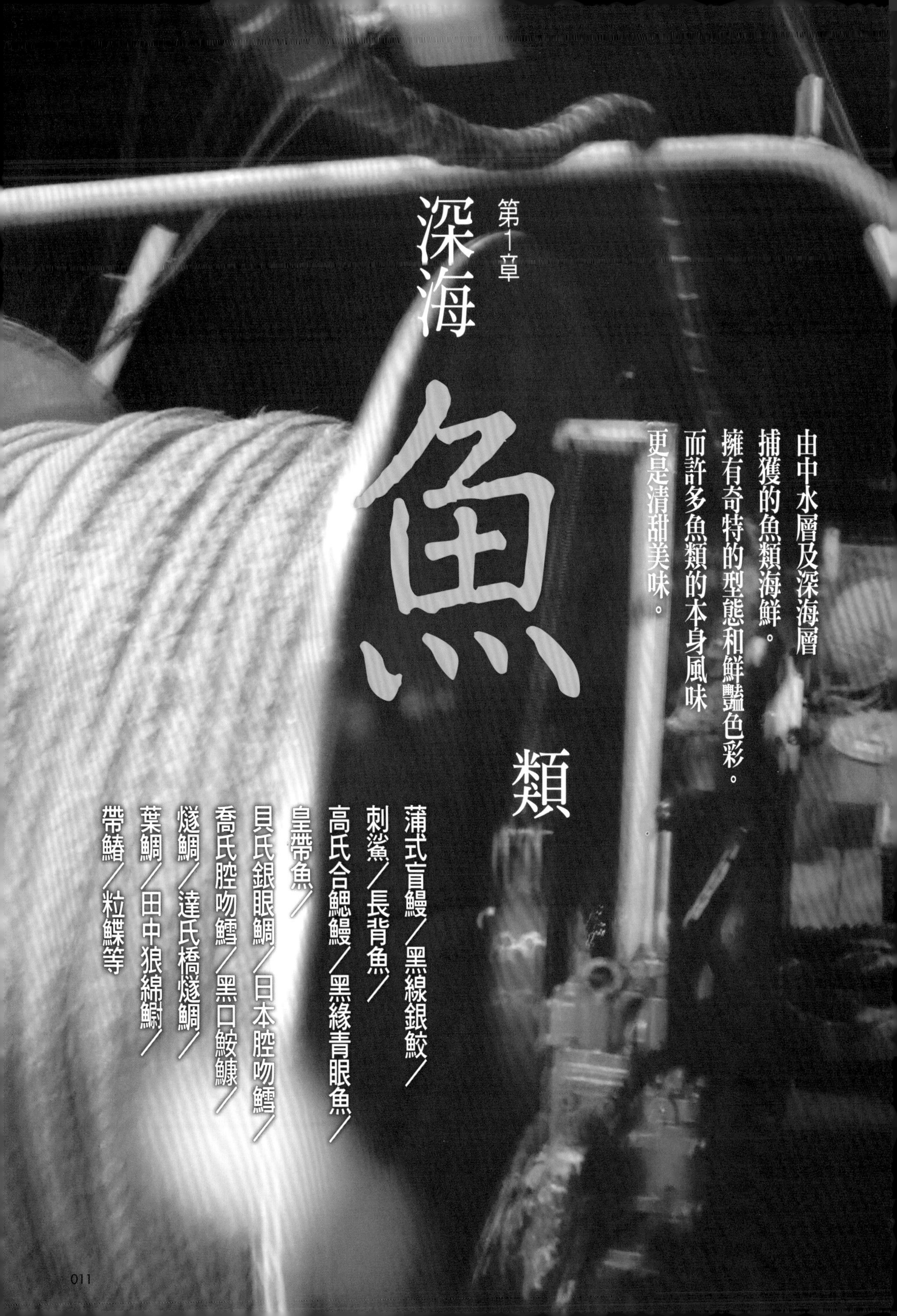

第1章

深海魚類

由中水層及深海層捕獲的魚類海鮮。擁有奇特的型態和鮮豔色彩。而許多魚類的本身風味更是清甜美味。

蒲式盲鰻／黑線銀鮫／刺鯊／長背魚／高氏合鰓鰻／黑緣青眼魚／皇帶魚／貝氏銀眼鯛／日本腔吻鱈／喬氏腔吻鱈／黑口鮟鱇／燧鯛／達氏橋燧鯛／葉鯛／田中狼綿鳚／帶鰆／粒鰈等

星鰻 購買時的名稱

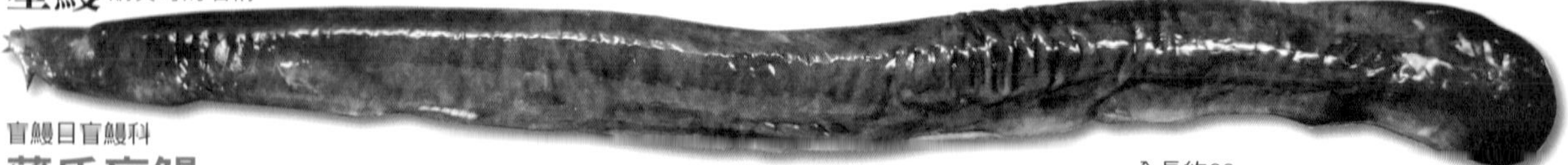
全長約60cm

盲鰻目盲鰻科

蒲氏盲鰻 沼田鰻*Eptatretus burgeri*

棲息地●分布於宮城縣海域至九州海域的太平洋淺海海區，至水深700m以上的海域。漁獲●靜岡縣駿河灣漁籠捕獲，主要出口至韓國。別名●布氏黏盲鰻、青眠鰻、無目鰻、鰻背、龍筋

次要魚類的實力	
次要魚類珍稀度	★★★★☆
美味程度	★★★★☆
價格	★★★☆☆

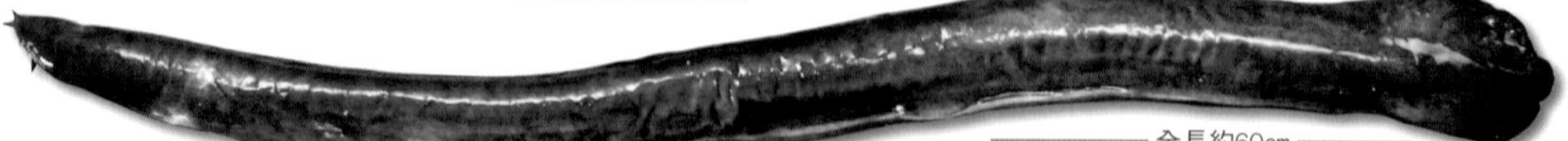
全長約60cm

蒲氏盲鰻

沼田鰻 *Eptatretus burgeri*

既不是鰻魚也非星鰻。有著深海中的清道夫及吸血鬼之別稱。在日本屬於次要魚類，並且視為美味珍稀的海產，而韓國則當作攝取活力來源的高級魚類。

在分類學上微妙地介於魚類及非魚類之間

在日本國內捕獲的盲鰻類，有蒲氏盲鰻、日本副盲鰻及紫盲鰻等。

盲鰻目盲鰻科

日本副盲鰻

黑沼田鰻*Paramyxine atami*

棲息地●分布於青森縣以南的日本海側，以及青森縣至靜岡縣太平洋側水深50～400m的海域。漁獲●於秋田縣～長崎縣的日本海產卵回游，游至淺水區時用漁籠捕獲。別名●星鰻

次要魚類的實力	
次要魚類珍稀度	★★★☆☆
美味程度	★★★☆☆
價格	★★★★☆

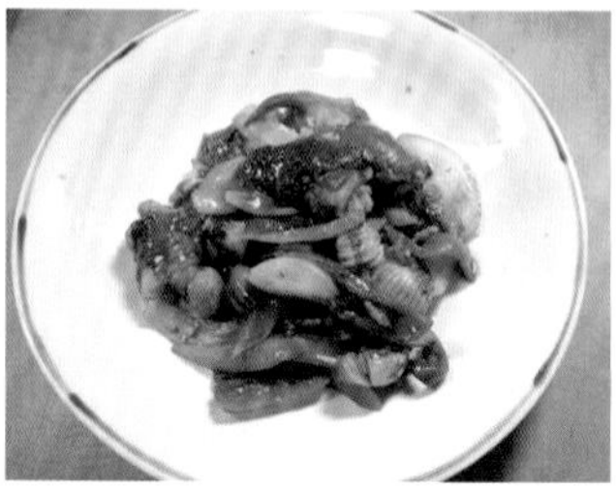

用蒲氏盲鰻、日本副盲鰻製作出的韓國料理「鰻鱺魚（Komujano）」。用活跳盲鰻和蔬菜熱炒，並加入苦椒醬（韓式辣醬）調味的料理。擁有彷彿加入內臟及肝臟的風味。

雖然魚類的特徵有鰭、鱗及顎部，不過盲鰻不但沒有顎部，也沒有魚鰭和魚鱗。眼睛埋入皮膚中，因此由外觀無法看見。皮膚會分泌出大量的黏液，甚至讓海水呈現出果凍狀態。雖然沒有上下顎，不過擁有帶刺的圓形嘴部。因此也有不少分類學者認為這種生物不屬於魚類。

既然沒有上下顎，又是如何進食的呢？盲鰻會鑽入體力衰弱或是死亡的生物體中，附著並吸取其肌肉、血液和體液。

皮質堅固且美麗，因此經常被利用製作成皮夾或包包等。駿河灣開始捕獲盲鰻，聽說也是因為國外品牌開始使用盲鰻皮的原因。

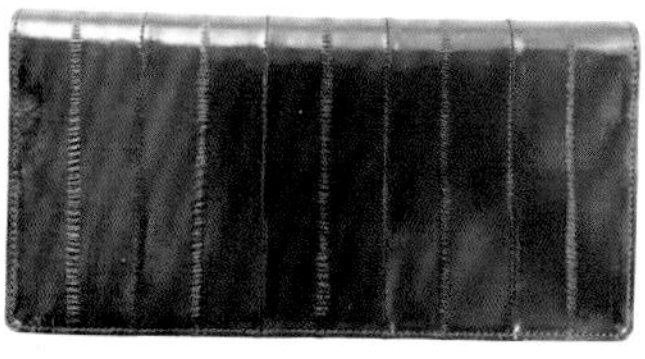

鰻魚皮（Eel skin）

盲鰻類的皮非常堅固耐用，因此在韓國及美國經常用來製作成皮夾。觸感極佳品質優良，義大利的知名品牌也有製作成包包。

製作成精力料理 功效是鰻魚的數倍之多？

在日本國內，從秋田縣至新潟縣的日本海側的超市中，可以看到「燒烤星鰻」或是乾燥的「星鰻棒」等食品陳列。雖然是夏天補充能量的食物，不過仍屬於小眾食材。在太平洋側捕獲的蒲氏盲鰻，在過去其實是屬於未利用魚類。而看中這個商機，將蒲氏盲鰻作為料理食用的，是韓國的業者。將活體盲鰻出口至韓國，並以活體販售料理。能享受盲鰻的鮮美風味及獨特口感。彷彿全身充滿能量。

雖然美味，不過在日本卻鮮少有人食用，實為可惜。

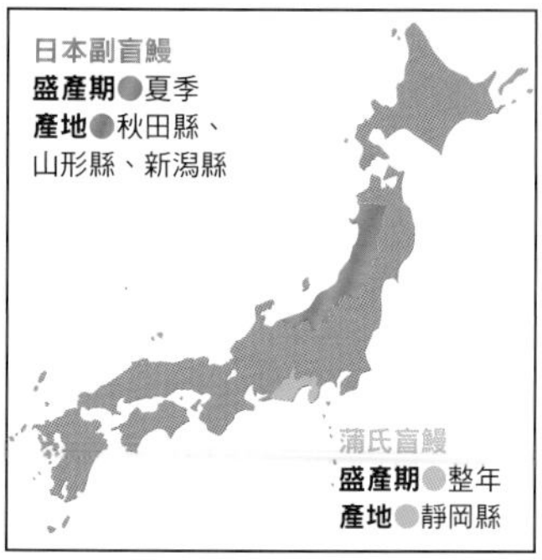
日本副盲鰻
盛產期●夏季
產地●秋田縣、山形縣、新潟縣
蒲氏盲鰻
盛產期●整年
產地●靜岡縣

毫無近親之緣

鰻鱺目鰻魚科 **鰻魚**

Anguilla japonica

日本民眾經常食用的鰻魚。這種魚類出生於深海，並生長於淡水，生長方式彷彿大河劇般。和盲鰻不同的是，鰻魚擁有顎部和鰭，也有埋在皮膚中的魚鱗，因此屬於魚類。當然，和沒有顎部及魚鱗的盲鰻毫無近親之緣。

烤星鰻

在新潟縣使用日本副盲鰻製作販售的食品。燒烤後沾上醬汁，因此魚骨清脆，美味易入口，也帶有濃郁的鮮美風味。價格不斐。

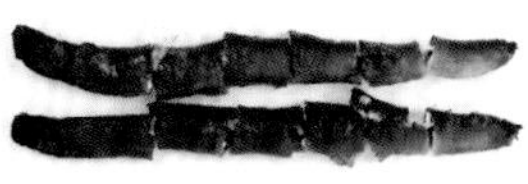

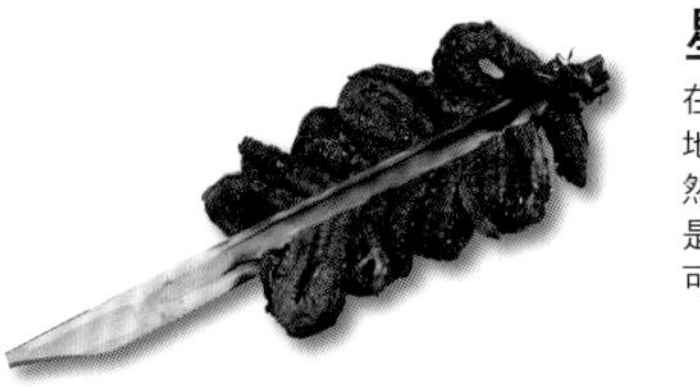

星鰻棒

在秋田縣的男鹿半島，以及山形縣等地區，會用蒲氏盲鰻製作成魚乾。雖然外觀不起眼，不過味道非常美味，是可以為身體帶來能量的珍稀食品。可惜無法大量製作。價格高。

黑線銀鮫

銀鮫 Chimaera phantasma

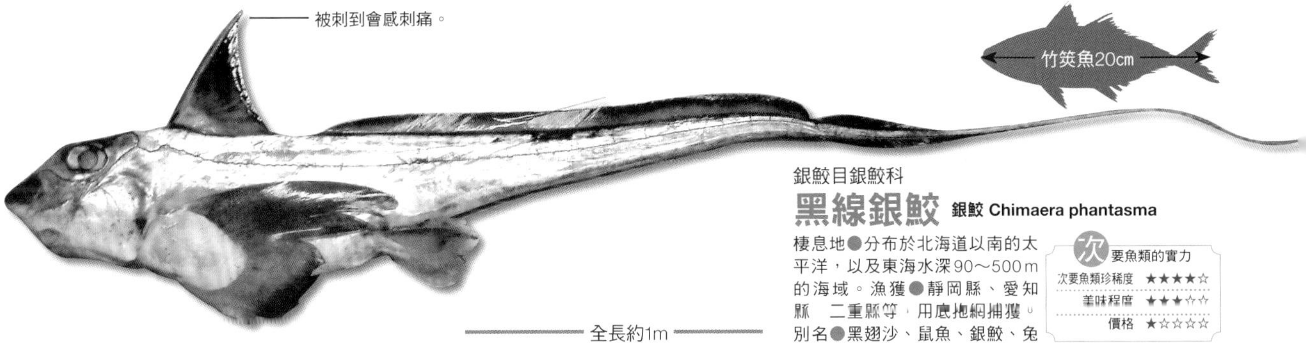
被刺到會感刺痛。
竹筴魚20cm
全長約1m

銀鮫目銀鮫科

黑線銀鮫 銀鮫 Chimaera phantasma

棲息地●分布於北海道以南的太平洋，以及東海水深90～500m的海域。漁獲●靜岡縣、愛知縣、三重縣等，用底拖網捕獲。別名●黑翅沙、鼠魚、銀鮫、兔魚、鬼鯊、幽靈鯊、沙鱉（臺東）

次要魚類的實力

次要魚類珍稀度	★★★★☆
美味程度	★★★☆☆
價格	★☆☆☆☆

雖然名稱中有「鮫（鯊）」，卻和鯊魚毫無近親關係。和鯊魚及魟魚一樣，擁有柔軟的骨骼，屬於原始深海性魚類。

自古生代以來從未改變型態的活化石深海魚

銀鮫目中的魚類，在全世界僅有30餘種，不過在日本周圍就棲息了11種類。

黑線銀鮫是非常原始的魚類，擁有深海特化的身體構造。沒有堅硬的骨骼，因此和鯊魚及魟魚一樣屬於軟骨魚類，感覺器官及消化器官集中在身體前半和頭部，所以被歸類為全頭類。交配後會產下帶刺外殼包覆的魚卵。

原屬於古老化石，和古代魚腔棘魚同樣在古生代泥盆紀（約4億1600萬～3億5920萬年前）的地層中被發現，不過卻以相同的型態存活至今，可謂是奇蹟之魚。

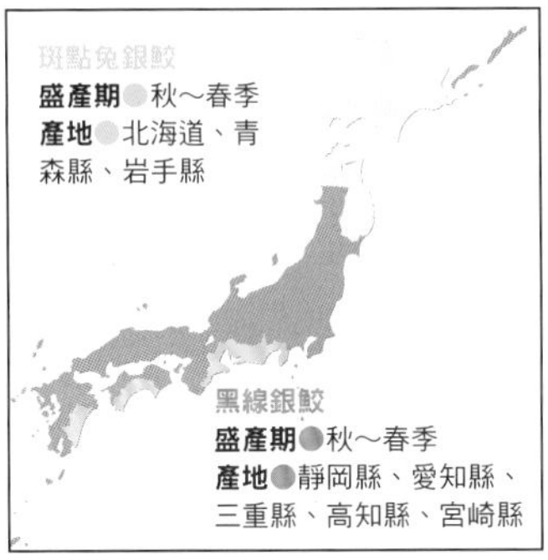
斑點兔銀鮫
盛產期●秋～春季
產地●北海道、青森縣、岩手縣
黑線銀鮫
盛產期●秋～春季
產地●靜岡縣、愛知縣、三重縣、高知縣、宮崎縣

只要不是生魚片至上主義就能享受到極其美味

過去曾在日本遇到的銀鮫科類，有黑線銀鮫及斑點兔銀鮫兩種。雖然兩種魚類的全長皆為1m左右，不過頭大身小，因此可食用部分非常少。

生食無法充分享受其美味，雖然在日本國內將之當作下雜魚，不過在澳洲等地區，則是當作白肉魚，製作成受歡迎的炸魚或是奶油香煎魚享用。製作成炸魚的滋味便能輕易入口。

漁夫等會將銀鮫當作雜魚燉煮，其實肉質柔軟美味驚人。

因為生吃的風味平凡而丟棄，不免有點浪費。

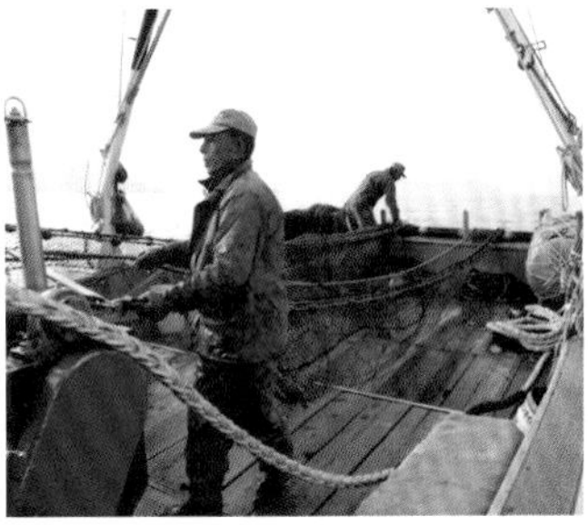

在靜岡縣的駿河灣伊豆半島海域操作底拖網。將漁網往下降至水深350m以上的海域需要相當的技術。

銀鮫目銀鮫科

斑點兔銀鮫 九星銀鮫 Hydrolagus barbouri

棲息地●北海道東部海域，以及鄂霍克次海水深200～1000m的海域。漁獲●在北海道及東北用底拖網捕獲。大量捕獲之後當作鮮魚流通於市場。別名●深水兔銀鮫

次要魚類的實力

次要魚類珍稀度	★★★★☆
美味程度	★★★☆☆
價格	★★☆☆☆

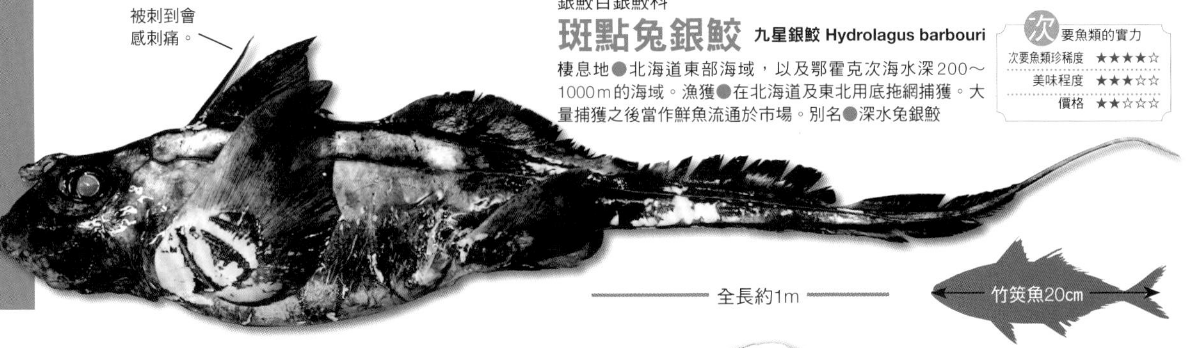
被刺到會感刺痛。
全長約1m
竹筴魚20cm

毫無近親之緣

真鯊目皺唇鯊科 **皺唇鯊**

奴智鮫 Triakis scyllium

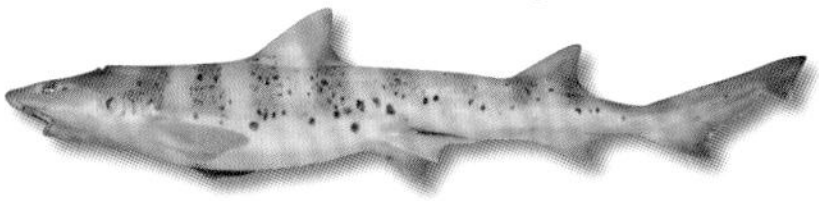

日本國內也經常食用的鯊類。鯊類的近親骨骼柔軟，循環器官較原始。大多為肉食性，因此顎部發達牙齒尖銳。沿岸捕獲量多，在西日本是極受歡迎的魚類。而銀鮫相較之下牙齒不利銳，且多半棲息於深海中。

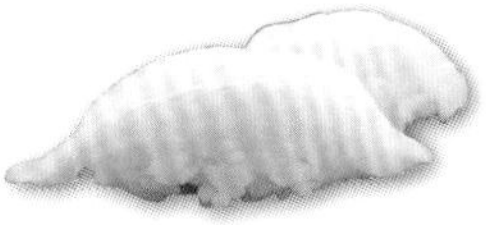

（上）鮮度足夠的話，可以做成生魚片食用。銀鮫握壽司的風味令人難以捨棄。

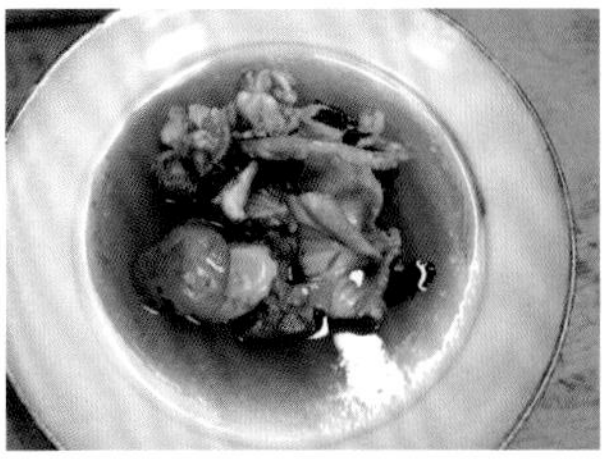

（右）將濃郁風味的魚肝或內臟，與清淡風味的魚肉調和成美味的燉煮料理。

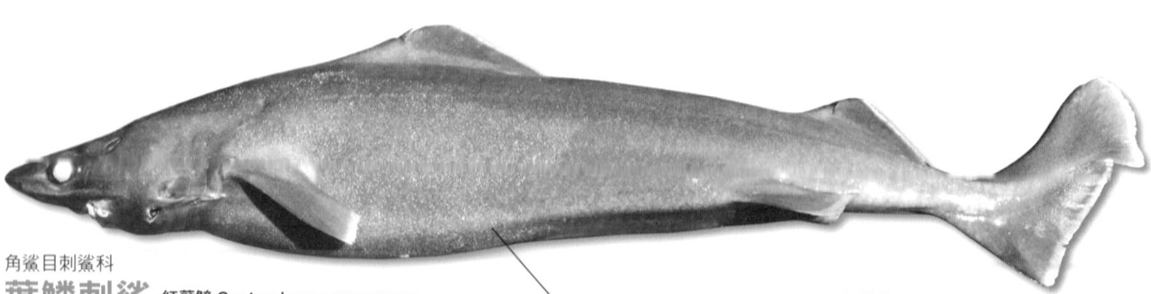

全長約1.6m

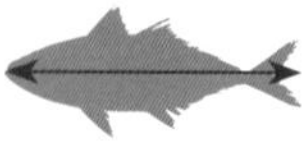

竹筴魚20cm

釣上岸之後此部分會呈現出紅色，因此在日本稱為紅葉鮫。

角鯊目刺鯊科

葉鱗刺鯊 紅葉鮫 Centrophorus squamosus

棲息地●福島縣海域至土佐灣。表層至水深1200m的海域。也棲息於南半球和東大西洋海域。漁獲●在靜岡縣燒津市駿河灣周圍，用延繩釣捕獲。別名●葉鱗尖鰭鮫、棘沙、刺鯊

次要魚類的實力

次要魚類珍稀度	★★★★★
美味程度	★★★☆☆
價格	★★★★☆

盛產期●夏～秋季
產地●靜岡縣

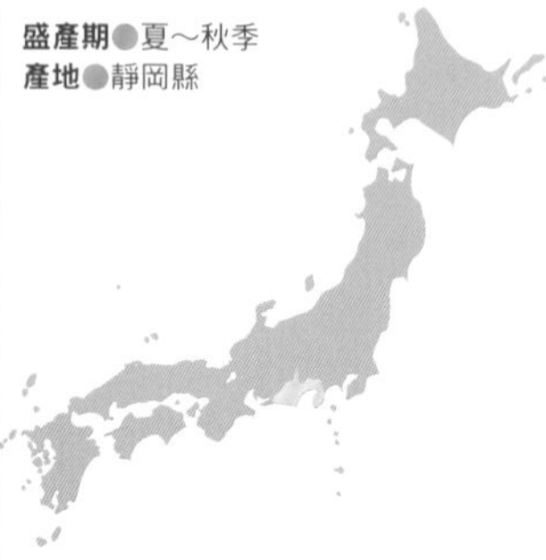

刺鯊

相鮫 Centrophorus atromarginatus

並非以食用為捕獲目的。肝臟含有美肌成分，因此會由水深500m的深海釣起利用。

傳說21世紀的美女是由深海鯊魚的肝臟養成

駿河灣最深部是深達2千5百米的深海。不僅有深海鯊，也是一個棲息著各種深海生物的寶庫。不過只有刺鯊是以食用以外的目的進行捕獲。

辻本滿丸在20世紀初，發現了刺鯊科的肝臟含有角鯊烯（Squalene）。有滋潤肌膚，預防老化的作用，主要應用於高級保養品中。

刺鯊等角鯊目魚類的最古老化石，是在侏儸紀（約2億年前）的地層中發現的。是屬於型態較原始的鯊類，主要棲息於深海中。

在靜岡縣的駿河灣水深300～1000m的深海中捕獲到的刺鯊科魚類，有刺鯊、葉鱗刺鯊、睡鯊科的腔鱗荊鯊及歐氏荊鯊等。偶爾會捕獲到體長約7m，重達1噸的超稀有鯊類——太平洋睡鯊，或是同樣體型巨大、屬於六鰓鯊科的灰六鰓鯊，以及最原始的皺鰓鯊。

魚肝美容，魚肉低熱量幫助控制體重

深海性的鯊類幾乎都作為食用魚類。像是荊鯊類、刺鯊類等，自古以來就是高級的魚板材料。

享用鮮魚時，製作成油炸料理也能展現其美味。完全不輸給大頭鱈或無鬚鱈的風味。除此之外，低脂肪及低熱量的特徵，還能當作減肥時的食物來源。

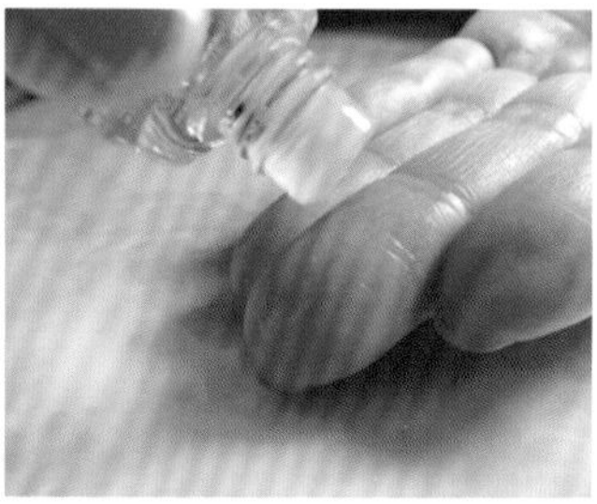

深海鯊的肝臟含有保濕成分角鯊烯，經常應用於保養品中。價格昂貴，20ml要價數千甚至上萬日圓。

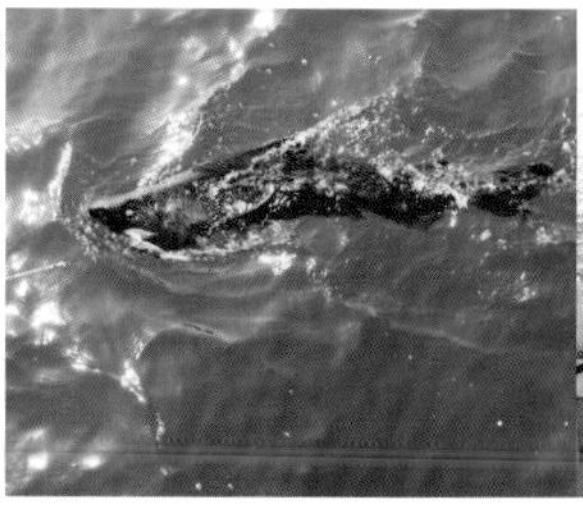

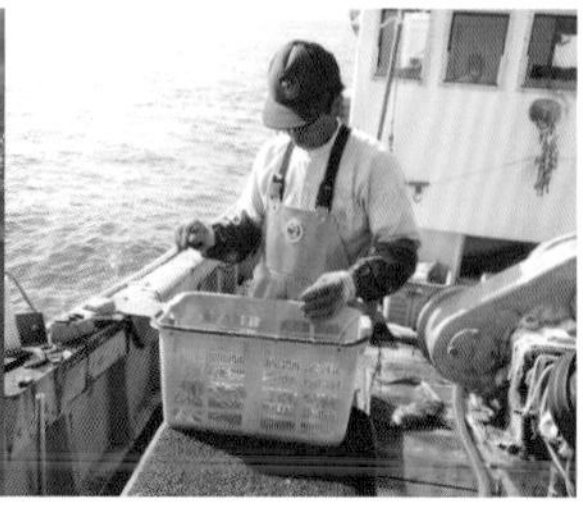

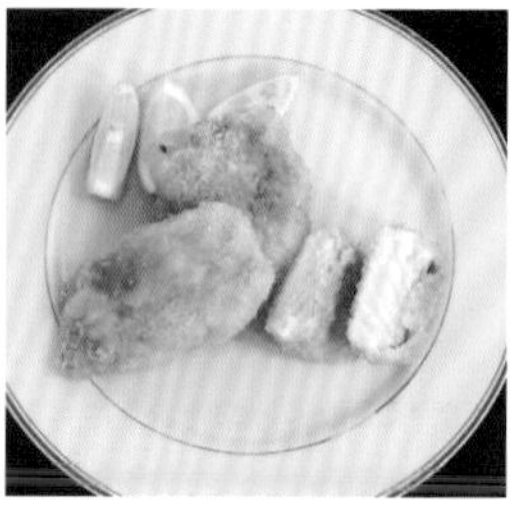

（右）因為肉質清爽所以適合油炸料理，風味可口。

（左）在駿河灣進行鯊魚捕獲的長谷川久志先生。雖然目標是刺鯊科的深海鯊類，不過也可以釣到荊鯊，或是重達1噸的灰六鰓鯊、太平洋睡鯊等鯊類。

其他的深海鯊

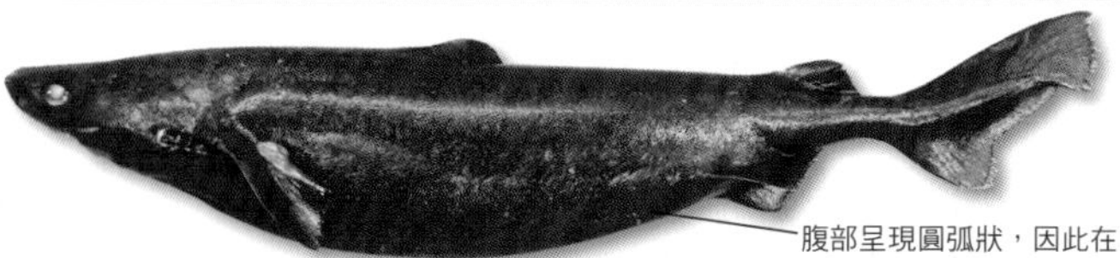

腹部呈現圓弧狀，因此在日本稱為丸腹夢鮫。

刺鯊目睡鯊科

腔鱗荊鯊 丸腹夢鮫 Centroscymnus coelolepis

棲息地●駿河灣～沖繩諸島。水深270～3700m的海域。漁獲●在靜岡縣燒津市駿河灣用延繩釣捕獲。

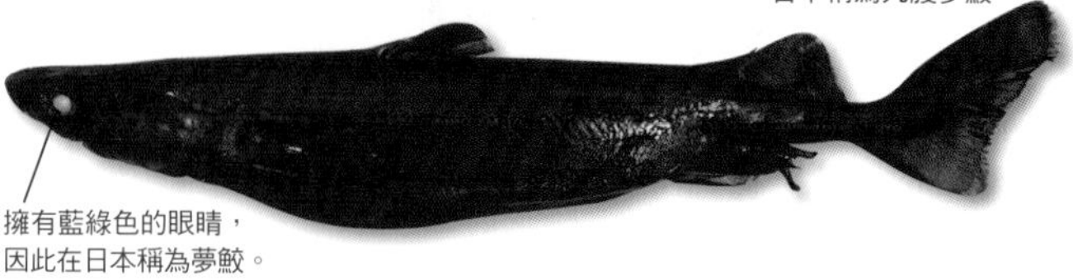

擁有藍綠色的眼睛，因此在日本稱為夢鮫。

刺鯊目睡鯊科

歐氏荊鯊 夢鮫 Centroscymnus owstoni

棲息地●房總半島海域～土佐灣水深500～1000m的海域。也棲息於祕魯海域、東北及南太平洋周圍。漁獲●在靜岡縣燒津市駿河灣用延繩釣捕獲。

長背魚 產地的名稱

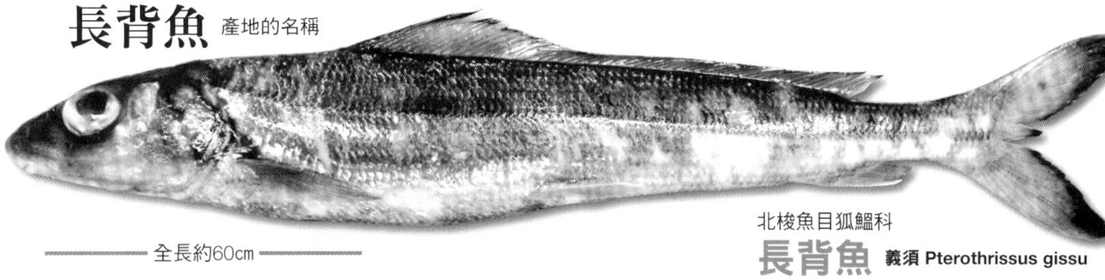

全長約60cm

北梭魚目狐鰮科

長背魚 義須 Pterothrissus gissu

棲息地●北海道函館市以南的太平洋，新潟縣至鳥取縣的日本海。沖繩舟狀海盆～帛琉。水深200m以下的海域。漁獲●漁釣、底拖網。別名●深海狐鰮、竹篙頭

次要魚類的實力

次要魚類珍稀度	★★★★☆
美味程度	★★☆☆☆
價格	★★☆☆☆

炸天婦羅中有名的淺海魚類為日本沙鮻（kiss魚）。而這裡介紹的是棲息於深海的長背魚。鮮魚價格低廉，製作成魚板後便成為超高級的食品。

魚板界的霸王是由長背魚製作而成。遠近馳名的高級食品

雖然和日本沙鮻相似，不過兩種魚類毫無近親之緣，反而還比較接近鰻魚及海鱔。仔稚魚稱為柳葉鰻，透明且薄如柳葉。

就算成長後，身體仍柔軟而充滿水分，因此不論煮或是燒烤都不好吃，鮮魚價格非常便宜。

日本新年不可或缺的料理之一就是魚板。原料有便宜的黃線狹鱈，以及高級的白姑魚。而最頂級的魚板，就是用長背魚製作而成。由長背魚製成的魚板彈性恰到好處，口感滑順，堪稱絕品。而魚板的小鎮，也就是小田原市，甚至還有專門捕獲長背魚的漁夫。

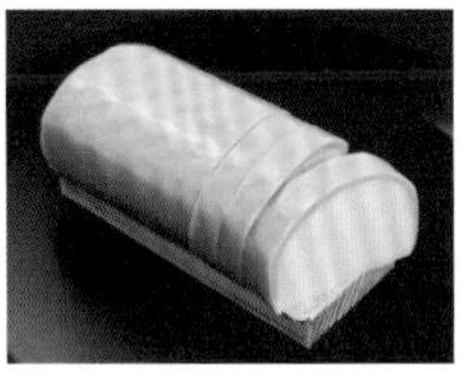

在神奈川小田原市製作的魚板。用長背魚當作材料製作新年用的魚板，一條要價高達一萬日圓。因為是過新年，所以偶爾品嚐一下奢侈的食物也不為過。

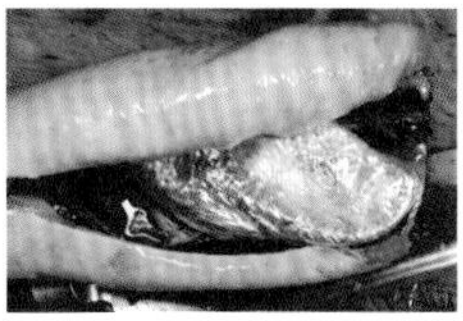

魚鰾竟呈金色。

盛產期●秋～春季
產地●靜岡縣、神奈川縣

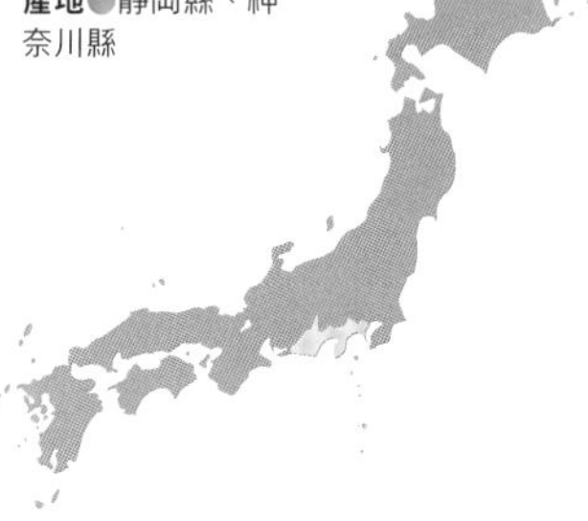

星鰻 購買時的名稱

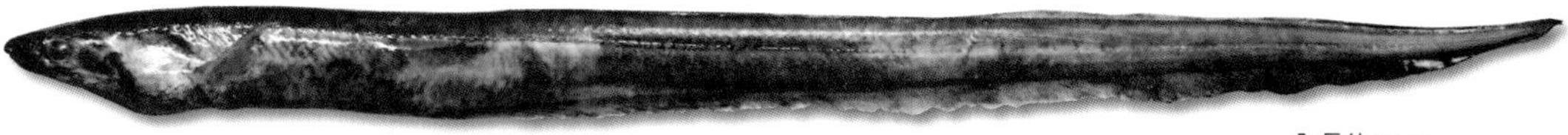

全長約80cm

鰻鱺目通鰓鰻科

高氏合鰓鰻

伊良子穴子 Synaphobranchus kaupii

棲息地●知床至日向灘，沖繩縣等水深230～3200m的海域。漁獲●在宮城縣等用底拖網捕獲。別名●合鰓鰻

次要魚類的實力

次要魚類珍稀度	★☆☆☆☆
美味程度	★★★☆☆
價格	★★☆☆☆

和棲息在淺海海域，有著星鰻之稱，同時也是江戶前壽司的高級食材——星康吉鰻，屬於不同科的深海魚。雖然以「星鰻」的名稱販售於日本各地，卻仍是次要的存在。

便宜又美味，因此不要覺得是仿冒食材，盡情享用吧

近海的星鰻棲息於內灣的淺海海域中，而合鰓鰻則棲息在遠洋的深海。是星鰻的超遠房親戚。星鰻的表面看不到魚鱗，不過合鰓鰻的魚鱗則像石片般排列著。

用底拖網能大量捕獲，過去曾是令人頭疼的魚類。不過現在的「蒲燒星鰻」，則是以合鰓鰻及祕魯產的有枝蛇鰻為主流。

風味雖然略遜一籌，不過只要不覺得是星鰻的假冒品，就能以低廉的價格大快朵頤。由於是加工食品，可以方便的直接拆封享用。因為是「假冒的星鰻」而拒吃，實為可惜。

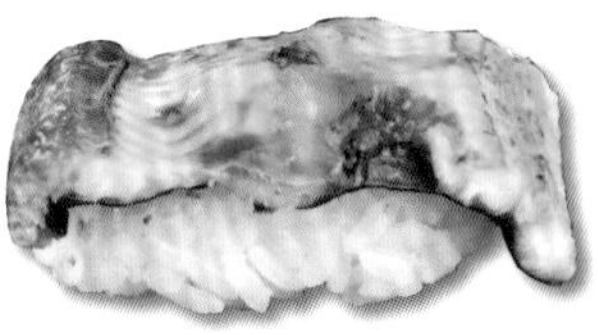

平價迴轉壽司經常使用的食材。口感雖然和星鰻(星康吉鰻)有所差異，但是也不會難吃。不覺得是仿冒食材就沒問題了。

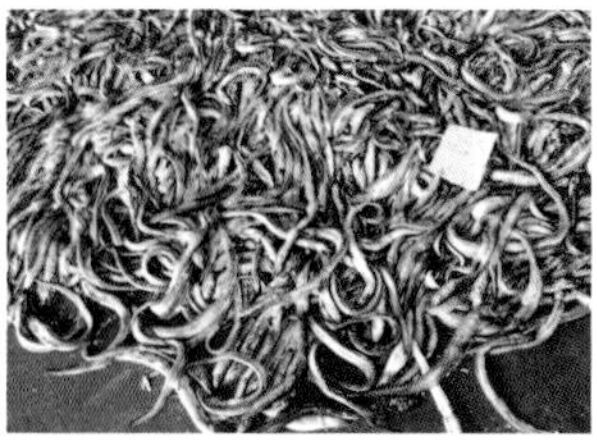

在宮城縣的漁港堆成一座小山。還真要感謝能將這些棘手的魚類，製作成美味加工品的水產加工業者。

盛產期●秋～春季
產地●北海道道東、青森縣、岩手縣、宮城縣

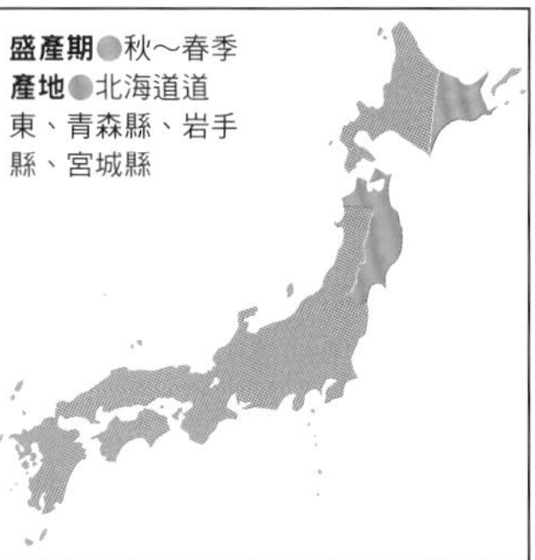

水珍魚目水珍魚科
半帶水珍魚
似鱚 Glossanodon semifasciatus
棲息地●日本海、福島縣以南的太平洋、東海等水深70～430m的海域。
漁獲●底拖網．別名●水珍魚

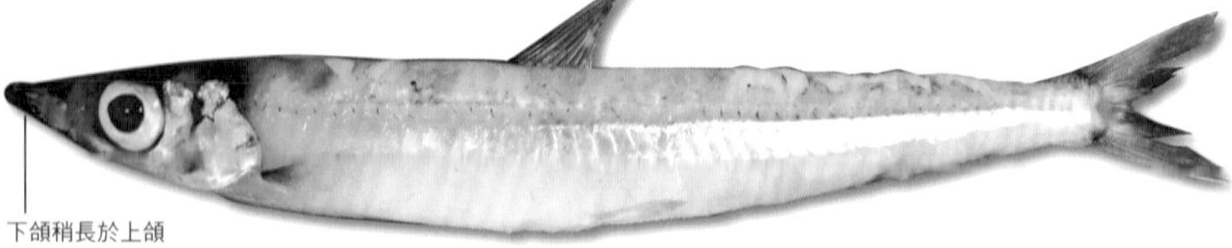
下頜稍長於上頜
全長約27cm

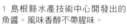

次要魚類的實力

次要魚類珍稀度	★★★☆☆
美味程度	★★★★☆
價格	★★★☆☆

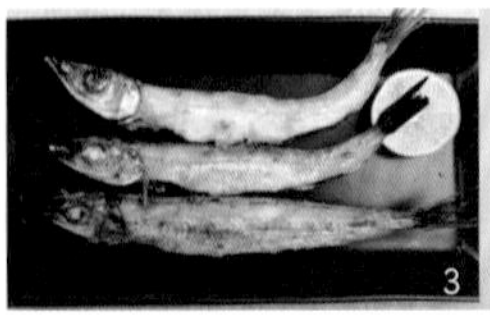
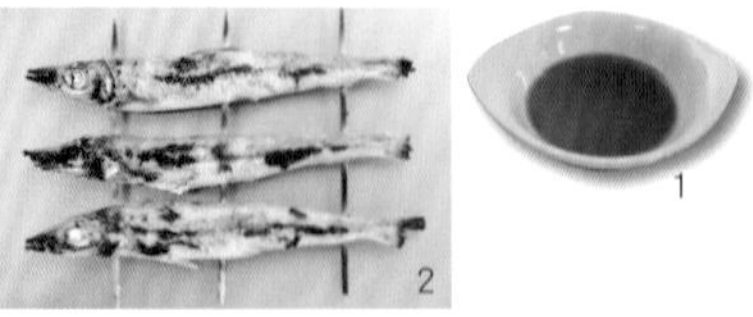

1 島根縣水產技術中心開發出的魚醬。風味香醇不帶腥味。
2 於兵庫縣等地區製作的「燒烤水珍魚」。可以直接食用或製作成料理。
3 在山陰製作的魚乾。可烤出鮮美油脂，風味香醇。

水珍魚目水珍魚科
鹿兒島水珍魚
鹿兒島似鱚 Argentina kagoshimae
棲息地●駿河灣、兵庫縣～九州的日本海、東海、太平洋沿岸。棲息於水深100～450m的海域。漁獲●鹿兒島灣。別名●水珍魚

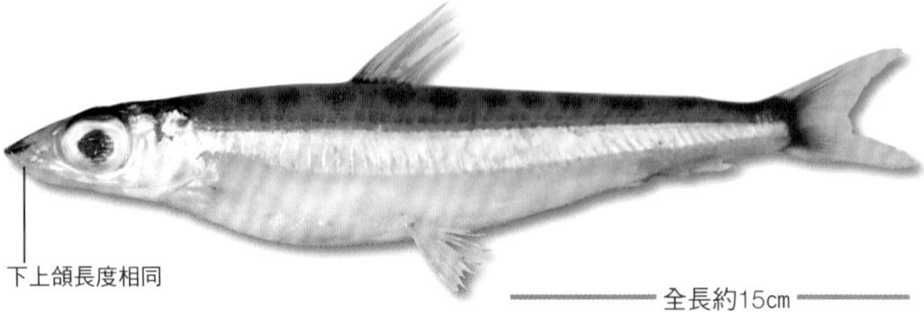
下上頜長度相同
全長約15cm

次要魚類的實力

次要魚類珍稀度	★★★★☆
美味程度	★★★☆☆
價格	★★☆☆☆

半帶水珍魚
似鱚 Glossanodon semifasciatus

外型和日本沙鮻相似，因此也有人稱之為「長背魚」。和日本沙鮻（kiss魚）毫無近親之緣，不過油脂豐富，味道絕對不輸給日本沙鮻。

棲息於深海中，也有人稱之為脂眼鯡的原始魚類

由於其外型和日本沙鮻（鱚，kisu）相似，因此在日本稱為「似鱚（Nigisu）」。棲息於日本海、太平洋等深海海域，可用底拖網來捕獲。魚骨柔軟，魚鰭不帶刺，接近原始魚類。

由於在大正時代以前棲息於深海海域中，因此無法大量捕獲，不過隨著漁船和漁業技術的發達，漁獲量也逐漸增加。目前的捕獲量甚至超過淺水海域的日本沙鮻。

半帶水珍魚的近親是，棲息於較南方而且體型稍小的鹿兒島水珍魚。雖然這種魚非常美味，不過捕獲量較少。

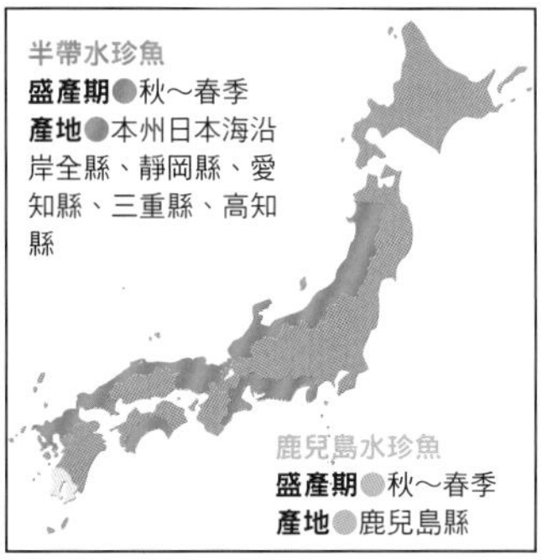
半帶水珍魚
盛產期●秋～春季
產地●本州日本海沿岸全縣、靜岡縣、愛知縣、三重縣、高知縣
鹿兒島水珍魚
盛產期●秋～春季
產地●鹿兒島縣

油脂豐富，極受現代人歡迎逐漸成為日本各地的美食

半帶水珍魚在日本海側、太平洋的靜岡縣至高知縣的深海中，可由底拖網捕獲。外型和日本沙鮻相似，不過風味較醇厚，油脂豐富。鮮魚的水分較多容易腐敗，因此只流通於產地附近。只要夠新鮮的話，做成生魚片也堪稱絕品。擁有深海魚特有的甜味和豐富的油脂。魚刺較軟，白肉鮮嫩，因此油炸也很美味。最近油炸料理很受歡迎，做成天婦羅也很好吃。

還可以製作成各種加工品。在島根縣是用「魚肉泥」製作成魚板。用魚肉泥煮出的關東煮非常美味。還有魚乾或是在山陰製作的「燒烤水珍魚」等，也令人食指大動。

毫無近親之緣

鱸形目沙鮻科 **日本沙鮻**
白似鱚 Sillago japonica

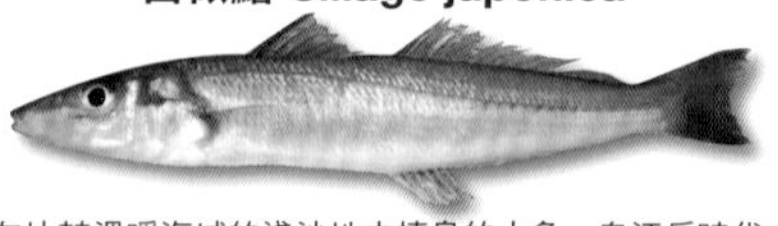

在比較溫暖海域的淺沙地中棲息的小魚。自江戶時代以來就是將軍家的料理。也是江戶前天婦羅不可或缺的魚類。雖然水珍魚（似鱚）是因為外型和日本沙鮻（鱚）相似而有此名稱，不過兩種魚類毫無近緣關係。日本沙鮻的價格也貴上許多。

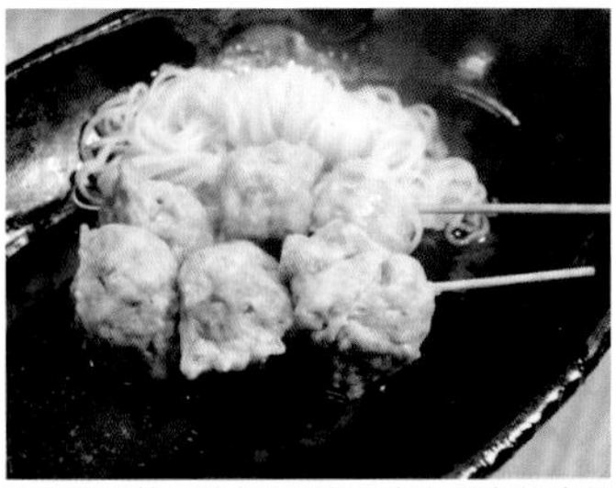
在島根縣等，將魚肉泥加工製作成魚板或薩摩炸魚餅。用這種魚肉泥製作成「魚丸」煮成關東煮後，風味絕佳。

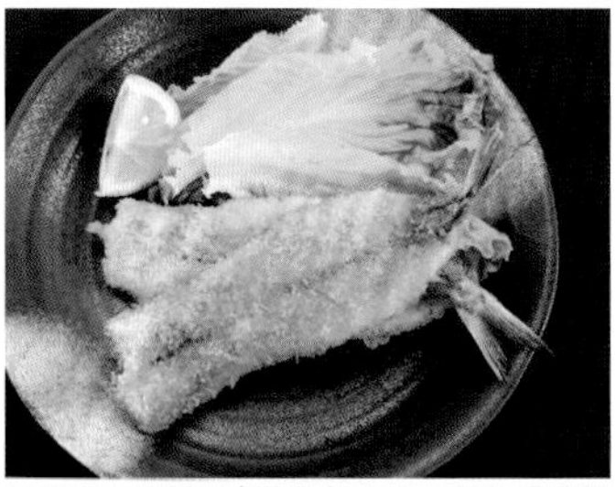
細刺少，恰到好處的柔軟肉質。製作成油炸料理也很適合。最近炸魚料理廣受歡迎，稍微油炸後，能保留肉質的甜味。

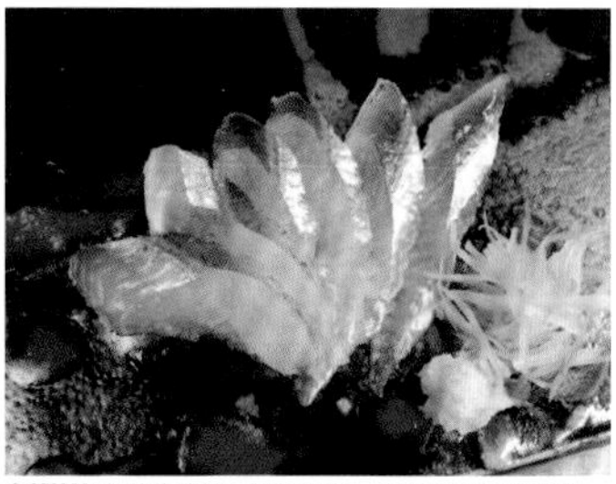
新鮮的水珍魚製作成生魚片，是最奢侈的美味。擁有鮮嫩的白肉肉質，加上強烈的鮮美風味及油脂甜味，是令人欲罷不能的鮮美滋味。

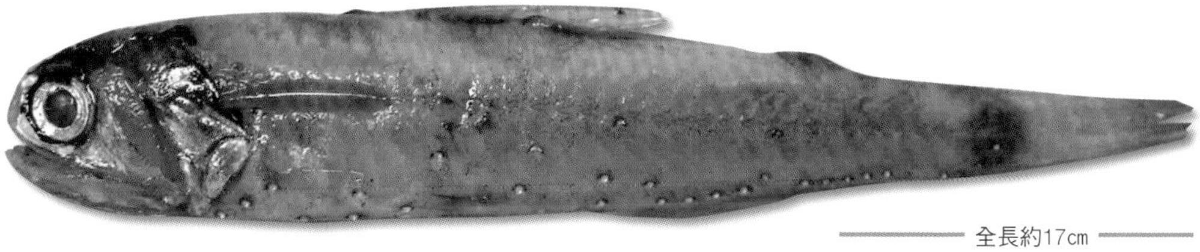

全長約17cm

在日本擁有「脫衣舞（strip）」、「燒傷」等粗俗、嚇人的俗名。群棲於深海中並發光，含有人體無法消化的成分。

燈籠魚目燈籠魚科

燈籠魚 裸鰯 *Diaphus watasei*

棲息地●青森縣～土佐灣的太平洋、島根縣、山口縣的日本海。棲息於水深100～2005m的海域。漁獲●底拖網。別名●渡瀨眶燈魚、七星魚、光魚

次要魚類的實力

次要魚類珍稀度	★★★★☆
美味程度	★★★☆☆
價格	★★★★☆

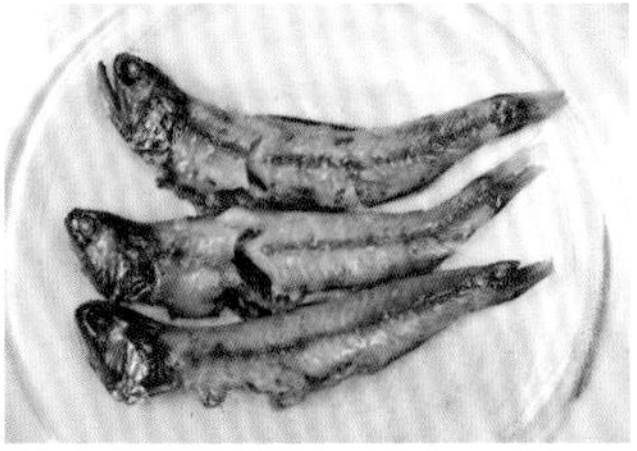

於高知縣高知市製作的「燈籠魚乾」。擁有強烈的鮮味及獨特的後味。不過食用過量會吃壞肚子，因此要特別注意。在三重縣、愛知縣也會製作相同的魚乾。

就算在產地也鮮為人知，風味獨特一吃就上癮

雖然日文名稱「裸鰯」中有個「鰯」字，卻和鰯（沙丁魚）沒有近緣關係。身體中擁有發光器，因此英文名稱為Lantern Fish。有著彷彿鯊魚般的脂鰭。主要棲息在外洋的深海與淺海海域之間。魚骨軟，魚鱗只要觸摸就會掉落。剝除魚鱗後外觀有如全裸般，「裸鰯」的名稱便由此而來。

底拖網偶爾能捕獲大量的燈籠魚，因此自古以來被當成優質的肥料來利用。試著入口後，能感受到「怪異的美味」並且上癮。不過食用過量會容易拉肚子。適量攝取，享受美味吧。

盛產期●秋～春季
產地●愛知縣、三重縣、高知縣

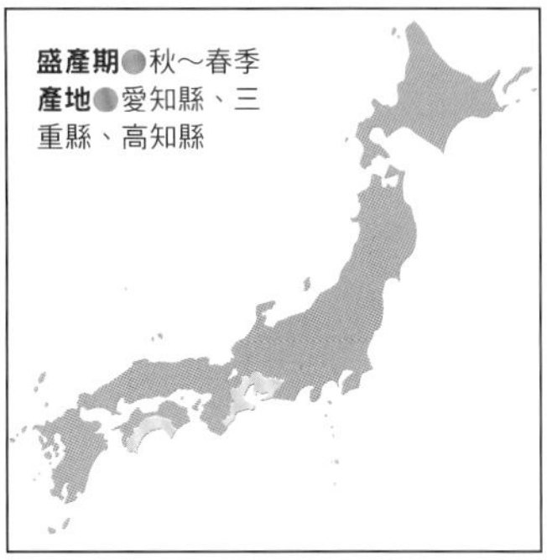

燈籠魚

裸鰯 Diaphus watasei

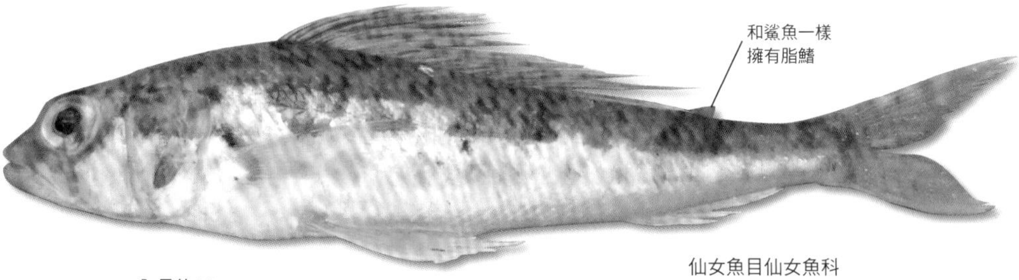

全長約20cm

擁有豪華絢爛的姿態，因此有仙女魚之稱。用底拖網捕獲時經常會遭捨棄，其實只要細心料理就可以很美味。

仙女魚目仙女魚科

仙女魚 姬 *Aulopus japonicus*

棲息地●北海道以南的日本各地，棲息於水深100～200m的海域。漁獲●神奈川縣、靜岡縣、和歌山縣等。別名●日本姬魚、狗母、汕狗母

次要魚類的實力

次要魚類珍稀度	★★★☆☆
美味程度	★★☆☆☆
價格	★★☆☆☆

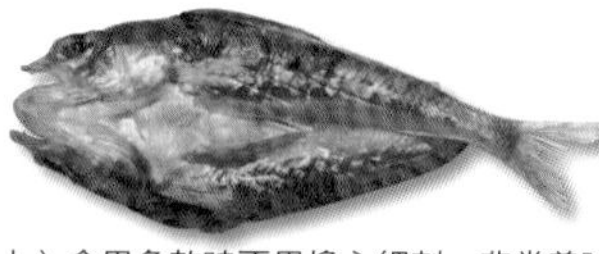

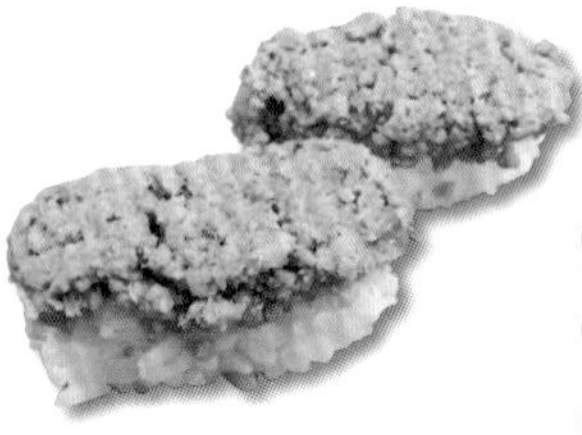

（上）食用魚乾時不用擔心細刺，非常美味。可惜的是數量很稀少。
（左）在和歌山市雜賀崎附近製作的「咚咚壽司」。由於細刺比較多，因此將魚咚咚地剁成細碎狀，再熬煮製作成握壽司。

細刺多，料理起來很辛苦。因此食用的地區也有限

乍看外觀會難以辨別種類，不過要刻意找出近親的話，就是同樣有脂鰭的鯊魚。和鯛魚及鱸魚相較之下，更接近原始魚類。

食用這種魚類的地區非常少。尋找多年之後，終於在和歌山縣和歌山市的雜賀崎找到。有名料理稱為「咚咚」。將魚鱗刮除後切成細碎狀，再燉煮成甜鹹風味的料理。可以直接當作小菜，或是放在壽司飯上當成「咚咚壽司」。曬成魚乾後，也是無法言喻的好滋味。製作成炸魚肉也很美味。風味是由料理方式及技巧來決定。希望大家都能享受到這種魚的美味，不要輕易丟棄。

盛產期●秋～春季
產地●神奈川縣、靜岡縣、愛知縣、三重縣、和歌山縣

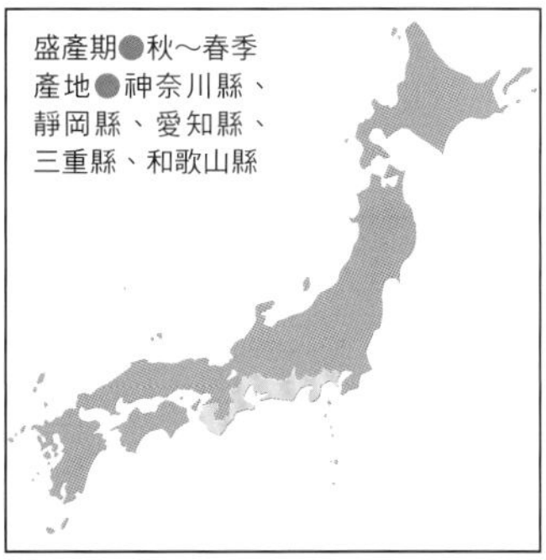

仙女魚

仙女魚 姬 Aulopus japonicus

兩種魚類在購買時都稱為 **目光魚**

仙女魚目青眼魚科

大眼青眼魚

青目狗母魚
Chlorophthalmus albatrossis

棲息地●相模灣～九州，水深250～620m的海域。漁獲●底拖網。別名●奇士魚

次要魚類的實力

次要魚類珍稀度	★★★☆☆
美味程度	★★★★★
價格	★★★☆☆

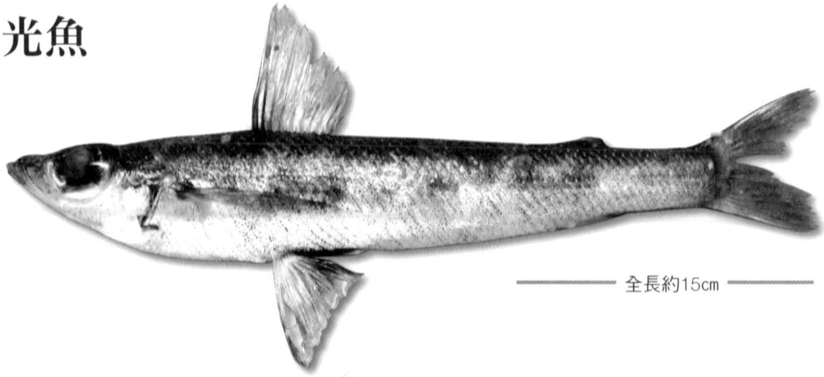

全長約15cm

仙女魚目青眼魚科

北域青眼魚

丸青目狗母魚
Chlorophthalmus borealis

棲息地●青森縣海域～千葉縣銚子市的太平洋，棲息於水深45～600m的海域。漁獲●底拖網。別名●北青眼魚、奇士魚、目光魚

次要魚類的實力

次要魚類珍稀度	★★★☆☆
美味程度	★★★★★
價格	★★★☆☆

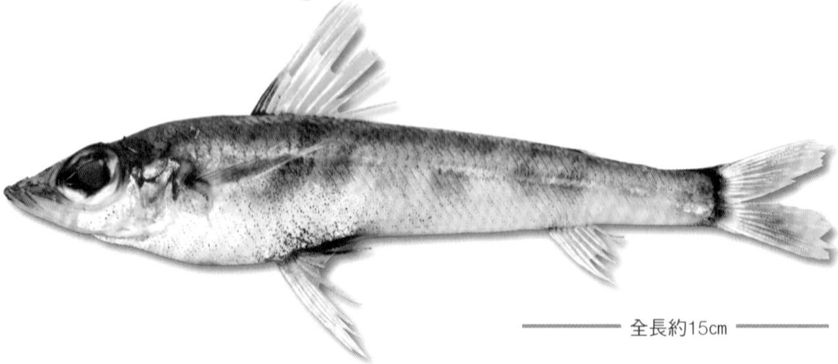

全長約15cm

大眼青眼魚

青目狗母魚 Chlorophthalmus albatrossis

2種魚類在日本泡沫時期以前，都是極為次要的存在。在產地附近一籃甚至僅要價100日圓。不知不覺間漸漸受到歡迎，成為底拖網的主要漁獲之一。

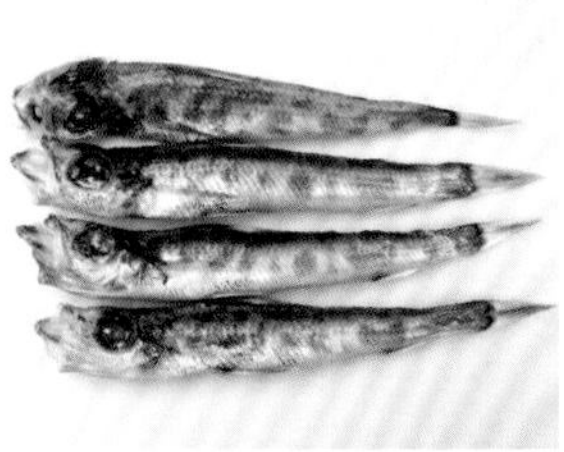

魚乾是大部分產地都會有的固定作法。燒烤後油脂會滲出表面，油亮亮的彷彿炸過一樣。

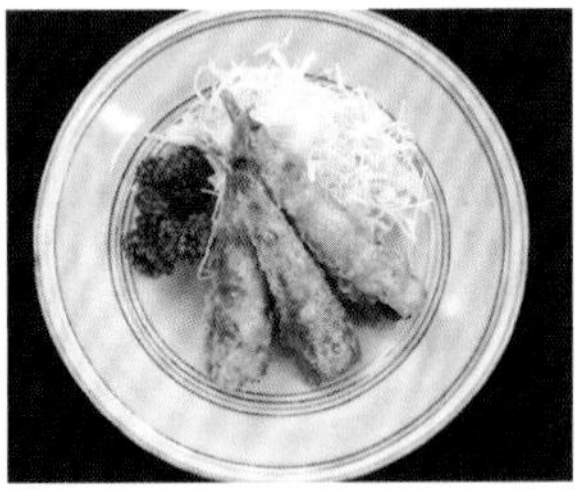

魚骨軟，製作成油炸料理時，可以整尾食用。外層酥脆，中間意外的鮮嫩多汁。

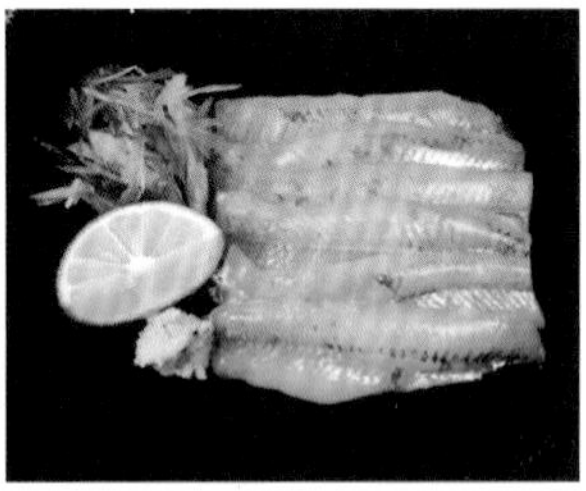

基本上屬於白肉魚，不過也帶有油脂。入口後口感滑嫩，帶有強烈甜味。在日本也有「白肉鮪魚肚」之別稱。

柔軟的魚骨和魚身，是原始深海魚的特徵

青眼魚科的魚類大多為深海性，在世界各地大約有20多種。日本國內可以捕獲到五種類，包含比較常捕撈的大眼青眼魚和北域青眼魚，以及捕獲量較少的黑緣青眼魚和尖額青眼魚，還有超珍稀的化青眼魚(chlorophthalmus SP.2)。

尤其是經常捕撈上岸的大眼青眼魚和北域青眼魚，由於外觀非常相似，因此難以區別。對於品種鑑定專家而言也很困難。在這裡暫時藉由棲息海域來區分，千葉縣銚子市以北捕獲的魚種為北域青眼魚，而相模灣以南捕獲的則是大眼青眼魚。

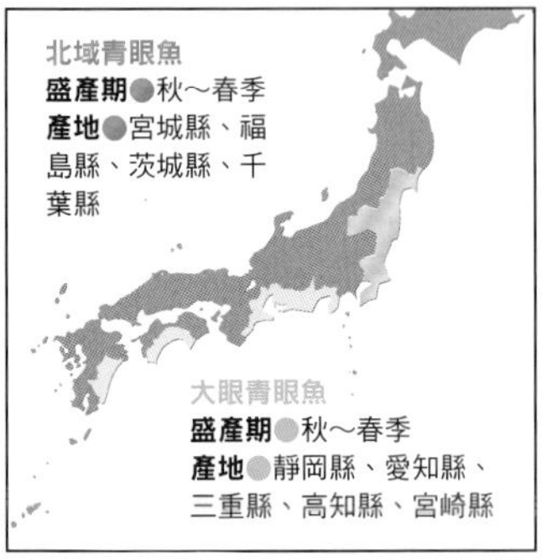
北域青眼魚
盛產期●秋～春季
產地●宮城縣、福島縣、茨城縣、千葉縣
大眼青眼魚
盛產期●秋～春季
產地●靜岡縣、愛知縣、三重縣、高知縣、宮崎縣

過去長期只在產地周圍食用的地方魚類

直到20世紀末之前，青眼魚一直都是個令人頭痛的魚類。在80年代一籃鮮魚甚至只要100日圓。

第一次購買時，製作了店家建議的生魚片。雖然是白肉魚，不過卻肉質滑嫩味道鮮甜。還有彷彿鮪魚肚般的美味油花。

在靜岡縣沼津市的沼津漁市場附近，也有販售青眼魚天婦羅的店，味道堪稱一絕。福島縣的岩城市，以及宮崎縣的延岡市，則有「炸青眼魚定食」等知名當地料理。在產地製作的整條魚乾也很知名。

原本是個大麻煩，如今變成了重要的觀光資源。「沒有所謂的下雜魚」這麼一回事。

毫無近親之緣

仙女魚目合齒魚科 **大鱗蛇鯔**
狗母魚 Saurida macrolepis

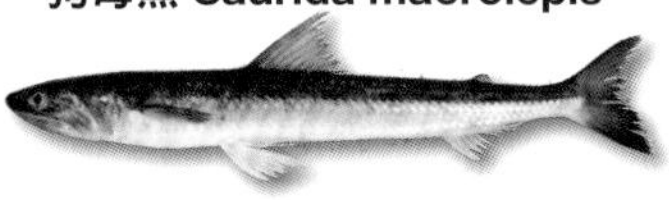

青眼魚的日本和名「青目狗母魚」中的「狗母魚」，是由於外觀和淺海域的大鱗蛇鯔（狗母魚）相似，加上青眼魚的眼睛為藍綠色，因而有此名稱。淺海海域的大鱗蛇鯔是魚板的高級材料，不過因為魚骨較硬，而且鮮魚沒有流通於市場上。現在青眼魚取代大鱗蛇鯔成為主流。

二種魚類在購買時都稱為**目光魚**

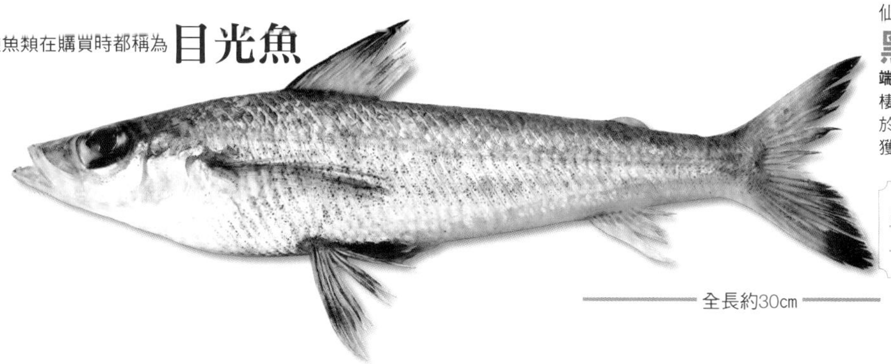

仙女魚目青眼魚科

黑緣青眼魚

端黑青目 Chlorophthalmus nigromarginatus

棲息地●駿河灣～土佐灣，棲息於水深185～440m的海域。漁獲●底拖網。別名●奇士魚

次要魚類的實力
- 次要魚類珍稀度 ★★★★☆
- 美味程度 ★★★☆☆
- 價格 ★★★☆☆

全長約30cm

黑緣青眼魚

端黑青目

Chlorophthalmus nigromarginatus

隨著青眼魚逐漸受歡迎，大型青眼魚科中的黑緣青眼魚和尖額青眼魚也開始流通於市面。雖然油脂較少，風味略遜一籌，不過體型較大用途廣。

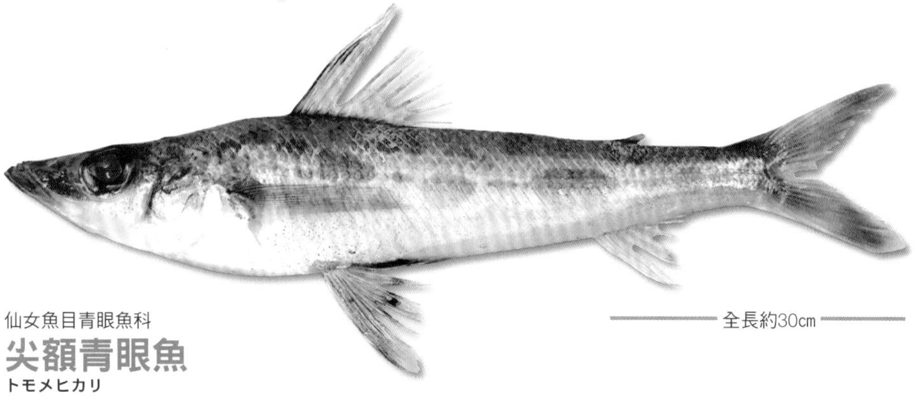

全長約30cm

仙女魚目青眼魚科

尖額青眼魚

トモメヒカリ

Chlorophthalmus acutifrons

棲息地●駿河灣～九州南岸，棲息於水深187～950m的海域。也棲息於南半球和東大西洋海域。漁獲●底拖網。別名●奇士魚

次要魚類的實力
- 次要魚類珍稀度 ★★★★☆
- 美味程度 ★★☆☆☆
- 價格 ★★★☆☆

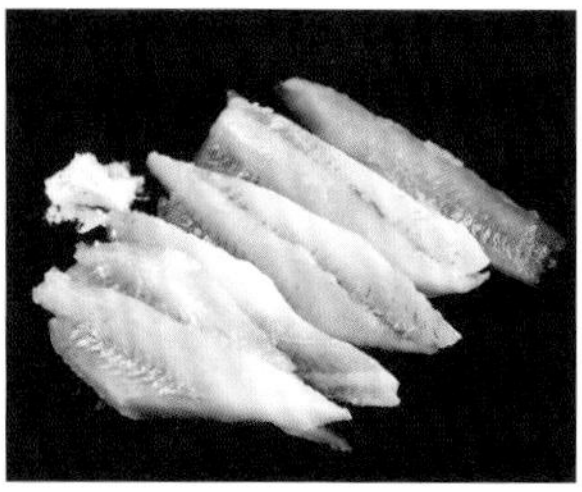

12月的尖額青眼魚生魚片。在寒冷季節油脂較多且帶有甜味，幾乎沒有腥味。

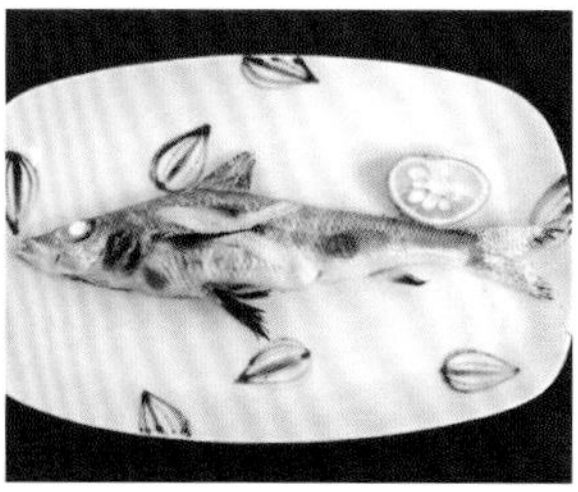

鹽烤黑緣青眼魚。魚皮香氣逼人，魚肉清爽鮮嫩。搭配葡萄酒時建議選擇夏布利，日本酒則適合大吟釀。

體型越大不一定越好吃 青眼魚科的特殊之處

體型越大價格越高，這是一般魚販市場的原理。由底拖網捕獲到的青眼魚，在不知不覺間成為超人氣魚類，因此大型的黑緣青眼魚和尖額青眼魚，也逐漸流通於市面上。接近30公分的大型身軀。市場的專業魚販也將這種魚的價格，設定成和大眼青眼魚一樣高價。雖然風味略遜大眼青眼魚，不過由於體型較大，因此用途範圍也廣泛。靜岡縣沼津市會將這種魚丟棄，應該更加以利用才對。

除了這兩種大型魚之外，還有一種超稀少的珍稀種類，就是化青眼魚。充滿謎樣的魚類，至今仍未發現過仔稚魚。由於珍貴的關係，捕獲到的話希望能送去博物館，不過其實它的油脂豐富，非常美味。製作成標本很可惜，吃了內心又不免感到內疚。

盛產期●秋～春季
產地●靜岡縣、愛知縣、三重縣、高知縣、宮城縣、鹿兒島縣

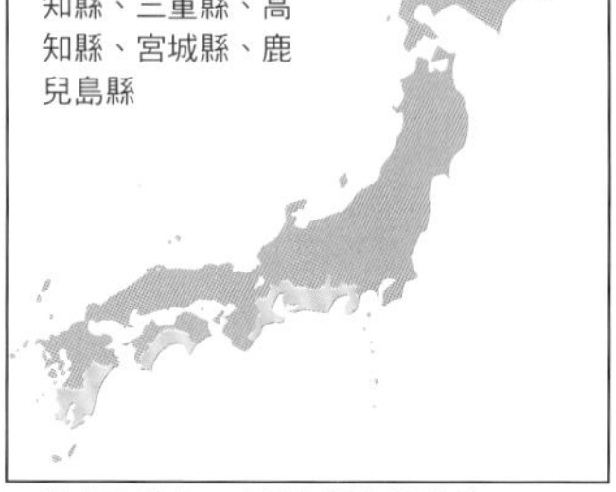

※黑緣青眼魚、尖額青眼魚的產地

仙女魚目青眼魚科

化青眼魚

化青目Chlorophthalmus sp.2

棲息地●駿河灣～帛琉海域，棲息於水深500～700m的海域。漁獲●底拖網。

次要魚類的實力
- 次要魚類珍稀度 ★★★★★
- 美味程度 ★★★★☆
- 價格 ☆☆☆☆☆

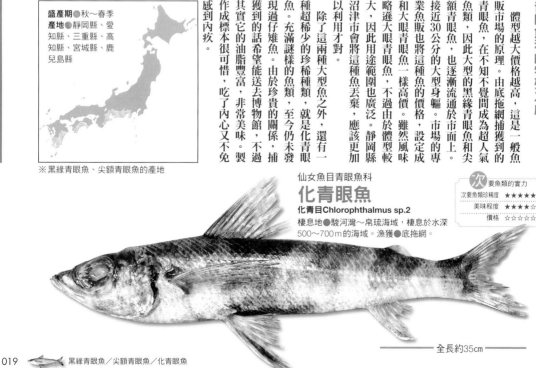

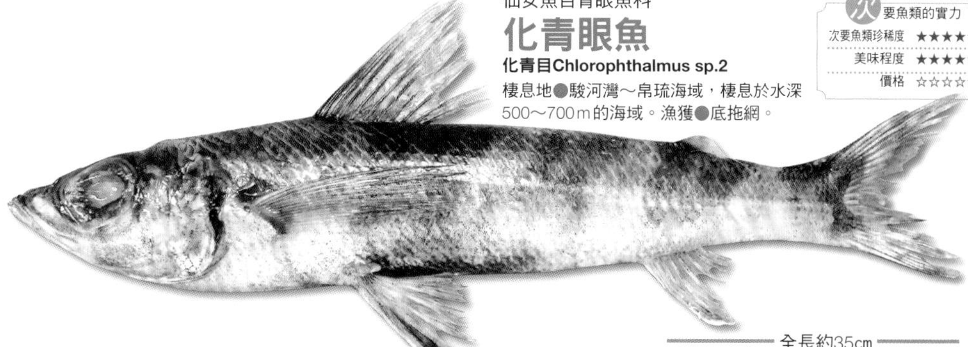

全長約35cm

月魚目皇帶魚科

皇帶魚 龍宮之遣 Regalecus glesne

棲息地●千葉縣銚子市～九州、本州日本海側、東部太平洋。棲息於近海的深層海域。漁獲●定置網。別名●龍宮使者、海龍王、白龍王、龍王魚、大帶魚、大鮒魚王、搖槳魚、地震魚

次要魚類的實力	
次要魚類珍稀度	★★★★★
美味程度	★★★☆☆
價格	★★★☆☆

竹筴魚20cm

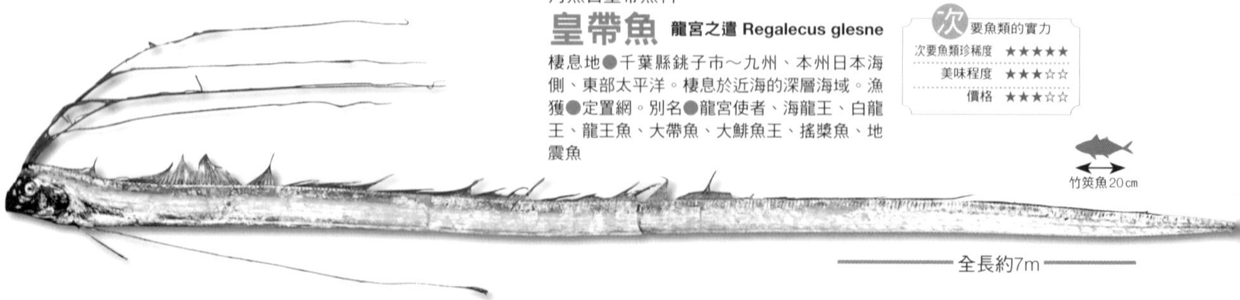

全長約7m

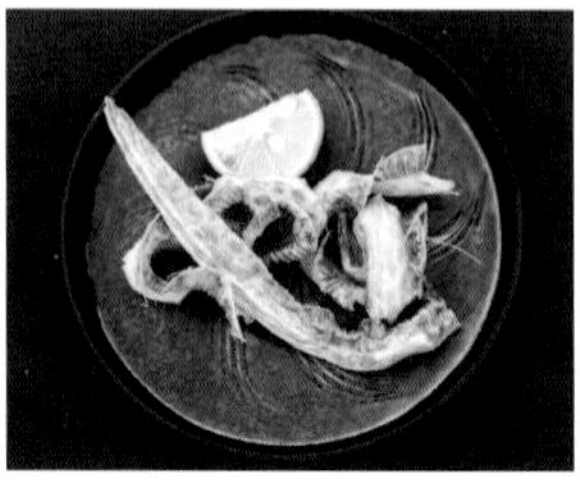

將魚皮和魚骨部分稍微曬乾後油炸成料理。口感酥脆味道香，美味可口。

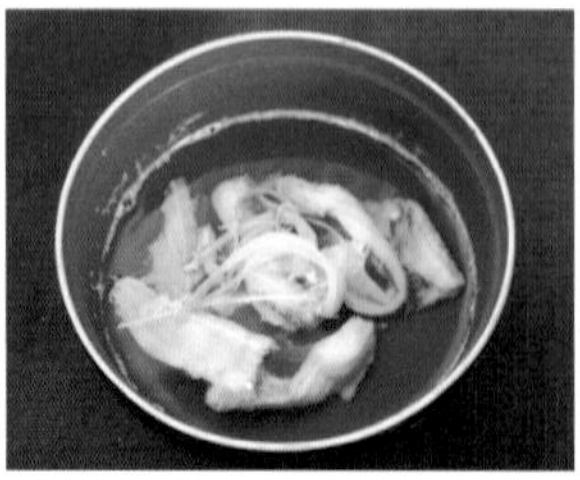

用魚骨和昆布熬煮高湯，並加入魚肉煮成魚清湯。高湯美味，魚肉也非常鮮嫩。

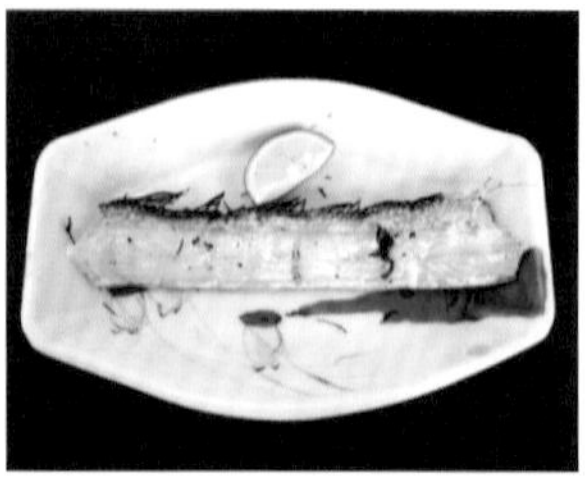

鹽烤後身體會縮小成原來的一半。水分含量非常多，不過風味鮮美不帶腥味。絕對不會難吃。

皇帶魚

龍宮之遣 Regalecus glesne

傳說在江戶時代，有位漁夫在土佐的海邊發現了樣子奇異的魚。並用鹽醃漬後拿給老爺看，老爺也為之驚訝不已，因此獻給了將軍家。初次見到這種怪異形狀確實令人驚愕。

要有相當的好運才能遇見珍稀魚中的珍稀魚

珍稀魚中最廣為人知的莫屬皇帶魚。在魚類中身體算很長的種類，古時候還遭人懷疑是怪物。加上紅色的毛髮（其實是魚鰭）飄呀飄的，活著的時候還會閃耀著銀色。生態習性仍不詳，棲息於近海的深海處，偶爾會被打上岸，這時候絕對會上新聞。

傳聞風味非常難以入口，到底是真是假？

皇帶魚是筆者最想嚐看看其風味的魚類，因此殺紅了眼於各地尋找。第一次遇到是在上個世紀，90年代中期。不過那時候只有寬15cm的切片，而且還有眼不識泰山，甚至覺得味道不怎麼樣。

跨過一個世紀後，終於在神奈川縣的小田原市找到新鮮的皇帶魚。將整條魚製作成鹽烤、油炸以及握壽司等料理，絕對不是難吃的魚。接著用魚骨熬煮高湯，加入魚肉煮成魚清湯後，風味絕佳。將這種魚拿去博物館是不是有點浪費啊？

盛產期●不詳

產地●東京灣內、瀨戶內海等以外的日本各地。無特定產地

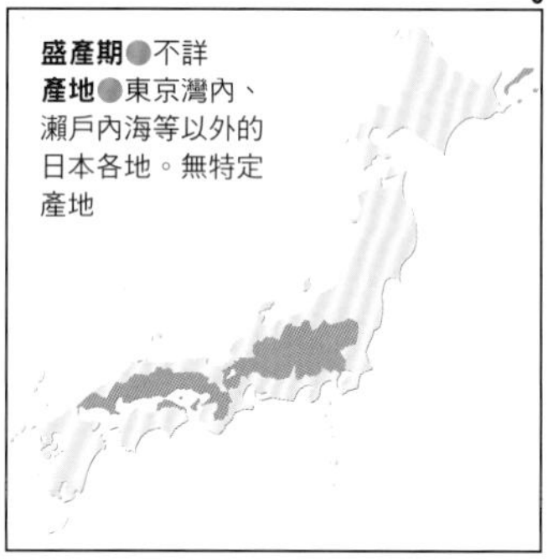

月魚目草鰺科

棘鰭後旗月魚

姬草鰺

Metavelifer multiradiatus

棲息地●相模灣～東海。漁獲●定置網。

次要魚類的實力	
次要魚類珍稀度	★★★★★
美味程度	★★★★☆
價格	★☆☆☆☆

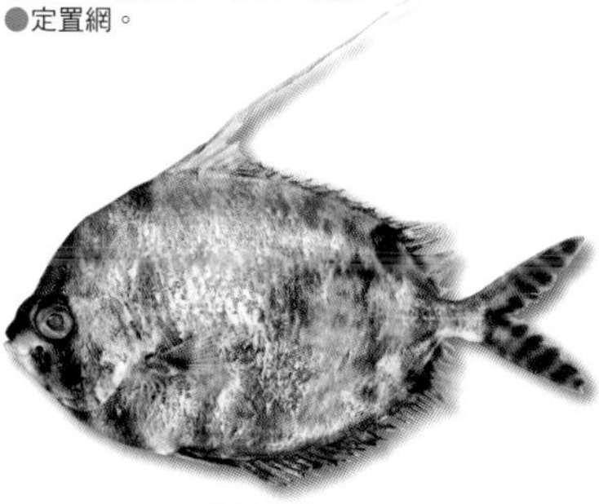

全長約25cm

皇帶魚的同類魚種

世界上最長的魚類 —— 皇帶魚，到底是什麼樣的魚呢？動物分類學是以目→科→屬→種來分類，不過種以上的科和屬完全沒有同類。也就是說，皇帶魚是1科1屬1種的魚類。再往上一層的月魚目中，終於能找到同類魚種，不過月魚目盡是奇形百怪的魚類。像是第70頁介紹的斑點月魚、外型有如白帶魚的石川氏粗鰭魚，以及極為稀有、珍稀魚中的珍稀魚種 —— 棘鰭後旗月魚等。近年來若發現外型奇特的魚類時，會首先確認是否屬於月魚目。

月魚目粗鰭魚科

石川粗鰭魚

鮭頭 Trachipterus ishikawae

棲息地●日本海全海域、北海道～土佐灣的太平洋。棲息於近海的中層海域。漁獲●定置網。別名●粗鰭魚、白龍王、龍王魚

次要魚類的實力	
次要魚類珍稀度	★★★☆☆
美味程度	★★☆☆☆
價格	★★☆☆☆

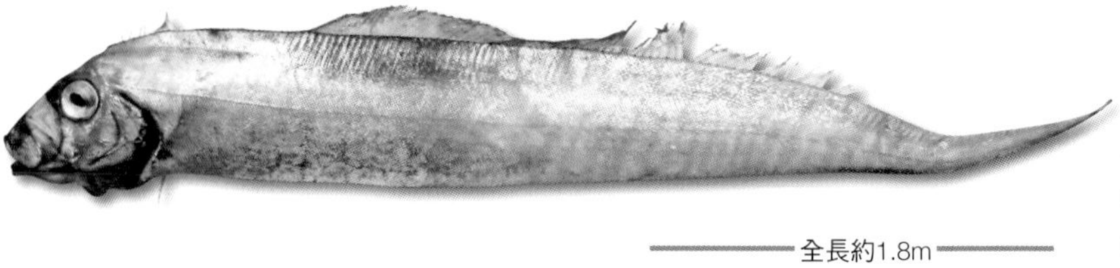

全長約1.8m

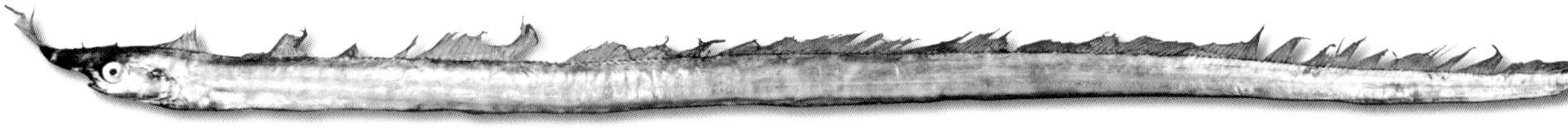

全長約1.5m

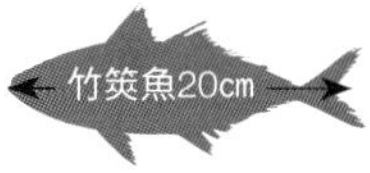

菲氏真冠帶魚

天狗之太刀 Eumecichthys fiskii

數年一次於山陰地區捕撈上岸，引起騷動的珍稀魚類。
雖然外型不及皇帶魚奇特，因此並不如此顯眼，
不過仍屬珍稀魚中的珍稀魚類，連魚類學者都想「親眼目睹」。

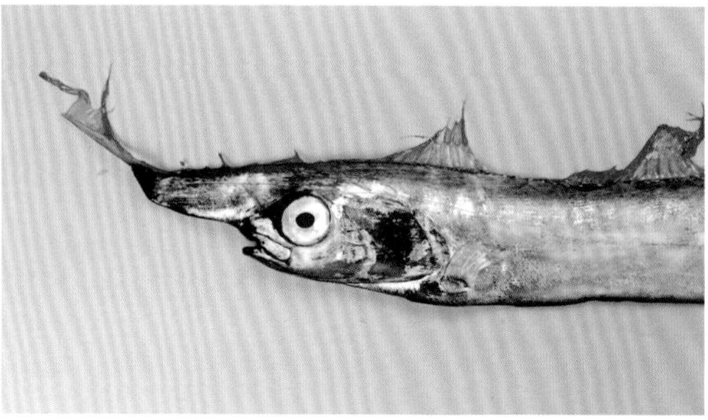

吻（上顎的前端）有如天狗的鼻子般，因此在日本稱之為「天狗之太刀」。

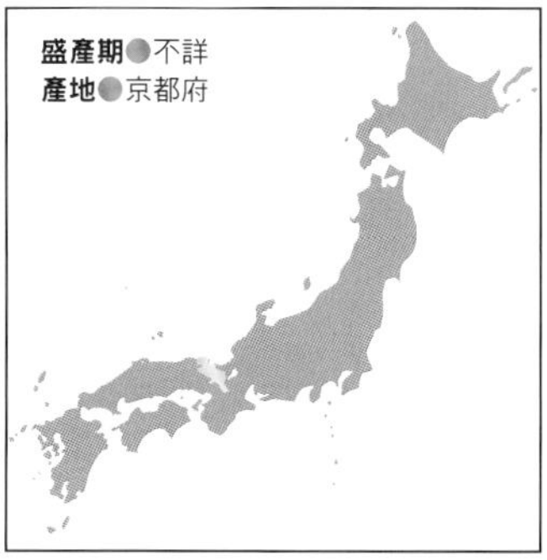

月魚目冠帶魚科

菲氏真冠帶魚 天狗之太刀 Eumecichthys fiskii

棲息地●北海道以南的日本各地。
漁獲●定置網。別名●真冠帶魚

次要魚類的實力

次要魚類珍稀度	★★★★★
美味程度	★★★☆☆
價格	★★★☆☆

似乎棲息於遠洋的深海海域中，偶爾會游至接近海岸的淺海域

和斑點月魚同類的魚類中，只有斑點月魚是常見的食用魚，其他皆為珍稀魚類。平時棲息在遠洋的深海中，偶爾會浮至上層。游到上層時，有時候會落入設置於沿岸的定置網。

在北海道以南的日本各地僅能偶爾捕獲，因此棲息海域及生態習性皆不詳。

和皇帶魚並稱珍稀魚中的稀有魚類。

雖然屬於水分含量較多的魚類，不過可根據調理方式提升美味

真冠帶魚數年大概只能捕獲到1條左右，再加上少見稀有的關係，因此一捕捉到幾乎都會送至博物館中。也許目前還沒有人品嚐過這種魚。由於是斑點月魚的同類，基本上水分較多且味道平淡，因此沒有多大的期待，不過實際品嚐後其實並不難吃。

由於水分含量多，所以煎過或是燉煮後身體也會縮小，但是不帶腥味的白肉意外地鮮美。

特別是煮成魚湯時，和同目的皇帶魚一樣，湯頭都很美味。

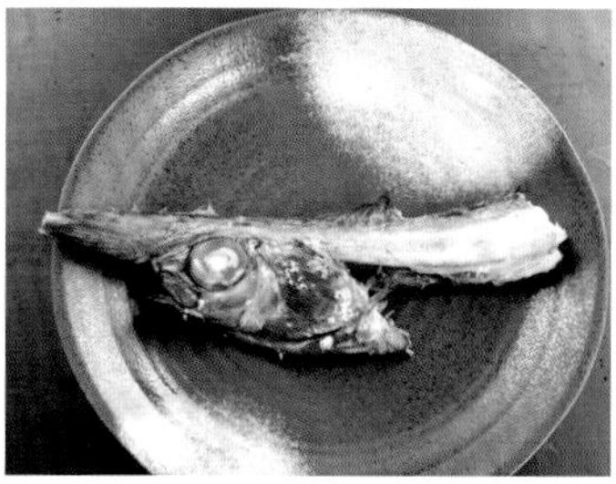

雖覺不適合，但還是試著做出鹽烤料理。由於水分較多，因此魚肉縮小許多，不過魚肉和魚骨可以輕鬆分開，而且味道還不差。

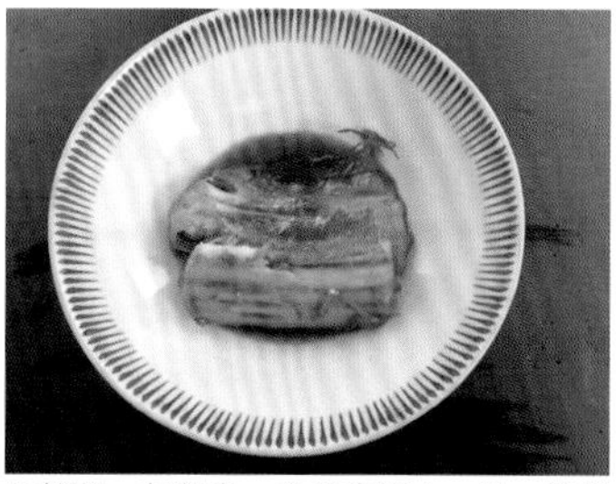

和蛤蠣一起熬煮，魚肉會縮小，是一道美味、軟度適中的燉煮料理。魚肉及魚骨可輕鬆分離，魚肉甘甜鮮美。沒有魚鱗為其特色。

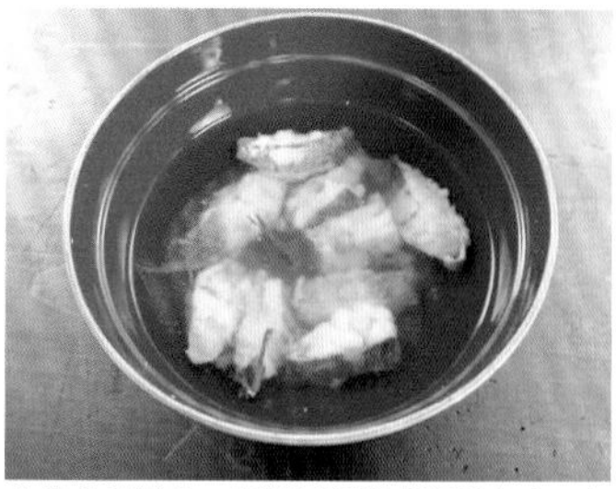

水分含量較多，不過只要切成適當大小，加入昆布一起熬煮，就能製作出湯頭鮮美的魚湯。

協助／鍵井克己（伊根浦漁協定置網 京都府與謝郡伊根町）

銀眼鯛

銀目鯛 Polymixia japonica

有「金眼」也就會有「銀眼」。兩種都是深海魚，「金眼鯛」是廣為人知的高級魚。而「銀眼鯛類」則不屬於主要食用魚類，而且非常少見。

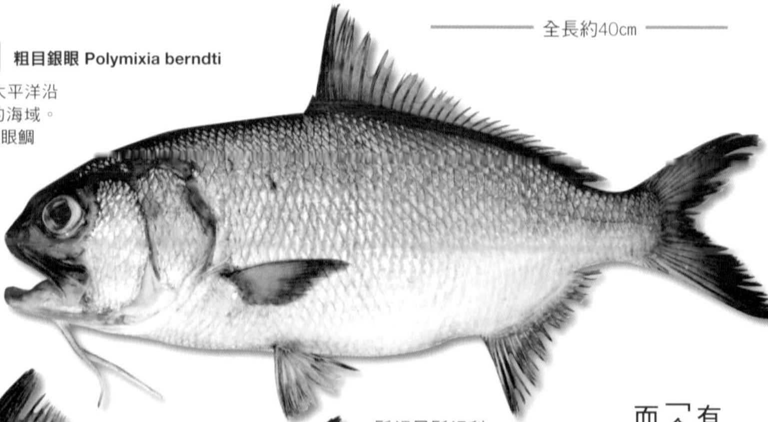

全長約40cm

鬚鯤目鬚鯤科
貝氏銀眼鯛
粗目銀眼 Polymixia berndti

棲息地●相模灣以南的太平洋沿岸，水深300～500m的海域。漁獲●延繩釣。別名●銀眼鯛

次要魚類的實力

次要魚類珍稀度	★★★★★
美味程度	★★★★☆
價格	★★★☆☆

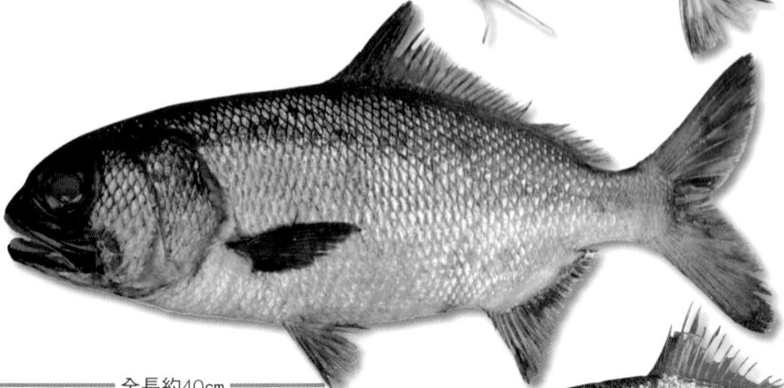

全長約40cm

鬚鯤目鬚鯤科
薩氏銀眼鯛
岡村銀目 Polymixia sazonovi

棲息地●愛知縣渥美半島以南的太平洋沿岸，水深150～500m的海域。漁獲●延繩釣。別名●銀眼鯛

次要魚類的實力

次要魚類珍稀度	★★★★★
美味程度	★★★☆☆
價格	★★★☆☆

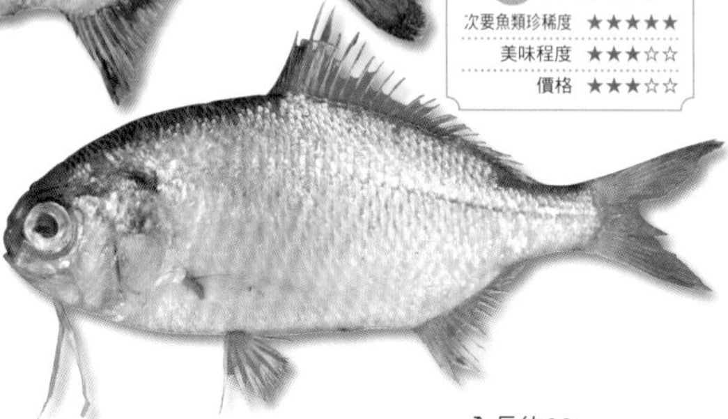

全長約20cm

鬚鯤目鬚鯤科
長棘鬚銀眼鯛
綺羅々銀目Polymixia longispina

棲息地●駿河灣、紀伊水道、土佐灣、豐後水道、沖繩舟狀海盆等，水深200～400m的海域。漁獲●底拖網。別名●銀眼鯛

次要魚類的實力

次要魚類珍稀度	★★★★★
美味程度	★★☆☆☆
價格	★★☆☆☆

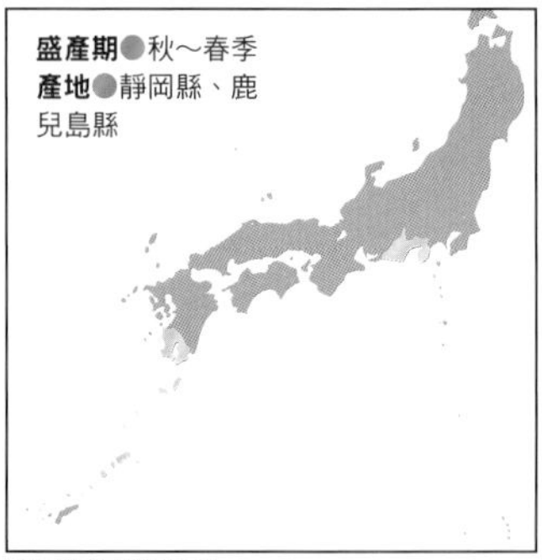

※3種魚類的產地

金眼鯛和銀眼鯛可以在相同地區捕獲

金眼鯛想必大家皆有所耳聞。既然有「金眼鯛」的話，當然也會有「銀眼鯛」。銀眼鯛類和金眼鯛一樣，都是深海性魚類。

這種深海性的銀眼鯛類，在日本國內可以捕獲到日本鬚銀眼鯛（銀眼鯛）、貝氏銀眼鯛、薩氏銀眼鯛，以及長棘鬚銀眼鯛等四種。

銀眼鯛經常混雜在底拖網中，因此並不稀有，只會當作下雜魚來處理。而貝氏銀眼鯛、薩氏銀眼鯛，以及長棘鬚銀眼鯛，則是非常稀有的魚類，捕獲的機會非常稀少。

年僅捕獲數尾的珍稀魚類 未曾品嚐過的人想必佔多數

魚身全長約40cm左右，重量將近1kg。帶有深海魚特有的油脂，油脂中則帶有甜味。就算加熱也不會變硬，非常適合當作食用魚。

最美味的料理方式莫過於切成生魚片。入口即化，味道鮮甜。

燉煮或燒烤的風味也堪稱絕佳，完全不輸給鯛魚。問題在於捕獲量極少。

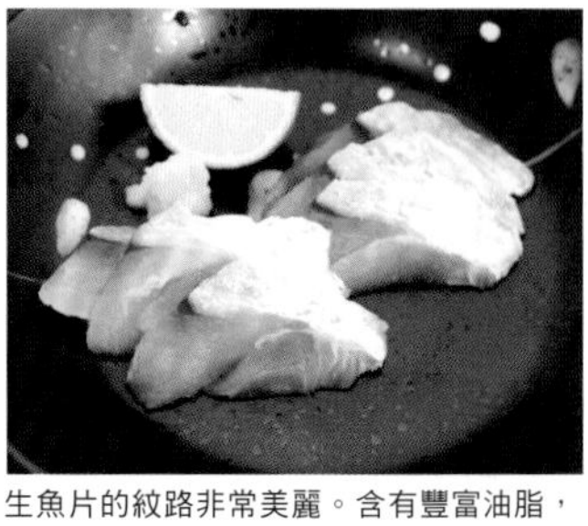

生魚片的紋路非常美麗。含有豐富油脂，肉質相當柔軟，入口即化。彷彿鮪魚肚般美味。帶有白肉魚特有的甜味。

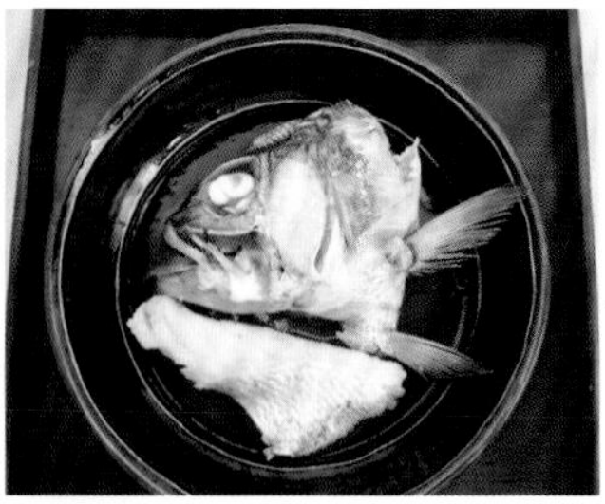

不論是燉煮或燒烤，肉質都不會變硬，是這種魚肉的特色。尤其是燉煮還能煮出本身的甜味，魚肉和魚骨容易分離。可以熬煮出鮮美的湯頭。

鬚鯤科中唯一流通於市場的魚

鬚鯤目鬚鯤科 **銀眼鯛**
銀目鯛 Polymixia japonica

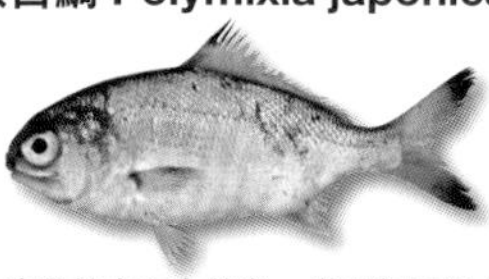

鬚鯤科中唯一流通於市面上的魚，僅有銀眼鯛（日本鬚銀眼鯛）。不過價格非常低廉，而且在築地市場中，也是很容易賣剩的其中一種。和高人氣的金眼鯛相較之下，水分含量較多，而且甜味略遜一籌。料理時必須下足功夫才夠美味。

日本腔吻鱈

唐人 Caelorinchus japonicus

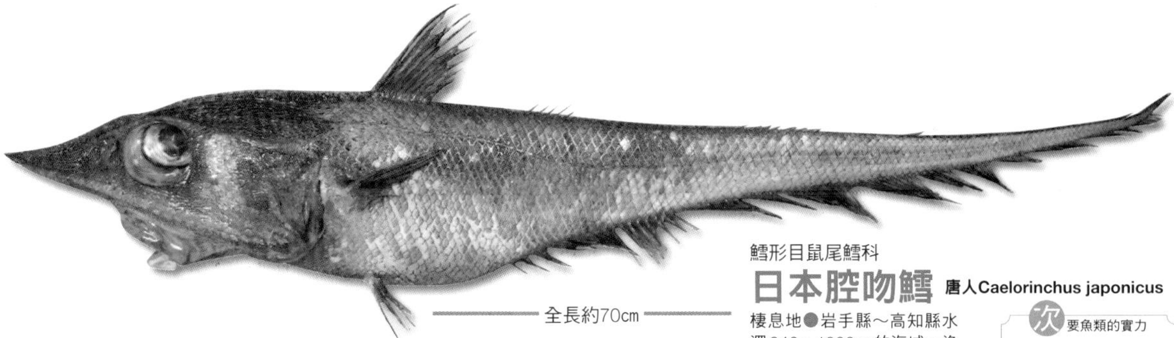

全長約70cm

鱈形目鼠尾鱈科

日本腔吻鱈 唐人Caelorinchus japonicus

棲息地●岩手縣～高知縣水深240～1000m的海域。漁獲●漁釣、底拖網。別名●日本鬚鱈

次 要魚類的實力

次要魚類珍稀度	★★★★☆
美味程度	★★★★☆
價格	★★☆☆☆

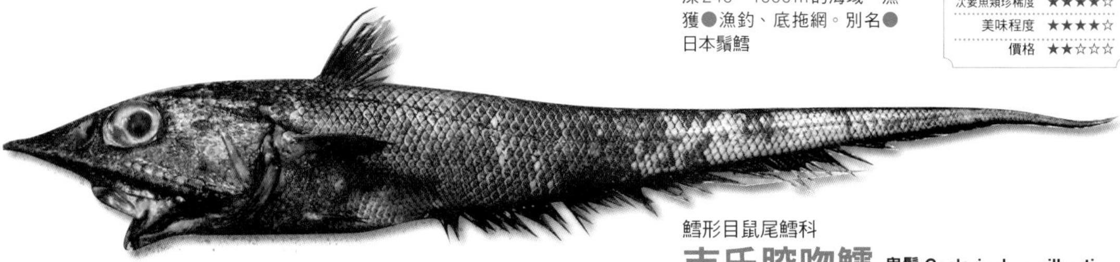

全長約60cm

鱈形目鼠尾鱈科

吉氏腔吻鱈 鬼鬚 Caelorinchus gilberti

棲息地●北海道～土佐灣的太平洋，水深260～930m的海域。漁獲●底拖網。別名●吉勃氏鬚鱈

次 要魚類的實力

次要魚類珍稀度	★★★★☆
美味程度	★★★★☆
價格	★★☆☆☆

在靜岡縣稱為「外法※1」、神奈川則稱為「Choppy」，而茨城縣和宮城縣則稱為「唐人※2」。雖然嚇人的外表令人退卻，其實是超美味的魚類。

有如妖怪般的形狀，在深海魚中也非常醒目

鼠尾鱈科的魚類多棲息於水深百米以上，甚至有些種類還會棲息在7千米的超深海中。食用魚類少，日本國內也僅有4～6種。其中比較具代表性的，則是書中介紹的這兩種。雖然是鼠尾鱈科中較常捕獲到的種類，不過在市場上仍屬於稀有魚類。

由於棲息於深海的關係，全身呈現烏黑色。生活於黑暗中，因此眼睛非常大。前來沼津市場參觀的民眾，還說這種魚彷彿就像妖怪「鼠男」一樣。

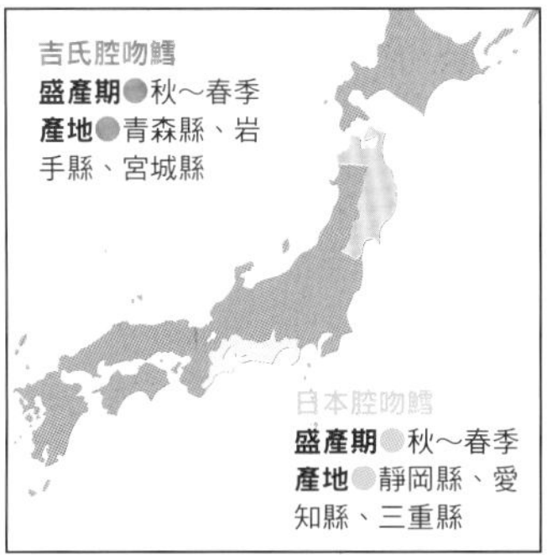
吉氏腔吻鱈
盛產期●秋～春季
產地●青森縣、岩手縣、宮城縣
日本腔吻鱈
盛產期●秋～春季
產地●靜岡縣、愛知縣、三重縣

外觀看起來越可怕，實際上卻越美味的典型魚類

由於捕獲量極少，因此只有在產地附近流通，不過卻擁有不少的人氣。根據漁夫的建議，製作成味噌湯非常美味。於寒冷的捕魚時期中，在船上啜飲著味噌魚湯，滋味令人欲罷不能，就算在陸地上享用也非常美味。將魚肝、蔥花和味噌搗成「拌魚末※3」，再烤過之後便成為「山河燒」，非常美味。

漁夫的太太還會製作成炸魚，當作孩子的便當菜，這種料理方式也堪稱絕品美味。

靜岡縣沼津市的沼津漁市場，如今已經是個有名的觀光景點，而深海魚也深受觀光客們的歡迎。附近的飲食店中還能吃到「外法（日本腔吻鱈）」的生魚片或是握壽司。在深海底拖網的港口能吃到深海魚，真是一件幸福的事。

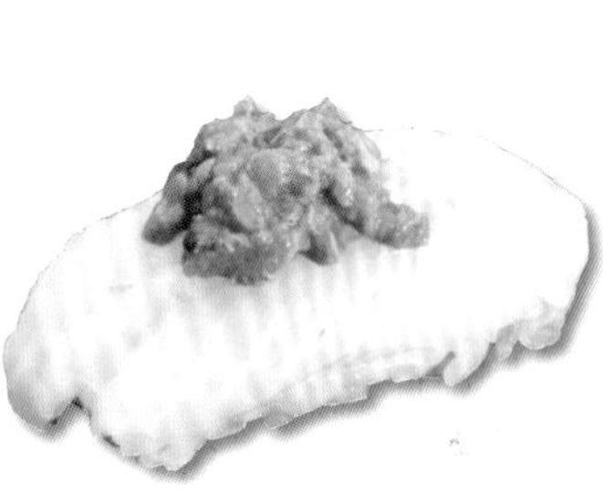

日本腔吻鱈的握壽司，是靜岡縣沼津市的名料理之一。鮮嫩的白身肉美味十足，非常受歡迎。能感受到深海魚的實力。

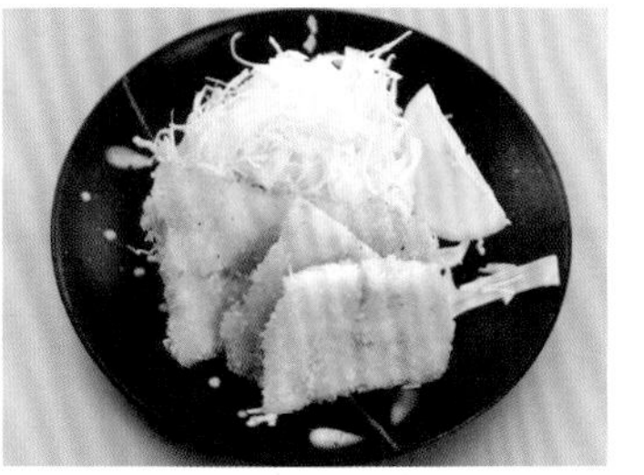

母親為孩子製作的便當配菜油炸魚。外酥內軟，帶有微微甜味的白肉，沒有腥味。不論配白飯或麵包都很適合。

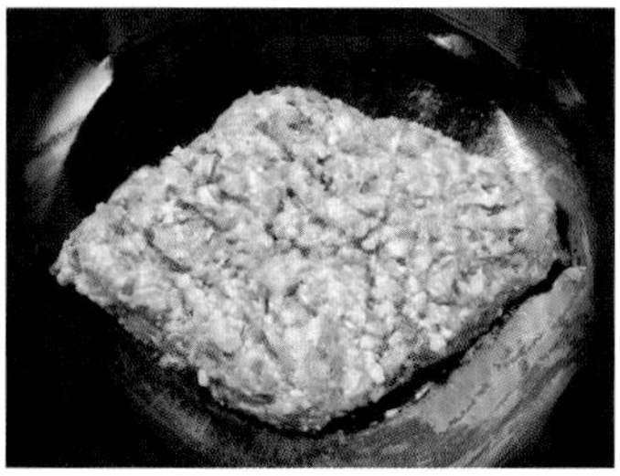

魚肉纖維較少，雖然肉質鮮嫩但甜味較少，因此可以加入魚肝補足。將魚肝、魚肉、蔥花及味噌攪拌製作成「拌魚末」。

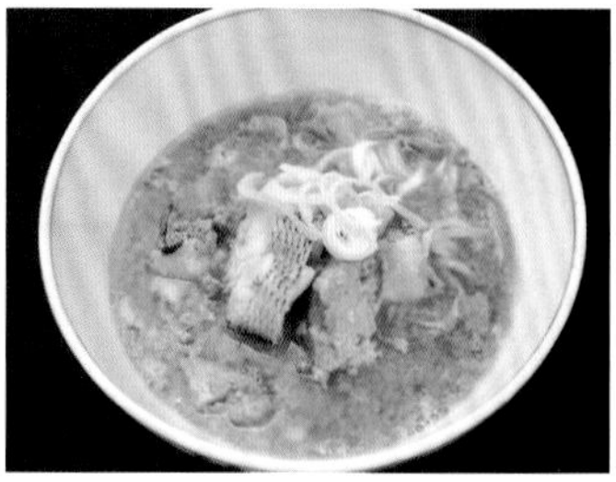

漁夫們必喝的味噌湯。加入魚骨、內臟及肝臟，燉煮出有如濃湯般的醇厚風味，在寒冷季節中為身體注入溫暖。

※1外法：原文為「げほう」，發音為「Gehou」。 ※2唐人：原文為「とうじん」，發音為「toujin」。
※3拌魚末：原文為「なめろう」，發音為「namerou」

溲瓶壺 購買時的名稱

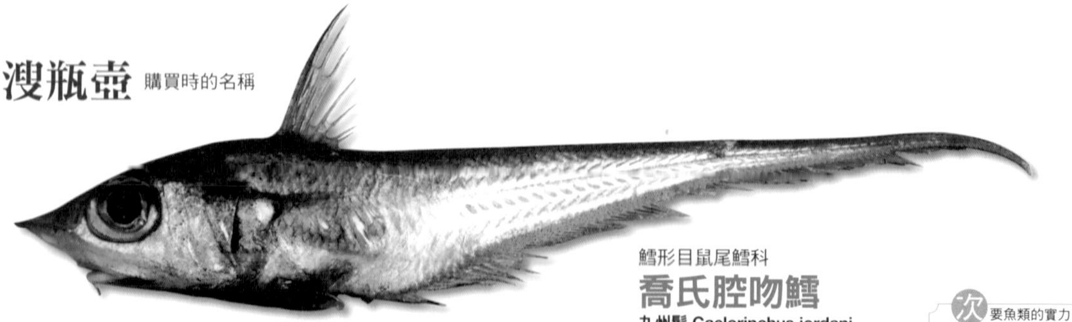

全長約20cm

鱈形目鼠尾鱈科

喬氏腔吻鱈

九州髭 *Caelorinchus jordani*

棲息地●房總半島～九州、東海。水深145～745m的海域。漁獲●咚咚漁網（底拖網）。別名●喬氏鬚鱈

次要魚類的實力
次要魚類珍稀度 ★★★★☆
美味程度 ★★★☆☆
價格 ★★☆☆☆

喬氏腔吻鱈

九州髭 Caelorinchus jordani

鼠尾鱈科中有許多小型魚種。有小如鐵絲般的魚類，也有頭部較大，幾乎沒有食用部位的魚類。在這些小型魚種當中，仍不乏有可食用的魚種。

在錦江灣稱之為「溲瓶壺」，這種稱呼沒問題嗎？

鼠尾鱈科是深海魚的代表，種類也非常多。如鐵絲玩具般的奇怪形狀，到彷彿蝌蚪般的怪異外型等，可以食用的種類僅有4～6種。而且大部分都是身長超過50cm的大型魚種。雖然可以在日本各地的底拖網中看到，不過幾乎沒有地區會食用中型及小型魚。

其中比較特別的是鹿兒島縣的垂水市。在鹿兒島灣用「咚咚漁網※」捕獲到的主要漁獲為蝦類，不過也會混雜一些魚類。其中就包含鼠尾鱈科的「溲瓶壺（喬氏腔吻鱈）」，漁夫們通常會在自家料理享用。「溲瓶」是指病人用的尿壺，是個令人玩味的俗名。

漁夫和太太們都讚不絕口的美味

漁夫將漁獲帶回來後，太太們就會開始為漁獲進行篩選。只見太太用手將「溲瓶壺」剝開，一口送進嘴巴中，同時對著我說好吃，嚐了一口果然所言不假。魚骨非常軟，因此只要將魚皮剝除就能享用。口感極佳，恰到好處的甜味又鮮美。如果搭配醬油便是絕品美味。

除此之外也可以煮成味噌湯或是炸魚，實際品嚐後都是超越想像的美味。鮮美的滋味足以比擬鹿兒島的名產——養殖紅魽。

在日本各地的底拖網中，丟棄比率原本就很高的是小型凹腹鱈。除了喬氏腔吻鱈之外，也試著品嚐了許多種小型的凹腹鱈。每一種都非常好吃。被挑出來隨意集中在一起的各種下雜魚，搖身變為美味的藏寶山。

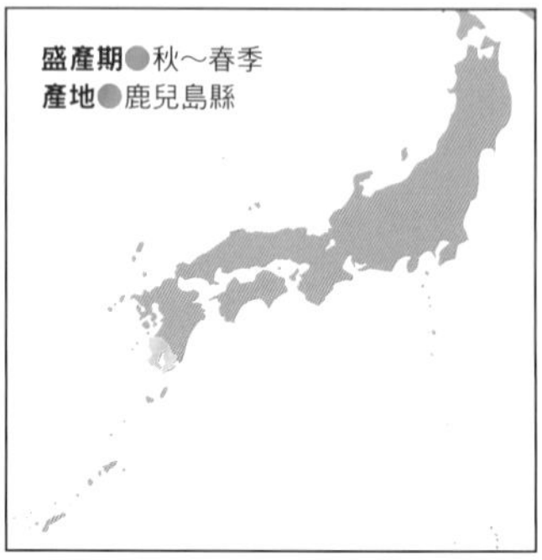

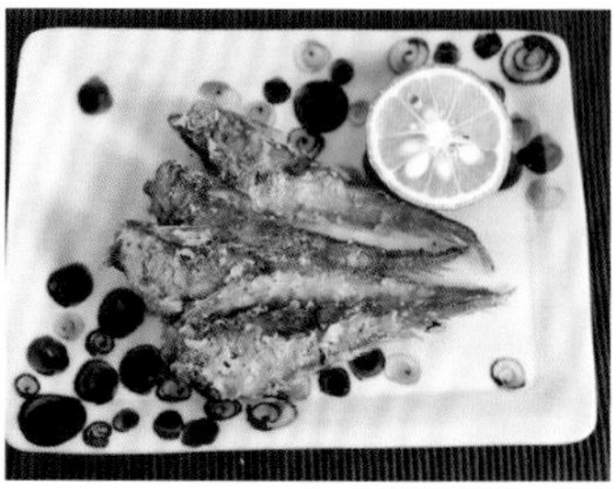

不需菜刀，只要用手摘掉魚頭後油炸。加長油炸時間，使骨頭更酥脆，方便整尾享用。在各種油炸魚類中，也是屈指可數的美味。

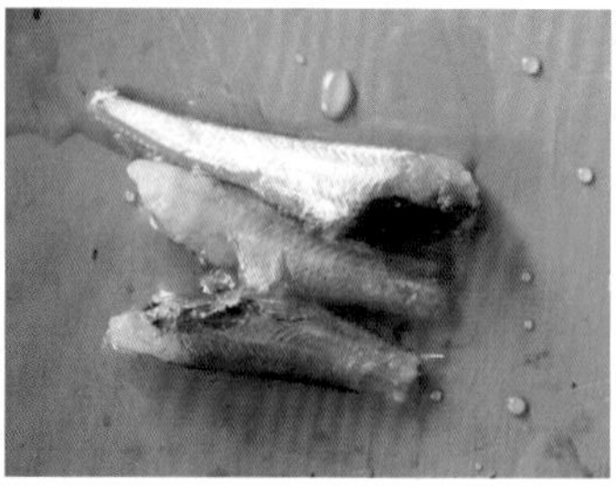

用「咚咚漁網」捕魚的漁夫，以及漁夫太太們將小蝦等挑出的同時，忍不住一口接著一口享用新鮮生魚。鮮美不帶腥味。

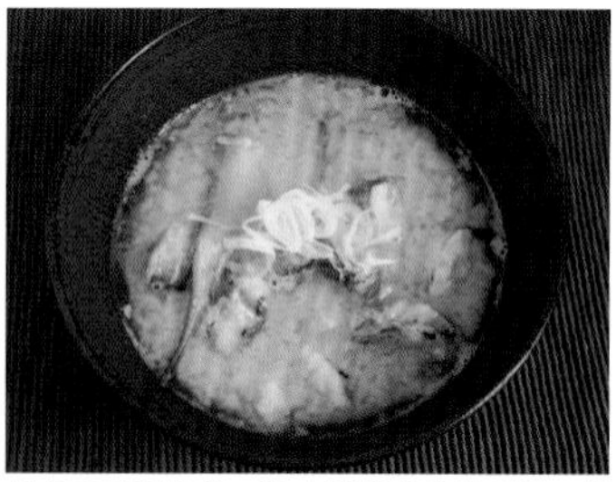

捕魚完回到家後，漁夫們必喝的味噌湯。其實是鮮魚料理中的佼佼者。湯頭鮮美，魚肝也非常鮮嫩好吃，令人讚不絕口。

丟掉也很可惜的鼠尾鱈科魚類

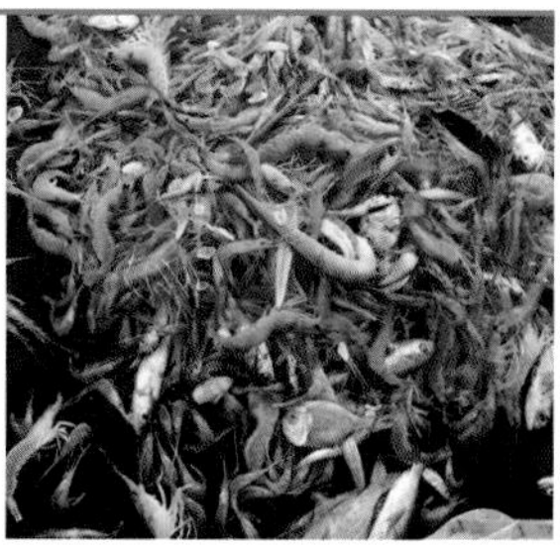

（右）在鹿兒島灣用「咚咚漁網」捕獲的海產

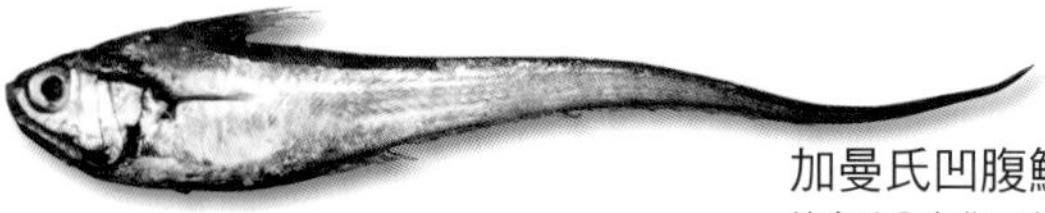

加曼氏凹腹鱈 相模底鱈 *Ventrifossa garmani*

棲息地●東北～宮崎縣的太平洋側。水深200～720m的海域。漁獲●底拖網。

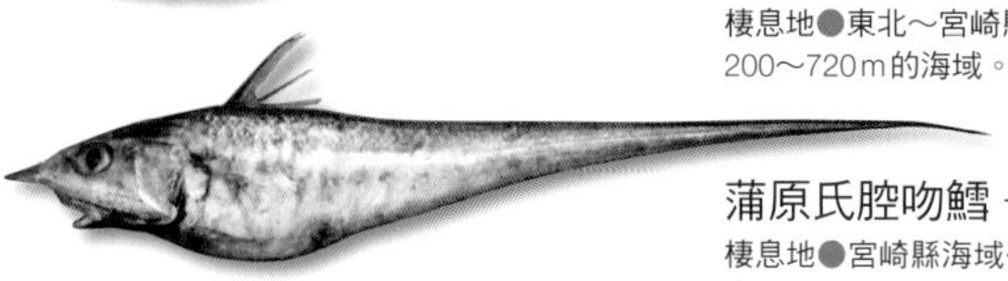

蒲原氏腔吻鱈 一文字髭 *Coelorinchus kamoharai*

棲息地●宮崎縣海域～土佐灣。也棲息於東海及南半球。水深170～980m的海域。漁獲●底拖網。

※咚咚漁網：原文為「とんとこ網漁」，鹿兒島特有的底拖網。

鼬魚 購買時的名稱

由於顏色及形狀都類似西洋的鎧甲，因此在日本稱為「鎧鼬魚」。是由擁有詩人般感性的魚類學者田中茂穗※所命名。

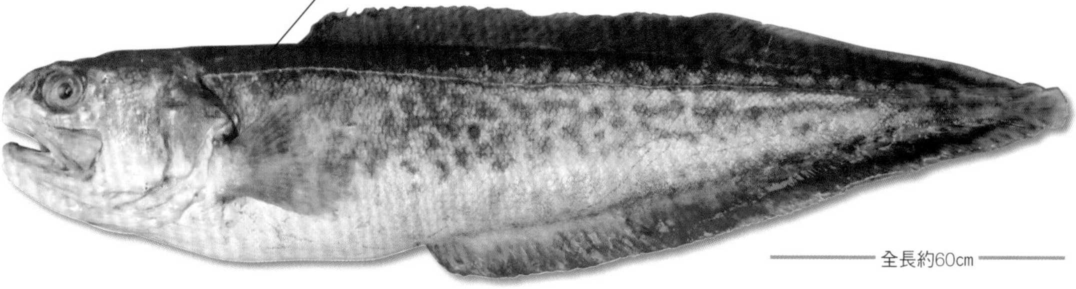

全長約60cm

棘鼬鳚

鎧鼬魚
Hoplobrotula armata

鼬魚目蛇鳚科

棘鼬鳚 鎧鼬魚 Hoplobrotula armata

棲息地●青森縣～九州、東海、澳洲。水深70～440m的海域。漁獲●漁釣、底拖網。別名●鼬魚、海鯰（澎湖）。

次要魚類的實力
次要魚類珍稀度 ★★★☆☆
美味程度 ★★★★★
價格 ★★★★☆

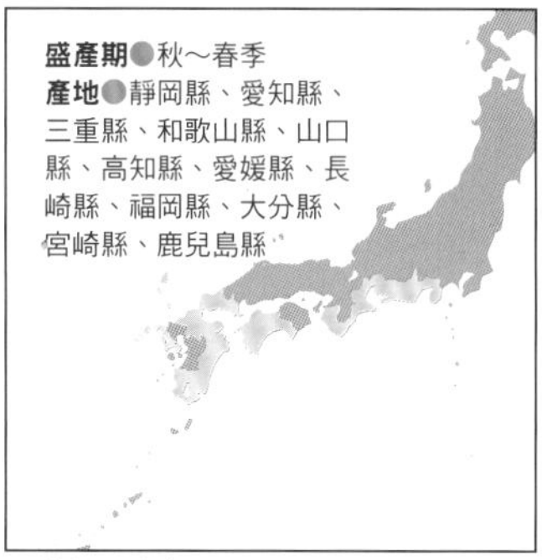

盛產期●秋～春季
產地●靜岡縣、愛知縣、三重縣、和歌山縣、山口縣、高知縣、愛媛縣、長崎縣、福岡縣、大分縣、宮崎縣、鹿兒島縣

※棘鼬鳚的產地

只有居住在東京的人，才知道這種魚的珍貴價值。自古以來在東京就是昆布※熟成生魚片的超高級魚。雖然漸漸擴展至日本各地，不過仍屬於次要魚類。

產地乏人問津 在東京卻價格不斐

在日本，大多數人對於棘鼬鳚的日本名稱「鎧鼬魚」都非常陌生，雖然在東京大多被稱為「鬚鱈」，不過和鱈魚卻毫無關係。

背鰭和尾鰭連成一體。屬於鮮少耳聞的鼬魚目。較接近的種類為淺海海域的多鬚鼬魚，而且同樣屬於次要魚類。其中只有棘鼬鳚是當作食用魚，並流通於市場上。蛇鳚科中有許多魚類都是意想不到的美味，不過大部分都遭丟棄，實為可惜。

許多人都將棘鼬鳚誤以為是鱈魚

在東京仍保留著江戶時代以來的飲食文化，有許多獨特的料理。像是「海鯽仔」的江戶前壽司，或是「大眼牛尾魚」的天婦羅等。而棘鼬鳚則是製作成「昆布熟成生魚片」食用。不過價格非常的高。

有些人認為昆布熟成會讓鮮魚失去美味。其實只要品嚐過「棘鼬鳚的昆布熟成生魚片」之後，就會明白自己大錯特錯。藉由昆布熟成，能讓魚肉更加紮實、帶有剛好的昆布風味，增加嚼勁和甜味，口感也非常棒。雖然也會當作江戶前壽司的材料，不過只有珍貴的一貫（一個）。

用來製作昆布熟成的棘鼬鳚，大小最少也要1kg以上。小於這種尺寸的棘鼬鳚則非常便宜。比較小型的棘鼬鳚會當作下雜魚處理。但是並不會因為便宜就不好吃。用來料理火鍋、油炸或是奶油煎魚都堪稱一絕。只因為無法用來製作昆布熟成生魚片就不屑一顧，也不免太過於浪費。

同科的鼬魚

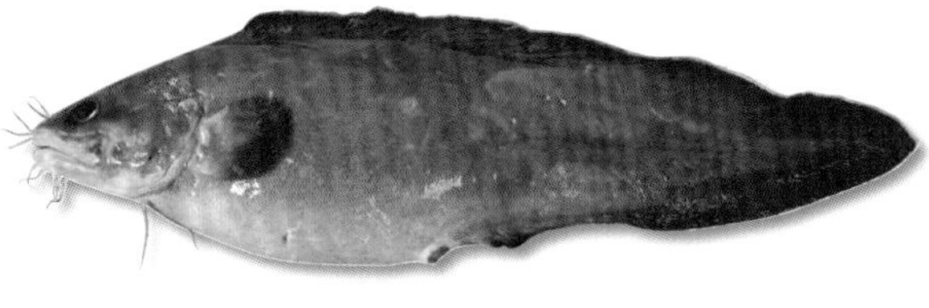

全長約60cm

鼬魚目蛇鳚科

多鬚鼬魚 鼬魚 Brotula multibarbata

棲息地●日本南部～西太平洋海域的淺岩礁區，水深70～440m的海域。漁獲●日本各地漁釣、底拖網捕獲。別名●鼬魚、海鯰（臺東）、多鬚鯰（澎湖）。風味●昆布熟成、火鍋皆美味

次要魚類的實力
次要魚類珍稀度 ★★★★☆
美味程度 ★★★☆☆
價格 ★★☆☆☆

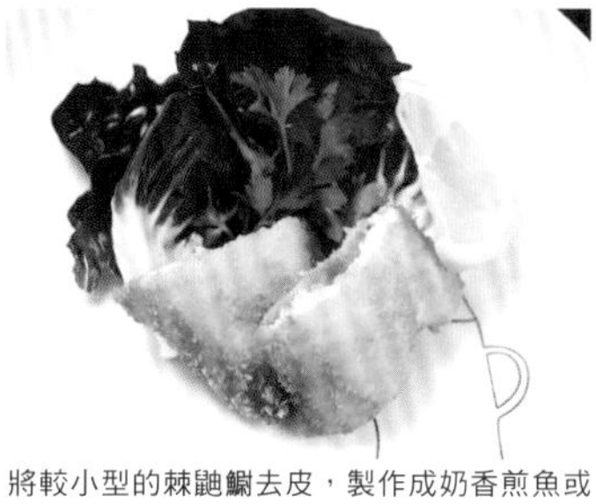

將較小型的棘鼬鳚去皮，製作成奶香煎魚或油炸也很美味。尤其是油炸魚，能充分享受到白肉魚的絕品美味。

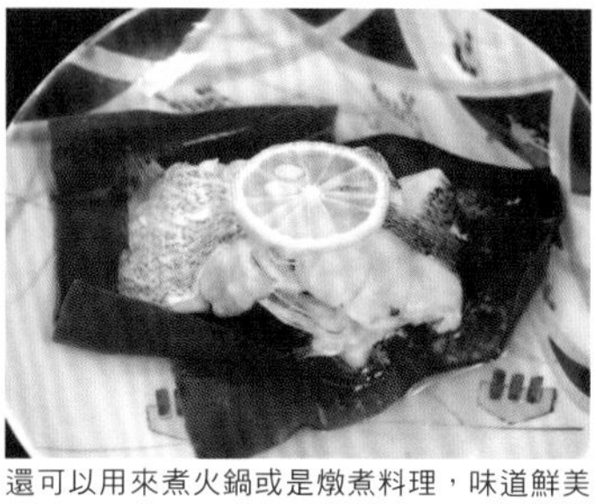

還可以用來煮火鍋或是燉煮料理，味道鮮美不帶腥味，適合用來做酒蒸魚。蒸完魚肉變得較緊實，而且帶有微微的甜味。

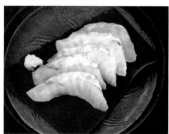

這就是江戶（東京）風味，昆布熟成生魚片。昆布和棘鼬鳚的風味有相乘效果。是東京人無法招架的美味。也可以當作握壽司的材料。

※田中茂穗（1878～1974）：曾為許多魚類命名、建構日本魚類學基礎的魚類學家。
※昆布熟成生魚片：原文為「昆布締め（昆布〆）」，用昆布包住生魚片，並放入冰箱冷藏一晚，使生魚片吸收昆布鮮味的料理方式。

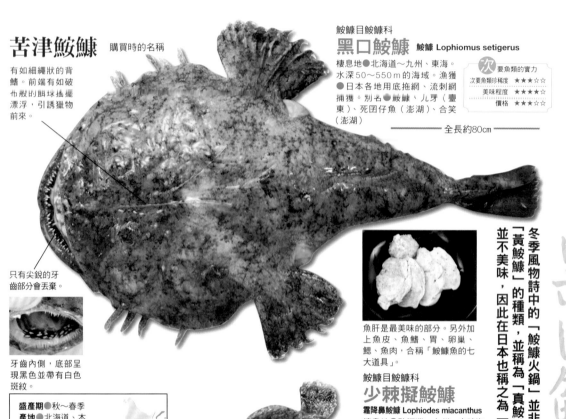

苦津鮟鱇 購買時的名稱

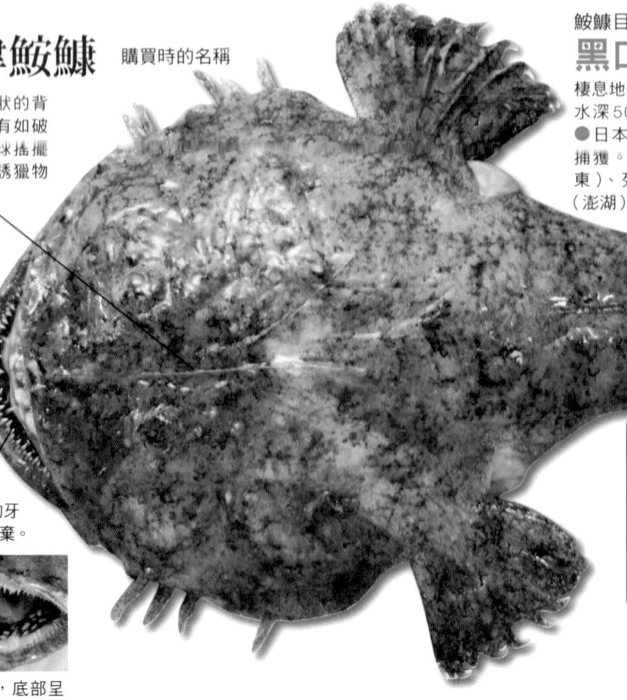

有如細繩狀的背鰭。前端有如破布般的餌球搖擺漂浮，引誘獵物前來。

只有尖銳的牙齒部分會丟棄。

鮟鱇目鮟鱇科

黑口鮟鱇 鮟鱇 Lophiomus setigerus

棲息地●北海道～九州、東海。水深50～550m的海域。漁獲●日本各地用底拖網、流刺網捕獲。別名●鮟鱇、儿牙（臺東）、死囝仔魚（澎湖）、合笑（澎湖）

次要魚類的實力
次要魚類珍稀度 ★★★☆☆
美味程度 ★★★★☆
價格 ★★★☆☆

全長約80cm

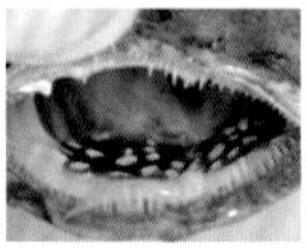

牙齒內側，底部呈現黑色並帶有白色斑紋。

魚肝是最美味的部分。另外加上魚皮、魚鰭、胃、卵巢、鰓、魚肉，合稱「鮟鱇魚的七大道具」。

黑口鮟鱇

鮟鱇 Lophiomus setigerus

冬季風物詩中的「鮟鱇火鍋」並非黑口鮟鱇。而是叫做「黃鮟鱇」的種類，並稱為「真鮟鱇」。一般人認為黑口鮟鱇並不美味，因此在日本也稱之為「苦津鮟鱇」。

盛產期●秋～春季
產地●北海道、本州、四國、九州（東京都小笠原、鹿兒島縣諸島部，以及沖繩縣除外）

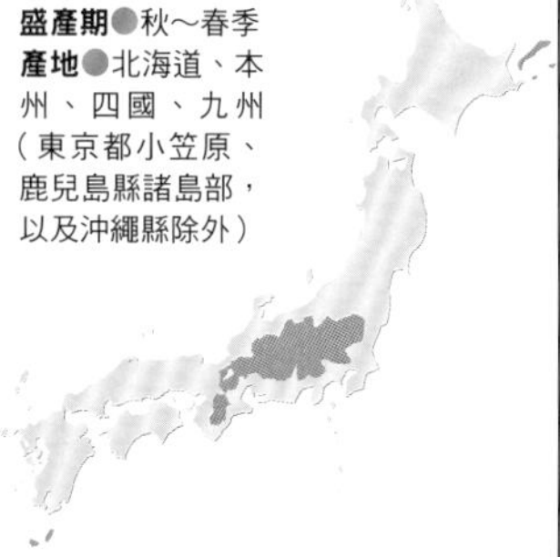

※黑口鮟鱇的產地

鮟鱇目鮟鱇科

少棘擬鮟鱇

霜降鼻鮟鱇 Lophiodes miacanthus

棲息地●駿河灣～九州、帛琉海域。水深274～535m的海域。漁獲●於駿河灣～九州用底拖網捕獲。屬於珍稀魚類，鮮少能捕獲上岸。

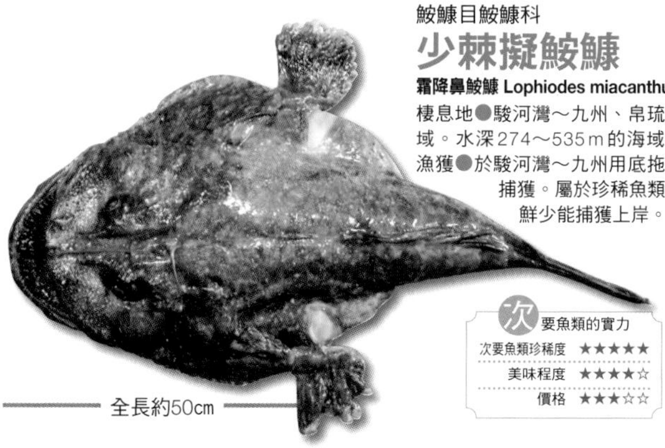

次要魚類的實力
次要魚類珍稀度 ★★★★★
美味程度 ★★★★☆
價格 ★★★☆☆

全長約50cm

由數公分至1公尺 鮟鱇有許多同類魚種

鮟鱇魚類有小型和許多大型的種類，包含黃鮟鱇、黑口鮟鱇，以及少棘擬鮟鱇等。雖然和鱸魚相比較接近原始魚類，不過擁有尖銳的牙齒和棘，是屬於已進化的魚種。

多棲息於水深200m以上的深海域，會獵食魚類、蝦、花枝，甚至浮至海面上獵食海鳥等，是個什麼都吃的大食客。

大型的鮟鱇魚都很美味。因此可別浪費

在關東，黃鮟鱇也有「真鮟鱇」之稱，並將與其極為相似的黑口鮟鱇當作假冒種類，稱之為「苦津鮟鱇」。但假冒魚不一定難吃。大型鮟鱇魚類中的黑口鮟鱇，以及稍大型的少棘擬鮟鱇等，就非常好吃。

日本有「鮟鱇魚的七大道具」一說。能同時享受到魚皮的黏稠感、魚鰭的軟骨和胃袋、魚鰓的口感、魚肉的彈性等。還能熬出鮮美的湯頭。不論是和風的醬油燉煮、味噌燉煮，或是洋風的湯品及麥年煎魚等，都非常適合。

將黃鮟鱇稱為「真鮟鱇」，並且把黑口鮟鱇視為較低等的魚類，我認為並不妥當。

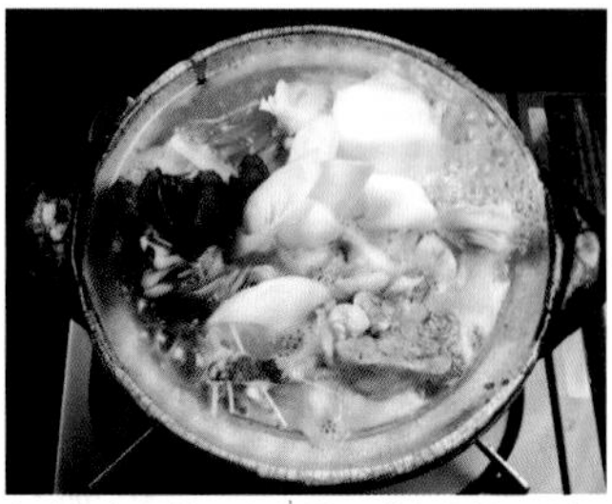

魚皮、魚肝等七大道具和「真鮟鱇」並無不同。不論是清爽的醬油風味，或是和魚肝一起用味噌熬煮都很美味。

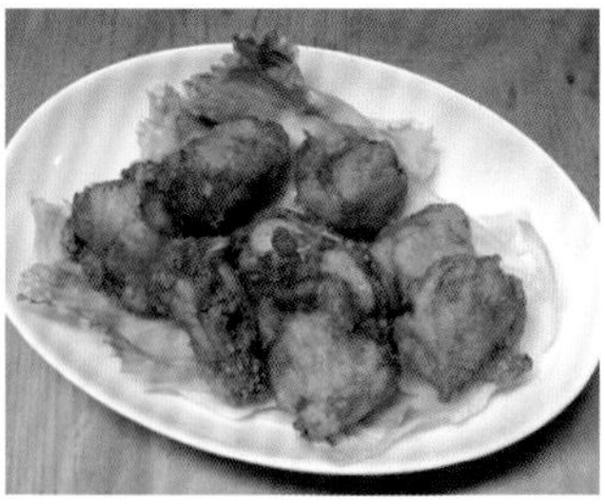

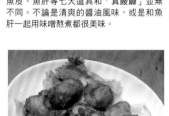

鮟鱇魚類的經典料理之一「炸魚塊」。外層香酥，內層鮮嫩多汁，非常美味。

這就是「真鮟鱇」

鮟鱇目鮟鱇科

黃鮟鱇 黃鮟鱇

Lophius litulon

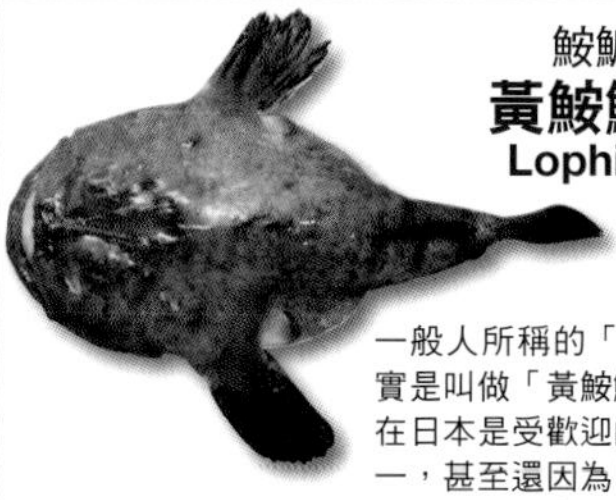

一般人所稱的「鮟鱇魚」，其實是叫做「黃鮟鱇」的品種。在日本是受歡迎的火鍋食材之一，甚至還因為日本國產量不夠，因此從中國進口食用。

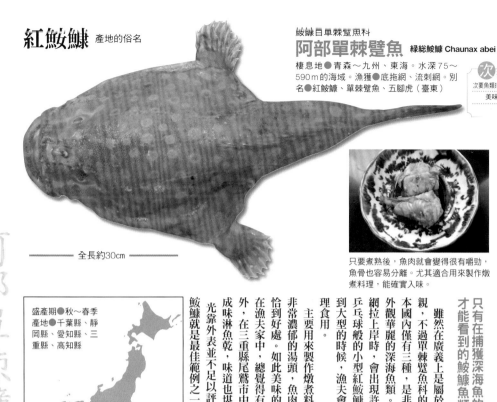

紅鮟鱇 產地的俗名

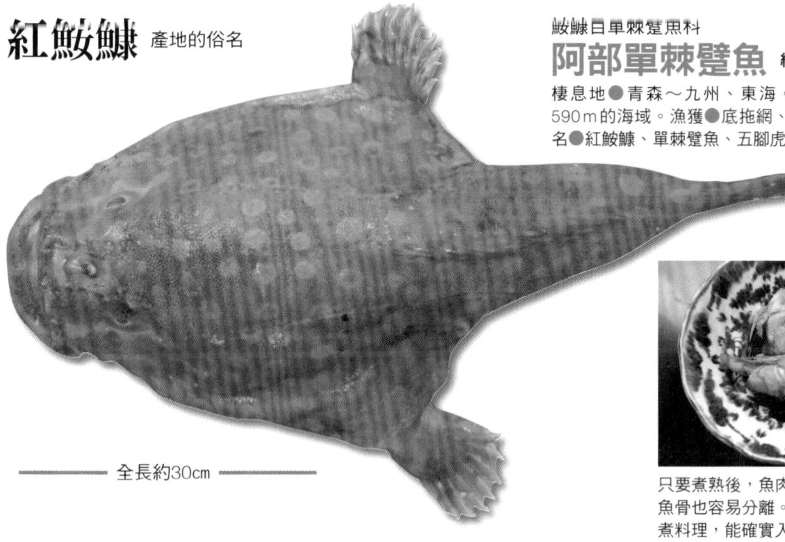

全長約30cm

鮟鱇目單棘躄魚科

阿部單棘躄魚 緑総鮟鱇 Chaunax abei

棲息地●青森～九州、東海。水深75～590m的海域。漁獲●底拖網、流刺網。別名●紅鮟鱇、單棘躄魚、五腳虎（臺東）

次要魚類的實力	
次要魚類珍稀度	★★★★☆
美味程度	★★★★☆
價格	★★★☆☆

紅色身體，加上有如前衛藝術般的花紋。臉部樣子嚇人。深海中的紅鮟鱇可食用的比率過低，加上可怕的外觀，因此總是遭到丟棄。

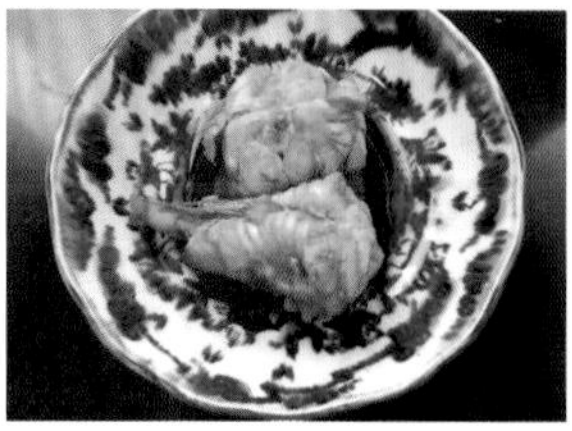

只要煮熟後，魚肉就會變得很有嚼勁，魚骨也容易分離。尤其適合用來製作燉煮料理，能確實入味。

只有在捕獲深海魚的地區，才能看到的鮟鱇魚類

雖然在廣義上是屬於鮟鱇魚的近親，不過單棘躄魚科的魚類，在日本國內僅有三種，是非常稀有而且外觀華麗的深海魚類。漁船將底拖網拉上岸時，會出現許多彷彿紅色乒乓球般的小型紅鮟鱇，只有捕撈到大型的時候，漁夫會帶回自家料理食用。

主要用來製作燉煮料理，能熬出非常濃郁的湯頭，魚肉的緊實度也恰到好處。如此美味的料理只出現在漁夫家中，總覺得有點狡猾。另外，在三重縣尾鷲市中，也會製作成味淋魚乾，味道也堪稱一絕。

光靠外表並不足以評論味道，紅鮟鱇就是最佳範例之一。

盛產期●秋～春季
產地●千葉縣、靜岡縣、愛知縣、三重縣、高知縣

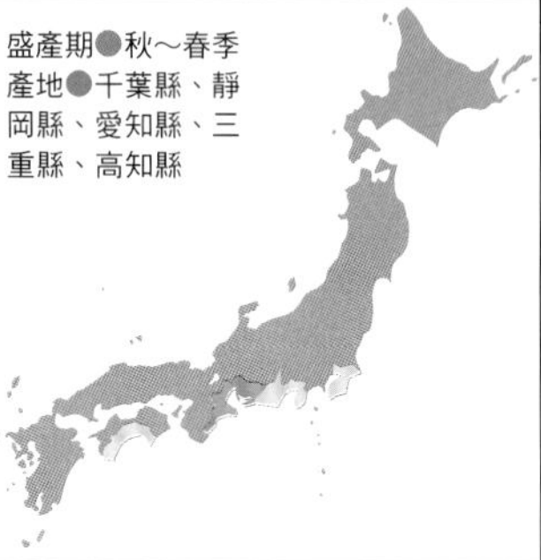

阿部單棘躄魚

緑総鮟鱇 Chaunax abei

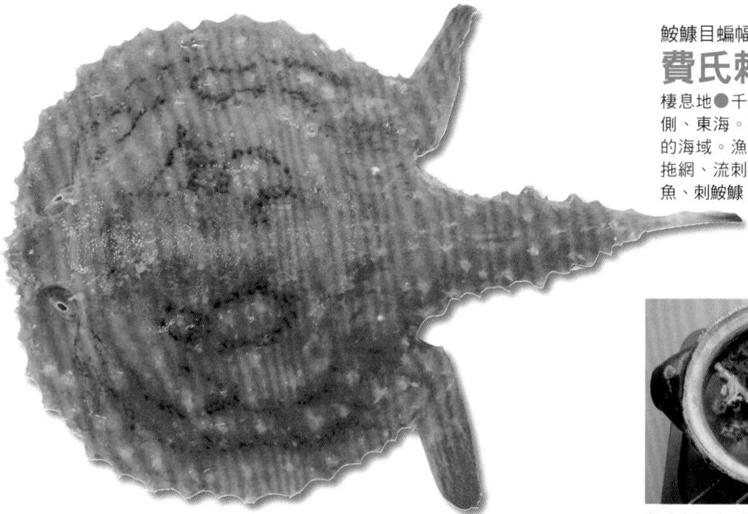

全長約30cm

鮟鱇目蝙蝠魚科

費氏棘茄魚 赤苦津 Halieutaea fitzsimonsi

棲息地●千葉以南的太平洋側、東海。水深20～360m的海域。漁獲●日本各地底拖網、流刺網。別名●棘茄魚、刺鮟鱇

次要魚類的實力	
次要魚類珍稀度	★★★★☆
美味程度	★★★☆☆
價格	★☆☆☆☆

紅色的身體警告著「危險勿觸摸」。只要觸摸就會產生刺痛感。想當然處理和料理都很辛苦。

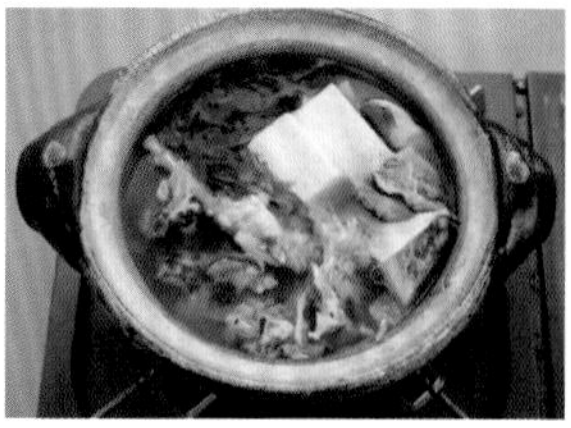

煮成火鍋時，雖然量少但是湯頭鮮美。

彷彿海膽般的外殼。這真的是魚類嗎？

蝙蝠魚科的魚類主要棲息於熱帶及亞熱帶海域。日本只限於南部的海域。主要是用底拖網捕獲。在日本被稱為「赤苦津」的魚類，有蝙蝠魚科的棘茄魚及費氏棘茄魚兩種。全身布滿尖刺，捕獲時也是令人極為困擾的魚類之一。

料理的時候非常危險，必須要十分小心由魚骨長出來的刺。而且千辛萬苦處理完後，能食用的部分卻非常少。漁夫也抱怨著「這根本沒辦法吃啊」。

不過實際品嚐後，湯頭極為鮮美。法式清湯是法式料理中非常重要的元素，我認為棘茄魚的湯頭並不亞於其美味。

盛產期●秋～春季
產地●靜岡縣、愛知縣、三重縣

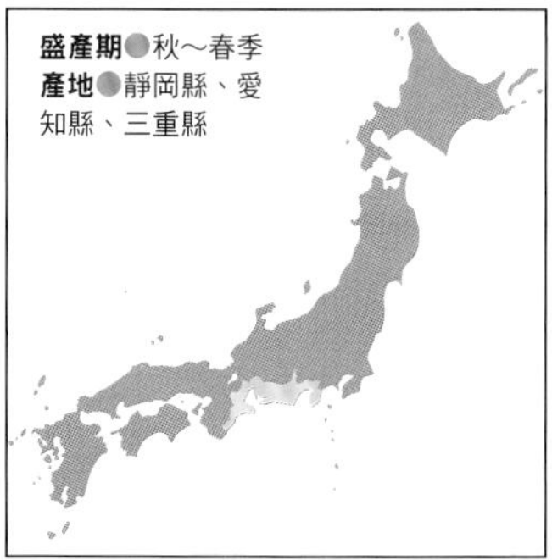

棘茄魚

赤苦津 Halieutaea fitzsimonsi

平金 專業職人間的名稱

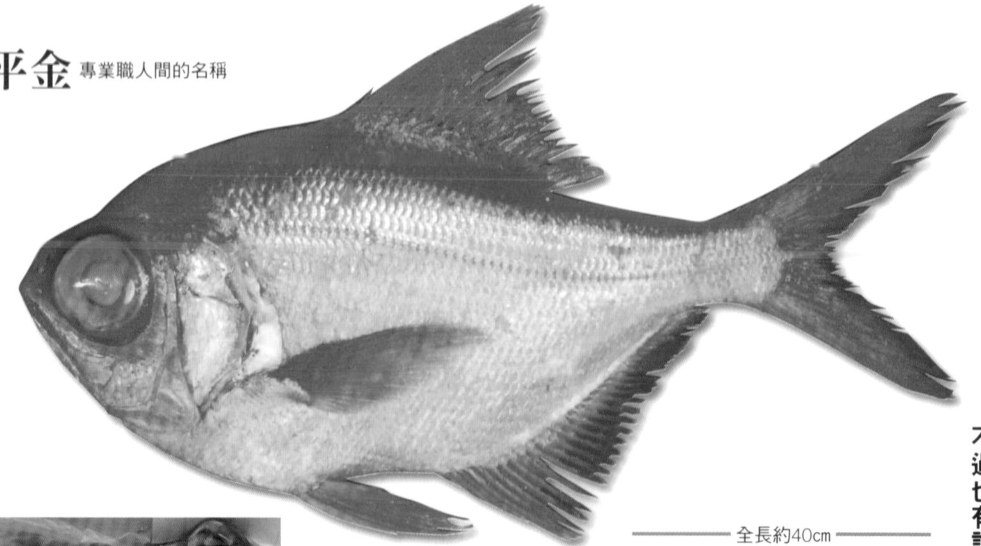

全長約40cm

大目金眼鯛

南洋金目 Beryx decadactylus

過去曾是金眼鯛的假冒替代品。在日本也有「平金」或是「板金」等稱呼。不過也有許多人認為更勝冷凍進口的金眼鯛。

金眼鯛目金眼鯛科

大目金眼鯛

南洋金目Beryx decadactylus

棲息地●相模灣以南的太平洋、大西洋、地中海。漁獲●延繩釣、底拖網。別名●十指金眼鯛、金眼鯛、平金、板金

次要魚類的實力

次要魚類珍稀度	★★★☆☆
美味程度	★★★★☆
價格	★★★☆☆

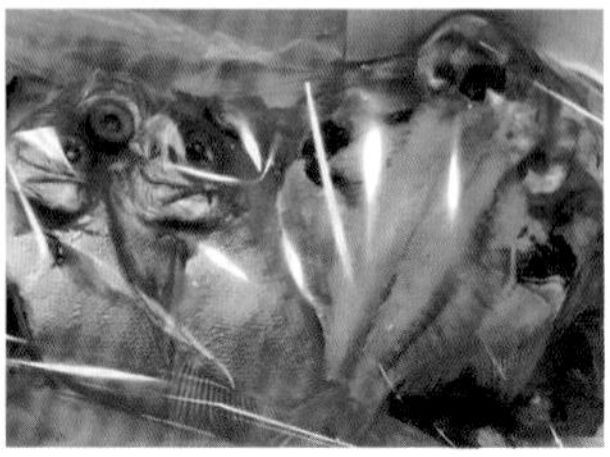

神奈川小田原市製作的魚乾。雖然大部分是用冷凍進口的金眼鯛製作而成，不過用新鮮大目金眼鯛製作的魚乾更加美味。

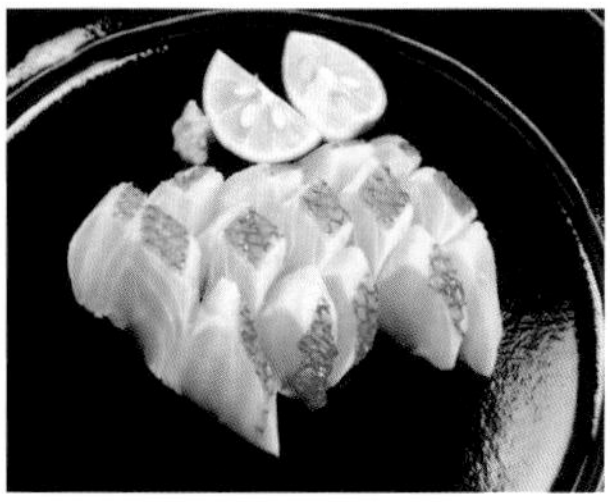

魚皮和魚皮下方帶有鮮味，因此活用此點製作成霜皮生魚片。恰到好處的油脂，加上帶有甜味的魚皮和魚肉，味道絕佳。

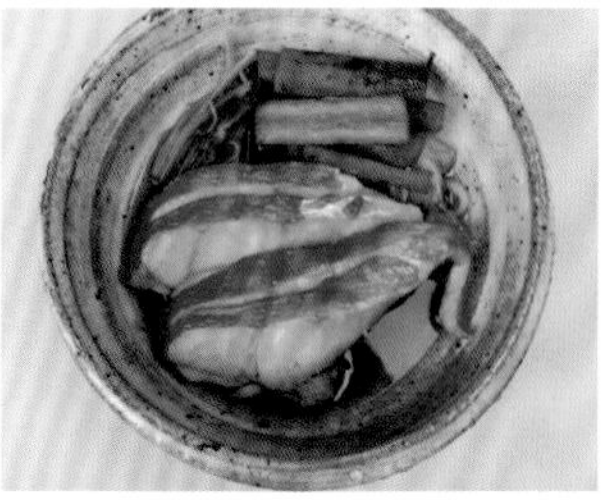

燉煮是金眼鯛類的常見料理方式。大目金眼鯛的魚肉濕潤美味，一般人較無法分辨出和金眼鯛的差別。

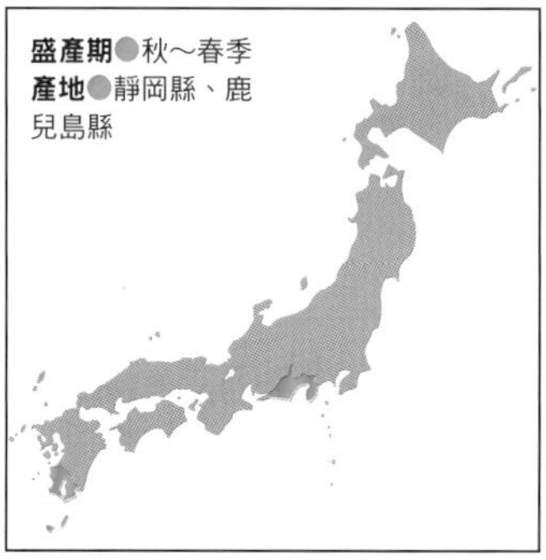

日本產的食用金眼鯛有兩種 美味不輸金眼鯛，卻被認為是假冒魚？

日本國內共有四種金眼鯛類。其中當作食用魚類的則是金眼鯛和大目金眼鯛兩種。金眼鯛的捕獲量非常多，也經常由南半球等地區大量輸入，並流通於全國各地，是日本的主要食用魚類。而大目金眼鯛的主要產地，則是在靜岡縣、鹿兒島縣等，並且大部分只限於產地附近消費，是處於次要的地位。

大目金眼鯛的美味度和優點，只要品嚐過就能明白

不過比較可惜的是，由於大目金眼鯛的油脂量較少，因此有時候甚至比冷凍進口的金眼鯛便宜。味道非常鮮美，但在鮮魚的市場流通方面極少。

在靜岡縣等地區捕撈的大目金眼鯛，鮮度較佳的還能製作成生魚片。也能活用魚皮製作成霜皮生魚片※。雖然油脂量不及金眼鯛，不過絕對美味。

和金眼鯛一樣，從燉煮、鹽烤到香煎都很好吃。近年來，也有人開始製作成魚乾。雖然價格稍高，不過味道絕美。比起冷凍進口的金眼鯛，更推薦用新鮮食材製作的大目金眼鯛魚乾。

金眼鯛的同類魚種

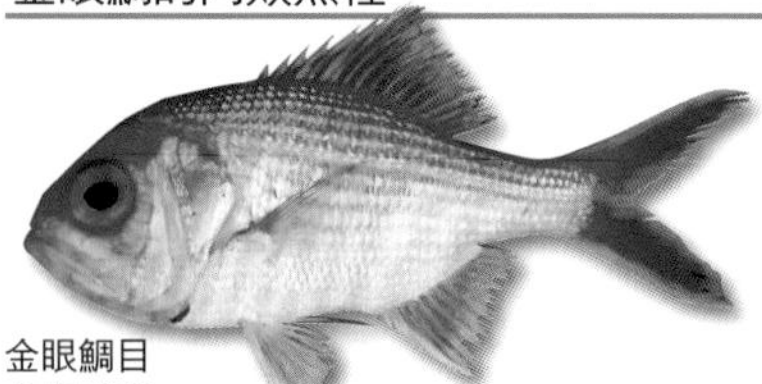

金眼鯛目
金眼鯛科

裘氏擬棘鯛

バイトレッドフィッシュ Centroberyx gerrardi

棲息地●南半球澳洲海域。水深300m左右。漁獲●漁釣。

金眼鯛目金眼鯛科

掘氏棘金眼鯛

金目鱺 Centroberyx druzhinini

棲息地●太平洋、印度洋、地中海西部。水深200～850m的海域。漁獲●延繩釣、底拖網。別名●紅魚、紅大目仔

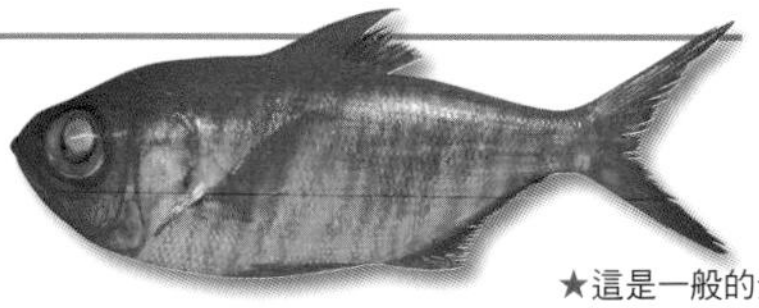

★這是一般的金眼鯛

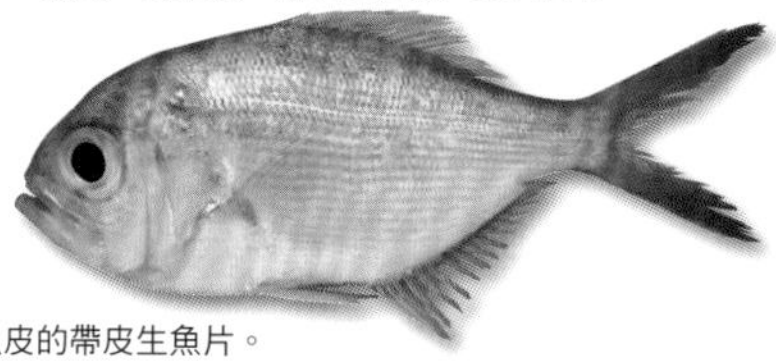

金眼鯛目金眼鯛科

金眼鯛 **金目鯛 Beryx splendens**

棲息地●太平洋、印度洋、大西洋。水深100～250m的海域。漁獲●千葉縣、東京都、靜岡縣、高知縣、長崎縣等用漁釣、底拖網捕獲。別名●紅金眼鯛、紅魚、紅大目仔、紅三角仔、紅皮刀

※霜皮生魚片：原文為「霜皮造り」，用熱水燙過魚皮的帶皮生魚片。

燧鯛

燧鯛 Hoplostethus japonicus

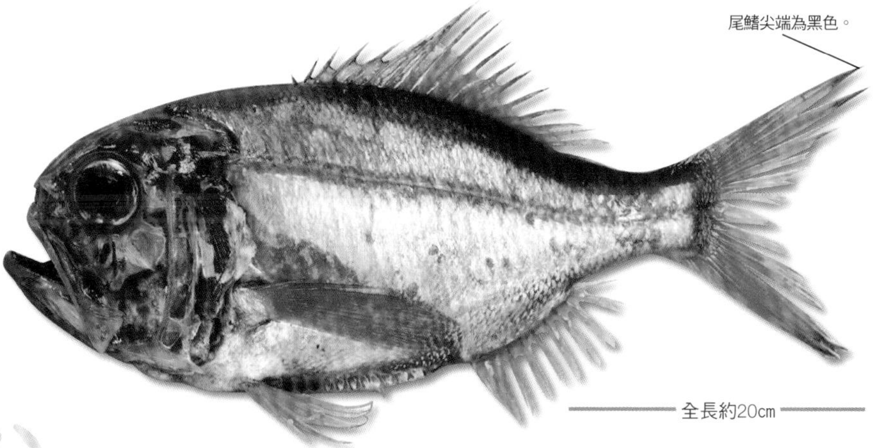

尾鰭尖端為黑色。
全長約20cm

金眼鯛目燧鯛科

日本燧鯛

燧鯛Hoplostethus japonicus

棲息地●茨城縣～九州南岸。水深335～950m的海域。漁獲●底拖網。別名●日本胸燧鯛、燧鯛

次要魚類的實力

次要魚類珍稀度	★★★★☆
美味程度	★★★★★
價格	★★★☆☆

在靜岡縣沼津市用底拖網捕獲的魚類中最好吃的魚是？許多人的答案都是燧鯛。屬於白肉魚卻擁有油脂，製作成握壽司材料也很棒！

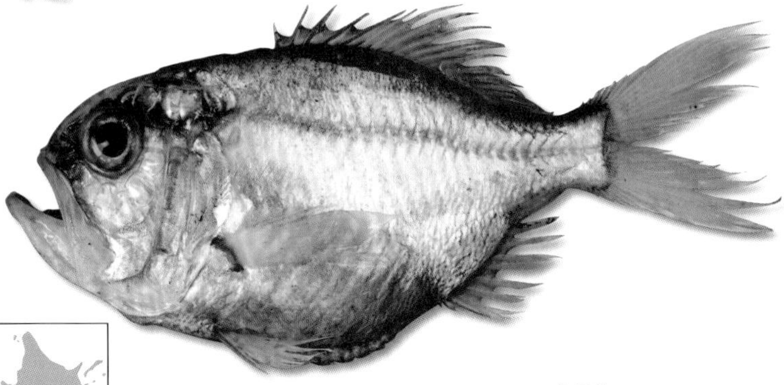

全長約25cm

金眼鯛目燧鯛科

重胸燧鯛

丸燧鯛Hoplostethus crassispinus

棲息地●駿河灣～九州、天皇海山、台灣。漁獲●底拖網。別名●燧鯛

次要魚類的實力

次要魚類珍稀度	★★★★☆
美味程度	★★★★★
價格	★★★☆☆

盛產期●秋～春季
產地●靜岡縣、愛知縣、三重縣、鹿兒島縣

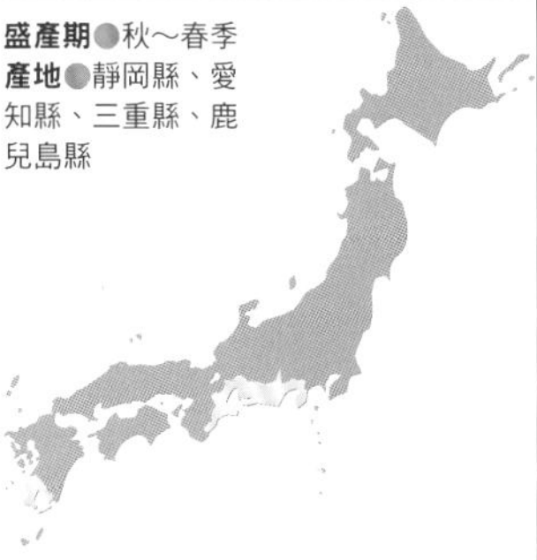

※2種魚類的產地

頭部彷彿是透明塑膠的發光魚

燧石是在日本江戶時代以前，功能類似火柴或打火機的物品。由於燧鯛的外型和裝燧石的袋子相似，因此取名為「燧鯛」。

和金眼鯛屬於同一目，而燧鯛科的魚種大多為深海魚。擁有深海魚特有的大眼，彷彿帶著塑膠頭盔般，並且具有發光器。

棲息於日本國內的燧鯛共有6種，其中用來當作食用魚的種類，則有達氏橋燧鯛（P30）、日本燧鯛，以及重胸燧鯛3種。

即使在產地也默默無名 簡直是暴殄天物的美味魚類

用底拖網捕獲的漁獲量較少。其中也有超美味的大型魚，是稀有中的稀有魚類。雖然從以前就算在產地也鮮為人知，不過由於太過於美味，知名度也漸漸打開，價格也隨之上漲。

水煮料理是最能呈現其美味的方式，像是燉煮、或是煮成魚湯等。當然，在冬天還可以用來煮成火鍋，味道堪稱一絕。大型的燧鯛可以料理成生魚片。由於帶有油脂，因此入口即化，帶有甜味。

體型較小的燧鯛製作成炸魚，可以連同魚皮和魚骨一起享用。

比手掌還小的小型燧鯛，剖開連魚頭、魚骨及魚皮油炸後，可以整尾品嚐，香脆美味。

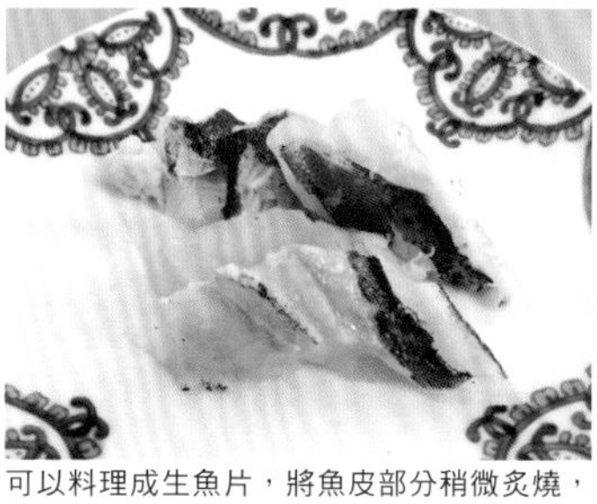

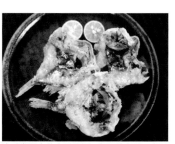

可以料理成生魚片，將魚皮部分稍微炙燒，製作成燒霜生魚片也很美味。在口中化開，留下一抹鮮美的甜味。

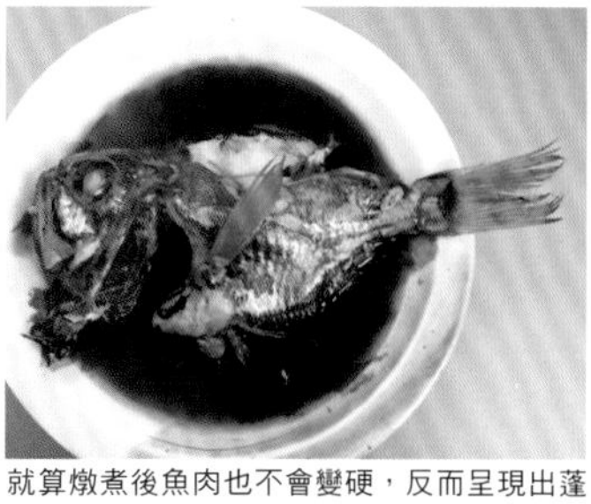

就算燉煮後魚肉也不會變硬，反而呈現出蓬鬆柔軟的口感。帶有油脂，入口即化，實為美味。

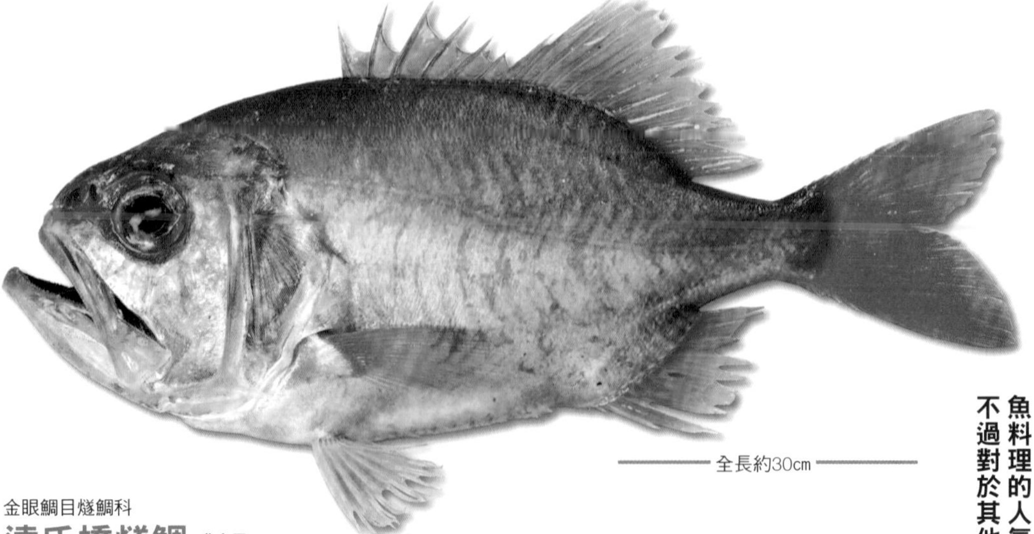

全長約30cm

金眼鯛目燧鯛科

達氏橋燧鯛

嘴金目 Gephyroberyx darwinii

棲息地●青森縣～高知縣的太平洋沿岸、長崎縣以南的東海。漁獲●底拖網、漁釣。別名●燧鯛、餤孔、厚殼、大目孔

次要魚類的實力

次要魚類珍稀度	★★★★☆
美味程度	★★★★☆
價格	★★★☆☆

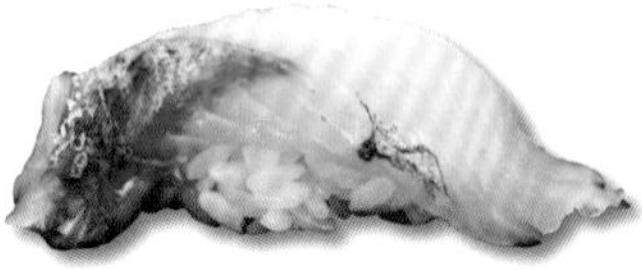

「Goso」握壽司是靜岡縣沼津市的名料理。在捕獲深海魚的漁港品嚐鮮魚，也是一種人生享受。

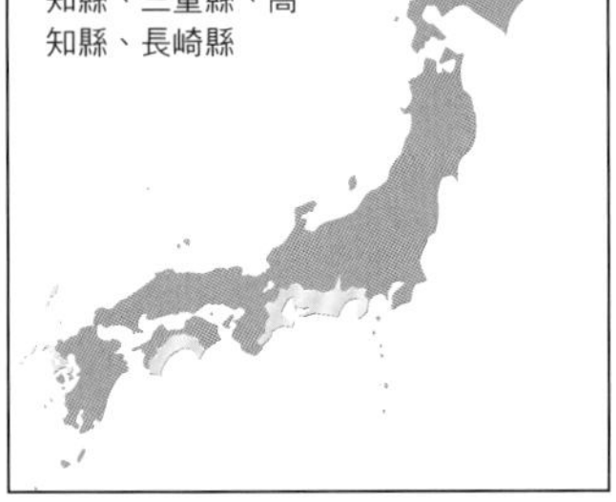

盛產期●秋～春季
產地●靜岡縣、愛知縣、三重縣、高知縣、長崎縣

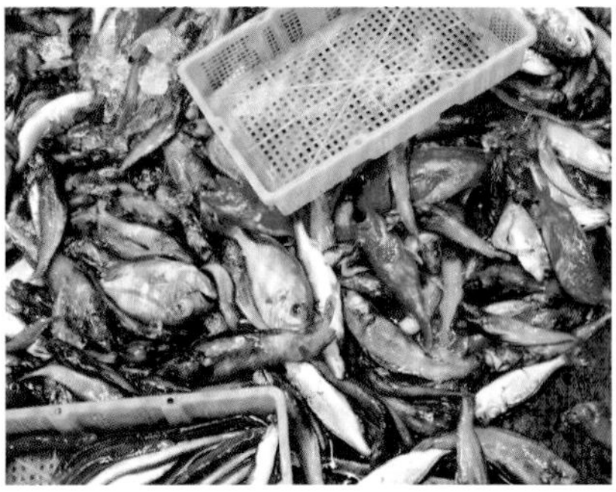

底拖網的漁獲。達氏橋燧鯛、赤鯒（石頭公）等魚類非常醒目。而達氏橋燧鯛剛捕獲上岸時身體較黃，經過一段時間後才會慢慢變紅色。

達氏橋燧鯛

嘴金目 Gephyroberyx darwinii

由於細刺少、方便料理，因此在產地是製作魚料理的人氣食材，也是產地常見的握壽司種類。不過對於其他地區而言卻是「珍稀魚中的珍稀魚」

活魚的狀態有如寶石般在魚市場中特別顯眼

日本的標準名稱為「嘴金目」，也許是類似魚嘴較大的金眼鯛而來。廣義上和金眼鯛屬於同類，主要棲息於太平洋、東海及天皇海山等，水深150ｍ以上的深海海域。全身布滿粗糙的魚鱗，口中和腹膜為黑色。多分布於駿河灣，在漁獲量較多的靜岡縣沼津市中，有「Goso」的別稱。

美味不輸給同樣是深海魚的金眼鯛

雖然在三重縣尾鷲市、靜岡縣沼津市等地區會製作成魚乾，不過生產量少，在當地又極受歡迎，因此是不容易購買的稀有產品。

擁有不輸給金眼鯛的美味，在產地的價格又十分便宜，加上幾乎沒有細刺，因此人氣極佳。

在盛產的冬天可以料理成生魚片，帶有油脂及鮮甜，美味可口。魚頭及魚骨也能熬出美味的湯頭。魚肝也非常美味。就算煮熟肉質也不會變硬，適合製作成魚湯料理。在寒冷季節中更是絕佳的火鍋食材。

而魚乾和鹽烤料理也非常美味。芳醇鮮美，肉質軟硬適中，魚肉和魚骨容易分離，絕對是會令人上癮的美味魚類。

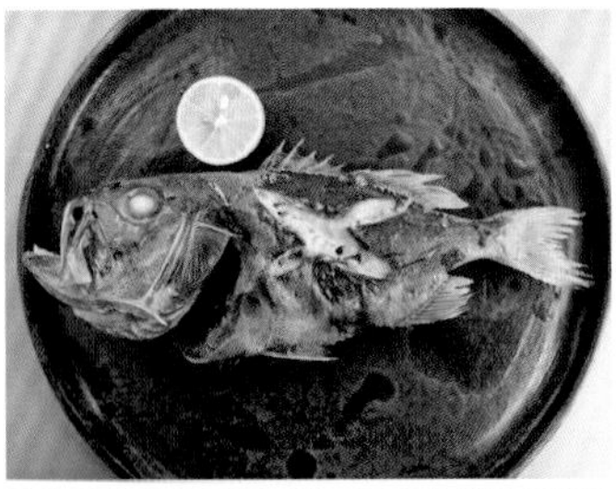

鹽烤過後魚皮香氣四溢，而魚肉則是濕潤柔軟。魚骨和魚肉容易分離，而且幾乎沒有細刺，滋味鮮美可口。

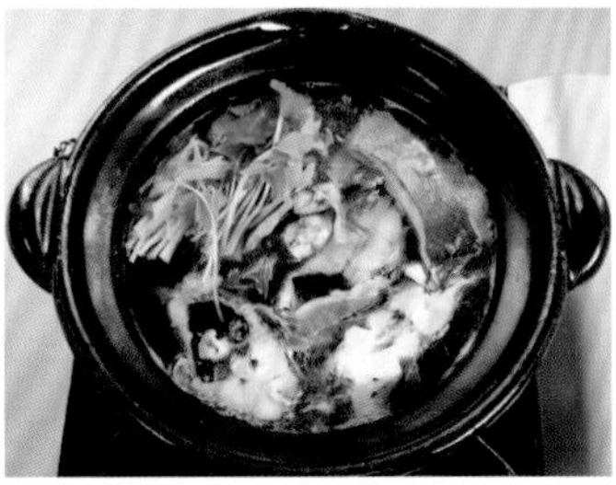

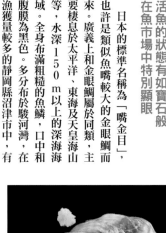

用昆布高湯加上酒和鹽，製作成邊煮邊吃的「白魚豆腐火鍋」。魚肉緊實卻不會太硬，帶有甜味的白肉魚，令人讚不絕口。

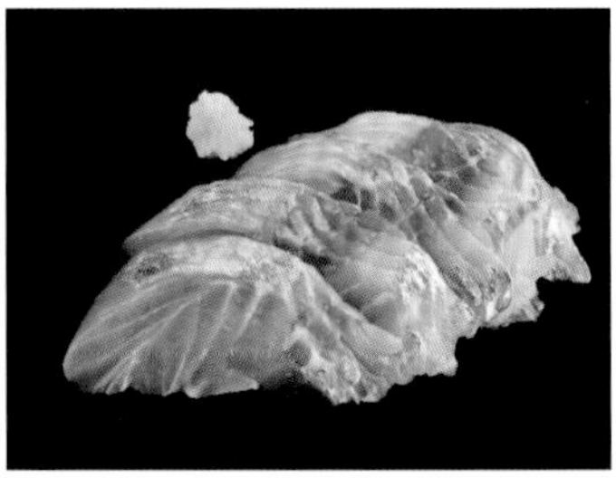

在盛產期的冬天，料理成絕品風味的生魚片。魚肉含有豐富油脂，恰到好處的口感而且入口即化。

太平洋準的鯛

紅的鯛 Parazen pacificus

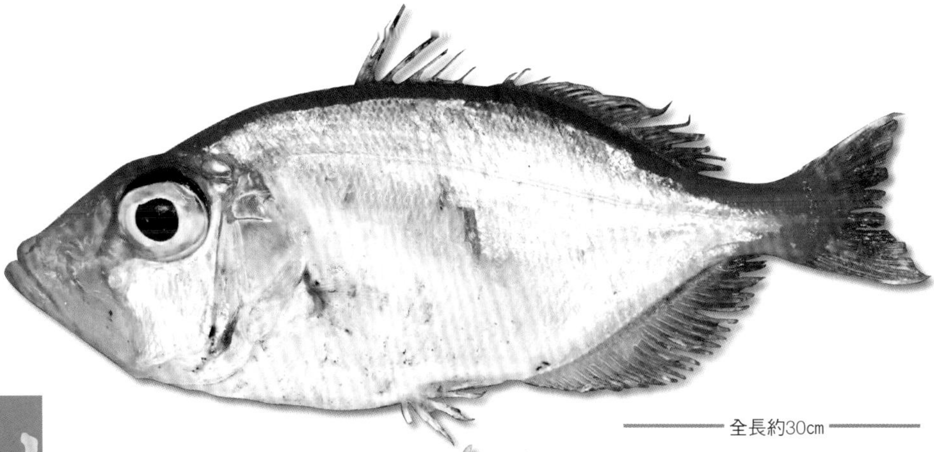

全長約30cm

海魴目準的鯛科

太平洋準的鯛

紅的鯛 Parazen pacificus

棲息地●房總半島～九州南岸的太平洋沿岸、東海、台灣南部、天皇海山。水深140～513m的海域。漁獲●底拖網。別名●紅的鯛、准海魴

次要魚類的實力

次要魚類珍稀度	★★★★★
美味程度	★★★☆☆
價格	★☆☆☆☆

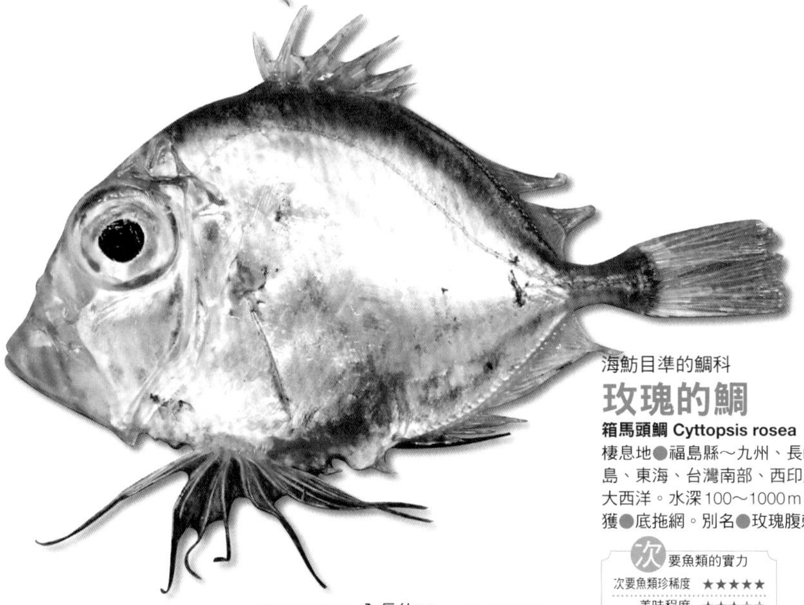

全長約15cm

海魴目準的鯛科

玫瑰的鯛

箱馬頭鯛 Cyttopsis rosea

棲息地●福島縣～九州、長崎縣五島列島、東海、台灣南部、西印度洋、東部大西洋。水深100～1000m的海域。漁獲●底拖網。別名●玫瑰腹棘的鯛

次要魚類的實力

次要魚類珍稀度	★★★★★
美味程度	★★★☆☆
價格	★☆☆☆☆

在同一目的魚類中，棲息於越深的海域中，外觀也會越紅或是越黑。而的鯛類則是從淺色及銀色，隨著海域深度越來越紅。

從昭和時代就被發現的深海魚。毫無漁業價值

海魴目中有名的魚類，是在法國被稱為聖皮埃爾魚（Saint Pierre），並且棲息於淺海海域的馬頭鯛（日本的鯛、魴魚）。和馬頭鯛有著近親之緣，並且棲息於深海海域的則是稱為準的鯛的魚類。眼睛非常大，而且呈現出深紅色的外觀。

從大正時代至昭和時代間，由於動力船漁業的發展，許多深海魚也因此被捕撈上岸。準的鯛也是因為那個時期的漁業發達，而被發現的深海魚。從昭和時期開始，日本魚類學家蒲原稔治在土佐灣發現此種魚，並且為其命名。

盛產期●秋～春季
產地●靜岡縣、愛知縣、三重縣

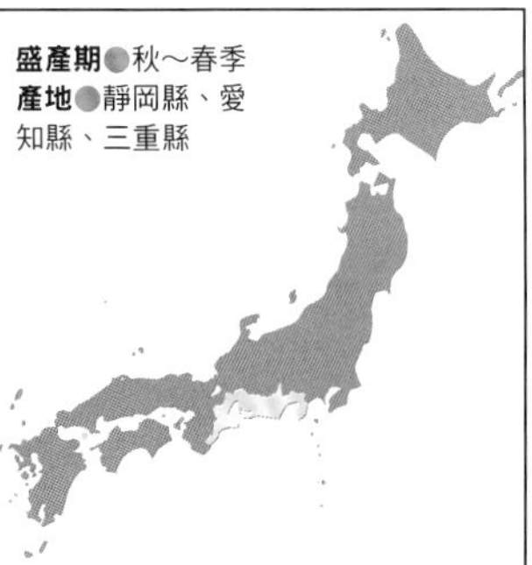

※2種魚類的產地

雖然充滿水分但是不帶腥味 根據料理方式展現美味

準的鯛科中的太平洋準的鯛，以及玫瑰的鯛，可以從靜岡縣沼津市水深200m以上的海域捕撈上岸。由水分含量多，沒有市場價值，因此總是遭到丟棄，不過漁夫們會將其製作成味噌湯。

另外雖然料理成生魚片有困難，但是加入味噌、蔥花及青紫蘇等，製作成「拌魚末」，口感彈潤滋味鮮美。也可以將拌魚末燒烤享用，或是製作成魚乾也很美味。

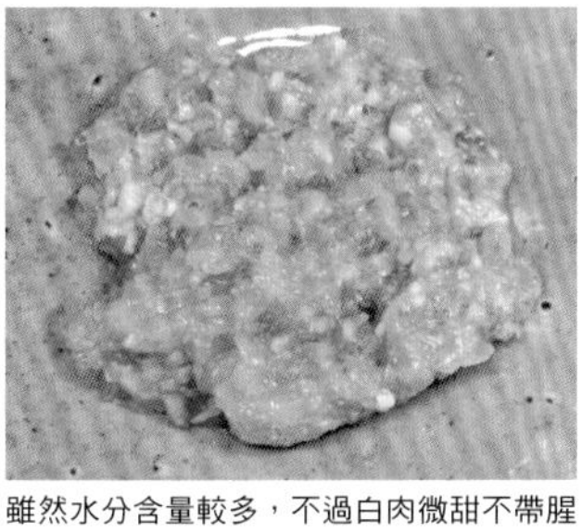

雖然水分含量較多，不過白肉微甜不帶腥味。可以和味噌及蔥花等一起搗成「拌魚末」，味道鮮美。

屬於遠房親戚的魚類

海魴目的鯛科 **日本的鯛**

馬頭鯛（魴魚）Zeus faber

棲息於較淺的海域中，是日本海側的重要魚類。在島根縣甚至是日常生活不可或缺的魚類。另外也是法式奶香煎魚中，著名的「聖皮埃爾魚」食材。和準的鯛科為遠房親戚。

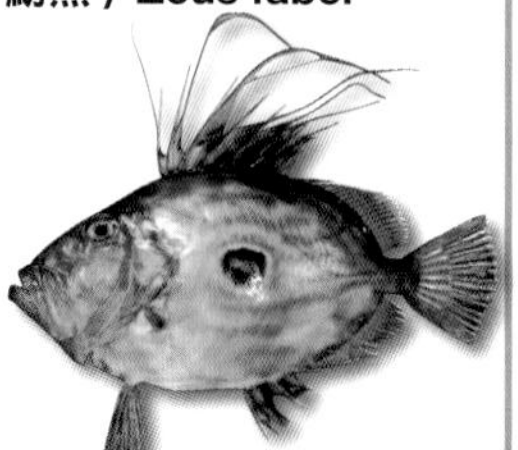

沖石狗公

沖笠子 Scorpionfish

雖然會出現於日本各地的超市架上，不過卻屬於珍稀魚類，因為種類總是會混淆。不清楚標準名稱，而當作「石狗公」來販售。

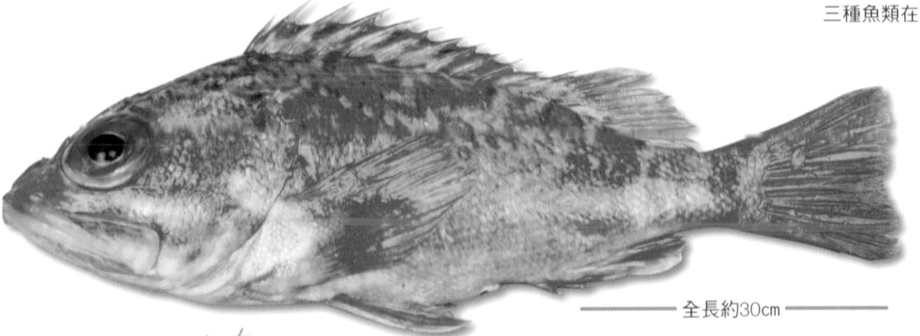

觸形目平鮋科

費氏無鰾鮋

偽沖笠子 Helicolenus fedorovi

棲息地●天皇海山、沖繩舟狀海盆。水深270～650m的海域。漁獲●底拖網。別名●假沖石狗公、石狗公

次要魚類的實力

次要魚類珍稀度	★★★☆☆
美味程度	★★★★☆
價格	★★★☆☆

全長約30cm

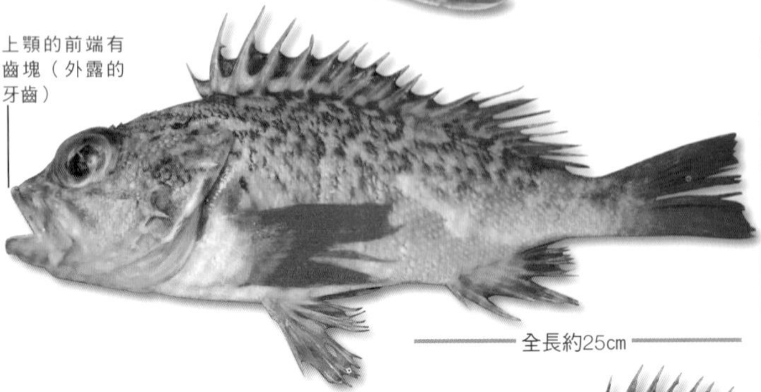

觸形目平鮋科

胎生無鰾鮋

沖笠子 Helicolenus avius

棲息地●天皇海山。水深350～600m的海域。漁獲●底拖網。別名●沖石狗公、石狗公

次要魚類的實力

次要魚類珍稀度	★★★☆☆
美味程度	★★★☆☆
價格	★★★☆☆

全長約25cm

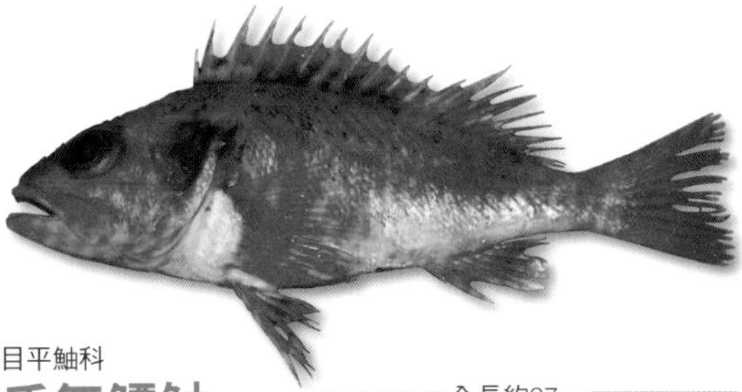

觸形目平鮋科

赫氏無鰾鮋

夢沖笠子 Helicolenus hilgendorfi

棲息地●青森縣以南、東海。水深200～500m的海域。漁獲●漁釣、底拖網。別名●虎格、深海石狗公

全長約27cm

次要魚類的實力

次要魚類珍稀度	★★★☆☆
美味程度	★★★★★
價格	★★★★☆

盛產期●秋～春季
產地●長崎縣、宮城縣

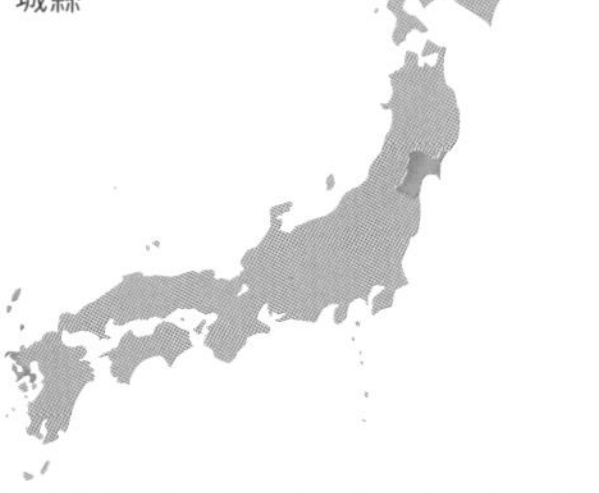

※費氏無鰾鮋和胎生無鰾鮋的產地相同

可以全說出日本國內捕獲的三種石狗公，絕對是魚類達人

一般人所稱的石狗公（P34），常見於日本各地的淺海，也有因外表兇惡而有「石狗公不洗臉」俗諺的超高級魚。那麼一般市售的石狗公，都是同樣的魚種嗎？其實不盡然。

在日本捕獲的除了石狗公之外，還有赫氏無鰾鮋等其他3種。赫氏無鰾鮋是近海的高級魚種，經常在超市出現的則有兩種遠洋的「沖石狗公」。另外還有從大西洋進口的黑腹無鰾鮋等種類。

屬於深海性魚類，棲息於水深200m以上的海域。經常出沒於與遠洋連接的海山（海底地面高聳但仍未突出海平面的山）周圍。

每個品種都很美味 甚至從世界各地進口至日本

於大西洋捕獲的黑腹無鰾鮋等，是以冷凍方式流通於市面上。雖然經常製作成魚乾等加工品，不過日本國產的兩種石狗公，多以生魚方式流通市面，而且價格較高。但是和近海的石狗公比較之下，仍然比較便宜。

由於體長皆超過20cm，外型也非常華麗。可以整尾燉煮，味道鮮美。也適合用來料理成生魚片。

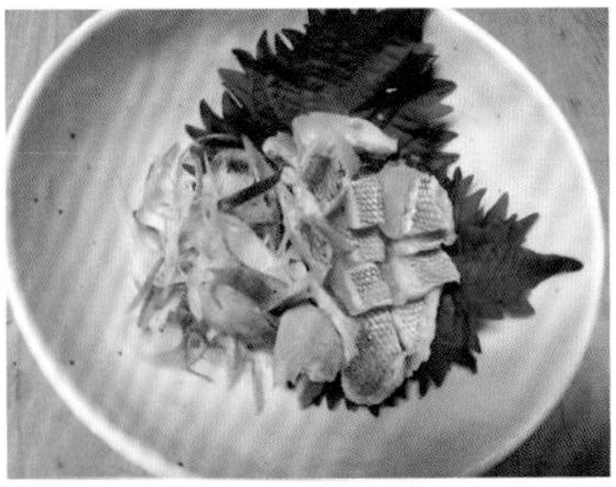

不帶腥味的鮮美白肉魚。換言之就是味道平淡，不過魚皮帶有獨特風味和甜味。可以利用魚皮，料理成霜皮生魚片。

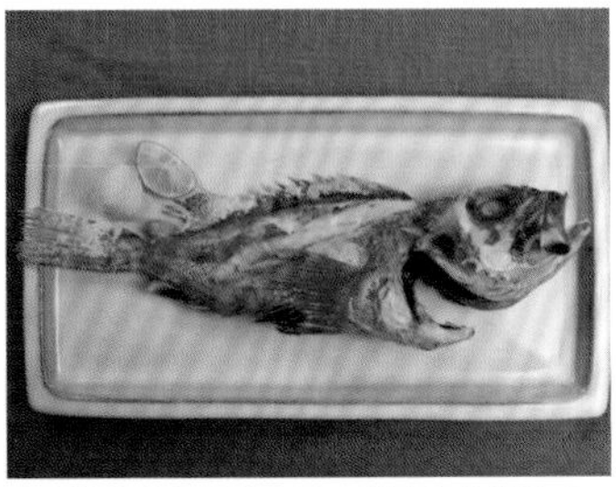

也有製作成魚乾的產品，鹽烤後非常好吃。燒烤之後身體會膨起，魚皮裂開。魚肉帶有微微的甜味。

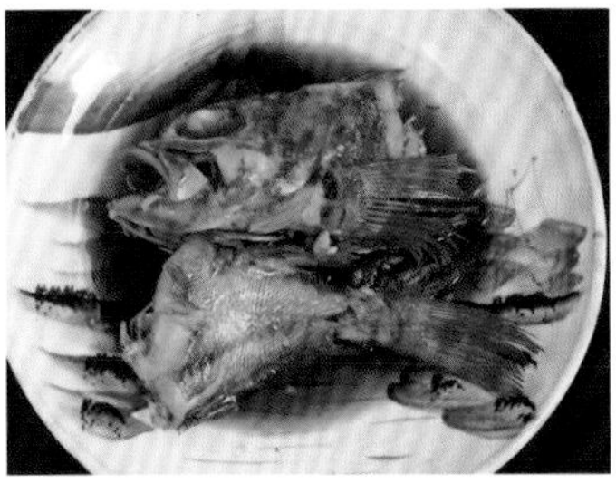

最常見的燉煮料理。魚皮和魚皮下方含有膠質，口感滑嫩。魚肉本身帶有甜味，實為可口。價格低廉，適合用來當作家常菜。

白令海平鮋

長目抜
Sebastes variabilis

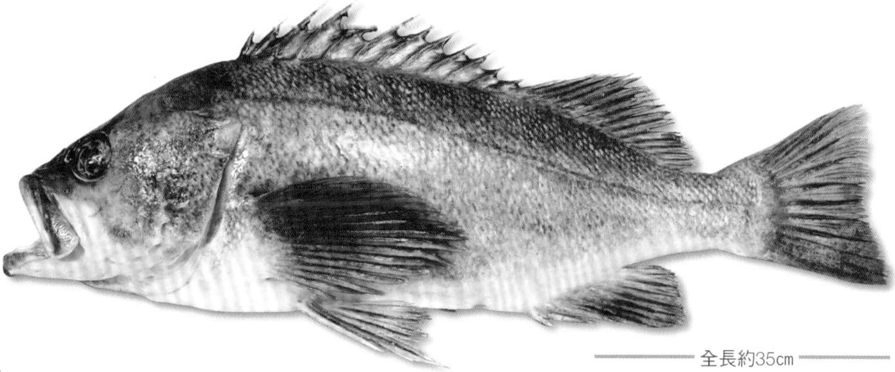

鮋形目平鮋科
白令海平鮋
長目抜 Sebastes variabilis

棲息地●北海道釧路以北。鄂霍克次海、白令海。漁獲●流刺網、底拖網。別名●平鮋

次要魚類的實力

次要魚類珍稀度	★★★★★
美味程度	★★★★☆
價格	★★★☆☆

全長約35cm

外觀雖然平凡，但是卻尋找了數十年之久。最後終於在北海道紋別市找到其蹤影。第一次實際看到後，卻不禁疑惑珍稀魚類的定義。

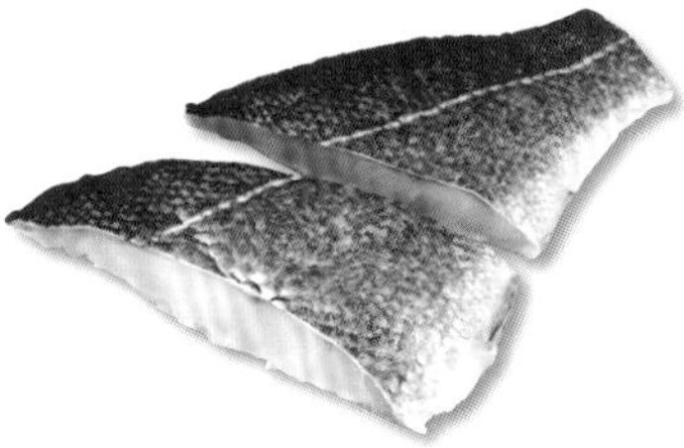

在超市特賣的冷凍魚片。其實是肉質極佳的白肉魚，非常划算。

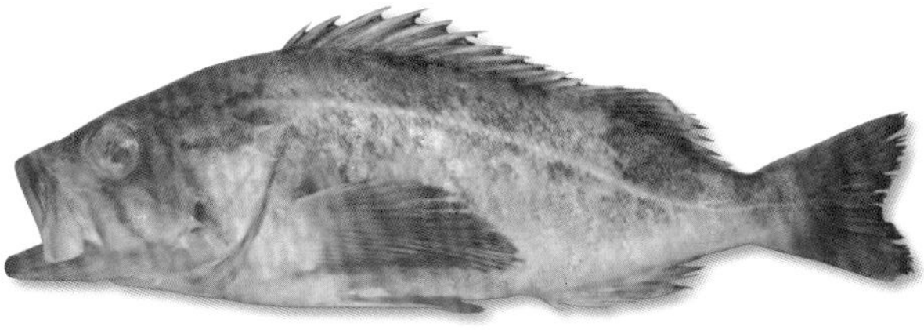

全長約40cm

鮋形目平鮋科
柳平鮋
柳目張 Sebastes itinus

棲息地●北海道西部～兵庫縣的日本海、岩手縣～駿河灣的太平洋沿岸。漁獲●流刺網、底拖網。別名●平鮋

次要魚類的實力

次要魚類珍稀度	★★★★☆
美味程度	★★★★☆
價格	★★★☆☆

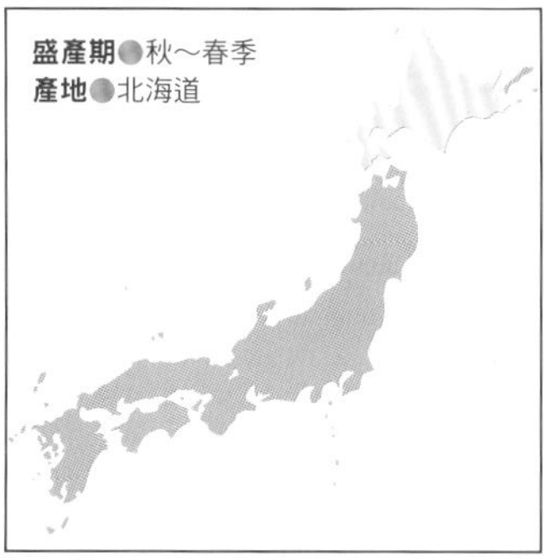

※白令海平鮋的產地

在鄂霍克次海捕撈上岸外型平凡，卻是極為珍稀的魚類

有如平鮋科的代表魚種「無備平鮋」，外型樸素，是非常不起眼的魚類。在世界各地棲息著許多種類，而日本國內卻有好幾種難以捕獲的珍稀魚種。即為白令海平鮋以及柳平鮋兩種。

為了想要親眼目睹真面目，兩種魚類都花了20年以上才找到。原本以為無法在超市購買到，其實不然。偶爾會特價販售冷凍盒裝的白令海平鮋。也就是說，白令海平鮋只限於北海道北部，主要漁場位於白令海、阿拉斯加灣等，是日本國內非常稀有的魚種。

其實是非常美味的魚 希望大家至少能記住名字

雖然冷凍魚片並不稀奇，不過在鄂霍克次海捕撈到的鮮魚，並請人送來料理品嚐後，其實非常美味。一般會用來燉煮或燒烤，但是製作成生魚片也堪稱一絕。魚肉帶有油脂，因此非常鮮甜。

和平鮋科的其他魚類一樣料理成燉煮魚也很好吃，味道絕品。燒烤的風味也很棒。

另外還有製作成味噌醃漬，以及酒粕醃漬等加工品販售，請絕對要品嚐看看。

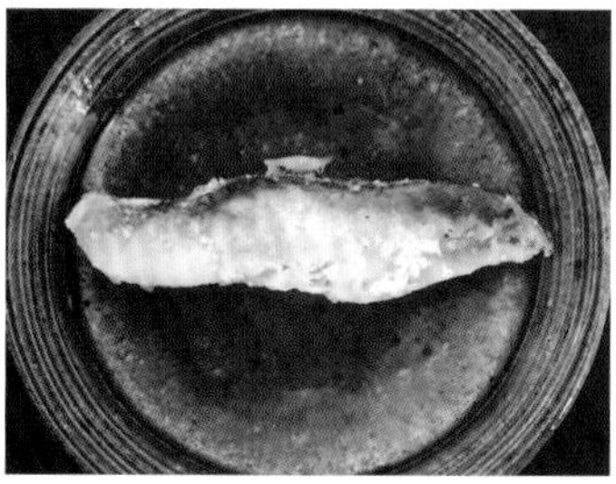

於東京都內的老店販售的酒粕醃漬魚片。雖然老店販售的價格非常高，不過絕對值得。藉由調味將平鮋的優點完全發揮出來。

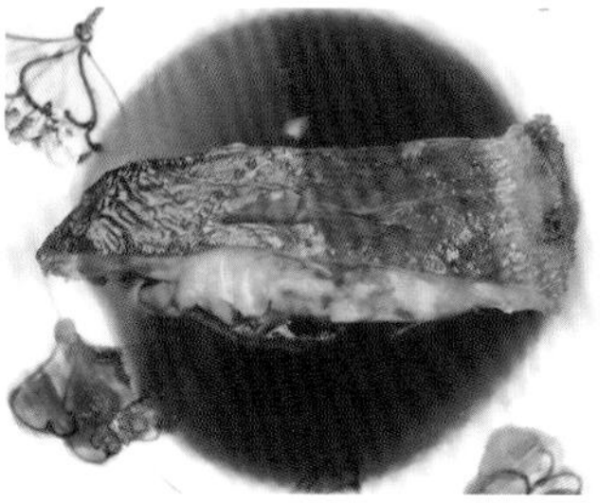

用市售的冷凍魚片製作成燉煮料理。就算熬煮後肉質也不會變硬，帶有微微的甜味，鮮度十足。是一道很棒的燉煮料理。

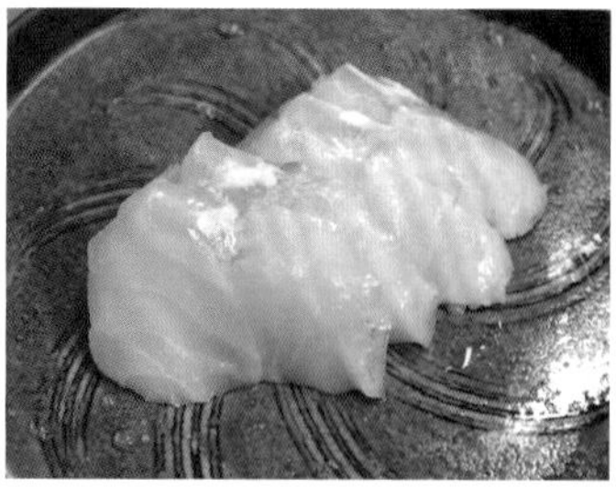

在鄂霍克次海捕獲後，請人航空郵寄的鮮魚，並料理成生魚片。帶有油脂，肉質柔軟鮮甜。風味絕佳。

兩種在產地都稱為 **赤鮋**

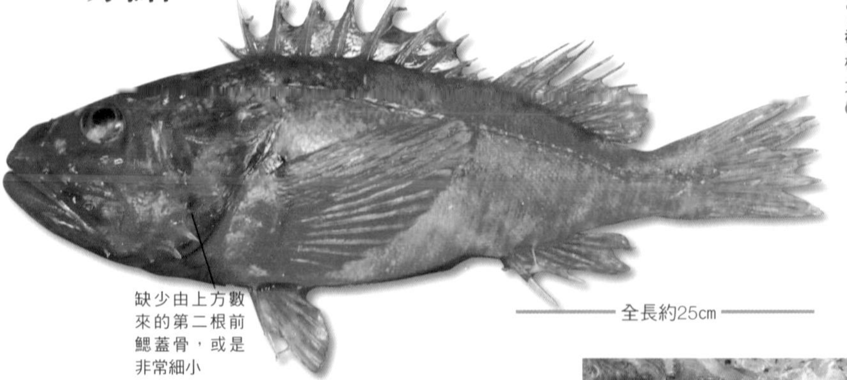

缺少由上方數來的第二根前鰓蓋骨，或是非常細小

全長約25cm

鮋形目囊頭鮋科

長臂囊頭鮋

赤笠子 Setarches longimanus

棲息地●福島縣～九州南岸的太平洋。漁獲●底拖網。別名●囊頭鮋、石狗公

次要魚類的實力

次要魚類珍稀度	★★★★☆
美味程度	★★★★☆
價格	★★☆☆☆

赤鮋

赤笠子
Setarches longimanus

淺海海域的石狗公是有名的高級魚
而棲息於近海深海中的紅色石狗公，具有危險的尖銳棘，
加上價格過於低廉，就連漁夫都嫌棄。

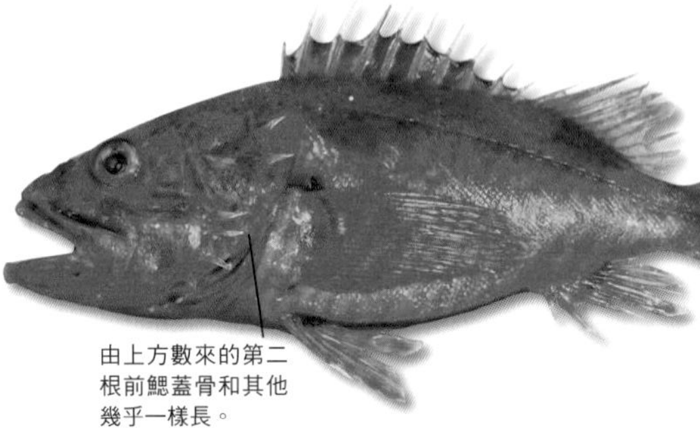

由上方數來的第二根前鰓蓋骨和其他幾乎一樣長。

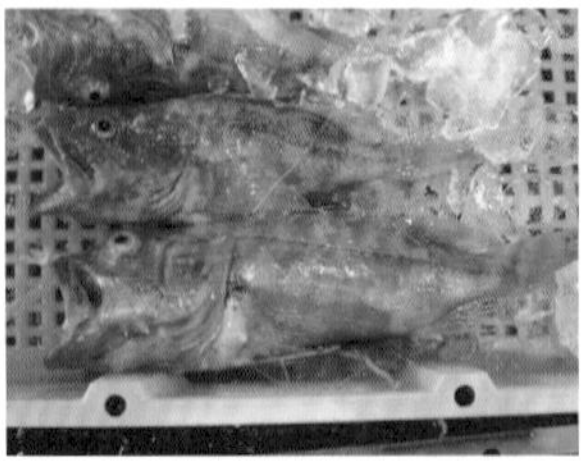

剛捕獲上岸的時候為橘色，會隨著時間慢慢變成深紅色，失去鮮度後則變成白色。

鮋形目囊頭鮋科

根室氏囊頭鮋

白笠子Setarches guentheri

棲息地●茨城縣以南。水深200～400m的海域。漁獲●底拖網。別名●囊頭鮋、赤鮋、石狗公

次要魚類的實力

次要魚類珍稀度	★★★★☆
美味程度	★★★★☆
價格	★★☆☆☆

盛產期●秋～春季
產地●靜岡縣、愛知縣、三重縣、高知縣

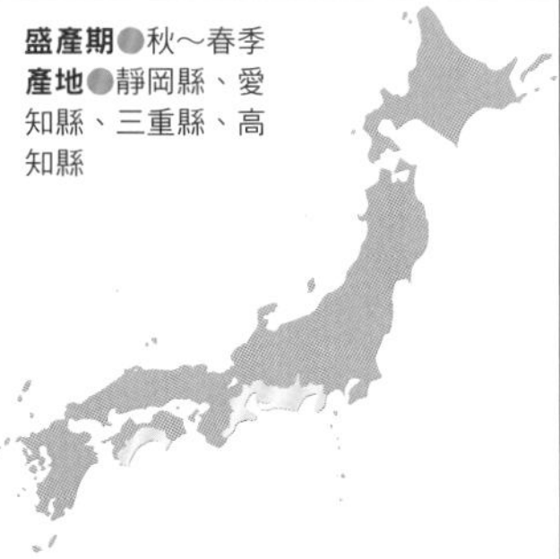

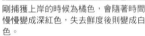

※2種魚類的產地

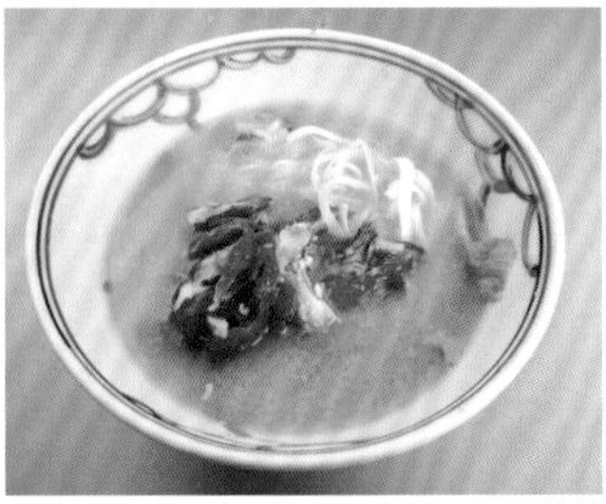

水洗後切成大塊。並加入魚肝和胃袋等熬煮成魚湯，再加入味噌調味即可。湯頭非常濃郁美味。

顏色和外型極為相似，連漁夫都不細分

藉由深海底拖網捕獲到的石狗公類，有平鮋科、囊頭鮋科等，種類非常豐富。甚至有整艘船捕獲大量石狗公類，而呈現出一片紅的景象。其中知名度較低，幾乎沒有在市面上流通的種類，為長臂囊頭鮋以及根室氏囊頭鮋兩種。

兩種魚類皆帶有銳利的細棘，被刺到後長時間會感到刺痛，也許這也是價格便宜的原因。雖然可以戴上質地厚的橡膠手套，不過仍然很麻煩。

雖然美味，不過因為危險而價格低廉。但是丟棄也很浪費

長臂囊頭鮋及根室氏囊頭鮋的水分含量多，因此加熱後會縮小。而且肉質味道普通。

不過還是有其優點。這種魚的魚肝非常美味，魚骨也能熬出鮮美的湯頭。因此可以用來製作出美味的魚湯或是火鍋。味道堪稱一絕。

如果鮮度足夠的話，料理成生魚片也不錯。不過最重要的就是魚皮部分，少了魚皮便會失去美味。將魚皮表面炙燒後再切片，是最佳的料理方式。

漁夫推薦的料理則是燉煮魚。利用甜鹹調味，當作下飯的配菜，非常的下飯。

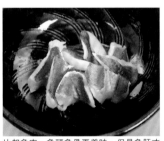

比起魚肉，魚頭魚骨更美味，但是魚肝才是一絕。不過將帶皮的鮮魚，將魚皮炙燒製作成生魚片，也非常鮮美可口。

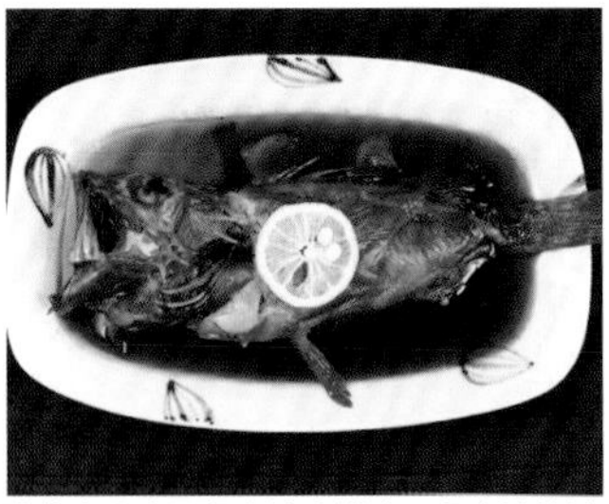

雖然水分多且魚肉缺少鮮味，是赤鮋的缺點，但是將整尾燉煮，加入甜味和辣味調和，味道也很棒。是漁夫們的下飯料理。

擁有近親之緣

鮋形目平鮋科 **無備平鮋（石狗公）**

笠子 Sebastiscus marmoratus

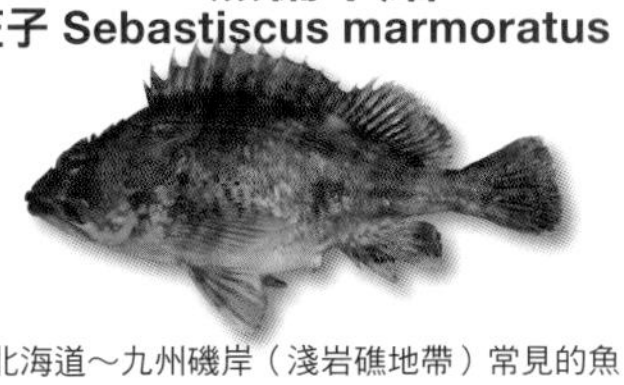

於北海道～九州磯岸（淺岩礁地帶）常見的魚種。從以前就是家常菜中的人氣白肉魚食材，隨著捕獲量越來越少，現今則成為高級魚。

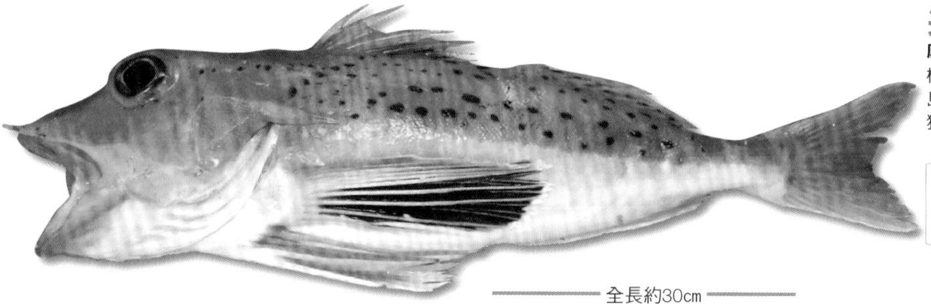

全長約30cm

鮋形目角魚科

尖棘角魚

底竹麦魚Pterygotrigla hemisticta

棲息地●茨城縣～高知縣海域、五島列島。水深138～500m海域。漁獲●底拖網。別名●雞角、角仔魚

次要魚類的實力	
次要魚類珍稀度	★★★★☆
美味程度	★★★☆☆
價格	★★☆☆☆

尖棘角魚

底竹麦魚

Pterygotrigla hemisticta

大片的胸鰭有如飛機機翼般，是平鮋科的特徵。角魚科（魴鮄科）中也有深海魚，並擁有長而尖的棘。深海性的平鮋皆屬於珍稀魚類。

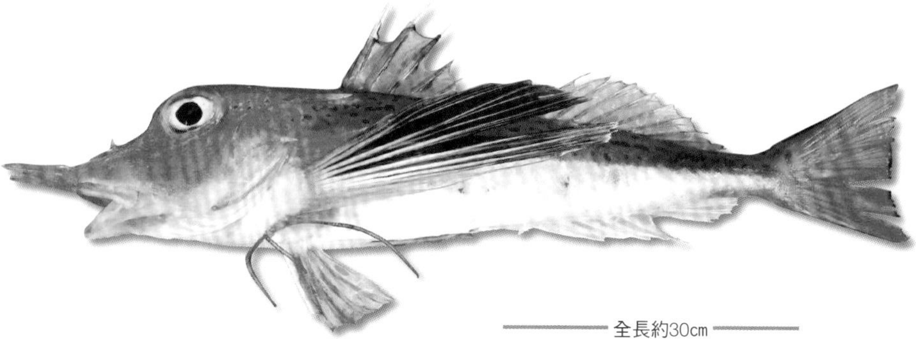

全長約30cm

鮋形目角魚科

多斑棘角魚

鬼底竹麦魚 Pterygotrigla multiocellata

棲息地●駿河灣～豐後水道、東海。水深200～350m的海域。漁獲●底拖網。別名●多斑角魴鮄、雞角、角仔魚

次要魚類的實力	
次要魚類珍稀度	★★★★★
美味程度	★★★☆☆
價格	★★☆☆☆

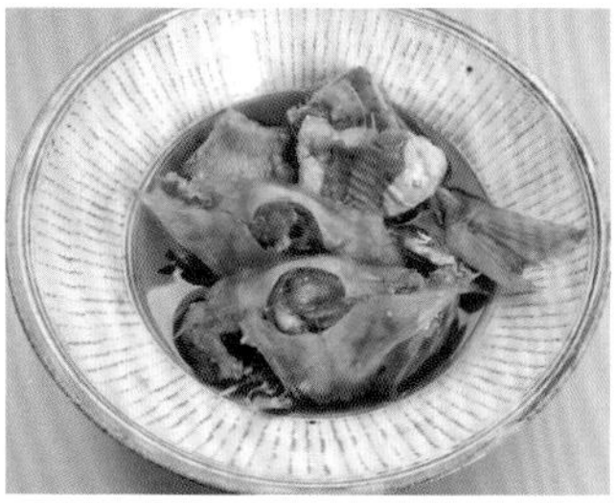

漁夫太太親手製的燉煮料理。就算每天早上當作配菜也不會膩的美味。白肉肉質鮮嫩，就算燉煮也不會變硬，滋味鮮美。

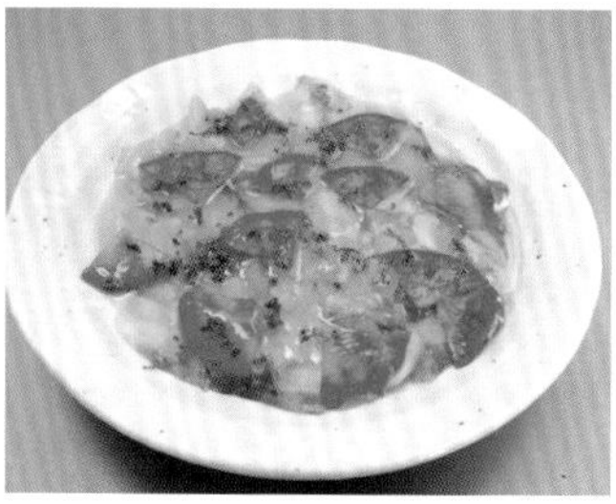

料理成生魚片也很美味，不過配色比較單調。可加入番茄和西洋芹，製作成義式生魚片（Carpaccio）。很適合搭配葡萄酒。

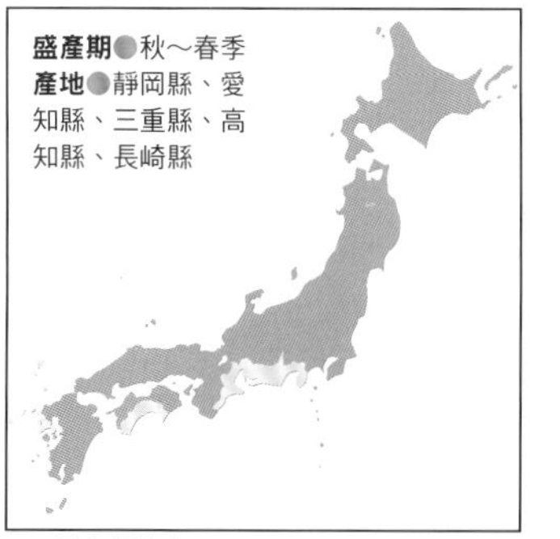
盛產期●秋～春季
產地●靜岡縣、愛知縣、三重縣、高知縣、長崎縣

※2種魚類的產地

近年來的漁獲量越漸增加。擁有比棘綠鰭魚更奇異的外觀

以前棘綠鰭魚不曾出現於超市，就連魚類達人也叫不出名稱。不過這幾年的捕獲量漸增，因此也逐漸為人所知。在水深200m以上的深海，還棲息著棘綠鰭魚的近親魚種。

外觀和棘綠鰭魚相似，不過「長得更奇怪」。像是多斑棘角魚，在顎部前方有如裝上一根枯木般，眼睛也很嚇人。

從大正時期至昭和之間，隨著動力船的發達，在日本近海也開始發現各種深海魚類。想當然，這種魚的利用歷史也非常短。

很可惜不論是在戰前或戰後，這種魚總是遭到丟棄，或是當作魚板等再製品的原料。

細緻的白肉能煮出鮮美湯頭。燉煮或火鍋都很美味

就算用底拖網捕獲時，也會當作下雜魚來處理或直接丟棄，完全不會流通於市場上。其實外觀並沒有如此恐怖，味道基本上也沒什麼問題，只不過捕獲的量實在太少。雖然無法流通於市場上，那又該如何利用這些捕獲量極少的魚呢？其實就算量少也可以出貨，只要在消費地區販售即可。

鮮度足夠的話就料理成生魚片。可惜的是這種魚很快就會失去鮮度。

漁夫們經常會用來煮味噌湯或燉煮魚，冬天就用來當作火鍋食材。不帶腥味的白肉，只要細心料理便很美味。

擁有近親之緣

鮋形目角魚科 **棘綠鰭魚**

竹麦魚 Chelidonichthys spinosus

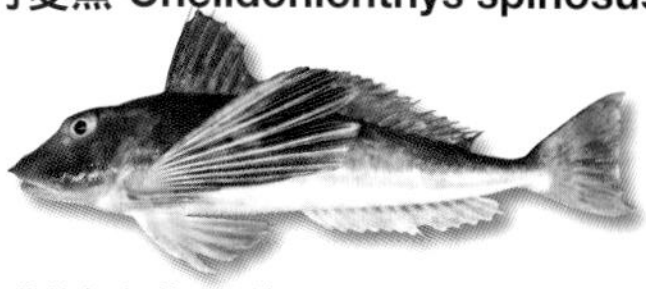

角魚科的代表「棘綠鰭魚」，棲息於沿岸的淺海域，胸鰭呈現翼狀。也許是近年來漁獲量增加的關係，原本是料理店使用的高級魚，最近也能在超市購買到。

灰軟魚

大目羽太
Malakichthys griseus

軟魚屬的三種魚類，在三重縣被稱為昭和鯛，高知縣則有大正鯵之稱。由大正至昭和時期的深海漁業發展期，便開始登場的魚類。鮮美不帶腥味的白肉魚，在日本各地受到重視。

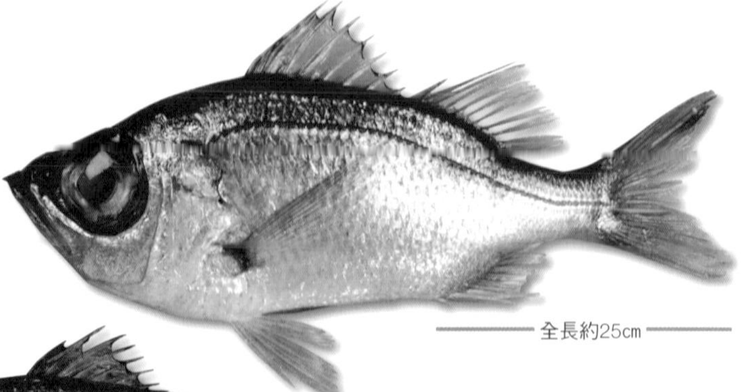

全長約25cm

鱸形目發光鯛科

灰軟魚

大目羽太 Malakichthys griseus

棲息地●新潟縣、東京灣～九州南岸的日本海、東海、太平洋沿岸、沖繩州狀海盆。漁獲●延繩釣、底拖網。別名●大面側仔、昭和鯛

次要魚類的實力

次要魚類珍稀度	★★★★☆
美味程度	★★★★☆
價格	★★★★☆

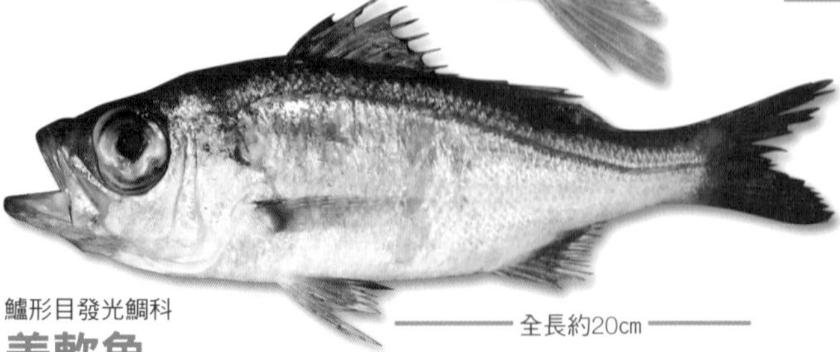

全長約20cm

鱸形目發光鯛科

美軟魚

長大目羽太
Malakichthys elegans

棲息地●相模灣～日向灘的太平洋沿岸。漁獲●延繩釣、底拖網。別名●大面側仔

次要魚類的實力

次要魚類珍稀度	★★★★★
美味程度	★★★★☆
價格	★★★☆☆

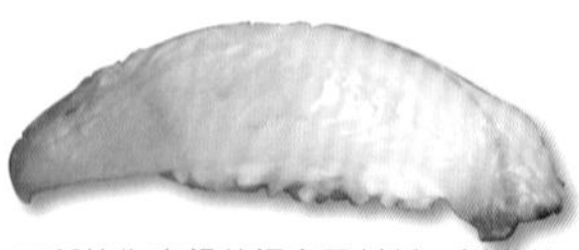

三種皆為高級的握壽司材料。鮮嫩的白肉魚，帶有微微的甜味。在靜岡縣沼津市是有名的握壽司。

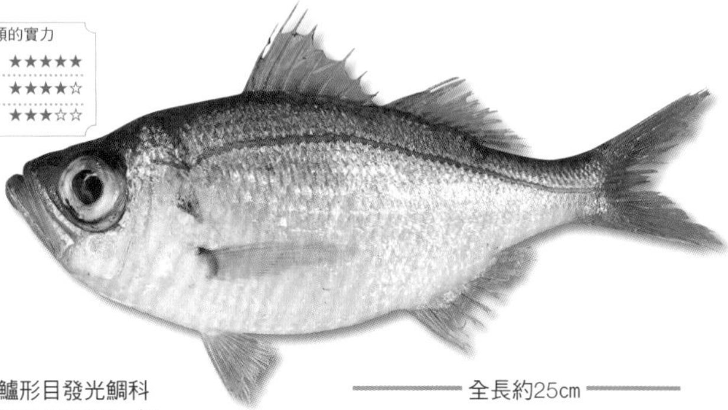

全長約25cm

鱸形目發光鯛科

脇谷軟魚

脇谷羽太 Malakichthys wakiyae

棲息地●房總半島、山口縣～九州南岸。水深100～400m的海域。漁獲●延繩釣、底拖網。別名●大面側仔、昭和鯛

次要魚類的實力

次要魚類珍稀度	★★★★☆
美味程度	★★★★☆
價格	★★★☆☆

盛產期●秋～春季
產地●千葉縣、神奈川縣、靜岡縣、愛知縣、三重縣、高知縣、長崎縣、鹿兒島縣

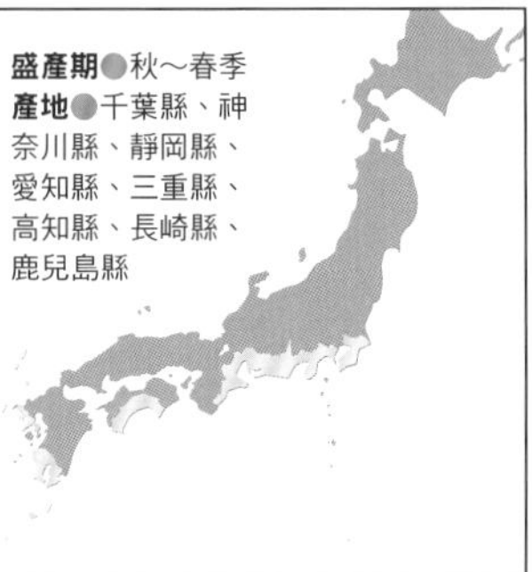

※3種魚類的產地

過去曾被分類為鮨科 不過現在已屬於發光鯛科

日本的標準和名「羽太」，是由於以前和雲紋石斑等，都被歸類成石斑魚（羽太）的近親，別名為「海鮒」。棲息於深海中，所以眼睛的比例較大。因此在日本被命名為「大目羽太」。和日本海側等非常有名的「紅喉（赤鯥）」，都是屬於發光鯛科，同屬中還有美軟魚，以及脇谷軟魚等，由於味道差別不大，因此市場上並沒有特別區分。

可在深海用底拖網捕獲。於昭和時期，隨著漁業技術的發展而漸為人知，所以在三重縣尾鷲市也稱之為「昭和鯛」。

白肉魚鮮嫩可口 可惜捕獲量非常少

由秋至春季的鮮魚帶有油脂，非常適合料理成生魚片。

漁夫則建議製作成鹽烤或燉煮料理。雖然屬於小型魚，不過帶有油脂和甜味，不論是燒烤或燉煮都非常美味。

在靜岡縣沼津市中，則是天婦羅和天丼的人氣食材。魚皮軟且沒有細刺，加上肉質鮮嫩帶有甜味。完全不輸給江戶前的日本沙鮻。

而三重縣尾鷲市則用來做成魚乾，由於量少珍貴，因此成為極受歡迎的伴手禮。

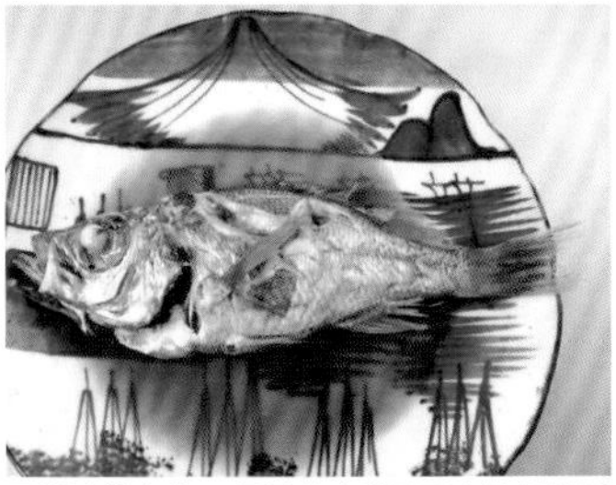

用醬油燉煮後，細緻的肉質呈現出恰好的緊實度，並且能熬出美味的湯頭。可以淋上燉煮醬汁一邊享用。

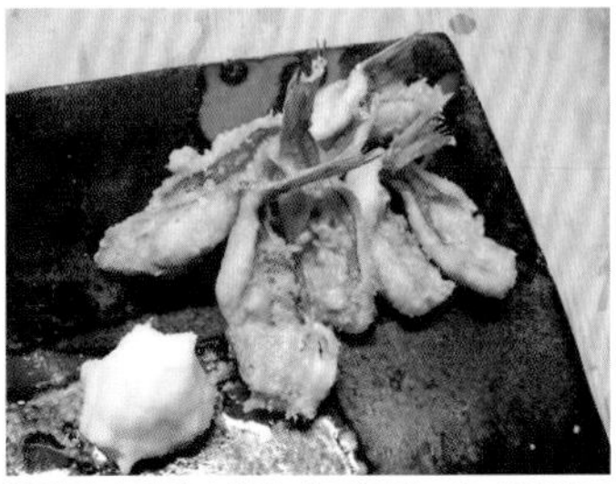

體型較小的適合製作成天婦羅。炸成酥脆口感，魚皮帶有獨特的風味及鮮味。肉質則帶有適當的纖維質，並且保留鮮甜滋味。

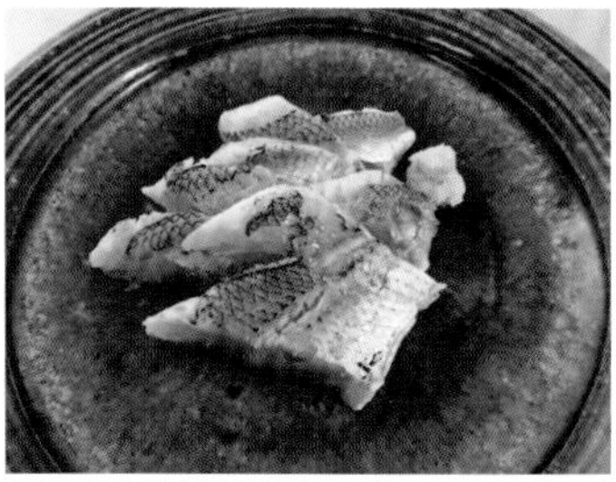

在寒冷時期中帶有油脂的鮮魚，製作成生魚片享用。由於油脂多位於魚皮下方，因此將魚皮炙燒後味道更棒，入口即融。

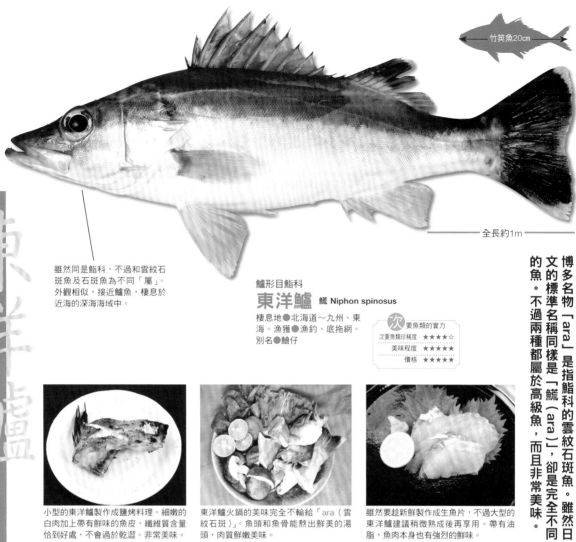

東洋鱸

鯇 Niphon spinosus

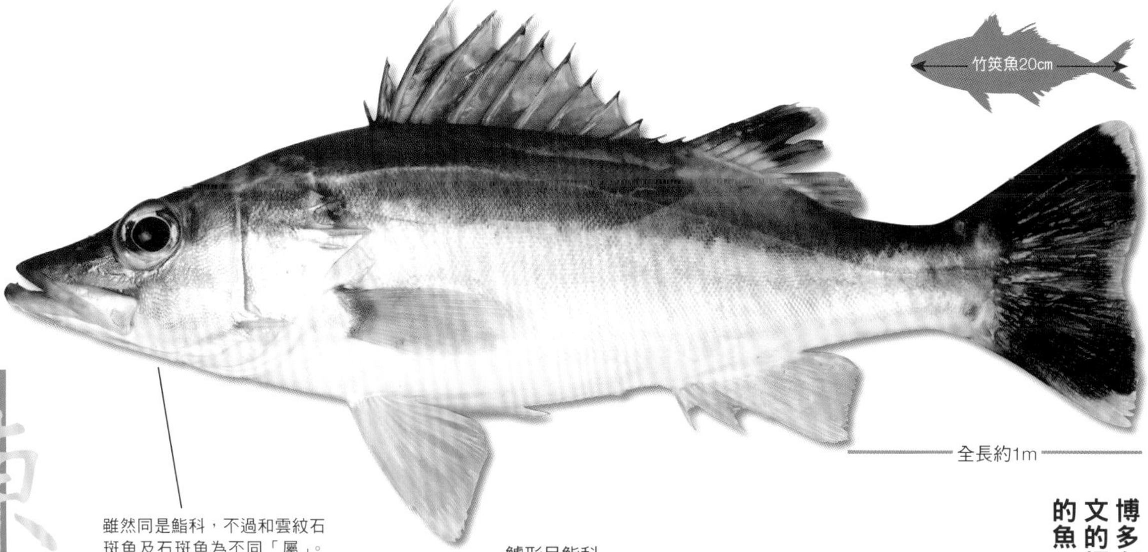

雖然同是鮨科，不過和雲紋石斑魚及石斑魚為不同「屬」。外觀相似，接近鱸魚，棲息於近海的深海海域中。

鱸形目鮨科

東洋鱸 鯇 Niphon spinosus

棲息地●北海道～九州、東海。漁獲●漁釣、底拖網。別名●鱠仔

次 要魚類的實力

次要魚類珍稀度	★★★★☆
美味程度	★★★★★
價格	★★★★★

博多名物「ara」是指鮨科的雲紋石斑魚。雖然日文的標準名稱同樣是「鯇（ara）」，卻是完全不同的魚。不過兩種都屬於高級魚，而且非常美味。

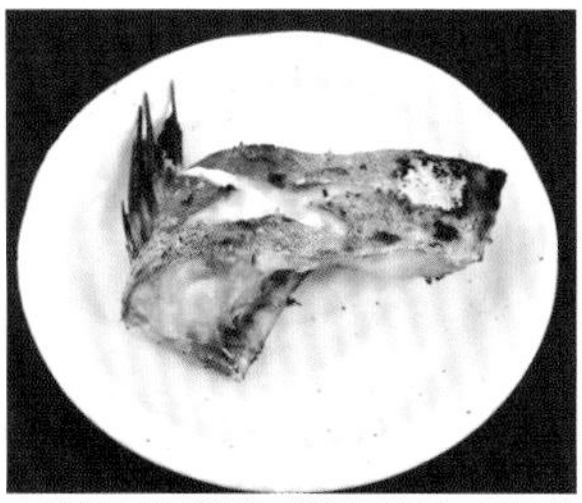

小型的東洋鱸製作成鹽烤料理。細嫩的白肉加上帶有鮮味的魚皮，纖維質含量恰到好處，不會過於乾澀。非常美味。

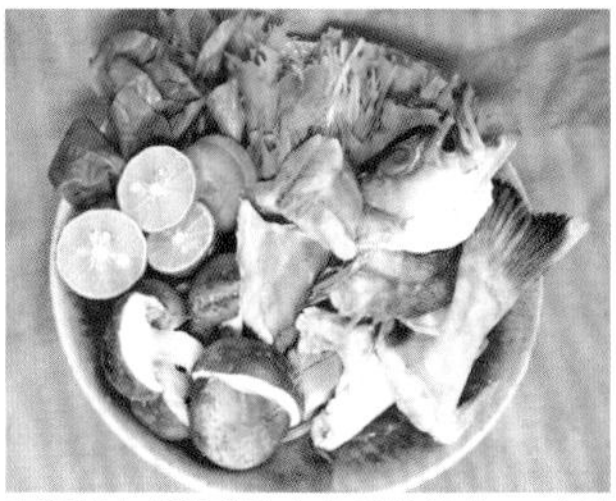

東洋鱸火鍋的美味完全不輸給「ara（雲紋石斑）」。魚頭和魚骨能熬出鮮美的湯頭，肉質鮮嫩美味。

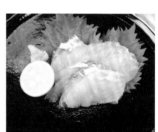

雖然要趁新鮮製作成生魚片，不過大型的東洋鱸建議稍微熟成後再享用。帶有油脂，魚肉本身也有強烈的鮮味。

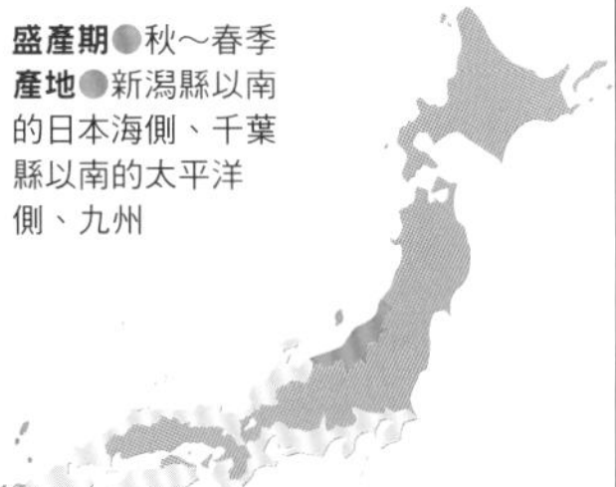

盛產期●秋～春季
產地●新潟縣以南的日本海側、千葉縣以南的太平洋側、九州

西博德、伊藤若沖、居維葉能感受到歷史的魚

江戶後期渡日的西博德（Philipp Franz von Siebold），在長崎時代採集了各式各樣的動植物標本，並收錄於日本畫家川原慶賀所繪的「FAUNA JAPONICA」而知名。另外也出現於江戶時代的繪師——伊藤若沖的繪畫中。學名中的「Niphon」是由居維葉※所命名，在分類學上是很重要的魚類。

雖然屬於鮨科，但和一般的鮨科魚類在系統上有些微差異，因此只有東洋鱸被分為獨立的「東洋鱸屬」。相對於棲息在淺岩礁區的鮨科魚類，東洋鱸棲息在近海的深海海域中。由於外型和鱸魚相似，因此在日本也有「沖鱸魚」的稱呼。

在魚類中是首屈一指的高級魚，極為美味

於日本國內捕獲的魚類中，也是屬於首屈一指的高級魚。在東京市場販售的大型東洋鱸，店家甚至會放在醒目的地方裝飾。

體型越大，價格也越高，味道也更佳鮮美。小型東洋鱸在關東稱為「子鯇（ko ara）」。不過就連這種大小也不便宜，可用來料理成生魚片、鹽烤或是燉煮等，都很美味。

大型的東洋鱸一尾要價5萬日圓以上，遙不可及。味道不僅和價格成正比，而且還是兩倍以上。無法食用的部分僅有魚骨和魚鱗。首先料理成生魚片，切剩的魚骨部分用來煮火鍋，魚鰓和頭部可油炸後，當作火鍋的配料。內臟汆燙後加入醋調味享用。在江戶前壽司中，也是聞名國際的高級食材，經由職人之手，在店內享受熟成後的鮮美握壽司。

雖然有近親之緣，不過卻時常混淆

鱸形目鮨科 **雲紋石斑**

九絵 Epinephelus bruneus

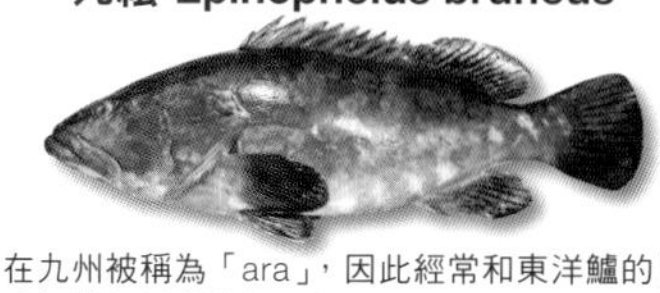

在九州被稱為「ara」，因此經常和東洋鱸的日本標準名稱「鯇（ara）」混淆。兩種都屬於價值不斐的魚類，偶爾也會出現彼此假冒的事件。和東洋鱸屬於同一科，有著似像非像的外型。

※喬治·居維葉（Georges Cuvier）：法國動物學家。在古生物學及分類學有極大的貢獻。

3種魚類皆為
全長約25cm

鱸形目大眼鯛科

麥氏大鱗大眼鯛

沖縄車鯛 Pristigenys meyeri

棲息地●吐噶喇列島以南。漁獲●延繩釣。別名●麥氏鋸大眼鯛、紅目鰱、嚴公仔

次要魚類的實力
次要魚類珍稀度 ★★★★★
美味程度 ★★★★☆
價格 ★★☆☆☆

鱸形目大眼鯛科

南大鱗大眼鯛

南車鯛 Pristigenys refulgens

棲息地●雖然可以在駿河灣等地捕獲，不過主要棲息於吐噶喇列島以南。漁獲●延繩釣、底拖網。別名●紅目鰱、嚴公仔

次要魚類的實力
次要魚類珍稀度 ★★★★★
美味程度 ★★★☆☆
價格 ★★☆☆☆

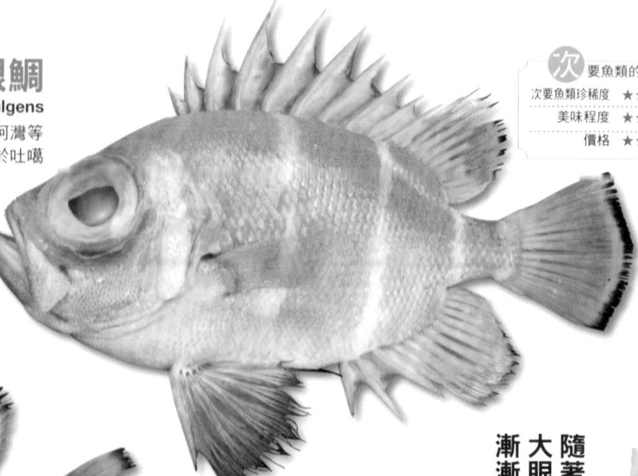

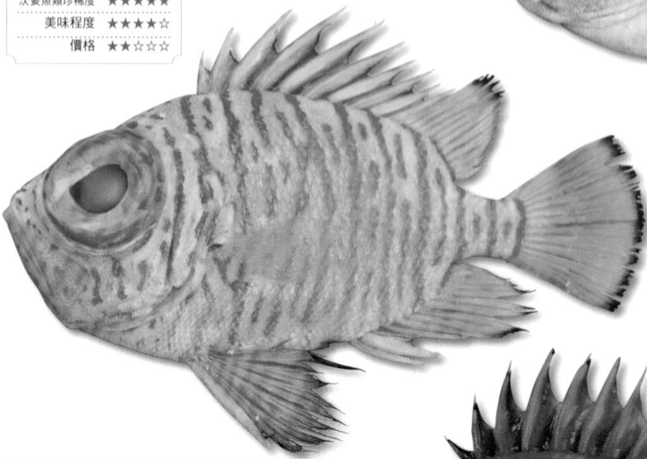

鱸形目大眼鯛科

日本大鱗大眼鯛

車鯛Pristigenys niphonia

棲息地●相模灣、玄界灘以南。漁獲●延繩釣、底拖網。別名●紅目鰱、嚴公仔、大目仔（臺東）、紅目孔（澎湖）、紅嚴公（澎湖）

次要魚類的實力
次要魚類珍稀度 ★★★★☆
美味程度 ★★★★☆
價格 ★★☆☆☆

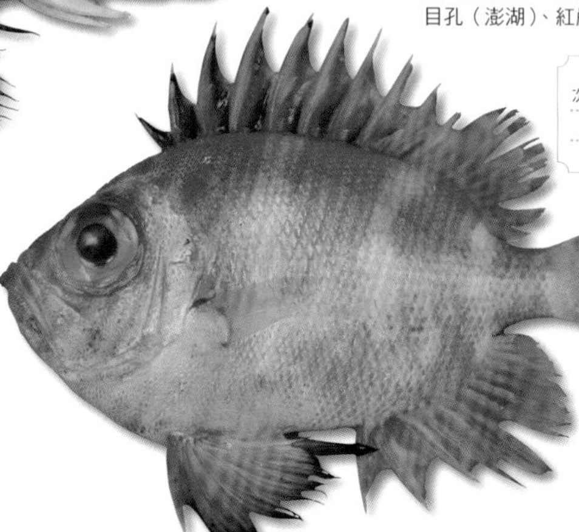

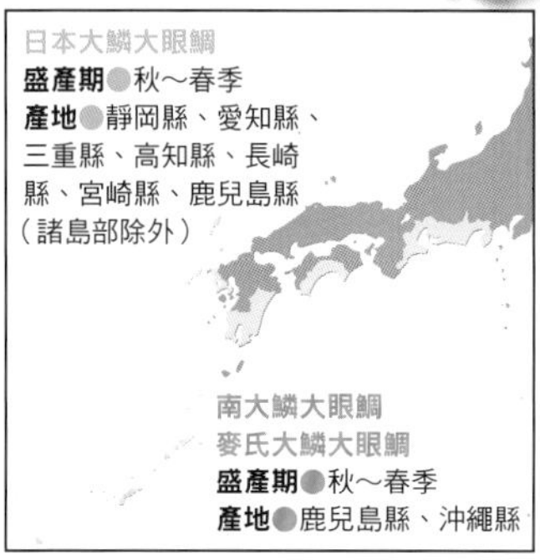

日本大鱗大眼鯛

車鯛 Pristigenys niphonia

於棲息海域發現三種皆為超珍稀且次要的魚類

隨著水深增加眼睛也越大的典型魚類。大眼鯛科原本是棲息於淺海海域，隨著漸漸轉移至深海時，外型也跟著變得如此奇異

外型有如日本古代拖車（大八車）的車輪，因此日本的標準名稱為「車鯛」。大多棲息於沿岸水深200m左右的深海性魚類，眼睛非常大。雖然能用底拖網或延繩網捕獲，但是漁獲量非常少，在漁港經常只出現1、2尾。幾乎沒有在市場上流通，因此購買極為困難。

缺點是加熱後肉質會變硬。不過很適合製作燉煮料理

日本大鱗大眼鯛極少流通於市場上。能親眼看到麥氏大鱗大眼鯛的機會幾乎是零。而南大鱗大眼鯛更是稀有。三種魚的風味相似，不過前兩種的魚肉較軟而美味。南大鱗大眼鯛的魚肉則非常硬。比起魚肝，三種魚類的胃袋更好吃，這是值得一提之處。

最美味的料理方式為魚湯。就算熬煮也不會散開，能煮出味道鮮美的湯頭。魚湯的風味極為可口。

料理成生魚片時，呈現出帶有透明感的白肉，除了南大鱗大眼鯛以外都很美味。

製作成油炸料理也不錯。彷彿雞肉般的緊實感，帶有鮮味。

燒烤後肉質會過硬，魚肉和魚骨難以分離，不方便食用。因此適合使用液體（水、油）的料理。

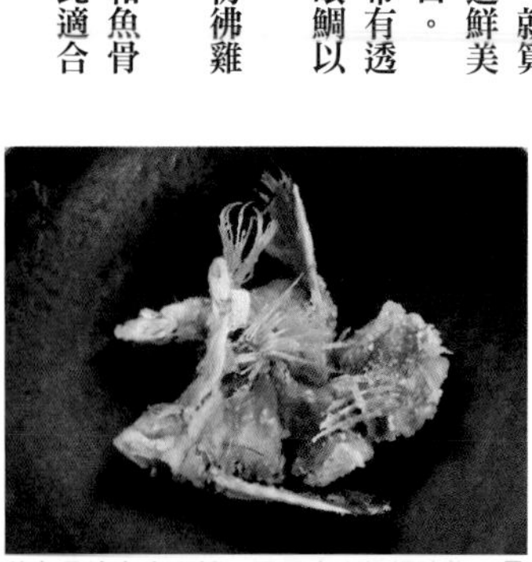

將魚骨沾上太白粉，再用小火慢慢油炸，最後再轉大火使其酥脆。雖然魚骨較硬，不過魚皮和魚鰭香脆，有如雞肉般的口感。

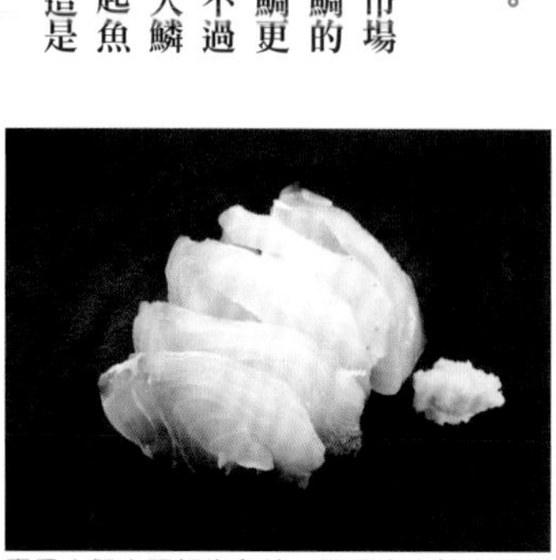

麥氏大鱗大眼鯛生魚片。除了南大鱗大眼鯛之外，大眼鯛屬的魚類製作成生魚片都很美味。帶有透明感的魚肉，看起來非常可口。

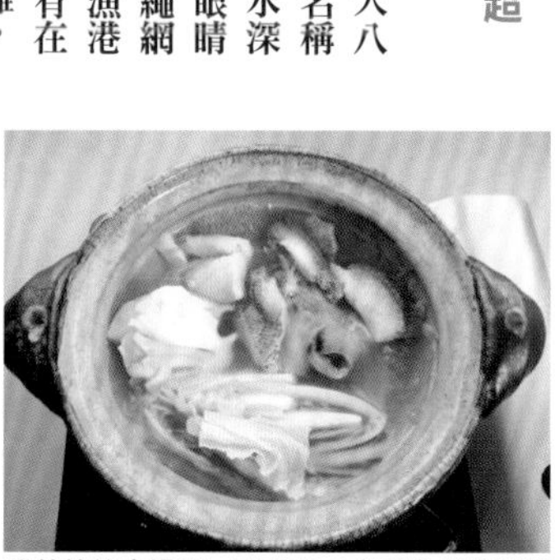

雖然燒烤會過硬，不過加水煮成魚湯後還能入口。料理成味噌湯或火鍋都很好吃。建議熬煮至肉質變軟為止。

協助／田中水產（鹿兒島縣鹿兒島市）

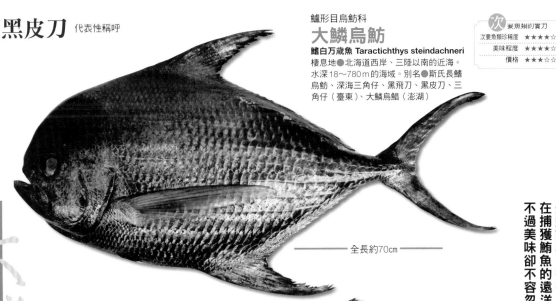

黑皮刀 代表性稱呼

大鱗烏魴

鰭白万歳魚 Taractichthys steindachneri

鱸形目烏魴科

大鱗烏魴

鰭白万歳魚 Taractichthys steindachneri

棲息地●北海道西岸、三陸以南的近海。水深18～780m的海域。別名●斯氏長鰭烏魴、深海三角仔、黑飛刀、黑皮刀、三角仔（臺東）、大鱗烏鯧（澎湖）

次要魚類的實力

次要魚類珍稀度	★★★★☆
美味程度	★★★★☆
價格	★★★☆☆

全長約70cm

外型詭異，彷彿吊起底拖網或延繩網的黑色鋼線。在捕獲鮪魚的遠洋漁獲中是個不起眼的存在，不過美味卻不容忽視。

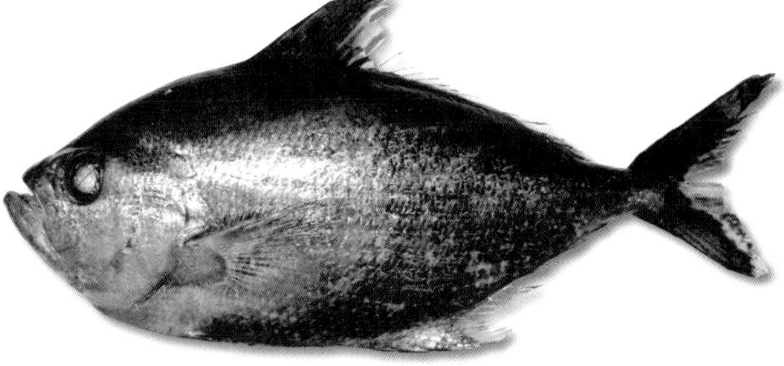

全長約80cm

鱸形目烏魴科

紅稜魴

ツルギエチオピア Taractes rubescens

棲息地●本州以南的近海。水深300m至淺海的海域。漁獲●鮪魚延繩釣、大目流網等。別名●深海三角仔、黑飛刀、黑皮刀

次要魚類的實力

次要魚類珍稀度	★★★★☆
美味程度	★★★★☆
價格	★★★☆☆

盛產期●秋～春季

產地●宮城縣、神奈川縣、和歌山縣、高知縣、長崎縣、宮崎縣、鹿兒島縣、沖繩縣

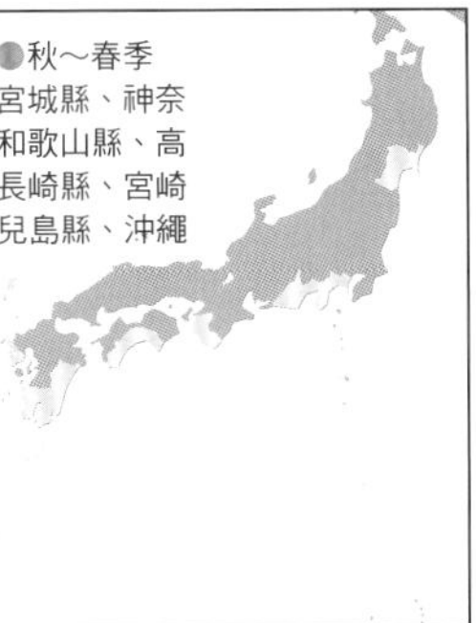

※2種魚類的產地

在近海屬於較大型的魚類。也是捕獲機率極低的高級魚

棲息於近海的深海海域中，主要是隨著捕鮪魚的延繩釣，以及底拖網等一起捕獲上岸。在捕獲鮪魚的地區，偶爾能找到數尾。也就是說，並沒有專門捕獲黑皮刀的方式，因此找尋黑皮刀的時候非常辛苦。

從三陸至關東、紀伊半島、四國、九州太平洋沿岸，直到沖繩縣為止，雖然產地範圍極廣，不過總是不起眼的出現於市面上。雖然體型大而且外觀漆黑，看起來非常美味，不過捕獲量非常少，因此終究只能當配角。

味道鮮美的魚類在漁業之間也非常有名

接近腹部的位置帶有油脂，雖然肉質細緻，不過背部沒有油脂的關係，加熱之後肉質會變得乾硬。

最美味的料理方式應屬生魚片。尤其是帶有油脂的腹部，偏紅的肉質不但外觀美麗，而且鮮味十足。

不論是燉煮或燒烤都很好吃。將胸鰭附近的魚肉，製作成燉煮料理也非常美味。

其他像是背部可以用來製作成油炸料理，或是法式煎魚等。另外還可以製作成美味的醃漬魚材料。

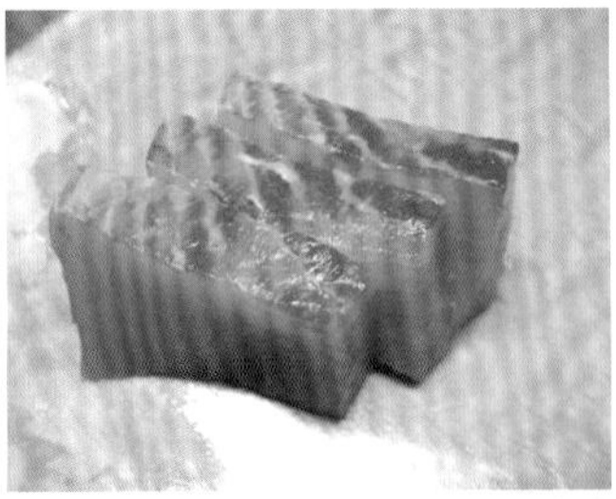

肉質帶有微微紅色，非常漂亮。光看魚肉難以判別出魚種。口感及風味和紅魽及青甘魚類似，極為鮮美可口。

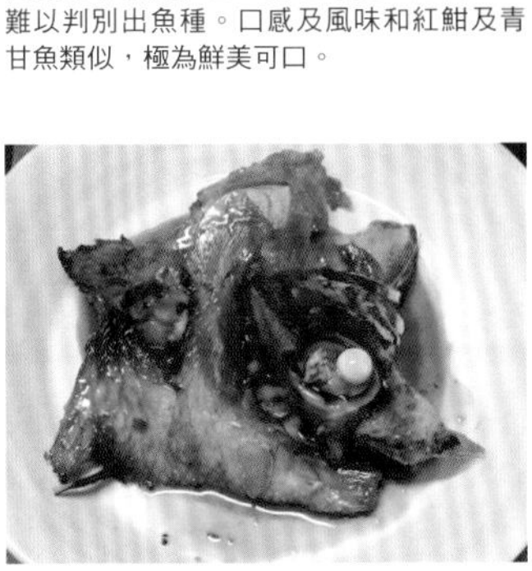

胸鰭、魚頭等燉煮成「荒煮」料理。就算熬煮也不會變硬，白肉鮮嫩和魚骨容易分離，魚肉帶有甜味，魚皮則鮮美可口。

擁有近親之緣

鱸形目烏魴科 **日本烏魴**

烏鰹 Brama japonica

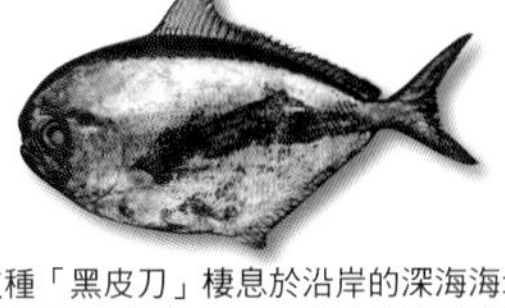

這種「黑皮刀」棲息於沿岸的深海海域，到了夜晚會浮至淺海。可藉由漁釣或底拖網大量捕獲。雖然知名度不高，但是也不稀奇。

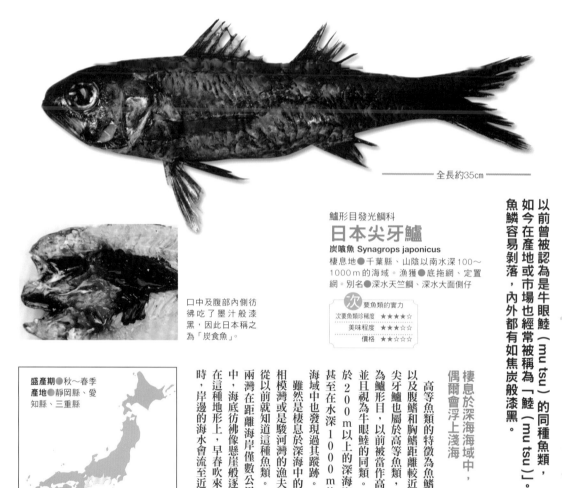

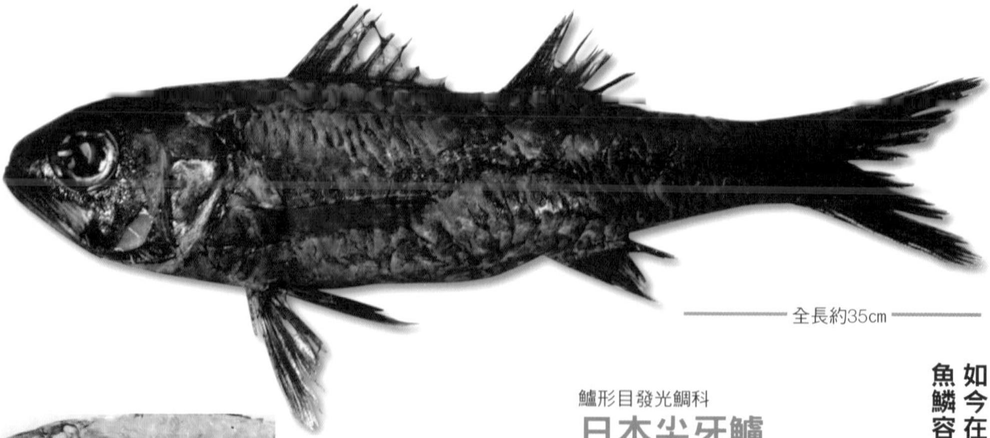

全長約35cm

日本尖牙鱸

炭喰魚 Synagrops japonicus

以前曾被認為是牛眼鯥（mu tsu）的同種魚類，如今在產地或市場也經常被稱為「鯥（mu tsu）」。魚鱗容易剝落，內外都有如焦炭般漆黑。

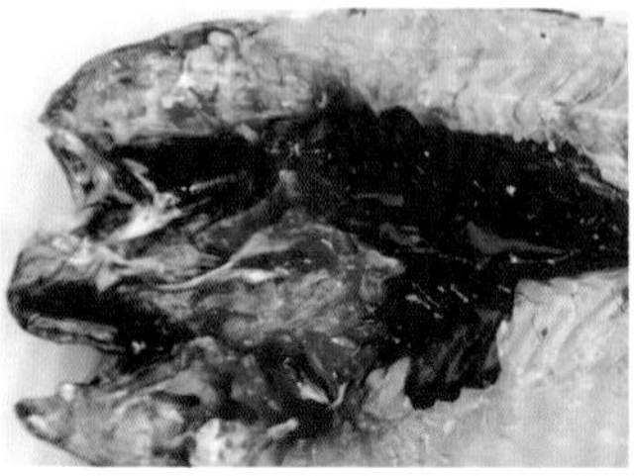

口中及腹部內側彷彿吃了墨汁般漆黑，因此日本稱之為「炭食魚」。

鱸形目發光鯛科

日本尖牙鱸

炭喰魚 Synagrops japonicus

棲息地●千葉縣、山陰以南水深100～1000m的海域。漁獲●底拖網、定置網。別名●深水天竺鯛、深水大面側仔

次要魚類的實力

次要魚類珍稀度	★★★★☆
美味程度	★★★☆☆
價格	★★☆☆☆

盛產期●秋～春季
產地●靜岡縣、愛知縣、三重縣

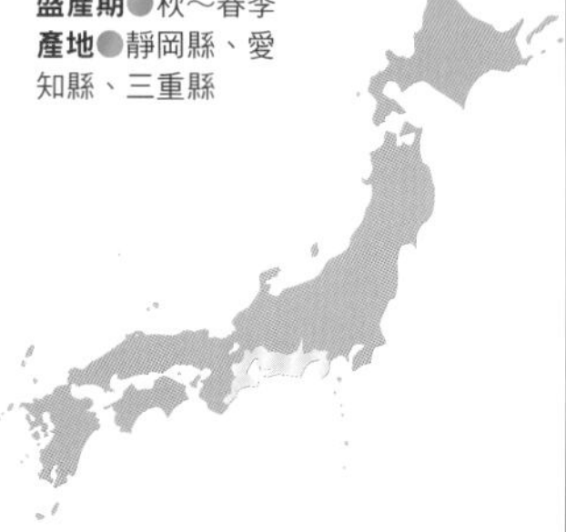

棲息於深海海域中，偶爾會浮上淺海

高等魚類的特徵為魚鰭上有棘，以及腹鰭和胸鰭距離較近等。日本尖牙鱸也屬於高等魚類，在分類上為鱸形目，以前被當作高級魚類，並且視為牛眼鯥的同類。主要棲息於200m以上的深海海域中，甚至在水深1000m的超深海海域中也發現過其蹤跡。

雖然是棲息於深海中的魚，不過相模灣或是駿河灣的漁夫們，聽說從以前就知道這種魚類。這是因為兩灣在距離海岸僅數公里的近海中，海底彷彿像懸崖般逐漸加深。在這種地形上，早春吹來強烈南風時，岸邊的海水會流至近海，並且使深海海域的海水上升。因此容易引起湧升流現象。深海魚會隨著營養充足的洋流來到淺海海域，並游進定置網中。

根據料理方式不同 可謂首屈一指的美味

和同樣在深海海域中漁釣上岸的牛眼鯥極為相似，因此在漁市場中也被稱為「鯥（mutsu）」，是個令人容易混淆的名稱。

可惜的是味道和超高級魚牛眼鯥相較之下，仍然略輸一籌。

除此之外，由於鱗片容易剝落，所以賣相較差，拍賣價格低，因此很少流通於市面上。捕獲到的日本尖牙鱸，幾乎都是漁夫們自家料理食用。

筆者為了調查深海魚而前往靜岡縣沼津市等地區，若發現日本尖牙鱸時，一定會坐下來好好品嚐。因為漁夫們推薦的味噌湯真的很好喝。甚至覺得這就是無可比擬的味噌湯。味噌湯是享受鮮魚時最棒的料理方式。再加上魚鱗幾乎都已剝落，因此處理時非常輕鬆。

比起醬油，這種魚更適合搭配味噌，因此在我們家總是用來料理成味噌燉魚。其他還有活用鮮美的魚皮，料理成炙燒生魚片，或是切成魚片來炸天婦羅也不錯。

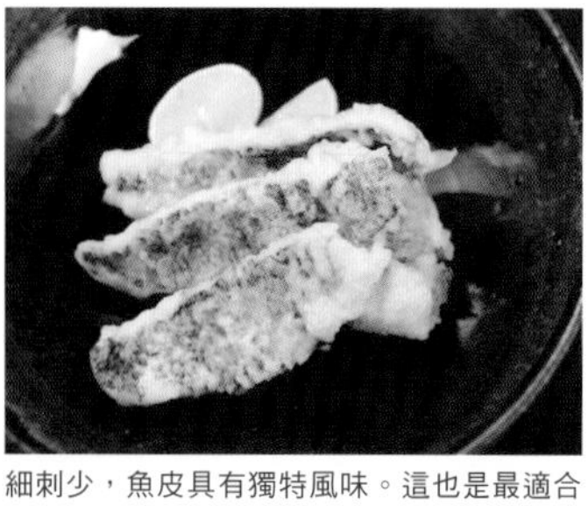

細刺少，魚皮具有獨特風味。這也是最適合用來製作天婦羅的最佳條件。外層酥脆，魚肉芳醇鮮美，是會令人上癮的美味。

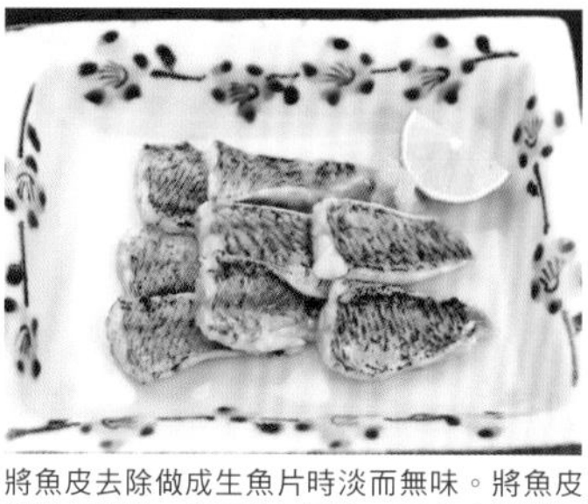

將魚皮去除做成生魚片時淡而無味。將魚皮稍微炙燒後，表面入口即化，而魚肉鮮嫩不帶腥味，享受雙重風味。

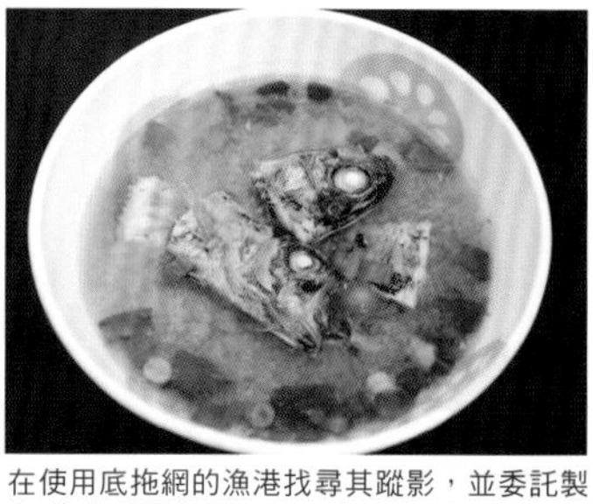

在使用底拖網的漁港找尋其蹤影，並委託製作成味噌湯享用。是用文字無法形容的美味。就算要價不斐也甘願的美味。

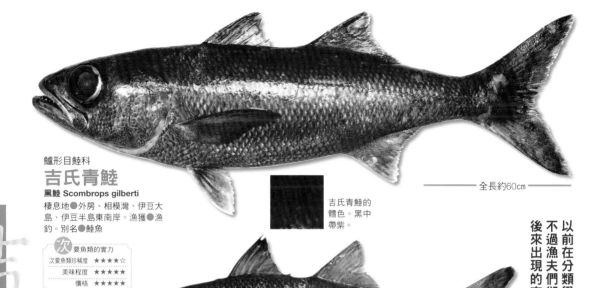

吉氏青鯥

黑鯥 Scombrops gilberti

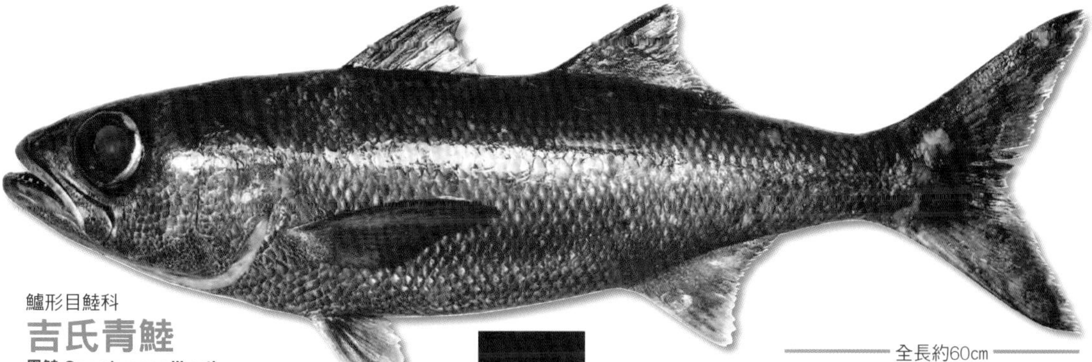

全長約60cm

鱸形目鯥科

吉氏青鯥

黑鯥 Scombrops gilberti

棲息地●外房、相模灣、伊豆大島、伊豆半島東南岸。漁獲●漁釣。別名●鯥魚

次要魚類的實力

次要魚類珍稀度	★★★★☆
美味程度	★★★★★
價格	★★★★★

吉氏青鯥的體色。黑中帶紫。

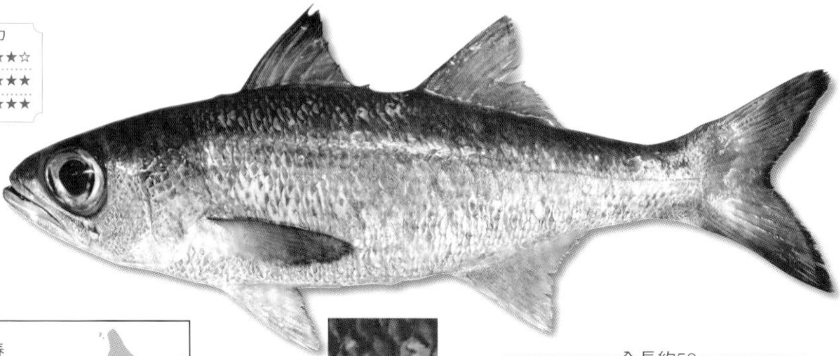

全長約50cm

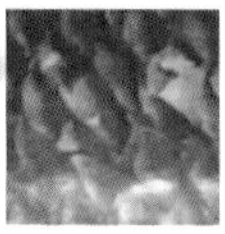

牛眼鯥的體色。偏亮的金褐色。

鱸形目鯥科

牛眼鯥

鯥 Scombrops boops

棲息地●北海道本州沿岸～帛琉海域。漁獲●漁釣、底拖網。別名●牛目仔

次要魚類的實力

次要魚類珍稀度	★★☆☆☆
美味程度	★★★★☆
價格	★★★★☆

盛產期●秋～春季

產地●千葉縣、東京都伊豆諸島、靜岡縣、神奈川縣

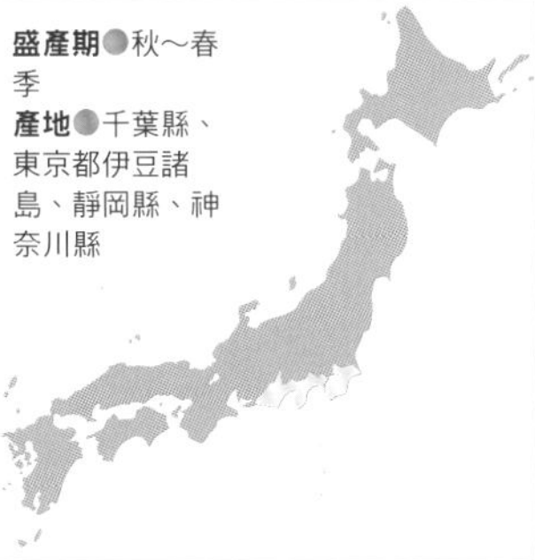

※吉氏青鯥的產地

以前在分類學上，鯥科中只有一種魚。不過漁夫們卻認為有兩種。事實證明漁夫是對的。後來出現的吉氏青鯥也充滿了許多不可思議之處。

從以前的魚販或是漁夫就將吉氏青鯥和牛眼鯥區別開來

在50年代出版的魚類學書籍中，鯥科只有一種魚類。後來因為兩種的說法更可信，因此變更為兩種。雖然這是好事，不過接下來的過程更辛苦。吉氏青鯥的棲息海域極為狹窄。產地也僅限於關東地區。雖然一般會將吉氏青鯥和牛眼鯥，當作相同的種類來利用，不過實際上卻幾乎都只有牛眼鯥。產地非常有限的吉氏青鯥，可說是極為稀有的魚類。

不過在漁市場的專家們，卻會將兩種魚類明確區分開來。牛眼鯥雖然屬於高級魚，但是吉氏青鯥屬於更加高級的魚類。魚肉容易裂開，因此處理時要非常小心。在一般的超市或魚販都無法購買。百貨公司等雖然會販售切好的魚片，不過一片就要價3000日圓以上。

牛眼鯥由於美味所以是高級魚，吉氏青鯥的美味可歸類為超高級魚

由於吉氏青鯥大多是漁釣上岸，因此隔天會直接送去東京市場，大部分鮮魚在處理時心臟仍在跳動。

像這樣新鮮的狀態製作成生魚片品嚐後，首先感受到彈潤的口感，緊接著在口中融化。並於舌尖上留下甜味及鮮美。

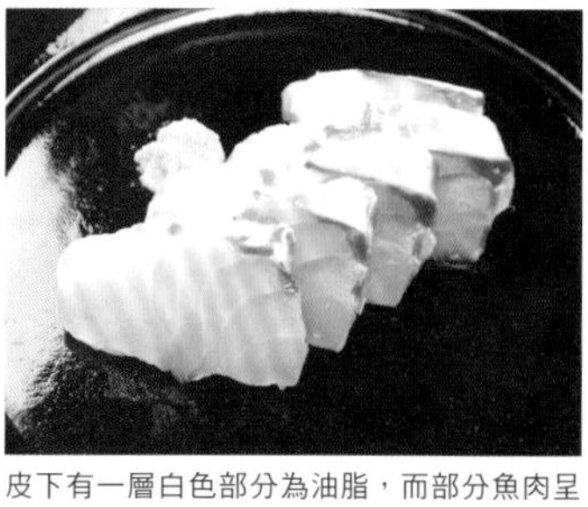

皮下有一層白色部分為油脂，而部分魚肉呈現出乳白色，是因為混雜著油脂。油脂融化於口中後，能感受到鮮甜的美味，口感極佳。

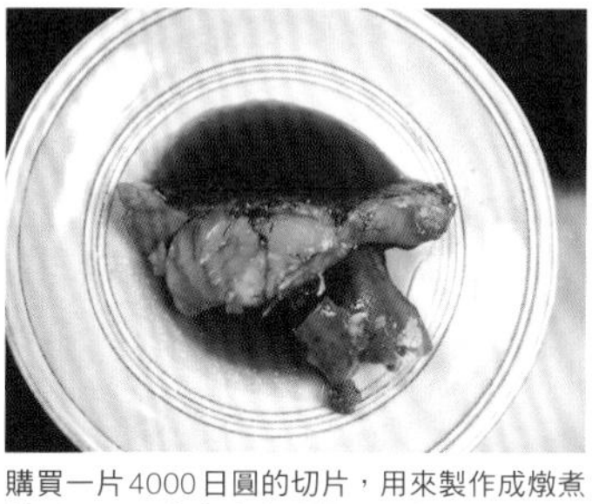

購買一片4000日圓的切片，用來製作成燉煮料理。入口後魚肉立即散開，甜味在口中化開，接著是鮮味隨之而來。

雖然在以前燉煮料理才是常見的作法，不過生魚片的美味太過於夢幻。如果到日本料理店享用，一個人可能要5000日圓以上。但是只要品嚐過就能明白其中價值。

鹽烤也非常美味。就算燒烤後，帶有油脂的魚肉也仍然柔軟鮮嫩。濕潤的魚肉帶有強烈的甜味及鮮美。

就算在東京都內，也幾乎無法在日本料理店吃到吉氏青鯥。

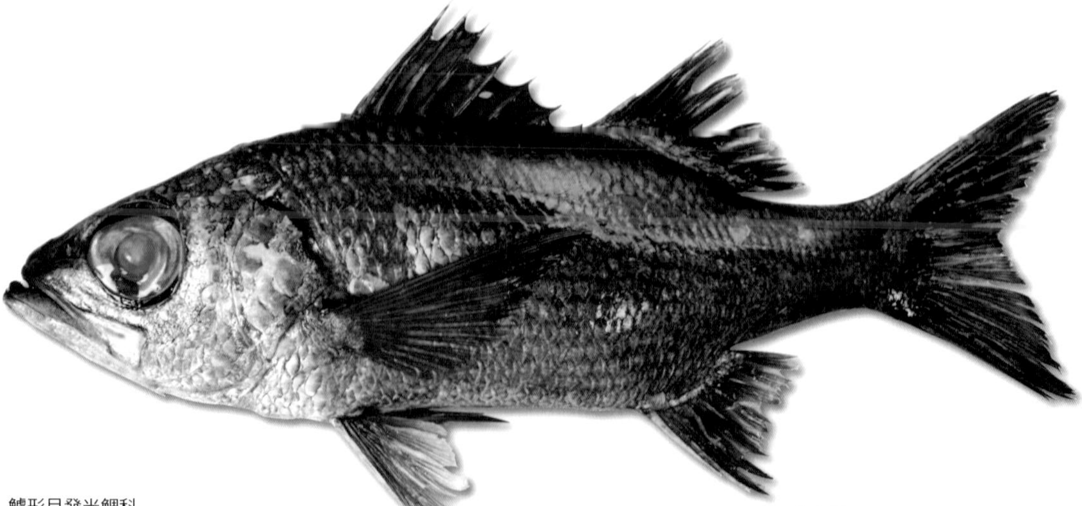

全長約40cm

鱸形目發光鯛科

太平洋新鯥

化鯥 Neoscombrops pacificus

棲息地●伊豆諸島南部、奄美大島、沖繩諸島。水深100～500m的海域。漁獲●漁釣。別名●大面側仔

次要魚類的實力

次要魚類珍稀度	★★★★★
美味程度	★★★★★
價格	★★★★☆

盛產期●秋～春季

產地●東京都（小笠原諸島）、鹿兒島縣（奄美大島以南）、沖繩縣

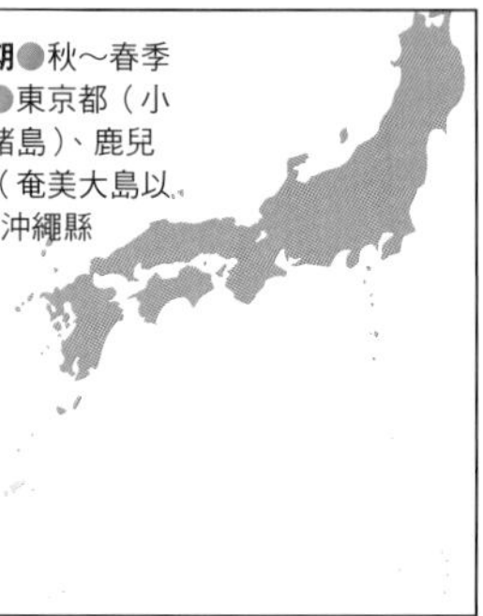

太平洋新鯥

化鯥 Neoscombrops pacificus

雖然外型和吉氏青鯥相似，不過一查之後才知道兩種魚毫無近親之緣。雖然日本和名為「化鯥」，稀有程度更適合加上個「珍」字。是20世紀才出現紀錄的夢幻之魚。

幾乎無法捕獲的深海魚，因此也發現的比較晚

外型和吉氏青鯥相似，就算捕獲上岸，也會以吉氏青鯥名稱流通於市面。關於日本和名「化鯥」則有此一說，分類學者在詳細調查並試著分類時，由於和鯥（吉氏青鯥）屬於不同科，因此加上了「化」字而來。種名記載於1979年，就是極為珍稀的證據。雖然是將東京都伊豆諸島青之島的近海深海區，捕獲的太平洋新鯥為基本（模式標本）來記錄，不過捕獲機率極低，是屬於超稀有的魚類。

在鹿兒島縣的奄美大島中，數年也僅能捕獲1～2尾。伊豆諸島也是同樣的情況。

雖然沒有到頂級美味 不過一生中能品嚐到可謂奇蹟

太平洋新鯥是在釣深海魚時，偶爾會釣上岸的種類。由於捕獲機率微乎其微，因此市場價值很低。

雖然和吉氏青鯥相較之下價格較低，但是味道卻比超高級魚吉氏青鯥還鮮美。

魚鱗很大片，因此容易剝取，肉質帶有豐富的油脂，所以外觀呈現出乳白色。魚骨能煮出鮮美的湯頭，適合用來料理魚湯。雖然外型看起來兇險粗曠，不過味道卻很細緻。

最美味的吃法莫過於生魚片，可以將魚皮剝掉，單純享用一般的生魚片，不過魚皮帶有甜味，加熱後會成為膠質。在口中化開，並散發出鮮甜的風味。

熬煮後魚肉會稍微縮小，不過味道因此而更加濃縮，呈現出恰到好處的口感。魚骨和魚肉分離容易，肉質鮮美且帶有餘韻，是太平洋新鯥的魅力之處。

其他像是快炒或鹽烤也很可口。冬天還能製作成鮮美的火鍋料理。

適合製作成各式料理，是非常優秀的食用魚，不過稀有到一生中頂多只能品嚐一次，實為可惜。

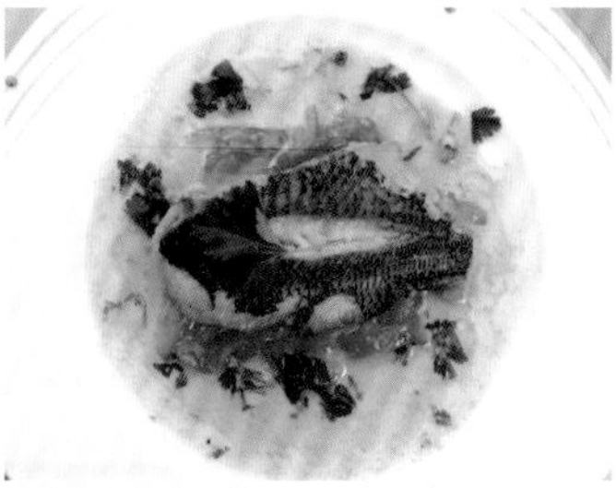

就算帶皮煎魚，魚皮也不會縮小。可以用來當作法式香煎魚（Poêlé）的最佳食材。魚皮香脆風味佳，魚肉則濕潤而帶有甜味。

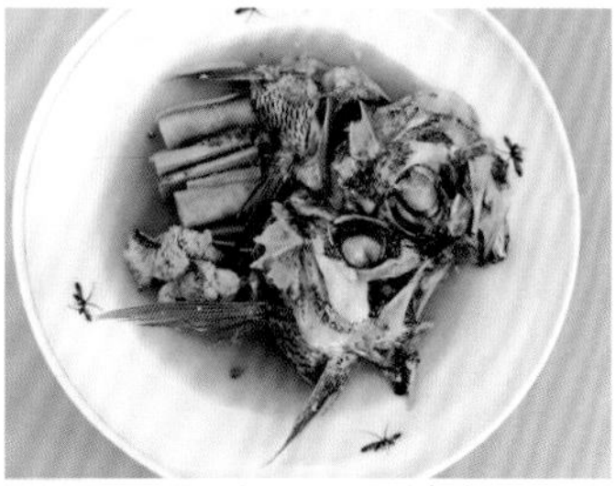

雖然煮過後魚肉會縮小，不過魚肉和魚骨容易分離，肉質豐潤纖維質含量恰到好處。魚皮也非常鮮美，絕對要品嚐魚骨湯。

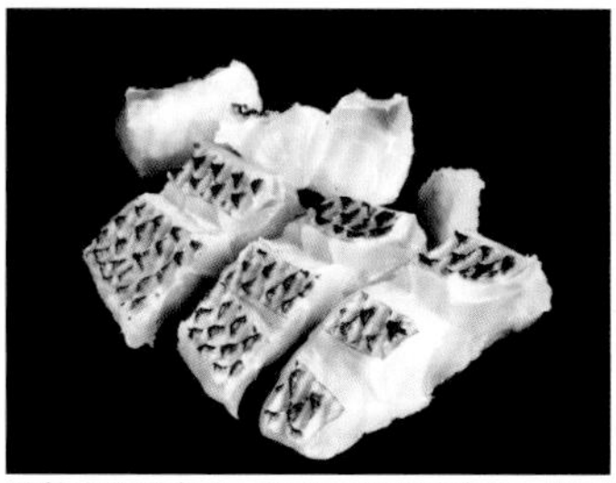

用熱水汆燙魚皮，製作成霜皮生魚片。黑色魚皮下方含有膠質，膠質帶有豐富的甜味，而魚肉則是鮮嫩入口即化。

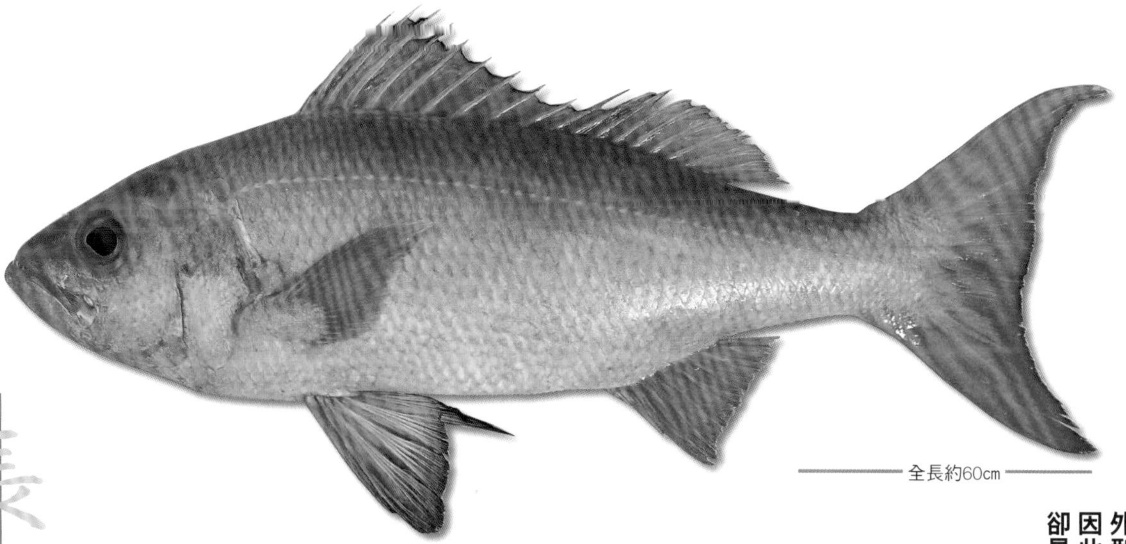

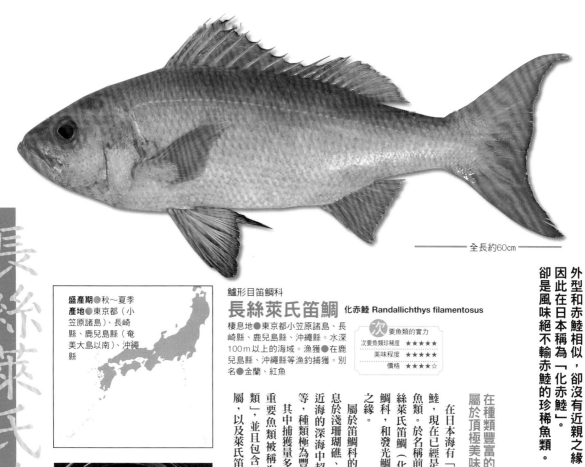

全長約60cm

外型和赤鯥相似，卻沒有近親之緣。因此在日本稱為「化赤鯥」。卻是風味絕不輸赤鯥的珍稀魚類。

長絲萊氏笛鯛

化赤鯥 Randallichthys filamentosus

盛產期●秋～夏季
產地●東京都（小笠原諸島）、長崎縣、鹿兒島縣（奄美大島以南）、沖繩縣

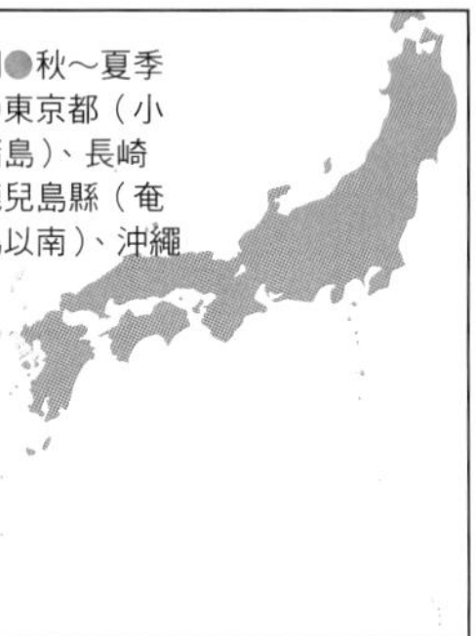

鱸形目笛鯛科

長絲萊氏笛鯛 化赤鯥 Randallichthys filamentosus

棲息地●東京都小笠原諸島、長崎縣、鹿兒島縣、沖繩縣。水深100m以上的海域。漁獲●在鹿兒島縣、沖繩縣等漁釣捕獲。別名●金蘭、紅魚

次要魚類的實力

次要魚類珍稀度	★★★★★
美味程度	★★★★★
價格	★★★★☆

在種類豐富的笛鯛科中屬於頂極美味的魚類

在日本海有「喉黑」之別名的赤鯥，現在已經是廣為日本人所知的魚類。於名稱前加上「化」字的長絲萊氏笛鯛（化赤鯥），是屬於笛鯛科，和發光鯛科的赤鯥並無近親之緣。

屬於笛鯛科的魚種非常多。從棲息於淺珊瑚礁、岩礁區的小魚，至近海的深海中超過1m的大型魚等，種類極為豐富。

其中捕獲量多，並當作食用魚的重要魚類被稱為「町（machi）類」，並且包含了紅鑽魚屬、紫魚屬，以及萊氏笛鯛屬這三種魚類。

在沖繩縣也屬於高級魚，非常受歡迎。而長絲萊氏笛鯛在「町類」中，則是屬於捕獲量較少的珍稀魚種。

由於種類判別困難，因此食用時鮮少有人知道其名

在鹿兒島縣至沖繩縣的熱帶海域中也非常稀有，因此這種魚鮮為人知。加上數量稀少，沒有什麼人吃過，也有可能是當作其他「町類」的魚類來食用。也就是說，就算在享用長絲萊氏笛鯛的人，也不知道其名稱。

實際品嚐後，肉質不但鮮嫩，還帶有油脂。雖然笛鯛科有許多美味的魚類，不過長絲萊氏笛鯛的美味可謂首屈一指。

最美味的莫過於生魚片。顏色美麗，味道極為鮮美。還帶有豐富的甜味，口感極佳。

不論是料理成沖繩風的味噌湯、火鍋，或是海鮮湯都很美味。湯頭鮮美，帶有豐富的甜味。另外鹽烤或是香煎都是無可比擬的可口。

如此美味的魚，竟然在名稱中加個「化」字，不禁想和命名的人抗議不平。

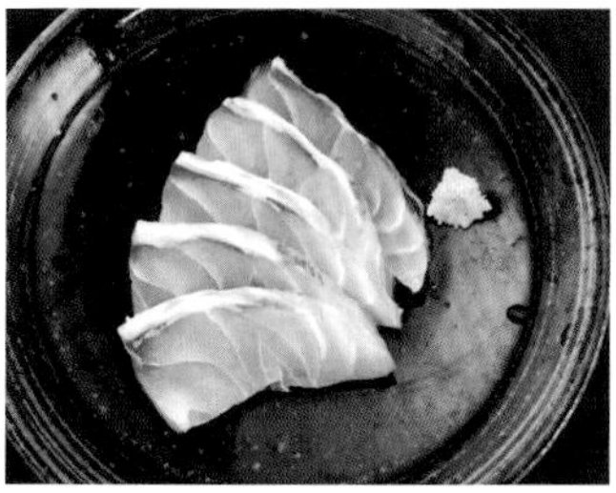

白色部分為帶有甜味的油脂。顏色美麗，味道鮮美。是生魚片的首選。

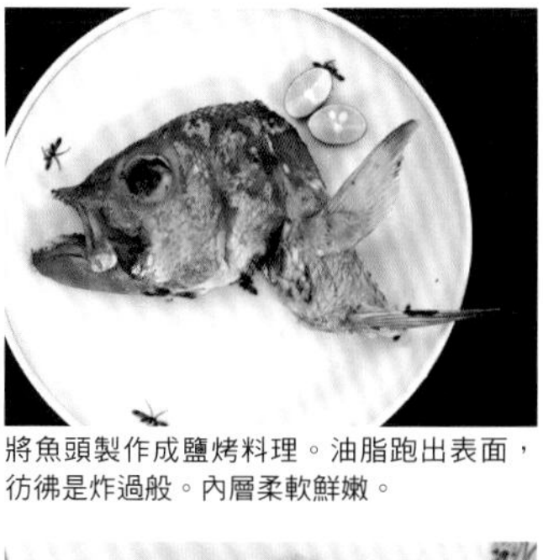

將魚頭製作成鹽烤料理。油脂跑出表面，彷彿是炸過般。內層柔軟鮮嫩。

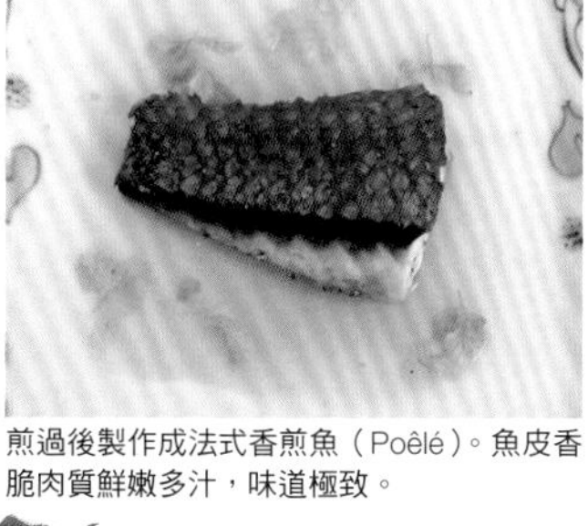

煎過後製作成法式香煎魚（Poêlé）。魚皮香脆肉質鮮嫩多汁，味道極致。

毫無近親之緣

鱸形目發光鯛科 **赤鯥**

赤鯥 Doederleinia berycoides

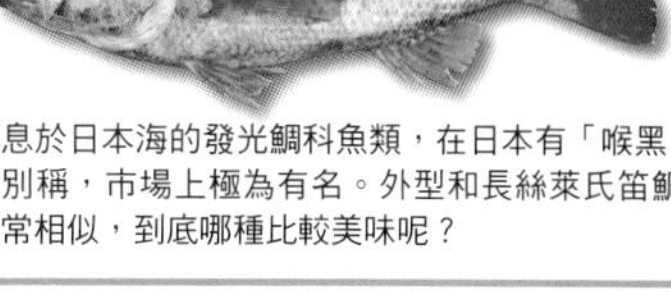

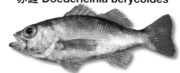

棲息於日本海的發光鯛科魚類，在日本有「喉黑」的別稱，市場上極為有名。外型和長絲萊氏笛鯛非常相似，到底哪種比較美味呢？

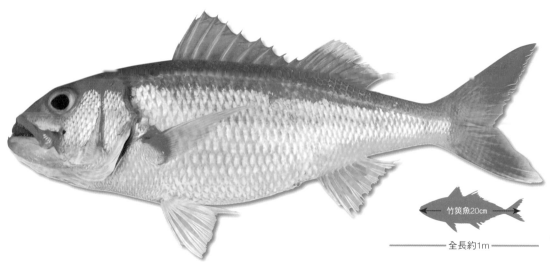

濱鯛

八丈赤鯥 Etelis carbunculus

主要於東京都諸島部、鹿兒島縣及沖繩縣捕獲。釣上岸時紅色的外觀閃閃發光，彷彿深海的寶石般。由於體型過大，因此難得有機會能看到整尾的高級魚。

鱸形目笛鯛科

濱鯛

八丈赤鯥 Etelis carbunculus

棲息地●伊豆諸島、小笠原諸島、鹿兒島縣奄美大島至琉球列島。漁獲●漁釣。別名●紅鑽魚、長尾烏、紅雞仔

次要魚類的實力

次要魚類珍稀度	★★★★☆
美味程度	★★★★★
價格	★★★★☆

帶皮料理成炙燒握壽司。東京的壽司師傅偏好的料理方式。由於是小笠原產的鮮魚，因此毫無疑問是江戶前壽司的高級食材。

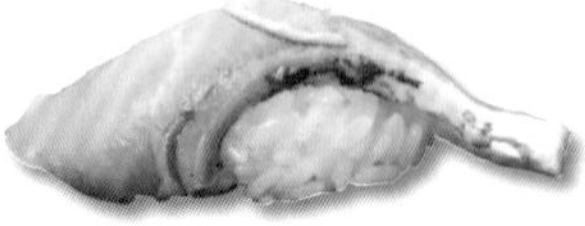

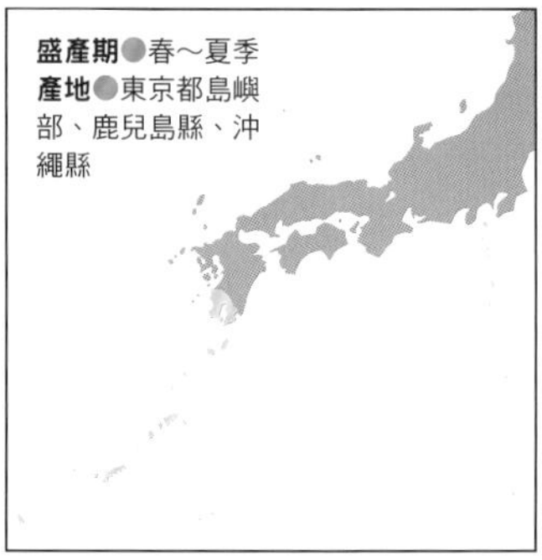

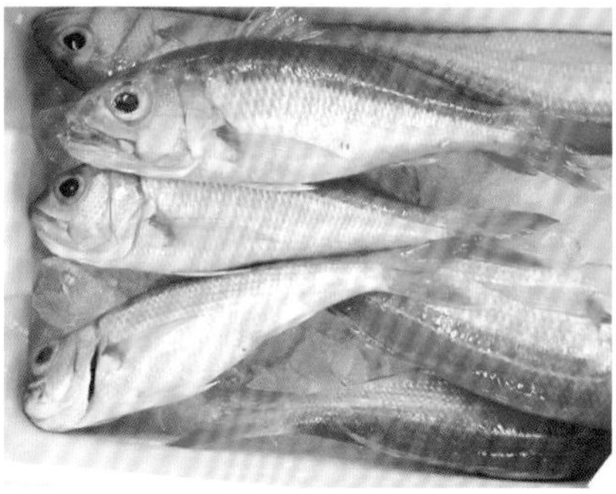

築地市場販售的小笠原產濱鯛。在小笠原諸島集中捕獲後，會每週一次運送至關東。毫無疑問是東京的魚。

棲息於熱帶深海中的超美大型魚

由19世紀的博物學泰斗——法國的喬治．居維葉紀錄的魚。而日本的標準和名則是由日本國內的魚類學之父，田中茂穗所命名。

全長超過1m的大型魚，棲息於深海海域中。在沖繩縣和長尾濱鯛、大口濱鯛等一起被歸類為「町類」魚，是重要的漁業資源。

日本名稱「八丈赤鯥」中雖然冠上八丈島之名，不過主要棲息在更南方的小笠原附近、奄美大島，以及沖繩縣等地區。

在熱帶海域中屬於味道鮮美，油脂豐富的白肉高級魚

濱鯛是沖繩縣、鹿兒島縣等，極受歡迎的魚類。小笠原也能捕獲此魚，因此也可以說是代表東京都的地方魚。

鮮嫩的白肉、鮮紅的魚皮、美感以及味道，都是魚類中的首選。不論是直接煮成鮮美的魚湯，或是料理成昆布風味的蒸魚也很棒。

不過生魚片才是美味的上級之選。近年來也開始出現在江戶前壽司的食材中。沖繩料理「鹽煮」，美味到連魯山人都為之驚訝不已！

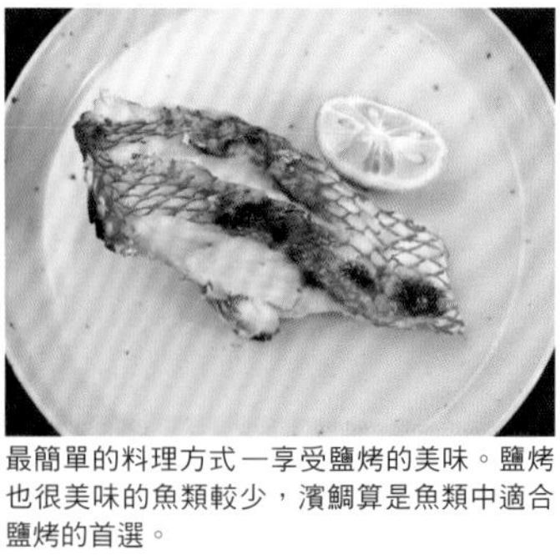

最簡單的料理方式一享受鹽烤的美味。鹽烤也很美味的魚類較少，濱鯛算是魚類中適合鹽烤的首選。

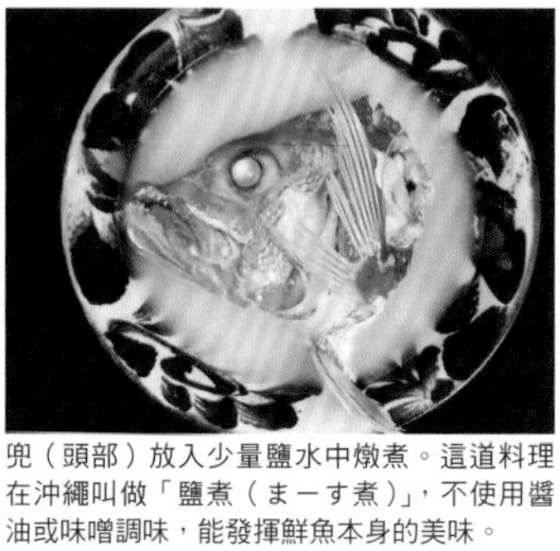

兜（頭部）放入少量鹽水中燉煮。這道料理在沖繩叫做「鹽煮（まーす煮）」，不使用醬油或味噌調味，能發揮鮮魚本身的美味。

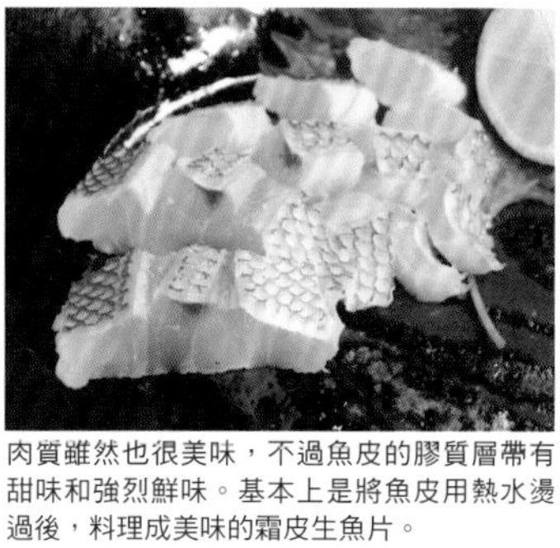

肉質雖然也很美味，不過魚皮的膠質層帶有甜味和強烈鮮味。基本上是將魚皮用熱水燙過後，料理成美味的霜皮生魚片。

町（Machi） 沖繩的地方名

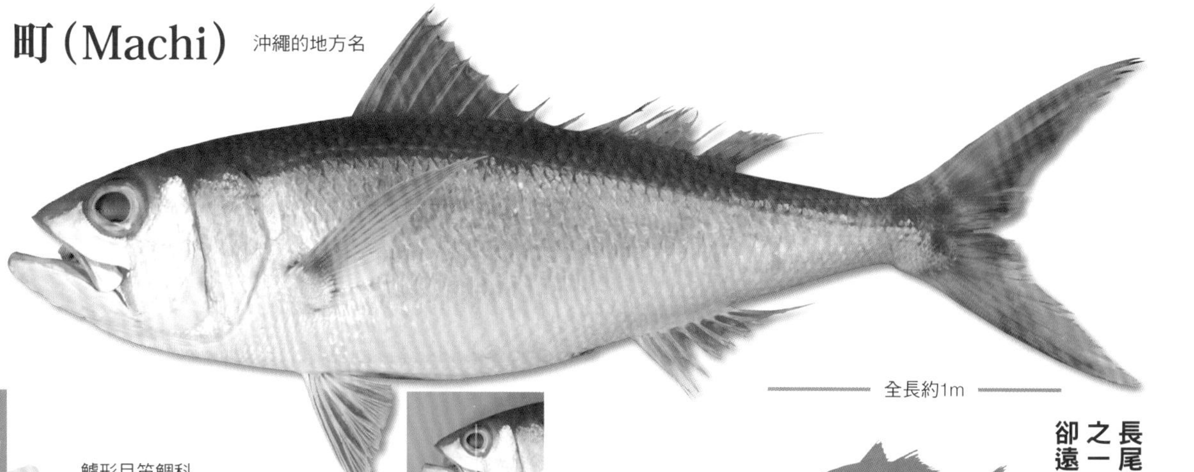

長尾濱鯛在日本有「尾長」的別名，是受歡迎的白肉魚之一。另外還有種和這個東京的高級魚相似，卻遠在南方、只能在沖繩縣捕捉的大口魚。

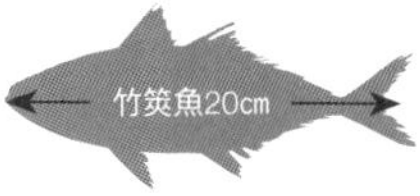

大口濱鯛

鱸形目笛鯛科

大口濱鯛

大口浜鯛 Etelis radiosus

棲息地●沖繩縣諸島以南。漁獲●漁釣。別名●大口紅鑽魚、紅魚

次要魚類的實力

次要魚類珍稀度	★★★★☆
美味程度	★★★★★
價格	★★★★☆

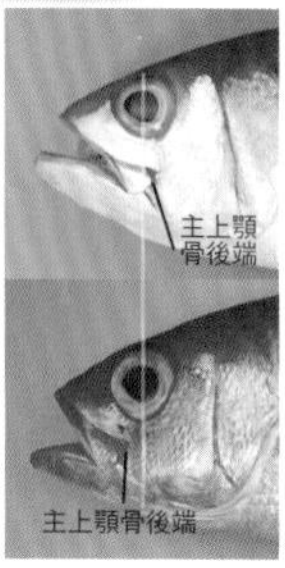

（上）大口濱鯛、（下）長尾濱鯛。仔細觀察嘴部後端，會發現兩者位置不同。上圖的魚口明顯較大。

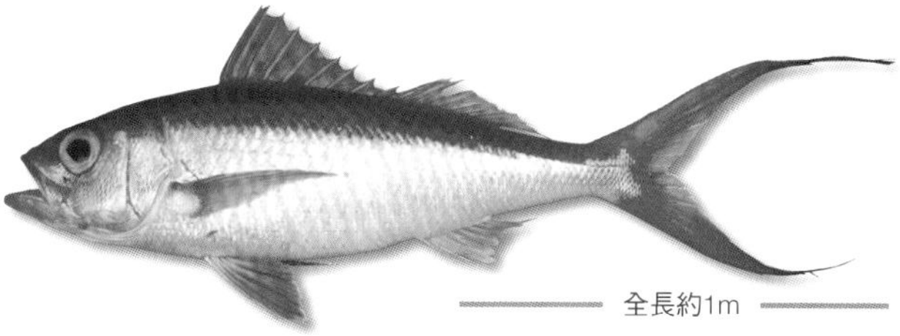

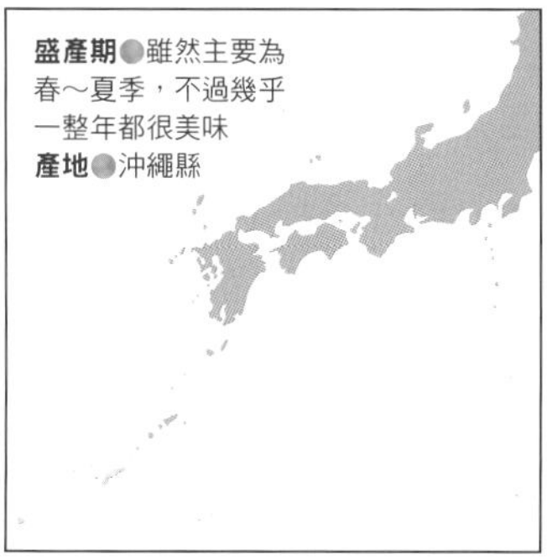

盛產期●雖然主要為春～夏季，不過幾乎一整年都很美味

產地●沖繩縣

※大口濱鯛的產地

鱸形目笛鯛科

長尾濱鯛 浜鯛 Etelis coruscans

棲息地●伊豆諸島、小笠原諸島、紀伊半島、高知縣、鹿兒島縣以南、琉球列島。漁獲●漁釣。別名●長尾鳥、紅魚、紅尾鳥（澎湖）、紅嘴針（東港）

次要魚類的實力

次要魚類珍稀度	★★★☆☆
美味程度	★★★★★
價格	★★★★☆

大口浜鯛
Etelis coruscans

在沖繩諸島中多分布於南方 棲息在石垣島以南的大型魚

長尾濱鯛是代表東京都諸島部的高級白肉魚。在關東附近有「尾長」之別稱，於東京市場中，也是極受歡迎的白肉魚之一。在沖繩縣也被列入「三大高級魚」之中，人氣極高。和這個長尾濱鯛非常相似的魚類，則是只棲息於沖繩縣的大口濱鯛。最大的差異處在魚口的大小。這兩種魚類都棲息在水深達100m以上的深海，並且都同樣用延繩釣捕獲。捕獲量和長尾濱鯛相較之下明顯較少。

在沖繩的各種魚類當中 也是數一數二的美味鮮魚

重量約達10kg的大型魚，體型越大越美味。在沖繩看到將大口濱鯛卸貨的光景時，彷彿像在和大魚格鬥般激烈。將熱帶魚料理成生魚片時，原則上盡量不去皮，用熱水燙魚皮的方式料理。大口濱鯛的肉質和魚皮都非常鮮美可口。

另外，魚皮強韌不會輕易剝落，因此可以用奶油香煎，可料理出表面香脆、肉質鮮嫩多汁的口感。漁夫們比起魚肉，更喜愛魚骨魚頭的部分，經常利用魚骨來製作魚湯（味噌湯）。其他像是蒸魚，或是裹上沖繩風味的麵衣後，再炸成天婦羅也非常美味。

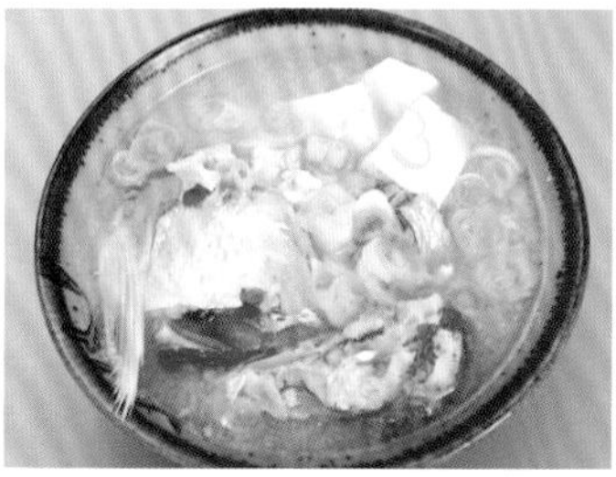

沖繩縣漁夫最推薦的「魚湯」。不需要添加任何高湯。只要用魚骨熬出湯頭，最後加入味噌即可。做法簡單，味道美味豐富。

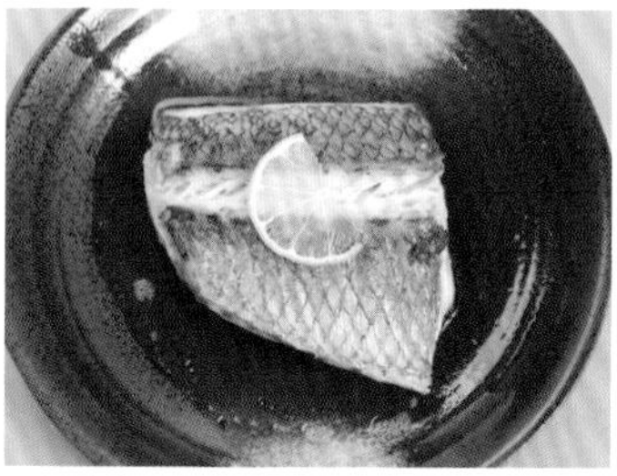

用奶油或是乳瑪琳將魚皮煎過後，製作成「奶油煎魚」。最後再加入醬油，成為最適合配飯的料理。

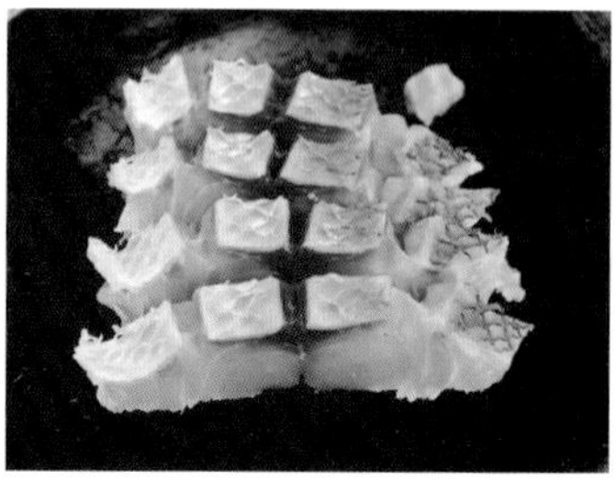

在沖繩縣基本上都是將魚皮用熱水燙過，再料理成生魚片。魚皮帶有鮮味，風味極佳。肉質也帶有甜味，鮮美滋味口齒留香。

石氏擬烏尾鮗

山原縞青鯛 Paracaesio stonei

藍色擬烏尾鮗是東京都的代表魚類，而橫帶擬烏尾鮗雖稱不上是珍稀魚，不過卻算是次要魚類。石氏擬烏尾鮗則是極為稀有，也是非常次要的魚類。

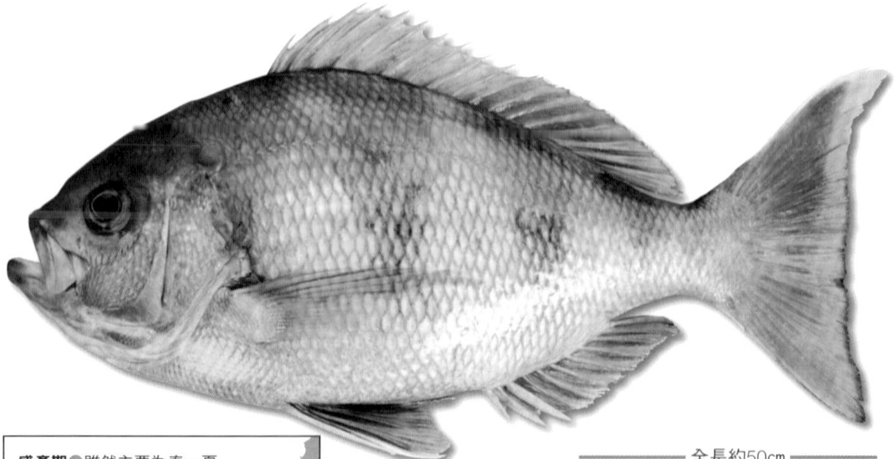

全長約50cm

鱸形目笛鯛科
石氏擬烏尾鮗
山原縞青鯛 Paracaesio stonei
棲息地●奄美大島以南。漁獲●漁釣。別名●雞仔魚、烏尾冬（澎湖）、青雞仔（澎湖）

次要魚類的實力

次要魚類珍稀度	★★★★★
美味程度	★★★★★
價格	★★★★☆

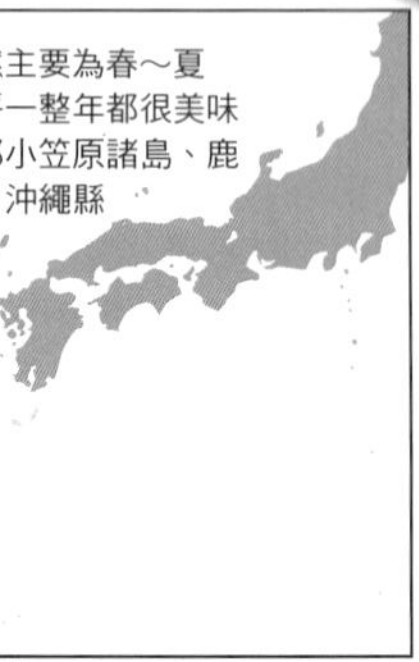

盛產期●雖然主要為春～夏季，不過幾乎一整年都很美味
產地●東京都小笠原諸島、鹿兒島諸島部、沖繩縣

※2種魚類的產地

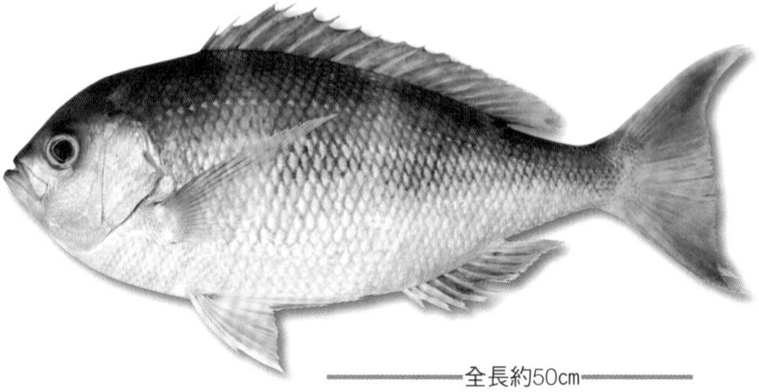

全長約50cm

鱸形目笛鯛科
橫帶擬烏尾鮗
島青鯛 Paracaesio kusakarii
棲息地●東京都小笠原諸島、鹿兒島縣屋久島以南。漁獲●漁釣。別名●雞仔魚、青尾鮗（臺東）、厚殼雞（北部）

次要魚類的實力

次要魚類珍稀度	★★★★☆
美味程度	★★★★★
價格	★★★★☆

在魚種豐富的笛鯛科中，是個不容忽視的存在

笛鯛科若梅鯛屬的藍色擬烏尾鮗（青若梅鯛），在東京都的市場中，是廣為專業人士熟悉的高級魚。經常出現於高級料理店中，也是江戶前壽司的食材。若梅鯛屬的魚類皆棲息在深100m以上的深海海域中，日本國內共發現三種。其中橫帶擬烏尾鮗、石氏擬烏尾鮗，是屬於比較後期紀錄的種類，而石氏擬烏尾鮗則是於1983年發現的，距今仍非常短。

若梅鯛屬的三種魚類皆很美味。而且都屬於高級魚

屬於鮮嫩的白肉魚，而且充滿鮮味。加上顏色非常美麗，極受歡迎而且要價不斐。

生魚片的味道極佳，具有百吃不膩的魅力。

另外，魚肉就算加熱也不會變硬。魚肉和魚骨分離容易，適合烹調成任何料理。不論是蒸魚或魚湯都很棒。尤其是沖繩的鄉土料理「鹽煮」，味道更是一絕。雖然有點可惜，不過奶油香煎魚或是油炸魚的味道也鮮美可口。

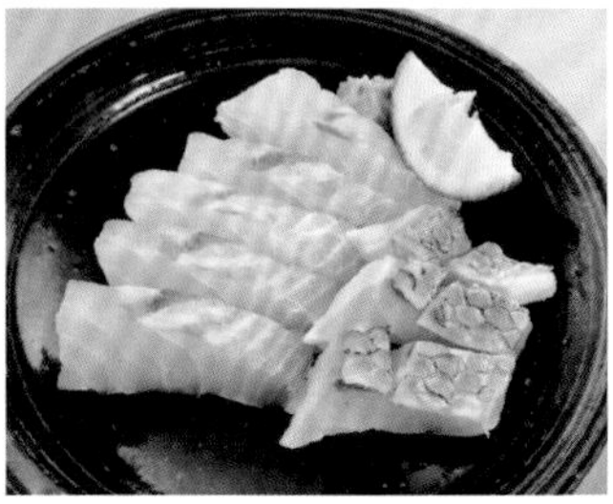

雖然在東京都內，藍色擬烏尾鮗的生魚片因外觀美麗而為人所知，不過石氏擬烏尾鮗的味道也絕對不輸給藍色擬烏尾鮗。

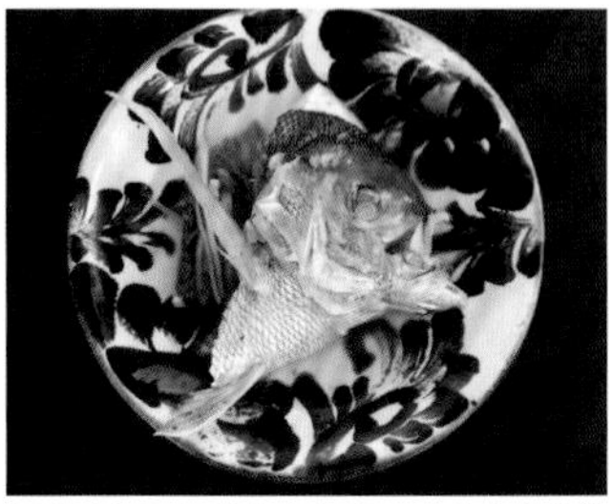

將魚頭加入少量的水和鹽，煮成沖繩的鄉土料理「鹽煮」。鮮嫩的白肉帶有甜味，魚皮則含有膠質，入口即化。

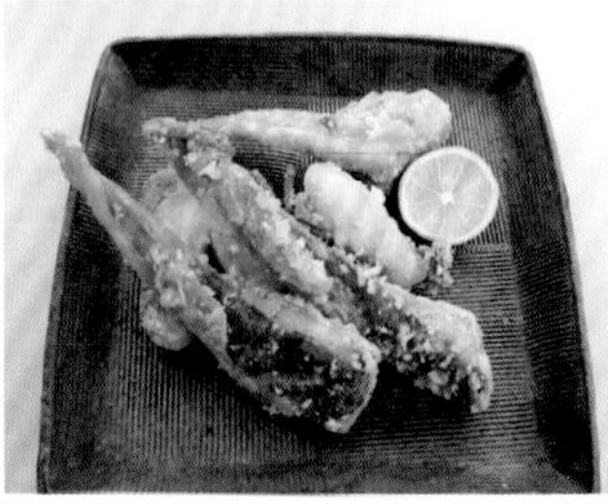

胸鰭周圍和尾鰭等，裹上太白粉製作成油炸料理。表面香脆，中間鮮嫩多汁，比河魨肉還美味。

同屬中比較有名的魚類

鱸形目笛鯛科 **藍色擬烏尾鮗**
青鯛 Paracaesio caerulea

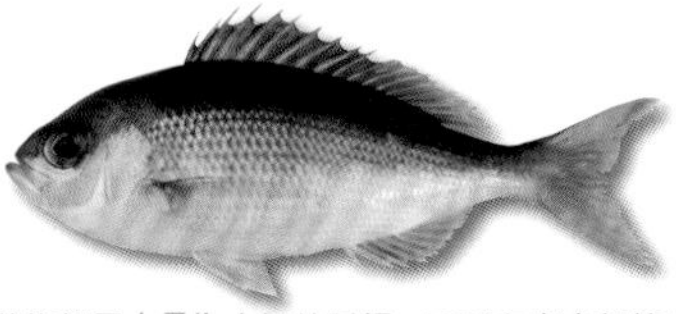

在若梅鯛屬中最為人知的種類。可以在東京都等島嶼捕獲，是很受歡迎的白肉魚，販售價格極高。

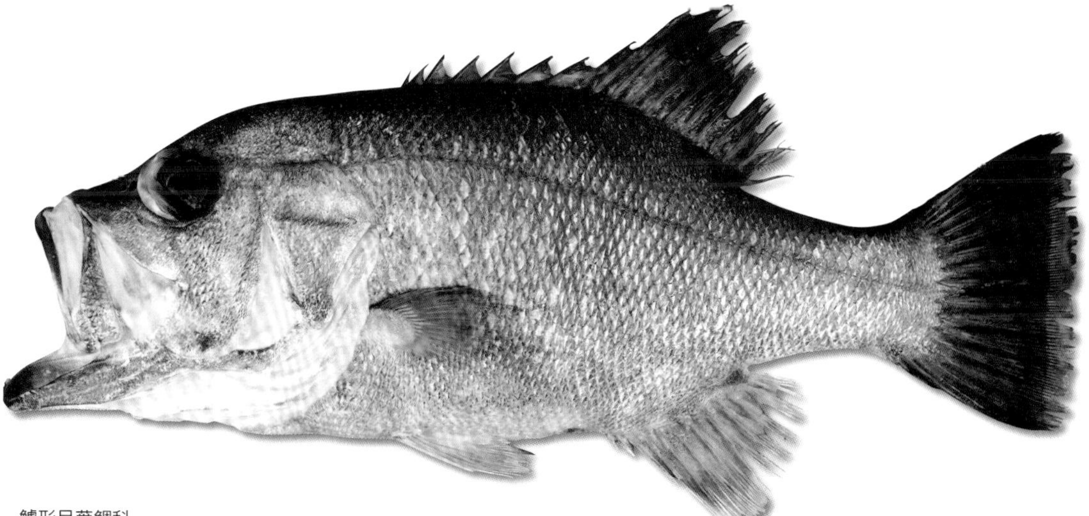

全長約80cm

葉鯛

青葉鯛

Glaucosoma hebraicum

鱸形目葉鯛科

葉鯛 **青葉鯛** Glaucosoma hebraicum

棲息地●山陰、長崎縣、愛媛縣宇和海、土佐灣、鹿兒島縣以南的深海。漁獲●深海延繩釣。別名●大目仔、大目孔（澎湖）、黑大目

次要魚類的實力

次要魚類珍稀度	★★★★★
美味程度	★★★★★
價格	★★★★☆

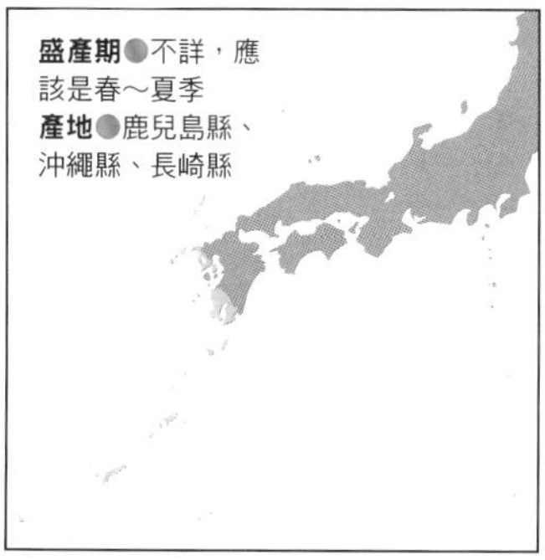
盛產期●不詳，應該是春～夏季
產地●鹿兒島縣、沖繩縣、長崎縣

雖然曾出現在活躍於幕末至明治時期的托馬斯・格洛弗之子——倉場富三郎所著的『格洛弗魚類圖鑑』中，名稱的由來卻不詳。偶爾可在南海捕獲，不過在日本國內卻是非常稀有、次要的魚類。

葉鯛科在全世界中僅有4種 日本國內珍稀魚中的珍稀魚

有些魚類無法由外觀來判定分類學中的科和屬名，葉鯛就是其中之一。

日本和名是由倉場富三郎命名，不過由來卻不得而知。倉場富三郎是活躍於幕末・明治時代的托馬斯・格洛弗之長男，也是一位活躍於明治、大正及昭和時期的實業家及水產學家。他的著作『格洛弗魚類圖鑑』，是日本圖鑑的開端。戰後分類學進步後，葉鯛被分類為鮨科。

問題出在於在那個時代裡，經常有將無法清楚辨別的種類，分類至鮨科的傾向。現在則是將葉鯛科獨立出來，其中在全世界共有四種魚類。

主要是用深海的延繩釣捕獲，越往熱帶海域捕獲量就越多。

大型的葉鯛風味頂級。可惜捕獲量極少

照片中的葉鯛為鹿兒島縣產。某次出現於鹿兒島中央市場，由於稀少的緣故，連當地人都說「這裡也沒什麼人吃過」，並請對方寄至家中。

由於是第一次品嚐，所以首先試著生吃。細緻的白肉帶著紅色部分，極為美麗。送來的鮮魚重達8kg，因此先切成5片，並且比較背部和腹部的風味。腹部帶有油脂和強烈的甜味。雖然是白肉魚，不過味道卻很鮮美豐富。後味極佳，令人食指大動。

單純製作成鹽烤料理也很美味，用魚骨製作成魚肉豆腐火鍋，味道一點也不會輸給北九州的「雲紋石斑」。將油脂較少的部分，製作成油炸或奶油煎魚也很可口。每個部位幾乎都能做出美味的料理，完全不浪費。

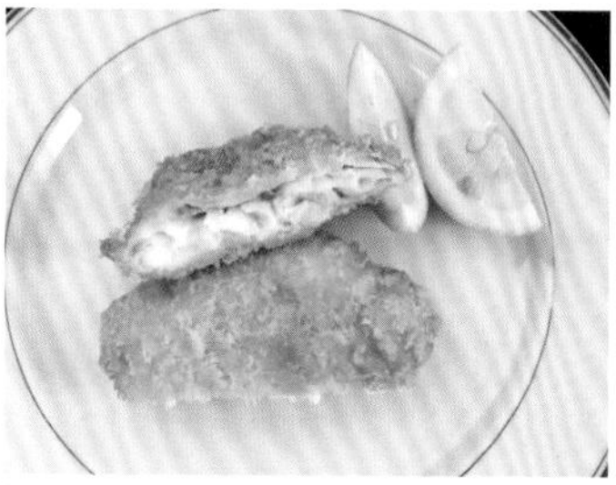

將油脂較少的背部料理成油炸魚。外層的麵包粉香脆，而中間的魚肉則鮮嫩多汁，實為可口。

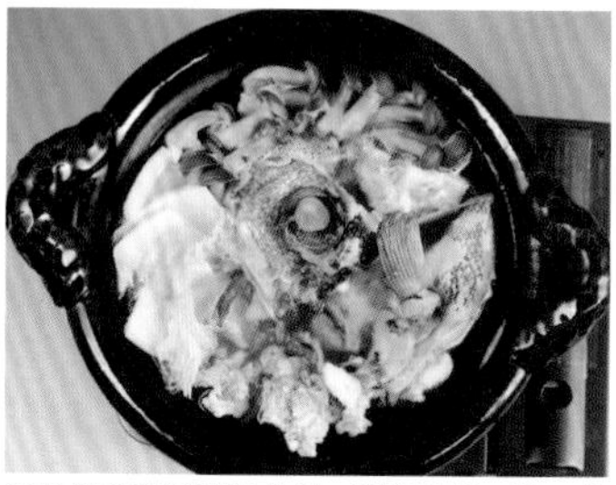

魚骨和魚頭料理的火鍋。湯頭是數一數二的美味。肉質加熱後會稍微變得緊實，帶有鮮甜美味。最後還能加入白飯做成鮮魚稀飯。

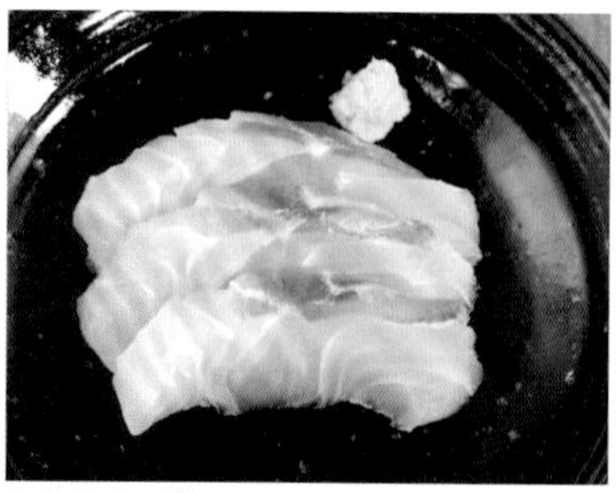

生魚片表面帶有紅色，肉身透明，外觀也是種視覺享受。建議稍微熟成後再享用，可提升其鮮味。

協助／田中水產（鹿兒島縣鹿兒島市）

鱸形目五棘鯛科

日本五棘鯛 壺鯛 Pentaceros japonicus

棲息地●北海道～九州的太平洋、日本海各地、九州北岸。天皇海山，夏威夷等。水深100～950m的海域。漁獲●底拖網、流刺網。別名●五棘鯛、旗鯛

次要魚類的實力
次要魚類珍稀度 ★★★★☆
美味程度 ★★★★★
價格 ★★★☆☆

全長約30cm

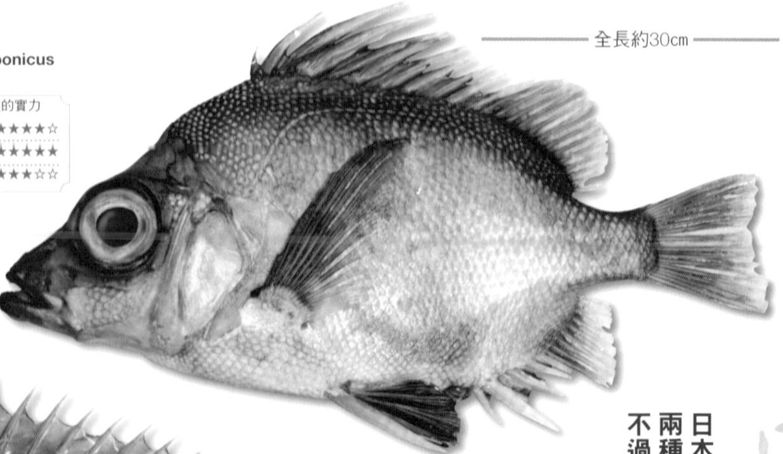

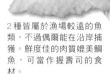

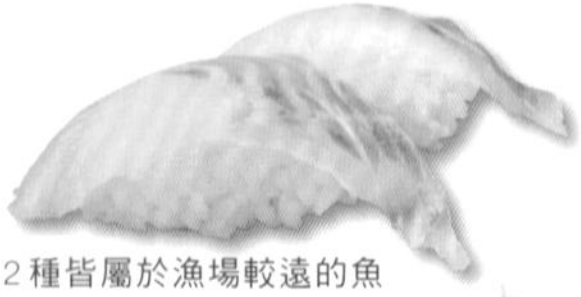

2種皆屬於漁場較遠的魚類，不過偶爾能在沿岸捕獲。鮮度佳的肉質媲美鯛魚，可當作握壽司的食材。

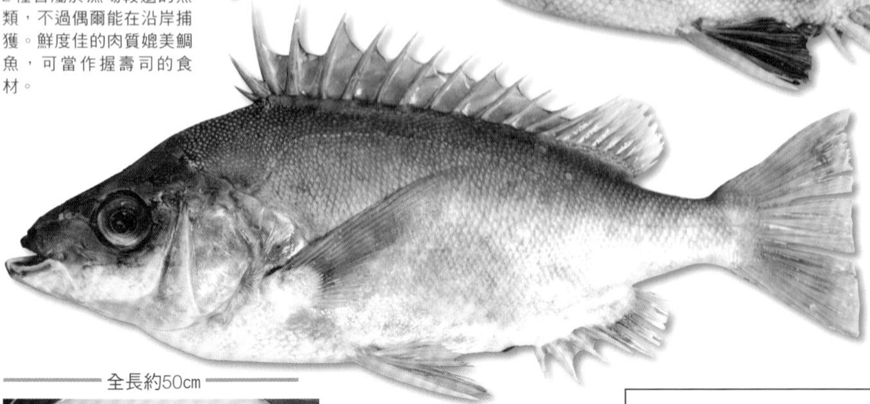

全長約50cm

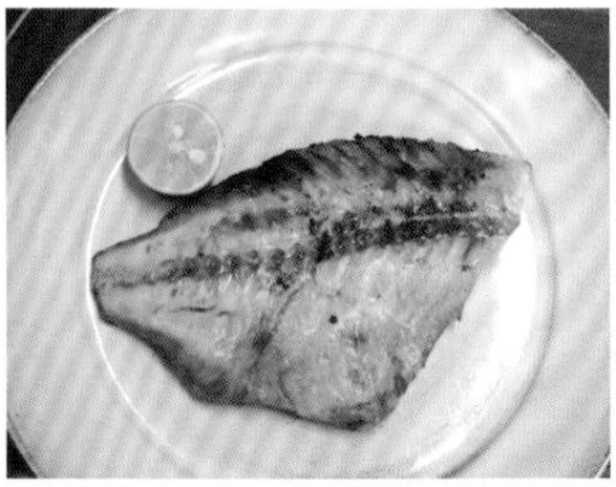

人氣絕頂的魚乾。油脂豐富，而且不帶腥味。雖然價格稍高，不過仍經常陳列於超市中。

鱸形目五棘鯛科

惠氏擬五棘鯛

草刈壺鯛 Pseudopentaceros wheeler

棲息地●房總半島、駿河灣、小笠原諸島、九州。天皇海山、夏威夷諸島、阿留申群島。水深146～500m的海域。漁獲●底拖網、流刺網

次要魚類的實力
次要魚類珍稀度 ★★★★☆
美味程度 ★★★★★
價格 ★★★☆☆

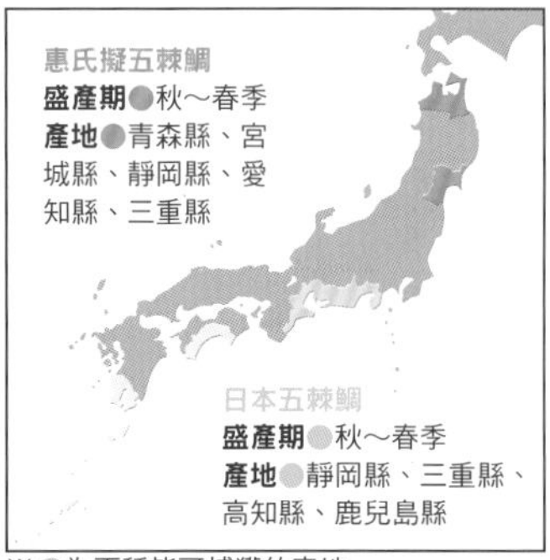

惠氏擬五棘鯛
盛產期●秋～春季
產地●青森縣、宮城縣、靜岡縣、愛知縣、三重縣
日本五棘鯛
盛產期●秋～春季
產地●靜岡縣、三重縣、高知縣、鹿兒島縣

※●為兩種皆可捕獲的產地

日本五棘鯛

壺鯛 Pentaceros japonicus

日本五棘鯛及惠氏擬五棘鯛都是近海的珍稀魚類。兩種都擁有魚類中首屈一指的美味，不過可在遠洋大量捕獲的惠氏擬五棘鯛知名度較低。

雖然有兩種「壺鯛」，不過日本和名「壺鯛」是指日本五棘鯛！

五棘鯛科中有許多珍稀魚類，尤其是五棘鯛屬的日本五棘鯛和惠氏擬五棘鯛，幾乎沒有機會能看到鮮魚的樣子。主要棲息於溫暖的深海海域中。雖然於近海中出現機率較大，不過在50年代的『圖說有用魚類千種』一書中，是被歸類為「稀有魚種」，至今仍未曾改變。惠氏擬五棘鯛則是1969年俄羅斯的拖網漁船，開始在天皇海山捕魚前，都還是屬於極為珍稀的魚類。

生魚片的血色美麗肉質鮮嫩製成魚乾實為可惜

一般大眾所說的「壺鯛」是指惠氏擬五棘鯛，容易和日本五棘鯛的日本和名「壺鯛」混淆。筆者第一次見到惠氏擬五棘鯛時，是在80年代的青森市中，看到曬成魚乾販賣的樣子。在宮城縣捕撈上岸，並成為東北的地方鮮魚。直到現在，「壺鯛魚乾」仍具有相當人氣。

兩種魚類的味道非常相似。如果鮮度足夠，生鮮的魚肉可媲美鯛魚。加熱後肉質也不會變硬。

而生魚片堪稱絕品中的絕品。帶有油脂和甜味，做成燉煮料理也很美味。而熬成魚湯或是鹽烤，風味皆堪稱一絕。

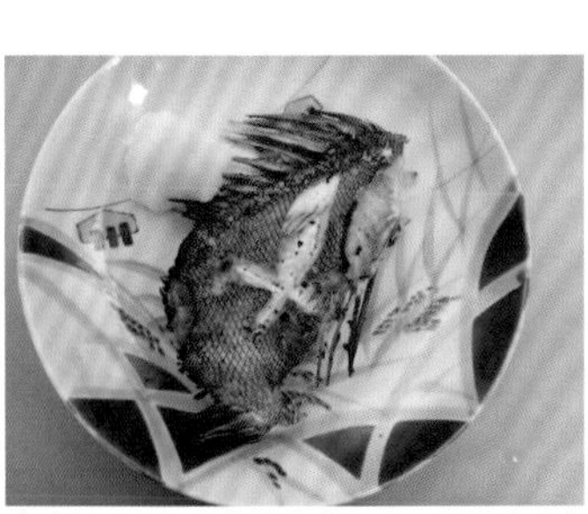

惠氏擬五棘鯛的魚乾非常有名，不過將日本五棘鯛的魚乾，製作成鹽烤料理也很美味，能品嚐到鮮魚的豐富鮮味。

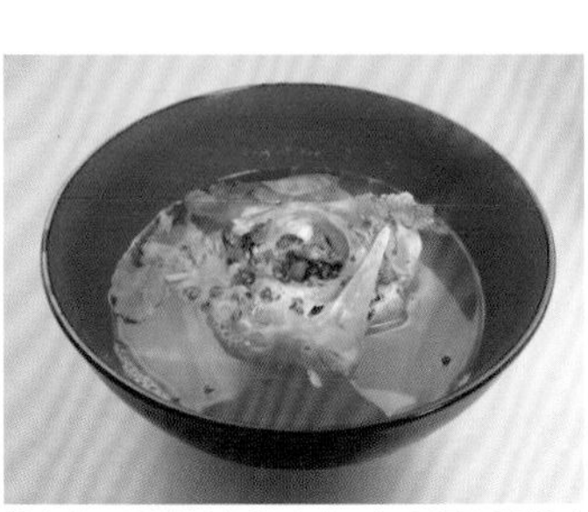

將魚骨、胃袋及魚肝水煮，加入酒和鹽調味成「潮汁（鮮魚湯）」。風味濃醇且帶有餘韻。也可以加入粗黑胡椒提味。

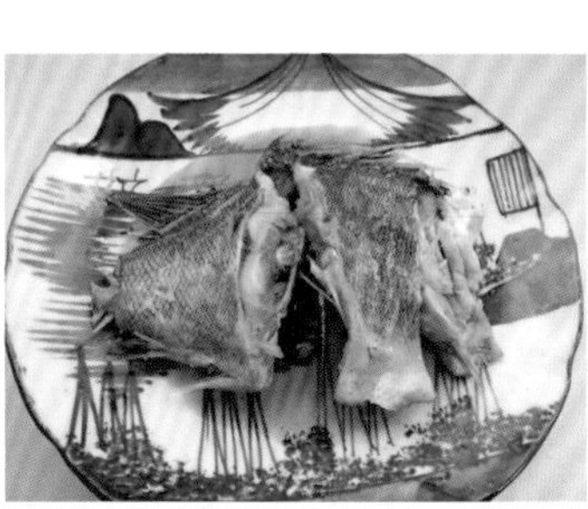

熬煮後肉質稍微緊實卻不會太硬。鮮味完全不會被醬油等調味料蓋過，微微的甜味是從油脂而來。

歐氏鰧

底甘鯛 Owstonia totomiensis

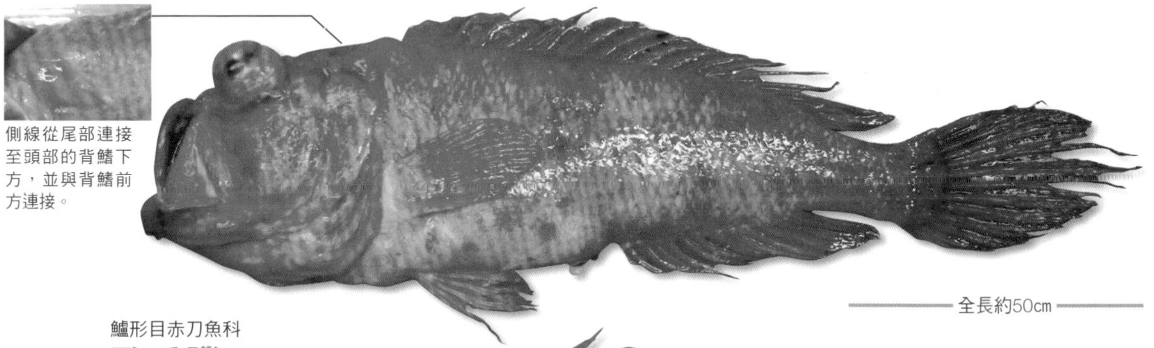

側線從尾部連接至頭部的背鰭下方，並與背鰭前方連接。

全長約50cm

鱸形目赤刀魚科

歐氏鰧

底甘鯛 Owstonia totomiensis

棲息地●駿河灣、遠洲灘、土佐灣、東海。漁獲●底拖網。別名●甘鯛

次要魚類的實力

次要魚類珍稀度	★★★★☆
美味程度	★★★★★
價格	★★★☆☆

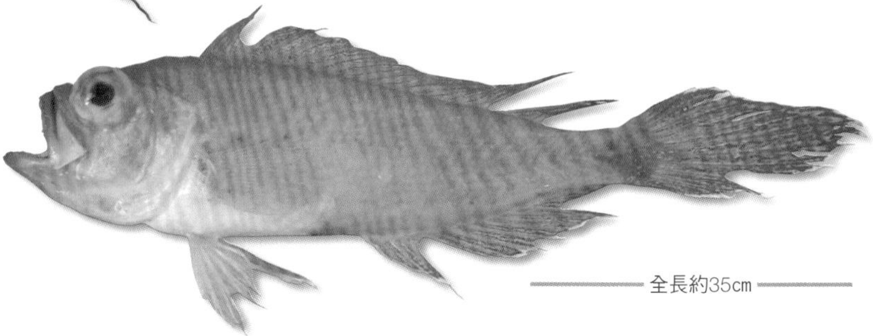

全長約35cm

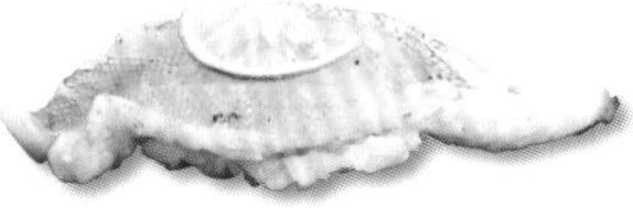

魚皮鮮美，因此料理成「炙燒」壽司。是足以令壽司職人屏息的高級食材。香味、鮮美，無一不適合搭配壽司飯。

鱸形目赤刀魚科

粒牙歐氏鰧

底甘鯛擬 Owstonia grammodon

棲息地●相模灣～土佐灣。水深150～400m的海域。漁獲●底拖網。

次要魚類的實力

次要魚類珍稀度	★★★★★
美味程度	★★★★★
價格	★★★★☆

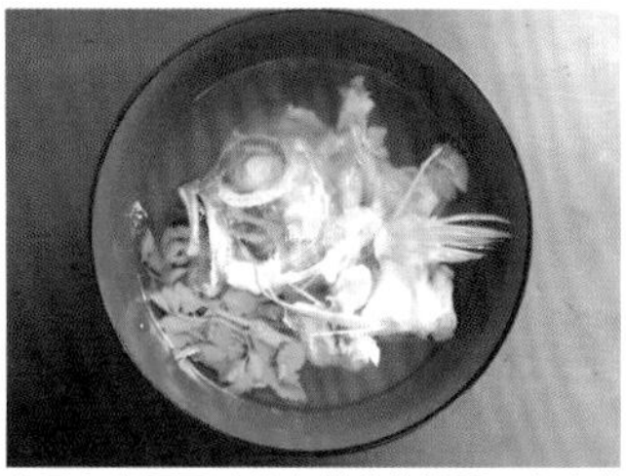

魚骨和魚頭可以熬出鮮美的湯頭。魚肉帶有甜味，可煮出極為鮮美的魚湯，料理成味噌湯也很美味。

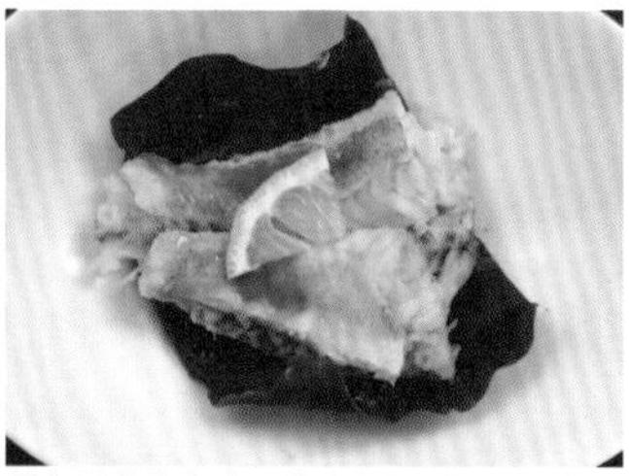

具有厚度的魚皮下方含有膠質層。加熱之後會融化，並釋出甜味。肉質也非常鮮嫩美味。

在駿河灣等廣大的深海底層中，棲息著一種形狀奇特的魚類。和高級魚「馬頭魚」並無近親之緣。

同種魚類的外型大多為頷帶狀 歐氏鰧也不例外

由於外型和近幾年價格不斐的馬頭魚（甘鯛）相似，因此標準和名便取名為「底甘鯛」。

歐氏鰧所屬的赤刀魚科，幾乎皆棲息於100m以上的深海底中。體色鮮紅且身體較長。像是棲息於近海沙地的克氏棘赤刀魚（紅簾魚），外型彷彿就像一條紅色的頷帶。這種頷帶狀的魚類中，身體最高的則是歐氏鰧，以及粒牙歐氏鰧這兩種。

命名標準和名的是田中茂穗。記載於20世紀之後，因此在國內外都算比較新發現的魚種。

雖然棲息於水深200m的沙地，不過幾乎無法用底拖網大量捕獲。因此也幾乎沒有地方俗名，也沒有特定的產地。

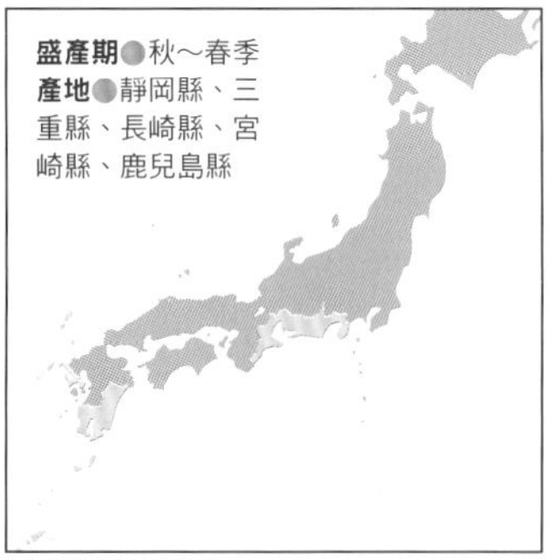

盛產期●秋～春季
產地●靜岡縣、三重縣、長崎縣、宮崎縣、鹿兒島縣

※2種魚類的產地

默默無名的超美味魚

捕獲到的鮮魚大小多為20cm左右。不論燒烤或是燉煮味道都不錯，不過在產地卻乏人問津，幾乎都是漁夫自家料理享用。

而40cm前後的大型魚漁獲才是重點。相較於華麗淡紅色的小型魚，大型魚呈現出鮮豔的正紅色，並且具有驚為天人的美味。

白酒蒸魚能讓口感紮實，肉質鮮甜並帶有油脂，入口即化。燒烤後魚皮呈現出獨特風味，煮成魚湯或燉煮料理也很美味，很少能吃到味道如此鮮美的魚。

毫無近親之緣

鱸形目軟棘魚科 **日本方頭魚**

赤甘鯛 Branchiostegus japonicus

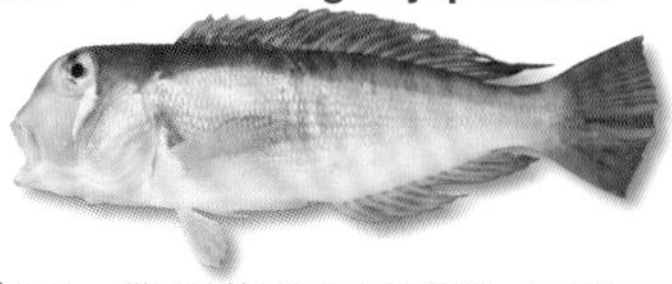

在京都稱為「Guji」。從以前就是關西的高級魚，在關東反而比較少見。而現在則是屬於價格不斐的魚類。和歐氏鰧的外型及種類都不同。

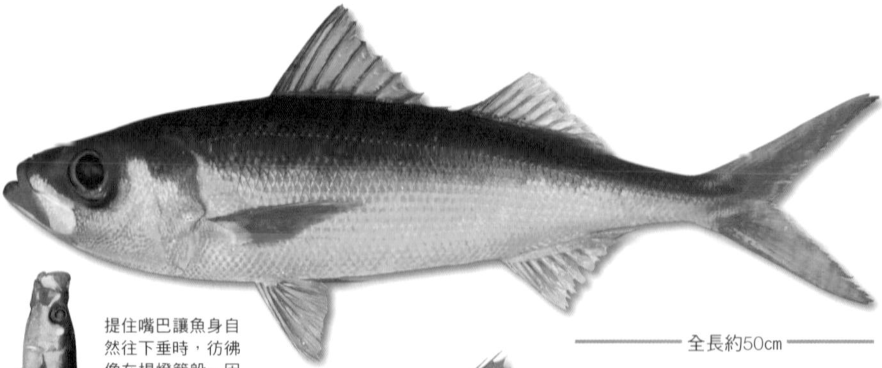

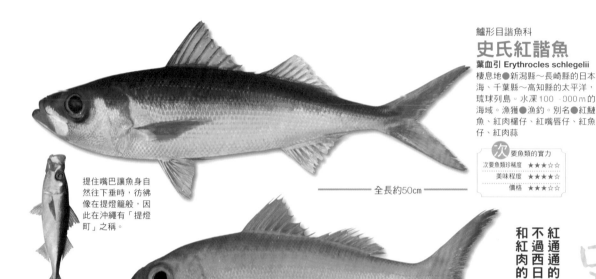

鱸形目諧魚科

史氏紅諧魚

葉血引 Erythrocles schlegelii

棲息地●新潟縣～長崎縣的日本海、千葉縣～高知縣的太平洋，琉球列島。水深100～000m的海域。漁獲●漁釣。別名●紅鰱魚、紅肉欉仔、紅嘴唇仔、紅魚仔、紅肉蒜

次要魚類的實力

次要魚類珍稀度	★★★☆☆
美味程度	★★★★☆
價格	★★★☆☆

全長約50cm

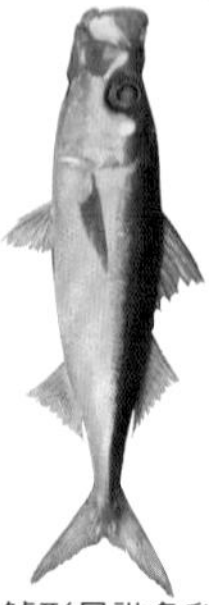

提住嘴巴讓魚身自然往下垂時，彷彿像在提燈籠般，因此在沖繩有「提燈町」之稱。

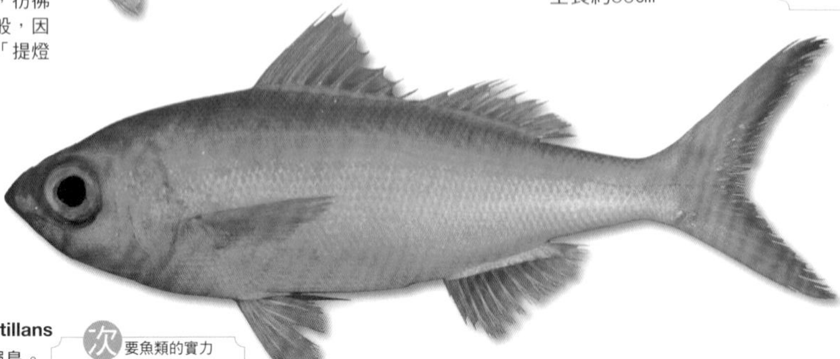

全長約30cm

鱸形目諧魚科

火花紅諧魚

布哇血引 Erythrocles scintillans

棲息地●小笠原諸島、沖繩島。水深250～300m的海域。漁獲●漁釣。別名●夏威夷紅諧魚、紅鰱魚、紅肉欉仔

次要魚類的實力

次要魚類珍稀度	★★★☆☆
美味程度	★★★★☆
價格	★★★☆☆

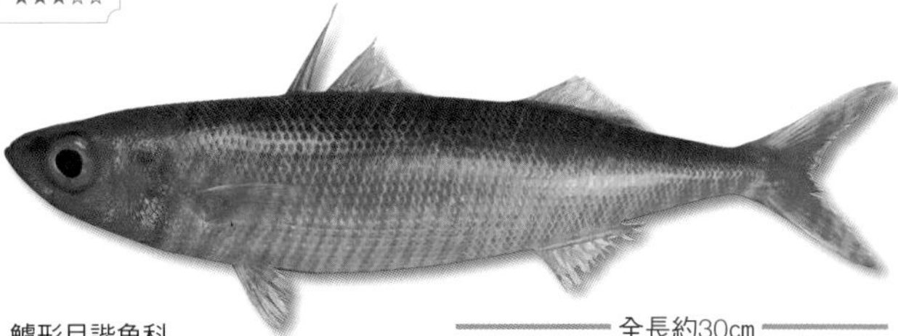

全長約30cm

鱸形目諧魚科

史氏諧魚

蝋燭血引 Emmelichthys struhsakeri

棲息地●兵庫縣、茨城縣以南，水深數十米～深海海底山周圍。漁獲●定置網、漁釣、流刺網

次要魚類的實力

次要魚類珍稀度	★★★☆☆
美味程度	★★★☆☆
價格	★★☆☆☆

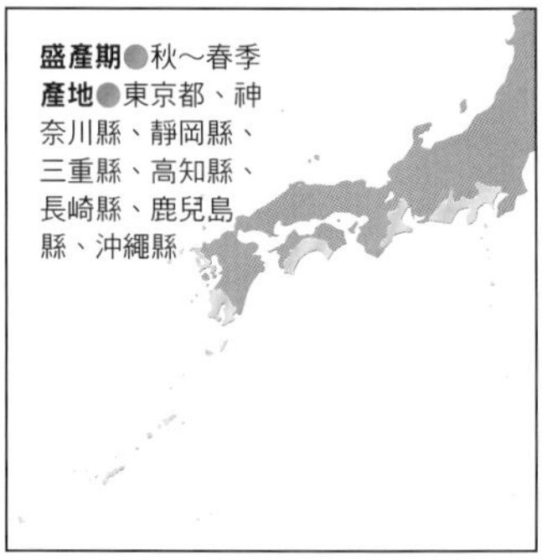

※2種魚類的產地

史氏紅諧魚

葉血引 Erythrocles schlegelii

紅通通的顏色彷彿佈滿血液般在關東惹人生厭，不過西日本卻當作美味的鮮魚而備受重視。和紅肉的鮪魚毫無近親之緣，是肉質偏紅的白肉魚。

嘴形奇特，有如筒狀般伸展。這也是諧魚科的特徵

標準和名中的「葉」※，應該是指沒用處的魚類。魚肉呈現紅色，外觀欠佳因此價格低廉。

諧魚科在日本國內共有五種，可作為食用的僅有史氏紅諧魚、火花紅諧魚、史氏諧魚這三種。其中火花紅諧魚屬於珍稀魚類，主要棲息在水深100m以上的深海中。

問題只出在肉質為紅色。不論生吃、熬煮或燒烤都很好吃

史氏紅諧魚在九州等產地中，由於味道鮮美而受歡迎，不過在關東卻因為肉質為紅色而有「赤鯖」的別稱，在市場上也乏人問津。大多製作成魚乾等加工食品的史氏諧魚，其實鮮魚的狀態十分美味。而火花紅諧魚雖然屬於較少見的魚類，不過味道也極為可口。

史氏紅諧魚的肉質則是像鰹魚或鮪魚般鮮紅。不過料理成生魚片時，卻呈現白肉魚的味道。雖然在關東不受歡迎，但味道非常棒。

就算加熱後魚肉也不會縮小，因此不論燒烤、奶油香煎，或是油炸都很美味。在產地通常會料理成燉煮魚，味道鮮美可口。火花紅諧魚料理成奶油煎魚後非常好吃。其他像是鹽烤或是燉煮也不錯。

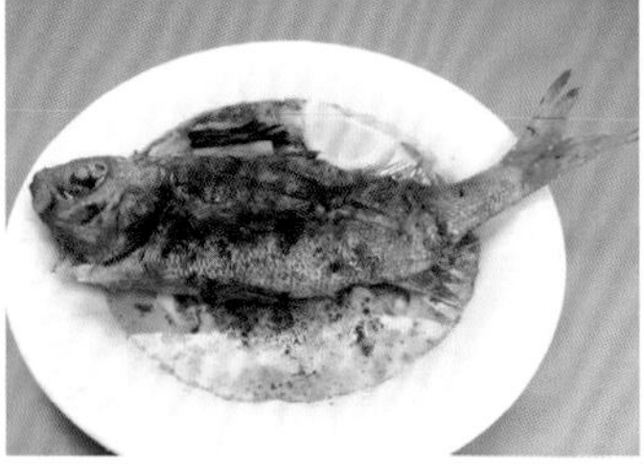

火花紅諧魚主要在沖繩島周圍捕獲，因此製作成沖繩鄉土料理「奶油煎魚」。用奶油香煎後，魚皮香脆十分美味。

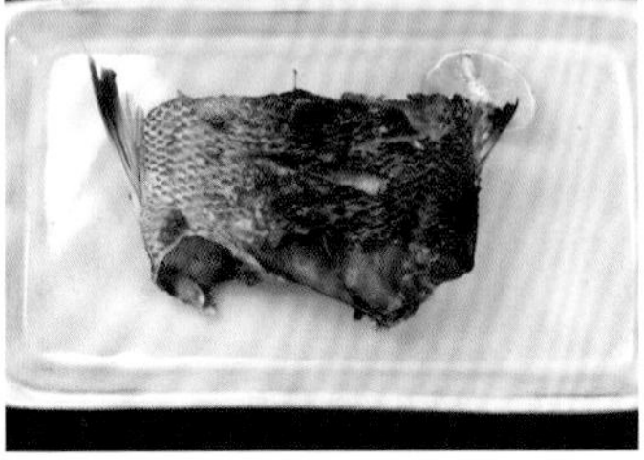

將大型的史氏紅諧魚製作成鹽烤料理。就算燒烤後肉質也不會收縮，魚肉和魚骨分離容易。肉質鮮嫩，帶有豐富鮮味。

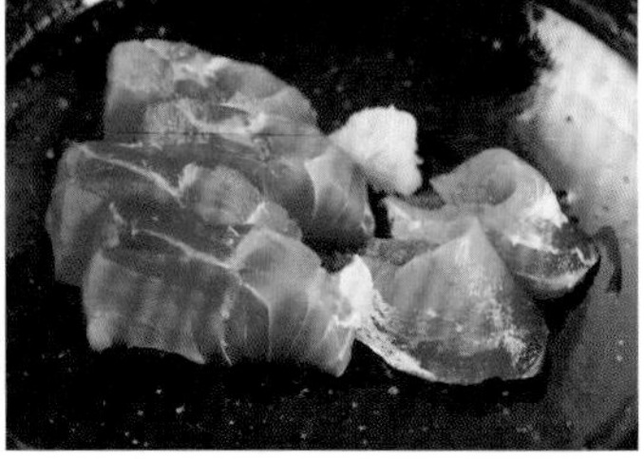

生魚片彷彿鮪魚般鮮紅。關東人不喜歡這種魚，不過在西日本則因為味道鮮美而極受歡迎。口感佳，帶有豐富的鮮味。

※葉：發音同「半端」的半（ha），指無用處、半吊子之意。

白斑光裸頭魚

油坊主 **Erilepis zonifer**

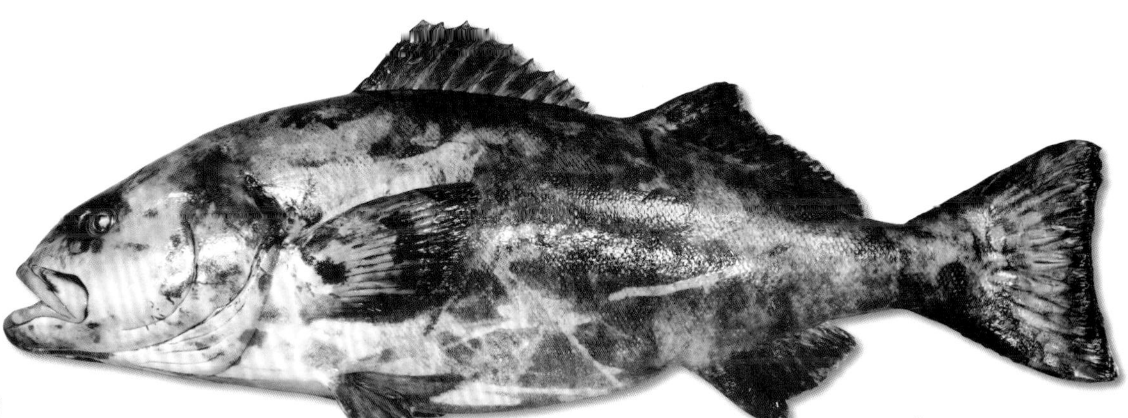

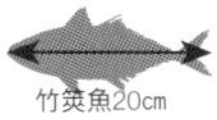
竹筴魚20cm

全長約2m

熬煮帶有豐富油脂的魚頭等部位，能熬出大量的油脂。成分接近植物性油脂，對人體並無大害。只要別食用過量，其實是很美味的魚。

鱸形目裸蓋魚科

白斑光裸頭魚

油坊主 Erilepis zonifer

棲息地●熊野灘以北的太平洋沿岸、鄂霍克次海、阿留申群島。水深約680m左右的岩礁。漁獲●漁釣、流刺網、底拖網。別名●龍斑

次 要魚類的實力

次要魚類珍稀度	★★★☆☆
美味程度	★★★★☆
價格	★★★☆☆

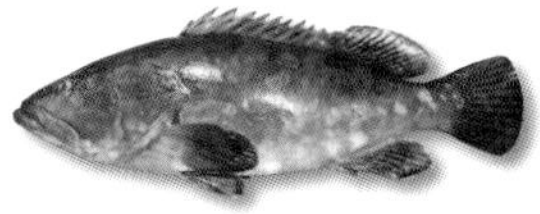
關於雲紋石斑魚請參閱第37頁

盛產期●秋～春季

產地●北海道、青森縣、岩手縣、福島縣、茨城縣、千葉縣、東京都、神奈川縣、靜岡縣

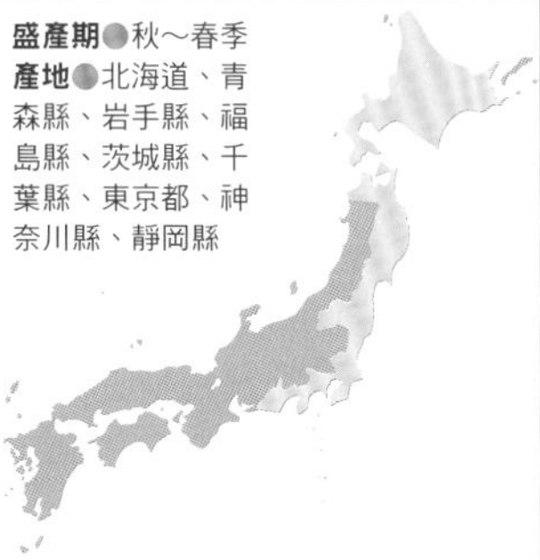
※白斑光裸頭魚的產地

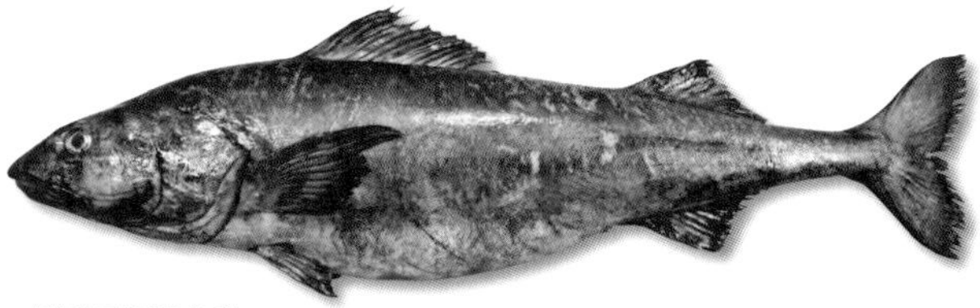

全長約1m

鱸形目裸蓋魚科

裸蓋魚

銀鱈 Anoplopoma fimbria

棲息地●日本國內主要於青森縣～北海道的太平洋、鄂霍克次海。白令海、阿留申群島。水深300～2740m的海域。漁獲●延繩釣。別名●銀鱈魚、裸頭魚

次 要魚類的實力

次要魚類珍稀度	★★☆☆☆
美味程度	★★★★☆
價格	★★★★☆

大型的白斑光裸頭魚體積極為龐大驚人

在裸蓋魚科中，棲息於太平洋北部的魚類共有兩種，也就是超市較常見的裸蓋魚和白斑光裸頭魚。雖然同樣都存在於較冷的海域中，不過白斑光裸頭魚所棲息的海域稍微偏南方。比較近緣的種類有大瀧六線魚和鈍頭杜父魚。多棲息於相模灣以北的近海深海海域中，是許多釣客的大型魚目標，極受歡迎。

偶爾會用來當作雲紋石斑魚的假冒品，這就是美味的保證書

雖然油脂豐富，不過實際品嚐後極為美味。也許是因為這樣，以前還曾經有人用來假冒雲紋石斑。

能當作雲紋石斑的假冒品，味道一定也很鮮美。喜愛油脂的人一定會上癮。這種油脂成分接近一種稱為甘油酯（Glyceride）的植物油。身體對於油脂較弱的人，特別注意不要食用過量，尤其魚肝含有大量的油脂。而20kg左右大小的油脂分布恰到好處，非常美味。

建議吃法是生魚片和燉煮料理。在神奈川縣小田原市中，是新年不可或缺的燉煮料理「押付※（Oshitsuke）」。在美國和加拿大等地區，經常料理成油炸或是奶油香煎魚，雖然是使用油的料理，不過風味卻清爽可口。

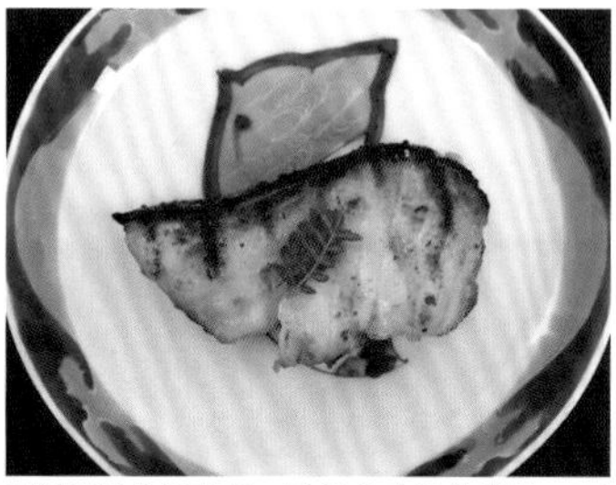
種類相近的裸蓋魚。醃漬魚味道非常棒，而幽庵燒和醃味噌也是無可比擬的美味，魚肉中充滿了味噌的香氣。

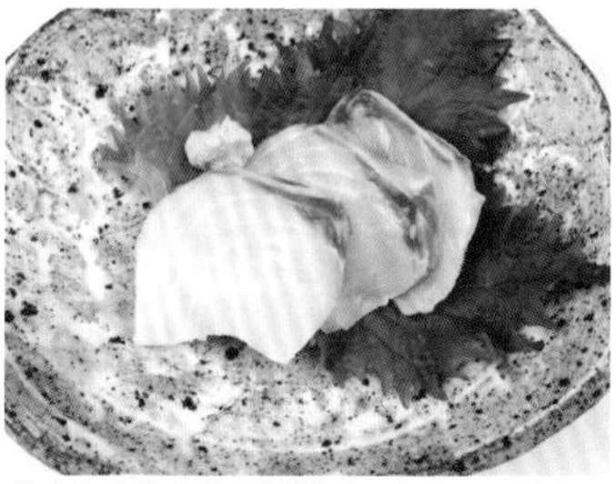
鮮度佳的生魚片可謂絕品。魚肉入口即化，帶有甜味。還有豐富的鮮味，可謂「白肉魚中的鮪魚肚」。

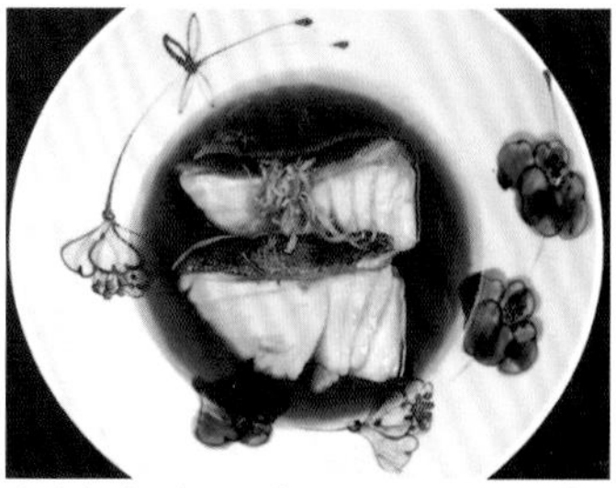
在神奈川縣小田原市中，過新年享用的「年菜」。秋季至初冬價格會上漲。而「燉煮押付」更是新年不可或缺的料理。

●注／雖然白斑光裸頭魚沒有毒性，不過仍要注意可能因食用過量而造成消化不良。

※押付：原文為「おしつけ」，是神奈川縣小田原市稱「白斑光裸頭魚」的地方名。

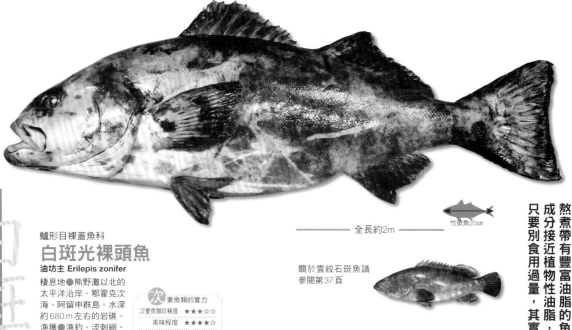

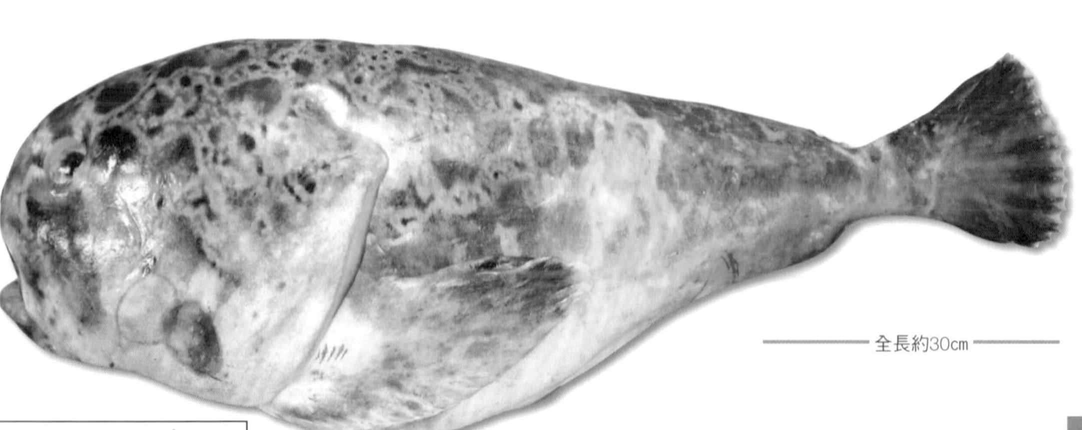

全長約30cm

蟲紋紅杜父魚

赤鈍甲 Ebinania vermiculata

外型有如鮟鱇魚般，卻又不是鮟鱇魚。
由於水分含量多，因此在福島縣相馬市被稱為「水鮟鱇」。
在寒冷季節中熬煮醬油火鍋非常美味，是一種謎樣之魚。

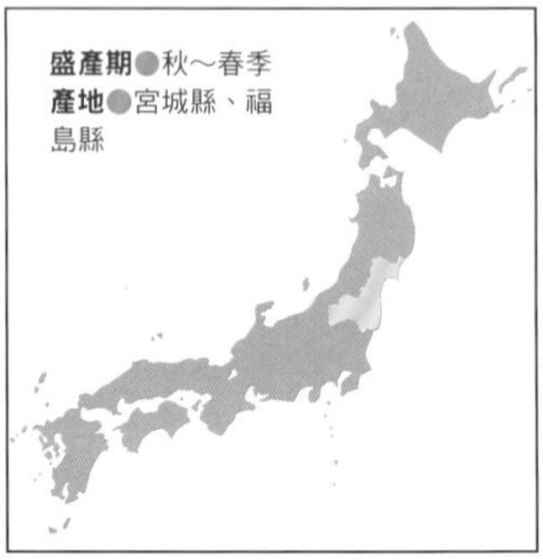

鱸形目隱棘杜父魚科

蟲紋紅杜父魚 赤鈍甲 Ebinania vermiculata

棲息地●雖然可在熊野灘等地區發現，不過主要棲息於千葉縣銚子市～北海道。水深271～1010m的海域。漁獲●底拖網。別名●水鈍甲

次要魚類的實力

次要魚類珍稀度	★★★★☆
美味程度	★★★☆☆
價格	★★☆☆☆

外觀看起來越醜陋的魚 實際上越美味

蟲紋紅杜父魚所屬的隱棘杜父魚科中，大多為深海性的魚類，全身軟嫩有如果凍或蒟蒻般。而且外型彼此相似，無法辨別其貌，因此經由底拖網捕獲上岸的鮮魚，經常遭到漁夫丟棄。

其中只有比較大型的4～5種，是肉質比較完整，可以作為食用的種類。

蟲紋紅杜父魚的體長超過30cm，觸感彷彿果凍彈嫩，不過整體而言算是紮實。切成大塊之後，可以像鮟鱇魚一樣料理食用，因此福島縣的漁夫們，從以前便會製作成味噌湯享用。

在寒冷季節是最棒的 火鍋食材，而且價格便宜

在福島縣、宮城縣等產地會和「鈍甲」一樣料理成火鍋，因而有「水鈍甲」之地方名。整體肉質柔軟好切，魚骨也非常柔軟，所以可以切成大塊狀。

魚肝和胃袋也能食用，因此和鮟鱇魚同樣都能完整利用。最常見的料理是味噌湯。配料是栃木縣及東北各縣所產的「曲蔥」。加入醬油製作成東京風味的火鍋也很美味。

其他像是炸魚塊等，可呈現出外酥內軟的口感。

希望蟲紋紅杜父魚能像黃鮟鱇一樣，成為冬季火鍋的固定食材。

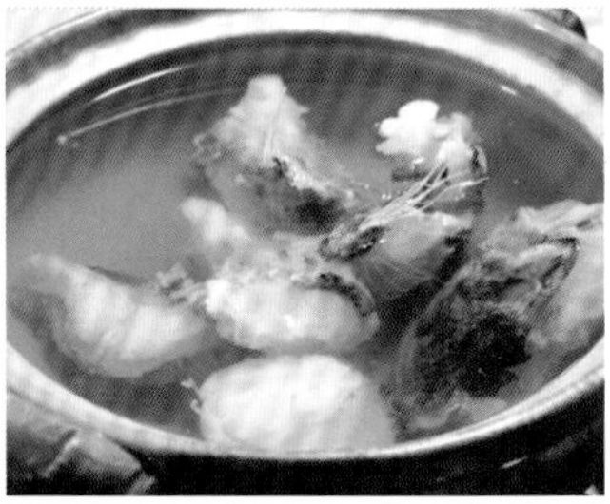

醬油調味的火鍋。用柴魚片熬煮高湯，添增鮮味。肉質不帶腥味，可享受彈潤的口感。

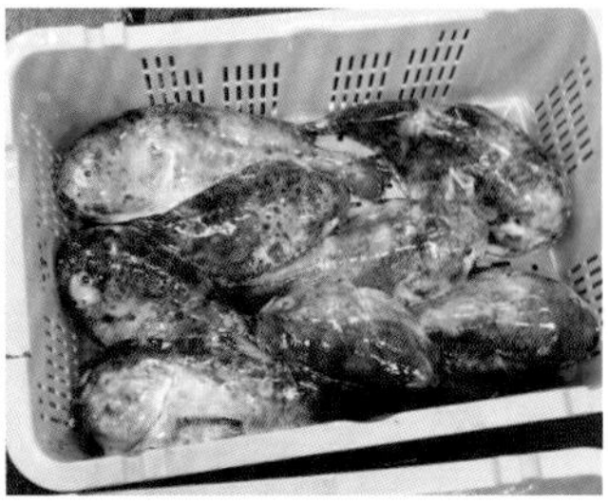

在福島縣相馬市剛捕獲上岸的蟲紋紅杜父魚，從前只有漁夫會食用，最近開始流通於市場。

「鈍甲」是什麼樣的魚？

被稱為「鈍甲」的魚類非常多。在『日本產魚名大辭典』一書中，連同鰕虎的同類總共有30多種。

有「鈍甲」之稱的魚類，顧名思義就是指「動作緩慢的魚」。不過這絕非分類學中的區分方式。

代表性魚類為在三陸等地區知名的蝦夷鬚稚鱈。而在流通市場上，單指「鈍甲」的魚類則非常多種。

另外在淡水魚中，也有鰕虎、鈍頭杜父魚等外型相似的魚類。由於行動非常緩慢，因此小孩也能輕鬆捕捉，果真是名符其實的「鈍甲」。

此外，有「鈍甲」之稱的魚類大多都很美味。

鱸形目塘鱧科 **暗色沙塘鱧**

鈍甲 Odontobutis obscura

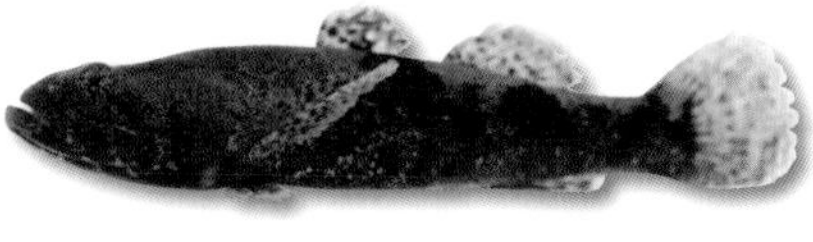

主要棲息於西日本的乾淨河川中，外型與鰕虎相似。標準和名為「鈍甲」。行動緩慢，是孩子們愛抓的魚類之一。

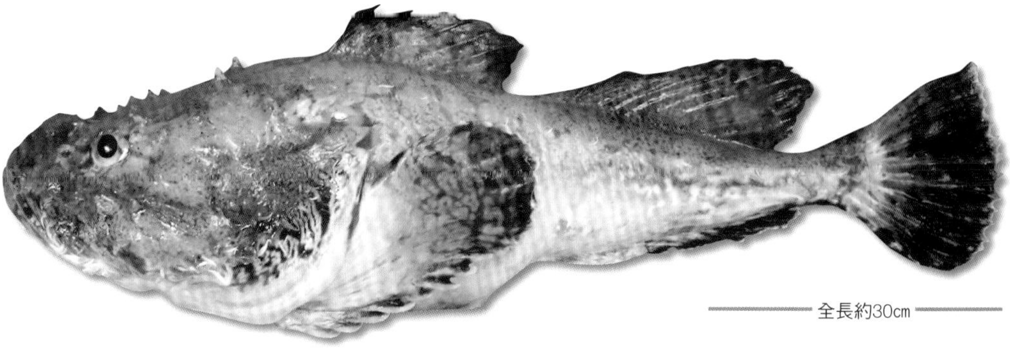

全長約30cm

頑固魚

頑固 Dasycottu setiger Bean

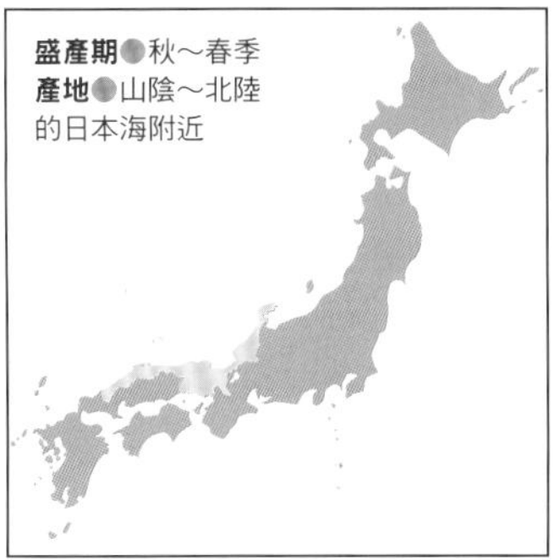

盛產期●秋～春季
產地●山陰～北陸的日本海附近

鱸形目隱棘杜父魚科

頑固魚

頑固 Dasycottu setiger Bean

棲息地●島根縣、千葉縣銚子市以北、阿拉斯加灣等。水深850m以上的海域，也棲息於淺海海域中。漁獲●底拖網。別名●青蛙鰍

次要魚類的實力

次要魚類珍稀度	★★★★☆
美味程度	★★★★☆
價格	★★★☆☆

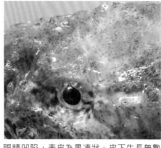

眼睛凹陷，表皮為果凍狀。皮下生長無數堅硬的棘，使頭部觸感粗糙。

只要看到本尊後，就能立刻明白標準和名「頑固」的意義。在冬天的日本海中，混雜於底拖網的魚類，美味的肉質最近才逐漸為人所知，甚至有「夢幻美味」之稱。

頭部的觸感尖銳刺痛 而且堅硬，因此名為頑固老爹

隱棘杜父魚科的日文名稱為「占鰍科」，是由田中茂穗所命名。雖然意義不明，不過由於外型醜陋且奇特的魚類很多，因此也許是以直覺來命名的。「蒟蒻鰍」、「和尚鰍」、「入道鰍」等，都是看到名字就能想像其外型的魚類。主要棲息於北半球的寒冷海域中，深海性魚類佔大多數。

身體覆蓋著一層膠質狀的物質，皮下隱藏著尖銳的棘。這副倔強的模樣不禁令人聯想到「頑固老爹」。

希望在產地有 更多人消費食用

於寒冷季節中，經常混雜在松葉蟹或是日本叉牙魚等漁獲中，因此從以前就不曾流通於市場上，而是深知其美味的漁夫們在漁船上享用，或是偶爾在產地附近料理食用等。

在山陰地區的鳥取縣，向競標松葉蟹比賽的人們一問之下才知道，這種魚也是大家到了寒冷季節時，會想要品嚐的魚類。

漁夫建議的吃法是味噌湯。沒有魚鱗，除了魚骨之外都能享用，因此在砧板上切成大塊後，用水煮並且不加任何調味料，最後放入味噌即可。湯頭帶有濃厚的鮮味，在寒冷的冬天享用，可以讓身體溫暖。最近在日本海側也開始有人用來煮火鍋食用。

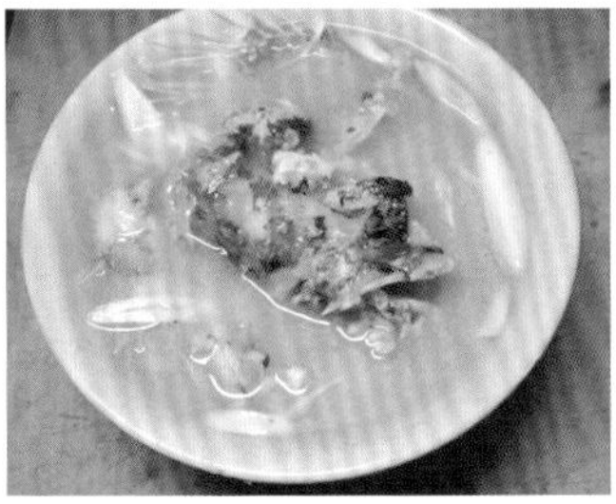

切成大塊水煮，最後加入味噌溶解。這是產地的基本吃法，只要加入蔥段即可。

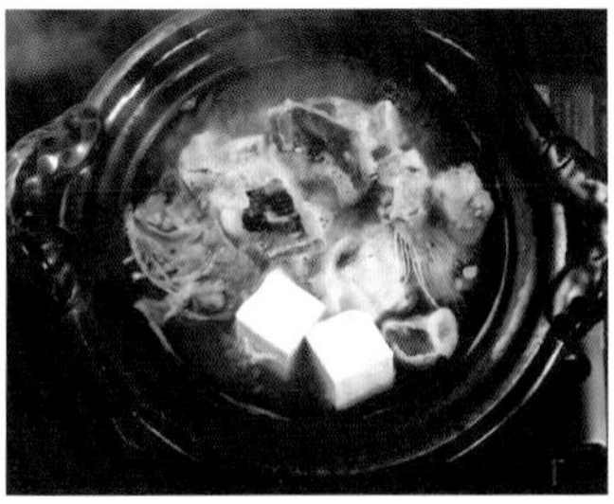

在山陰等地區也開始料理成火鍋享用。這是用昆布高湯，加上白酒和鹽調味的火鍋。可以依個人喜好沾橘醋享用。

隱棘杜父魚科中美味的鮮魚

鱸形目隱棘杜父魚科

蝌蚪寬杜父魚 **焼尻鰍 Eurymen gyrinus**

棲息地●北海道周圍、鄂霍克次海。水深40～500m的海域。漁獲●於北海道沿岸用底拖網捕獲。風味●料理成火鍋或味噌湯都非常美味

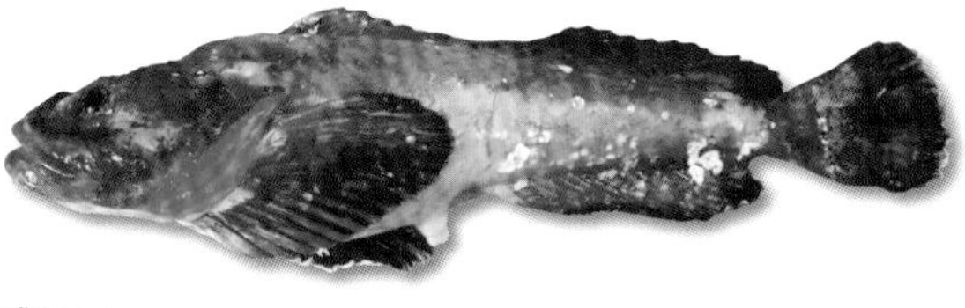

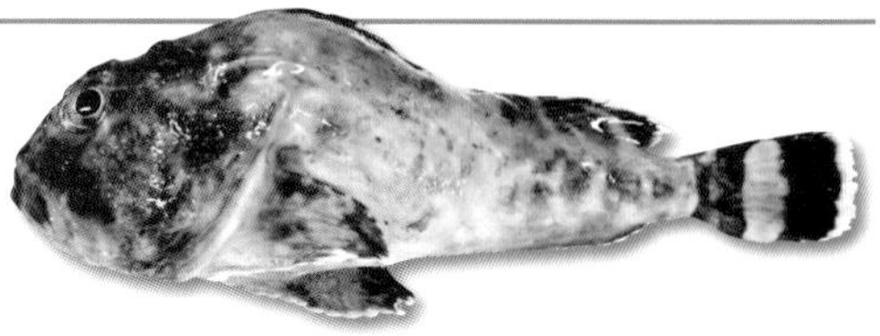

鱸形目隱棘杜父魚科

頭瓣軟杜父魚 **拳鰍 Malacocottus zonurus**

棲息地●鹿兒島、島根縣～北海道。水深200～800m的海域。漁獲●於山陰以北、福島縣、宮城縣等用底拖網捕獲。風味●料理成火鍋或味噌湯都非常美味

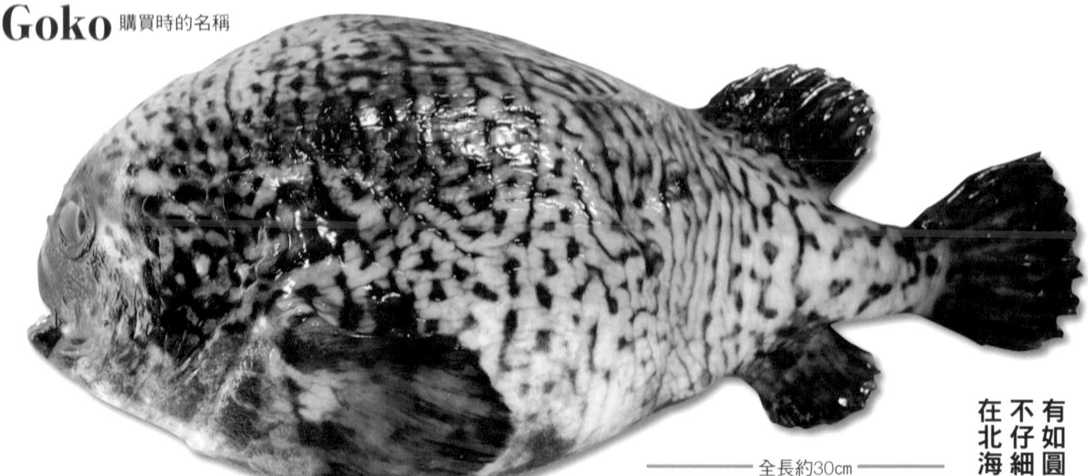
全長約30cm

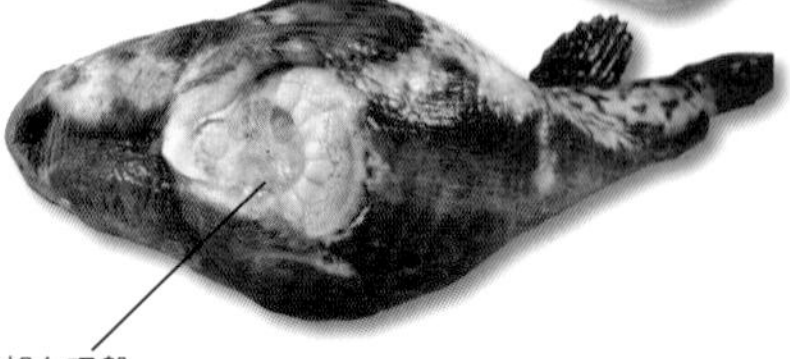
底部有吸盤

白令海圓腹魚

布袋魚 Aptocyclus ventricosus

有如圓形的橡膠球般滾動。不仔細看還不知道是魚類。在北海道的冬天是有名的「Goko湯」。

鱸形目圓鰭魚科

白令海圓腹魚 布袋魚 Aptocyclus ventricosus

棲息地●主要棲息在東北以北。仔雉魚棲息於淺海中，成魚則會移動至水深超過1000m以上的深海海域。漁獲●於北海道用刺網捕獲。別名●布袋魚、圓腹魚

次要魚類的實力

次要魚類珍稀度	★★★☆☆
美味程度	★★★★☆
價格	★★★☆☆

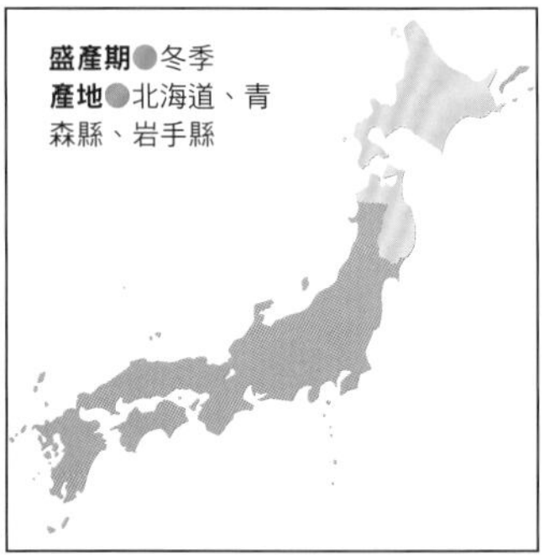
盛產期●冬季
產地●北海道、青森縣、岩手縣

Goko、布袋、糰子 每個俗名都是圓滾滾的意思

於1990年左右，我走在築地市場時，看到有人手上提著黑色的圓形物體，那是第一次見到白令海圓腹魚。一尾重量約1kg，底部有吸盤，因此原本以為是鰕虎的同種魚，沒想到卻是比較接近杜父魚等，屬於圓鰭魚科的魚類。

棲息於北半球的圓鰭魚科魚類大約有30多種，大部分身長都不超過5cm。只有白令海圓腹魚的體型較大，而且是在日本國內作為食用的唯一種類。

由於卵巢較大，因此雌魚比較受到歡迎。在大西洋棲息著白令海圓腹魚的近親魚類「圓鰭魚」，而圓鰭魚的魚卵則是有名的「圓鰭魚魚子醬（lumpfish caviar）」。

雖然美味足以成為名料理 不過味道卻無法用文字形容

平常棲息於深海中，到了1～4月的產卵期會移動至淺海岩礁區。這時候不但是捕獲期也是盛產期。雄魚體型較小，而雌魚則大而肥滿。

將雌魚切開後，卵巢佔了身體的一半以上。將內臟及魚肉都切成大塊，連同魚卵一起煮成一種叫做「Goko汁」的魚湯。味道豐醇鮮美，魚卵口感脆嫩美味。在北海道函館市的惠山，甚至還有販售「Goko汁」的「Goko慶典」。在嚴寒地區享用，想必格外溫暖美味。將魚卵從卵巢取出，用醬油醃漬後也很美味。還可以成為軍艦壽司的食材，或是配飯享用，整條魚都能料理食用不浪費。

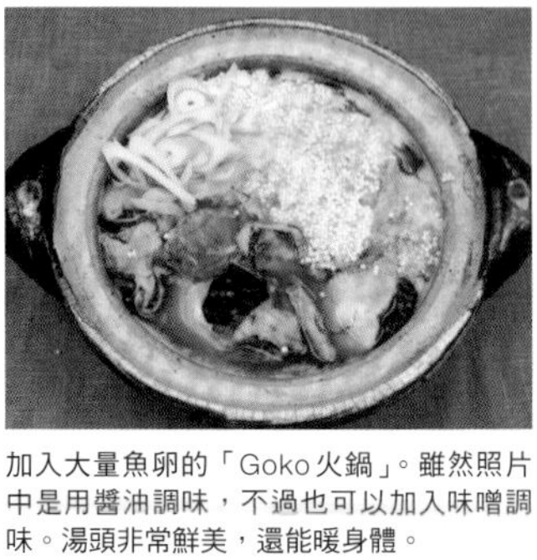

加入大量魚卵的「Goko火鍋」。雖然照片中是用醬油調味，不過也可以加入味噌調味。湯頭非常鮮美，還能暖身體。

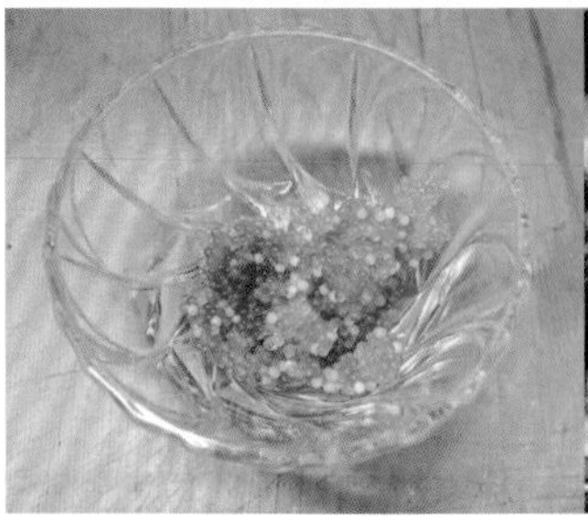

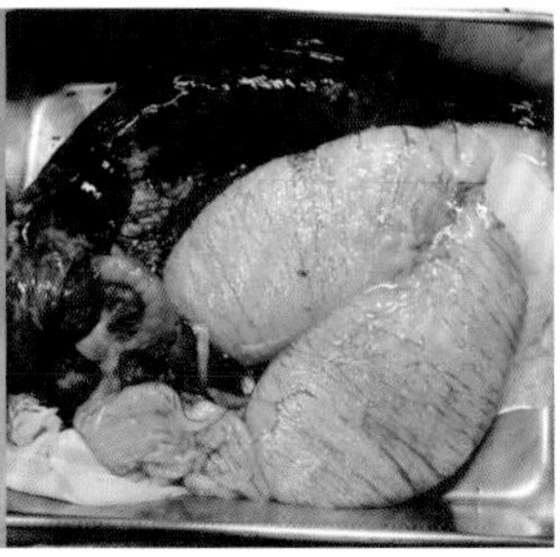

身體將近一半都是卵巢，雌魚較常在市場上流通。將魚卵從卵巢內取出，並且用醬油醃漬，非常美味。也是軍艦壽司或配飯的美味食材。

魚卵比較有名！

鱸形目圓鰭魚科 **圓鰭魚**

ランプフィッシュ Cyclopterus lumpus

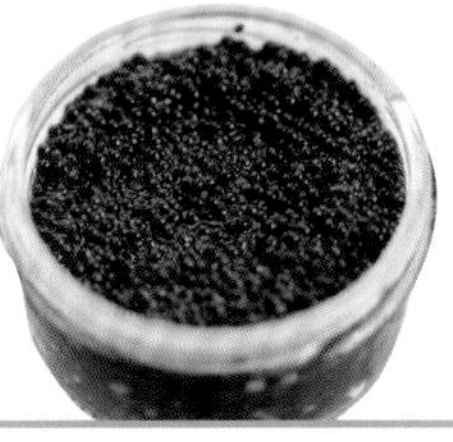

較少耳聞的圓鰭魚科中，有一種叫做圓鰭魚的種類。用圓鰭魚卵製作的平價魚子醬「圓鰭魚魚子醬」，意外地美味。

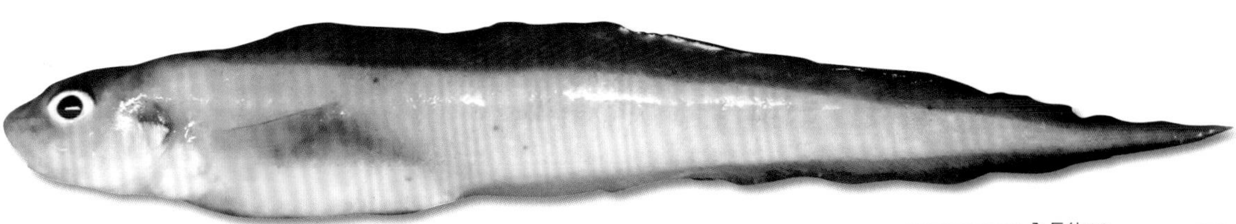

全長約30cm

何氏孔錦鳚

野呂玄華 Bothrocara hollandi

在捕獲「松葉蟹」、「越前蟹」等高級螃蟹時，經常混雜在漁獲中，因此在以前都被視為下雜魚並遭到丟棄。沒想到風味卻如此鮮美可口。

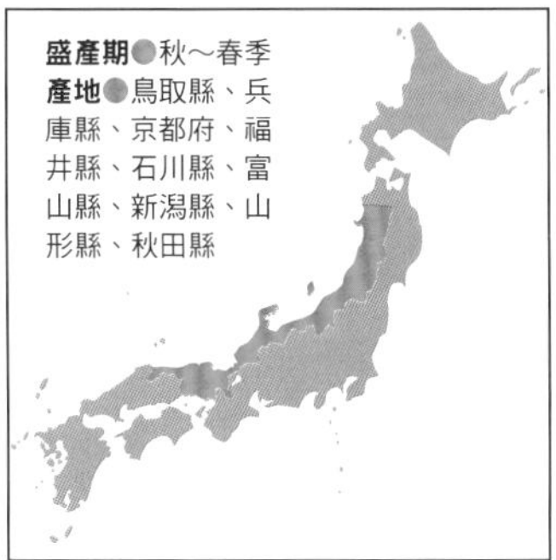

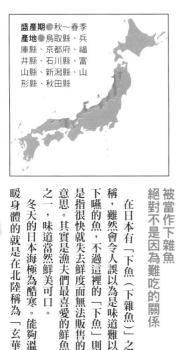

盛產期●秋～春季
產地●鳥取縣、兵庫縣、京都府、福井縣、石川縣、富山縣、新潟縣、山形縣、秋田縣

鱸形目綿鳚科

何氏孔錦鳚

野呂玄華 *Bothrocara hollandi*

棲息地●山口縣、宮城縣～北海道、鄂霍克次海、白令海。水深200～2000m的海域。漁獲●於日本海用底拖網捕獲。別名●水魚、玄魚、冰魚

次要魚類的實力

次要魚類珍稀度	★★★☆☆
美味程度	★★★☆☆
價格	★★☆☆☆

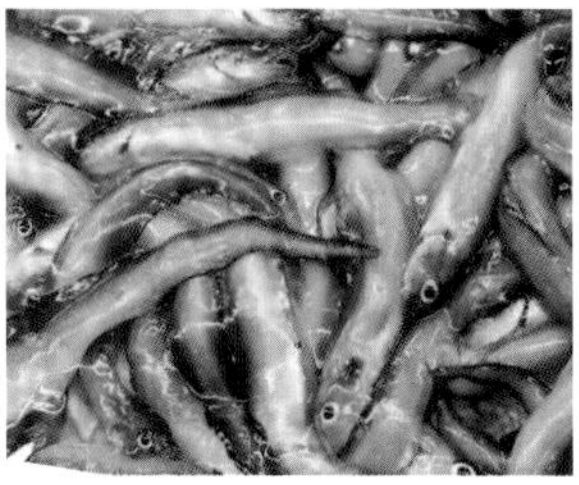

在市場大量陳列的樣子，彷彿就像果凍一樣。這些果凍狀的黏液若呈現白濁狀，就代表不夠新鮮。

屬於高等的鱸形目深海性魚類 同科中的可食用魚類非常少

在秋末進入捕獲松葉蟹的季節時，於山陰至東北等日本海側，也會陸續捕獲到何氏孔錦鳚。

綿鳚科的魚類全身包覆著一層彷彿果凍的物質。雖然全世界共有200餘種，不過全都棲息在水溫較低的寒冷海底中。雖然外觀柔軟奇特，不過和高等的鱸魚卻算是近親（同目）魚類。

雖然綿鳚科的魚類都可以食用，不過在日本海側，僅有何氏孔錦鳚能夠大量捕獲。其他作為食用的種類，還有棲息於太平洋側的田中長孔綿鳚，以及寬頭長孔綿鳚。

被當作下雜魚 絕對不是因為難吃的關係

在日本有「下魚（下雜魚）」之稱，雖然會令人誤以為是味道難以下嚥的魚，不過這裡的「下魚」則是指很快就失去鮮度而無法販售的意思。其實是漁夫們最喜愛的鮮魚之一，味道當然鮮美可口。

冬天的日本海極為酷寒。能夠溫暖身體的就是在北陸稱為「玄華湯」，在鳥取縣叫做「Touro湯」的醬油調味魚湯。在產地是將熱水中放入顆粒狀的鰹魚粉，接著放入醬油和酒調味，最後將何氏孔錦鳚切成大塊放進鍋中煮，不需要另外使用高湯。雖然也有油炸等方式，不過還是這種粗曠的吃法最美味。

加工品則是有魚乾。有全乾和半乾等各式種類，並根據產地而有不同風味，因此能品嚐到各地的特色風味。

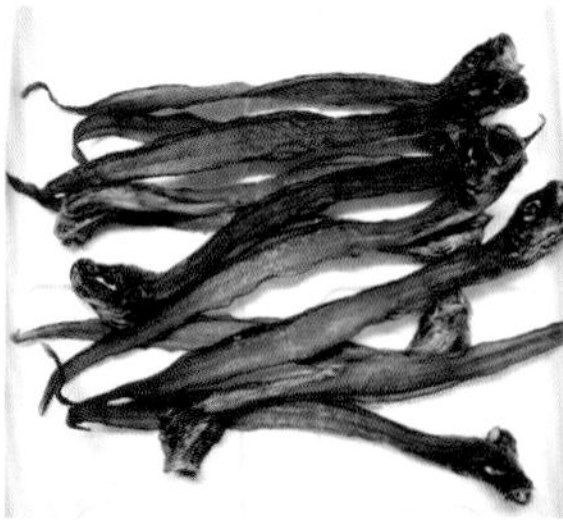

在新潟縣、富山縣等地製作的魚乾。曬成完全乾燥的樣子。擁有獨特的風味和濃醇的鮮味。另外也有半乾的種類。

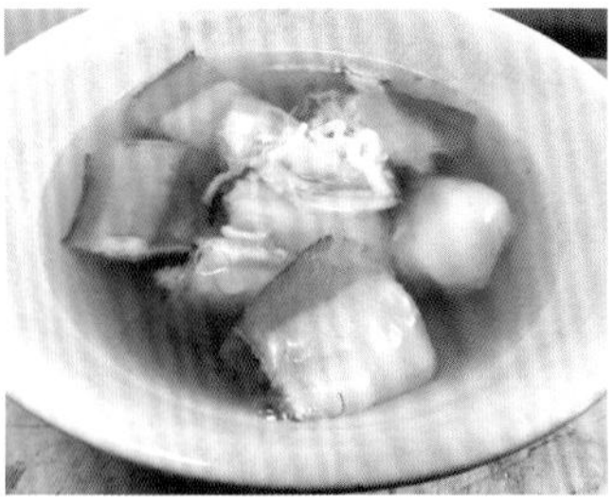

將魚頭和內臟去除後，切成4、5等分，煮成醬油風味的魚湯。味道單純，不過口感像是裹上太白粉般特殊。

在太平洋捕獲到的綿鳚科魚類

鱸形目綿鳚科

寬頭長孔綿鳚

白玄魚 *Bothrocara molle* Bean

棲息地●茨城縣以北的太平洋、鄂霍克次海、白令海。水深60～2600m的海域。漁獲●於福島縣、三陸等用底拖網捕獲。風味●可製作成火鍋、味噌湯及燉煮料理

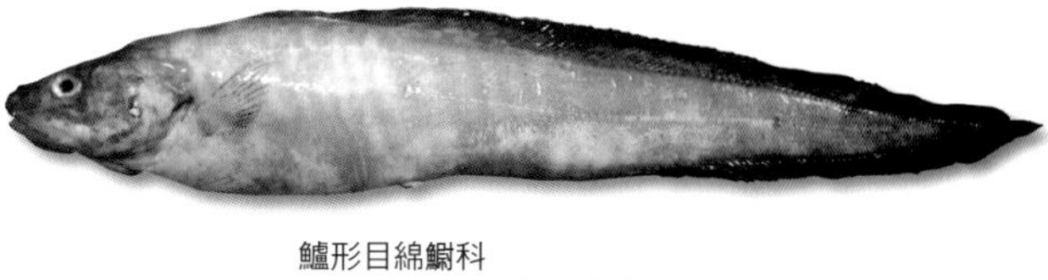

鱸形目綿鳚科

田中長孔綿鳚

寒天玄魚 *Bothrocara tanakae*

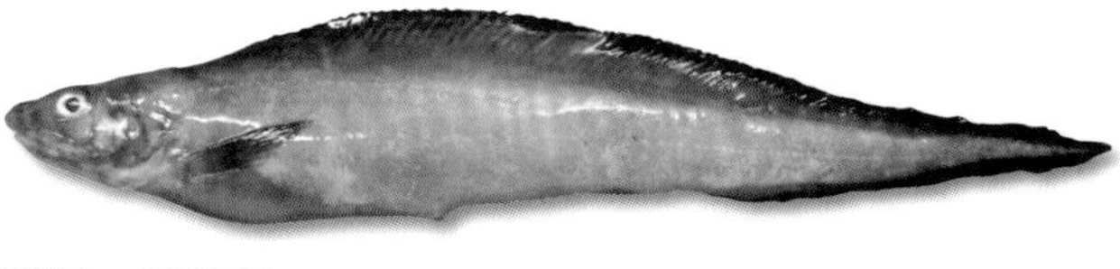

棲息地●日本海中部、千葉縣銚子市以北、鄂霍克次海。水深200～900m的海域。漁獲●於福島縣、三陸等用底拖網捕獲。風味●可製作成火鍋、味噌湯及燉煮料理

巴巴醬 地方俗名

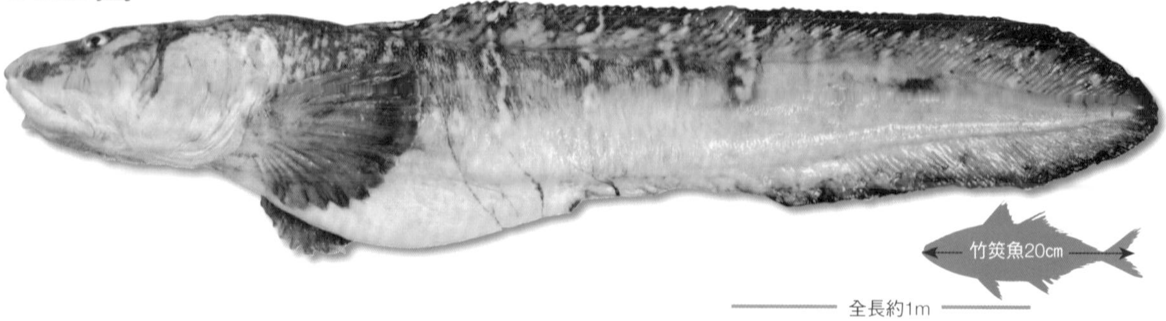

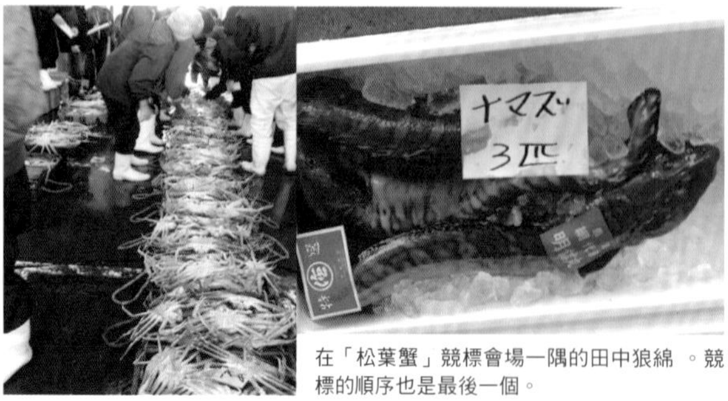

在「松葉蟹」競標會場一隅的田中狼綿 。競標的順序也是最後一個。

鱸形目綿鳚科

田中狼綿鳚

田中玄華 Lycodes tanakae

棲息地●山口縣～北海道的日本海、鄂霍克次海。水深200～800m的海域。漁獲●底拖網。別名●鯰魚、狐狸鱈

次要魚類的實力

次要魚類珍稀度	★★★★☆
美味程度	★★★★☆
價格	★★★☆☆

田中狼綿鳚

於山陰至北陸捕獲「松葉蟹」時，混雜在漁獲中。放置在主角螃蟹的旁邊，誰都不會多看一眼。不過鳥取縣的岩美町卻看見商機，現在已成為有名海產。

盛產期●秋～春季
產地●新潟縣、富山縣、福井縣、京都府、鳥取縣、島根縣

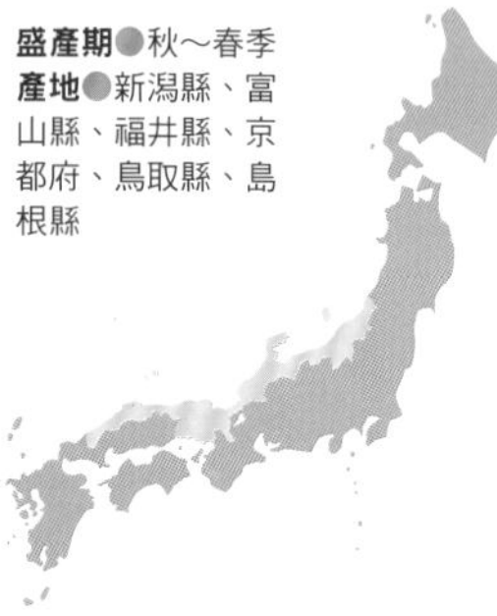

狐狸或是狗，擁有一副親近人的外觀

在富山縣、北海道有「什麼呀（Nanda）」的別稱。原因是身長達1m，只看外觀也不知道是屬於什麼種類，看不出個所以然，因而有此稱呼。另外也有因為外型而被稱為「鯰魚」。

於晚秋至春天，會混雜在日本海捕獲松葉蟹、底拖網等漁獲中，名稱為田中狼綿鳚。以前因為臉部和狐狸或狗相似，因此也曾經有「狐狸鱈」的標準名稱。

而標準和名中的「田中」，想必是由魚類學者之父——田中茂穗而來。

田中玄華 Lycodes tanakae

在大多棲息於寒冷海域的綿鳚科魚類中，屬於體型較大的種類。也是多數擁有洋菜或果凍狀等柔軟身體的綿鳚科中，身體比較堅硬的魚類。在產地附近是常見的地方食用魚。

地方居民才知道的冬季美味。現在已成為日本海的名物

以前就算和松葉蟹一起捕上岸時，也是由漁夫或是從事漁業的人們自家料理食用。販賣頂多也只能賣給製作魚板的業者。

不過漁夫們經常食用的魚類＝「美味」，不好好利用實為可惜，並且看見潛在商機的，就是鳥取縣東部的岩美町。在當地雖然稱之為「巴巴（老太婆）」，不過這對婦女實在是太失禮，因此加上一個「醬」字，變成比較可愛的「巴巴醬」。

肉質為軟硬適中的白肉，加熱後不會變得過硬。是適合任何一種料理方式的魚類。

基本的料理為魚湯。切成大塊後煮成味噌湯，充滿鮮美的野性風味。在岩美町也有製作成火鍋，風味鮮美可口。

在北歐會將近親魚種料理成油炸或奶油香煎魚，適合和奶油或油類搭配，風味可口。

雖然烤魚或是生魚片味道比較平凡，不過在產地仍然值得品嚐。

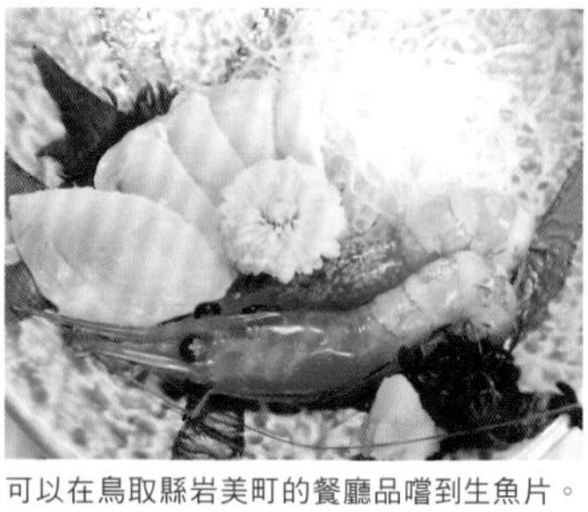
可以在鳥取縣岩美町的餐廳品嚐到生魚片。肉質鮮嫩沒有腥味，近年來成為日本海各地常見的美食。

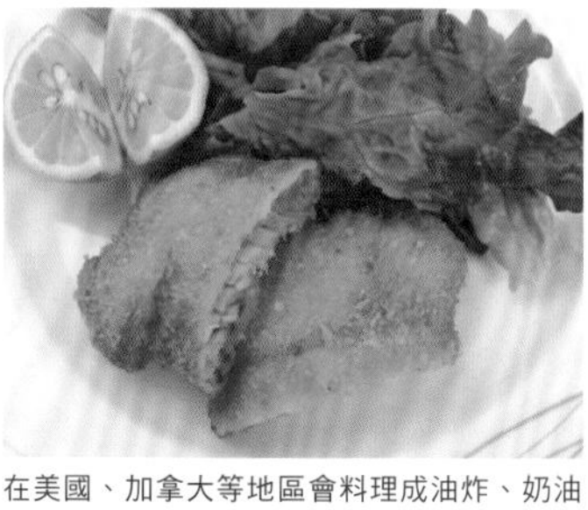
在美國、加拿大等地區會料理成油炸、奶油香煎魚等。鮮嫩的白肉不帶腥味，油炸後也能保持柔軟鮮美。

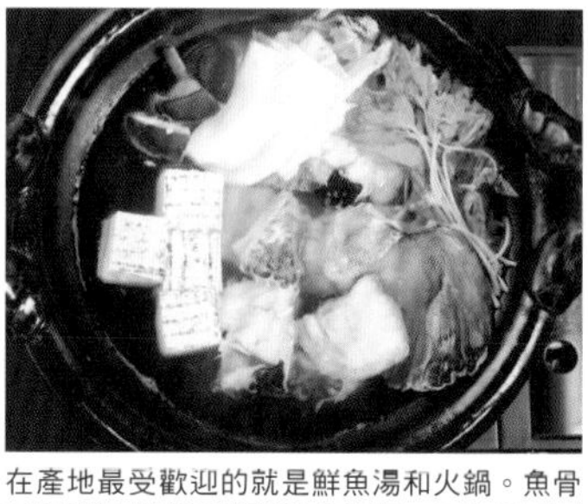
在產地最受歡迎的就是鮮魚湯和火鍋。魚骨可以熬出鮮美不帶腥味的湯頭。而且不需要特別調味就很可口。

協助／川上壽郎（鳥取縣岩美町）

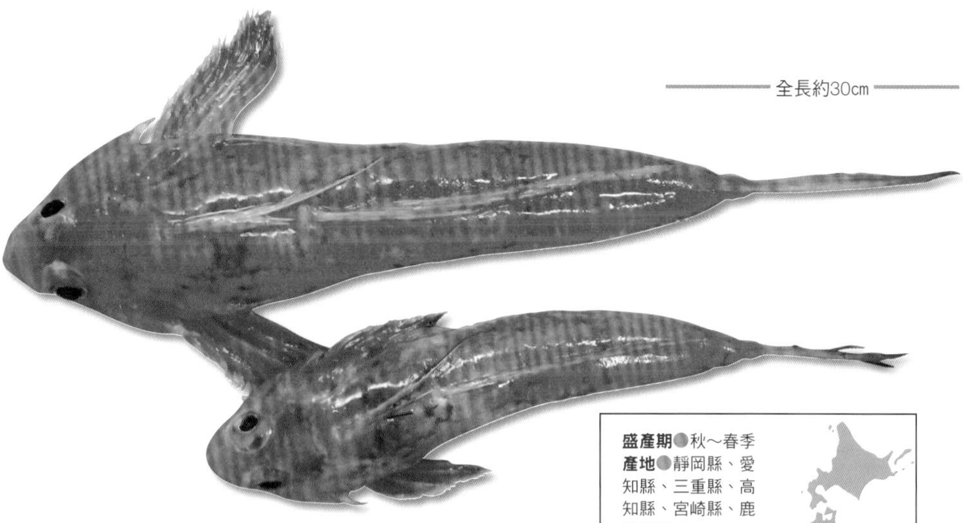

全長約30cm

紅連鰭䲗

紅手繰 Synchiropus altivelis

江戶前天婦羅中的「女鯒」，其標準和名為「鼠鯒」，外型為黑色而平凡。雖然屬於同一科魚類，到了深海卻擁有鮮豔紅色的奇特魚類。

盛產期●秋～春季
產地●靜岡縣、愛知縣、三重縣、高知縣、宮崎縣、鹿兒島縣

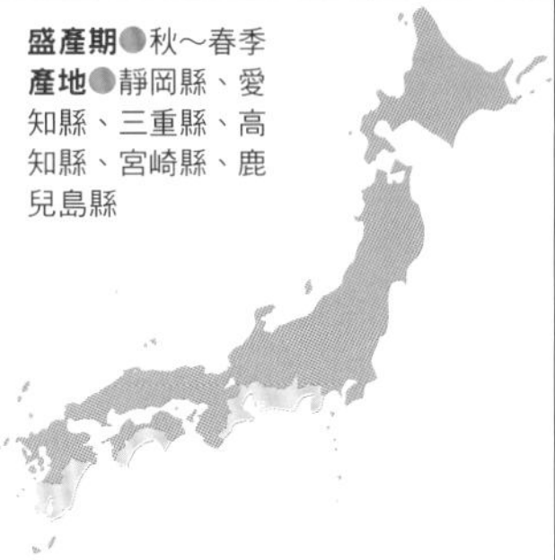

鱸形目䲗科

紅連鰭䲗 紅手繰 Synchiropus altivelis

棲息地●兵庫縣、靜岡縣～九州。水深超過200m以上的海域。漁獲●底拖網。別名●赤䲗、紅蜻蜓

次要魚類的實力

次要魚類珍稀度	★★★★☆
美味程度	★★★★☆
價格	★★★☆☆

在大多棲息於淺海的鰭科中是個特異獨行的存在

棲息於深海中的魚類大多為黑色或紅色。在深海中同時擁有極端配色的魚類，極為不可思議。其中紅色的代表就是紅連鰭䲗。屬於深海性的小魚，近親種類為在關東被稱為「女鯒（megochi）」，關西稱為「天鯒（tengochi）」，同樣為䲗科的雷氏鼠䲗。

䲗科魚類棲息於世界各地的溫暖海域中，不過大多生息在淺海或是珊瑚礁。而紅連鰭䲗則是䲗科中特異的存在。

標準和名中的「手繰」，就是指現在的底拖網，因此有「用底拖網捕獲的紅色魚」之意。從以前用手動式的拖網，到現今雖然已經演變成動力船，仍然使用「手繰」一詞。動力船問世後，也能捕獲和食用棲息於深海的魚類。因此算是比較新的食用魚。

雖然只有在產地周圍才買得到不過風味極佳

䲗科中有許多美味的魚類。在關東和關西都當作天婦羅的食材，因此䲗科的魚類基本的吃法就是「油炸」。

不過關東的「女鯒」魚皮，帶有獨特的風味，而紅連鰭䲗的魚皮味道比較接近馬頭魚。肉質為鮮嫩的白肉，油炸之後會稍微膨脹而柔軟，但是卻欠缺江戶前天婦羅的特性。這種口感有人喜愛，也有人無法接受。油炸、或是料理成炸魚塊都很美味。

在產地最常見的就是燉煮料理。用醬油燉煮可以提升魚皮的甜味，實為美味。

雖然生魚片味道也不錯，不過更建議活用魚皮，製作出霜皮生魚片或炙燒魚皮生魚片等。

和淺海海域中的䲗科魚類一樣，是能用來製作各式料理的優秀魚類。

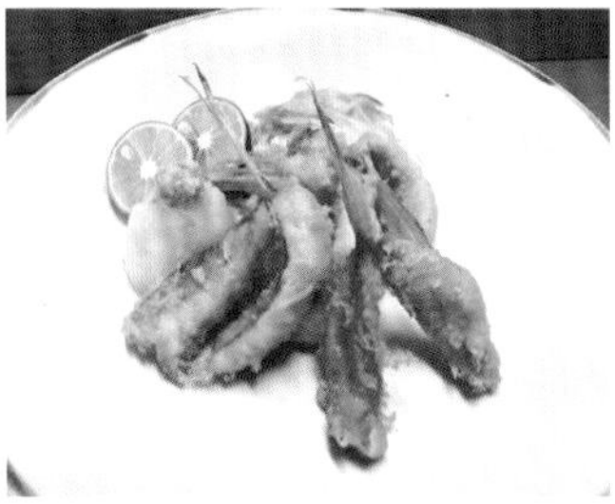

和淺海海域中的「女鯒」一樣製作成天婦羅。紅色魚皮帶有甜味，肉質蓬鬆柔軟而且鮮嫩多汁。

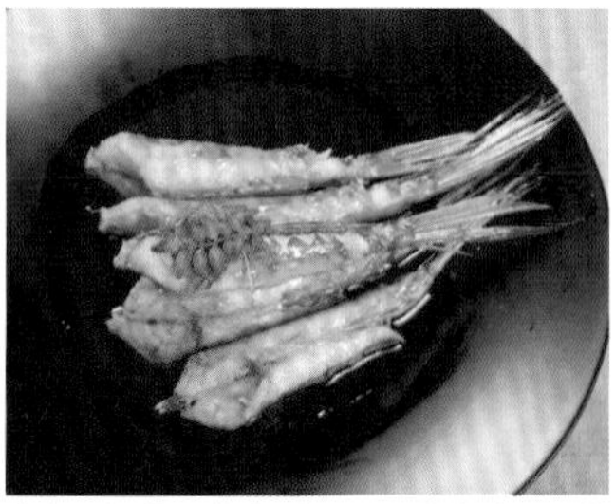

漁夫們推薦的燉煮料理。口味清淡，卻能享受魚皮的甜味，纖維質恰到好處，魚刺和魚肉分離容易，是非常美味的白肉魚。

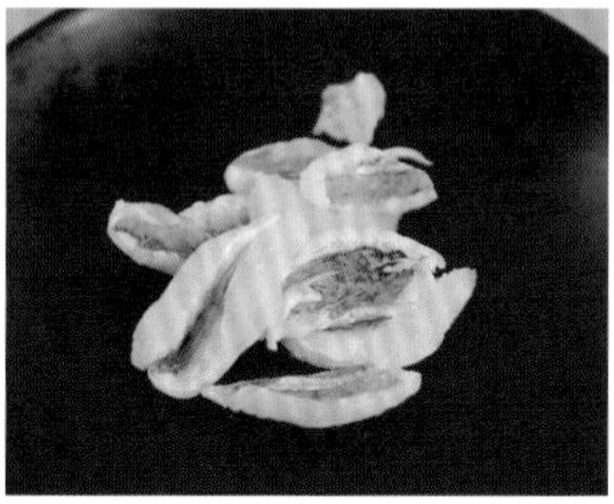

不帶腥味的鮮嫩白肉，風味平淡。不過魚皮能補足美味。將帶皮的鮮魚肉炙燒後切片，享受極致的美味。

䲗科中最有名的魚類

鱸形目䲗科 **雷氏鼠䲗**

鼠鯒 Repomucenus curvicornis

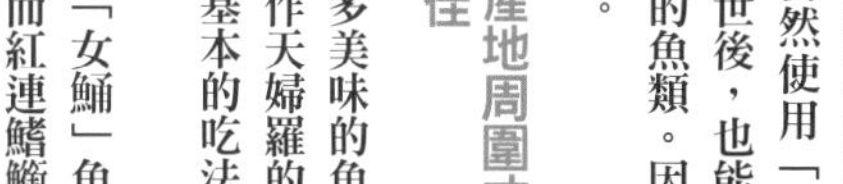

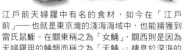

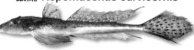

江戶前天婦羅中有名的食材，如今在「江戶前」──也就是東京灣的淺海海域中，也能捕獲到雷氏鼠䲗。在關東稱之為「女鯒」，關西則是因為天婦羅用的鯒類而稱之為「天鯒」。棲息於深海的近親魚類為紅連鰭䲗。

帶鰆

黑太刀師 Gempylus serpens

神奈川縣小田原市至三浦半島地區，擁有獨特的魚類飲食文化。其中食用「炭燒」也是其他地區沒有的飲食習慣。

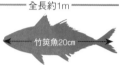

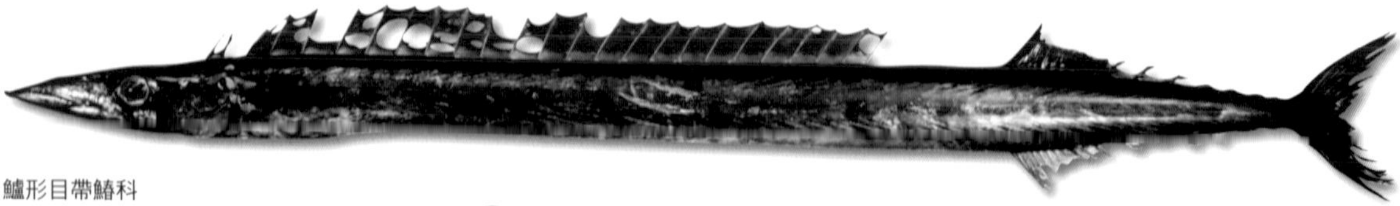

全長約1m

鱸形目帶鰆科

帶鰆 黑太刀師 Gempylus serpens

棲息地●青森～土佐灣的太平洋。漁獲●漁釣。別名●刀梭、長炭燒

次要魚類的實力

次要魚類珍稀度	★★★★☆
美味程度	★★★★★
價格	★★★☆☆

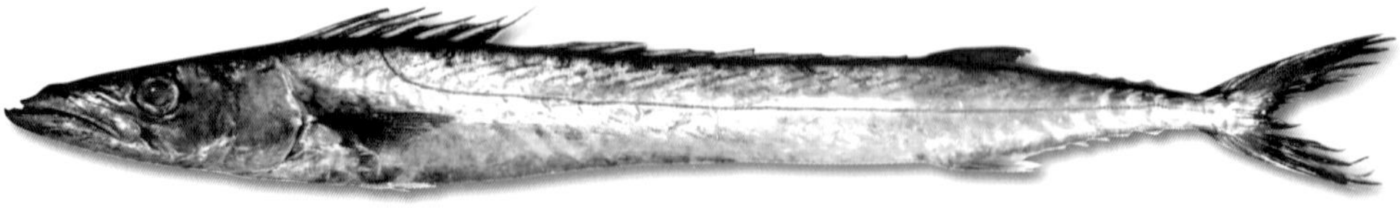

全長約1m

鱸形目帶鰆科

尖身帶鰆 長太刀師 Thyrsitoides marleyi

棲息地●相模灣～土佐灣、山陰。印度、太平洋。漁獲●漁釣。別名●尖梭、竹梭（臺東）、尖梭舅（澎湖）、白魚柱（澎湖）、白魚舅（高屏地區）

次要魚類的實力

次要魚類珍稀度	★★★★★
美味程度	★★★★★
價格	★★★☆☆

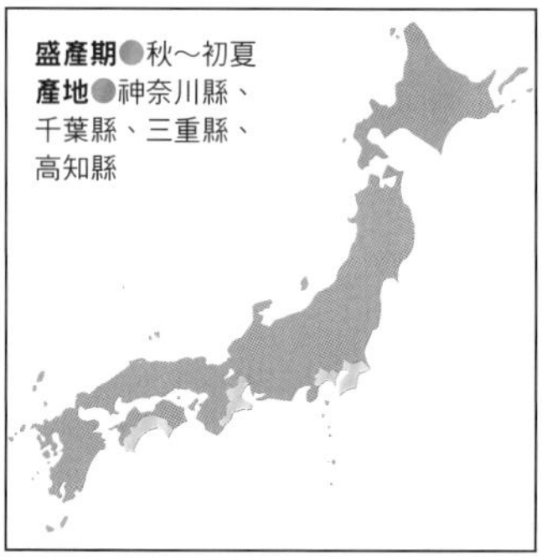

※3種魚類的產地

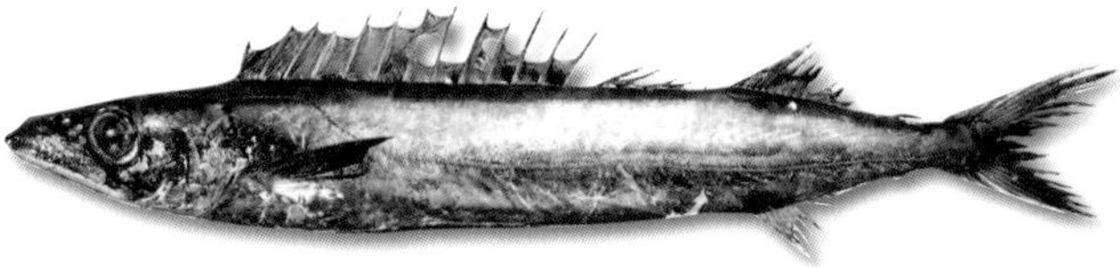

全長約80cm

鱸形目帶鰆科

紫金魚 黑鷗尾師 Promethichthys Prometheus

棲息地●相模灣～九州的太平洋沿岸。水深100～750m的海域。漁獲●漁釣、底拖網。別名●帶梭、炭燒

次要魚類的實力

次要魚類珍稀度	★★★☆☆
美味程度	★★★★★
價格	★★★☆☆

外型為鯖魚的近親種類，是非常兇惡的魚類

較近緣的種類有鯖魚。帶鰆科中沒有廣為大眾所知的魚類。帶鰆科的魚類在白天會棲息在深海的中層，到了晚上則會游到較淺的海域獵食小魚。

牙齒非常銳利。地方俗名「繩切」，也是因為擁有銳利到可以切斷繩子的牙齒而來。因此處理活魚的時候要特別小心。

燉煮或是燒烤都太過於美味。一旦品嚐後便會念念不忘

神奈川縣擁有獨特的飲食文化。其中被稱為「炭燒」的帶鰆和紫金魚，也是此地區特別受歡迎的魚類。我是在小田原市第一次品嚐到帶鰆。真的非常美味。如此美味的鮮魚卻在其他地方無法享用，原因是無數的堅韌魚刺，從魚皮往中心延伸的關係。據說料理過程非常辛苦。

和海鰻完全相反，需要從魚皮入刀切斷魚骨的技巧。使用切魚骨刀時，切的越薄就能煮出越多油脂，這個油脂帶有甜味，而且品質極佳，燉煮或燒烤都不會過於油膩。雖然很麻煩，不過將魚肉刮下來生吃也很美味。還能煮成鮮美的湯頭。

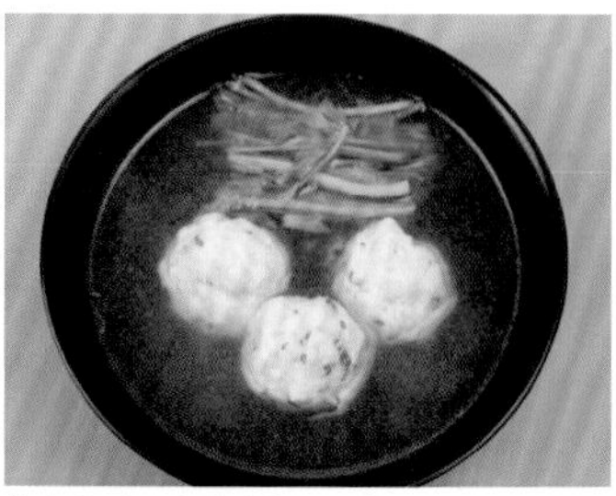

將魚肉刮下來做成魚丸，放入昆布高湯中煮熟，再加入酒和鹽調味成魚丸湯。魚丸肉質鮮嫩，入口即化。

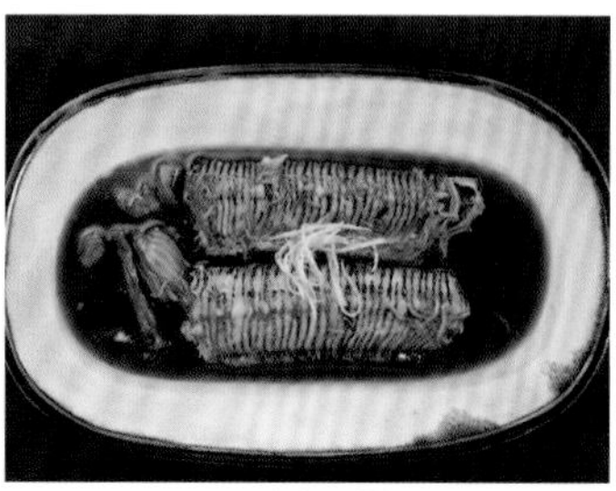

從魚皮直接入刀，連魚骨薄切後料理。可以煮成最常見的燉煮魚，油脂豐富肉質柔軟，鮮美可口。

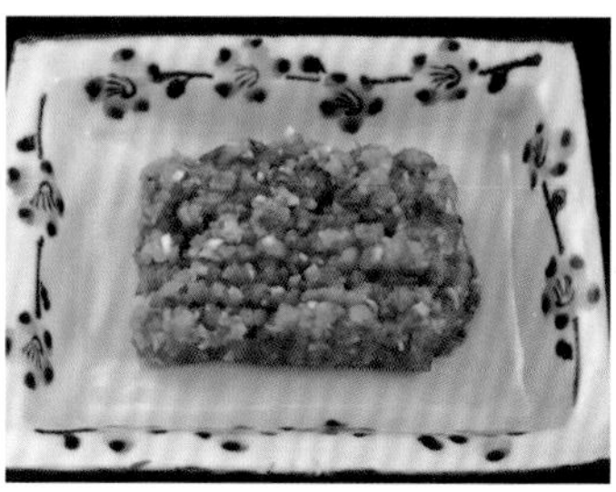

魚骨細長，可以用湯匙將魚肉刮下，加入味噌和蔥花攪拌。味道鮮嫩美味。也可以將拌魚末煎過，製作成滋味豐富的「山河燒」。

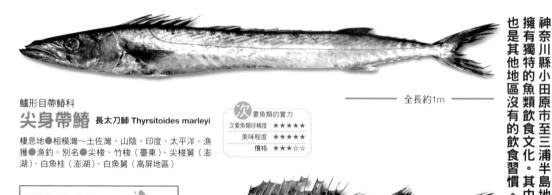

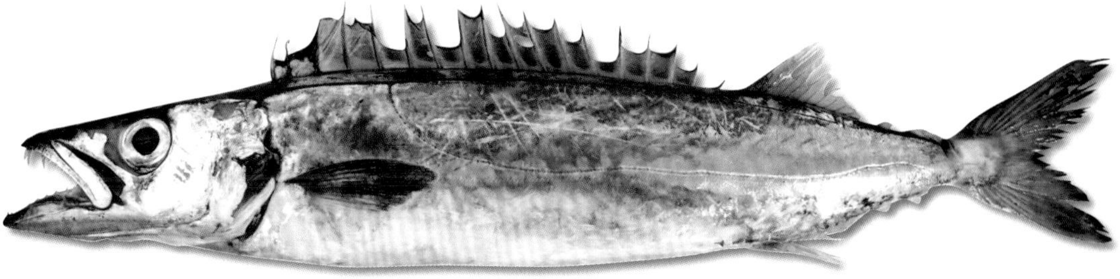

全長約40cm

短帶鰆

籠魳 Rexea prometheoides

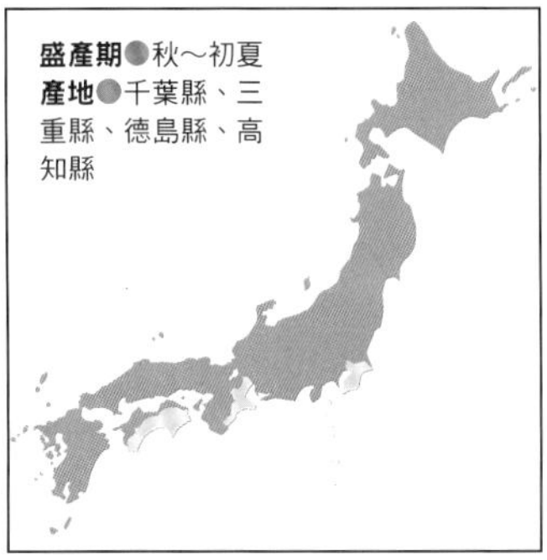
盛產期●秋～初夏
產地●千葉縣、三重縣、德島縣、高知縣

鱸形目帶鰆科

短帶鰆 籠魳 Rexea prometheoides

棲息地●東京灣～九州的太平洋沿岸、新潟縣～島根縣的日本海、東海。水深135～540m的海域。漁獲●漁釣、底拖網。別名●短棱

次要魚類的實力

次要魚類珍稀度	★★★★☆
美味程度	★★★★☆
價格	★★☆☆☆

在日本各地偶爾能捕獲到的魚類。幾乎沒有流通於市面上，因此不為人知。風味鮮美，實為可惜。有機會請絕對要品嚐看看。

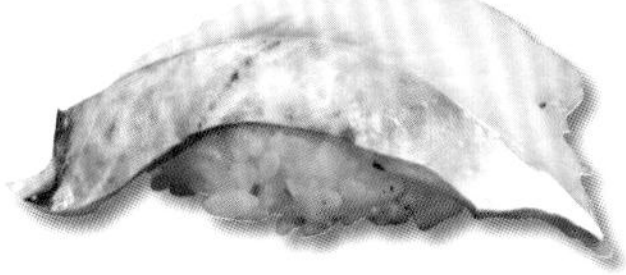

雖然還未流通於市場上，不過當作壽司食材其實非常美味。

雖然可在日本各地捕獲 不過名稱不詳令人困擾

外型簡直就像縮短版的白帶魚。帶鰆科不乏長度超過1m、擁有漆黑精悍外觀且奇特的魚類，而短帶鰆在當中顯得平凡而不起眼。由於捕獲量不穩定，因此幾乎沒有人食用。也無法參與競標拍賣，只能淪為次要魚類。

不過短帶鰆較大型的近緣魚種味道非常棒。尤其是棲息於南半球、同屬的南短帶鰆，體長超過1m，是澳洲非常受歡迎的食用魚類。另外也有冷凍進口產品，在加工業者之間極具人氣。

平常連同定置網一起捕獲的多為小型短帶鰆，乏人問津。不過最近幾年也許是因為地球暖化的關係，開始能捕獲到較大型的短帶鰆。大魚的味道比較好，也許將來有機會流通於市場上。

最近捕獲量增加，而且價格便宜

不論顏色和外型都和白帶魚極為相似。試著品嚐之後，連風味都像白帶魚。

油脂成分恰到好處，而且品質極佳。就算油脂豐富，口感仍然清爽不油膩。問題出在白帶魚沒有的無數根細刺。不過魚刺沒有相模灣的「炭燒（紫金魚）」堅硬。

雖然料理成生魚片非常美味，不過吃法有訣竅。雖然現在也有地方只吃魚肉，不過味道的關鍵在魚皮。將魚皮炙燒後，料理成炙燒霜皮生魚片，極為美味。適合用來當作握壽司的食材。燒烤後也很美味，小魚可以製作成魚乾，而大型的魚就可以料理出美味的鹽烤魚。也許是地球暖化的關係，捕獲的機會慢慢增加。而知名度仍然很低，因此絕對是物美價廉。

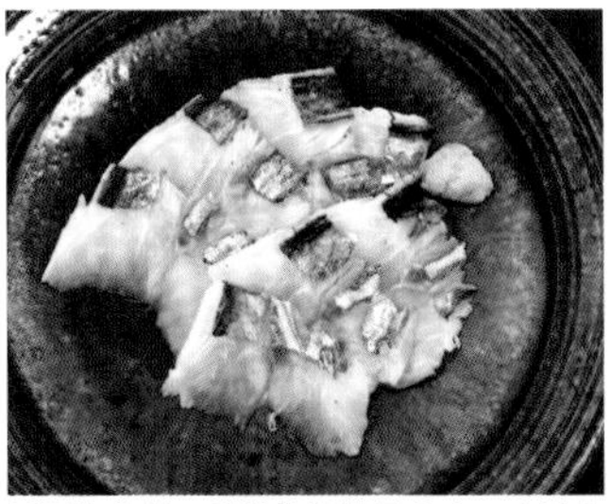

燒霜生魚片。味道的關鍵是魚皮。去掉魚皮後，只是淡而無味的白肉魚。利用魚皮可以料理出豐富的鮮味。油脂也帶有甜味。

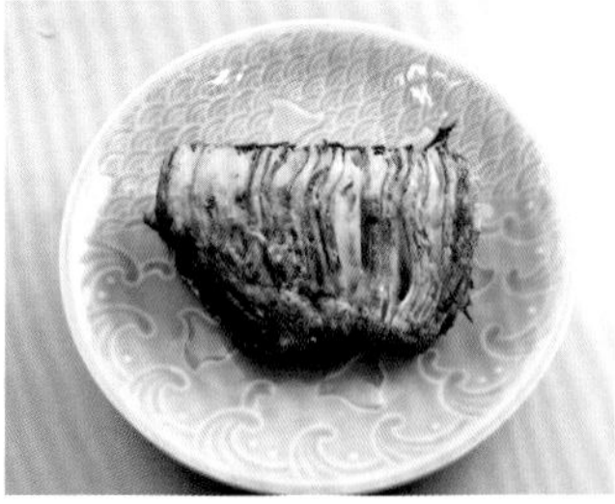

雖然鹽烤後肉質會稍微緊實變硬，不過風味也跟著濃縮。味道平淡卻越嚼越香，風味獨特。

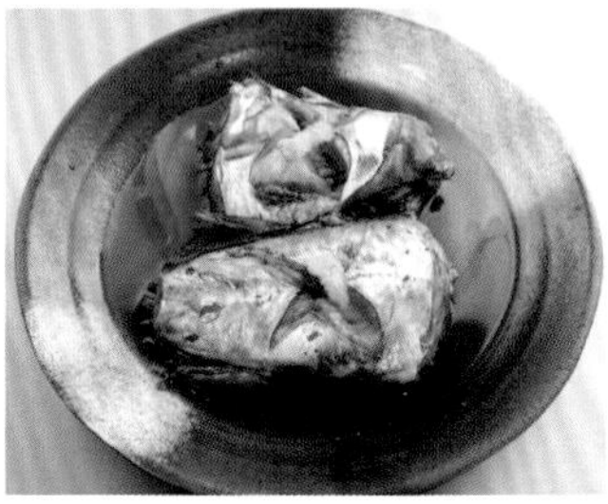

用較濃的甜鹹風味調味，油脂豐富較不容易入味。可以沾著湯汁享用。魚刺沒有想像中的麻煩。

遠親關係的魚類

鱸形目金梭魚科 **香梭魚**

赤叺 Sphyraena pinguis Gunther

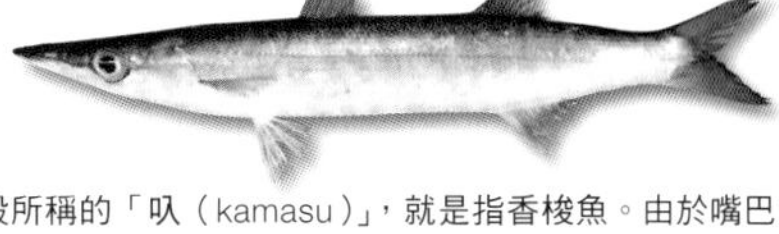

一般所稱的「叺（kamasu）」，就是指香梭魚。由於嘴巴大、外型類似麥稈等編織出的袋子－「叺（kamasu）」而有此名稱。多棲息於沿岸海域的淺海，頗具人氣。在小田原還有販售對開的魚乾。和短帶鰆有遠親關係。

條狀窄顱帶魚

夢太刀擬
Evoxymetopon taeniatus Poey

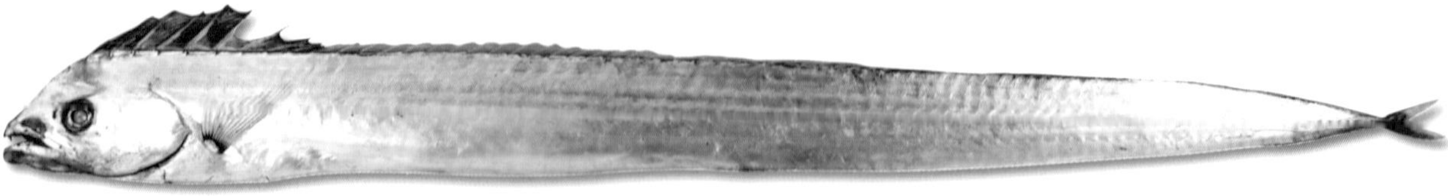

全長約1.8m

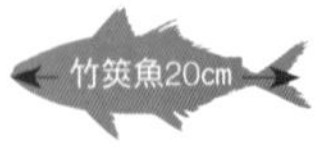

標準和名中的「夢」字，據說是以前突然出現在分類學家眼前時，種名和棲息海域皆未知，第一印象就彷彿希臘夢神Oneiroi般，因而有此名稱。

屬於珍稀魚中的珍稀魚類，就連最新的資料中「生態習性」仍然未知，除了日本各地之外，偶爾也可以在世界各地捕捉到蹤影。

棲息於東海等深海海底，並且隨著暖流北上。也許就是在這時候偶爾被捕撈上岸。

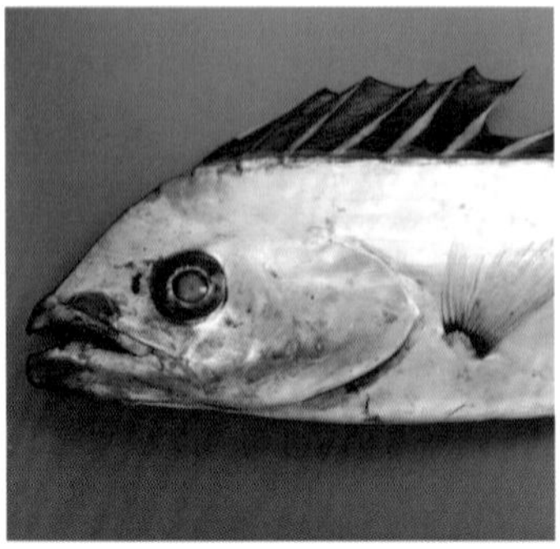

鱸形目帶魚科

條狀窄顱帶魚

夢太刀擬 Evoxymetopon taeniatus Poey

棲息地●新潟縣、千葉縣、長崎縣等。生息於低層中。漁獲●漁釣。別名●叉尾帶魚、開叉白帶、白帶魚（臺東）

次要魚類的實力

次要魚類珍稀度	★★★★★
美味程度	★★★★★
價格	☆☆☆☆☆

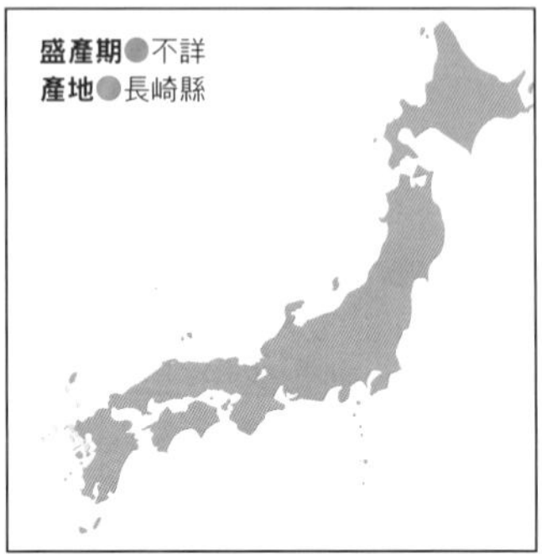

帶魚科中極為珍稀的魚類。生態習性仍未知

雖然由外表可以看出是帶魚科的魚類，不過兇殘的魚臉極為嚇人。「太刀擬」和白帶魚非常相似，不過仍屬於不同種類，因而有此名稱。叉尾深海帶魚（太刀擬）和條狀窄顱帶魚（夢太刀擬）的種源關係非常相近，據說是因為當時的分類學者看到此魚時，聯想到希臘神話中的夢神，所以在「太刀擬」前加了一個「夢」字而來。

除了臉部型態不同之外，白帶魚的身體尾端像繩子般變細，並且沒有尾鰭和腹鰭。不過條狀窄顱帶魚卻有非常迷你的尾鰭，以及腹鰭的痕跡。

外型和白帶魚相似，風味更勝一籌。一生難求的極致美味

外型和白帶魚相似，而風味也如出一轍。不過由於全長將近2m，因此身體也比較厚。可惜的是細刺比白帶魚還多。

料理成生魚片時，必須避開魚刺切片，因此魚片的形狀比較不完整。不過味道絕對勝過白帶魚。白肉的外層包覆油脂，而油脂帶有甜味。口感彈嫩有嚼勁。

燒烤時建議「骨切」，從表面直接入刀連同魚刺薄切，就可以不用挑出魚刺。燒烤後魚肉不太會縮小，表面的油脂彷彿油炸般香氣逼人。香醇鮮美的滋味更勝白帶魚。

燉煮時不需要切魚刺。煮過後魚刺和魚肉分離容易，因此能夠輕鬆享用。

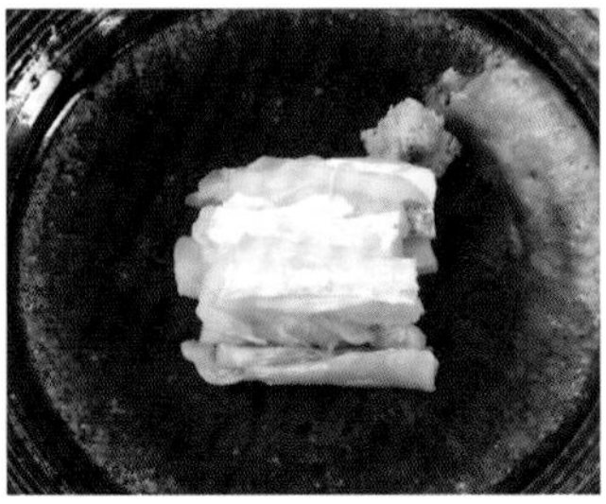

和白帶魚相較之下，含有無數的細刺，因此料理成生魚片的時候比較不美觀。不過油脂豐富帶有甜味，鮮美可口。

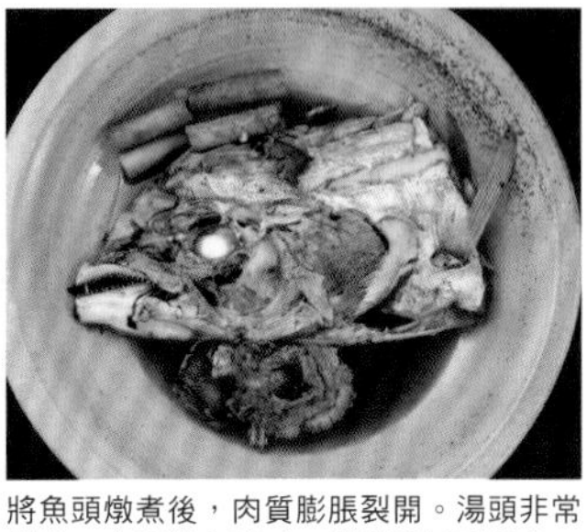

將魚頭燉煮後，肉質膨脹裂開。湯頭非常鮮美。肉質帶有甜味，纖維質恰到好處，魚肉和魚刺也分離容易。

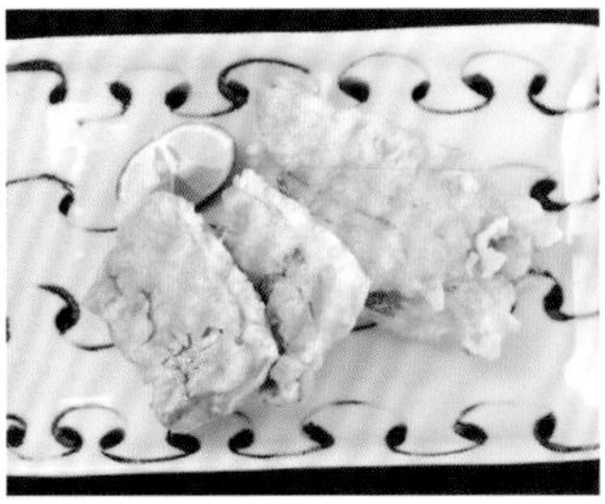

有許多形狀細長的魚類，越接近尾端越美味，條狀窄顱帶魚也不例外。將尾端最薄的部分油炸成天婦羅，實為鮮美可口。

有近緣關係的魚類

鱸形目帶魚科 **白帶魚**

太刀魚 Trichiurus japonicus

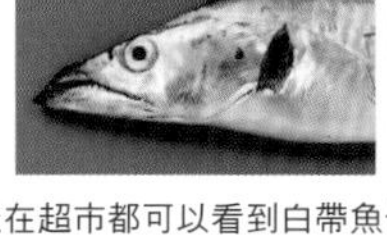

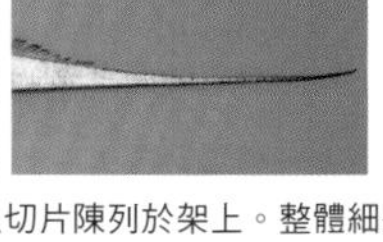

每天在超市都可以看到白帶魚切片陳列於架上。整體細長呈現領帶狀，尾端像是繩子般漸細，沒有尾鰭。可藉由底拖網或是漁釣等大量捕獲。在漁釣中算是高級魚，極具人氣。

高菱鯛

菱鯛 Antigonia capros

鱸形目羊魴科

高菱鯛 菱鯛 Antigonia capros

棲息地●富山縣、房總半島以南。水深40～900m的海域。漁獲●漁釣、底拖網。別名●菱鯛、紅皮刀

次要魚類的實力

次要魚類珍稀度	★★★★☆
美味程度	★★★★★
價格	★☆☆☆☆

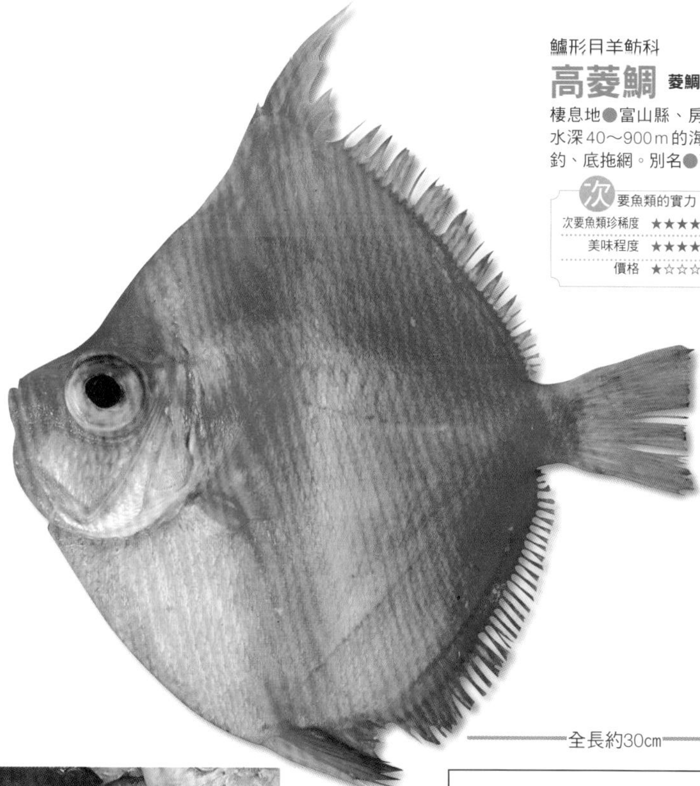

全長約30cm

棲息於深海海域的魚類，甚至可在水深900m以上看見其蹤影。在分類學上屬於較為困難的種類，從馬頭魚改為真鱸的近親魚種。

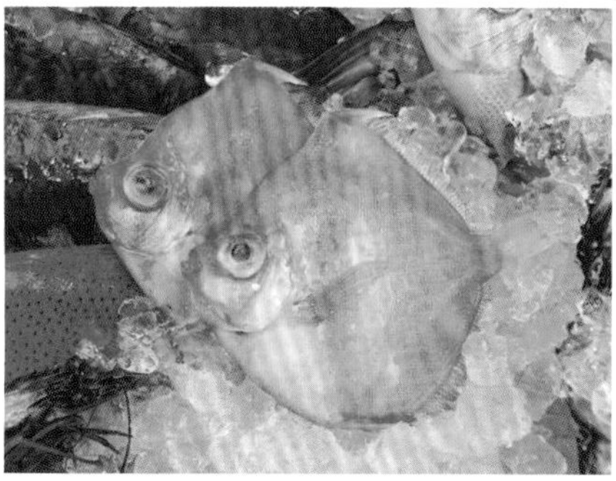

陳列於沖繩縣那霸市牧志公設市場中的高菱鯛。就算混雜在棲息於珊瑚礁等鮮豔的魚類中，仍然非常顯眼。

盛產期●秋～春季
產地●千葉縣、靜岡縣、三重縣、高知縣、長崎縣、鹿兒島縣、沖繩縣

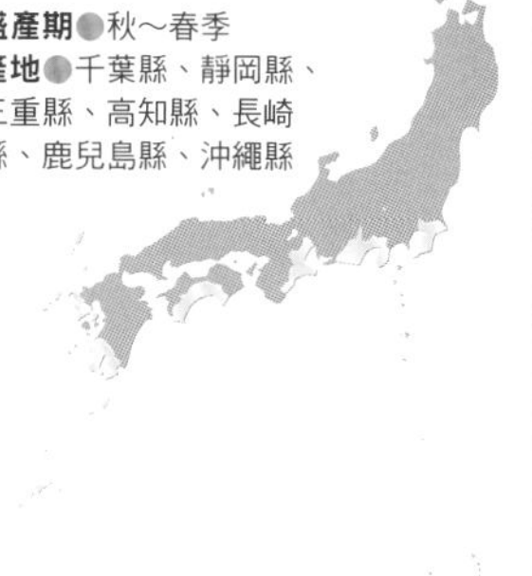

在分類學上曾經變動過 生態習性仍是個謎

羊魴科的魚類在日本國內共有三種，不過外型極為相似，因此肉眼無法區分。加上對於漁業業者而言，沒有必要特別區分，藉由底拖網捕撈上岸後，大多是遭到丟棄。

標準和名「菱鯛」是因為從側面看起來像菱形，而且如「鯛（音同扁平）」般扁平。以前學者曾認為高菱鯛比較接近熱帶的蝴蝶魚，不過後來認為是馬頭魚的近親。不過最新的分類學則更改成鱸魚的同類。

漁夫才知道的 絕頂美味

在太平洋的南半球和北半球兩側，甚至大西洋也能看到，是非常國際化的魚類。棲息海域非常廣大，不過數量就比較少。偶爾僅能藉由底拖網或是漁釣等捕獲1、2尾。漁獲量太少，所以無法成為流通市面的海產。

雖然在底拖網上岸時偶爾會看到，不過直到最近才想要品嚐看看。因為聽到沖繩縣的漁夫這樣說「燒烤之後很好吃，以前都會將整條魚燒烤，當作零食來吃」。從漁港直接提回家，連鱗片都沒去掉，直接燒烤品嚐後，魚皮香脆而且鱗片毫無存在感。內臟非常少，白肉鮮嫩多汁，極為鮮美可口。是一吃就會令人上癮的風味。

當然製作成生魚片也是超級美味。不過可惜的是，體型太小加上身體很扁平，因此魚肉非常少。

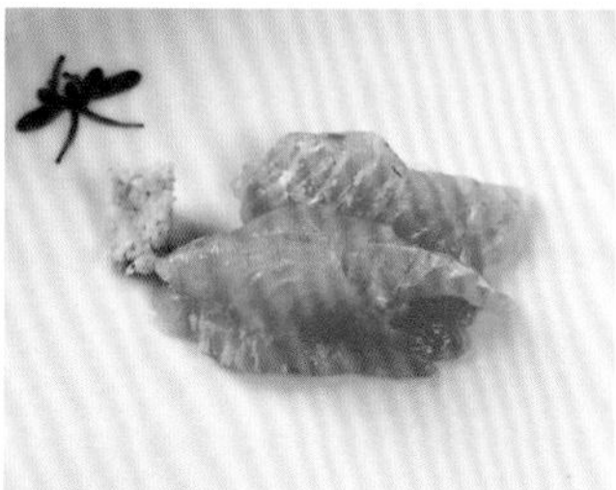

這是一尾魚的份量。只能切下大約是小孩手掌大小的魚肉。微紅的肉身帶有油脂，柔軟鮮嫩，並帶有鮮味。

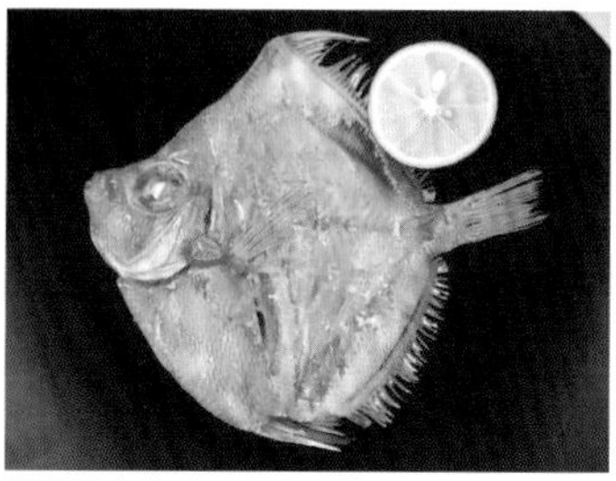

不需要去鱗片和內臟，撒上鹽巴燒烤的料理。香氣四溢，魚皮香脆而且可連同魚鱗享用，中間鮮嫩多汁。

擬棘魣

鱗平目 Citharoides macrolepidotus

品嚐後才能明白這種令人感動的美味，這種美味只有在產地附近才能享受到。最具代表的就是「網鰈（擬棘魣）」的魚乾。

網鰈 產地的名稱

標準和名「鱗平目」，有「魚鱗模樣很醒目的比目魚（魣魚）」的意思。從前魚鱗在東京的發音為「kokera」，不過急性子的東京人將「ra」省略後，就變成現在的唸法。和近緣種鱗棘魣眼鰈的眼睛位置不同。

鰈形目棘魣科

擬棘魣

鱗平目 Citharoides macrolepidotus

棲息地●駿河灣、兵庫縣～九州的日本海、東海、太平洋。水深150m左右的海域。漁獲●底拖網。別名●網鰈

次要魚類的實力

次要魚類珍稀度	★★★☆☆
美味程度	★★★★☆
價格	★★☆☆☆

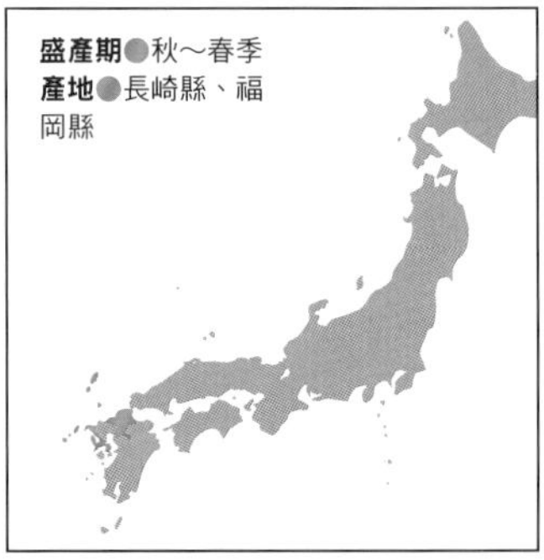

眼睛在左邊就是魣科？不在規則中的魚類

擬棘魣可以在長崎縣以西等地區大量捕獲。

有句話說「左魣右鰈」。牙魣科魚類的眼睛位於左側，而鰈科魚類的眼睛則位於右側。這些屬於鰈形目的魚類，在仔稚魚時期就和普通的魚類一樣，眼睛分為左右兩側，並隨著成長而移動至某一側。基本上是以眼睛位置來區分科類。不過這個規則並不適用於擬棘魣所屬的棘魣科。在日本國內可捕獲鱗棘魣眼鰈和擬棘魣兩種，而前者的眼睛位於右側，後者則位於左側。鱗棘魣眼鰈因為過於稀少而沒有流通於市場上。

品嚐過魚乾後，不禁認為沒有比這個更美味的魚類了

在魚乾中的地位堪稱王者。由於曬得較乾，因此稍微烤過之後就可以享用。燒烤時香味四溢，令人感動。只要稍微劃一下切痕，魚肉和魚骨就能輕鬆分開。表面香脆，魚肉則充滿可口的鮮味。

雖然比較少見到鮮魚，不過製作成奶油香煎料理也堪稱絕品。

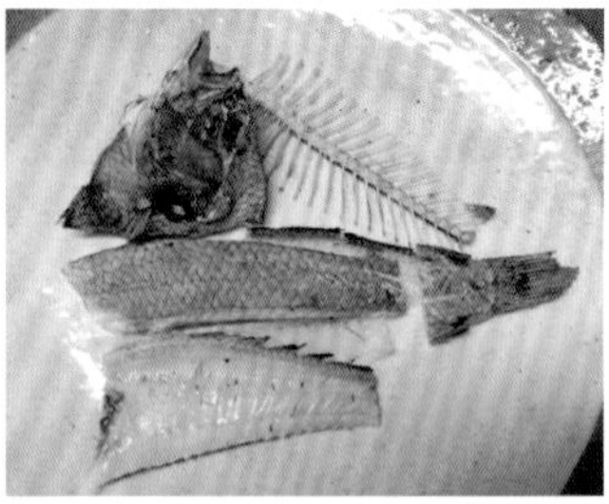

在長崎縣、福岡縣等地區製作的「網鰈」魚乾。魚刺和魚肉容易分離，燒烤後非常香，而肉質的鮮味也是極品。

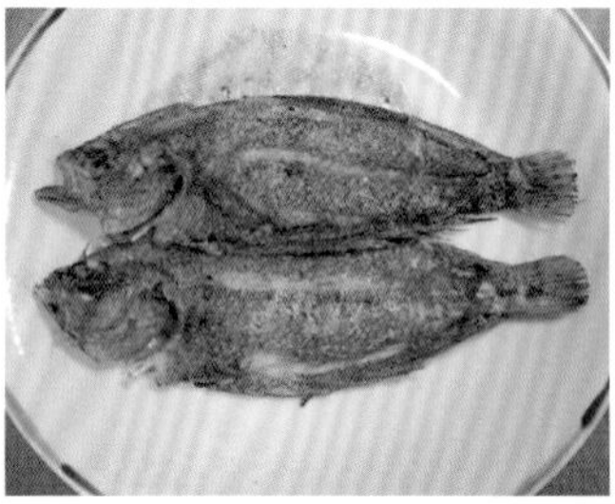

鮮魚料理成奶油香煎最美味。其他也可以製作成魚乾，或是油炸料理都很可口。

另一種棘魣科魚類

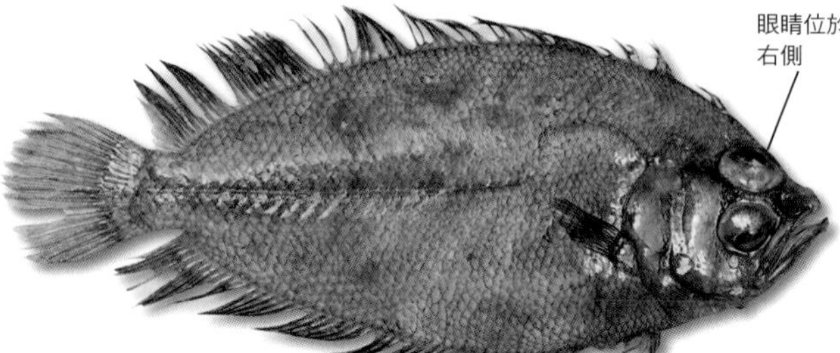

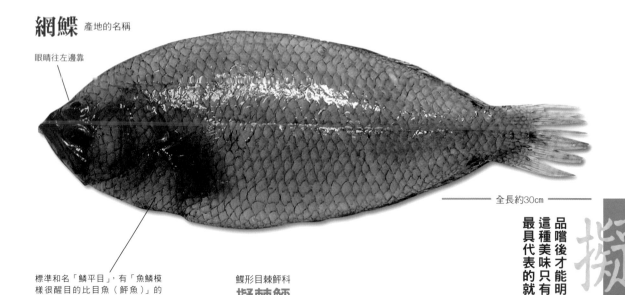

鰈形目棘魣科

鱗棘魣眼鰈

鱗鰈 Lepidoblepharon ophthalmolepi

棲息地●駿河灣、土佐灣、山陰、東海、九州南部沿岸。漁獲●底拖網。別名●接眼棘鰈、鱗鰈

次要魚類的實力

次要魚類珍稀度	★★★★★
美味程度	★★★☆☆
價格	☆☆☆☆☆

鰈形目棘魣科在全世界共有2屬5種。雖然種類非常少，不過在日本國內就可以見到其中兩種。另外一種鱗棘魣眼鰈為「右鰈」，眼睛集中在右側。雖然擬棘魣的數量少，不過仍可以在九州地區享用，而鱗棘魣眼鰈則屬於珍稀魚類，幾乎無法捕捉到。

粒鰈

鮫鰈 Clidoderma asperrimum

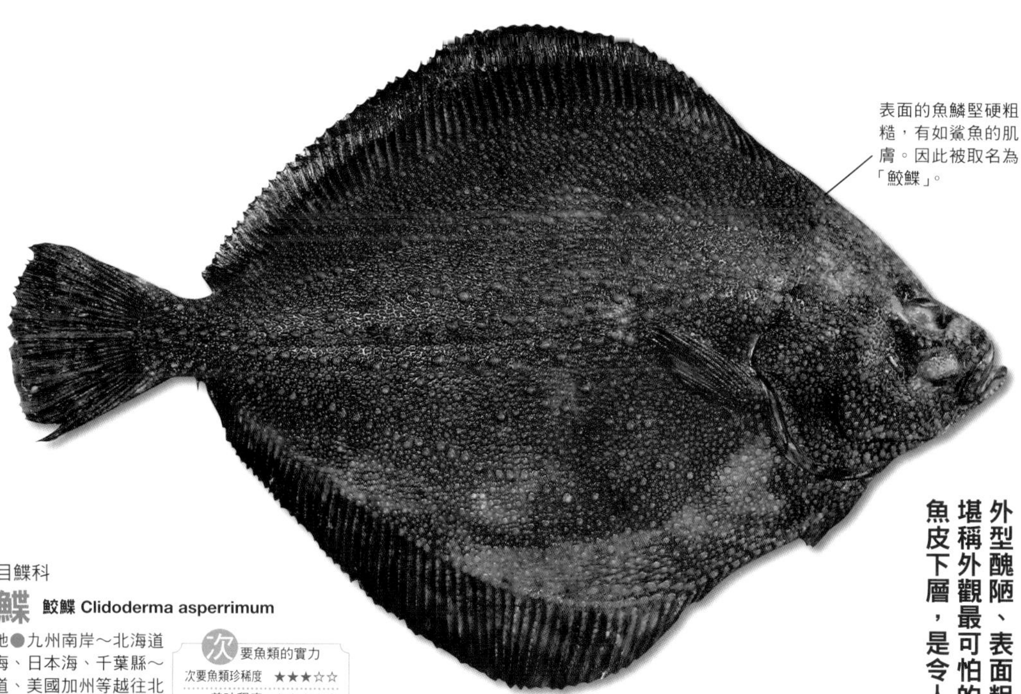

表面的魚鱗堅硬粗糙，有如鯊魚的肌膚。因此被取名為「鮫鰈」。

全長約60cm

鰈形目鰈科

粒鰈 鮫鰈 Clidoderma asperrimum

棲息地●九州南岸～北海道的東海、日本海、千葉縣～北海道、美國加州等越往北部越多。漁獲●底拖網、刺網。別名●背板鰈、本田鰈

次要魚類的實力

次要魚類珍稀度	★★★☆☆
美味程度	★★★★☆
價格	★★★☆☆

盛產期●初夏～冬季

產地●北海道、青森縣、岩手縣、宮城縣、福島縣、茨城縣

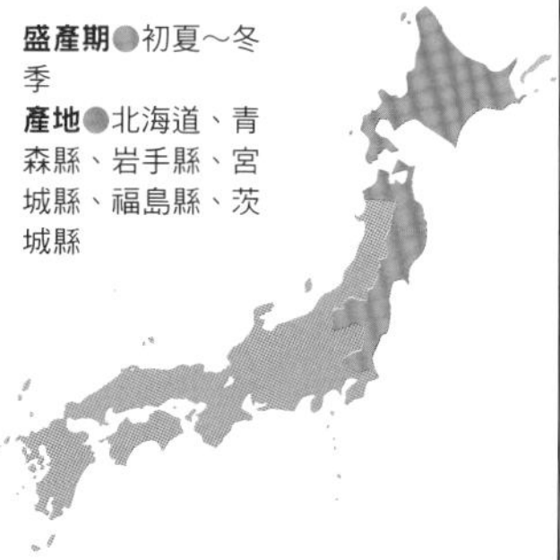

外型醜陋、表面粗糙，但是底部滑嫩。堪稱外觀最可怕的鰈魚類。不過可怕的魚皮下層，是令人驚豔的美味白肉。

由體內分泌黏液，外表和底部看起來骯髒

一般大眾所知的鈍吻鰈（鈍吻黃蓋鰈）等，大多棲息於淺海中，而同樣屬於鰈魚類的粒鰈，卻是棲息在水深達150m以上的深海海底。偶爾能在日本各地，像是靜岡縣近海的駿河灣、三重縣近海的熊野灘，以及長崎縣等地區捕獲，大多棲息在海水溫度較低的北部。

在漁港看到此魚時，全身佈滿黏液而且呈現塊狀，將其中一尾抓起來細看，才會發現是魚類。

去除魚皮後大變身。完全不輸給鮪魚的白肉魚腹

雖然屬於非常大型的鰈魚類，不過醜陋的外觀，加上會分泌大量黏液，因此粒鰈也曾經是便宜鰈魚的代名詞。不過最近開始將黏液清除並出貨後，前來購買的廚師也變多了。這個漆黑的表面下方是鮮嫩的白肉，也許在不久的將來會成為高級魚。在流通市場上的評價也逐漸改變中。

新鮮的魚肉帶有透明感，不過很快就會變成白濁狀。白濁狀物質的成分就是油脂。細小的脂肪粒子緊密地混雜於肌肉中。油脂豐富的白肉身柔軟鮮美，不論是燉煮、燒烤或是生吃都很適合。

如果鮮度足夠，生魚片的美味堪稱絕品。一般的鰈類捕獲之後淡而無味，接著鮮味會慢慢增加。不過粒鰈反而是新鮮比較好吃。油脂豐富，甚至有「白肉魚的鮪魚肚」之稱。是個逐漸受到歡迎的握壽司食材。

鹽烤的滋味可口，用味噌或醬油來醃漬也很美味。

另外燉煮料理的味道也極為鮮美。

在美國是油炸魚的人氣食材，滋味也非常棒。料理成奶油香煎也不錯。

加工產品方面，在宮城縣鹽竈市等地區會製作成「烤鰈魚（不加鹽巴等調味料）」，如今仍是夢幻般的美味。

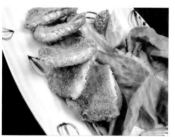

可惜的是魚肉量較少，不過也可以料理成美味的炸魚片，是非常好用的食材。另外也可以製作成奶油香煎魚。

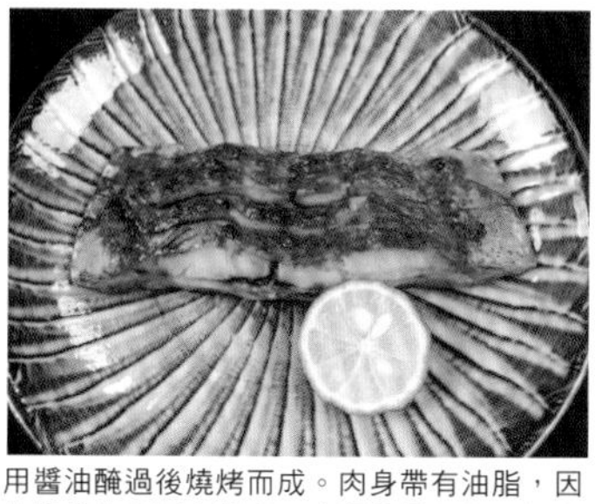

用醬油醃過後燒烤而成。肉身帶有油脂，因此燒烤後也不會變硬，肉質蓬鬆柔軟。鮮嫩的白肉魚實為可口。

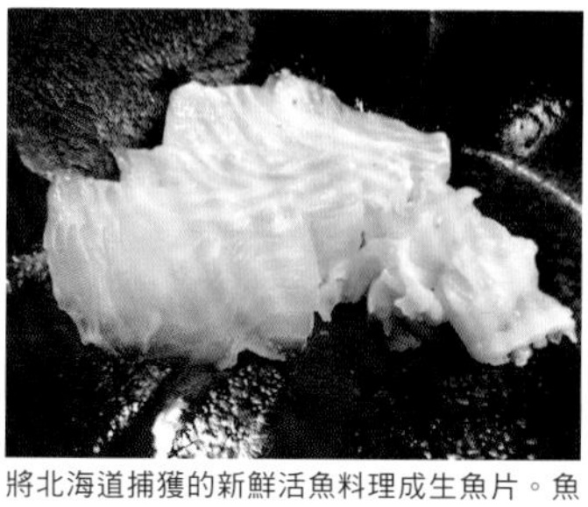

將北海道捕獲的新鮮活魚料理成生魚片。魚肉還帶有透明感。就如同白肉魚的魚腹般，入口即化並且留下甜味。

棲息於潮間帶、淺海、深海海域中的生物

指棲息在退潮時，由海面或水面露出的潮間帶、淺海，以及水深200m以上深海的生物。

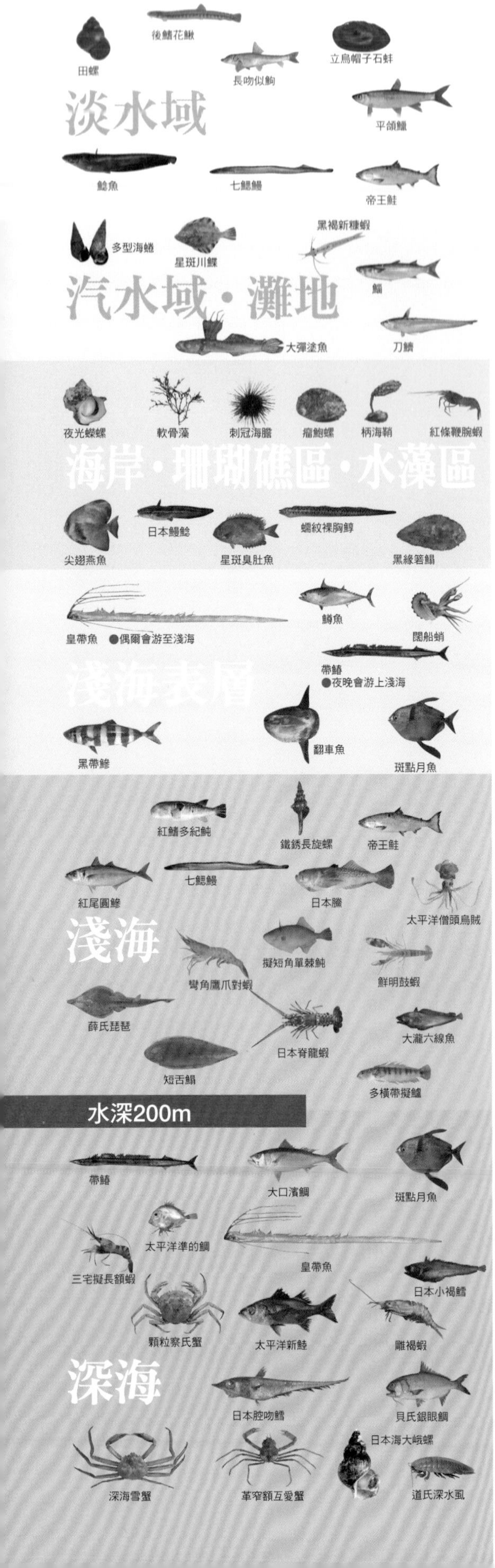
淡水域
田螺
後鰭花鰍
長吻似鮈
立烏帽子石蚌
平頷鱲
鯰魚
七鰓鰻
帝王鮭
汽水域・灘地
多型海蜷
星斑川鰈
黑褐新糠蝦
鯔
大彈塗魚
刀鱭
海岸・珊瑚礁區・水藻區
夜光蠑螺
軟骨藻
刺冠海膽
瘤鮑螺
柄海鞘
紅條鞭腕蝦
尖翅燕魚
日本鰻鯰
星斑臭肚魚
蠕紋裸胸鯙
黑緣箬鰨
淺海表層
皇帶魚 ●偶爾會游至淺海
鰹魚
船蛸
帶魚
●夜晚會游上淺海
黑帶鰺
翻車魚
斑點月魚
淺海
紅鰭多紀魨
鐵銹長旋螺
帝王鮭
紅尾圓鰺
七鰓鰻
日本螣
太平洋僧頭烏賊
擬短角單棘魨
彎角鷹爪對蝦
鮮明鼓蝦
薛氏琵琶
日本脊龍蝦
大瀧六線魚
短舌鰨
多横帶擬鱸
水深200m
深海
帶魚
大口濱鯛
斑點月魚
太平洋準的鯛
三宅擬長額蝦
皇帶魚
日本小褐鱈
顆粒察氏蟹
太平洋新鯥
雕褐蝦
日本腔吻鱈
貝氏銀眼鯛
日本海大峨螺
深海雪蟹
革窄額互愛蟹
道氏深水虱

本書除了動物分類學的觀點之外，也將魚類區分成棲息於深海、巡游在較廣的水域、淺海，以及淡水域這四種。當然，也包含魚類以外的生物。生存於每個水域中的動物，也不一定都只棲息在相同水域或水深中。

水深200m以上的海域稱為「深海」。深海區的水溫低，而且水壓非常高。是太陽光幾乎無法照射到的黑暗世界。棲息在這裡的生物中，有些種類在白天待在深海區，到了夜晚會往上游到淺海區覓食。也有些生物是不會上下移動，而是以淺海掉落的有機物維生。像是大王具足蟲、窄額互愛蟹，或是大越中貝等，都是以碎屑（Detritus，有機質的堆積物）或是動物的屍骸維生。

深海性的動物越往北上就會在淺海區，越往南下則可以在深海找到其蹤影。像是本來在淺海區的遠東多線魚，在駿河灣可以於水深數百米的海域捕獲。而原本棲息於低溫海域深海區的白令海圓腹魚，到了產卵期則會移動至淺海。

巡游於近海、沿岸等範圍寬廣的魚類，暫且區分為「遠洋、近海巡游性魚類」，不過名稱也許並不是很正確。這裡包含了遊走於淡水、汽水域及海水域的鮭魚和鱒魚類，以及隨著洋流巡游於廣大海洋的魚類。

「淺海」能照射到太陽光，植物的光合作用旺盛，動物的種類也很豐富。是地球上產生大量有機物質的地方。不受淡水影響、深度較淺的礁岩和珊瑚礁海域，也包含在此分類之內。

淺海礁岩區擁有岩石或石塊，並生長著大量的海藻，此區有許多動物將海藻當作食物，或是隱藏在礁岩中。

珊瑚雖然是一種動物，不過需藉由體內渦鞭毛藻的光合作用產物維生，因此棲息於淺海中。珊瑚本身和珊瑚產生的砂子等地區，稱為珊瑚礁區，並棲息了許多動植物。

陸地上的河川、湖沼、運河等屬於「淡水區」。河口部則稱為感潮區或是汽水域。河口寬敞的汽水域就會成為潮間帶。

近年來由於住宅區開發，或是淡水域的自然生態破壞，原本棲息在「淡水域」，作為食用的生物，逐漸變成次要的存在。雖然從當中選出比較具有話題性的種類，不過仍然想將每種介紹給大家。

另外像學校的營養午餐等使用無鬚鱈科的藍尖尾無鬚鱈（Hoki，福氣魚），雖然是屬於南半球的魚類，不過在日本也能看見少數蹤影。究竟這種魚類是如何從長達8000km之遠的原生海域遠渡而來，原因不得而知。當然，位於北半球藍尖尾無鬚鱈雖然沒有列於本書中，卻是屬於珍稀魚中的珍稀魚類。

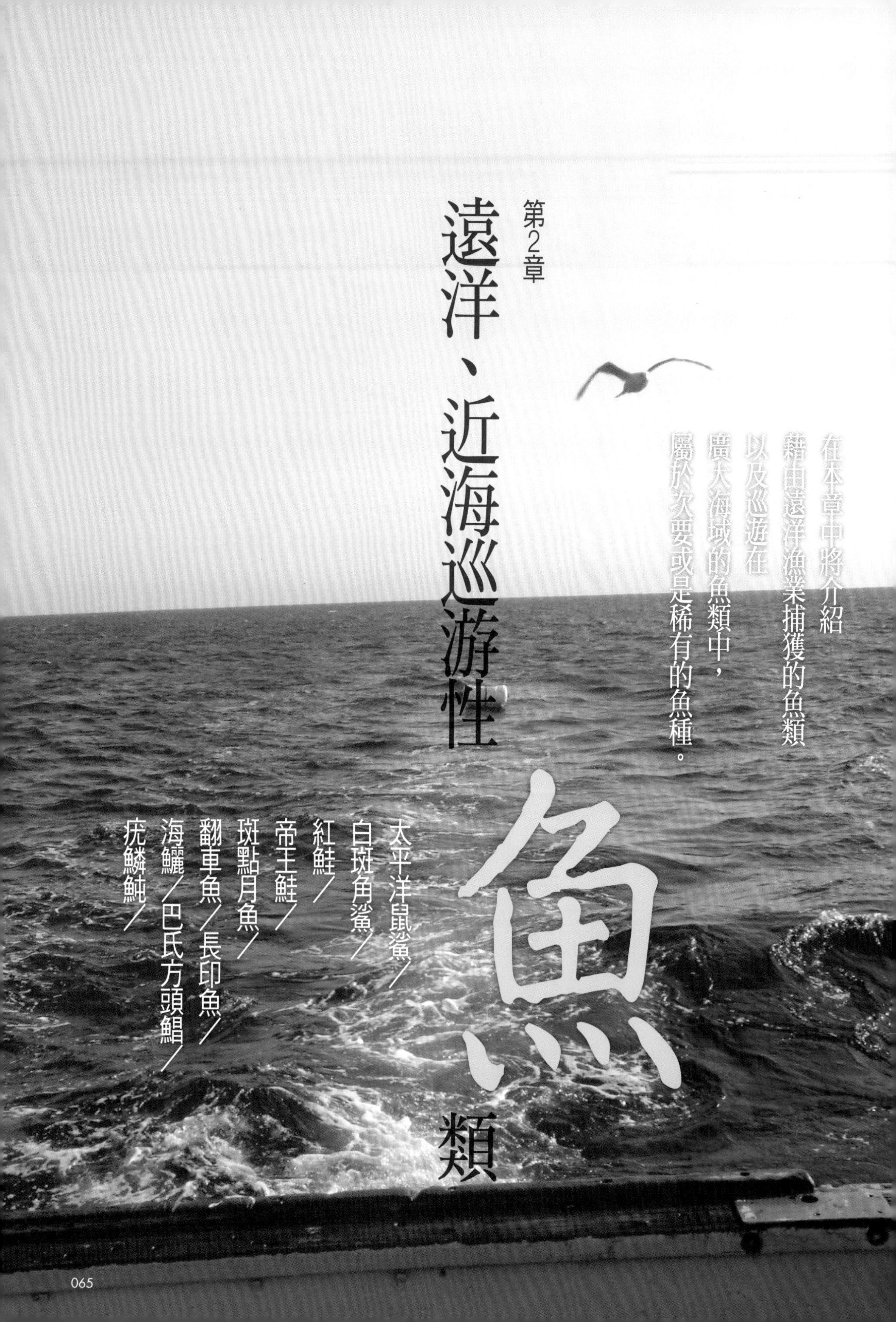

第2章 遠洋、近海巡游性魚類

在本章中將介紹
藉由遠洋漁業捕獲的魚類
以及巡遊在
廣大海域的魚類中，
屬於次要或是稀有的魚種。

太平洋鼠鯊／白斑角鯊／紅鮭／帝王鮭／斑點月魚／翻車魚／長印魚／海鱺／巴氏方頭鯧／疣鱗魨／

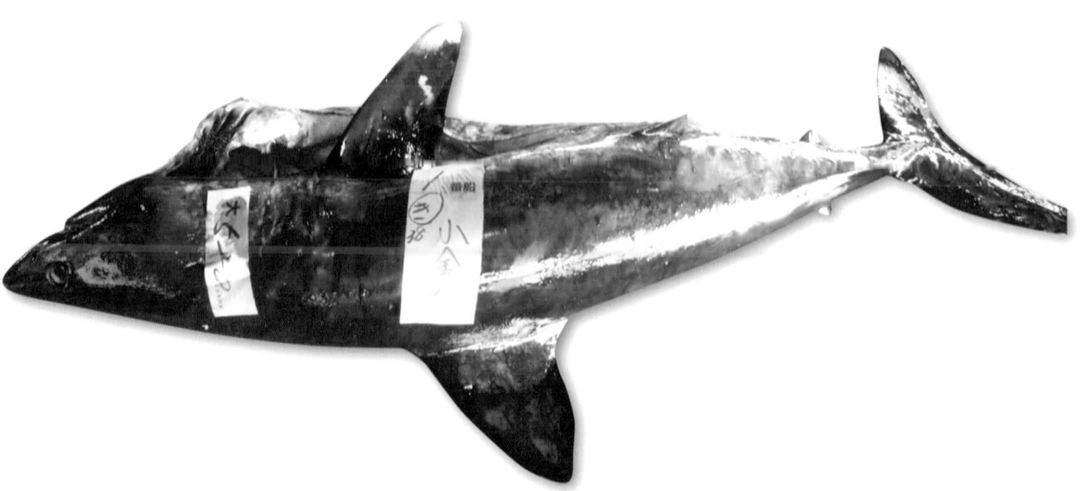

全長約3m

竹筴魚20cm

鼠鯊目鼠鯊科

太平洋鼠鯊 鼠鮫 Lamna ditropis

棲息地●九州北部、相模灣以北、鄂霍克次海、白令海、北太平洋。漁獲●混雜在鮪魚延繩漁獲中。別名●鮭鯊、儲鮫

次要魚類的實力

次要魚類珍稀度	★★★☆☆
美味程度	★★★☆☆
價格	★★☆☆☆

太平洋鼠鯊

鼠鮫 Lamna ditropis

棲息於北太平洋的大型鯊魚。混雜在鮪魚的漁獲中。雖然不是延繩漁業的目標魚類，不過味道鮮美，在中國地區※也是有名的鄉土料理。

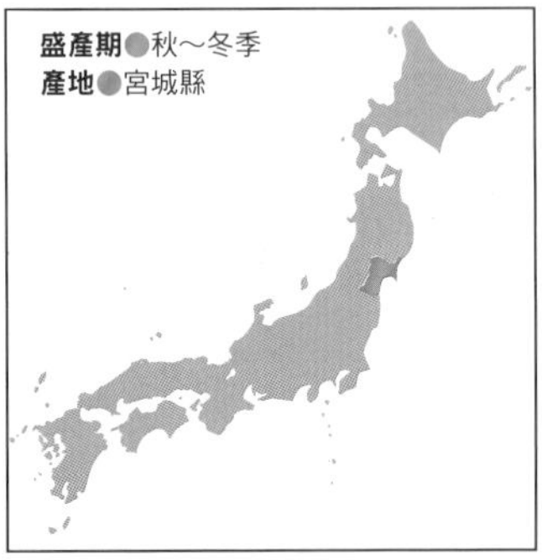

巡游於遠洋的大型鯊魚。外觀就像大白鯊般

太平洋鼠鯊等鯊魚類的骨頭較軟，化石在中生代侏儸紀中被發現，是屬於原始魚類。包含魚類中體型最大的鯨鯊在內，從近海到沿岸、深海到淺海中，棲息了各種可食用的種類。其中屬於大型，而且味道較佳的就是太平洋鼠鯊。

主要隨著鮪魚延繩等一起捕獲上岸，三陸宮城縣等地區的捕獲量尤其多。以前因為阻擾鮪魚的延繩捕獲，或是大量捕食鮭魚而遭到嫌棄。不過現在卻有如「儲鮫（真鱶）」的別名般，在鯊魚類中被視為肉質鮮美的食用種類。

比起海邊，更是山間地區的重要傳統料理食材

在日本各地都有食用鯊魚的文化。像是東京在快速成長期之前，太平洋鼠鯊都還是一般大眾食材，在廣島縣的山間地區，則是當作祭典的料理。甚至有此說「想吃太平洋鼠鯊的生魚片到令人肚子冰涼」。

在栃木縣的燉煮「Moro」雖然有名，不過煮熟後肉質會變硬，無法煮軟，味道差了白斑角鯊一截。

油炸料理堪稱絕品。柔軟不帶腥味，鮮美可口。

有「星」之別稱的心臟生魚片，也非常好吃，是宮城縣的名料理。

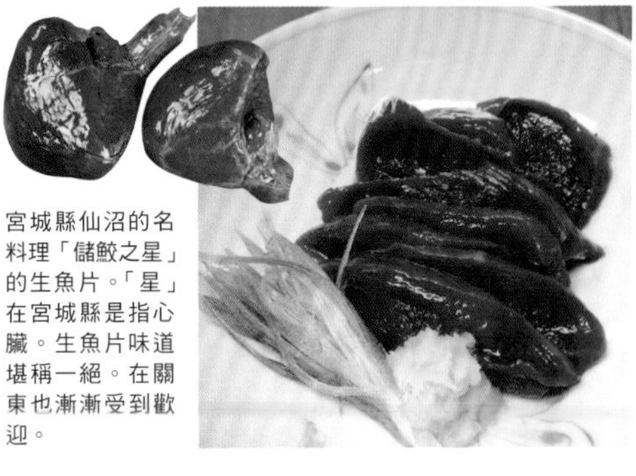

宮城縣仙沼的名料理「儲鮫之星」的生魚片。「星」在宮城縣是指心臟。生魚片味道堪稱一絕。在關東也漸漸受到歡迎。

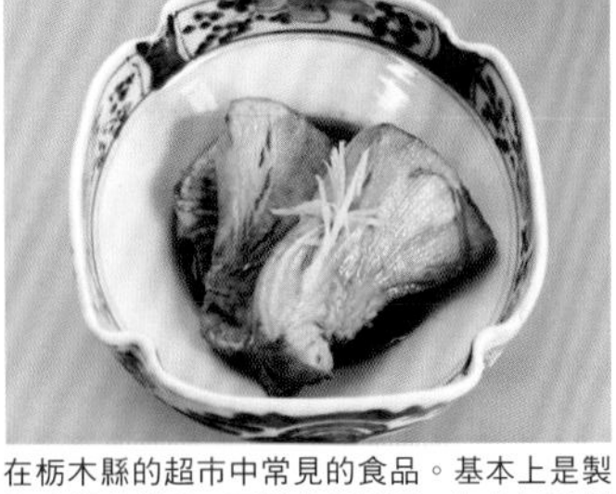

在栃木縣的超市中常見的食品。基本上是製作成燉煮料理，不過肉質過硬，加上無法料理成魚凍，因此乏人問津。

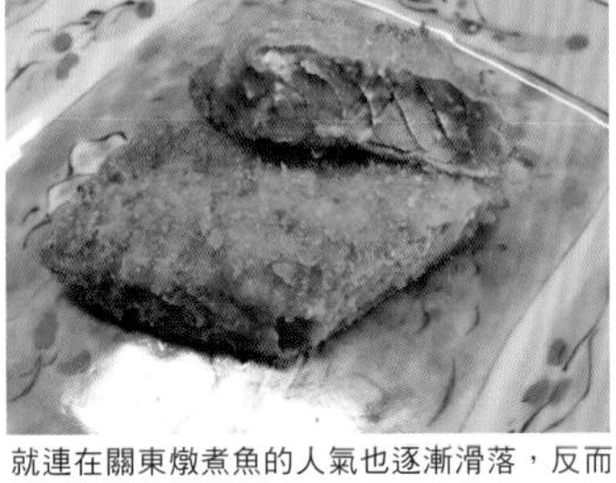

就連在關東燉煮魚的人氣也逐漸滑落，反而油炸和奶油煎魚比較受歡迎。雖然和過去的吃法完全不同，不過炸魚著實美味。

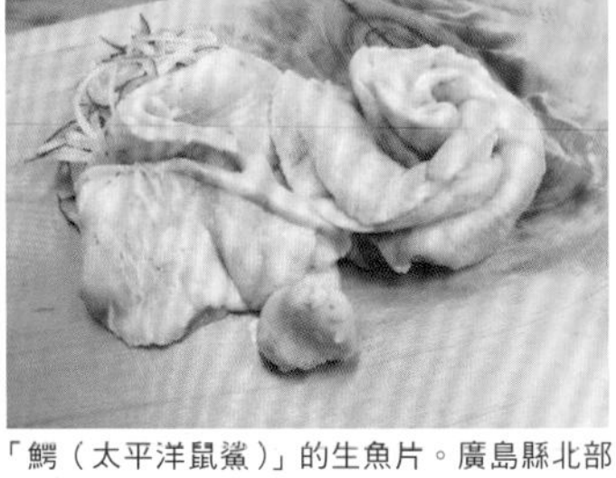

「鱘（太平洋鼠鯊）」的生魚片。廣島縣北部有這樣的說法「肚子冰冷到想吃鱘（太平洋鼠鯊）」。味道意外地鮮美易入口。

※中國地方：指日本的山陰和山陽地區，包含鳥取縣、島根縣、岡山縣、廣島縣、山口縣等5個縣。

油鮫 產地的稱呼

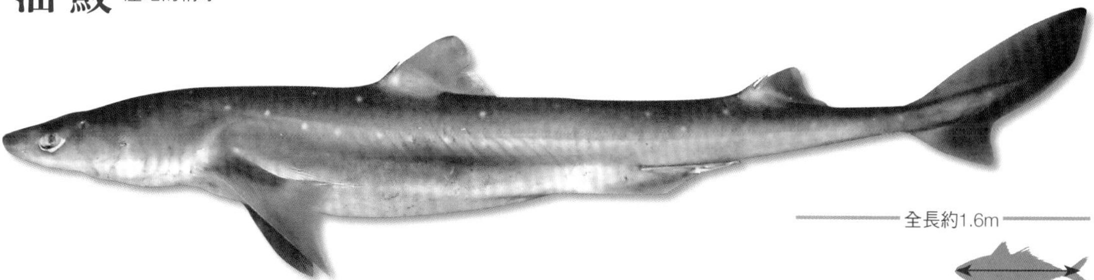

全長約1.6m

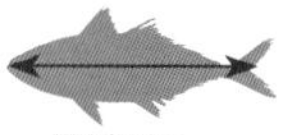

竹筴魚20cm

在東北至關東地區是配菜用的代表性魚類，栃木縣則當作過年吃的高級魚。不過食用的習慣逐年減少，實為可惜。

白斑角鯊

油角鮫 Squalus acanthias

角鯊目角鯊科

白斑角鯊

油角鮫 Squalus acanthias

棲息地●全世界的寒帶～溫帶海域。日本國內為日本海、相模灣以北。漁獲●漁釣、底拖網。別名●棘角鯊、薩氏角鯊

次要魚類的實力

次要魚類珍稀度	★★★☆☆
美味程度	★★★★☆
價格	★★★☆☆

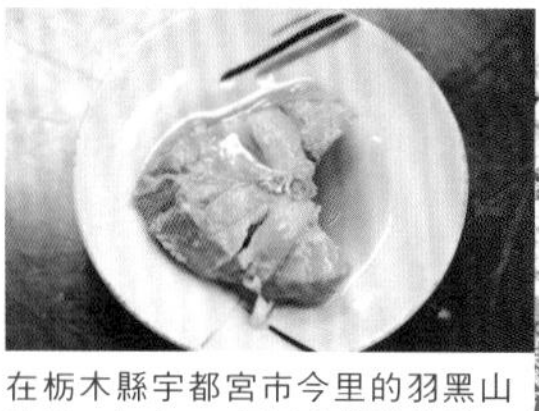

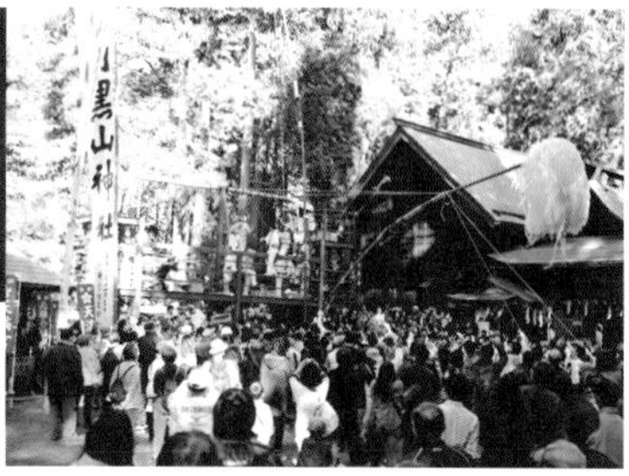

在栃木縣宇都宮市今里的羽黑山神社，每年11月固定舉辦的梵天祭。祭典中會準備「燉煮白斑角鯊」招待參加的民眾。

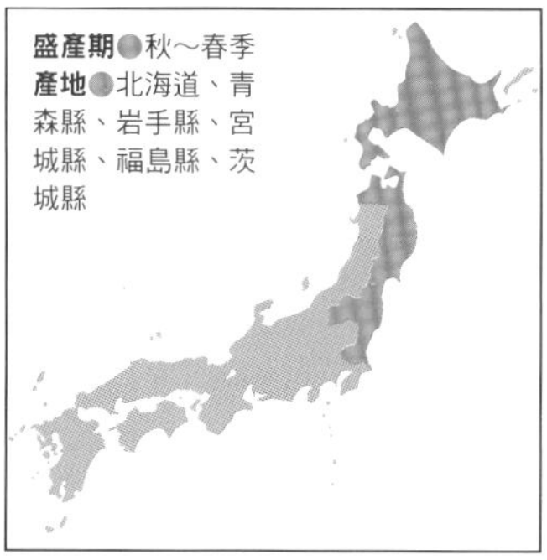

盛產期●秋～春季
產地●北海道、青森縣、岩手縣、宮城縣、福島縣、茨城縣

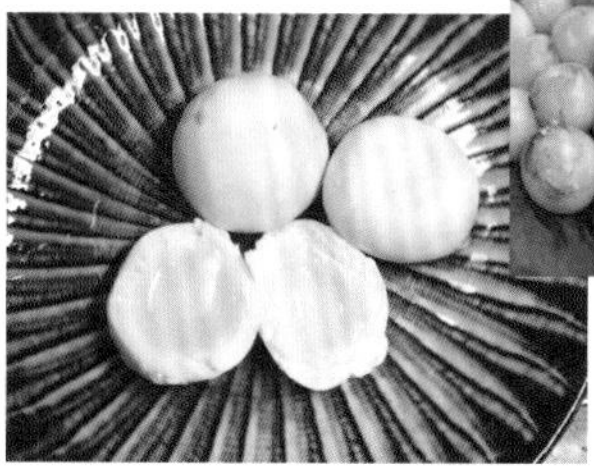

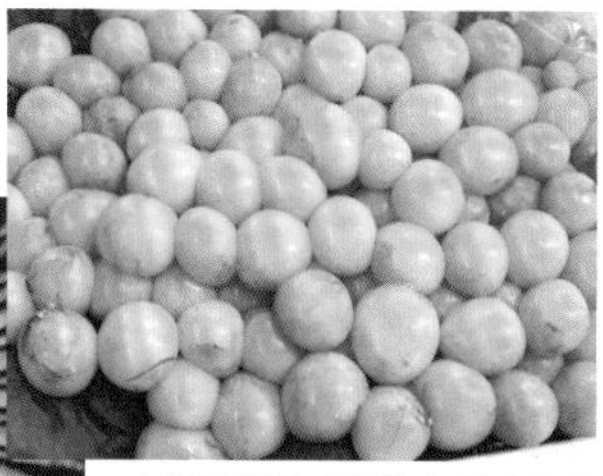

白斑角鯊的魚卵約有乒乓球大小，並且像雞蛋的蛋黃包覆了一層膜。不論是水煮或煎蛋都沒有腥味，鮮美可口。

在寒冷的北邊海域群居 靜靜棲息於深海中的鯊魚

屬於小型鯊魚，棲息於水溫較低的北半球近海海域中。白斑角鯊所屬的角鯊目，具有第一背鰭前端帶有尖銳棘的特徵。深海性的刺鯊，以及超大型的太平洋睡鯊都屬於此目。

白斑角鯊等同種類的角鯊個性溫和，以海底生物維生，靜靜地棲息於大海中。成長緩慢，雌魚成熟需要10年以上，長成1m以上的體型則需要40年之久。魚卵有如雞蛋的蛋黃。白斑角鯊的魚卵是養殖鰻魚時，仔稚魚的重要餌料。

自古以來在關東就是庶民的味道。可惜的是逐漸被人遺忘

從前在東京都也有吃鯊魚的文化。其中最常見的就是白斑角鯊。魚頭和內臟被去除，成為棒狀鯊魚的狀態，曾經大量流通於市場上。

膠質含量豐富，因此可以將頭部水煮後冷卻，製作成魚凍料理。這種魚頭的魚凍料理，是青森縣的地方美食「すくめ（Sukume）」。栃木縣則是製作成燉煮料理，並且在新年或是祭典時享用。

隨著高鮮度化的技術提升，也能趁新鮮享用生魚片。而油炸料理也是絕品。不帶腥味的白肉，鮮美可口。

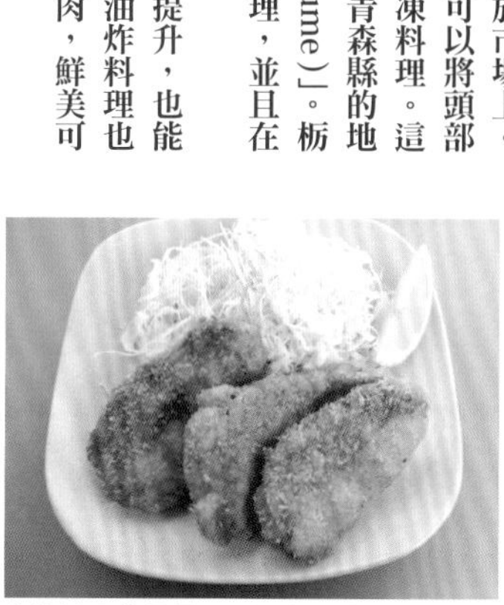

油炸料理堪稱絕品。於表面沾麵包粉後油炸，外酥內軟，味道芳醇。美味絕對不輸給鱈魚或比目魚。

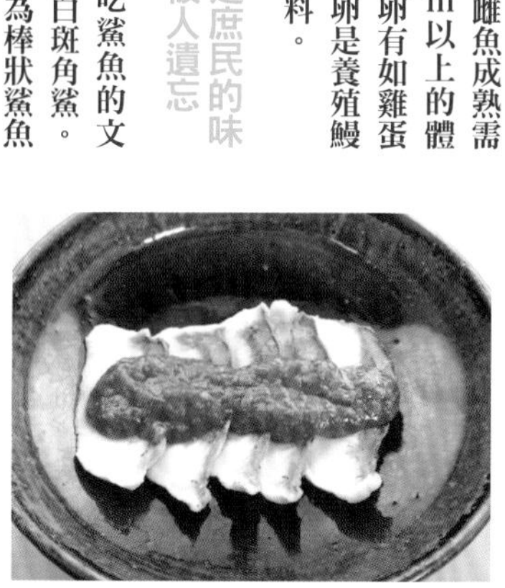

將剛釣上岸的鮮魚急速冷凍，解凍後肉質仍然完整，可製作成生魚片。味道稍微平淡，因此加以炙燒後享用。

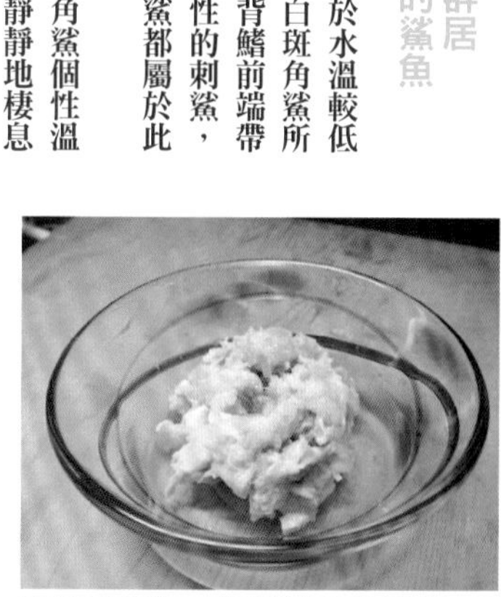

將魚頭水煮後，去掉粗糙的魚皮和髒汙，再加入蔥花等配料並使其冷卻，製作成青森縣的地方料理「すくめ」，味道溫和可口。

協助／田向商店（青森縣青森市）

Sockeye salmon 英文名

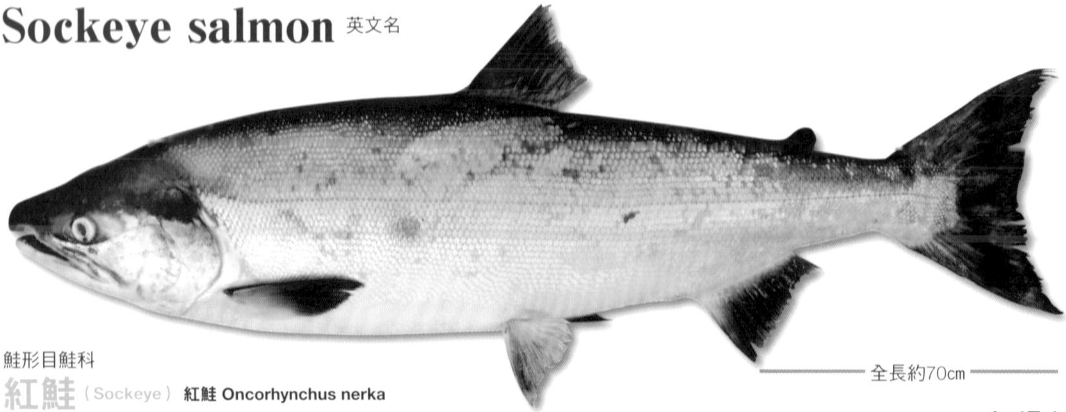

全長約70cm

鮭形目鮭科

紅鮭（Sockeye）紅鮭 Oncorhynchus nerka

棲息地●巡游於擇捉島及加州以北。偶爾巡游至北海道等沿岸。隨著北緯40度以上的河川逆游而上。漁獲●定置網。別名●紅鱒

次要魚類的實力	
次要魚類珍稀度	★★★★☆
美味程度	★★★★★
價格	★★★★★

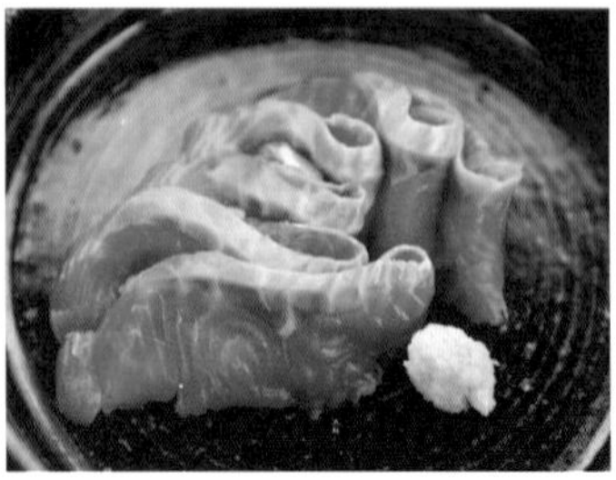

在這裡要特別註明的是，紅鮭以前被稱為「紅鱒」。至於為何改成「鮭」，原因不得而知。而名稱中的「紅」則是因為肉身為紅色的關係。肉質鮮紅，基本上冷凍後的生魚片絕對是天下絕品，極為美味。

紅鮭

紅鮭 Oncorhynchus nerka

紅鮭也是鹽鮭會使用的品種之一。這樣就以為紅鮭是常見魚類，絕對大錯特錯。在日本國內捕獲量極少的紅鮭，其實是非常稀少的超高級魚。

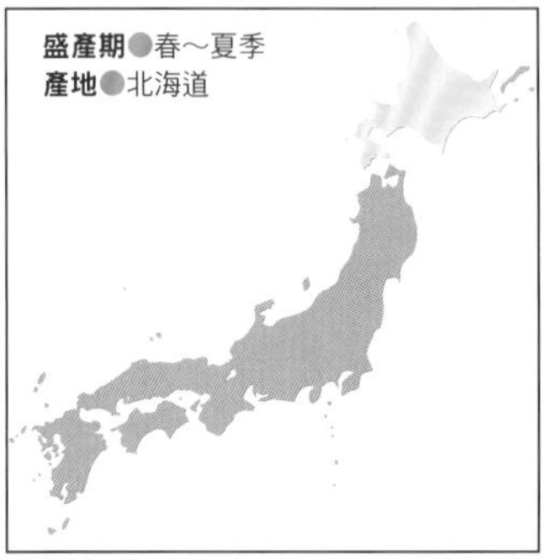

※紅鮭的產地

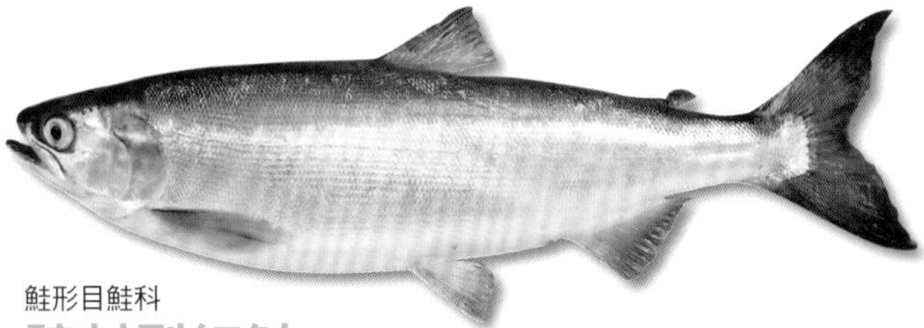

鮭形目鮭科

陸封型紅鮭（Kokanee）姬鱒 Oncorhynchus nerka

棲息地●自然分布於北海道的湖沼。也有人工移植至本州的湖泊中。漁獲●刺網、漁釣。別名●chip

次要魚類的實力	
次要魚類珍稀度	★★★★☆
美味程度	★★★★★
價格	★★★★★

比起北海道，更常出現於回歸至北部河川的北太平洋魚類

鮭科的魚類基本上是出生於河川，在大海中成長，接著為了產卵又會回到原來的河川中。這叫做母川回歸。紅鮭並不會沿著日本國內的河川逆游而上。在以前，地球仍然處於寒冷的時期，紅鮭曾回到北海道的河川。後來隨著氣候變溫暖，紅鮭也不再逆游而上，剩下殘留於河川的陸封型紅鮭，也就是日本所稱的姬鱒。紅鮭棲息於海洋的同時，也會巡游至日本列島的北側。不過偶爾會有幾隻迷路的紅鮭，進入北海道的定置網中。這些迷路的紅鮭成為極稀有的超高級魚類。

和加拿大冷凍輸入的紅鮭美味度完全不同

紅色肉身為鮭科的特徵之一。生吃固然美味，不過若擔心寄生蟲的話，建議冷凍後再享用。生魚片的美味堪稱魚類之首選。在北海道等產地也是高級壽司的食材，偶爾價格還會高於黑鮪魚。

肉質鮮嫩，豐富的鮮美度可謂最高等級。不論是鹽烤、香煎或魚湯，任何料理都是絕品。就算口袋空空還是想要品嚐，紅鮭的美味就是如此吸引人。

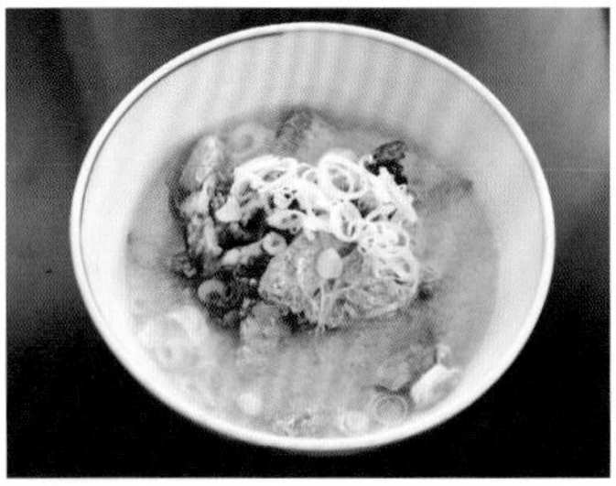

北海道定置網的漁夫傳授的魚骨味噌湯。比起一般的鮭魚，紅鮭帶有豐富的油汁，能煮出更美味的味噌湯。

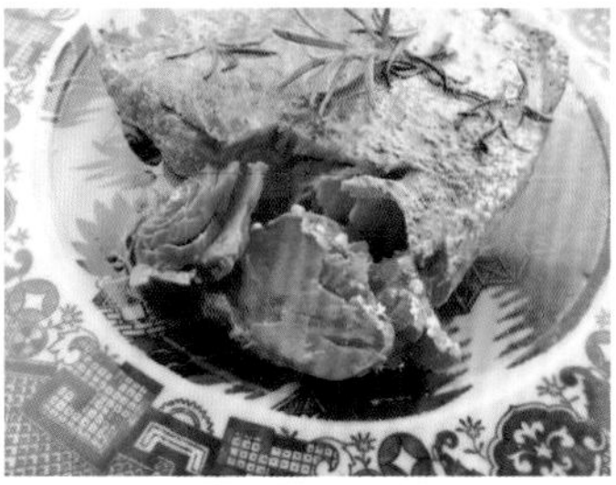

油封（confit）是將事先調味的魚片，用低溫的橄欖油慢慢加溫約半天而成的料理。肉質柔軟，味道豐富，完全發揮鮮魚本身的風味。

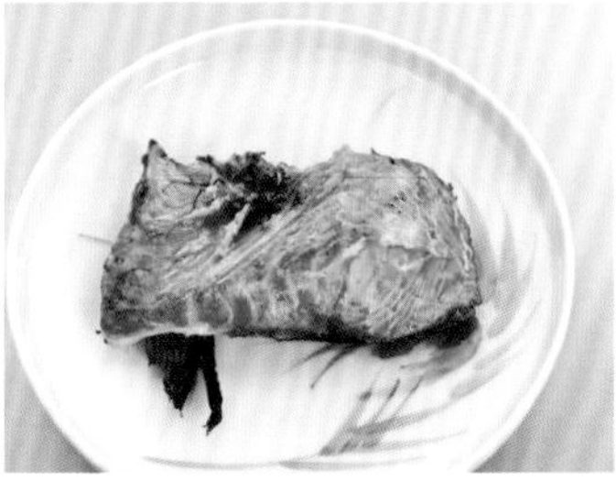

將接近頭部的胸排部分，作成鹽烤料理。和鹽鮭是不同等級的美味。具有鮭科特有的風味，肉質柔軟帶有油脂，味道豐富有層次。

King salmon 英文名

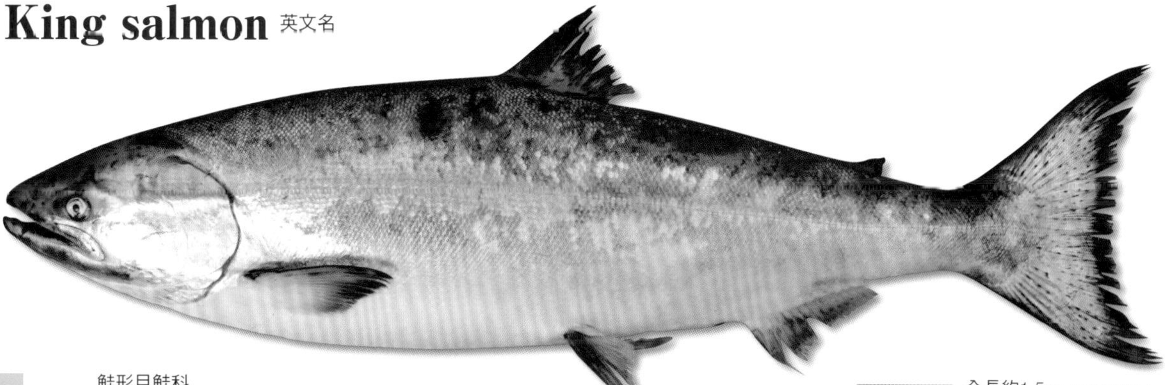

全長約1.5m

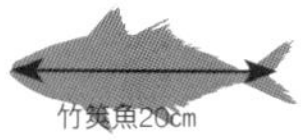

鮭形目鮭科

帝王鮭

鱒之介 Oncorhynchus tshawytscha

棲息地●三陸以北的海域、會沿著黑龍江以北、俄羅斯、加拿大、美國的河川逆游而上。漁獲●定置網。別名●大鱗鉤吻鮭、大鱗鮭魚、國王鮭、王鮭

次 要魚類的實力

次要魚類珍稀度	★★★★☆
美味程度	★★★★★
價格	★★★★★

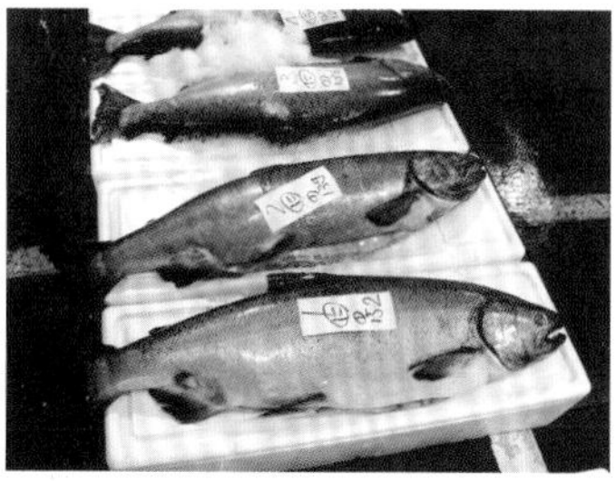

於夏天陳列在札幌中央市場的帝王鮭。標示著10kg、15kg等令人驚訝的重量。不過盛產期的晚春至初夏時，甚至會有20kg以上，偶爾還會出現30kg以上的大小。

英文名「King Salmon」比較為人所知。主要由加拿大、美國和俄羅斯等地區進口。雖然捕獲量少，不過也有人工養殖。在這裡介紹的是偶爾迷路游至日本三陸及北海道的鮮魚。體型雖然龐大，不過卻極為鮮美可口。是意外鮮為人知的北邊超高級魚類

盛產期●秋～初冬
產地●北海道、岩手縣

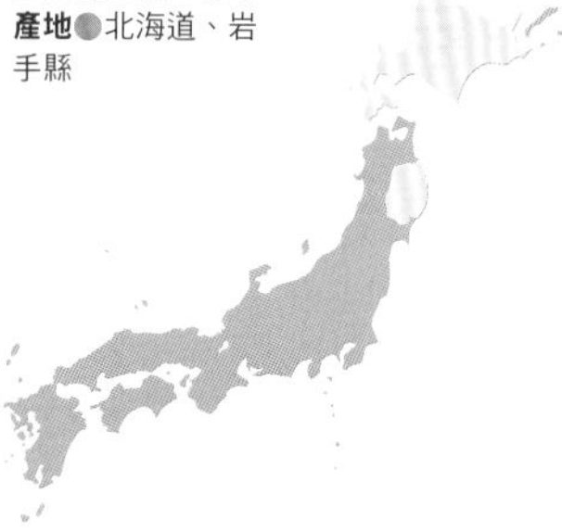

降海型鮭魚中體型最大，在海釣界也極為有名

降海型（鮭魚）鮭科魚類中，作為食用魚的重要種類包含太平洋的鮭魚、紅鮭、粉紅鮭、帝王鮭，以及櫻鱒。加上目前以人工養殖，並且為重要海產的虹鱒和銀鮭等，一共有7種。再加上大西洋中有名的安大略鮭（大西洋鮭），這8種魚類是鮭科中重要的食用種類。

其中體型龐大，加上風味也受到世界各地好評的種類，就是帝王鮭。英文名King salmon不但聞名各地，而且也是鮭科中體型最大的種類之一。在釣魚界中也是超級明星。

不會溯游至日本國內的河川，棲息於海中時，會巡游於北海道和三陸的近海。在北海道及三陸的春至夏季捕獲的帝王鮭，在當地被稱為「大介（osuke）」。

在北海道及三陸是鱒魚之王。風味和體型都名符其實

於北海道、三陸等地區的別稱「suke」，漢字為「介」，是掌管國政的太守別名。而標準和名「鱒之介」，也許就是鮭魚和鱒魚中的君王之意。在三陸因為風味鮮美，加上價格不斐、體型龐大，因此有「大介」之別稱。

於鮭科中屬於頂級美味，尤其是10kg以上的鮮魚油脂豐富，美味保證。油脂在產卵期會減少，不過在日本國內捕獲的鮮魚大多尚未成熟，除了體型過小的以外，味道皆為頂級之選。

鮮嫩的肉質帶有美麗的橘色，生魚片（擔心寄生蟲可以事先冷凍）絕對是天下美味。在北海道也是高級壽司的食材之一。其他像是奶油煎魚、燉煮或是魚湯等，所有料理都合適，總之是極為美味的魚類。

帝王鮭

鱒之介 Oncorhynchus tshawytscha

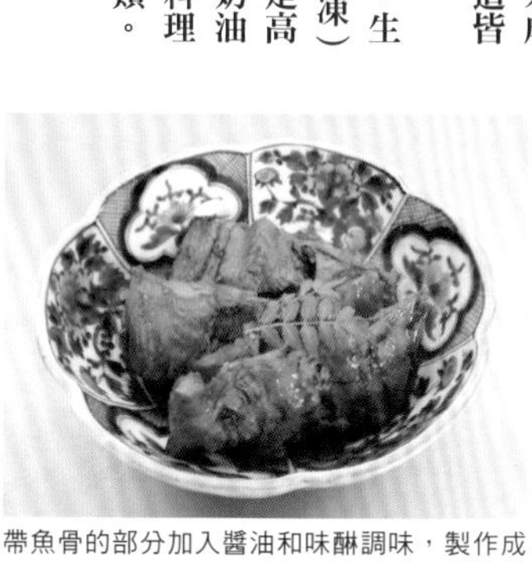

帶魚骨的部分加入醬油和味醂調味，製作成辣味的燉煮魚。最初品嚐到的甜味為魚肉本身的甜味，魚骨和魚肉分離容易，實為美味。

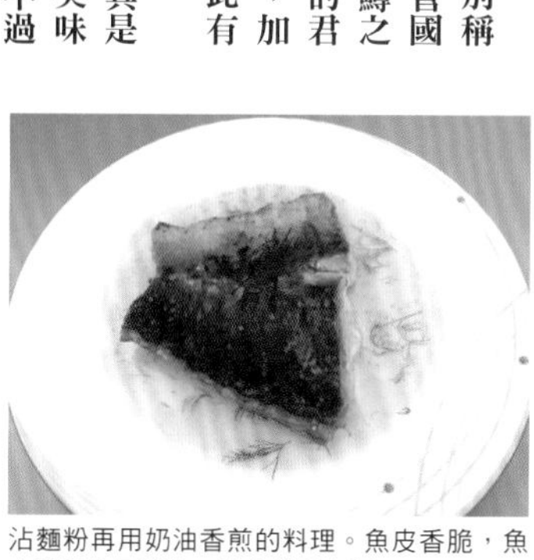

沾麵粉再用奶油香煎的料理。魚皮香脆，魚肉則是入口即化。適合搭配白酒。

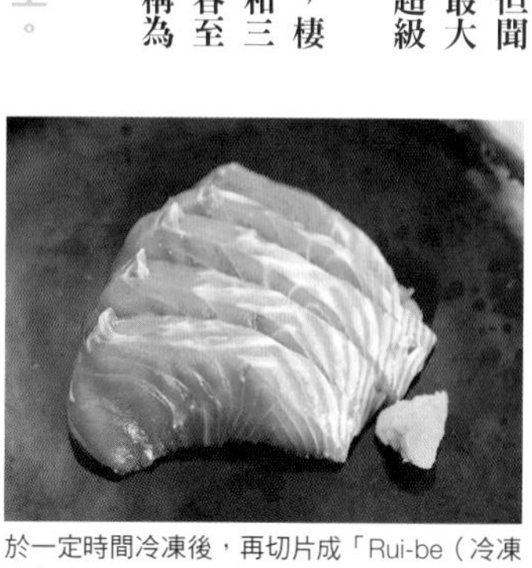

於一定時間冷凍後，再切片成「Rui-be（冷凍生魚片）」。使用鮮度極佳的鮮魚製作而成，因此顏色美麗、肉質柔軟並充滿鮮味。

協助／たかのり海產（岩手縣大槌町）

斑點月魚

赤翻車魚 Lampris guttatus

有如漫畫角色般的外型和顏色，在近海和鮪魚一起巡游，是鮪魚漁獲中的種類之一。不過卻是重量超過２７０kg的巨型魚。在捕獲鮪魚的漁港中，也是受歡迎的主要食用魚。

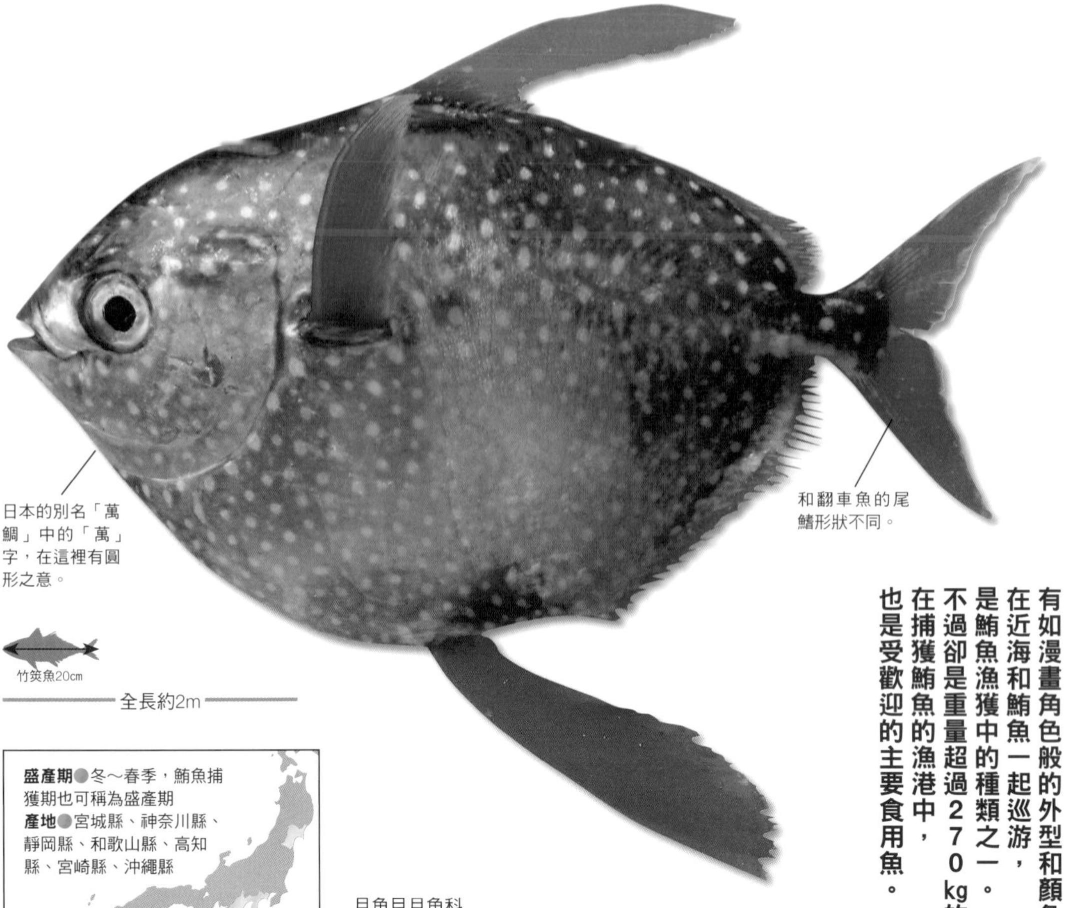

日本的別名「萬鯛」中的「萬」字，在這裡有圓形之意。
和翻車魚的尾鰭形狀不同。
竹筴魚20cm
全長約2m

盛產期●冬～春季，鮪魚捕獲期也可稱為盛產期
產地●宮城縣、神奈川縣、靜岡縣、和歌山縣、高知縣、宮崎縣、沖繩縣

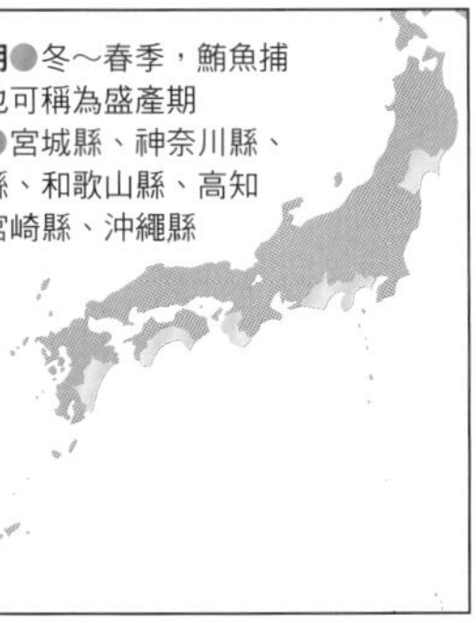

月魚目月魚科

斑點月魚 **赤翻車魚 Lampris guttatus**

棲息地●世界各地溫暖的海域中。在日本則是北海道以南的太平洋、津輕海峽以南的日本海。漁獲●延繩釣。別名●月魚、花點三角仔、紅皮刀（臺東）、萬鯛

次 要魚類的實力
次要魚類珍稀度 ★★★★☆
美味程度 ★★★★☆
價格 ★★★☆☆

遠親為皇帶魚。奇妙的外型堪稱魚類之最

擁有奇特的顏色和外型，在市場中也經常聽到人們詢問「這是什麼種類的魚啊？」比較接近的種類像是有名的皇帶魚，其他皆為珍稀魚類或是次要魚類，難以舉例說明。當然，和河魨較近的翻車魚，也毫無近親之緣。以前日本的標準和名是「萬鯛」。

因多巡游於近海接近海面至水深５００ｍ的海域，生態習性仍未知。

以前曾經拿來當作鮪魚切片在市場上販售

主要是藉由鮪魚的延繩釣捕獲，因此在捕獲鮪魚的漁港附近，才有機會看到整隻魚的樣子。由於體型過大，所以主要是以魚片的形式流通於市場上，以前還曾經當作黃鰭鮪的假冒品來販賣。

顏色微紅的肉身，加上帶有油脂的腹部，料理成生魚片時，外觀和味道都和鮪魚的紅肉部分非常相似。和鮪魚相較之下酸味較少，風味平淡，因毫無個性的味道而乏人問津。

最美味的吃法就是用奶油或油，製作成奶油香煎或油炸料理。

在三重縣的尾鷲市中，還會製作成味醂魚乾，風味可口。

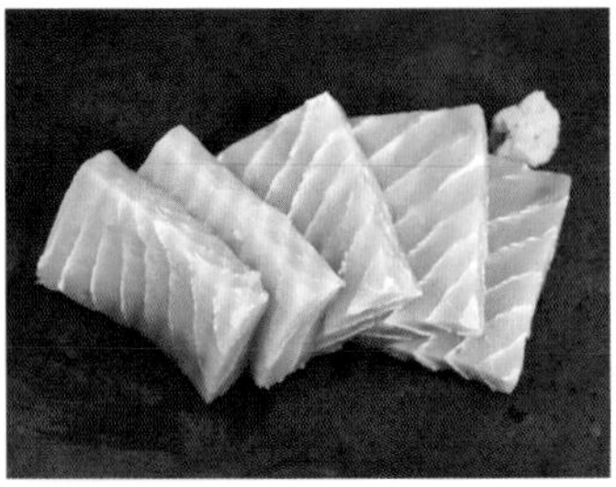
將這個生魚片誤認為鮪魚，也是情有可原。不過試著品嚐後，沒有鮪魚的酸味，肉質更加細緻美味。

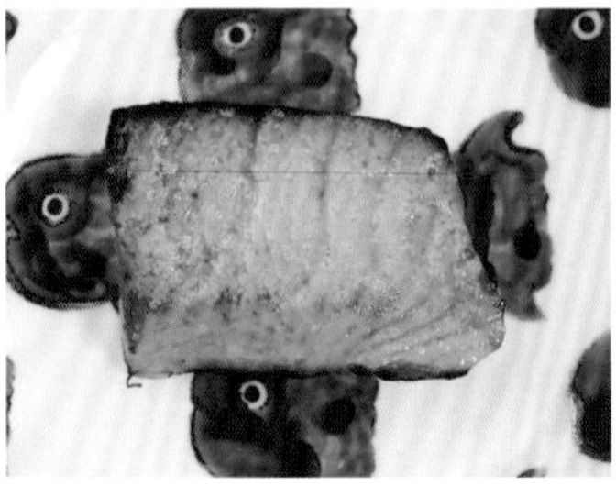
三重縣尾鷲市產的味醂魚乾。只用鹽調味會過於清淡，因此加入味醂補足風味。

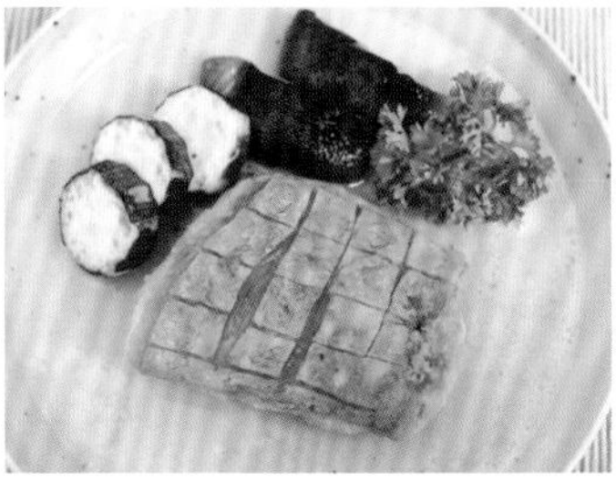
味道清淡沒有腥味，油脂較少的部分可以用奶油製作成奶油香煎魚，非常美味。加上一些醬油調味，即成為一道下飯的配菜。

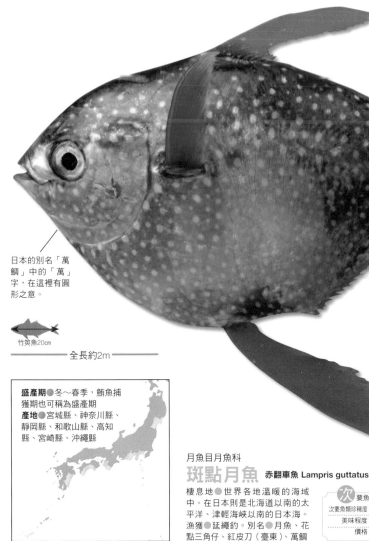

翻車魚

翻車魚
Mola mola

魨形目翻車魨科

翻車魚 翻車魚 Mola mola

棲息地●北海道～九州、北太平洋。漁獲●定置網。別名●翻車魨、曼波魚、頭魚

次要魚類的實力

次要魚類珍稀度	★★★☆☆
美味程度	★★★★☆
價格	★★★☆☆

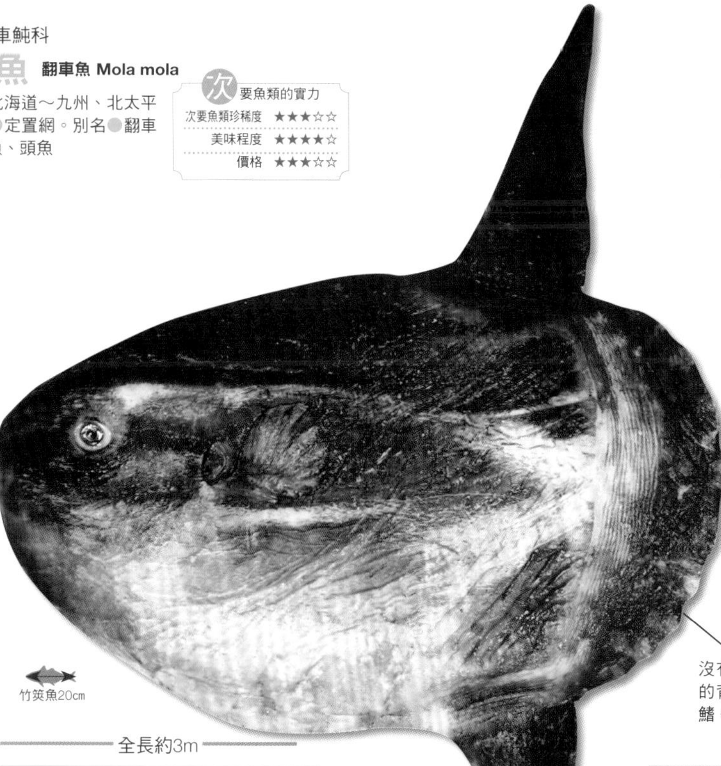

竹筴魚20cm

全長約3m

沒有尾鰭，並將變形的背鰭和臀鰭稱為舵鰭。

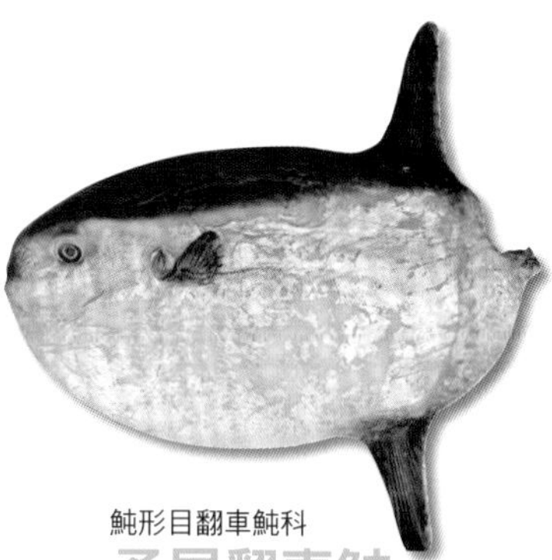

魨形目翻車魨科

矛尾翻車魨 槍翻車魚 Masturus lanceolatu

棲息地●本州的日本海、宮城縣以南的太平洋。世界各地的溫帶、熱帶海域。漁獲●定置網。別名●翻車魚、蜇魴、蜇魚、海蟲（澎湖）、曼波（成功）、新婦啼（澎湖）

次要魚類的實力

次要魚類珍稀度	★★★★☆
美味程度	★★★☆☆
價格	★★☆☆☆

翻車魚想必無人不知。雖然極為有名，卻屬於次要魚類。因為在食用魚的世界中，具有極端的地域性。基本上不會出現在一般超市中。

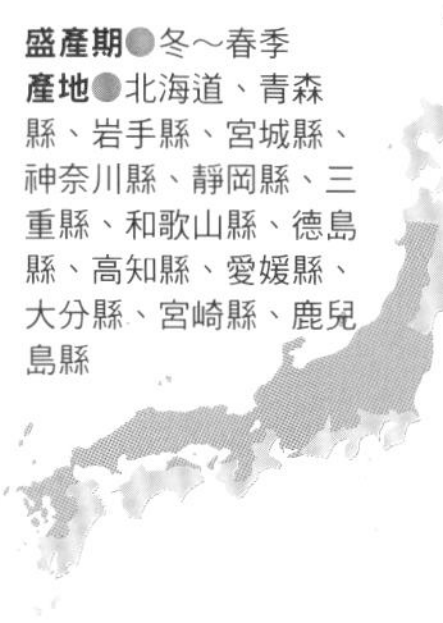

盛產期●冬～春季
產地●北海道、青森縣、岩手縣、宮城縣、神奈川縣、靜岡縣、三重縣、和歌山縣、德島縣、高知縣、愛媛縣、大分縣、宮崎縣、鹿兒島縣

※翻車魚的產地

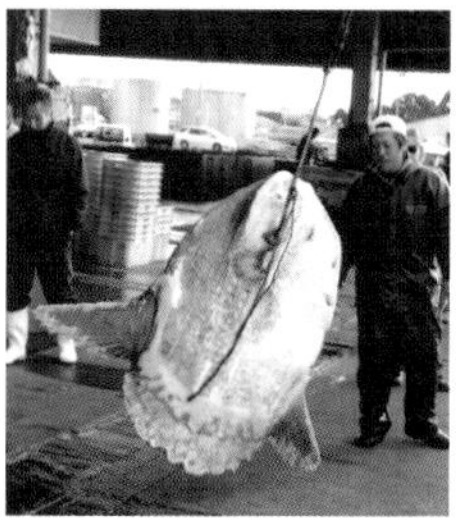

在三重縣志摩市捕獲的中型翻車魚，長度接近2m。偶爾還會捕獲到連吊車都無法吊起的大型魚。

作為食用的翻車魚共有2種 在分類學上較接近河魨

在日本國內作為食用的翻車魚類，有翻車魚和矛尾翻車魨兩種。最近雖然又發現一種稱為牛翻車魚的種類，不過相關資訊仍非常少。在分類學上屬於河魨的近親。肉身為白色，可以徒手輕鬆剝開。以前學者曾認為翻車魚只吃水母，不過目前發現深海中的花枝、蝦子等，也是翻車魚的覓食對象。

魚肝的味道優於魚肉，不過魚腸才是美味之最

主要是藉由定置網捕獲，不過偶爾會橫漂在千葉等地區的外海海面，這時候便會用魚叉捕獲。

粗糙的魚皮下方，是彷彿花枝般柔軟的魚肉。纖維質以相同方向並排，因此可以用手剝成小塊，味道清淡，口感彷彿烏龍麵般奇特。魚肝帶有風味。在千葉縣的漁夫會將魚肝和魚肉做成的涼拌菜，倒在飯上變成燴飯享用，是足以令人上癮的鮮美味道。製作成天婦羅的魚肉，味道就像炸花枝般美味。

比起魚肉，魚腸更是鮮美。將魚腸像烤雞肉串般串起來燒烤，美味十足。翻車魚腸在產地仍是重要的當地美食。

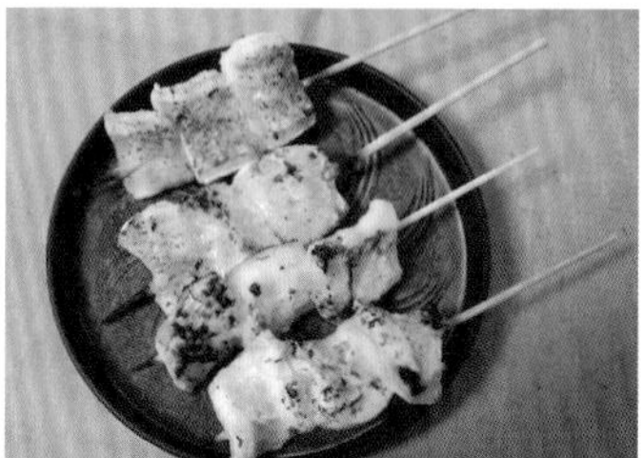

翻車魚的腸子，通稱「曼腸」。將魚腸製作成烤雞肉串風味的炭烤串。加上大蒜和酒調味燒烤之後，味道令人不覺得是魚類料理。

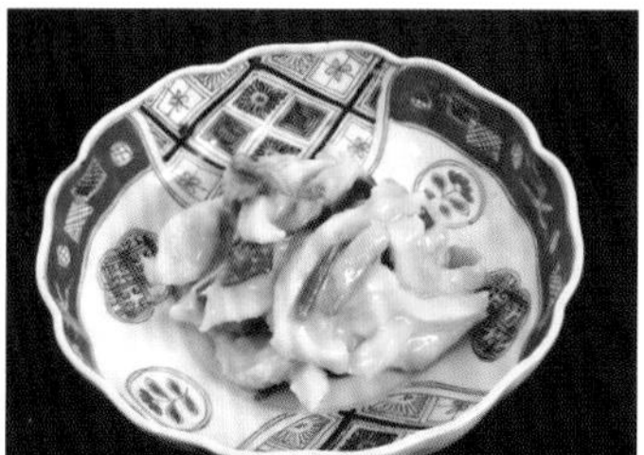

將魚肝和醋味噌放入研磨缽中磨成泥狀，再放入手剝的魚肉攪拌。這是日本在翻車魚產地的常見料理。百吃不膩的美味。

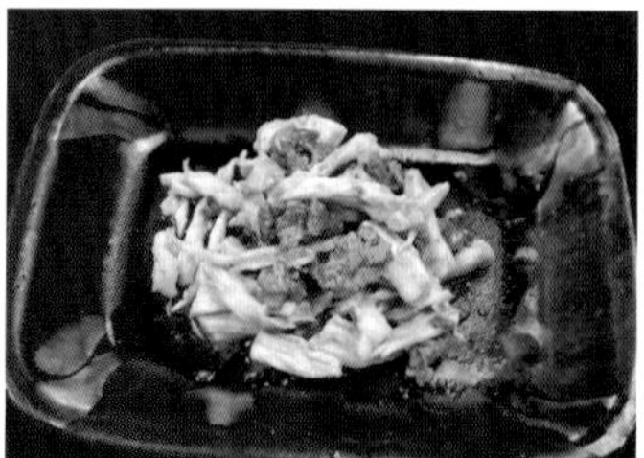

首先將魚腸放入平底鍋中，熱炒至油脂跑出來後，再放入用手剝成小塊的魚肉拌炒。最後用味噌調味，和魚肝的甜味完美搭配。

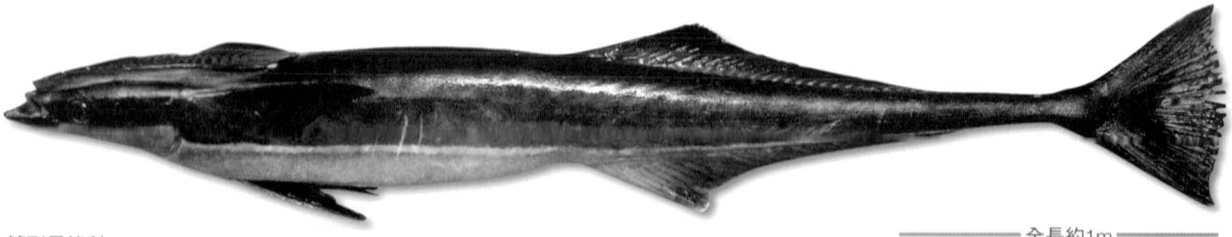

全長約1m

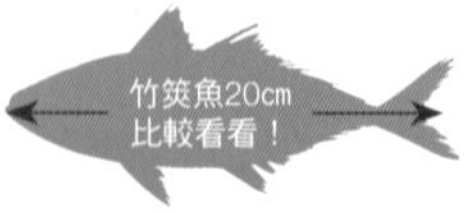

鱸形目鮣科

長印魚

小判鮫 Echeneis naucrates

棲息地●北海道以南。漁獲●定置網。別名●長印仔魚、印魚（臺東）、屎印（澎湖）、牛屎印（澎湖）、狗屎印（澎湖）

次要魚類的實力

次要魚類珍稀度	★★★★☆
美味程度	★★★★☆
價格	★☆☆☆☆

鱸形目鮣科

短臂短印魚 黑小判 Remora brachypter

棲息地●世界各地的溫暖海域。漁獲●定置網。會吸附在旗魚身上，因此也有用延繩捕獲。別名●印仔魚、印魚（臺東）

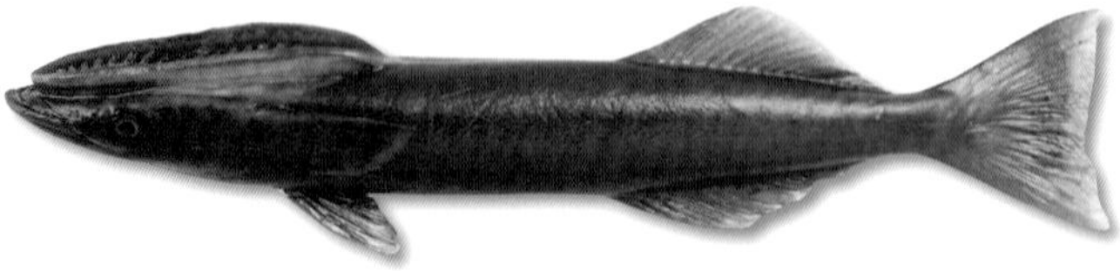

全長約20cm

次要魚類的實力

次要魚類珍稀度	★★★★★
美味程度	★★☆☆☆
價格	☆☆☆☆☆

長印魚

小判鮫 Echeneis naucrates

雖然標準和名中有個「鮫」字，卻不屬於鯊魚類。頭上彷彿戴著小判※般，以前在日本也有「小判戴」之稱。在東京則因為外型類似鯊魚，因此被稱為「小判鮫」。

不論種類，只要是大型生物都會吸附在其身上

雖然標準和名中有個「鮫」字，不過卻非軟骨魚類，而是屬於具有高等硬骨的鱸形目。全世界共有8種，在日本的海域都可見到其蹤影。

鮣科魚類會吸附在鯊魚、日本蝠魟、旗魚、海龜、海豚等大型水產動物的身上，以寄主捕食所遺留的食物碎屑維生。小型魚種較多，鮣科中超過1m的種類僅有長印魚。依附在大型巡游魚類的身上生存，因此棲息海域遍足世界各地。

頭上小判狀的吸盤，具有極強的吸附力，手放在吸盤上會感到疼痛，想必被吸附的大型魚也會感到不舒服。海豚時常跳躍於海面上的原因之一，就是為了要甩掉鮣科魚類。

大部分的鮣科魚類一旦吸附在寄主身上，幾乎不會再離開，而長印魚也許是因為體型超越1m的關係，大多為單獨行動，偶爾也會自行覓食。也許是這個原因，有時候會落入定置網中。另外好像也會被所吸附的大型魚捕食般，偶爾會出現在大型魚的胃袋中。

也許是因為外型奇特幾乎沒有地區在食用此魚類

雖然經常被定置網捕獲，加上體長超過1m，卻幾乎沒有地區加以利用。就算偶爾出現在市場中，也因為賣相不佳而乏人問津。

沒有一般常見的魚鱗，黏液少加上魚皮較厚，因此處理非常簡單。料理師傅偶爾會使用「乾淨的魚」這種說法，長印魚也是屬於此類。漆黑的外觀之下，擁有無法想像、帶有透明感且血色美麗的白肉。

生魚片的色澤美麗，加上口感極佳，而且帶有豐富的鮮味，實為可口。

新鮮度可維持較久也是優點之一。油炸或燒烤固然美味，不過會因為加熱而使肉質變硬。比起油炸魚片或天婦羅，帶有辣度的炸魚塊更加美味。

另外煮成魚湯也不錯。當作火鍋的食材，肉質類似水煮雞肉。適度的緊實感，口感極佳，越嚼越香。也許會是一種受歡迎的火鍋食材。

盛產期●不詳
產地●靜岡縣、三重縣、鹿兒島縣

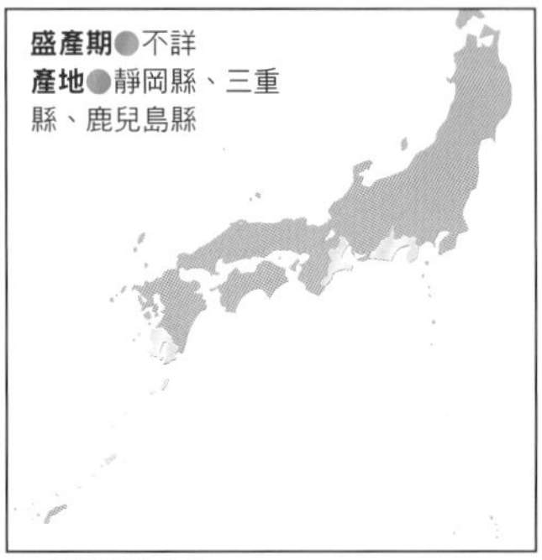

※長印魚的產地

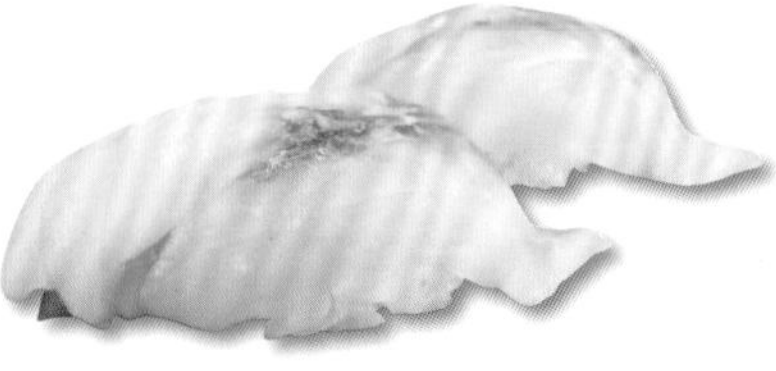

壽司食材的實力連職人都掛保證。美麗的白肉身不帶腥味，而且帶有微微的甜味。搭配壽司飯不但合適，又能凸顯其美味。

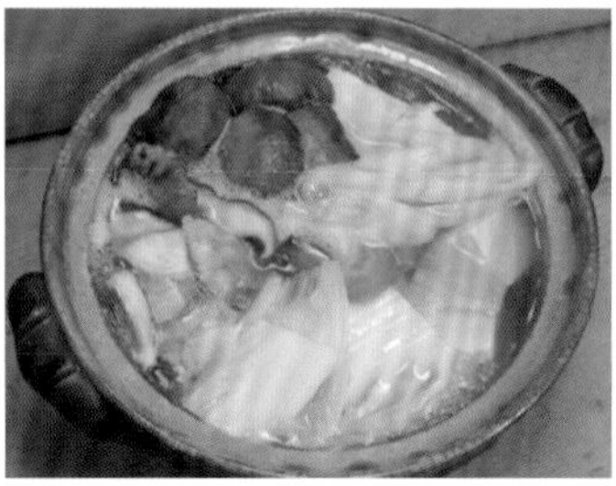

用昆布高湯和白酒調味的火鍋。水煮後肉質會稍微收縮，呈現出類似雞肉的口感，帶有適度的纖維質和甜味。湯頭也非常鮮美。

※小判：於日本江戶時代流通的錢幣種類。

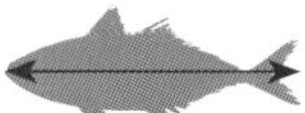

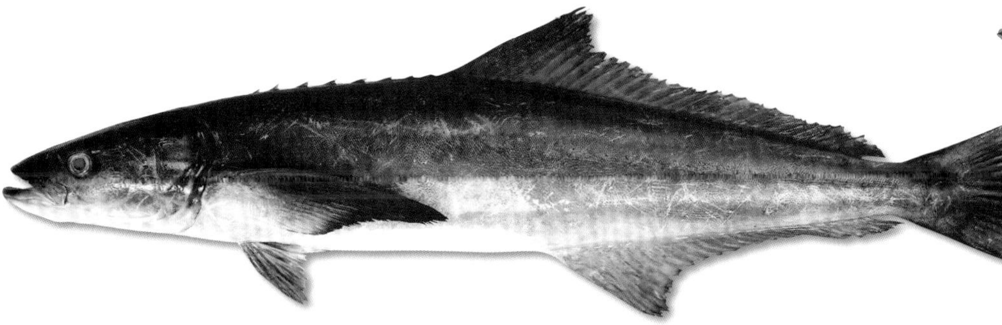

海鱺 須義 Rachycentron Canadum

鱸形目海鱺科

海鱺 須義 Rachycentron Canadum

棲息地●北海道的鄂霍克次海域～九州、琉球列島。世界各地的溫帶～熱帶海域。漁獲●定置網。別名●海麗仔、軍曹魚、海龍魚、黑鮒、海麗（臺東）

次要魚類的實力

次要魚類珍稀度	★★★☆☆
美味程度	★★★★☆
價格	★★★☆☆

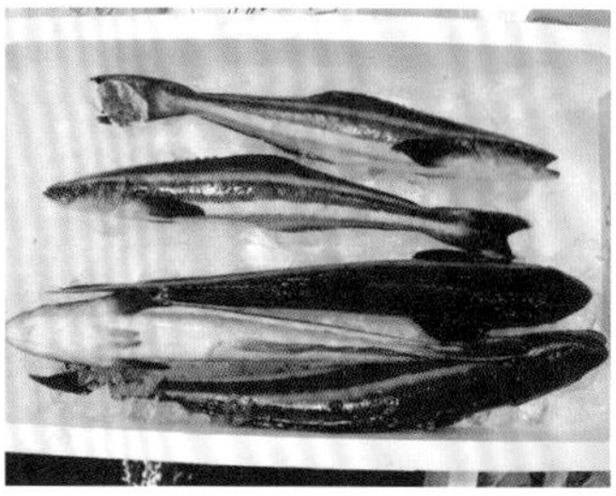

帶有白色線條的野生幼魚，偶爾會陳列在漁市場中。

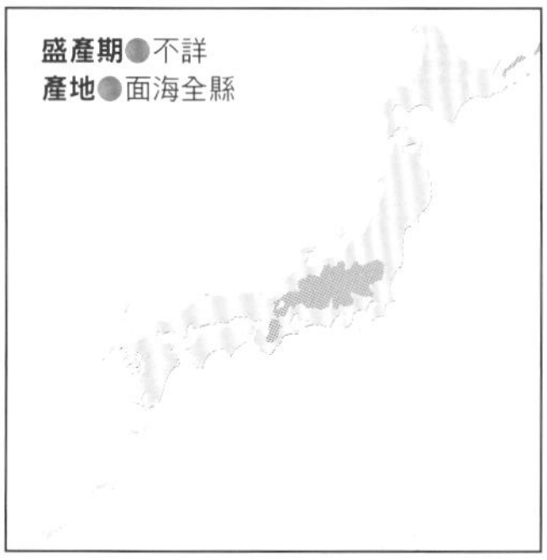

棲息於世界各地溫暖海域的國際化魚類。在台灣、東南亞、中美洲等地區也有大量人工養殖，不過野生捕獲的數量稀少。甚至有「定置網的暴力狂」之稱。

長印魚的外型類似鯊魚 海鱺的外型則類似長印魚

海鱺總是和大型魚一起游走於海洋中，所以在以前曾被認為是長印魚的近親種類。也因此在日本甚至有「沒有小判的小判鮫魚」的地方名。當然，沒有長印魚的吸盤，在分類學上最後是獨立成海鱺科。是屬於1科1屬1種的特別魚種。

棲息在世界各地的溫暖海域中。巡游於寬廣的大海，靠近沿岸時，則落入定置網當中。

幼魚時期擁有白色的橫向條紋，長大後則變成黑色外觀。幼魚期會成群出現，不過成魚好像不太成群棲息，總是單獨進入定置網。大部分情況都只有捕捉到一尾。

在日本各地的定置網收網時，偶爾會看到大型海鱺出現。氣力非常強大，因此有「定置網的暴力狂」之別稱。由於魚身非常硬，商品價值極低，偶爾還會遭到丟棄。

在熱帶地區盛行人工養殖，逐漸受到歡迎

在熱帶地區人工養殖時，成長速度非常快，加上抗病力強，因此在日本的沖繩縣、東南亞、中美洲巴拿馬等地區都有人工養殖。在沖繩縣養殖的海鱺，由於風味類似紅鮒，因而有「黑紅鮒」之商品名。味道鮮美加上價格便宜，養殖和野生捕獲的海鱺，也許都同樣於超市並列販售。

天然的海鱺肉質較硬，不過仔細品嚐其實風味鮮美可口。基本上大型魚的風味較佳，在全黑的魚皮之下，藏著血色非常美麗、而且帶有透明感的白肉。

雖然天然和養殖的海鱺味道不同，不過料理成生魚片或義式生魚片（Carpaccio）時，賣相極佳，味道也鮮美可口。加熱後肉質會變硬，因此可以稍微熟成後，在製作成油炸或是奶油香煎料理。

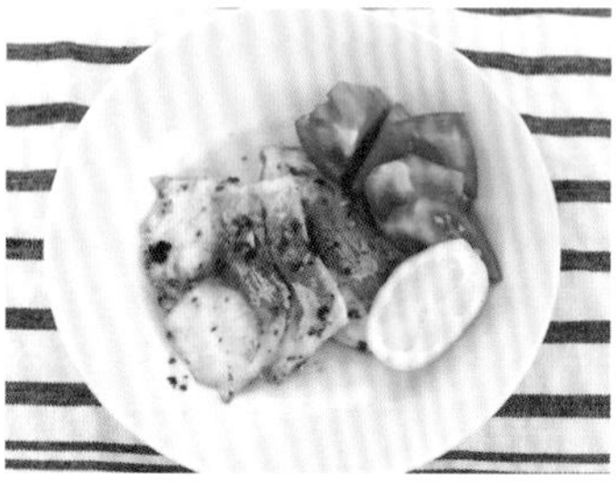

將小型魚用橄欖油香煎而成。天然海鱺的油脂較少，乾煎會使肉質過硬，因此建議加入油料理。

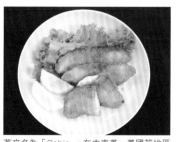

英文名為「Cobia」。在中南美、美國等地區是常見的油炸魚食材。沾麵包粉後油炸，意外地爽口美味。

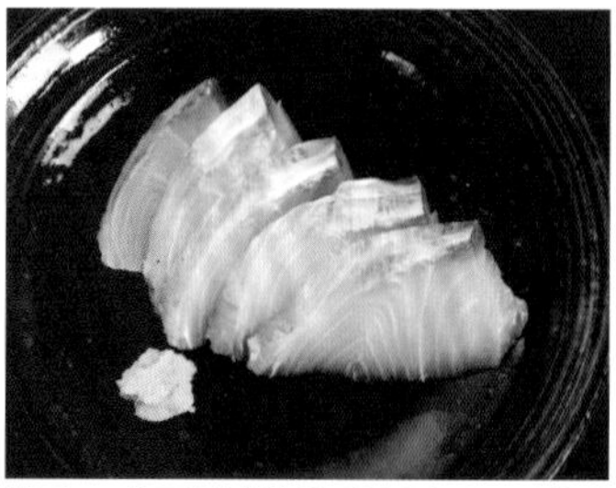

將近1m的天然海鱺製作成的生魚片。雖然油脂不多，不過帶有魚類的鮮美風味，加上口感極佳，是令人百吃不厭的味道。

巴氏方頭鯧

沖目鯛 Cubiceps baxteri

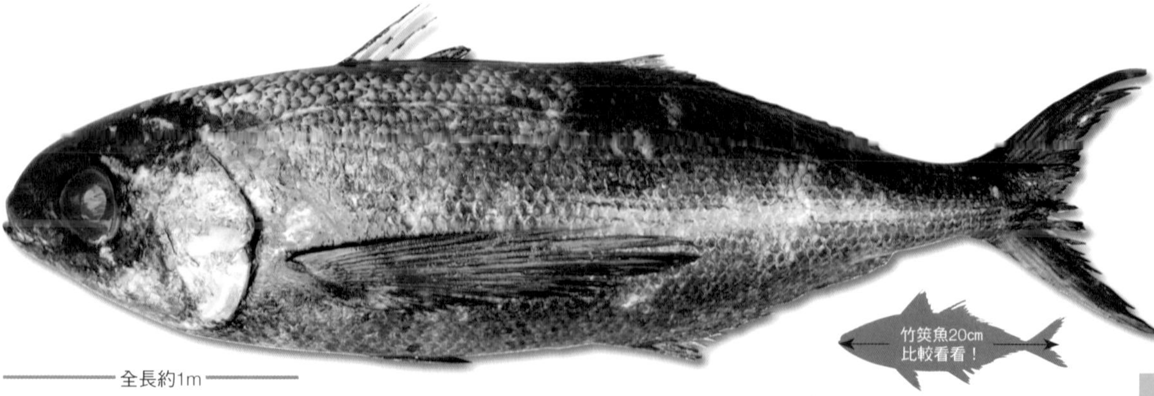

全長約1m

鱸形目圓鯧科

巴氏方頭鯧 沖目鯛 Cubiceps baxteri

棲息地●東太平洋的溫暖海域。漁獲●定置網、圍網。別名●肉鯧

次要魚類的實力

次要魚類珍稀度	★★★★★
美味程度	★★★☆☆
價格	★★☆☆☆

超市常見的日本櫛鯧，棲息在較深的海域中，而本種標準和名中的「沖」字，代表巡遊於近海中。數年一次會游至日本的沿岸，並進入定置網中。

和巴氏方頭鯧同樣都是超珍稀魚類

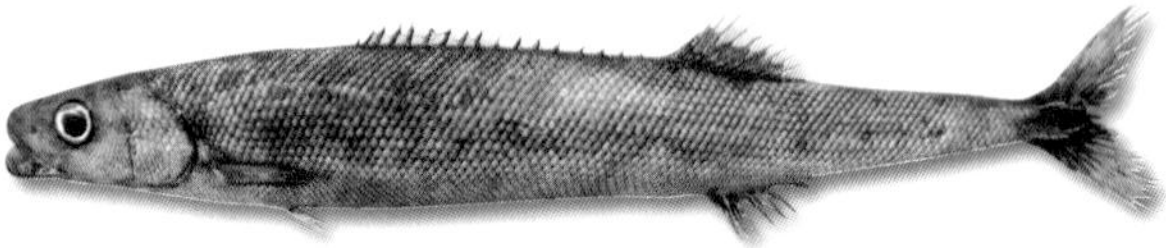

全長約35cm

鱸形目方尾鯧科

小眼方尾鯧

毒鱗疣鯛 Tetragonurus cuvieri

棲息地●太平洋、大西洋的熱帶、溫帶海域。漁獲●定置網、圍網。別名●居氏方尾鯧、方尾鯧

盛產期●不詳
產地●宮城縣

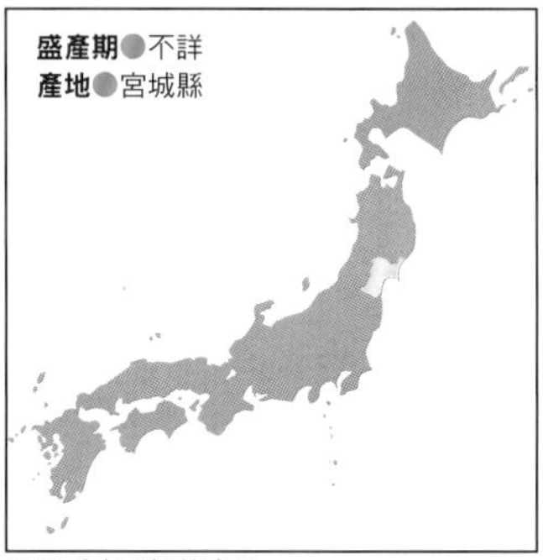

※巴氏方頭鯧的產地

仔稚魚時期漂流在近海 棲息於水母的傘下

進化後的鱸形目魚類中，也有不少隨著環境特化，或是完成變化的魚類。巴氏方頭鯧隸屬的鯧亞目，在仔稚魚或是幼魚時期，會隨著浮游海藻或是水母棲息，纖細漂游的樣子非常可愛。成魚則會變成黑色，而且身體還會釋出大量黏液，就像是可愛的孩子長大也不過是個普通人般，成為普通的魚類。

鯧亞目中除了有刺鯧及日本櫛鯧之外，還有用來當作刺鯧的替代品而大量進口的「印度無齒鯧」，以及南半球的鐮鰭鰤鯧等，都是重要的食用魚類。

鯧亞目中也有許多巡遊在大洋中的珍稀魚類。像是巴氏方頭鯧或小眼方尾鯧等，都是數年僅能捕獲一尾的超稀有魚種。稀有的部分在於棲息地分散，加上範圍也無法清楚掌握。尤其是巴氏方頭鯧，在小型魚較多的方尾鯧科中，超過1m以上的龐大體型更加醒目。

幾乎沒有人品嚐過，就是如此稀有

由於太過於稀有，連在氣仙沼運送鮮魚的仲介商和漁夫，都是第一次見到這種魚。體型龐大，因此處理的時候非常辛苦。

在黑色魚皮下方，是呈現白濁色的白肉，肉質柔軟且帶有油脂。沒有腥味，就算加熱也不會變硬，適合任何料理。可惜的是味道過於平淡。帶有油脂的關係，雖然口感滑順且帶有甜味，不過酸味和風味清淡，就算是生魚片也淡而無味。

也許是魚肉水分較多的關係，比起生吃，油炸或鹽烤等反而更具風味。另外料理成火鍋或是魚湯也很美味。

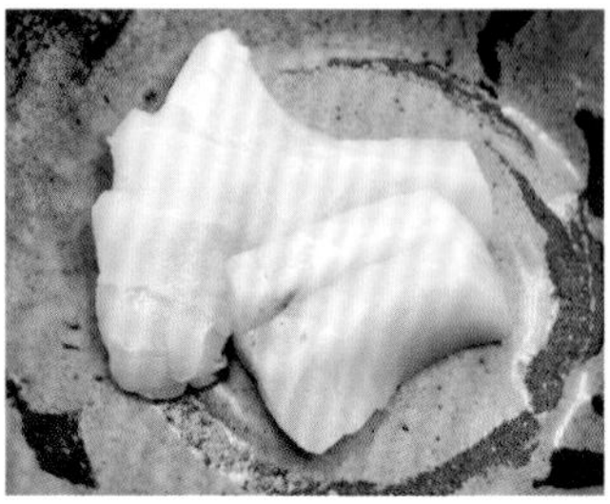

沒有腥味的全白魚肉，油脂豐富，因此帶有微微的甜味。不過味道過於清淡，較難以表現其風味。

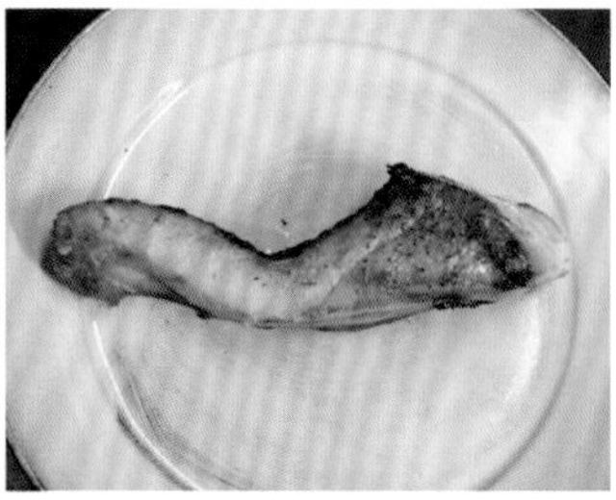

鹽烤後的微焦風味，加上油脂的甜味更加明顯。不過魚肉本身的風味仍稍嫌清淡。

雖然有近親之緣，不過卻時常混淆

鱸形目長鯧科 **日本櫛鯧**

目鯛 Hyperoglyphe japonica

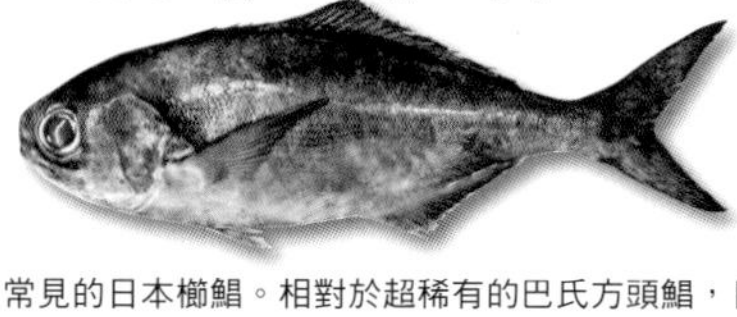

常見的日本櫛鯧。相對於超稀有的巴氏方頭鯧，日本櫛鯧在關東卻是非常普通的魚種，甚至有其他魚種打著「目鯛」的名義進口日本，可見其高人氣。

協助／魚介類 濱喜（宮城縣氣仙沼市）

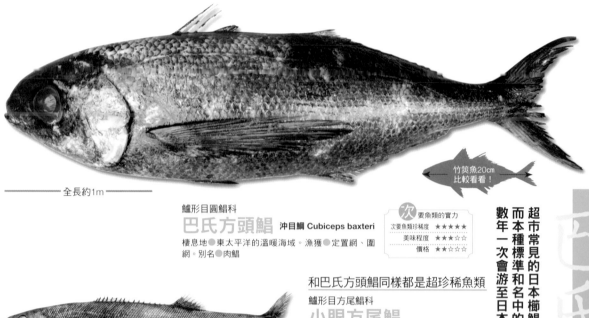

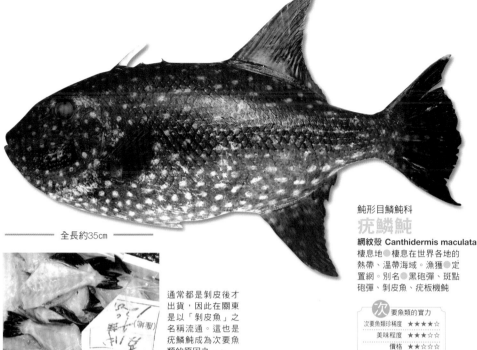

疣鱗魨

網紋殼 Canthidermis maculata

在近海成群巡游，偶爾接近沿岸並大量進入定置網中，造成混亂。外觀漆黑而樸素，而且幾乎不為人知。

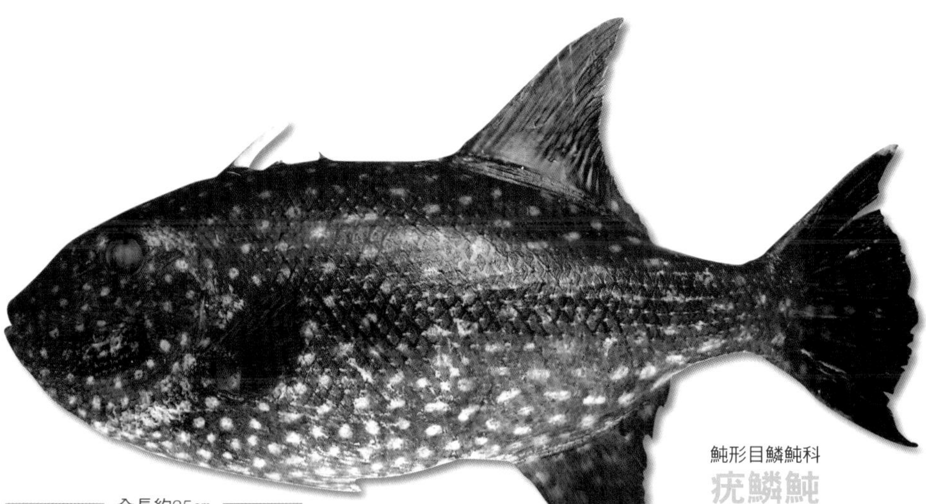

全長約35cm

魨形目鱗魨科

疣鱗魨

網紋殼 Canthidermis maculata

棲息地●棲息在世界各地的熱帶、溫帶海域。漁獲●定置網。別名●黑砲彈、斑點砲彈、剝皮魚、疣板機魨

次要魚類的實力

次要魚類珍稀度	★★★★☆
美味程度	★★★☆☆
價格	★★☆☆☆

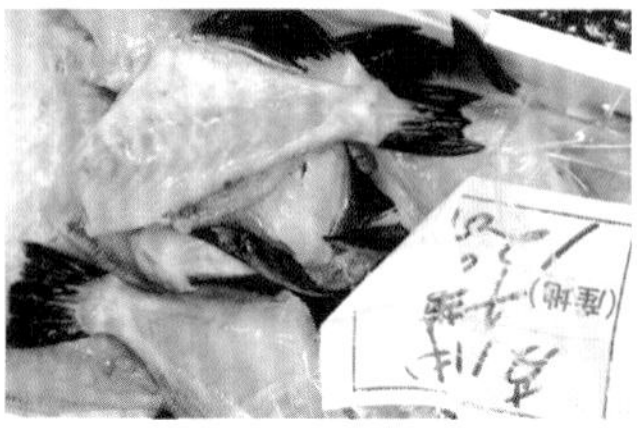

通常都是剝皮後才出貨，因此在關東是以「剝皮魚」之名稱流通。這也是疣鱗魨成為次要魚類的原因之一。

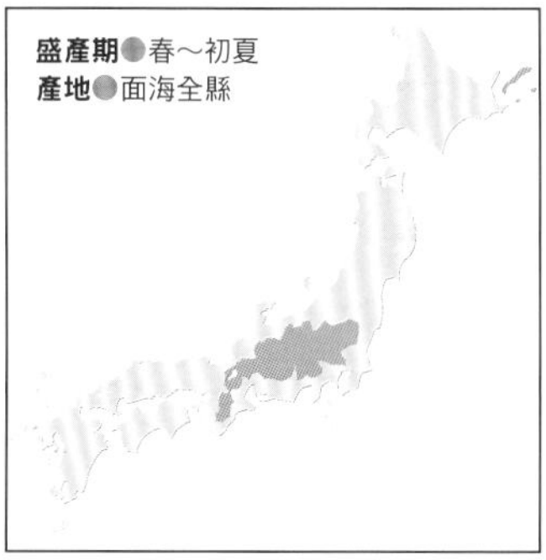

在熱帶性的鱗魨科中也是極為異端的存在

鱗魨科的魚類雖然屬於魨形目，不過牙齒不像河魨癒合成一片，而是呈現出棘狀。魚皮彷彿是一片厚布般包覆身體。

鱗魨科的大部分魚類皆棲息在熱帶的珊瑚礁區，擁有堅硬的牙齒，並以捕食海膽或貝類維生。疣鱗魨則主要群游在外洋海域中。雖然屬同一科，不過棲息海域廣泛，甚至遍及寒冷海域，偶爾會成群游近沿海區域。由於無法大量捕獲，因此漁港會將魚皮剝掉，再裝箱出貨，消費者很少有機會看到帶皮的原貌。擁有「剝皮魚」這個不清不楚的別稱，也是成為次要魚類的最大原因。

雖然風味並不傑出 不過平凡的味道反而容易料理

熱帶性魚類的風味說好聽是清淡，難聽一點就是淡而無味，而棲息在淺珊瑚礁海域的鱗魨科魚類，大多肉質帶有嚼勁和鮮味。可惜的是，疣鱗魨也許是因為巡游在外洋的關係，肉質較鬆散而且充滿水分。

一般而言，底棲性魚類的肉質，會比群游在外洋的魚類還要紮實。不過肉質不但沒有腥味，鮮度佳的魚肉甚至帶有透明感，利用價值不可小覷。

由於水分含量較多，因此比起鮮魚生魚片，藉由昆布熟成之後更加美味。能發揮白肉本身的優點，適合當作握壽司的食材。

比起燉煮，奶油香煎後的肉質比較紮實可口。本身味道清淡，因此建議用奶油或橄欖油加上大蒜香煎，風味絕品。油炸或是沖繩風味的天婦羅也非常美味。雖然燉煮料理的味道較平凡，不過清淡不帶腥味。另外也可以料理成湯或是火鍋。

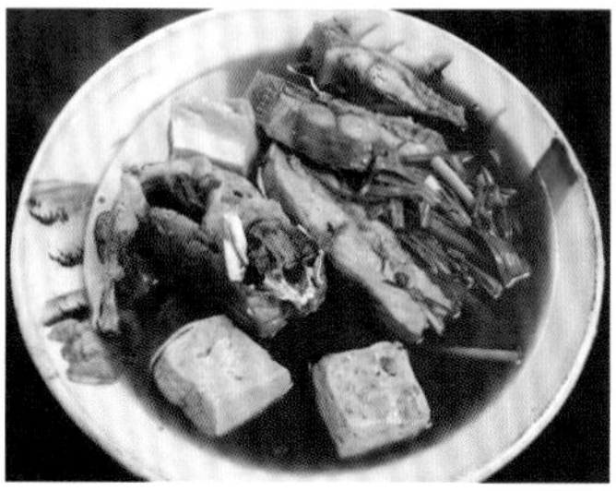

雖然燉煮料理味道普通，不過魚肉和魚骨分離容易，湯頭也很美味。享用完魚肉之後，絕對要品嚐看看鮮美的湯頭。

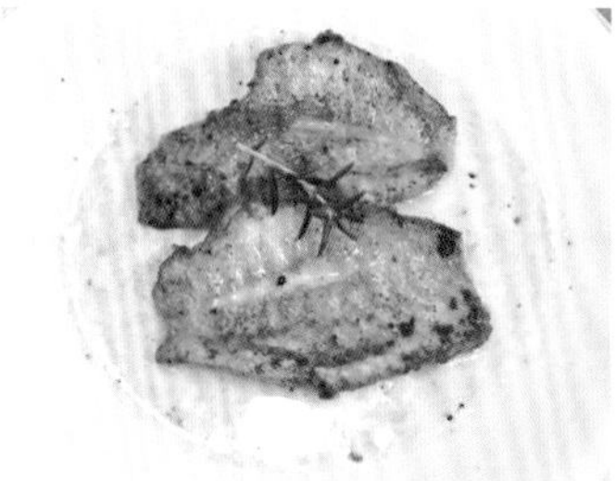

魚肉味道過於清淡，因此用大量的奶油製作成香煎魚。加上迷迭香佐味後，味道豐富，肉質也變得比較紮實，實為可口。

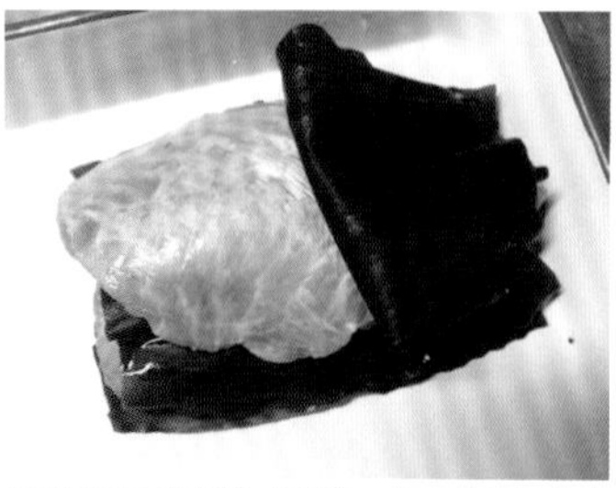

將鮮魚用三片切法處理後，魚肉放入昆布中熟成一晚。能去除多餘水分，魚肉也帶有微微的昆布香氣。

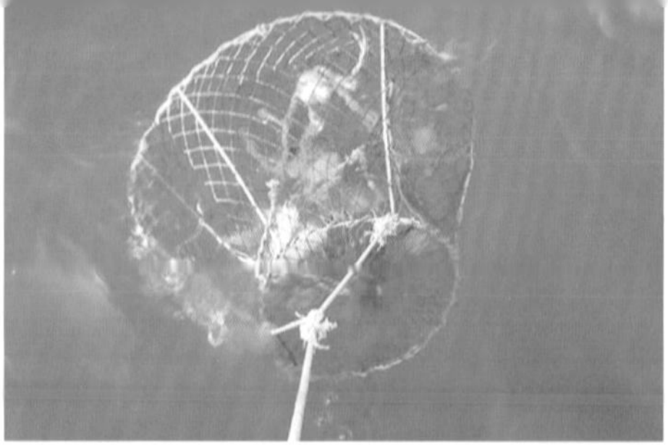
在駿河灣捕獲多棘擬石蟹。將鮪魚的魚頭當作誘餌，放入漁籠中誘捕螃蟹。當然，捕獲上岸時仍然是活蹦亂跳的狀態。

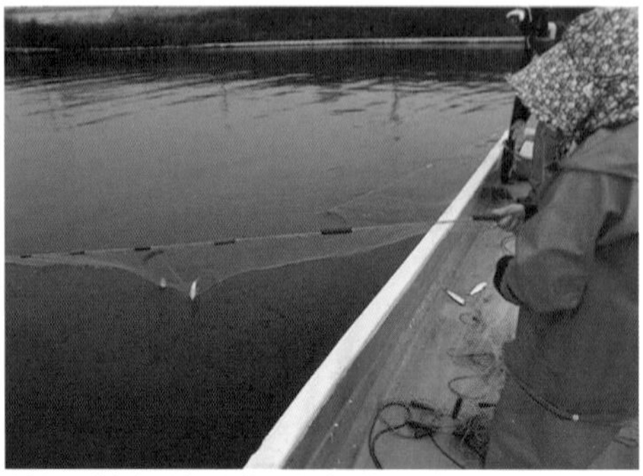
在筑後川捕獲刀鱭。有放下流刺網靜置約半天，以及像照片中撒網後立刻拉上岸的方式，捕獲時仍然有些活魚。

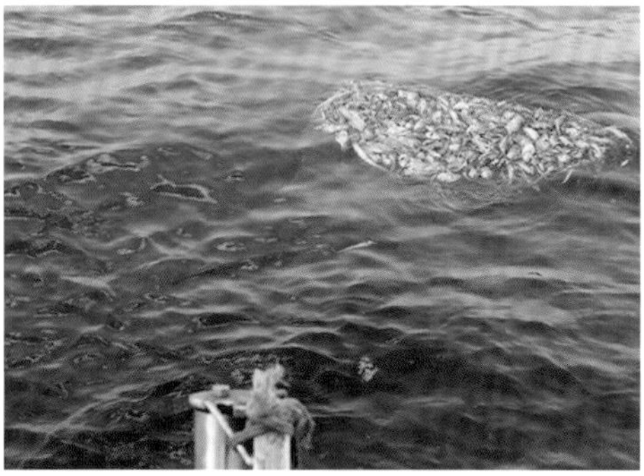
鹿兒島縣錦江灣的咚咚漁網。並不是使其降下海底，而是用大漁網罩住並往前拉，可捕獲種類豐富的魚類。

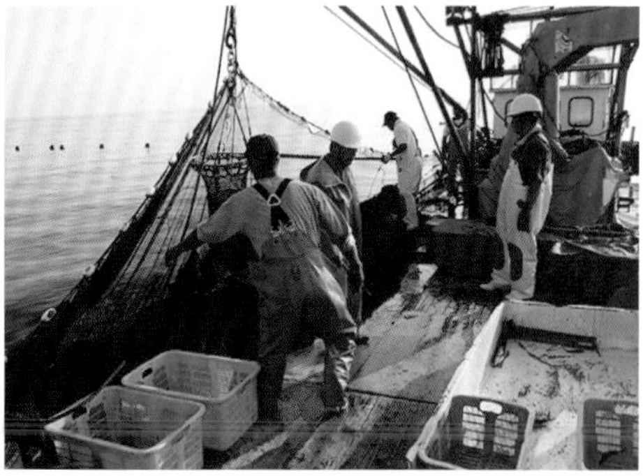
⬆用定置網捕魚。由誘導魚的攔網和集中魚群的囊袋構成。另外也會根據拉上岸的方式，而有自然死亡和活魚的差別。
⬇兵庫縣明石浦魚協協同組合的水箱。設置許多水箱暫養，競標場就在旁邊。鮮度可謂日本第一。

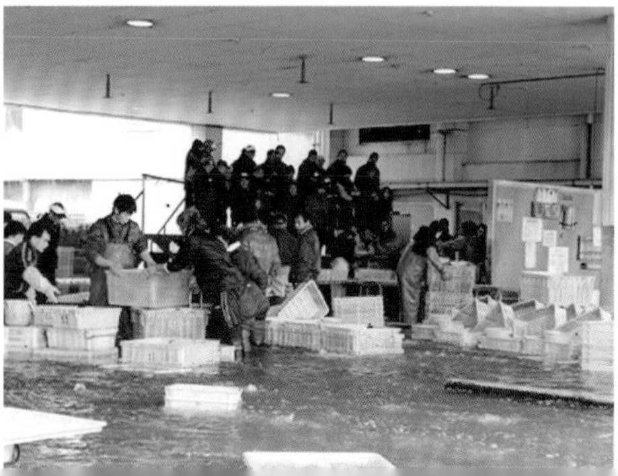

水產生物的價值會根據漁業種類和捕魚方式而有所差異

隨著漁業型態和捕魚方法不同，魚貝類的鮮度和價值也會隨之改變。另外味道和價值也會根據流通方式而有所差異。

在本書中介紹的魚類，基本上是以曾經流通於市場上、只限於部分地區消費，或是曾經被當作食用魚等種類為原則。當然都是藉由不同漁業和捕魚方法捕獲上岸，因此想在這裡說明各種漁業和捕魚方法，對鮮魚的味道和價值所帶來的影響。

❶沿岸漁業 使用未滿10噸的小型漁船，於當天出海當天回港。上船人數由1人至數人，大多為家族經營。鮮度佳，水產價值高。

❷近海漁業 使用150～20噸的漁船，於2～3日內回港。捕魚方法有底拖網、松葉蟹漁籠等。回港前捕獲的魚類鮮度較佳。

❸遠洋漁業 甚至有500噸的大型漁船。主要是捕獲鰹魚或鮪魚，另外也會使用底拖網。

採集 流通於市面上的水產類較少。藉由潛水採集水產及海藻等，或是在礁岩區採貝類。採集的海鮮大多為活體，因此鮮度極佳。

漁釣 流通的價值最高。分成手拿或是使用釣竿的「一支釣」，以及在漁線綁上上百個釣鉤，並放入海中的「延繩釣」。

鏢魚 用魚叉（鏢叉）刺殺魚類捕獲。在沖繩縣會用此方法來捕獲大型石斑魚等魚類。其他還有旗魚。另外像角蠑螺，也是在漁船上用魚叉捕獲。鮮魚被刺到時立刻死亡，因此鮮度較差。

漁籠 也就是將誘餌放入籠子或筒中，以誘捕水產生物。可捕捉到蝦類、螃蟹和七星鰻等，鮮度極佳。

定置網 在河川、湖沼或是沿岸等，於固定期間內設置漁具（漁網），捕獲魚類、花枝、章魚及甲殼類。由攔網和囊袋構成，攔網誘導魚類進入網囊中捕獲。其中也有活魚狀態，因此會根據拉上岸的方式影響鮮度。

流刺網 在魚類游泳的通道設置阻斷的魚網。魚類會陷入細網中而被捕獲。除了秋刀魚和鯖魚之外，也能捕獲到角蠑螺等貝類，以及日本龍蝦及紅龍蝦等種類。漁網拉上岸時仍會有存活的鮮魚，因此鮮度各有不同。

圍網 用大網子將鯖魚等魚群圍捕，一網打盡的方式。原則上魚類在捕獲期間就會死亡，利用價值低。

底拖網 分成漁網裝上重物並下降至海底，再緊貼海底拖行，以及罩上寬鬆的漁網，延著底部拖行這兩種。捕獲上岸的魚類幾乎都已死亡，市場價值也最低。

除了說明不同漁業和捕魚方法，所影響的鮮魚狀態和價值之外，在這裡還要介紹各種「殺魚保鮮方式」。價值最高的就是捕獲活魚後，放入水槽中使其絕食一段期間再放血（生け締め），或是以活魚的方式流通於市場上。其次是鮮度足夠且價格高的魚類，會在活魚的狀態下放血處理。而價值最低的，就是在捕獲期間就已經死亡的「自然死（野締め）」。

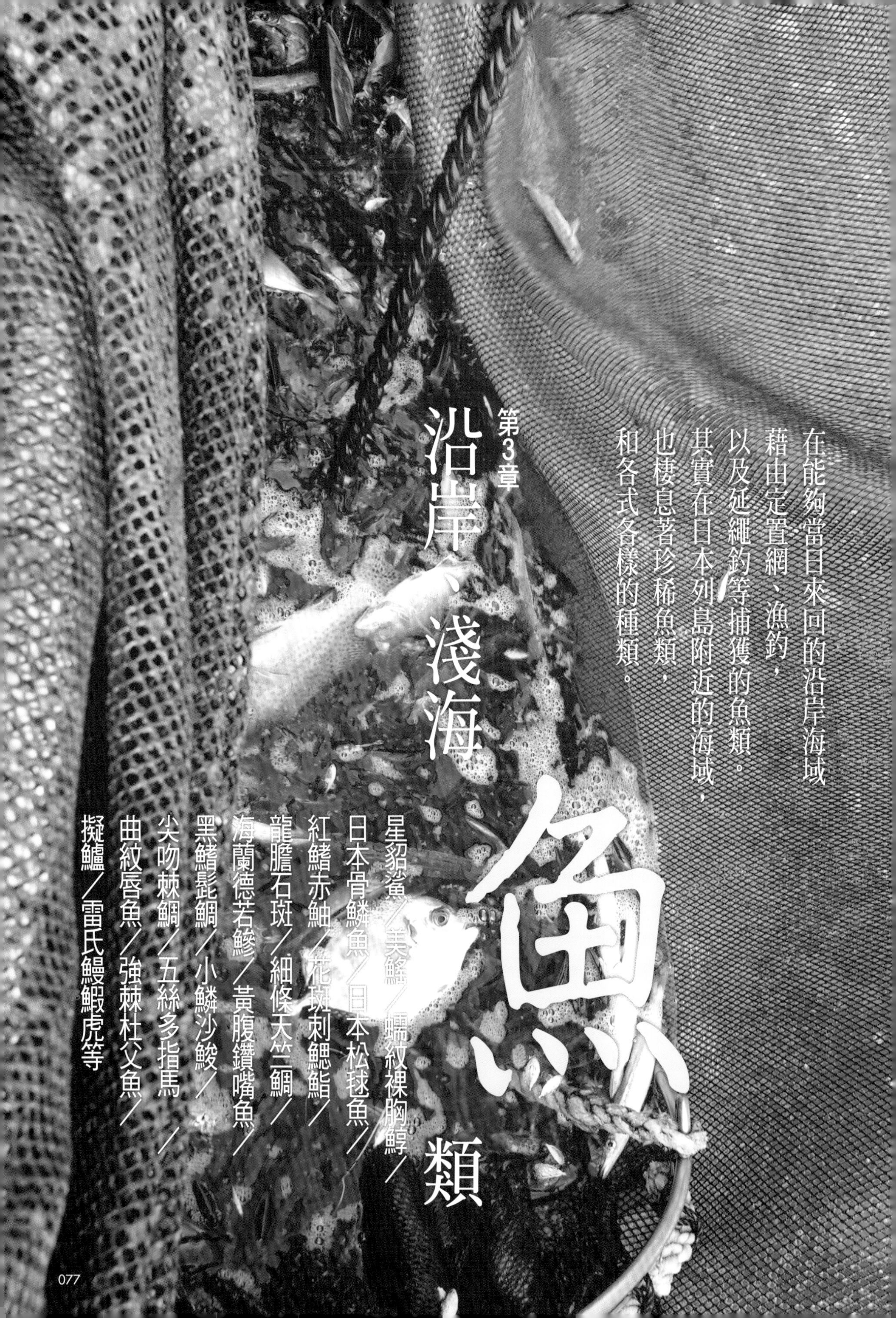

在能夠當日來回的沿岸海域
藉由定置網、漁釣，
以及延繩釣等捕獲的魚類。
其實在日本列島附近的海域，
也棲息著珍稀魚類，
和各式各樣的種類。

第3章 沿岸、淺海魚類

星貂鯊／美鰩／蠕紋裸胸鯙／
日本骨鱗魚／日本松毬魚／
紅鰭赤鮋／花斑刺鰓鮨／
龍膽石斑／細條天竺鯛／
海蘭德若鰺／黃腹鑽嘴魚／
黑鰭髭鯛／小鱗沙鮻／
尖吻棘鯛／五絲多指馬／
曲紋唇魚／強棘杜父魚／
擬鱸／雷氏鰻鰕虎等

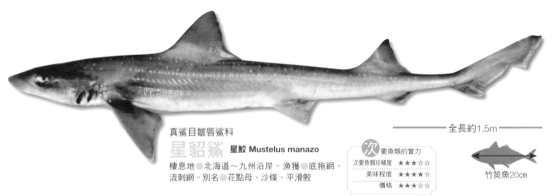

星貂鯊

星鮫 Mustelus manazo

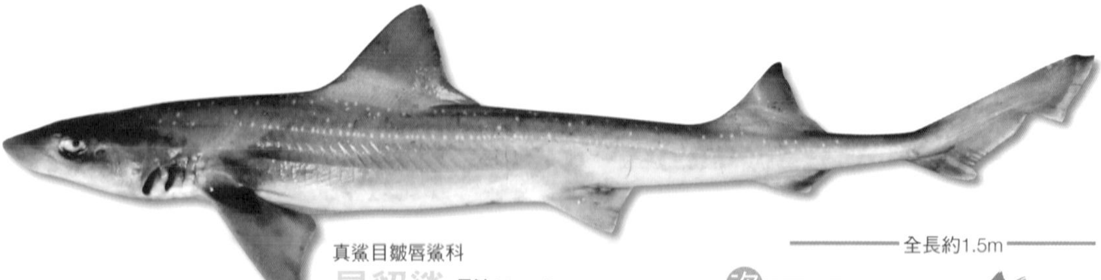

全長約1.5m

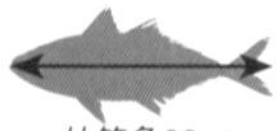
竹筴魚20cm

真鯊目皺唇鯊科

星貂鯊 星鮫 *Mustelus manazo*

棲息地●北海道～九州沿岸。漁獲●底拖網、流刺網。別名●花點母、沙條、平滑鮫

次要魚類的實力
次要魚類珍稀度 ★★★☆☆
美味程度 ★★★★☆
價格 ★★★☆☆

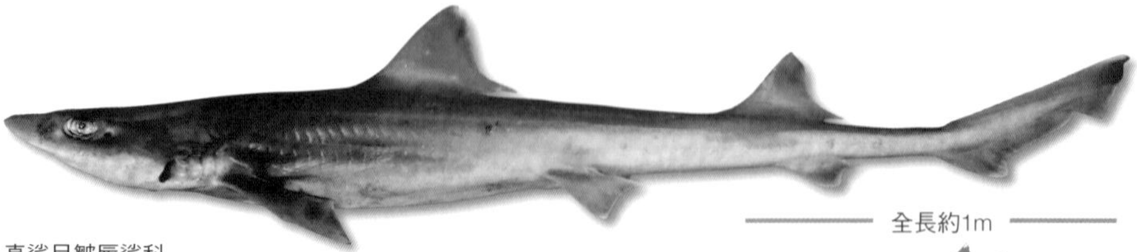

全長約1m

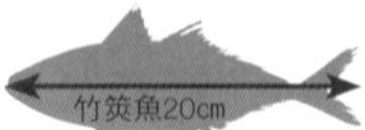
竹筴魚20cm

真鯊目皺唇鯊科

灰貂鯊 白鮫 *Mustelus griseus*

棲息地●若峡灣～九州的日本海、東海沿岸、東北～九州的太平洋沿岸。漁獲●定置網、底拖網。別名●沙條、平滑鮫、灰貂鮫、白鯊條（澎湖）、啟目布仔（澎湖）

次要魚類的實力
次要魚類珍稀度 ★★★☆☆
美味程度 ★★★☆☆
價格 ★★☆☆☆

海鮮的飲食文化根據地區而有極大的差別。食用鯊魚也是其中之一。在九州、瀨戶內海及四國等地區的沿岸經常食用小型鯊魚，不過在關東卻幾乎沒有此文化。地域性的次要魚類有以下2種鯊魚。

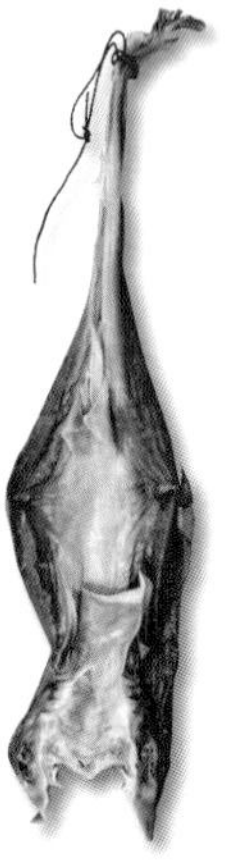

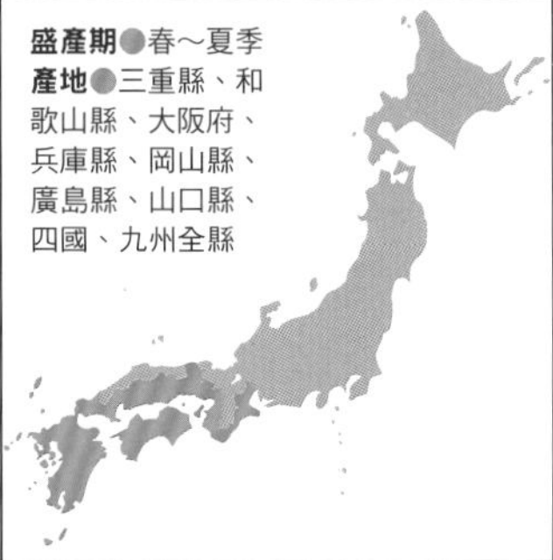
盛產期●春～夏季
產地●三重縣、和歌山縣、大阪府、兵庫縣、岡山縣、廣島縣、山口縣、四國、九州全縣

※2種魚類的產地

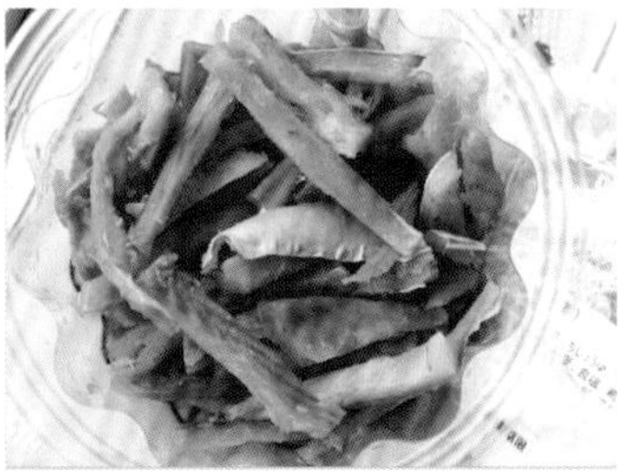

將福岡縣宗像市的「納所魚乾」，泡水還原後以醃汁調味。與醃鯡魚卵同調味，被稱為「鐘崎数の子(鐘崎的鯡魚卵)」。口感類似魷魚絲。

靜靜地棲息在較淺的岩礁區 不像鯊魚的鯊魚

星貂鯊和灰貂鯊除了斑點的有無之外，其他外觀幾乎完全一樣，漁夫們的吃法也都相同，不會去特別區分。兩種都是在日本國內較淺的沿岸中，比較常見的小型鯊魚。體長約1ｍ左右，個性溫和，幾乎不會主動攻擊人。

棲息在沿岸的礁岩區，主要以螃蟹、蝦子等甲殼類、小魚和沙蠶等環形動物為食。

在九州北部將小型鯊魚稱為「納所（のうそ，nosou）」，而星貂鯊則加上「真」字稱為「真納所（まのうそ，manouso）」。意味著經常可在沿岸見到的普通鯊魚。

在淺海海域集中捕獲後 加工成魚乾等食品

星貂和灰貂鯊在沿海性的鯊魚當中，可以算是最美味的種類。最基本的吃法是先將整尾燙過後，再用菜瓜布等將粗糙的鯊魚皮刮除、切片，接著沾辣味醋味噌享用。

在紀伊半島、四國等地區則會製作成魚乾，而福岡縣宗像市的會在年尾曬成魚乾，再製作新年不可或缺的傳統料理「鐘崎的鯡魚卵」。

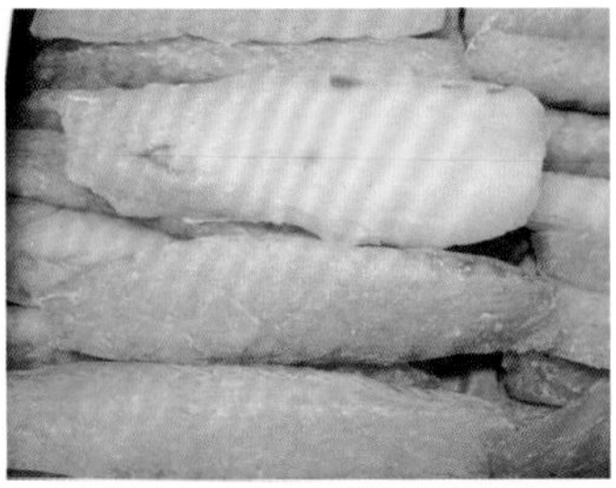

在高知縣高知市中，用沿海性的鯊魚曬成「鐵干」。燒烤後肉質變得較紮實，可以用手剝成小塊享用，是很棒的下酒小菜。

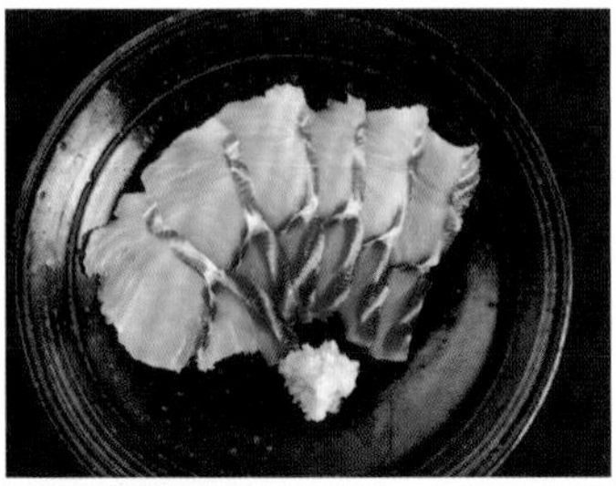

將活魚處理後切成薄片享用。沾取生薑醬油品嚐後，沒有腥味的白肉帶有微微的酸味。是帶有清涼感的爽口風味。

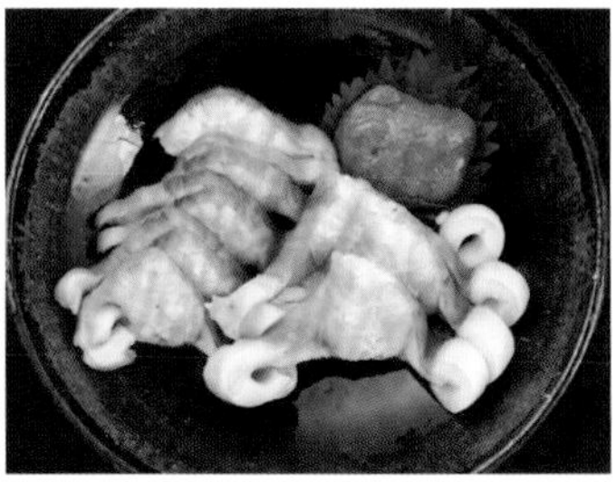

「杂燙」是將整尾燙過，去除魚皮再切片的料理。皮下帶有膠質，沾辣味的醋味噌享用非常美味。

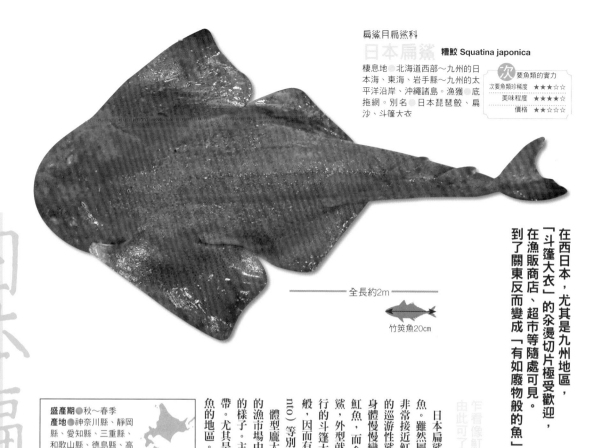

扁鯊目扁鯊科

日本扁鯊 糟鮫 *Squatina japonica*

棲息地●北海道西部～九州的日本海、東海、岩手縣～九州的太平洋沿岸、沖繩諸島。漁獲●底拖網。別名●日本琵琶鮫、扁沙、斗篷大衣

次要魚類的實力

次要魚類珍稀度	★★★☆☆
美味程度	★★★★☆
價格	★★☆☆☆

在西日本，尤其是九州地區，「斗篷大衣」的汆燙切片極受歡迎，在漁販商店、超市等隨處可見。到了關東反而變成「有如廢物般的魚」遭人厭惡。

日本扁鯊 糟鮫 Squatina japonica

乍看像魟魚，其實是鯊魚。由此可了解魟魚和鯊魚的關係

日本扁鯊是棲息在沿海的大型鯊魚。雖然屬於鯊魚類，不過外型卻非常接近魟魚。像是大白鯊等典型的巡游性鯊魚，棲息於海底之後，身體慢慢變成扁平狀，最後進化成魟魚，而介於中間姿態的日本扁鯊，外型就像在大正、昭和時代流行的斗篷大衣（inverness coat）般，因而有斗篷大衣或是披肩（manto）等別稱。

體型龐大且寬幅大，在長崎市內的漁市場中，也幾乎看不到整尾魚的樣子。主要食用的地區在九州一帶。尤其是長崎縣等使用底拖網捕魚的地區。

盛產期●秋～春季
產地●神奈川縣、靜岡縣、愛知縣、三重縣、和歌山縣、德島縣、高知縣、愛媛縣、九州

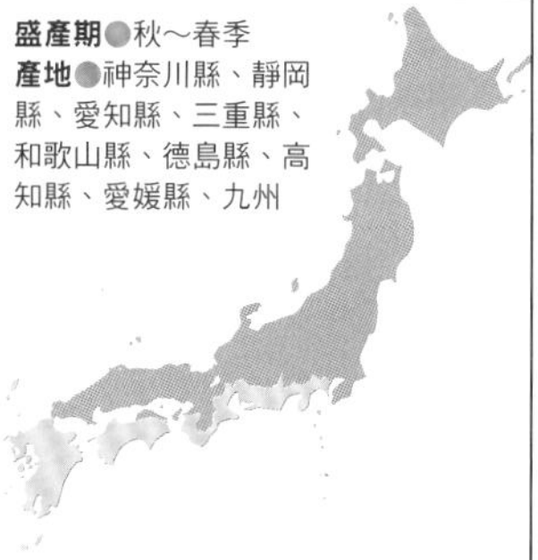

剝除堅硬的魚皮非常辛苦，品嚐後的美味令人甘之如飴

雖然在九州頗受歡迎，不過到了關東卻是遭到丟棄的命運。

基本吃法是汆燙後，沾辣味的醋味噌享用。這道「汆燙魚片」沒有腥味，皮下帶有膠質，味道鮮美。每天吃也不會膩的美味，適合搭配燒酒。其他像是燉煮料理也很可口，膠質豐富，冷卻後就是美味的魚凍。

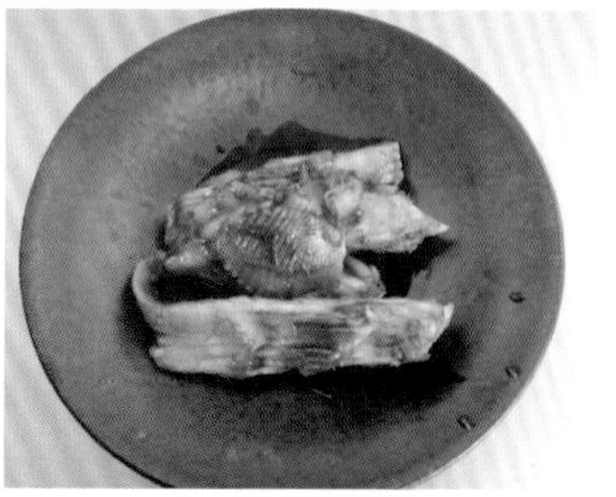
將魚鰭部分的魚皮去除後，製作成燉煮料理。軟骨口感滑脆，魚肉也鮮嫩可口。也可以放一晚冷藏後當作魚凍享用。

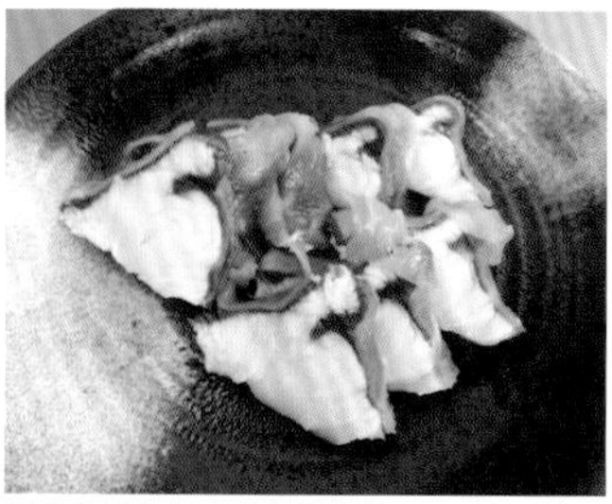
鯊魚的基本料理「汆燙魚片」。日本扁鯊的魚皮非常硬，因此用魚腹部分製作。表面帶有一層膠質，柔軟鮮美。

鯊魚和魟魚的差別

魟魚區的赤魟

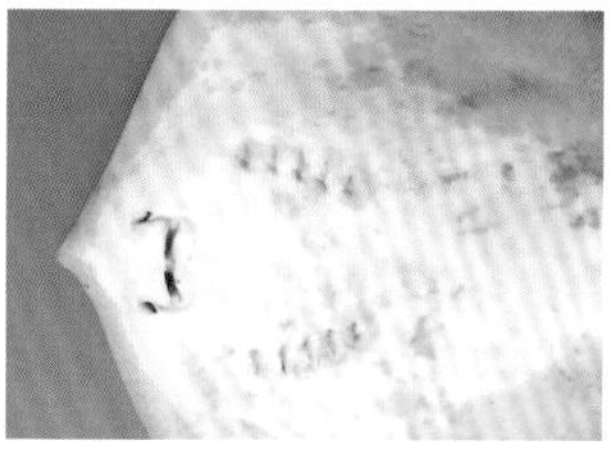
鰓並排於體盤的正下方，也就是底部。

鯊魚區的日本翅鯊

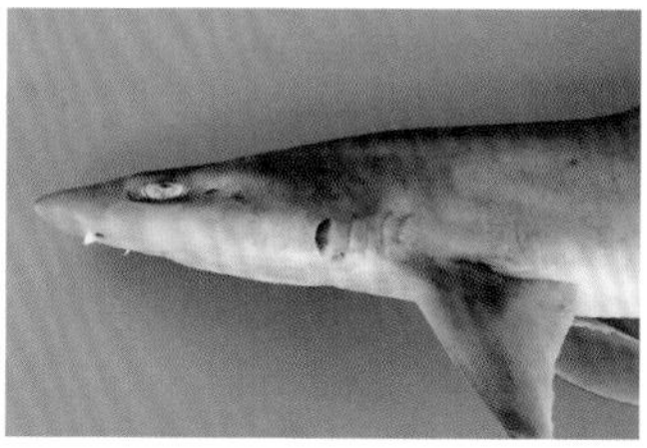
鰓並排於身體的側面。

鯊魚和魟（鰩）魚都屬於軟骨魚綱的魚類，骨頭柔軟。在解體鮪魚時，由於鮪魚的骨頭堅硬，因此需要長型菜刀或是斧頭，不過鯊魚和魟魚的骨頭柔軟，因此就算體型龐大，處理也非常簡單。這種軟骨魚類非常原始，誕生於中生代的侏儸紀，並存活至今。

軟骨魚類區分為大白鯊類，以及鯊魚・魟魚類。鯊魚・魟魚類擁有板狀的魚鰓，並稱為板鰓亞綱。而辨別鯊魚和魟魚時，就是根據魚鰓的位置來區分。鯊魚的鰓位於頭部的胸鰭前方側面，而魟魚則是位於體盤，也就是身體的正下方。

鰩

糟倍 Batoidea

就算捕獲上岸也被當作「沒用的糟糠般」，因此日本有「糟倍」之稱。不過這只是因為外型和豐富的黏液而有此稱呼，實際品嚐後實為美味。可謂寒冷地區的寶藏。

真糟倍 在市場的名稱

鰩目鰩科

美鰩 眼鏡糟倍 Raja pulchra

棲息地●千葉縣銚子市、島根縣以北。漁獲●底拖網。別名●真糟倍

次要魚類的實力

次要魚類珍稀度	★★★☆☆
美味程度	★★★★☆
價格	★★★☆☆

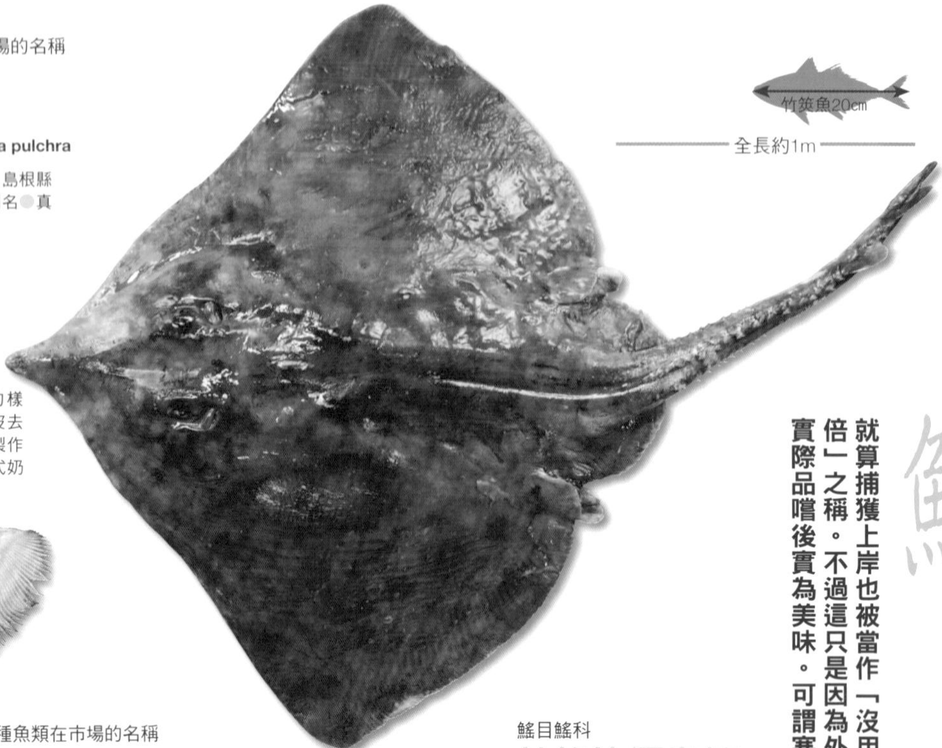

基本上不會看到完整的樣子，而是將魚鰭部分的皮去除後再出貨。主要用來製作燉煮料理，不過最近法式奶油香煎也逐漸受到好評。

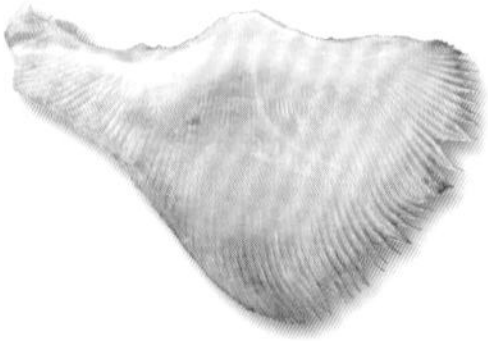

水糟倍 這 2 種魚類在市場的名稱

鰩目鰩科

黑肛深海鰩 リボン糟倍 Bathyraja diplotaenia

棲息地●千葉縣銚子市以北、鄂霍克次海。漁獲●底拖網。別名●水糟倍

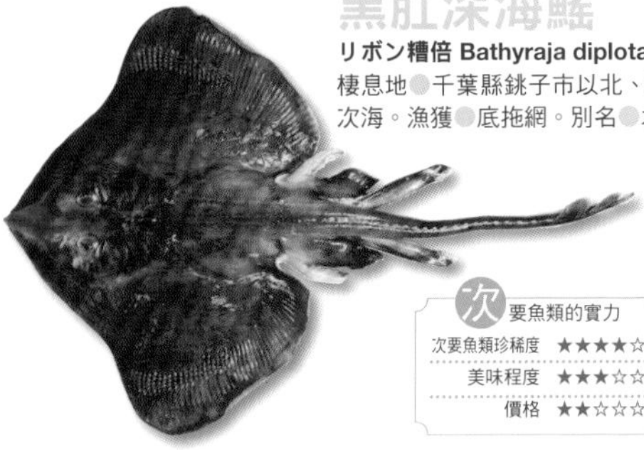

次要魚類的實力

次要魚類珍稀度	★★★★☆
美味程度	★★★☆☆
價格	★★☆☆☆

鰩目鰩科

柏格比深海鰩 底雁木鱏 Bathyraja bergi

棲息地●島根縣、千葉縣銚子市～北海道。漁獲●底拖網。別名●魴仔、貝氏深海鰩、水糟倍

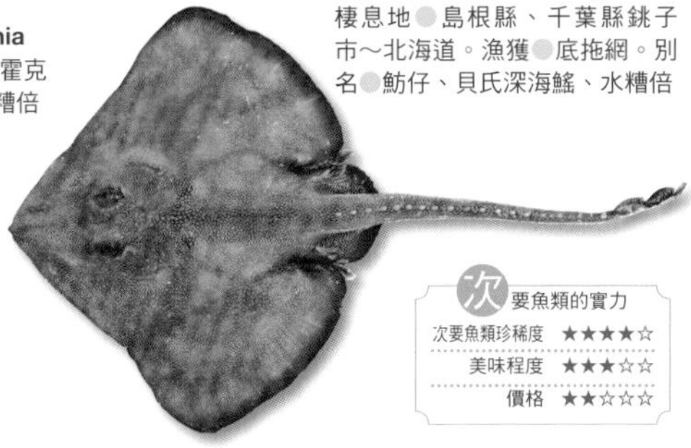

次要魚類的實力

次要魚類珍稀度	★★★★☆
美味程度	★★★☆☆
價格	★★☆☆☆

在北半球海域的大型鰩類，能大量捕獲是常見的家常小菜

棲息在寒冷海域的大型鰩類，在日本統稱為「糟倍（kasube）」。在北日本深受大眾喜愛，不過到了南日本卻淪為次要魚類。親眼看過實物的人少之又少。

看似樸素又不起眼的食材，品嚐後是令人驚訝的美味

水分較少的美鰩在日本又稱為「真糟倍」，而柏格比深海鰩等水分較多的則有「水糟倍」之別稱，前者的價格較高。

鮮魚和魚乾都可以在市場上購買。食用部位為左右兩側的鰭。在山形縣等山間地區大多食用魚乾，近海地區則食用新鮮魚鰭。不論新鮮或是乾貨，都是做成燉煮料理。

另外，最近用鮮魚來製作法式奶油香煎料理等，也逐漸受到歡迎。當然用鮮魚來燉煮也很美味。

盛產期●秋～春季，不過魚乾整年都有
產地●北海道、青森縣、秋田縣、岩手縣

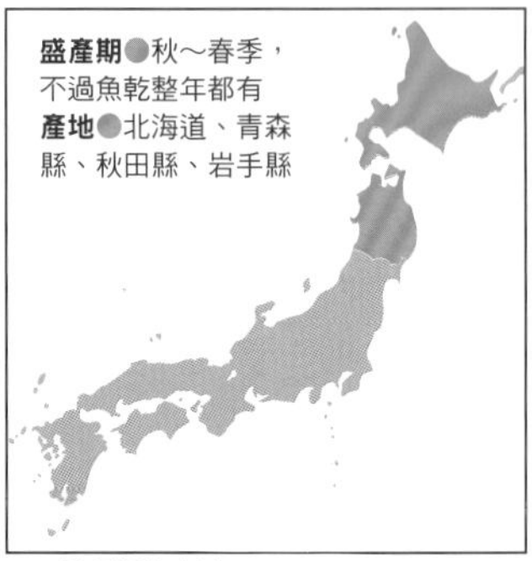

※3種魚類的產地

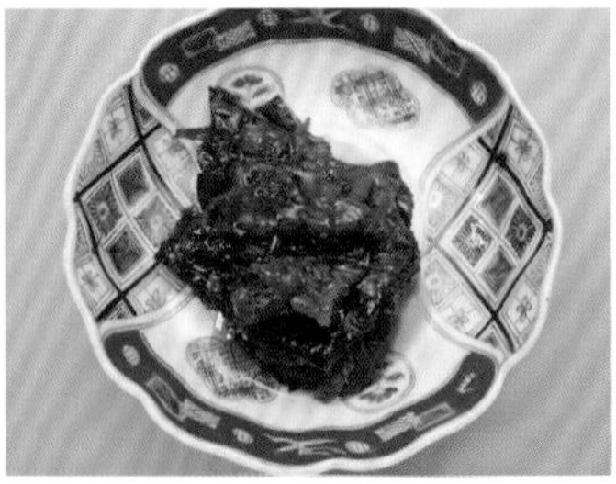

在山形縣中，乾燥的鰩類又稱為「karage（からげ）」，泡水還原製作成燉煮料理。這在東日本及北日本的祭典中經常會出現。

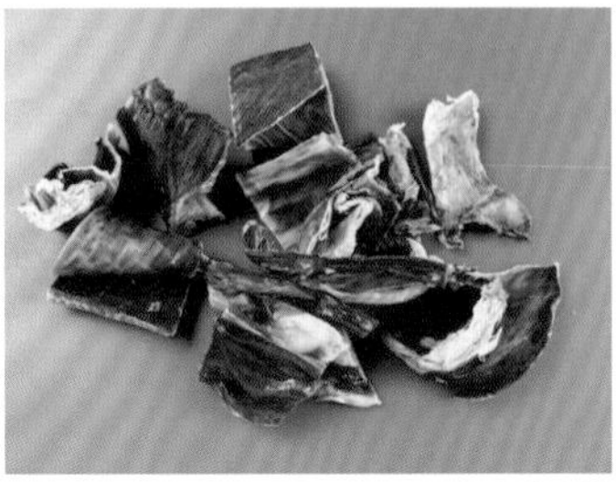

將真糟倍（美鰩）曬成完全乾燥狀態的「乾燥糟倍」。泡水還原後製作成的燉煮料理，美味完全不輸給新鮮魚鰭。

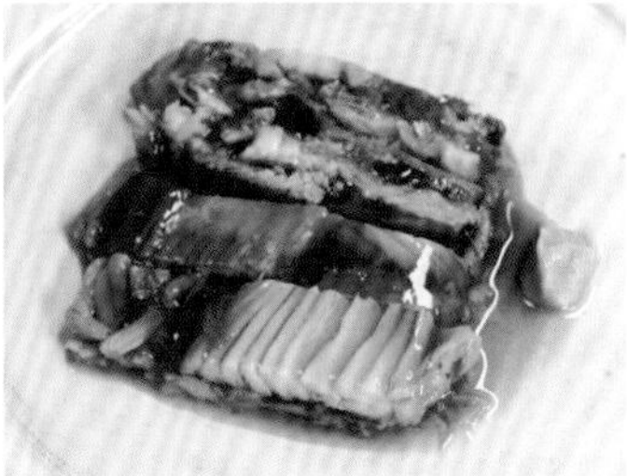

將新鮮魚鰭燉煮後，放入冷藏冷卻就變成魚凍。入口即化，軟骨滑脆又美味。

薛氏琵琶鱝

坂田鮫 Rhinobatos schlegelii

日本標準和名為坂田鮫，卻屬於魟魚的近親。由於外型類似農具中的鋤頭，因此許多地方也稱之為「鋤（suki）」。在九州的汆燙魚片中，「鋤（suki）」是受封最美味的魚類。

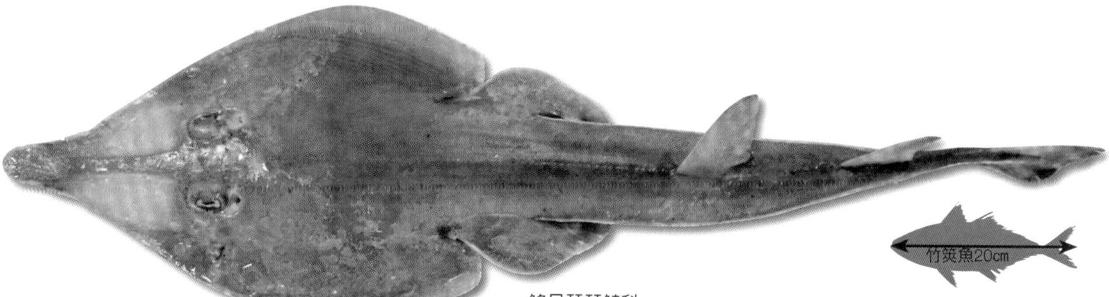

全長約1m

鰩目琵琶鱝科

薛氏琵琶鱝 坂田鮫 Rhinobatos schlegelii

棲息地●新潟縣、茨城縣～九州南岸、沖繩縣。漁獲●流刺網、底拖網。別名●飯匙鯊、魴仔、飯匙（澎湖）、湯匙（澎湖）

次要魚類的實力

次要魚類珍稀度	★★★★☆
美味程度	★★★☆☆
價格	★★☆☆☆

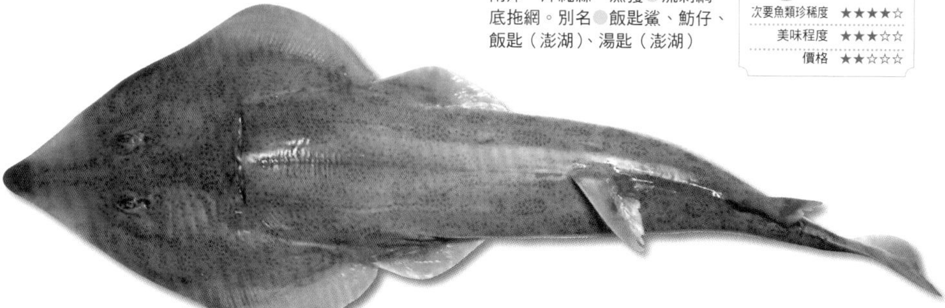

全長約70cm

鰩目琵琶鱝科

斑紋琵琶鱝 小紋坂田鮫 Rhinobatos hynnicephalus

棲息地●新潟縣、和歌山縣～九州。漁獲●底拖網、流刺網。別名●犁頭琵琶鱝、飯匙鯊、魴仔、香匙（澎湖）、湯匙（澎湖）

次要魚類的實力

次要魚類珍稀度	★★★★☆
美味程度	★★★☆☆
價格	★★☆☆☆

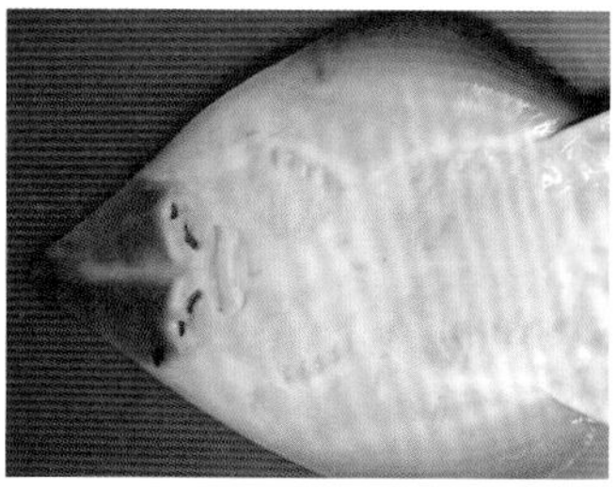

魚鰓於底部敞開，因此屬於鰩（魟）類。

由於外型奇特，因此在過去有許多種稱呼

薛氏琵琶鱝並非屬於棲息在淺沙地的鯊魚類，而是鰩類的近親。潛伏於沙地中隱藏姿態，並以捕食蝦子和螃蟹等維生。

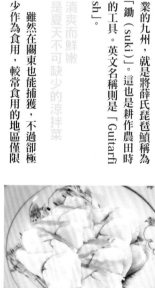

由外表看不出來是鰩類，因此古代的大阪人便將之取名為「坂田鮫」。而「坂田（sakata）」的日文發音和耕作田地的「逆田」發音相同，這時候便會聯想到農具中的鋤頭。其實在東海以西盛行底拖網漁業的九州，就是將薛氏琵琶鱝稱為「鋤（suki）」。這也是耕作農田時的工具。英文名稱則是「Guitarfish」。

清爽而鮮嫩是夏天不可缺少的涼拌菜

雖然在關東也能捕獲，不過卻極少作為食用，較常食用的地區僅限於近畿以西。味道清淡百吃不膩，深受海鮮愛好者的歡迎。

魚鰭較小，因此食用部位為身體，在鰩類中算是比較特別的部分。和歌山縣等地區喜愛用這種魚類製作燙魚片。在長崎縣的市場中，甚至有人推薦「這是燙魚片中最好吃的種類」。汆燙後切片的魚肉確實不帶腥味，百吃不厭。味道清爽，是炎炎夏日中的美味料理。

其他像是炸魚塊、燉煮、奶油香煎等，也都非常美味可口。

盛產期●春～夏季
產地●三重縣、和歌山縣、大阪府、京都府、兵庫縣、岡山縣、廣島縣、鳥取縣、島根縣、山口縣、四國、九州

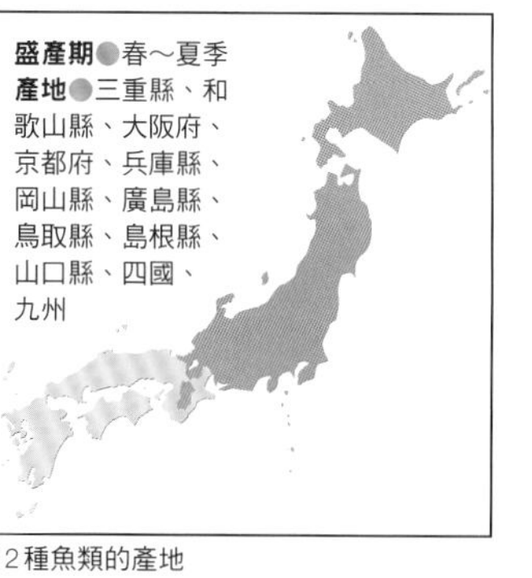

※2種魚類的產地

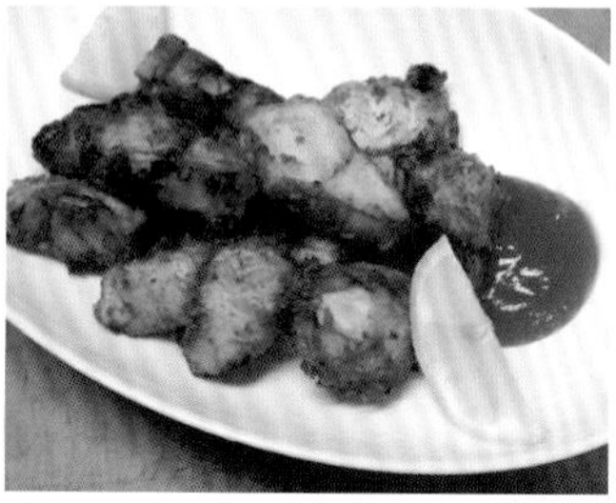

製作成炸魚塊後，肉質變得更有嚼勁，彷彿雞肉般的口感。如果覺得太過清淡，可以沾番茄醬或是塔塔醬享用。

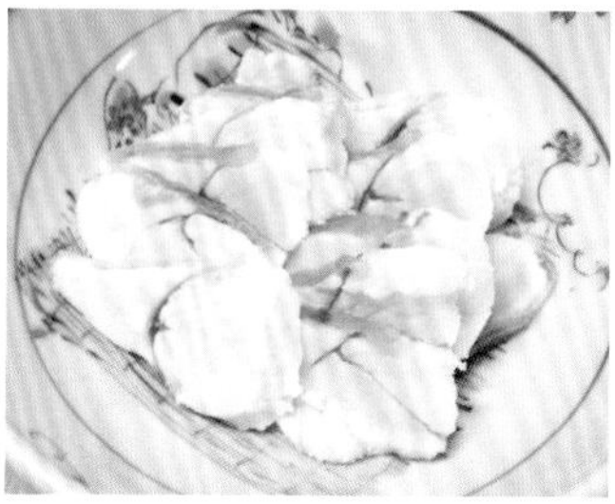

「鋤（suki）」是燙魚片中最美味的種類，許多人一致贊同。味道清淡，後味鮮美，沾辣味的醋味噌享用，清爽可口。

松原魟

星鱏 Dasyatis matsubarai

赤魟原本是代表性的食用魚，如今卻成為次要魚類。在同一科中有種外觀漆黑的松原魟，雖然比赤魟還美味，但是也比赤魟少見。

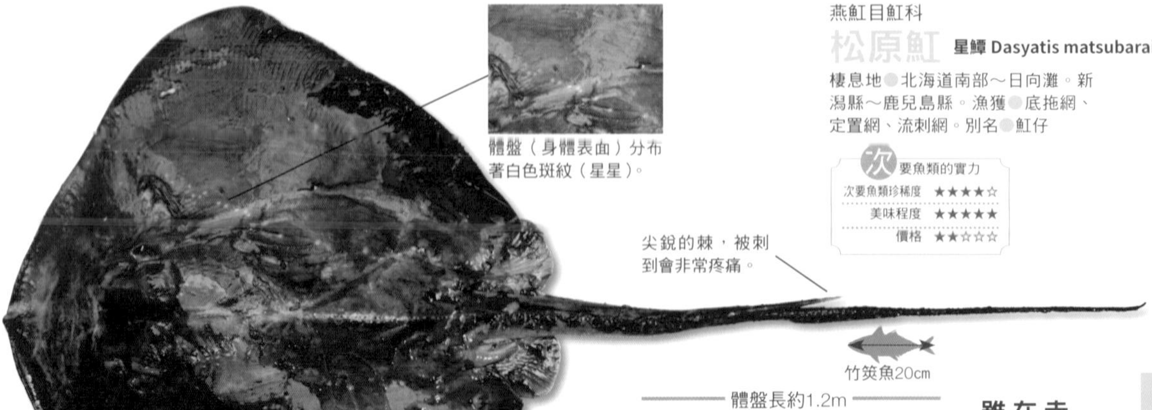
體盤（身體表面）分布著白色斑紋（星星）。
尖銳的棘，被刺到會非常疼痛。
竹筴魚20cm
體盤長約1.2m

燕魟目魟科

松原魟 星鱏 Dasyatis matsubarai

棲息地●北海道南部～日向灘。新潟縣～鹿兒島縣。漁獲●底拖網、定置網、流刺網。別名●魟仔

次 要魚類的實力

次要魚類珍稀度	★★★★☆
美味程度	★★★★★
價格	★★☆☆☆

燕魟目魟科

赤魟 赤鱏 Dasyatis akajei

棲息地●北海道～九州。漁獲●底拖網、定置網、流刺網。別名●赤土魟、紅魴、牛尾魴

次 要魚類的實力

次要魚類珍稀度	★★★☆☆
美味程度	★★★★★
價格	★★☆☆☆

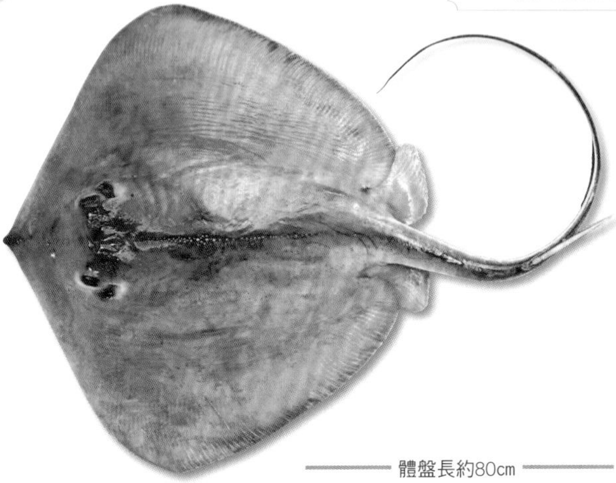
體盤長約80cm

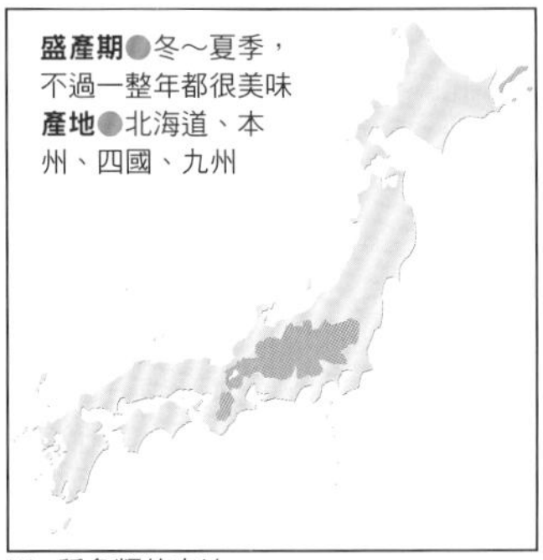
盛產期●冬～夏季，不過一整年都很美味
產地●北海道、本州、四國、九州

※2種魚類的產地

棲息在沿岸岩礁海域中 超大型赤魟的同種魚類

松原魟是棲息於沿岸海域的超大型卵胎生魟魚。外表漆黑，表面的魚皮滑嫩而容易剝落，外觀嚇人。相對於棲息在潮間帶、較常見的赤魟，松原魟的生態習性仍有許多未知之處。

大多混雜在定置網、底拖網或流刺網中。棘部有毒性，因此是個麻煩的存在，遭到大部分捕魚業者的厭惡。

所謂魚不可貌相 味道可是天下一絕。

赤魟的美味眾所皆知，在韓國料理以及各地的鄉土料理，也是非常重要的食材。而松原魟雖然最近在相模灣附近逐漸受到歡迎，不過在過去並沒有相關的飲食文化。松原魟的肉質和魚肝的味道都在赤魟之上。不論品嚐幾次，都美味到難以相信是次要魚類。

基本的吃法是燉煮料理。燉煮後再冷卻，就是鮮美的魚凍。油炸料理也很可口。魚鰭部分可以料理成生魚片，也可以煮成鮮美的魚湯。而最美味的莫過於肝，味道鮮嫩豐富。

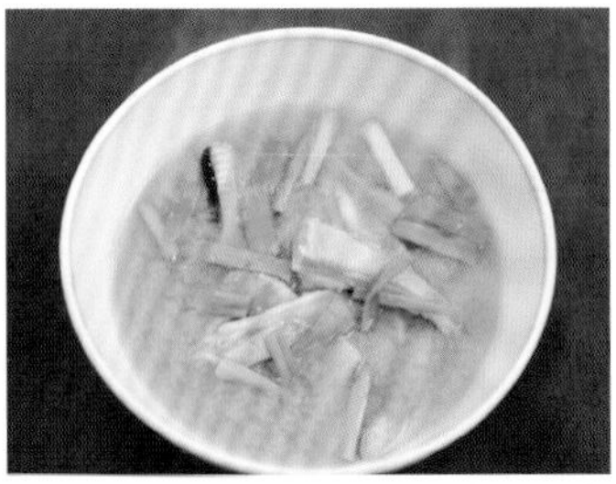

魟魚的味噌湯在日本各地都非常受歡迎。魚肉可以熬出極為鮮美可口的湯頭，百嚐不膩。

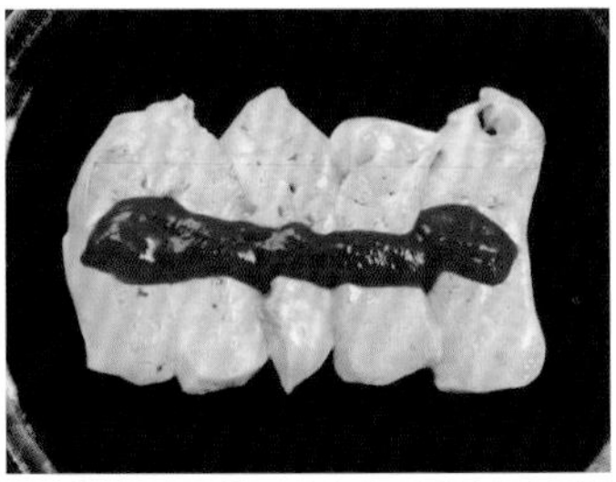

將活魚的魚肝料理成生魚片。不用芥末和醬油，而是沾苦椒醬（韓式辣醬）、醋、麻油和鹽等攪拌後製作成韓式沾醬，著實美味。

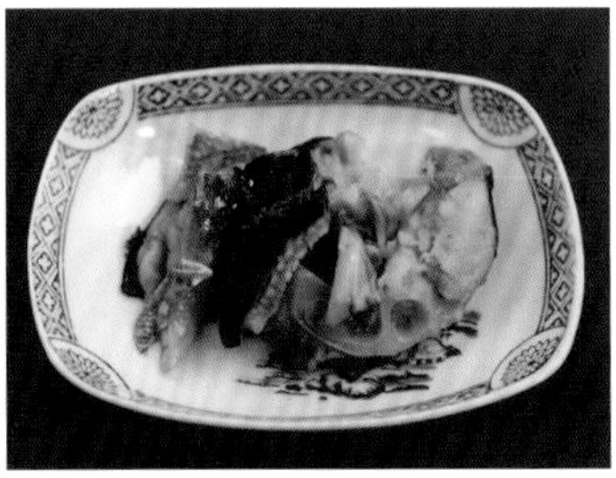

將黑色魚皮的黏液部分去除後，切成大塊製作成燉煮料理。趁熱吃也很美味，不過冷卻後的魚凍，滋味更上一層樓。

鳶鱝

鳶鱝 *Myliobatis tobijei*

潛水世界之星，
雖然和「魔鬼魚（鬼蝠魟）」
同樣都屬於鷂鱝科，
由於會捕食棲息在海灘的
蛤蠣而遭人厭惡，
也成為最近熱門話題的主角。

燕魟目鱝科

無斑鷂鱝

ナルトビエイ *Aetobatus flagellum*

棲息地●原本只棲息在中國沿岸和九州沿岸，近年來擴展至日本東北等區域。漁獲●流刺網。

次要魚類的實力

次要魚類珍稀度	★★★★★
美味程度	★★★☆☆
價格	☆☆☆☆☆

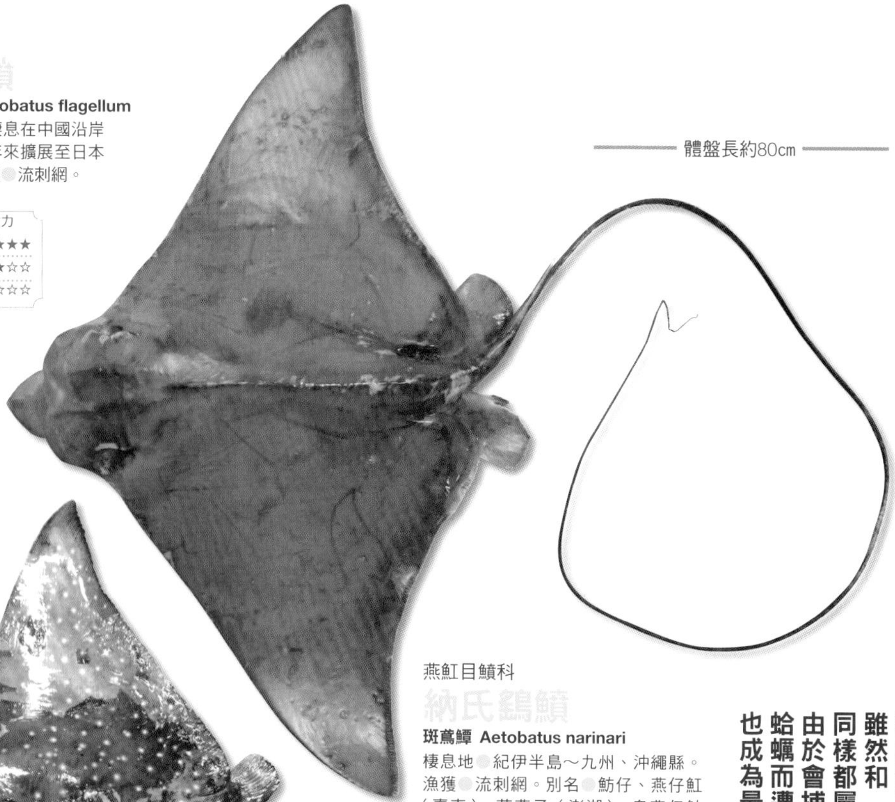

體盤長約80cm

燕魟目鱝科

納氏鷂鱝

斑鳶鱝 *Aetobatus narinari*

棲息地●紀伊半島～九州、沖繩縣。漁獲●流刺網。別名●魴仔、燕仔魟（臺東）、花燕子（澎湖）、烏燕仔魴（澎湖）、雪花鴨嘴燕魟

次要魚類的實力

次要魚類珍稀度	★★★★★
美味程度	☆☆☆☆☆
價格	☆☆☆☆☆

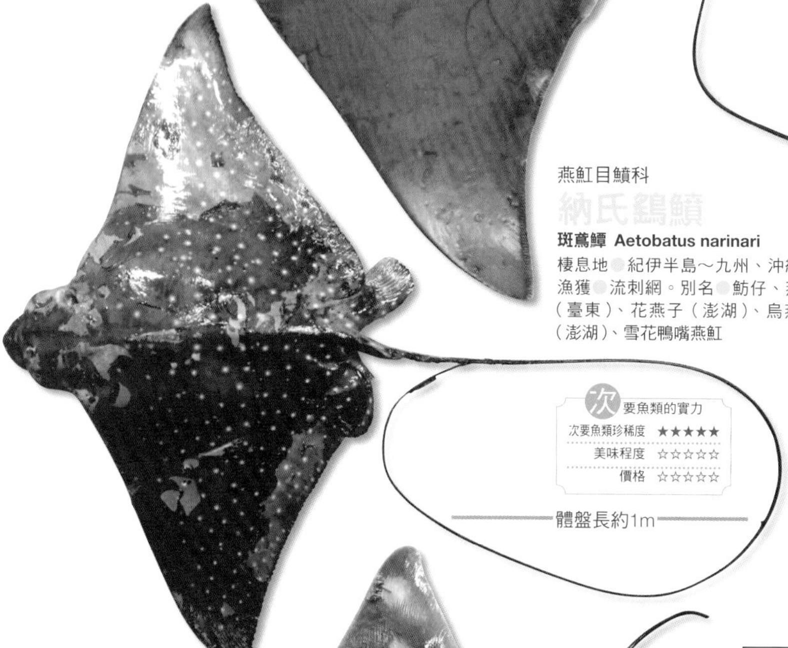

體盤長約1m

燕魟目鱝科

鳶鱝

棲息地●北海道南部～沖繩縣。漁獲●流刺網。別名●燕魟、飛魴仔、鷹魴、土地公燕（澎湖）

次要魚類的實力

次要魚類珍稀度	★★★☆☆
美味程度	★★☆☆☆
價格	☆☆☆☆☆

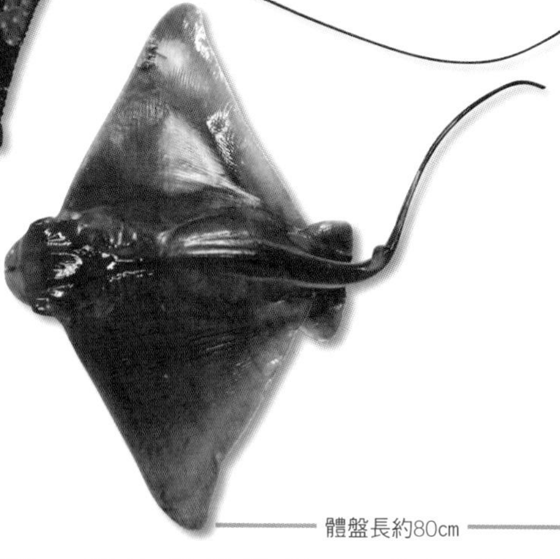

體盤長約80cm

盛產期●冬～夏季，不過一整年都很美味
產地●高知縣、佐賀縣、長崎縣、熊本縣

※無斑鷂鱝的產地

既非食用魚，也沒有特別受到潛水者的青睞

鱝科魚類中最具知名度的，就是體盤長達3 m左右的魔鬼魚。也是許多潛水者所憧憬的「鬼蝠魟（Manta）」。

在本州及四國經常見到的種類為鳶鱝。納氏鷂鱝則屬於較稀有的種類。而近幾年來，在日本國內數量漸增的無斑鷂鱝，由於會捕食蛤蠣而造成損害，因此成為令人頭痛的問題。

意外地美味，同時也能減少損害

在鱝科中，無斑鷂鱝是最美味的種類。魚肉不帶腥味，燉煮料理的風味絕對不會輸給赤魟。冷卻後也能當作魚凍享用。其他像是奶油香煎魚，或是製作成油炸料理都很美味。享用的同時又能驅除有害物種，減少蛤蠣損害，一舉兩得。

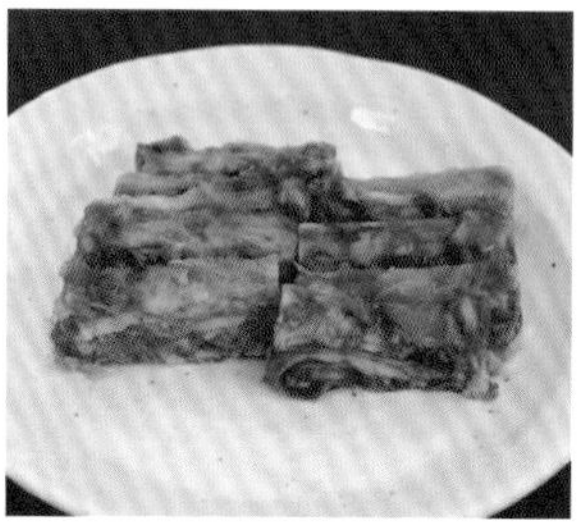

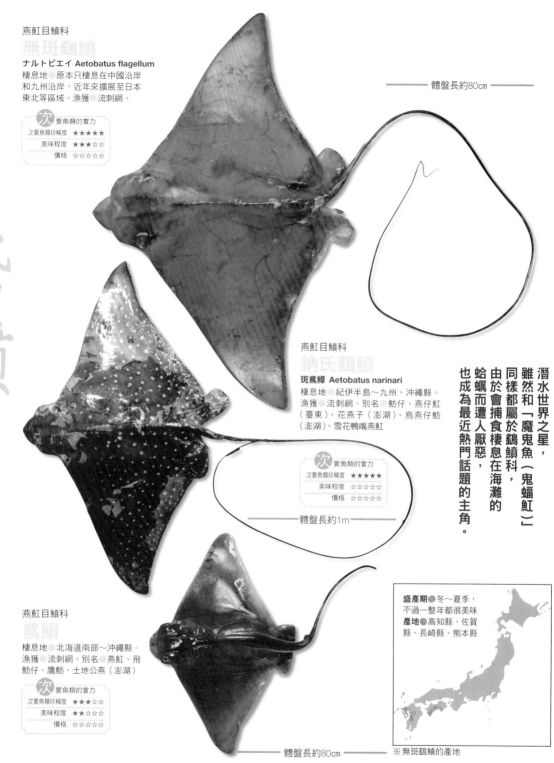

無斑鷂鱝的魚凍。燉煮料理的味道可謂魟魚中的首選。味道鮮美，丟棄實為可惜。

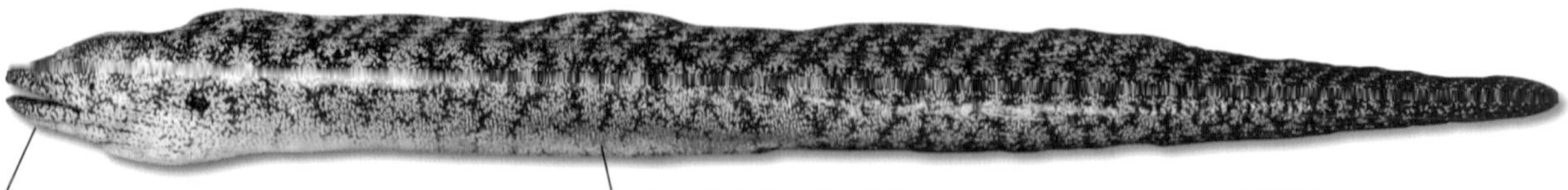

顎部排列著極為尖銳的牙齒，輕輕一碰就會受傷，料理時要特別注意。

顎部和身體連成延長狀，身體由帶狀肌肉構成，使肉質緊實而有嚼勁。

全長約90cm

蠕紋裸胸鯙

鱓 Gymnothorax kidako

蠕紋裸胸鯙長達1m，牙齒尖銳，力氣極為強大。一般人制伏大型蠕紋裸胸鯙時，也需耗費一番體力。性格如此兇暴的魚類，卻擁有無法置信的美味。

鰻鱺目鯙科

蠕紋裸胸鯙

鱓 Gymnothorax kidako

棲息地●千葉縣、島根縣至奄美大島的日本海、南海、太平洋。漁獲●漁籠、漁釣。別名●錢鰻、薯鰻、虎鰻

次要魚類的實力

次要魚類珍稀度	★★★☆☆
美味程度	★★★★☆
價格	★★☆☆☆

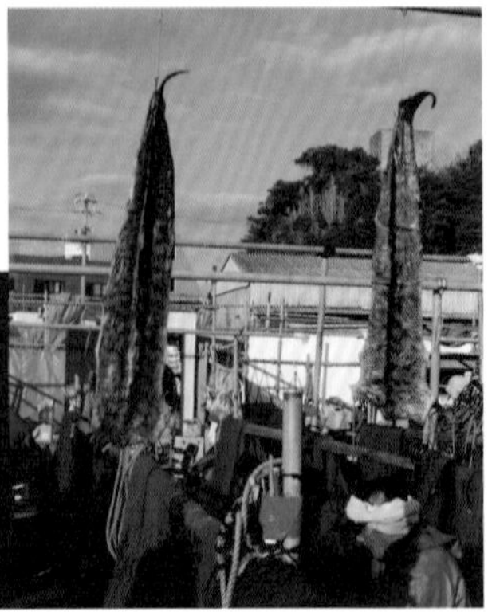

三重縣志摩市的和具魚港，正在曬錢鰻的魚乾。錢鰻的魚乾稀少而價錢高，因此是千葉縣外房以南、九州等漁夫的重要收入來源之一。燒烤後身體膨潤，可謂鮮美佳餚。

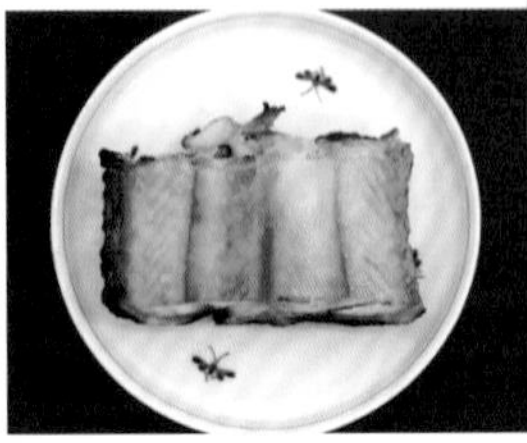

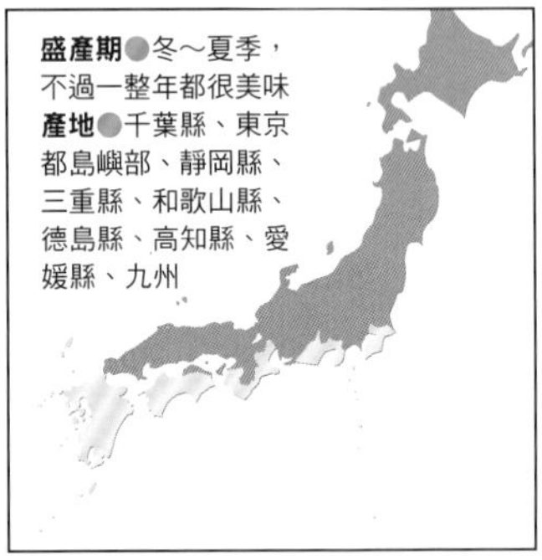

盛產期●冬～夏季，不過一整年都很美味

產地●千葉縣、東京都島嶼部、靜岡縣、三重縣、和歌山縣、德島縣、高知縣、愛媛縣、九州

廣義上是鰻魚的同類。在岩礁或珊瑚礁區追捕獵物

錢鰻（蠕紋裸胸鯙）的同類多棲息於熱帶海域，種類非常豐富。雖然難以細分，不過棲息在最北部的種類，標準名稱為蠕紋裸胸鯙。日本國內作為食用魚的種類，也幾乎都是蠕紋裸胸鯙。

雖然在廣義上是鰻魚的同類，不過鰻魚的剖面為圓形，而錢鰻類則是偏向左右兩側（平坦狀），呈現出領結狀。

牙齒尖銳，以捕食貝類和章魚等維生。棲息在比較淺的岩礁區，被咬到會嚴重受傷，令海女們避之唯恐不及。

必須小心處理的危險魚類 料理時也要下足工夫

錢鰻棲息在較淺的海域中，通常會放入裝有誘餌的漁籠至海底，或是用延繩捕獲。在千葉縣以南的太平洋側，從以前就會將錢鰻曬乾等食用。厚厚的魚皮和周圍帶有豐富的膠原蛋白，能美容養顏。

最愛吃錢鰻的地區莫屬高知縣。像鰹魚一樣將魚皮炙燒後，去掉魚刺便成為高知縣的名料理「半敲燒」。和歌山縣的鮮味料理「小明石煮」，則是將魚肉炸過，再沾甜鹹醬的美味佳餚。太平洋沿岸部分地區都會製作成曬魚乾。雖然價格不斐，不過味道確實奢華鮮美。

雖然量少，不過鮮魚仍然有流通於市場上。鮮魚不論燉煮、燒烤或是油炸都非常美味。同時也是極佳的湯品食材，味噌湯尤其鮮美可口。

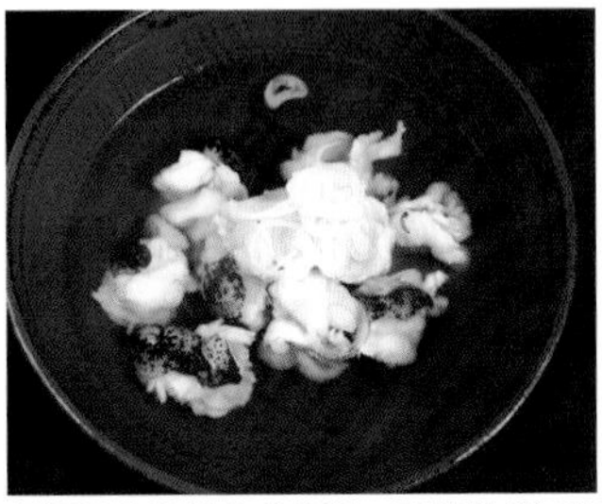

細切魚骨後製作成魚湯。不使用任何高湯，錢鰻的鮮味加上鹽巴，就能品嚐到十足美味。

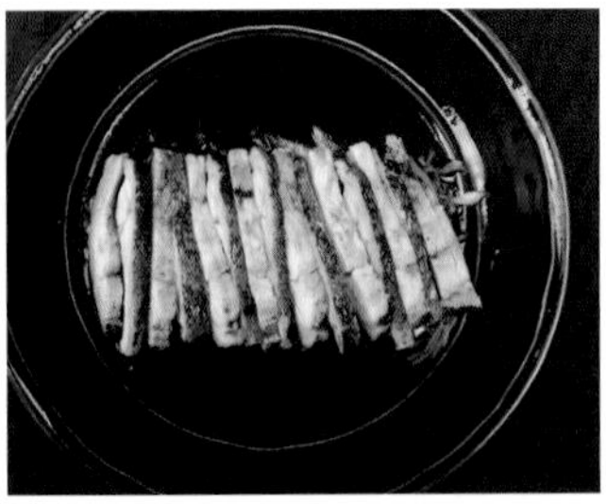

高知縣的名料理「半敲燒」。用強火炙燒魚皮，再冷卻並去除魚骨。沾橘醋享用著實美味。

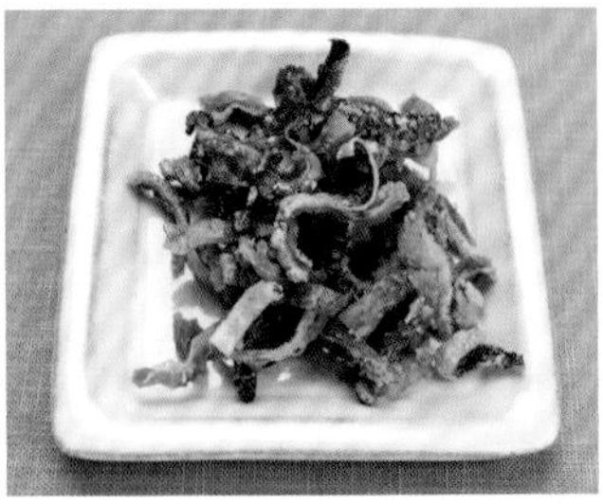

和歌山縣南部、三重縣東紀州的名產「小明石煮」。將錢鰻的魚肉炸過後再沾甜鹹醬，味道比佃煮清爽，適合當下酒小菜。

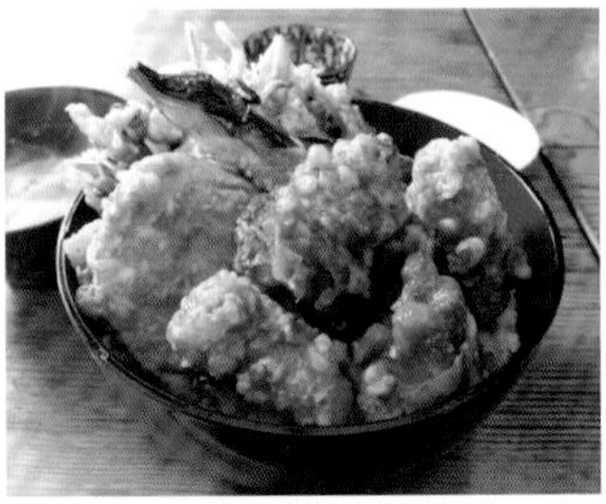

在千葉縣館山市品嚐的炸錢鰻蓋飯。外層酥脆，中間充滿味道鮮美多汁。

黑穴子 產地的名稱

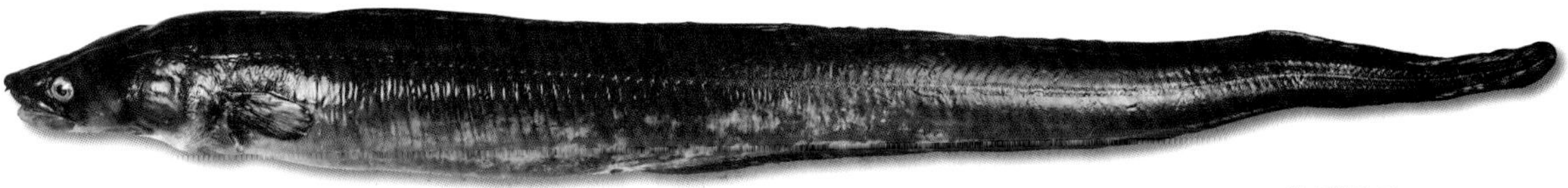
全長約1.5m

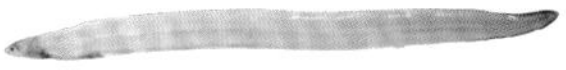
糯鰻類的柳葉鰻（柳葉形的幼魚），不過種名未知。

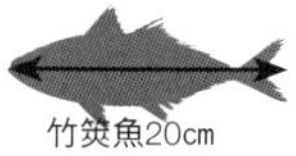
竹筴魚20cm

暗糯鰻

大灘穴子 Conger erebennus

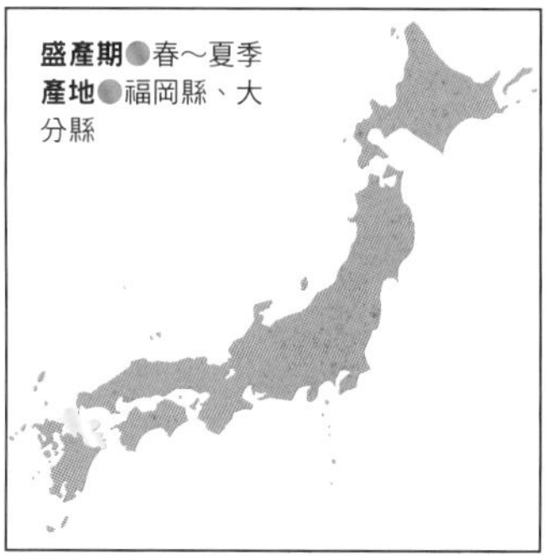
盛產期●春～夏季
產地●福岡縣、大分縣

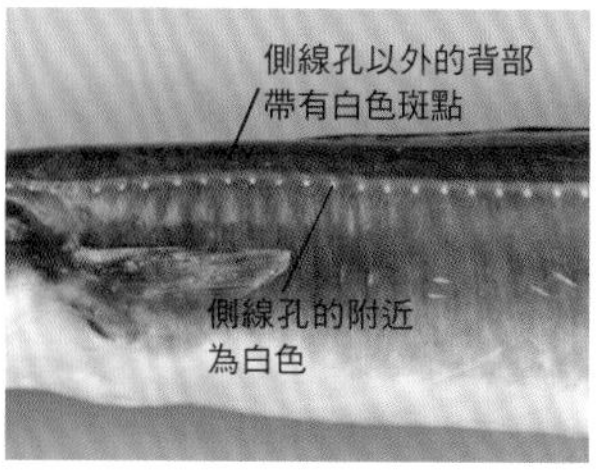
側線孔以外的背部帶有白色斑點
側線孔的附近為白色
糯鰻科中的日本糯鰻和暗糯鰻，側線孔附近皆為白色，不過背部沒有白色斑點。雖然兩種魚類的頭部長度不同，但是仍難以區別。

鰻形目糯鰻科
暗糯鰻
大灘穴子 Conger erebennus

棲息地●北海道～九州的日本各地。漁獲●漁釣、定置網。別名●黑鰻、東平

次 要魚類的實力

次要魚類珍稀度	★★★☆☆
美味程度	★★★☆☆
價格	★★☆☆☆

除了江戶前壽司中的穴子（星鰻）之外，其實糯鰻科中還有更巨大、更美味的種類。試著品嚐比較各種糯鰻，成為糯鰻達人吧！

就像生態習性曾經是一團謎的鰻魚般，糯鰻（星鰻）類也曾經令人不解

當鰻魚誕生的故鄉之謎終於解開後，雖然造成不小的騷動，不過糯鰻的故鄉和生態習性，也曾經很神秘。糯鰻類也和鰻魚一樣，剛出生時為柳葉鰻（letocephalus），外觀就像透明的柳葉般。仔魚（larva）會漂流在沿岸海域中，經過變態階段後成為身體較小的仔稚魚「幼糯鰻」。

星鰻大多棲息在海灣的沙或泥當中，而大型的暗糯鰻和日本糯鰻，則主要棲息在較淺的岩礁海域或岩石區的沙地。尤其是暗糯鰻，身體長達1．5m，體型龐大彷彿圓木條般。在緊鄰東京灣的千葉縣、東京都和神奈川縣的釣客，都將這種有如巨大蛇類般的暗糯鰻，稱為「大蟒蛇」。

巨大糯鰻的美味品嚐後才能體會

總而言之就是體型龐大。雖然黏液比星鰻還少，不過處理這個有如圓木棒的魚類仍然很辛苦。彷彿「格鬪技」般，料理師傅如此描述。

漆黑的魚皮下方，隱藏著帶有透明感的白肉，鮮嫩美味，幾乎沒有腥味。加熱後肉質也不會變硬，適合任何料理。

生食會比較沒味道。加熱後會跑出鮮味，最好吃的料理方式就是魚湯。用味噌調味的「東平鍋」非常有名。料理成味噌湯也很可口。也很適合用醬油或是鹽巴調味。

雖然生魚片的風味稍嫌平凡，不過可以像海鰻一樣，骨切後用熱水汆燙，味道鮮美可口。其他像是燉煮或蒲燒都很美味。另外還可以製作成法式的奶油香煎，或是西式的炸魚等，料理方式豐富而美味。

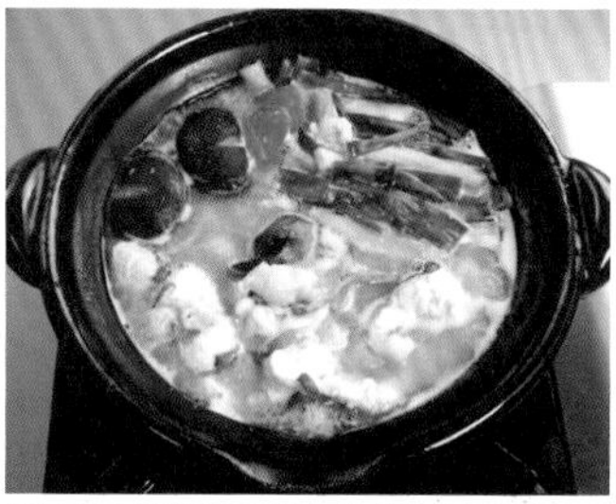
福岡縣玄界灘附近的味噌風味「東平鍋」。煮越久湯頭越鮮美，是令人一滴也不想剩下的美味。

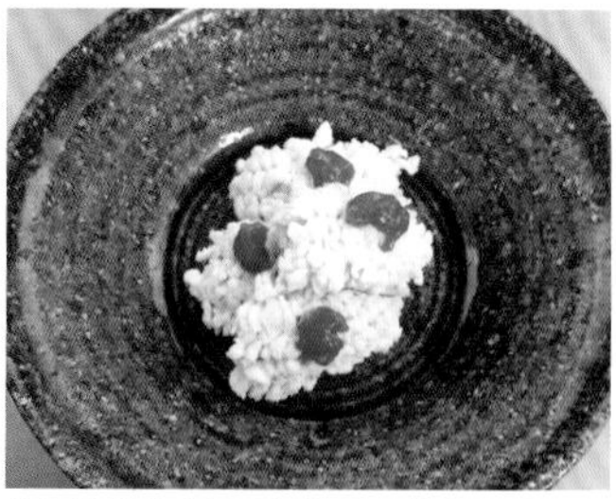
有如海鰻般連骨頭細切後用熱水汆燙，接著再放入冷水中冷卻後瀝乾的「汆燙魚（落とし，otoshi）」搭配醋梅肉一起享用，味道清爽可口。

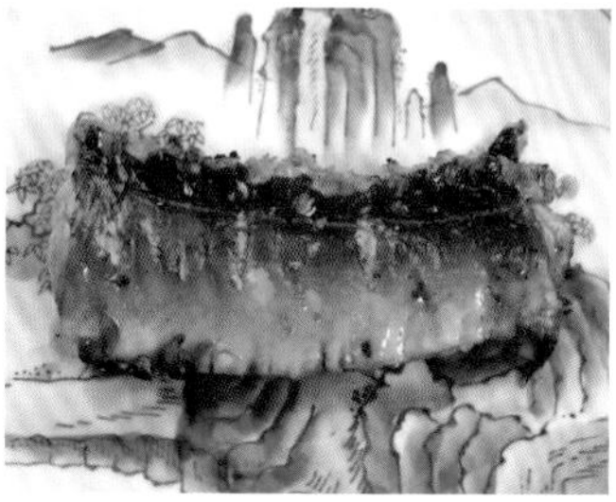
將骨去除，沾醬燒烤成「浦燒鰻」。比起魚肉，魚皮的部分更加美味。醬油的香氣四溢，而魚皮的美味也毫不遜色。

近親魚類，糯鰻科中的星鰻

鰻形目糯鰻科 **星康吉鰻（星鰻）**

真穴子 Conger myriaster

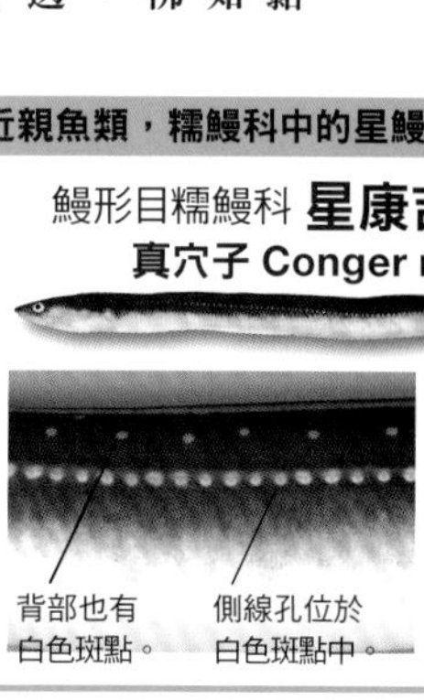
背部也有白色斑點。
側線孔位於白色斑點中。

握壽司及天婦羅中有名的「穴子」，就是指星康吉鰻（星鰻）。屬於高級魚類，側面帶有白色斑點和明顯的側線，因此容易分辨。

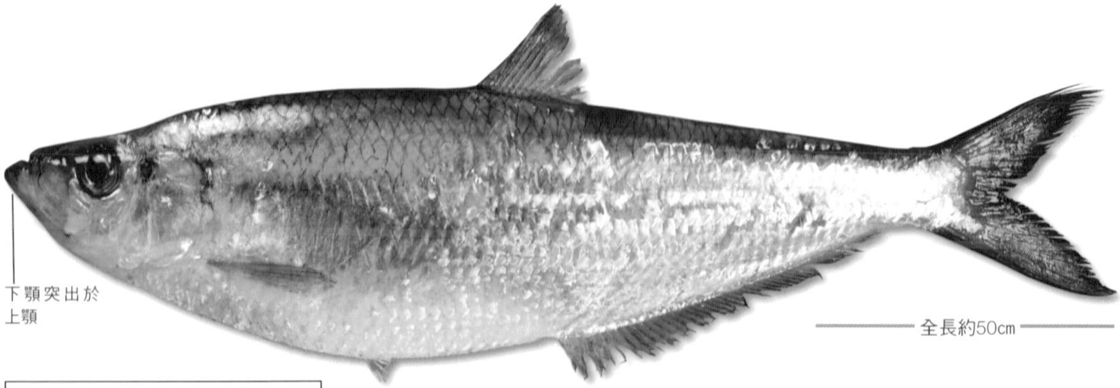

長鰳

平 Ilisha elongata

「在瀨戶內海看到巨大的太平洋鯡」曾經有旅行者如此敘述。在瀨戶內海也的確無法捕獲北邊的魚——太平洋鯡。其實這種魚就是長鰳，而且是岡山縣民最喜愛的魚類。

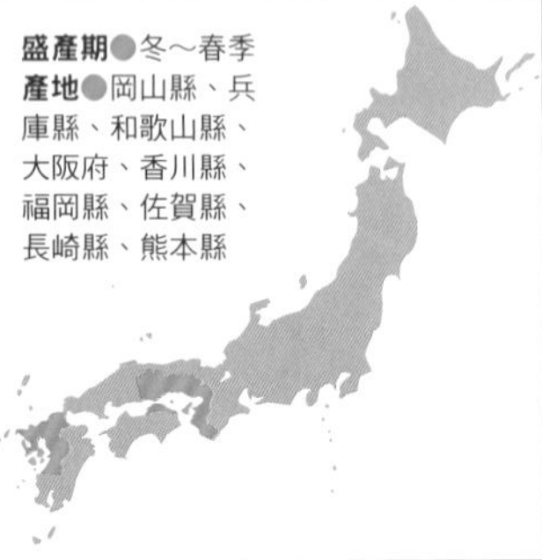

盛產期●冬～春季
產地●岡山縣、兵庫縣、和歌山縣、大阪府、香川縣、福岡縣、佐賀縣、長崎縣、熊本縣

鯡形目鯡科
長鰳 平 Ilisha elongata
棲息地●富山灣、三浦半島以南。漁獲●流刺網、定置網。別名●白力、力魚、曹白魚、吐目、鰳魚（澎湖）

次要魚類的實力

次要魚類珍稀度	★★★☆☆
美味程度	★★★★★
價格	★★☆☆☆

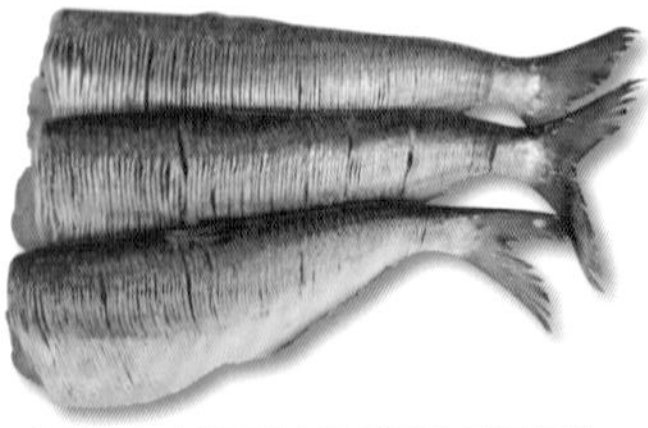

在岡山中央拍賣市場內看到的骨切長鰳。肚子中有豐富的魚卵，雖然油脂不多，但是鹽烤後能同時享受到香氣四溢的魚皮，以及彈嫩帶有甜味的魚卵。

雖然外觀和太平洋鯡相似 卻是體型龐大的暖海域魚類

北海道的傳統捕魚歌曲「ソーラン節（sooranbushi）」[※]中，有名的魚類——太平洋鯡，總是帶給人北國的印象。其實鯡科的魚類大多棲息在熱帶海域中，越往寒冷的北邊反而種類越少。大家所熟悉的太平洋鯡、遠東擬沙丁魚等棲息在較北邊的魚種，在鯡科中也是極為特別的存在。在西日本較為人所知的長鰳，可以想像成是巡游在熱帶海域，至日本列島較溫暖海域的超大型太平洋鯡。

於春季至初夏產卵，因此會游進瀨戶內海或是有明海。於內海產卵，孵化後的幼魚成長至一定大小後，便會游向外海。

骨切料理後 美味無魚能及

在市場看到這種魚時，首先會對於龐大的體型驚訝不已吧。「有這麼大的太平洋鯡嗎？」若搞錯而購買的話，處理將會非常辛苦。如果和太平洋鯡一樣鹽烤，會因為全身的細刺而無法享用。

在經常食用長鰳的岡山縣，大多將鮮魚水洗後，用菜刀連魚皮和魚骨細切成薄片。並將骨切好的鮮魚並列於小店中販賣。

將骨切後的鮮魚切成薄片，就可以當作生魚片享用。而這種生魚片則充滿令人驚豔的鮮味。加上冬至春季的鮮魚帶有油脂，甜味也非常強烈。被切碎的魚刺還能增添口感。是春季至初夏的生魚片中，最鮮美的種類。另外製作成醋漬（酢じめ，sujime）後，還能延長保存性。常見的料理方式為鹽烤。在初夏也能享受到鮮嫩且帶有甜味的魚卵。不論燉煮或油炸也都非常美味。岡山的知名地方料理「散壽司」中，加入長鰳才算是道地的風味。只有瀨戶內海和有明海附近，才會如此大量食用長鰳，令人感到不可思議。

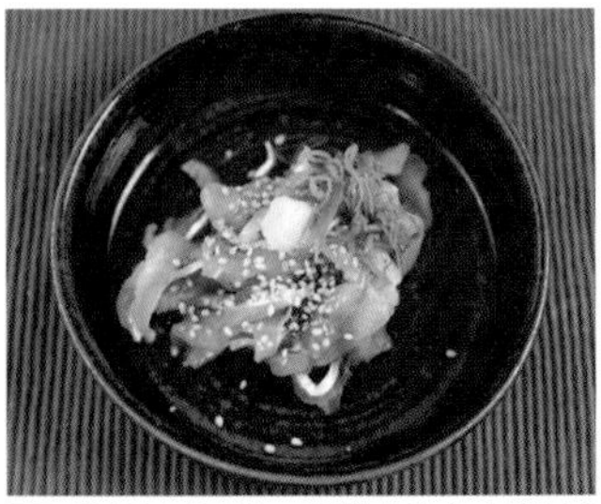

用三片切法處理後，將帶皮的魚肉薄切成生魚片。切成1mm左右的薄片，就不用擔心魚刺的問題。鮮味和獨特的風味，絕對是美味首選。

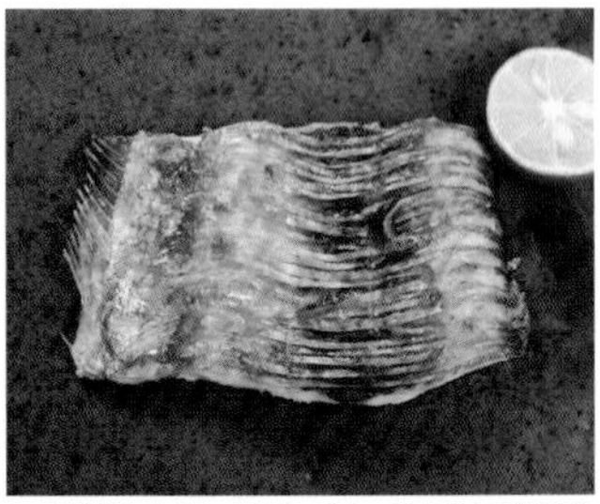

在產卵期之前，將冬季未成熟的長鰳製作成鹽烤料理。肉質鮮美，魚皮的油脂也帶有甜味。而春季至初夏帶有魚卵的長鰳，又別有一番風味。

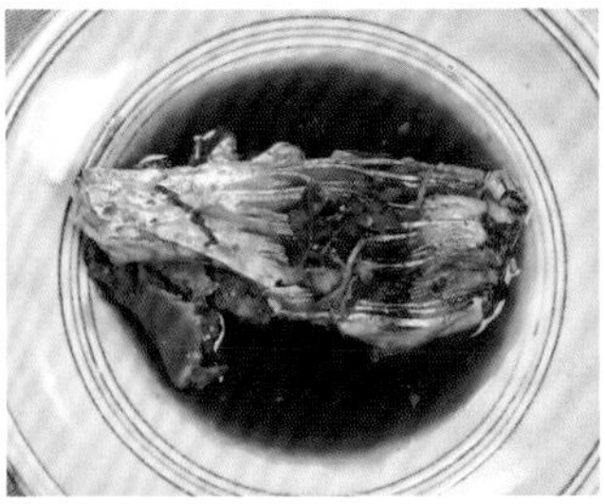

捕獲長鰳的漁夫所傳授的燉煮料理。在盛產期間只要有這道料理，美味到足以吃下好幾碗飯。

擁有近親之緣

鯡形目鯡科 **太平洋鯡**
鯡 Clupea pallasii

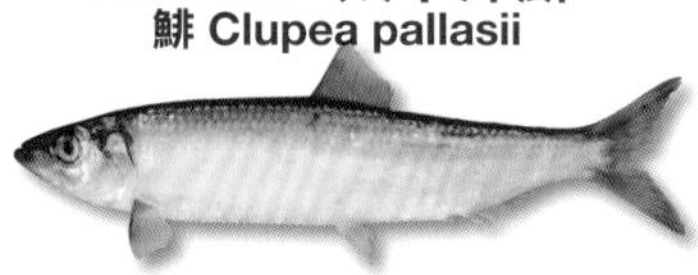

北海道產的太平洋鯡。雖然是屬於國民食用魚類，不過在鯡科中，屬於棲息在北邊的較特別魚種。經常耳聞「長鰳就是加大版的太平洋鯡」，兩種魚類真的極為相似。

※ソーラン節：於50年代台灣改編為「素蘭小姐要出嫁」一曲，並由歌手黃三元演唱。

飯借 產地的名稱

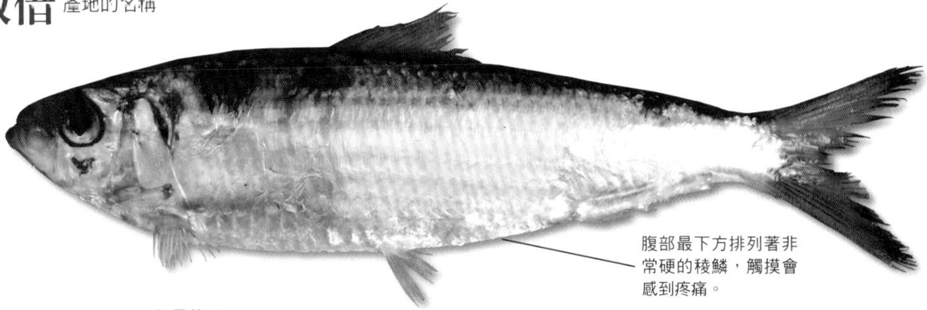
腹部最下方排列著非常硬的稜鱗，觸摸會感到疼痛。
全長約13cm

鍾氏小沙丁魚

拶双魚 Sardinella zunas

鯡形目鯡科

鍾氏小沙丁魚

拶双魚 Sardinella zunas

棲息地●北海道～九州。漁獲●定置網、流刺網。別名●青鱗仔、鰮仔、沙丁魚、扁仔、扁鰮

次 要魚類的實力

次要魚類珍稀度	★★★☆☆
美味程度	★★★★★
價格	★★★☆☆

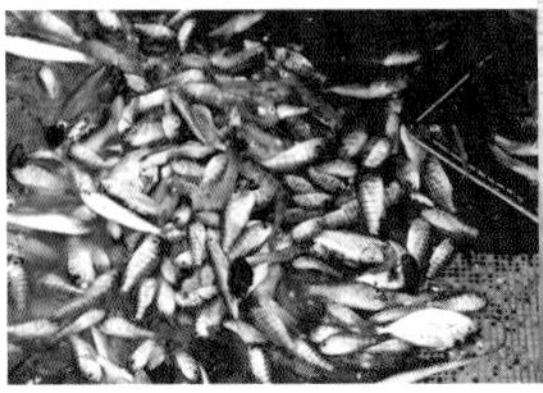
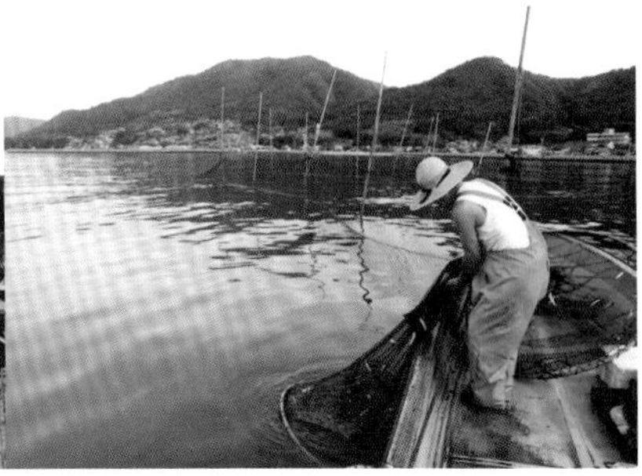

岡山縣笠岡灣拉起小型定置網的樣子。而「飯借（ままかり，mamakari）」則屬於重要的種類，並且仔細挑選。

在關東，是小孩也能在淺海海域釣到的常見小魚。不過食用的地區非常有限，因此仍然屬於次要魚類。

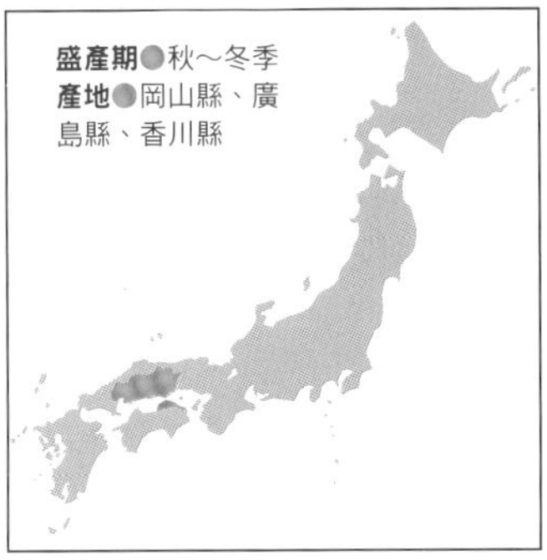
盛產期●秋～冬季
產地●岡山縣、廣島縣、香川縣

在日本各地沿岸都能見到的內灣小型魚類

在水深2～3 m左右的海中閃亮亮地游著，這是在關東常見的光景。屬於小型的鯡科魚類，帶有非常硬的稜鱗，身體非常扁平，當作食用魚的地區極為有限，在其他地區完全是令人不屑一顧的普通魚類。

食用地區非常有限，不過一旦品嚐後就會上癮

日本標準和名「拶双魚」，是在沒有食用此魚類習慣的關東叫法。而聽到岡山縣的別名「飯借」，反而比較多人能聯想到此魚類。在岡山縣因為「如果當成配菜，美味到需要跟別人借飯來吃」，因而有此別名。不過，將這種魚當作鮮魚食用的人非常少。而且僅有岡山縣和香川縣，能在超市購買到這種魚類。

鍾氏小沙丁魚真的如此美味嗎？其實比「飯借」這個別名更加可口誘人。

盛產期是產卵期（春季）前的秋至冬季。將盛產期的鮮魚鹽烤後，豐富的油脂和鮮美的魚肉，絕對會令人驚艷不已。

最基本的吃法是烤過之後，淋上三杯醋享用。比起當作伴手禮販售的鹽漬或醋漬生魚，還要美味好幾倍。

不過即使在產地也越來越少見。雖然細刺比較多，但是燉煮或油炸也非常可口。

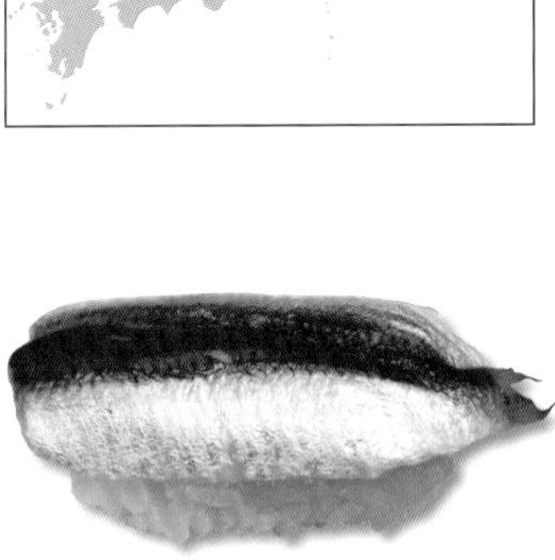

將「飯借」切開後製作成醋漬料理。岡山縣的壽司飯口味偏甜。在東京會用五絲馬鮁（P142）的小魚製作握壽司，到了岡山縣就變成「飯借」魚。岡山的名料理「祭壽司」中也有鍾氏小沙丁魚。

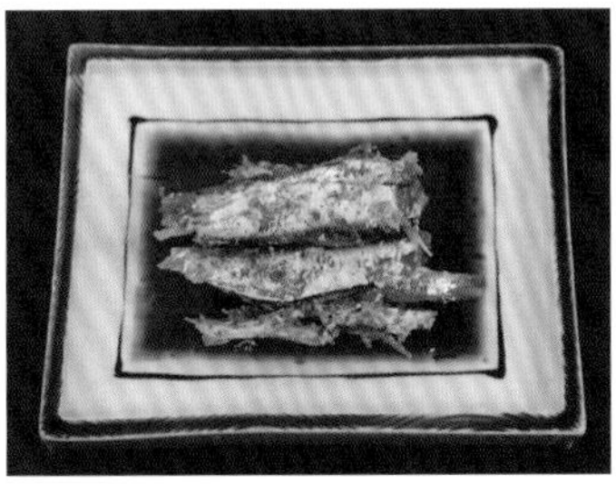

在岡山縣笠岡市購買的燉煮魚。雖然有小細刺，不過風味甜鹹，滋味鮮美。非常下飯，美味到可能真的要和別人「借飯」。

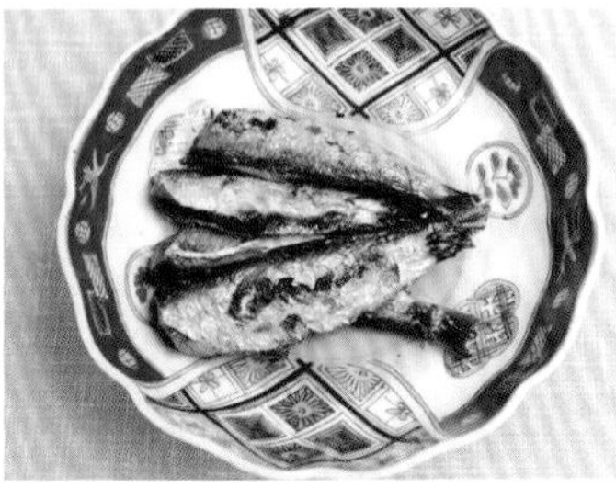

將烤過的「飯借」趁熱淋上三杯醋。加入蔥花或是洋蔥也很美味。燒烤後的風味和鮮魚截然不同。

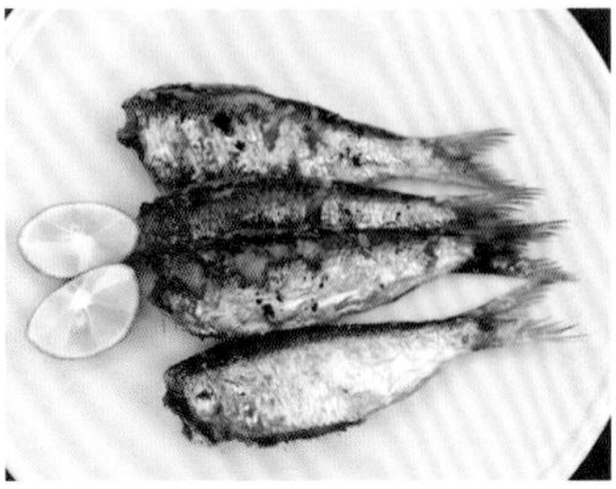

在秋季於近海捕獲到較大的鍾氏小沙丁魚，將其鹽烤而成。油脂多到彷彿像在炸魚般，香氣四溢，風味也非常豐富。

刀鱭

刀形魚 Coilia nasus

鯡形目鯷科

刀鱭 刀形魚 Coilia nasus

棲息地●有明海及流向有明海的河川。漁獲●流刺網。別名●刀鱭子（小型刀鱭）

次要魚類的實力

次要魚類珍稀度	★★★★☆
美味程度	★★★★★
價格	★★★★☆

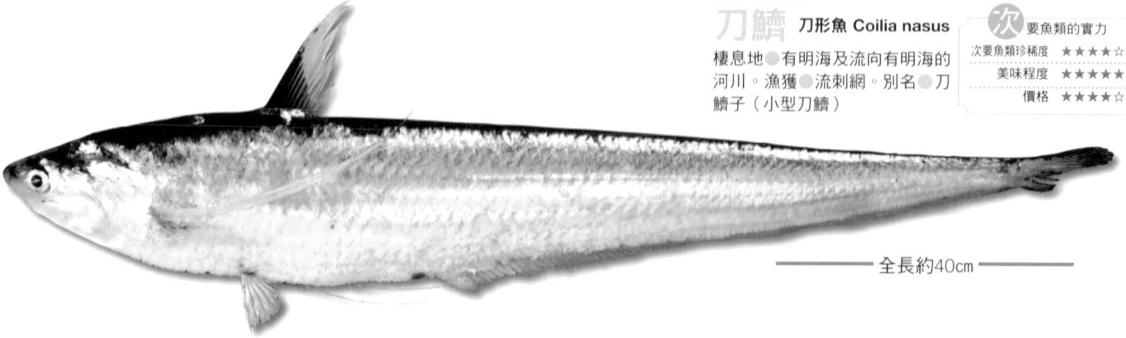

全長約40㎝

盛產期●春～初夏
產地●佐賀縣、福岡縣、長崎縣、熊本縣的有明海周圍

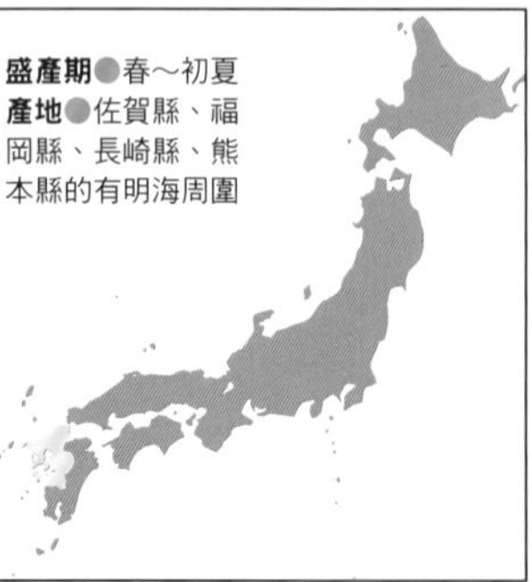

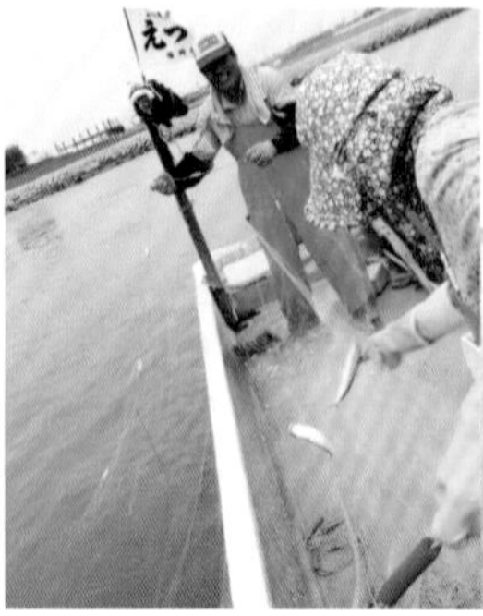

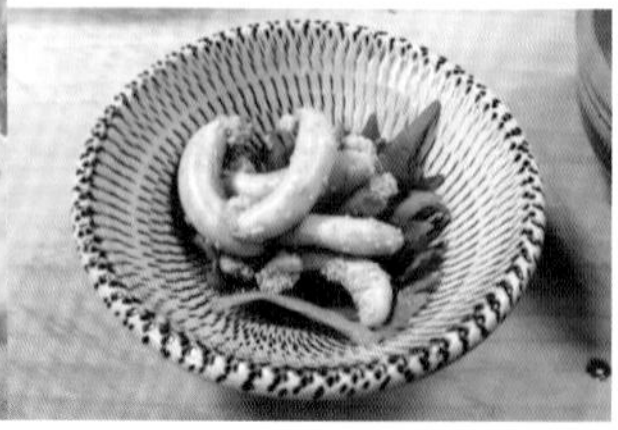

在筑後川捕獲刀鱭的樣子。佐賀縣和福岡縣的漁夫們，在筑後川撒下流刺網後，隨著漲潮和退潮上下移動魚網捕獲刀鱭。燉煮卵巢也只有在有明海附近才能品嚐到。

從有明海游進河川的特產魚類。隨著過度開發，有明海也陷入危機狀況。而刀鱭的捕獲量也逐年減少，成為地區限定的稀有魚類。

日本只棲息在有明海，以及匯流至有明海的河川

只棲息在有明海的生物種類非常多。像是大彈塗魚、眼睛幾乎退化的雷氏鰻鰕虎、有明銀魚、貝類的寬殼全海筍，以及腕足類的鴨嘴海豆芽等。

刀鱭也是僅棲息在有明海附近的種類之一。屬於鯷科，同種魚類棲息在中國及東南亞等地區，不過日本國內僅有一種。

在匯流至有明海的河川出海口海域，於春天產卵後，在大海中成長，接著又會回到河川。成長至30㎝左右的大刀鱭，需要將近3年的時間，近年來逐漸出現大型魚減少的問題。

有明海附近的「刀鱭料理」是夏日不可或缺的重要元素

在有明海附近，不同時期會出現有「刀鱭子」之稱的幼魚、未成熟的成魚，以及產卵期的大型魚。料理方式也會隨著體型大小而改變，每種料理都有各自的魅力。盛產期為產卵前的春季。真子（卵巢）和白子（精巢）味道可口，就算到了產卵前的時期，也完全不減風味。

一般是用流刺網，來捕獲為了產卵而逆游河川而的刀鱭。插著「刀鱭」旗幟的「刀鱭船」，以及「刀鱭料理」，成為筑後川河口海域地區，春至初夏的季節風情。

過了產卵期的夏至秋季捕獲的「刀鱭子」，會用水清洗過，並直接整尾油炸。可以整尾享用，香脆可口，別有一番魅力。而較大型的刀鱭還可以製作成生魚片、鹽烤，以及天婦羅等料理。另外「刀鱭棒」也是有名的美食之一。

在漁夫自家將一早捕獲的新鮮刀鱭處理後，取出真子（卵巢），接著骨切後製作燉煮料理，或是切成細條狀製作成生魚片。配上啤酒可謂人間美味。也是對於拂曉前就必須出門捕魚的漁夫們而言，獨一無二的美味。

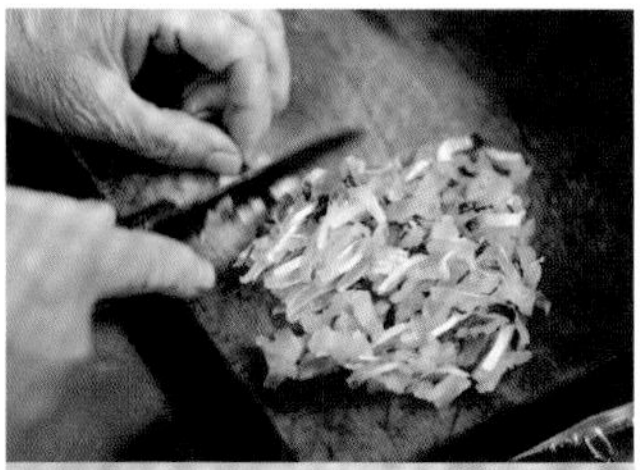

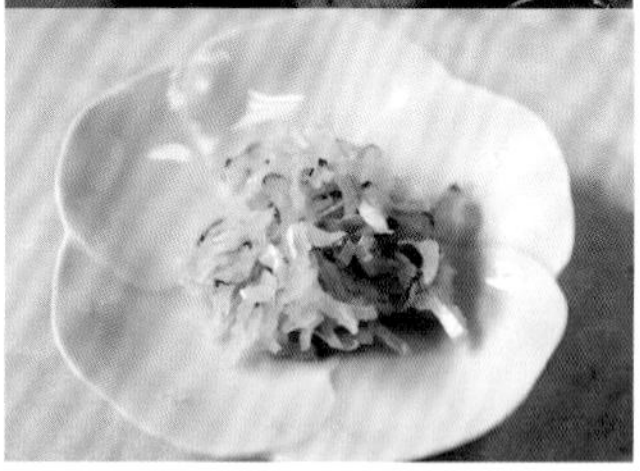

用三片切法處理之後，將魚肉細切、冰鎮。數分鐘就可以完成刀鱭的生魚片料理。口感極佳的冰涼生魚片，實為可口鮮美。

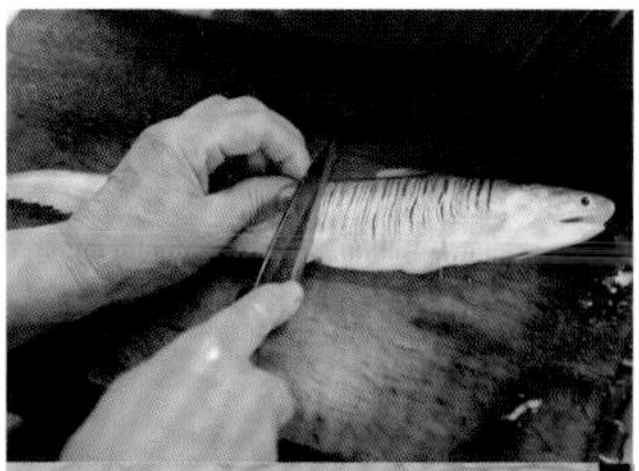

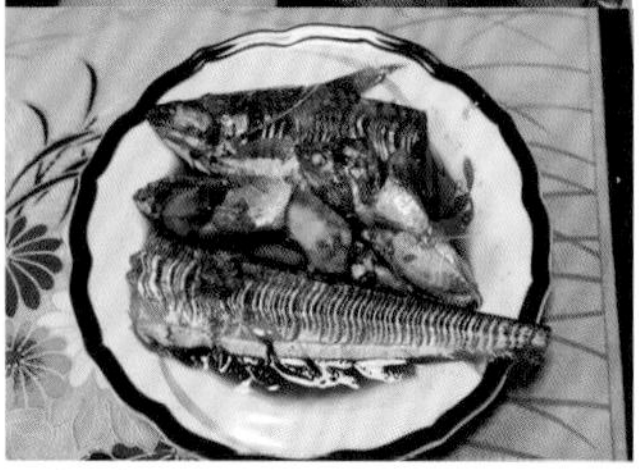

將整尾魚骨切後稍微燉煮。煮出刀鱭本身的油脂，肉質帶有甜味。美味到甚至想放下筷子大口抓著享用。

鯷科魚類的代表

鯡形目鯷科 **日本鯷**
片口鰯 Engraulis japonicus

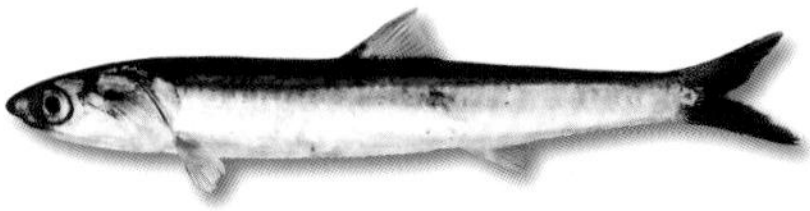

鯷科中最為人所知的魚類莫屬日本鯷。另外還有「鰯仔」、「片口」、「黑鱙」等別稱。小魚乾或是鯷魚乾都是由這種魚製作而成。

協助／荒木三善（福岡縣大川市）

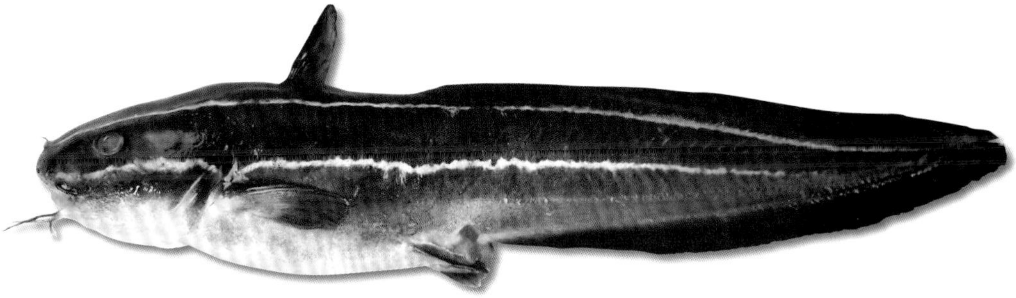

全長約18cm

日本鰻鯰

權瑞 Plotosus japonicas

鯰形目鰻鯰科

日本鰻鯰 權瑞 Plotosus japonicas

棲息地●房總半島～九州南岸的太平洋沿岸。漁獲●漁網。別名●海義義、海鯰

次要魚類的實力

次要魚類珍稀度	★★★★☆
美味程度	★★★★☆
價格	★★★☆☆

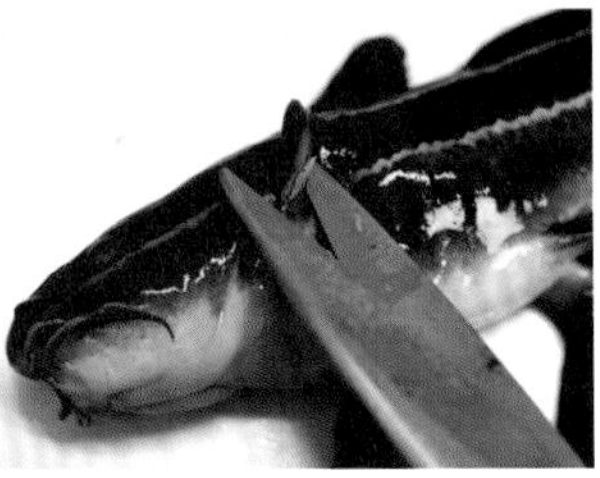

被刺到會感到劇烈疼痛，而且不斷持續。料理前一定要用廚房剪刀，將背鰭和胸鰭去除。

釣客最厭惡的魚類，不小心摸到並且被毒棘刺到後，會持續感到劇烈疼痛。將這「可惡的傢伙」丟掉前，試著品嚐後想必會完全改觀

棲息在海中的鯰魚 潛水界知名的日本鰻鯰群

鯰形目的魚類中，像是鯰科的鯰魚（P191）等，大多棲息在淡水中，只有鰻鯰科和海鯰科是棲息在大海或河川的河口部。鰻鯰科在日本共有2種。從前學者認為只有一科一種，不過在2008年將本州、四國及九州等常見的日本鰻鯰，認定為新種。在那之前的學名，一直都被判別為棲息在沖繩縣等熱帶海域的線紋鰻鯰。

主要生息在太平洋側，以及千葉縣以南的淺岩礁區，白天隱藏在岩石間，到了夜晚就會開始出沒覓食。幼魚期會群游，集結成有名的圓形日本鰻鯰魚群。

能在防波堤或是磯岸等地方輕鬆釣起，不過尖銳的棘部帶有毒刺，因此不小心觸摸而被刺到的話，會因為劇烈疼痛甚至就醫。

盛產期●春～初夏
產地●千葉縣、三重縣

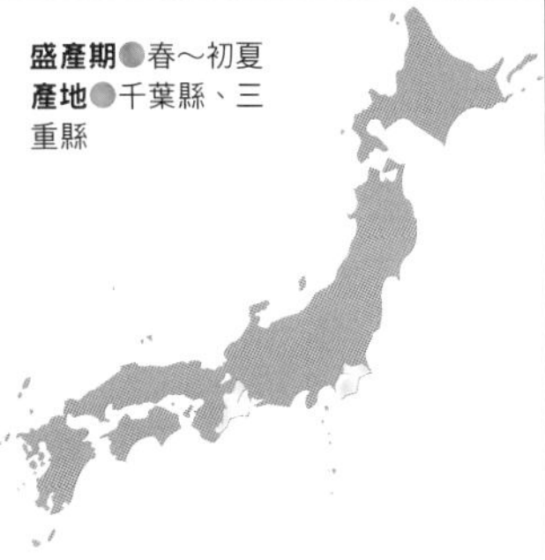

擁有外觀看不出來的鮮嫩白肉。搭配南瓜後便成為極品美味

日本鰻鯰是在淺海海域中常見的小型魚，因此日本各地似乎都有人食用。不過目前已確認的地區僅有千葉縣和三重縣。

盛產期為春至夏季，夏天的日本鰻鯰尤其鮮美。最美味的吃法莫屬味噌湯。

夏天投宿於千葉縣外房的民宿時，就能夠享用到日本鰻鯰的味噌湯。充滿豐富外房夏日蔬菜的味噌湯，美味無可比擬。其中包含了茄子和馬鈴薯等蔬菜，不過最重要的就是南瓜。少了南瓜的甜味，美味也會跟著減半。

雖然嘗試製作成各種料理，不過生魚片並沒有想像中的美味。其中最好吃的則是蒲燒料理。沾醬料後燒烤，黏潤的魚皮帶有獨特風味，美味地令人上癮。

其他像是醬油調味的魚湯、燉煮或是油炸等，也都非常美味可口。

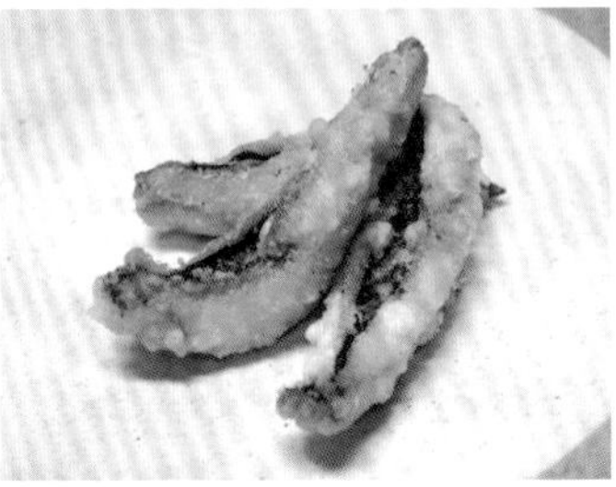

釣到大量的日本鰻鯰，並請千葉縣的民宿製作成油炸料理。魚皮香脆，膨脹的鮮嫩白肉帶有甜味，美味可口。

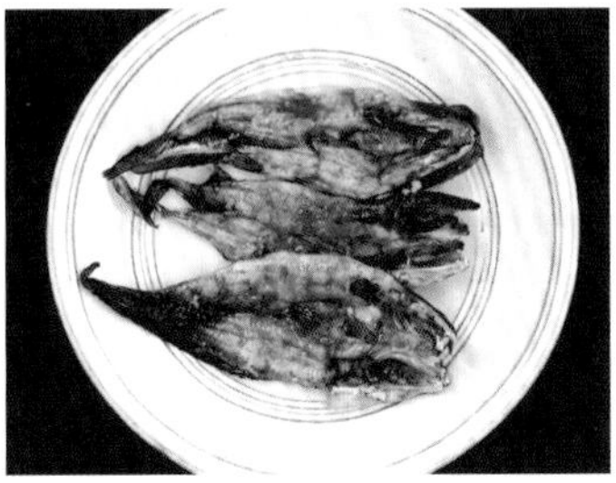

在嘗試的各種料理當中，最好吃的就是蒲燒。雖然味道略遜鰻魚，不過魚皮帶有獨特的風味，是會令人上癮的美味。

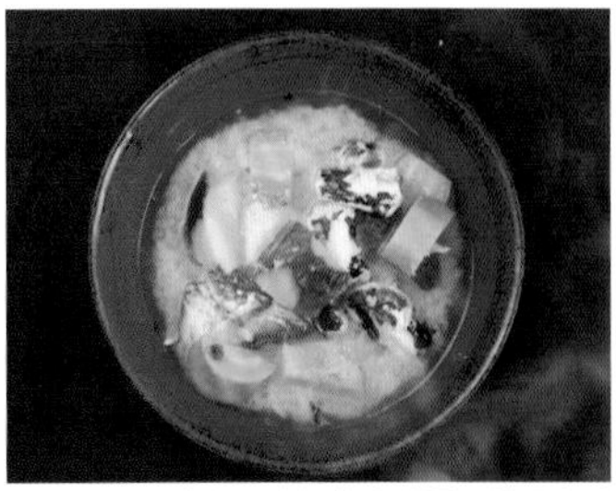

在千葉縣品嚐的日本鰻鯰味噌湯。使用各式的根菜和蔬菜類，不過缺少南瓜美味就會大減。

亞洲胡瓜魚

胡瓜魚 Osmerus mordax dentex

因為擁有胡瓜（小黃瓜）的香味而有此名稱。胡瓜魚科中體型最大、也屬於最少見的種類。價格極為便宜，是經濟拮据期的庶民好夥伴。

胡瓜魚目胡瓜魚科

亞洲胡瓜魚 胡瓜魚 Osmerus mordax dentex

棲息地●北海道以北、鄂霍克次海。漁獲●定置網。阿伊努※語●furaruichebu（ふらるいちぇぶ）、arukoi（あるこい）

次要魚類的實力

次要魚類珍稀度	★★★☆☆
美味程度	★★★★☆
價格	★★☆☆☆

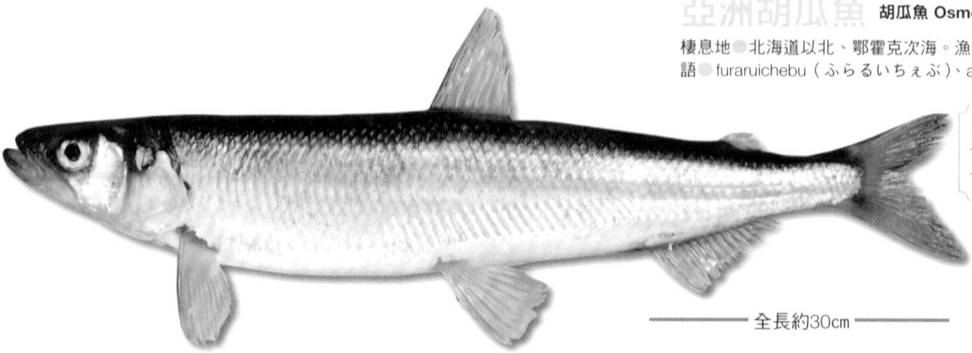

全長約30cm

胡瓜魚目胡瓜魚科

日本公魚

千魚 Hypomesus japonicus

棲息地●三陸、陸奧灣以北、鄂霍克次海。漁獲●定置網。別名●姬鰺、otaboppo（オタボッポ）

次要魚類的實力

次要魚類珍稀度	★★☆☆☆
美味程度	★★★★☆
價格	★★☆☆☆

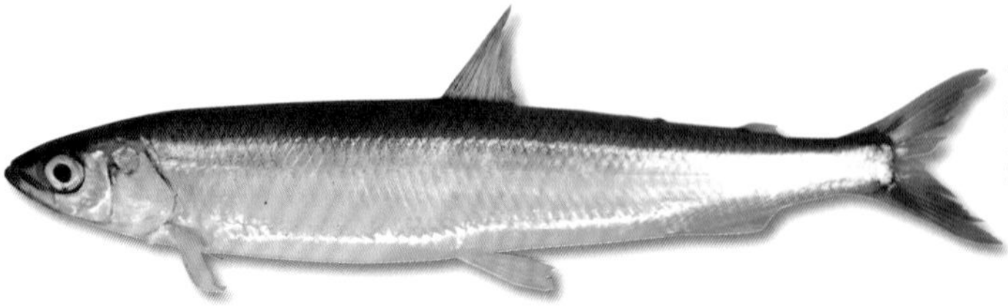

全長約25cm

和香魚屬於同科，擁有黃瓜清香的魚類

胡瓜魚科雖然比較陌生，不過由挪威進口的毛鱗魚（多春魚）、柳葉魚，以及西太公魚等，都是超市常見的食用魚類。

亞洲胡瓜魚棲息在北半球的寒冷淺海域、汽水域和淡水域中。觸摸活魚的表面，可以聞到有如黃瓜或是西瓜般的香氣。科名、魚名便由此而來。產卵期為春季，而漁獲盛產期則是寒冷的冬季至春季。

雖然胡瓜魚科有許多美味的魚類，不過大眾對於日本公魚，只知道是「西太公魚的假冒品」，而知道亞洲胡瓜魚的人更是少之又少，是非常次要的魚類。

生魚片也非常美味 當作西太公魚的假冒品實為可惜

在產卵期前的冬至春季間，油脂豐富，而且和西太公魚一樣擁有美味的魚卵。

體型較大，所以料理方式多樣。魚皮薄，加熱後帶有獨特的風味。另外，魚骨較軟也是魅力之一。

基本的吃法是烤魚。北海道及東北等地區，可以在市場看到店面販售「烤胡瓜」，能令人充分感到當地風情。另外也有整尾魚乾，味道絕對不輸給柳葉魚。

油炸料理堪稱絕品。天婦羅的風味也很可口。

體型較大的鮮魚可製作成生魚片，將魚皮剝除後，魚肉也非常美麗。外觀和鮮美兼具。

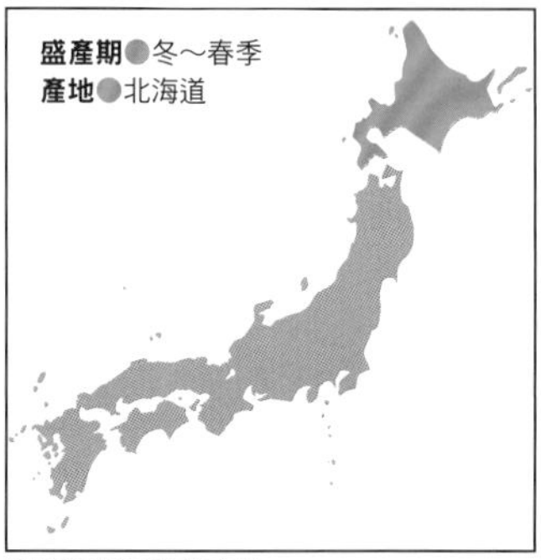

※亞洲胡瓜魚的產地

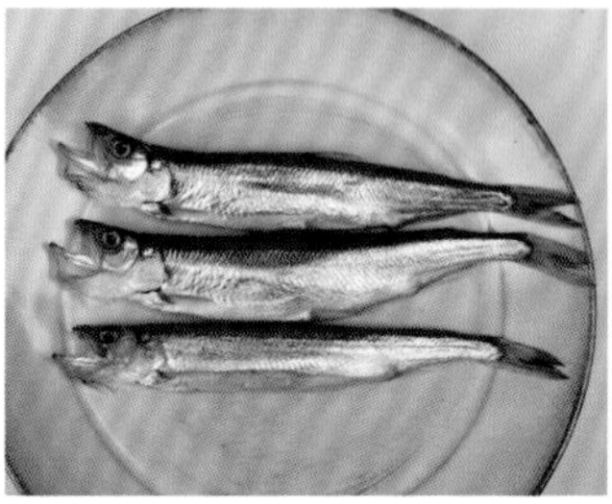

北海道產的「帶魚卵的亞洲胡瓜魚乾」。雖然魚刺比柳葉魚還硬，但是鮮味和風味絕對不輸給柳葉魚。

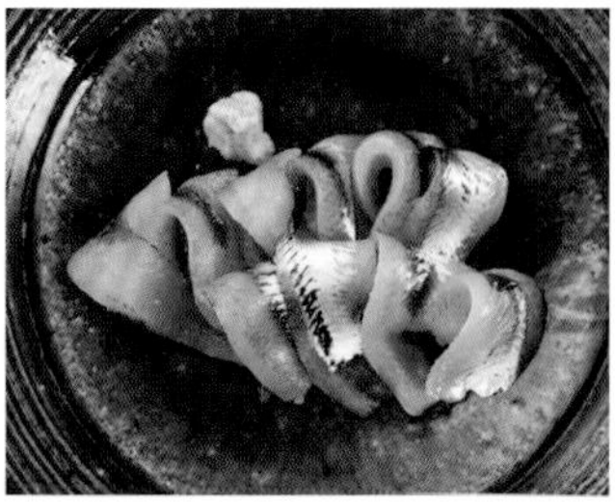

由於寄生蟲的危險性仍未知，因此建議冷凍後再料理成生魚片，降低危險性。鮮味豐富，美味可口。

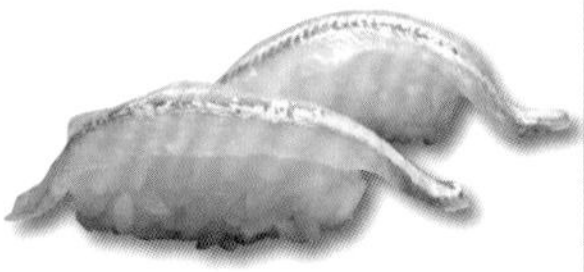

壽司食材的貿易商所開發的昆布熟成生魚片。是令人驚豔的美味。胡瓜魚科特有的香氣，搭配昆布的鮮味，成為壽司的絕品食材。

胡瓜魚科魚類的代表

胡瓜魚目胡瓜魚科 **西太公魚**

公魚 Hypomesus nipponensis

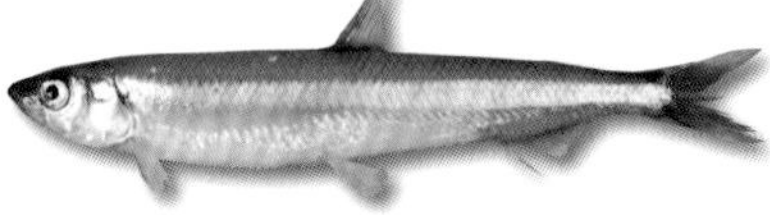

棲息在關東、島根縣以北的汽水海域及湖沼等。味道鮮美，因此人工移植到琵琶湖、諏訪湖等日本各地，極受歡迎。是胡瓜魚科之星。

※阿伊努：是日本僅存的北方原住民族群。或譯愛努人、愛奴人、阿衣奴人，是居住在庫頁島和北海道、千島羣島及堪察加的原住民。

蛇鯔

狗母魚 Saurida

說到「狗母（蛇鯔）」就聯想到魚板。而且還是特別高級的那種。許多美味的加工品都是由蛇鯔製作而成。其實燒烤之後，絕對是令人驚艷的美味！

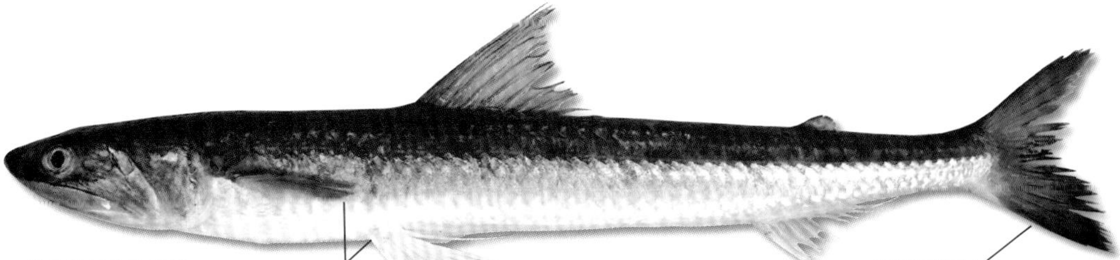

胸鰭後端離腹鰭較近
尾鰭下緣稍白。
全長約70cm

仙女魚目合齒魚科

大鱗蛇鯔

真狗母魚 Saurida macrolepis

棲息地●若狹灣、千葉縣～九州。漁獲●底拖網。別名●狗母梭、狗母（澎湖）

次要魚類的實力
次要魚類珍稀度 ★★★☆☆
美味程度 ★★★★☆
價格 ★★☆☆☆

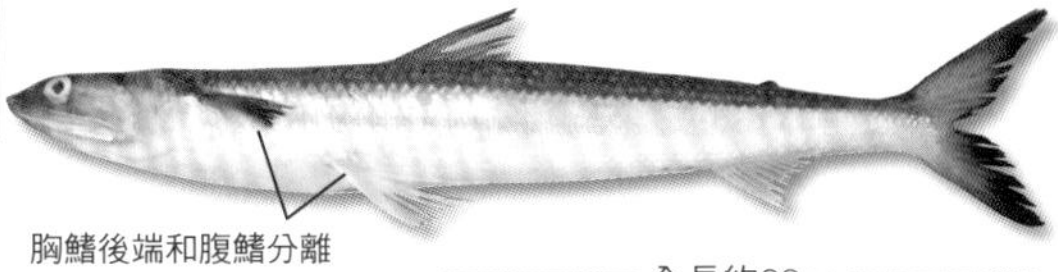

胸鰭後端和腹鰭分離
全長約60cm

仙女魚目合齒魚科

長體蛇鯔

蜥蜴狗母魚 Saurida elongata

棲息地●青森縣～九州。漁獲●底拖網。別名●狗母梭、長蜥魚、狗母（澎湖）、細鱗狗母（澎湖）

次要魚類的實力
次要魚類珍稀度 ★★★☆☆
美味程度 ★★★★☆
價格 ★★☆☆☆

仙女魚目合齒魚科

鱷蛇鯔

鱷狗母魚 Saurida wanieso

棲息地●若狹灣、相模灣～九州。漁獲●底拖網。別名●狗母梭、絲鰭蜥魚、狗母（澎湖）、汕狗母（澎湖）、粗鱗狗母（澎湖）

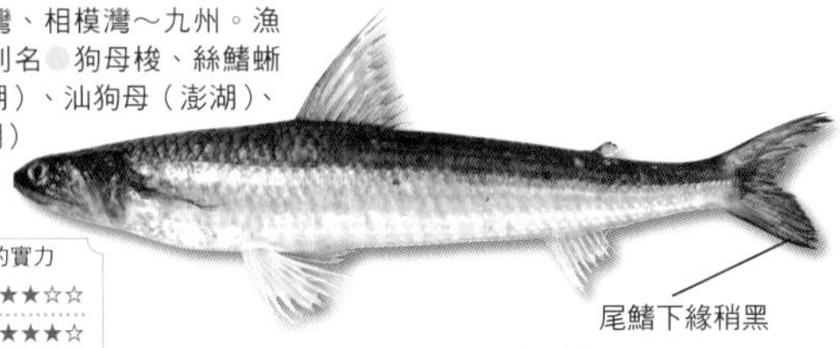

尾鰭下緣稍黑
全長約60cm

次要魚類的實力
次要魚類珍稀度 ★★★☆☆
美味程度 ★★★★☆
價格 ★★☆☆☆

盛產期●秋～春季
產地●三重縣、和歌山縣、山口縣、德島縣、高知縣、愛媛縣、九州

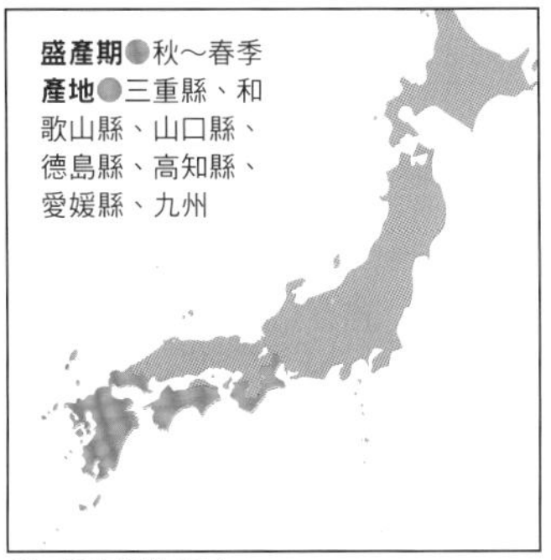

※3種魚類的產地

棲息在淺海沙地 多分布於西日本的凶暴肉食魚

一般人所稱的「狗母（蛇鯔）」，包含了捕獲量較多的大鱗蛇鯔，以及長體蛇鯔和鱷蛇鯔。

是種棲息在沿岸淺沙地的肉食性魚類。會捕食白帶魚、竹筴魚等魚類，擁有令人敬而遠之的尖銳牙齒。料理的時候非常危險。產卵期為春至夏季。比起雄魚，雌魚較常捕食，體型也稍大。

多棲息在西日本，過去的捕獲量甚至到達1萬噸左右，大多當成加工品的原料，不過近年來的捕獲量逐漸減少。

大多製作成加工品。只有奈良縣會食用鮮魚？

基本上都是以加工品的形式出現於餐桌上。最具代表性的就是魚板。和歌山縣的「難波燒」，以及山口縣的「間接燒」等，都是有名的魚板。用日本產的蛇鯔製成的魚板，雖然價格稍高，不過美味絕對值得。在四國也有用蛇鯔魚皮製作竹輪，風味也非常棒。

用九州西岸製作的魚乾熬煮高湯，透明不帶腥味，而且擁有豐富的鮮味。

雖然是經常出現於內灣的魚類，當作鮮魚食用的地區卻非常少。不過奈良縣就是個特例。在秋天祭典時，會享用鹽烤蛇鯔、醬油烤蛇鯔等料理。燒烤蛇鯔的風味實為鮮美可口。

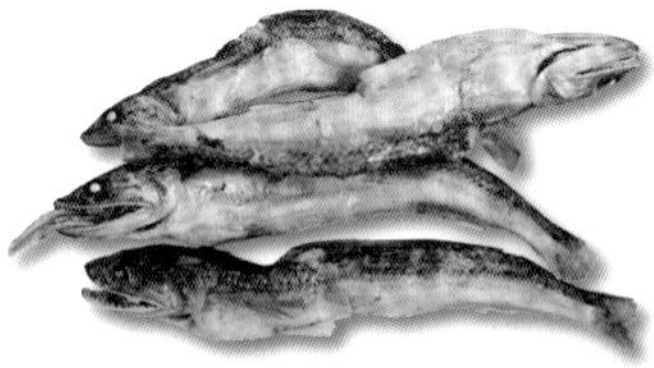

在長崎縣購買的蛇鯔魚乾。是用小型的蛇鯔所製成，能熬煮出透明的高湯。鮮味和甜味的平衡也恰到好處。

大分縣佐伯市的「芝麻醬汁」，是將烤過的蛇鯔和芝麻一起磨成泥後，加入醬油調味而成。淋在烏龍麵上便成為「芝麻醬汁烏龍麵」。

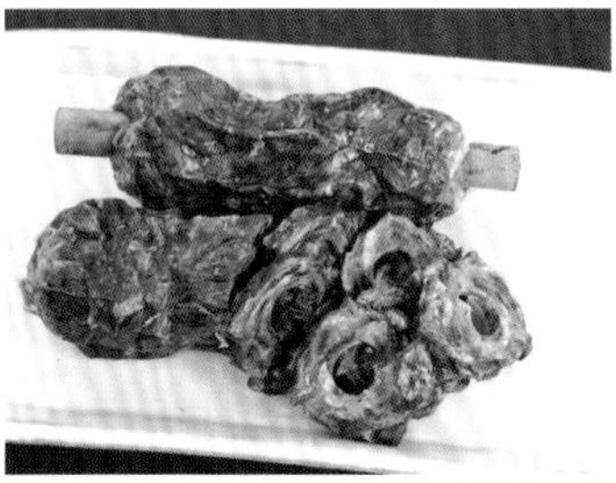

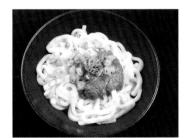

於四國各地用蛇鯔皮製作的「魚皮竹輪」。擁有彈性，越嚼越香，也許比魚肉還美味。

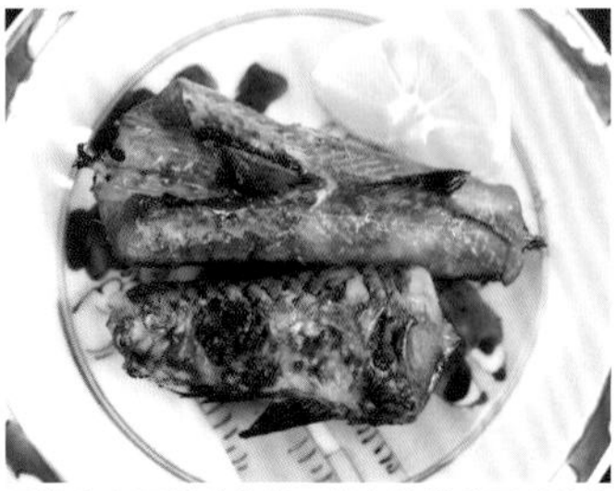

用醬油和酒調成沾醬，塗上沾醬的同時燒烤成「沾醬燒」。魚皮帶有鮮味，肉質膨潤而鮮嫩，滋味可口。

稚鱈

鈍甲 Physiculus

幾乎沒有人用標準和名「鈍甲」來稱呼這種魚類。是日本北部的北海道、三陸，南部的靜岡縣和三重縣等限定美味。極少流通於市場上，是僅在產地附近受到歡迎的次要魚類。

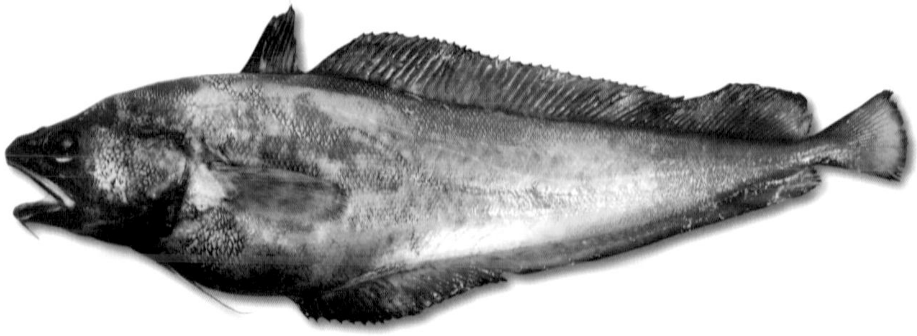

全長約35㎝

鱈形目稚鱈科

蝦夷鬚稚鱈

蝦夷磯鮎並 Physiculus maximowiczi

棲息地●北海道～三重縣、津輕海峽～山口縣的日本海沿岸。漁獲●延繩釣、漁網。別名●鬚稚鱈、弘通、助惣

次要魚類的實力

次要魚類珍稀度	★★★☆☆
美味程度	★★★★★
價格	★★★☆☆

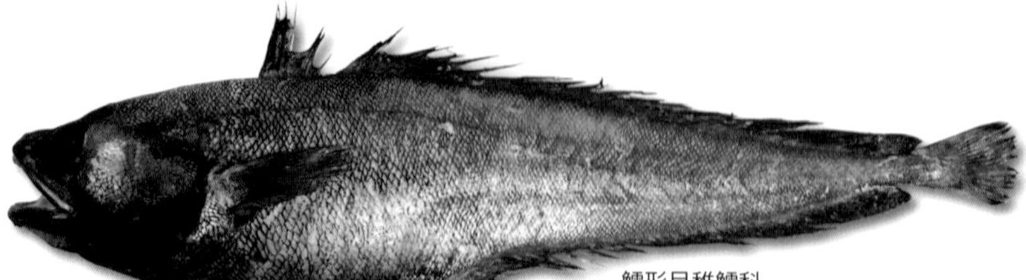

全長約35㎝

鱈形目稚鱈科

日本小褐鱈

稚児鱈 Physiculus japonicas

棲息地●北海道～ ～山口縣的日本海、北海道～高知縣的太平洋沿岸。漁獲●底拖網。別名●日本鬚稚鱈、鱈魚

次要魚類的實力

次要魚類珍稀度	★★★☆☆
美味程度	★★★★★
價格	★★☆☆☆

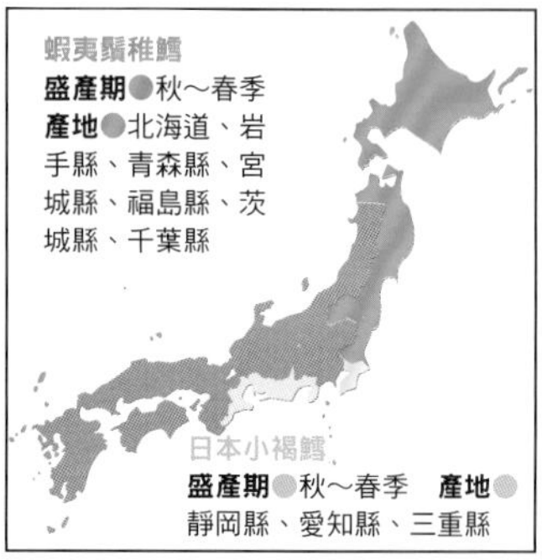
蝦夷鬚稚鱈
盛產期●秋～春季
產地●北海道、岩手縣、青森縣、宮城縣、福島縣、茨城縣、千葉縣
日本小褐鱈
盛產期●秋～春季　產地●靜岡縣、愛知縣、三重縣

兩種魚類外表極為相似。專家也紛紛持有不同意見

稚鱈科中在日本有「鈍甲」之稱的魚類，有蝦夷鬚稚鱈及日本小褐鱈2種。在鱈形目中，則比較接近黃線狹鱈或太平洋鱈。有細小的鬍鬚，第二背鰭和尾鰭較長。幾乎沒有棘刺，身體非常柔軟。

在稚鱈科的這兩種魚類中，有個令人頭疼的問題。就是不論外觀和味道都過於相似。

種類的判斷方式為，蝦夷鬚稚鱈棲息在淺海中，而日本小褐鱈則是棲息在水深將近1000m的深海中，所以可以用捕獲方式來區別。在北海道或三陸的淺海域中用延繩釣及漁網捕獲，於靜岡縣以南的深海則是用底拖網來捕獲。因此在北海道捕獲的魚種為蝦夷鬚稚鱈，駿河灣以南的就是日本小褐鱈。

一旦品嚐後就能馬上明白 三陸人熱愛這種魚的原因

水分含量較多，整體肉質柔軟。一般常見的料理方式為魚湯或燒烤。

在三陸的有名料理「鈍甲湯」，可謂魚湯中頂級美味的魚肝味噌湯。在日本小褐鱈的產地駿河灣，當地的漁夫不論在船上或家中，也會享用「喉黑（日本小褐鱈）」的味噌湯。當然，魚肝是不可缺少的。這不只是魚湯，也是美味的料理。「逆燒」是將鮮魚水洗後，抹上鹽巴稍微曬乾，再將魚肝和味噌混合，身體還原後去掉魚頭燒烤而成。福島縣相馬市的原釜，則會將魚肉、魚肝和味噌一起拌炒成碎末狀，當作配飯佳餚。

最美味的料理是用味噌、魚肉和魚肝製作的「味噌拌魚末」。千葉縣將這道料理稱為「滑郎（namerou）」。因為太過美味，不論配飯或配酒都會不小心吃太多而令人困擾。將「味噌拌魚末」煎過後，便成為美味的山河燒。

加工品方面，在三陸會製作成魚乾，味道也很可口。

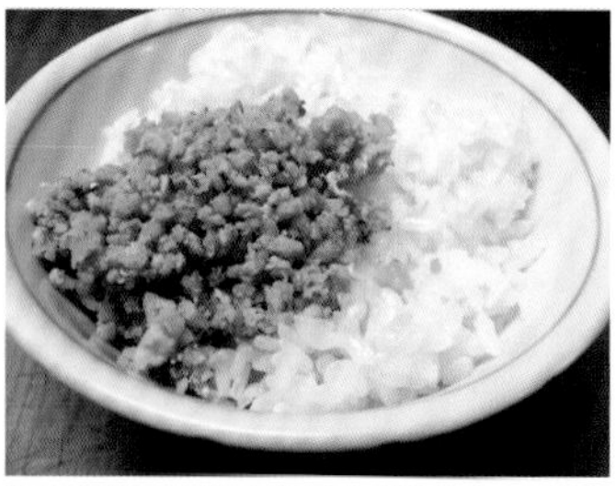

福島縣相馬市漁夫傳授的「炒魚末」。將魚肉、味噌，也可以根據喜好加入魚肝拌炒成碎末狀。美味到可以當作每天的配飯料理。

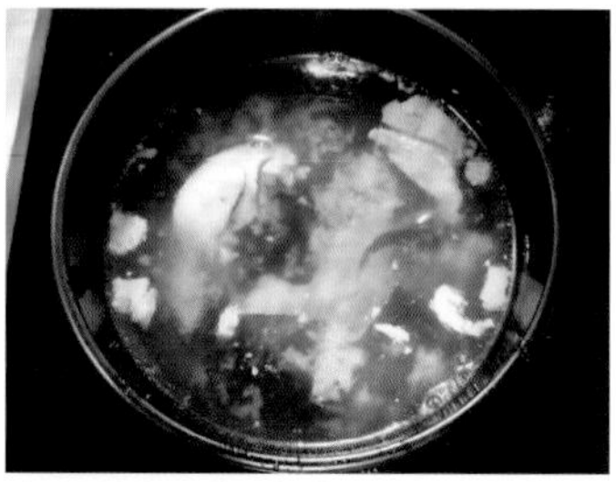

岩手縣大槌町的民宿『六大工』所製作的味噌風味「鈍甲魚湯」。風味意外地清爽可口，隨之而來的是鮮味和魚肝的甜味。

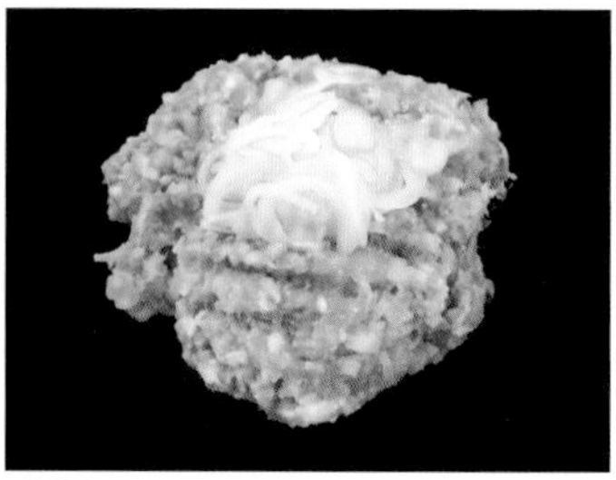

將魚肉、魚肝、味噌和蔥末用菜刀切成細末，製作成「味噌拌魚末」。魚肝讓整體充滿濃醇鮮味。將拌魚末煎過就是「山河燒」。

日本骨鱗魚
惠比寿鯛 Ostichthys japonicus

福神惠比壽加上鯛※1，日本名稱如此吉利之魚。魚鱗有如玻璃般，因此也被喻為鎧武者，或是像背著斧頭的金太郎。

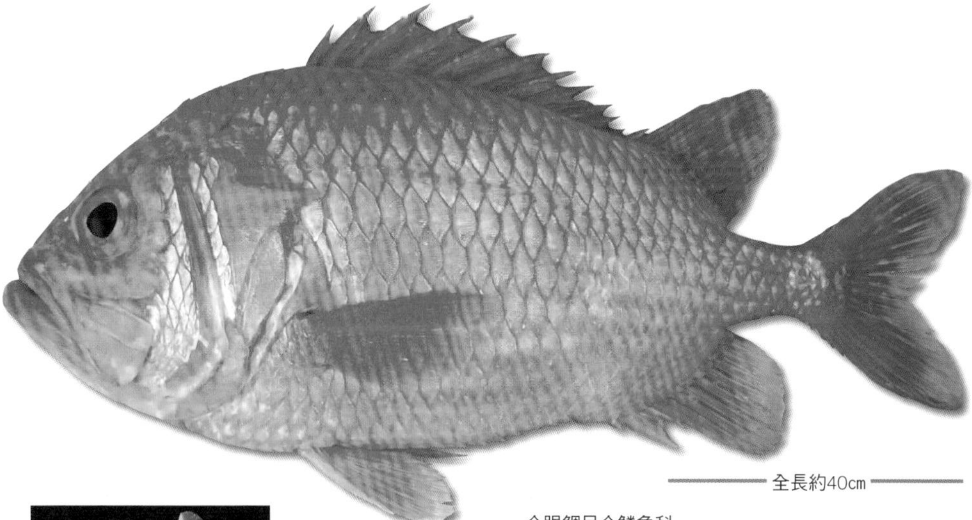

全長約40cm

金眼鯛目金鱗魚科

日本骨鱗魚 惠比須鯛 Ostichthys japonicus

棲息地●青森縣～九州。漁獲●定置網。別名●金鱗甲、鐵甲兵、瀾公妾、鐵線婆

次要魚類的實力	
次要魚類珍稀度	★★★★☆
美味程度	★★★★★
價格	★★★★☆

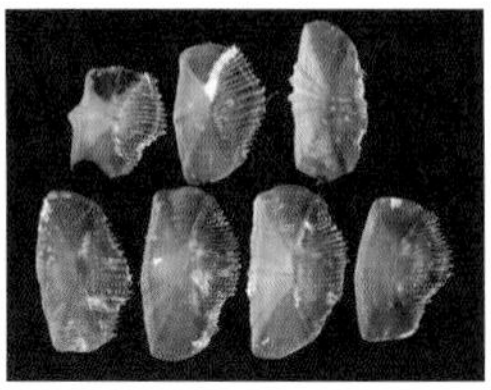

魚鱗有如淡紅色的玻璃般，非常美麗且堅硬。

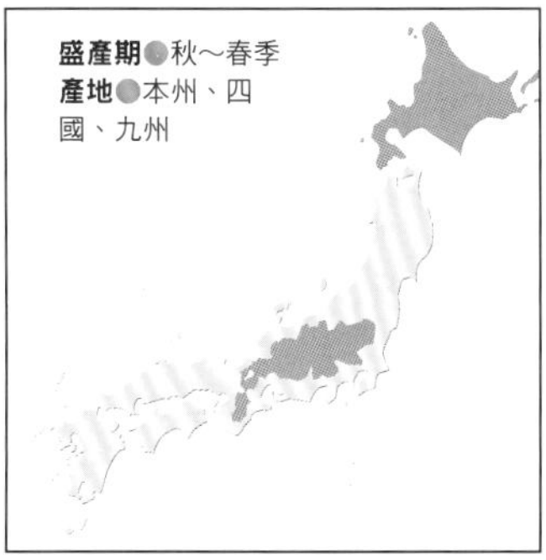

全身包覆著有如玻璃般的鱗片棲息在淺海，是金眼鯛的近親魚種

屬於金眼鯛目，相對於棲息在深海的金眼鯛，日本骨鱗魚所屬的金鱗魚科，大多棲息在較淺的岩礁區。夜行性。有如玻璃般堅硬的魚鱗，是此科魚類的特徵。而日本骨鱗魚的魚鱗，則帶有彷彿紅寶石般的透明紅色。外型如鯛魚般，是體長超過40㎝的大型魚。

單獨行動，因此就算沿岸漁業捕獲時，也僅能捕到零散數尾。

標準和名「惠比壽鯛」，是因為將日本骨鱗魚頭部往上吊起時，輪廓彷彿七福神中的惠比壽神般，因此聯想而來。

雖然處理時很辛苦，不過卻能換來十二分美味

體長40㎝以上，重達2～3㎏，料理時首先要將透明的魚鱗刮除。這也是最辛苦的部分。魚鱗下方是鮮紅的魚皮，魚皮下方則隱藏著白肉。

新嫩的肉質堪稱天下絕品。生吃的時候，因為魚皮柔軟，不需要去皮，建議淋上熱水製作成霜皮生魚片。生魚片的美味令人驚豔。肉質帶有嚼勁，充滿鮮味，再加上魚皮的甜味，實為美味！

製作成火鍋時，「味道勝過金眼鯛」許多料理師傅如此掛保證。加熱之後肉質緊實地恰到好處，軟硬適中的魚肉帶有微微的甜味，使風味更富有層次感。

燒烤時，如果用味噌、醬油或是酒粕等調味，會失去原本鮮魚的風味，實在可惜！最簡單的鹽烤才是美味首選。燒烤後的滋味，加上魚肉和魚刺容易分離，堪稱鹽烤之王。

日本骨鱗魚唯一可惜的地方，就是用定置網一天頂多只能捕獲一尾。因此即使到了產地也未必能品嚐。

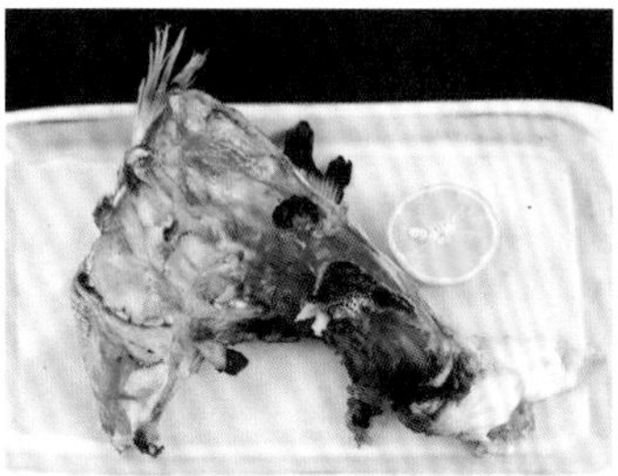

鹽烤的香氣極為誘人。燒烤後肉質變得更加緊實，魚肉和魚骨分離容易，魚皮則帶有特殊風味，美味到連魚骨都想吸吮乾淨。

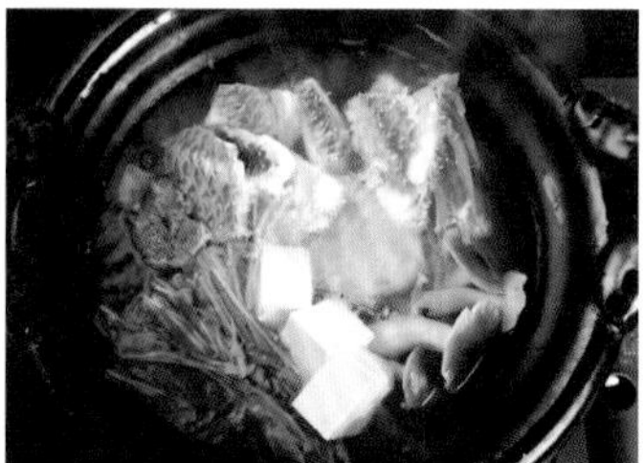

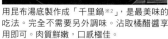

用昆布湯底製作成「千里鍋※2」，是最美味的吃法。完全不需要另外調味。沾取橘醋醬享用即可。肉質鮮嫩，口感極佳。

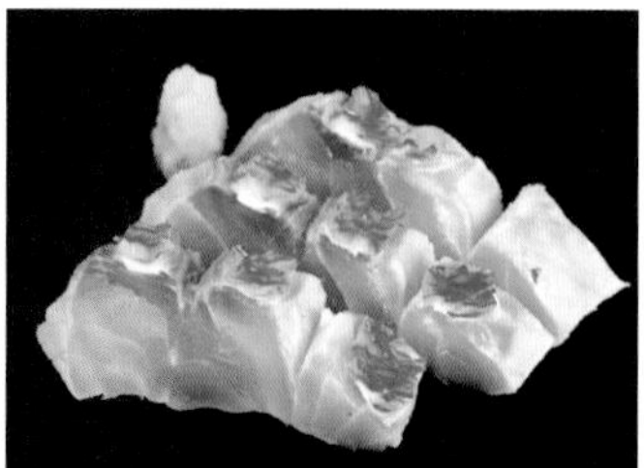

紅色魚皮帶有風味，因此生魚片基本上都是霜造方式。魚皮微甜，肉質緊實而充滿豐富的鮮味。是味覺和視覺的最高享受！

※1 鯛：日文發音「たい（tai）」和恭喜「めでたい（medetai）」相似，因此有祝賀之意。
※2 千里鍋：原文為「ちり鍋（chiri nabe）」，用白肉魚加上豆腐和蔬菜製作而成的火鍋。

金眼鯛目松毬魚科

日本松毬魚 松毬魚 Monocentris japonica

棲息地●北海道南部～九州的日本海、東海、青森縣～九州的太平洋沿岸、沖繩諸島。漁獲●定置網。別名●松毬魚、鳳梨魚、刺毬

次要魚類的實力	
次要魚類珍稀度	★★★★☆
美味程度	★★★★☆
價格	★☆☆☆☆

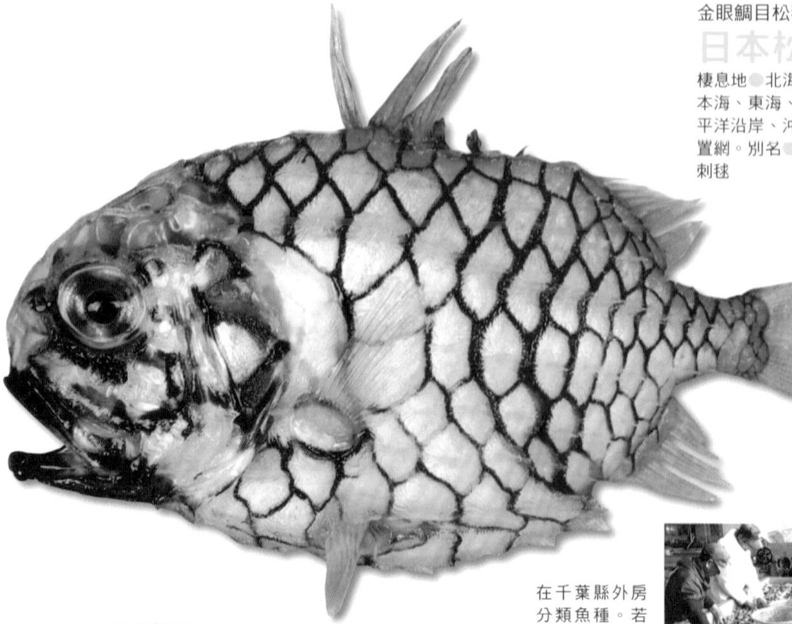

全長約15cm

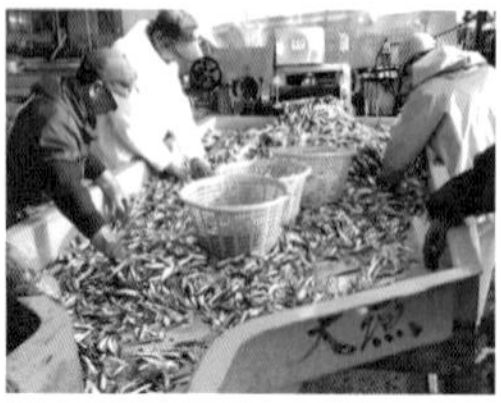

在千葉縣外房分類魚種。若找到日本松毬魚時，便會丟入雜魚的容器中。

日本松毬魚

松毬魚 Monocentris japonica

出現於日本各地的定置網中。在漁獲中尋找此魚也是種樂趣。雖然日本松毬魚算是常見魚類，不過總是遭到丟棄。粗大的棘部和奇幻的圖案，也許是遭人厭惡的原因？

在較淺的海域中有如黃色燈籠般發著光

松毬魚科的魚類和金眼鯛有著近親之緣，在印度洋、太平洋的熱帶及亞熱帶海域中，共發現4種魚類。在日本國內中，主要棲息在暖流影響較大的海域中。是體長不足20cm的小魚，帶有不合比例的粗大棘狀魚鰭，因此遭到漁夫們的厭惡。

不過奇特的外觀，加上會發光的特技，在水族館可是擁有相當的人氣。在昏暗的水槽中發出黃色的亮光，加上身體為透明色，看起來就像小巧的燈籠在游動。

也許是因為外型特別，因此在日本各地也擁有許多像是「惠比壽魚」、「鯛之八郎」、「鎧魚」等別名，和歌山縣則是將此魚「掛在門上來驅邪」。

外表奇特，味道也是數一數二的美味

喜愛食用這種奇妙魚類的地區目前仍未知。在千葉縣外房或是伊豆半島等地區，捕獲後都是遭到丟棄。

儘管如此，還是有人會食用這種魚。靜岡縣沼津市的漁夫曾如此描述，「在寒冷季節中，直接將日本松毬魚直接丟進火堆中，接著像是剝栗子殼般，挖出魚肉來享用，非常美味」。雖然無法仿效如此野性的吃法，但是將頭部去除後，再用炭火燒烤，美味足以令人驚訝。這時候最重要的就是連同魚肝一起燒烤。魚肉本身帶有甜味，入口後鮮味在口中散開，而魚肝甚至更加美味。內臟部分較少，也許整尾燒烤更好。

魚頭非常大，因此切下來的魚肉部分極少，不過魚肉帶有油脂，生魚片的風味鮮美且豐富。

其他像是燉煮或是味噌湯，都非常可口鮮美。大部分料理的美味關鍵就是魚肝。

盛產期●秋～春季
產地●北海道、本州、四國、九州、沖繩縣

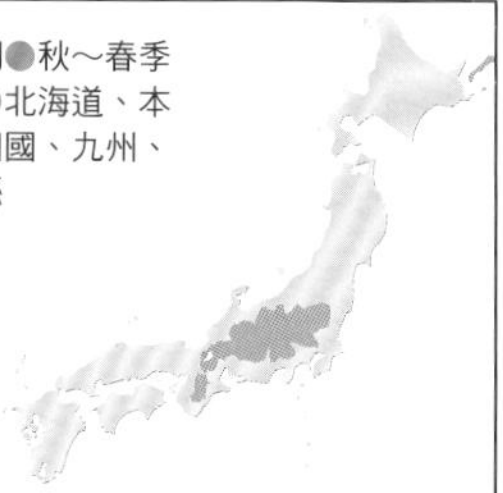

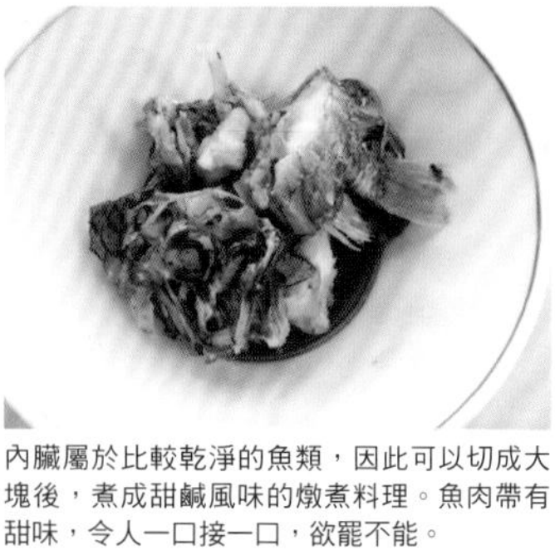

內臟屬於比較乾淨的魚類，因此可以切成大塊後，煮成甜鹹風味的燉煮料理。魚肉帶有甜味，令人一口接一口，欲罷不能。

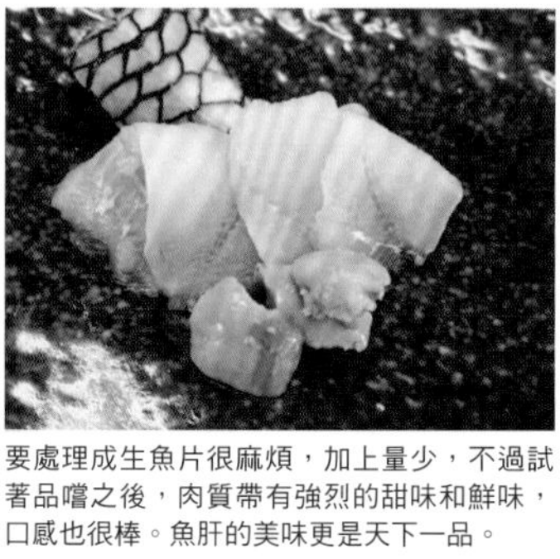

要處理成生魚片很麻煩，加上量少，不過試著品嚐之後，肉質帶有強烈的甜味和鮮味，口感也很棒。魚肝的美味更是天下一品。

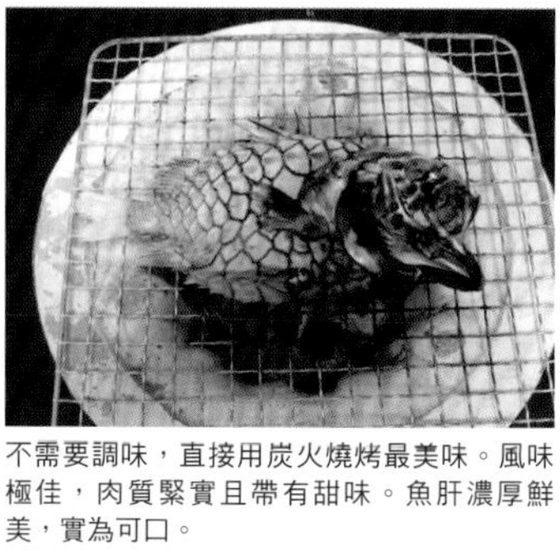

不需要調味，直接用炭火燒烤最美味。風味極佳，肉質緊實且帶有甜味。魚肝濃厚鮮美，實為可口。

海魴目的鯛科

雲紋雨印鯛

鏡鯛 *Zenopsis nebulosa*

棲息地●北海道～九州。漁獲●定置網。別名●雨印鯛、雨的鯛、雲紋亞海魴、銀馬頭

次要魚類的實力

次要魚類珍稀度	★★★☆☆
美味程度	★★★☆☆
價格	★★☆☆☆

盛產期●秋～春季

產地●日本各地，不過意外地有點難找

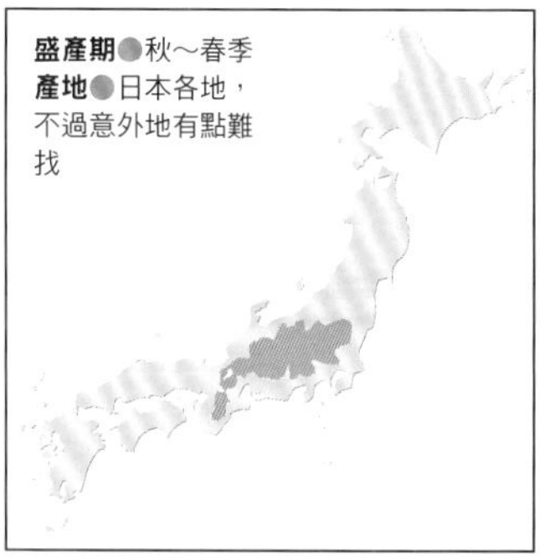

雲紋雨印鯛

鏡鯛 Zenopsis nebulosa

雖然是日本的鯛（馬頭鯛）的近親魚種，不過大部分的書籍都是描述風味不佳。事實果真如此嗎？也有人認為燒烤的味道更勝馬頭鯛。

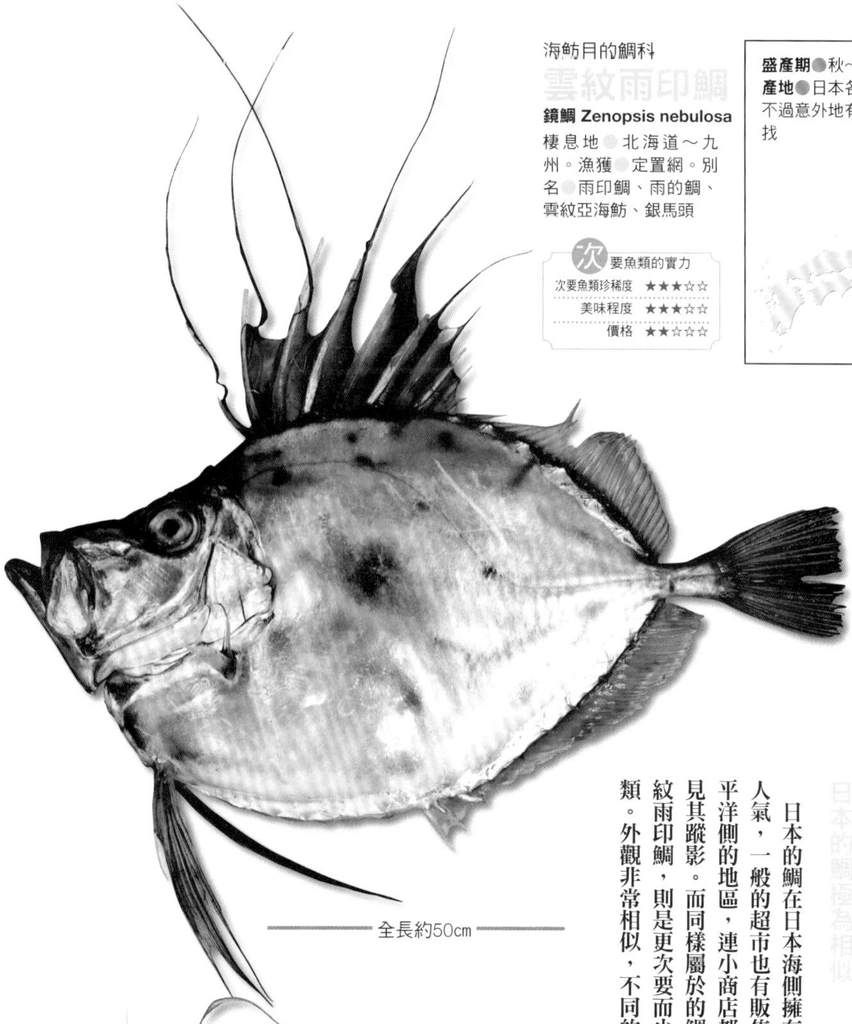

全長約50cm

和海魴目的鯛科的日本的鯛極為相似

日本的鯛在日本海側擁有極高的人氣，一般的超市也有販售。而太平洋側的地區，連小商店都幾乎不見其蹤影。而同樣屬於的鯛科的雲紋雨印鯛，則是更次要而少見的魚類。外觀非常相似，不同的地方在於側面。在圓形身體中間帶有黑色紋路的是日本的鯛，帶有模糊斑點的是雲紋雨印鯛。雖然雲紋雨印鯛的棲息海域較深，不過這兩種魚類在有小魚游至前方時，都會伸長顎部吸入捕食等，習性也極為相似。

總是會來拿比較

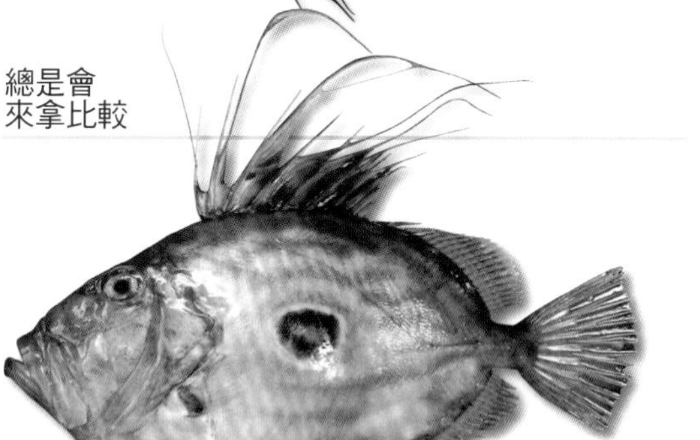

海魴目的鯛科

日本的鯛

馬頭鯛 *Zeus faber*

棲息地●青森縣～九州。漁獲●底拖網、漁釣。別名●馬頭鯛、海魴、豆的鯛、鏡鯧、遠東海魴

知名度不但低，而且還有不甚美味的謠言

可以用魚皮來製作假餌，因此也有人稱為「倒鉤釣用的假餌」。雖然謠傳難吃而幾乎沒有人食用，其實非常美味。

適合搭配奶油，因此奶油香煎魚非常美味。白肉不帶腥味，油炸也可口鮮嫩。

生魚片帶有甜味，非常好吃。和煮過的魚肝一起享用，使風味更具層次感。製作成義式生魚片（Carpaccio）或檸檬醃生魚（Ceviche）也不錯。

鹽烤、一夜乾的風味都極具魅力。也可以切成大塊後，製作成鮮美的味噌湯及火鍋。

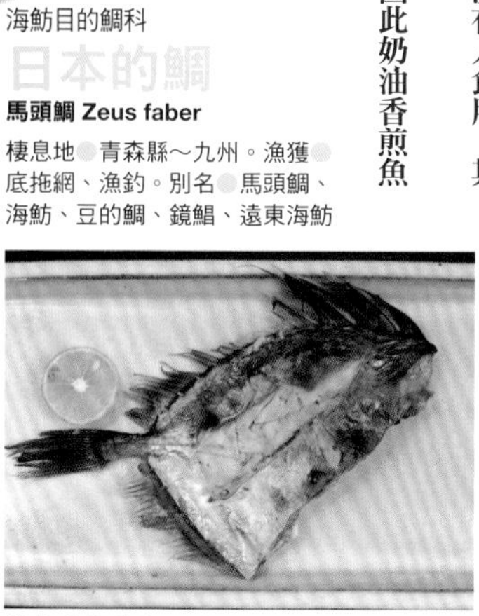

塗上薄薄的鹽巴並風乾一晚。魚皮帶有風味，白肉沒有腥味，肉骨分離容易。塗上味醂風乾也很美味。

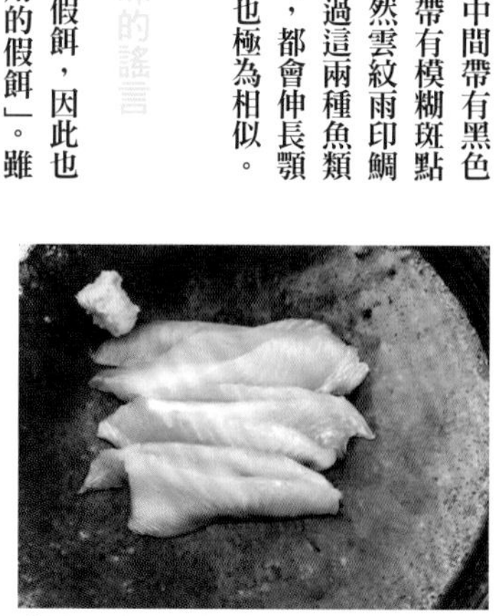

將近1kg的大型魚生魚片。雖然魚肉部分很少，但是肉質鮮美不帶腥味。魚肉帶有油脂，微甜且擁有後味。是鮮嫩美味的白肉魚。

馬鞭魚

矢柄 Fistularia

嘴巴、頭部和尾巴加起來，就已經超過全身的一半。外型彷彿炊火用的竹子般，在沖繩縣稱之為「火吹魚」。廣義上是接近海馬的奇特魚類。

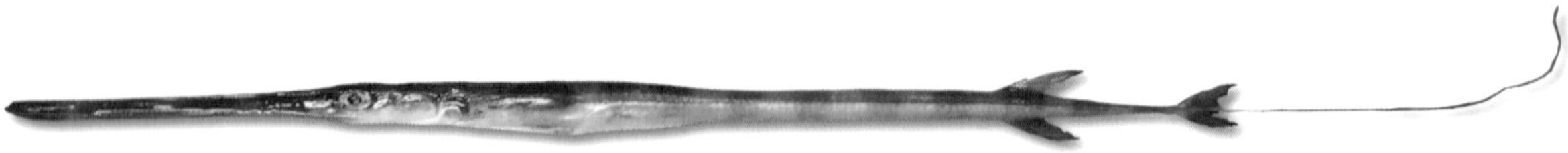

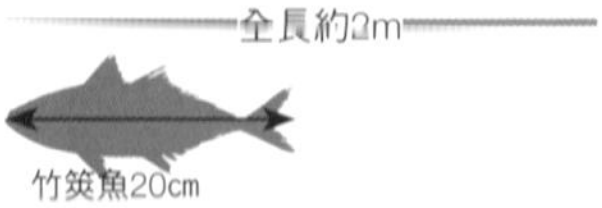

刺魚目馬鞭魚科

鱗馬鞭魚

赤矢柄 Fistularia petimba

棲息地●北海道～沖繩縣。漁獲●定置網、漁釣。別名●馬鞭魚、馬戎、槍管、火管、剃仔、土管（臺東）

次要魚類的實力

次要魚類珍稀度	★★★☆☆
美味程度	★★★★★
價格	★★★★☆

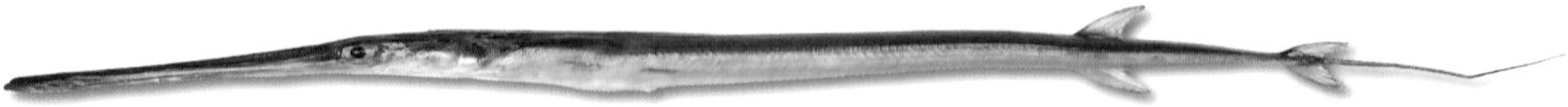

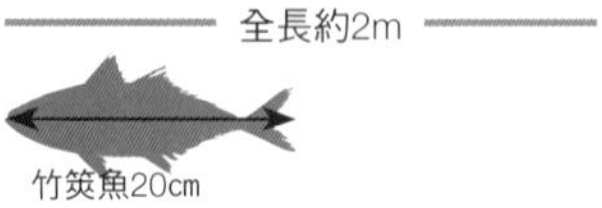

刺魚目馬鞭魚科

康氏馬鞭魚

青矢柄 Fistularia commersonii

棲息地●北海道～沖繩縣。漁獲●定置網、漁釣。別名●馬戎、槍管、火管、剃仔、土管（臺東）

次要魚類的實力

次要魚類珍稀度	★★★★☆
美味程度	★★★☆☆
價格	★★☆☆☆

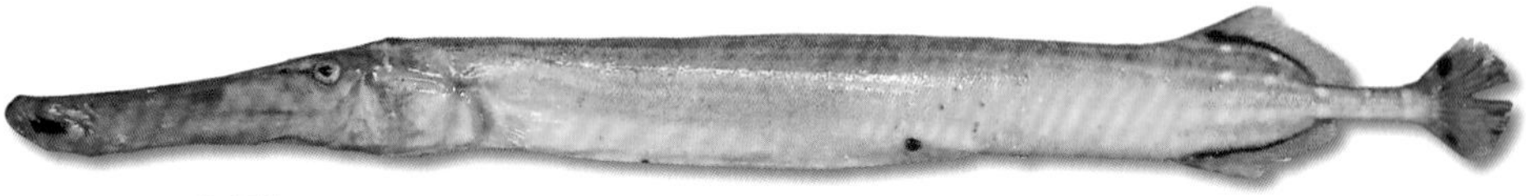

全長約90cm

刺魚目管口魚科

中華管口魚

簓矢柄Aulostomus chinensis

棲息地●相模灣～九州、沖繩縣。漁獲●定置網。別名●海龍鬚、牛鞭、簓箭柄、土管（臺東）

次要魚類的實力

次要魚類珍稀度	★★★★☆
美味程度	★☆☆☆☆
價格	★☆☆☆☆

盛產期●夏～冬季
產地●北海道、本州、四國、九州、沖繩縣

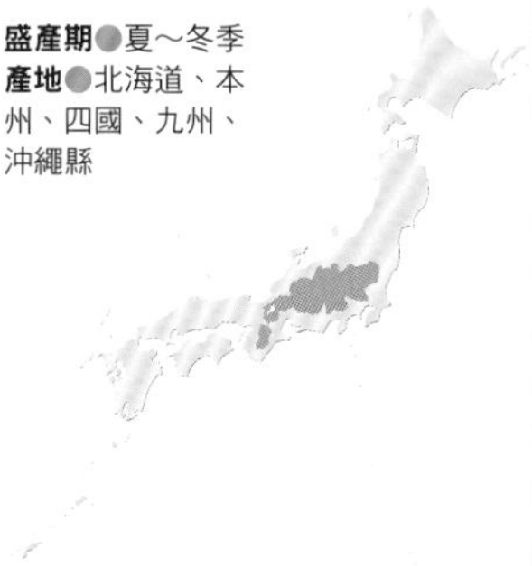

※鱗馬鞭魚和康氏馬鞭魚的產地

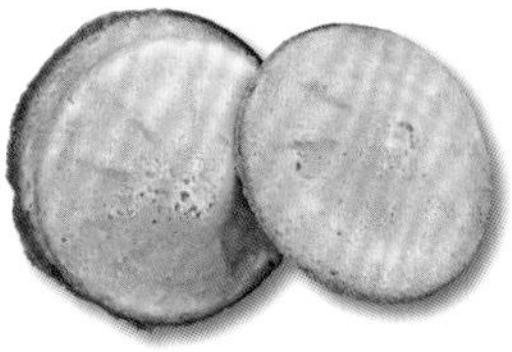

關於馬鞭魚的傳說少之又少。右圖為三重縣津市的老店販售的「平治煎餅」。在禁止捕魚的海邊，平治為了抓馬鞭魚給母親吃，而被逮捕並遭判死罪。為了紀念其孝行而製作出這種煎餅。

接近海馬的魚類。全身有如纖細的竹子般

在日本國內被稱為「矢柄」的魚類共有3種。身體有如細長的竹子，嘴部為管狀，彷彿用吸管將小魚吸入身體中。日本和名「矢柄」，是指弓箭中箭桿的部分。棲息在較淺的岩礁區，馬鞭魚科在全世界共有4種，日本國內分布2種，而管口魚科在全世界共有3種，日本國內可找到1種。

只有鱗馬鞭魚被當作食用魚類

雖然量少，但卻仍被當作食用魚流通於市場上的只有鱗馬鞭魚。康氏馬鞭魚僅有在產地周圍食用。中華管口魚在沖繩縣有「拳骨之魚」的別名，幾乎沒有人食用。

鱗馬鞭魚從以前在關東，就是重要的魚湯用食材。白肉不帶腥味，肉質軟硬適中，鮮美可口。最近開始有人料理成生魚片食用，新鮮的魚肉口感極佳，而且還帶有甜味。康氏馬鞭魚的油脂和鮮味雖然略遜一籌，不過絕對不會難吃。

比較可惜的是中華管口魚。和其他2種相較之下，稱不上美味，料理時需要多下一點工夫。

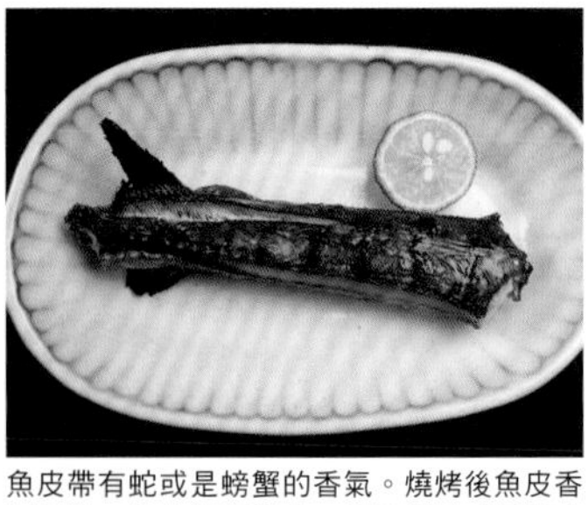

魚皮帶有蛇或是螃蟹的香氣。燒烤後魚皮香氣四溢，魚肉緊實鮮美。不論鹽烤或是幽庵燒都很美味。

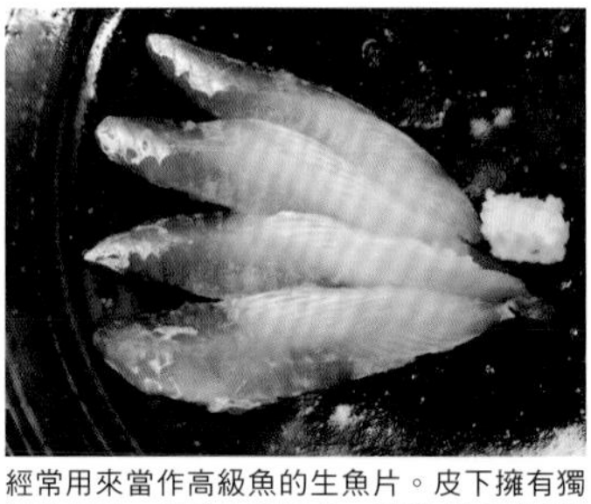

經常用來當作高級魚的生魚片。皮下擁有獨特的風味，鮮味恰到好處，還能感受到油脂的甜味。後味極佳，滋味可口。

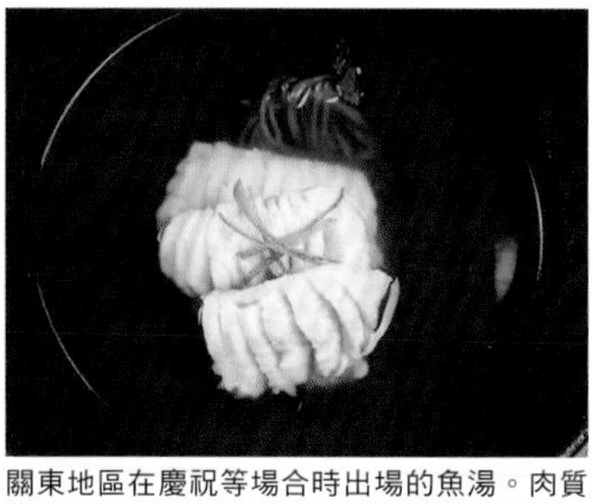

關東地區在慶祝等場合時出場的魚湯。肉質沒有腥味，入口立刻散開，微甜且帶有餘韻。

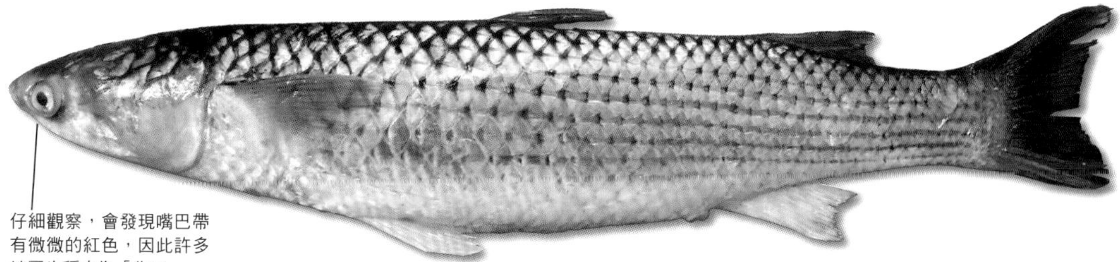

仔細觀察，會發現嘴巴帶有微微的紅色，因此許多地區也稱之為「朱口」。

全長約50cm

鮻

目奈陀 Liza haematocheilus

於江戶時代的婚喪喜慶中出現的鯔，不知不覺間成為次要魚類。除了鯔以外，鮻也屬於非常次要的魚類。

鯔形目鯔科

鮻 目奈陀 **Liza haematocheilus**

棲息地●北海道～山口縣、三重縣、瀨戶內海。漁獲●流刺網。別名●豆仔魚、烏仔、烏仔魚、烏魚

次要魚類的實力

次要魚類珍稀度	★★★★☆
美味程度	★★★★★
價格	★★★☆☆

2種都是出世魚※

鮻／海老名（ebina）→海老名子（ebinago）→赤目（akame）→八住（yasumi）→名吉（nayoshi）

鯔／帛（haku）→未通女（oboko）→洲走（subashiri）→伊那（ina）→鯔（bora）→止度（todo）

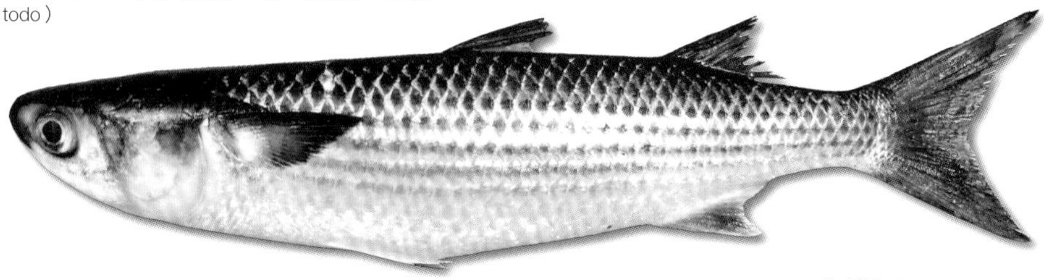

全長約50cm

盛產期●夏～冬季
產地●北海道、本州、四國、九州
●鮻在四國及九州南部幾乎無法捕獲

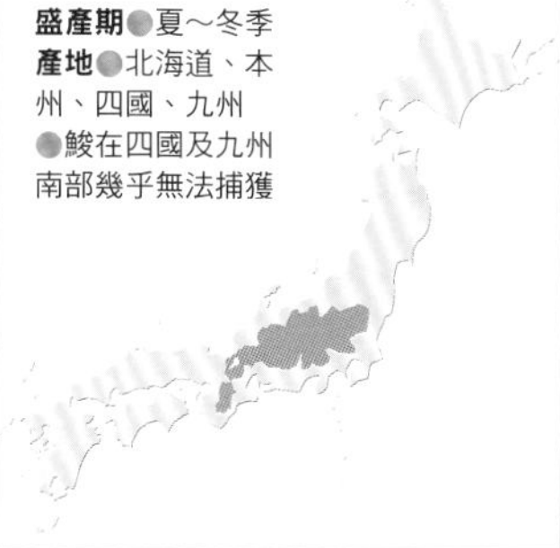

※2種魚類的產地

鯔形目鯔科

鯔 鯔 **Mugil cephalus**

棲息地●鄂霍克次海以外的北海道以南。漁獲●流刺網、撈網。別名●青頭仔（幼魚）、奇目仔（成魚）、信魚、正烏、烏魚、正頭烏、回頭烏、大烏（澎湖）

次要魚類的實力

次要魚類珍稀度	★★★☆☆
美味程度	★★★★☆
價格	★★☆☆☆

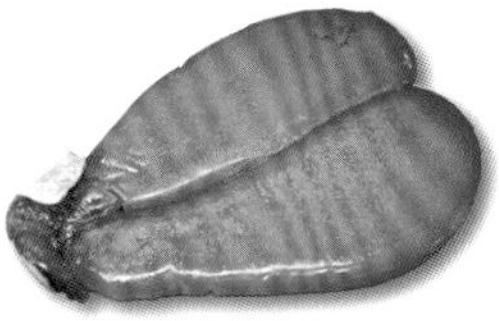

比起魚肉，最近用卵巢製作的「烏魚子」較為人所知。

並非純海水，而是棲息在受到淡水影響的內海區

鮻和鯔等鯔科的魚類，大多棲息在內灣、汽水海域，以及河口海域等淡水和海水交錯的地區。將海底的泥沙等，含有生物的泥土吸入體內，再藉由稱為肫臍的幽門部消化攝取。相對於棲息在世界各地溫帶海域的鯔，鮻主要棲息在西太平洋的溫帶至北部海域。

平凡樸素的外表之下是無法想像的超級美味

鮻的吃法幾乎和鯔一樣。自江戶時代以來，就是內海常見且熟悉的魚類，由於味道鮮美，因此被視為高級魚。

在瀨戶內海及有明海等地區，最受歡迎的吃法就是生魚片。美麗的血色也是魚類中的首選。味道富有層次感，強烈的鮮味堪稱頂級。

在瀨戶內海附近，是婚喪喜慶時湯品經常使用的食材，鮮美的白肉不帶腥味，清爽可口。於寒冷季節中，還會和剝皮魚一起煮成火鍋享用。

另外肫臍（幽門部）一尾魚只有一個，更是珍味中的珍味。不論生食或燒烤都很好吃。

在白肉魚較少的夏天，更應該多加利用本種魚類。

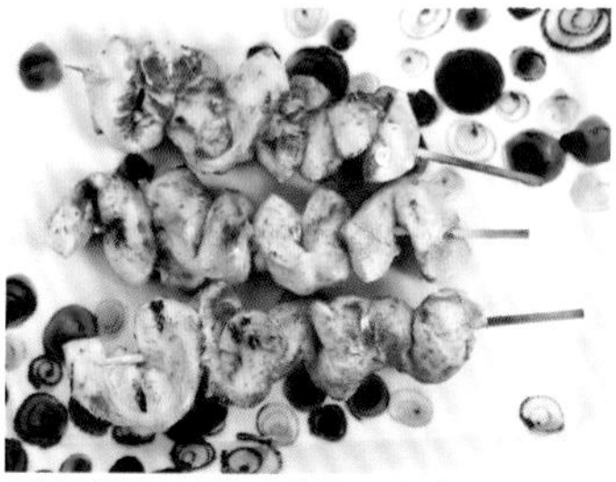

鯔的幽門部又稱為「算盤」，在產地可以看到專賣算盤的小店。彈脆的口感極為可口。

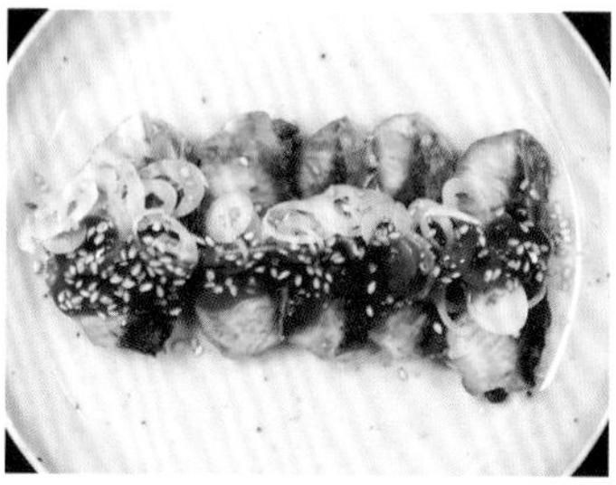

韓國食材店老闆傳授的料理方式。沾麵粉後用芝麻油香煎。芝麻油為原本清淡的白肉增添風味。

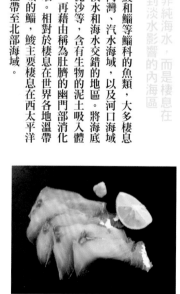

鮻和鯔的代表吃法為生魚片。血色非常美麗，魚肉帶有透明感。油脂的甜味和肉質強烈的鮮味為主要特徵。

※出世魚：隨著成長階段而有不同名稱的魚類，為日本獨有的文化。

鱷形叉尾鶴鱵

沖細魚 Tylosurus crocodilus crocodilus

超過1m的細長型銀色魚，就算在日本本州捕獲也幾乎遭到廢棄。只有在產地附近作為食用魚。

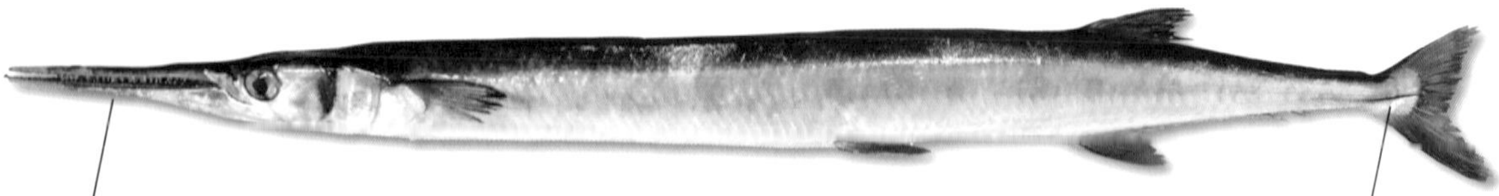

上下顎同長。並列著無數個尖銳牙齒。同樣是鶴鱵科的日本下鱵魚，下顎延長而且沒有尖銳的牙齒。

尾部至尾鰭有隆起線。

全長約1.3m

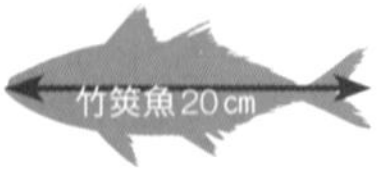

鶴鱵目鶴鱵科

鱷形叉尾鶴鱵

沖細魚 Tylosurus crocodilus crocodilus

棲息地●津輕海峽以南。漁獲●定置網、流刺網。別名●青旗、學仔、白天青旗、圓學（澎湖）

次要魚類的實力
- 次要魚類珍稀度 ★★★★☆
- 美味程度 ★★★★☆
- 價格 ★★☆☆☆

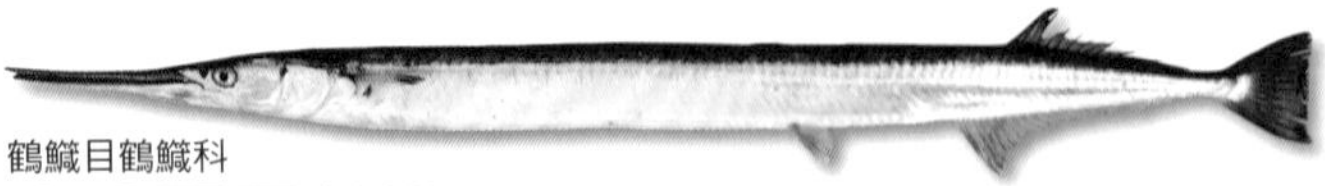

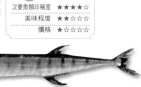

全長約1m

鶴鱵目鶴鱵科

尖嘴圓尾鶴鱵

駄津Strongylura anastomella

棲息地●北海道～九州的太平洋。漁獲●定置網、流刺網。別名●鶴鱵、青旗、學仔、白天青旗

次要魚類的實力
- 次要魚類珍稀度 ★★★☆☆
- 美味程度 ★★★★☆
- 價格 ★★☆☆☆

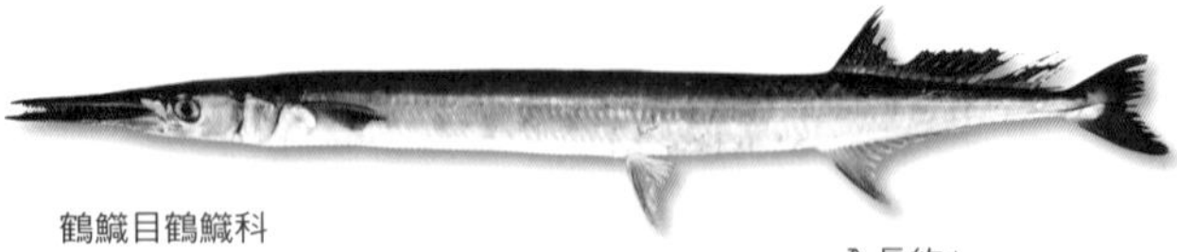

全長約1m

鶴鱵目鶴鱵科

黑背叉尾鶴鱵

天竺喙津 Tylosurus acus melanotus

棲息地●千葉縣、佐渡島～九州。漁獲●定置網、流刺網。別名●叉尾鶴鱵、青旗、學仔、白天青旗、水針（臺東）、圓學（澎湖）、四角學（澎湖）

次要魚類的實力
- 次要魚類珍稀度 ★★★★☆
- 美味程度 ★★☆☆☆
- 價格 ★☆☆☆☆

鶴鱵目鶴鱵科

扁鶴鱵

浜駄津 Ablennes hians

棲息地●北海道～九州的太平洋、津輕海峽～九州的日本海、東海。琉球列島。漁獲●定置網、流刺網。別名●青旗、學仔、白天青旗、青痣（澎湖）、倒吊學（澎湖）

次要魚類的實力
- 次要魚類珍稀度 ★★★★☆
- 美味程度 ★★☆☆☆
- 價格 ★☆☆☆☆

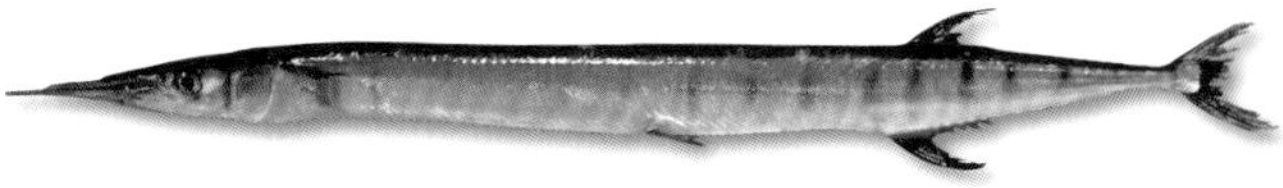

全長約1.3m

盛產期●秋～冬季
產地●千葉縣、東京都、神奈川縣、靜岡縣、愛知縣、三重縣、和歌山縣、德島縣、高知縣、愛媛縣、山口縣、九州、沖繩縣

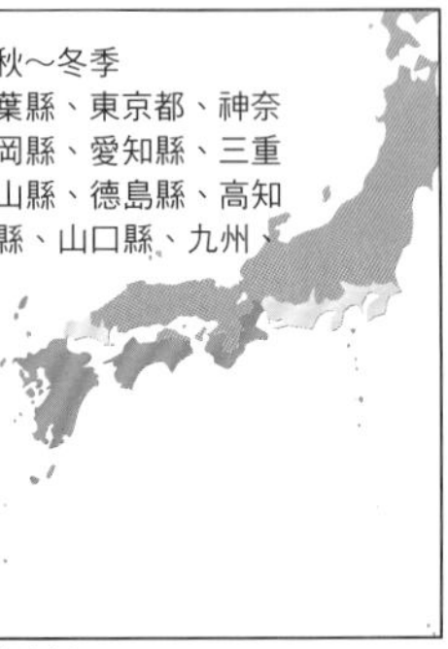

※4種魚類的產地

秋刀魚、日本下鱵魚等近緣關係魚類，都擁有細長身形

巡游在沿岸靠近海面的海域，性兇猛，以小魚為食的肉食魚。也許是因為這樣，牙齒非常銳利，輕輕觸碰就會受傷。有靠近光源群集的習性，在夜間也會衝向微弱的光源。被尖銳的嘴巴前端刺到後，會造成嚴重受傷，因此連潛水漁夫們也避之唯恐不及。

超過1m的大型魚非常美味，而且還能大量捕獲

棲息在較北邊的尖嘴圓尾鶴鱵，於日本各地也開始有人食用，不過最重要的種類為鱷形叉尾鶴鱵。體型較圓潤而龐大，在沖繩縣、鹿兒島縣諸島部等，都是重要的食用魚類。在戰後一度中斷的沖繩漁業中，鱷形叉尾鶴鱵也是首先重新開始捕獲的魚類，由此可知受歡迎程度。鶴鱵魚類的風味基本上大致相同。最美味的吃法為生魚片。外觀美麗且充滿豐富的鮮味，口感也恰到好處。

燒烤後魚皮帶有獨特風味，魚骨和魚肉也容易分離。

在沖繩縣還會煮成「魚湯（味噌湯）」。雖然「Ga-ra（鰺科魚類）」的美味眾所皆知，不過鶴鱵魚類的味道也不落人後。是最適合用來配飯的菜餚。

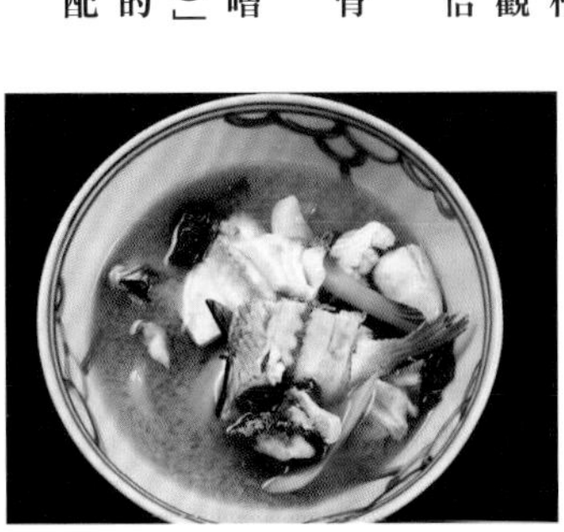

以骨頭和魚頭熬出濃醇的高湯。再加入味噌調味，料理成鮮美的「味噌湯」。將味噌替換成鹽巴則成「潮汁（海鮮湯）」，也非常美味。

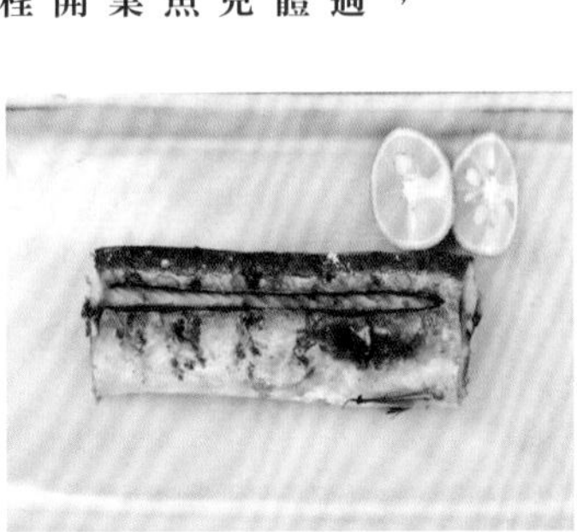

嘗試製作各種料理後，覺得最美味的就是鹽烤魚。雖然味道偏淡，不過魚皮帶有青魚特有的風味，血色部分則擁有濃醇鮮味。

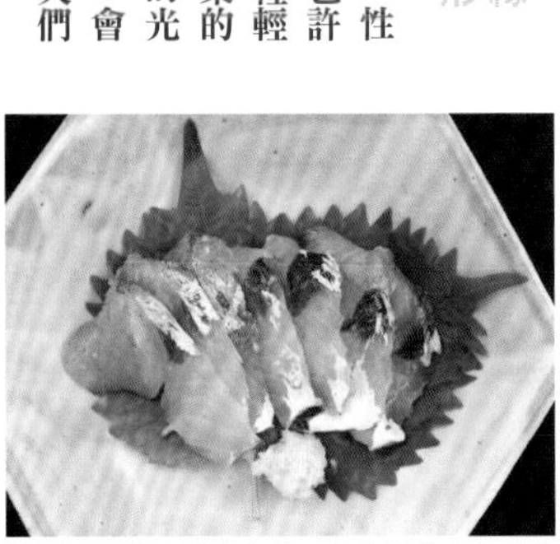

接近尾巴部分的生魚片。直條狀的血色部分帶有微微的酸味。彈嫩的口感，是生魚片中頂級的味道。

苦雜魚 產地的稱呼

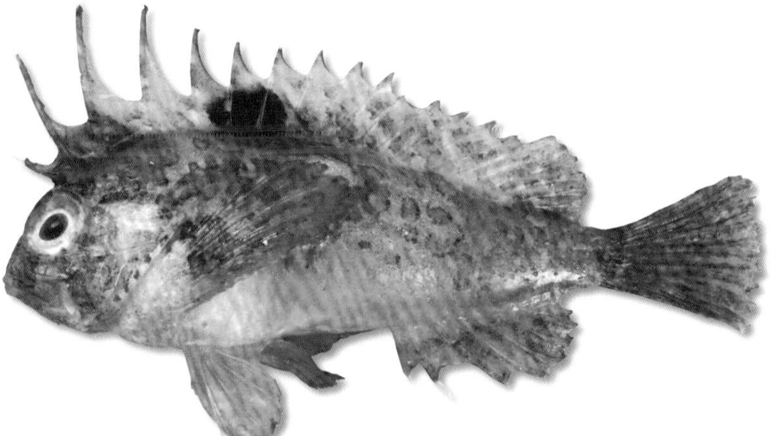

全長約10cm

紅鰭赤鮋

葉虎魚 Hypodytes rubripinnis

鮋形目真裸皮鮋科

紅鰭赤鮋

葉虎魚 Hypodytes rubripinnis

棲息地●津輕海峽～九州。漁獲●底拖網、捕章魚網。別名●葉騰、葉虎魚、葉絨紬、紅鰭鬚鮋

次要魚類的實力

次要魚類珍稀度	★★★★★
美味程度	★★★☆☆
價格	★☆☆☆☆

棲息在淺海域的小魚中最遭人厭惡的種類。「危險勿碰」的超小型魚，被刺到會感到劇烈疼痛。也許沒有人知道這種魚竟然可以食用。

因為體型小巧而疏忽 被刺到可會疼痛不已

真裸皮鮋科的魚類，大多棲息在水深數米，而且有大葉藻生長的淺海中，或是有岩石的沙地，並以捕食小蝦等生物維生。夏季會產下浮游卵。

魚鰭帶有尖銳的毒刺，被刺到會持續感到疼痛，是較為人知的特徵。在海邊等垂釣時，如果不小心觸碰到本種的棘部，會造成受傷。是釣魚新手可以輕易釣到，卻又非常危險而麻煩的魚類。

其他真裸皮鮋科的魚類大多為小型魚，而且知名度都很低。許多人都將這種魚簡稱為「虎魚」，不過和高級魚日本鬼鮋是完全不同科的種類。

日本國內食用此魚類的地區目前只知道一處

當我得知日本也有喜愛食用紅鰭赤鮋的地區時，不禁感到世界真廣大。主要位於淡路島北部。對岸的明石市和淡路島也沒有食用習慣，因此是地區極為限定的飲食文化。

大部分地區將這種魚稱為「苦雜魚」。不論熬煮或燒烤，都是會使嘴巴扭曲的苦味。苦味的原因為內臟，不過取出如此小型魚類的內臟非常辛苦，所以幾乎沒有地方作為食用。

而淡路島的人們則是製成熬煮料理。放入研缽中去除黏液，但黏液其實並不多。也許較像一種儀式。

將去除黏液的紅鰭赤鮋汆燙後，洗去髒汙並開始燉煮。燉煮的湯汁絕對不能喝，味道非常苦。不過魚肉和卵巢意外地美味。真子（卵巢）柔軟且帶有甜味。配酒一起享用，實為一道美味的下酒菜。

可惜的是除了淡路島之外，目前尚未找到其他食用的地區。

盛產期●春～夏季
產地●本州、四國、九州（鹿兒島縣諸島部除外）

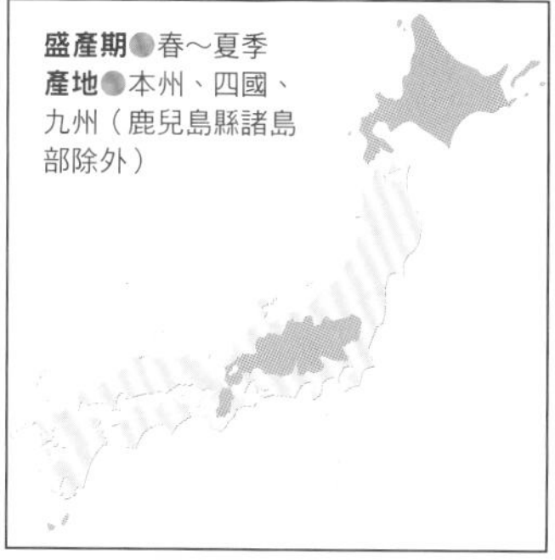

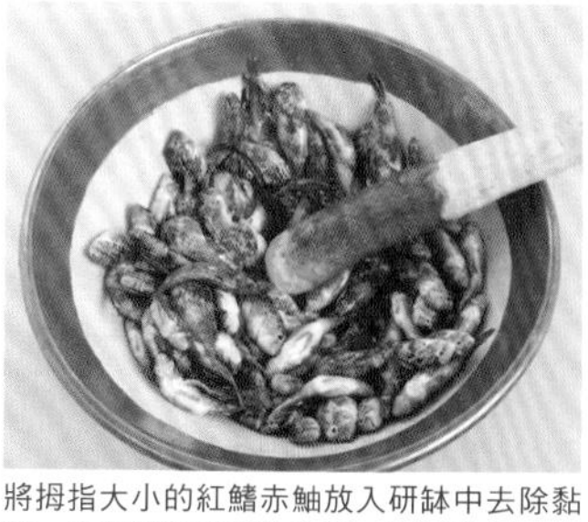

將拇指大小的紅鰭赤鮋放入研缽中去除黏液，不過黏液其實並不多。反而像是一種既定的儀式？

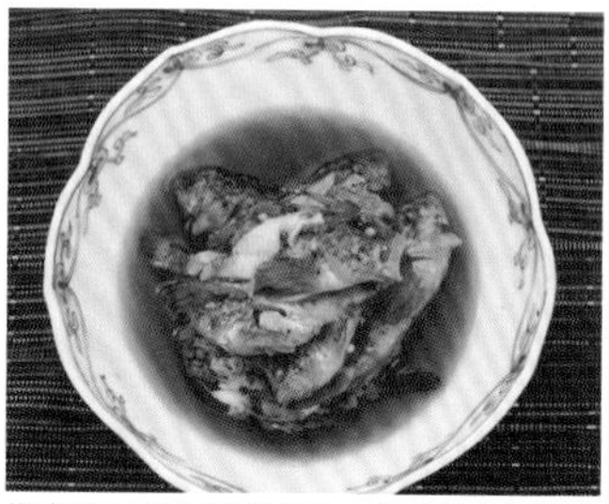

燉煮後千萬別喝到湯汁。食用部位為極小的魚肉，和鬆軟而甘甜的真子（卵巢），味道鮮美可口。

一般被稱為「虎魚」的魚類

鮋形目毒鮋科 **日本鬼鮋 鬼虎魚**

鬼虎魚 Inimicus japonicus

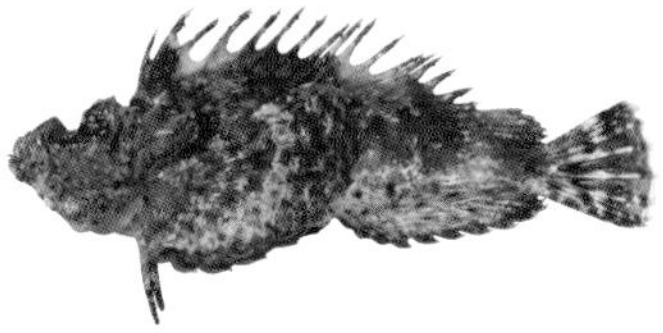

一般被稱為「虎魚」的種類，是指日本鬼鮋（老虎魚）。體型比紅鰭赤鮋大很多，是夏季的超高級魚。共通點為尖銳的毒棘。危險勿碰！

土虎魚 產地的稱呼

觸形目毒鮋科

單指虎鮋

姬虎魚 Minous monodactylus

棲息地●新潟縣、茨城縣～九州南岸。漁獲●底拖網。別名●鬼虎魚、貓魚、魚虎、虎魚、石狗公、石頭魚

次要魚類的實力

次要魚類珍稀度	★★★★★
美味程度	★★★★☆
價格	★★☆☆☆

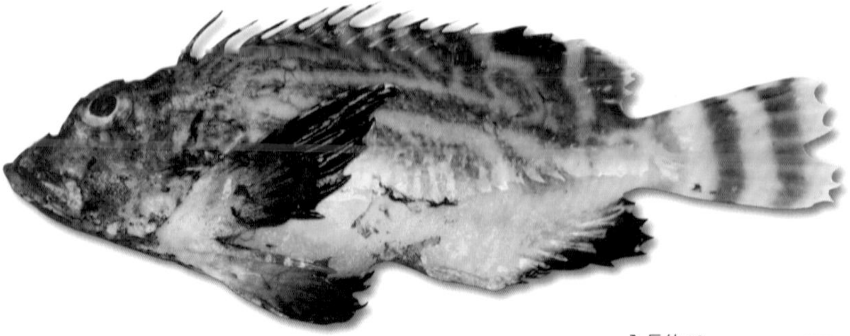

全長約10cm

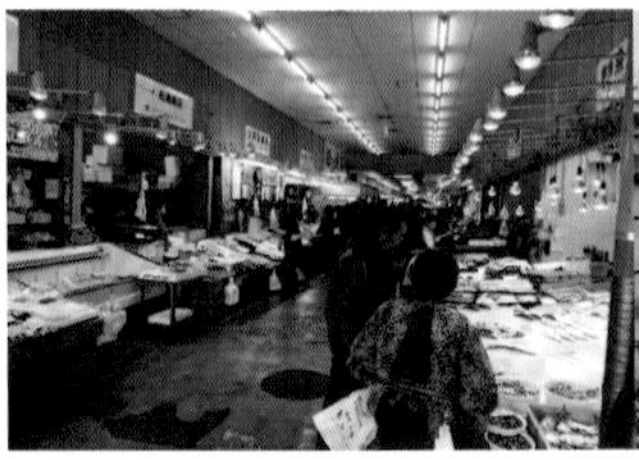

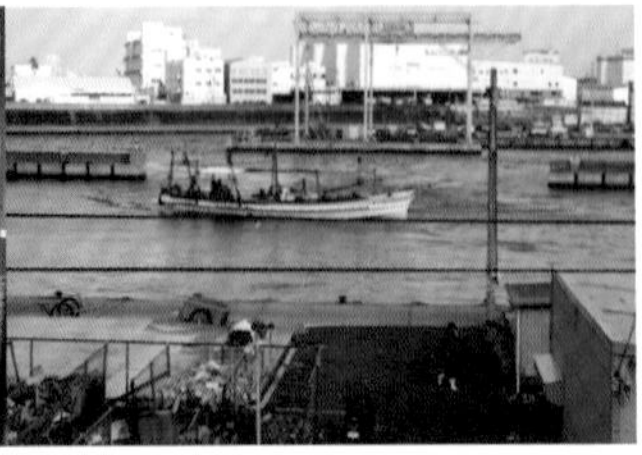

大阪府泉佐野漁港的底拖網漁船。底拖網是和歌山縣到大阪府盛行的捕魚方式。經由底拖網捕獲的水產，會在旁邊的『泉佐野漁協青空市場』上架販售，其中也能經常看到「土虎魚（單指虎鮋）」。

單指虎鮋

姬虎魚 Minous monodactylus

只有在和歌山縣北部至瀨戶內海區食用。美味而深受當地漁夫的喜愛，不過幾乎找不到其他食用此魚類的地區。

棲息在近海沙地等危險的小型魚

能在由和歌山縣北部的大阪灣入口，到瀨戶內海的海域中大量捕獲的小魚。在超高級魚日本鬼鮋所屬的毒鮋科中，算是體型較小的魚類，而且大多棲息在近海區，因此釣客也不太熟悉。和日本鬼鮋一樣，背鰭等處有尖銳的針狀棘，被刺到後會持續感到劇烈疼痛。

日本和名是由活躍於幕末至明治時期的托馬斯・格洛弗之子，倉場富三郎所著的『格洛弗魚類圖鑑』命名而來。活魚的狀態非常美麗，和日本鬼鮋相較之下體型較小，所以有「虎魚＝被鬼嘲笑的醜陋外觀」加上「姬＝小巧可愛」，兩種意義相反的形容詞合併而來。

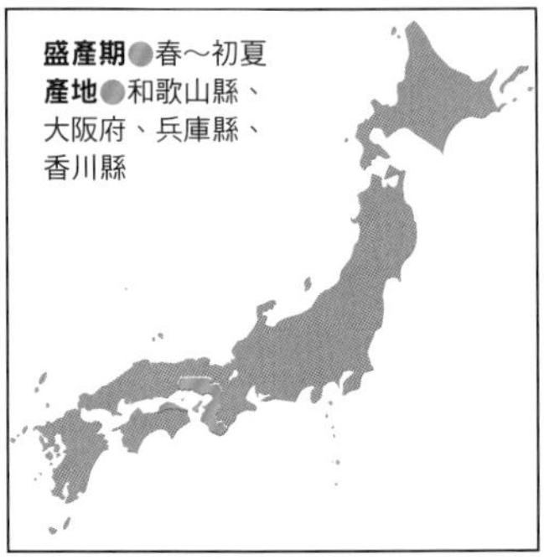
盛產期●春～初夏
產地●和歌山縣、大阪府、兵庫縣、香川縣

只能藉由沿岸的底拖網捕獲，是產地限定的風味

由底拖網捕獲的小型魚，幾乎沒有商品價值。因此只有在產地附近流通。也有部分是漁夫自家料理享用。在和歌山市雜賀崎和人聊到鮮魚，話題一定會環繞著「土虎魚（單指虎鮋）」的美味。在瀨戶內海、大阪灣以外的地區也能捕獲到，因此可能也有其他地區食用這種魚。

由於是日本鬼鮋的近緣種，因此肉質鮮嫩，魚肝也非常美味，只是體型太小。

最常見的吃法是燉煮料理。清淡風味的燉煮料理，肉質緊實而且帶有甜味。肉質鮮嫩，「盛在白飯上享用，吃再多也不會膩」漁夫們也讚不絕口。

兵庫縣姬路市近海的諸島中，在坊勢島上將此魚稱為「ちゃんちき（chanchiki）」，並且切成大塊煮味噌湯。湯頭鮮美之外，魚肝也帶有甜味，是非常優秀的食材。

油炸或是鹽烤也非常美味。尤其是油炸料理，炸兩次之後還能整尾享用。

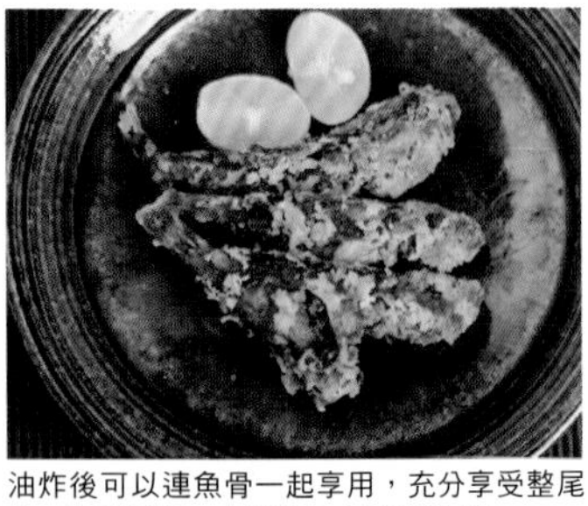

油炸後可以連魚骨一起享用，充分享受整尾魚。表面香脆，中間的白肉則濕潤多汁。

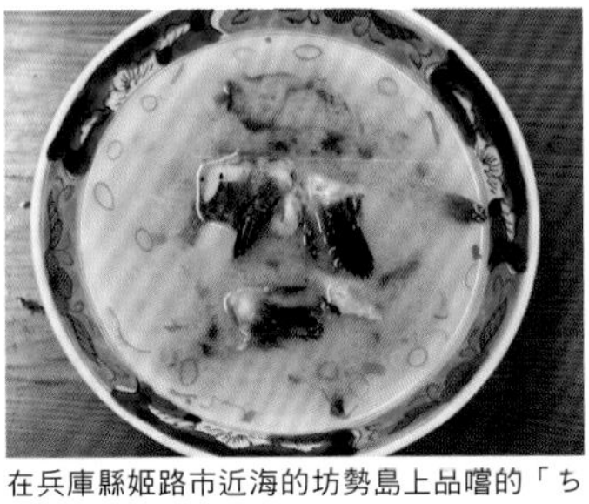

在兵庫縣姬路市近海的坊勢島上品嚐的「ちゃんちき（chanchiki）味噌湯」。湯頭鮮美，魚肉也鮮嫩好吃。是早餐的最佳選擇。

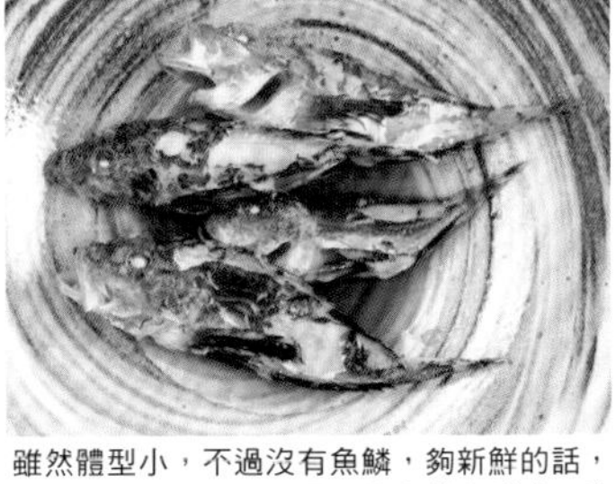

雖然體型小，不過沒有魚鱗，夠新鮮的話，魚皮和魚肉也分離容易。魚肉帶有甜味，清爽中帶有鮮味，美味可口。

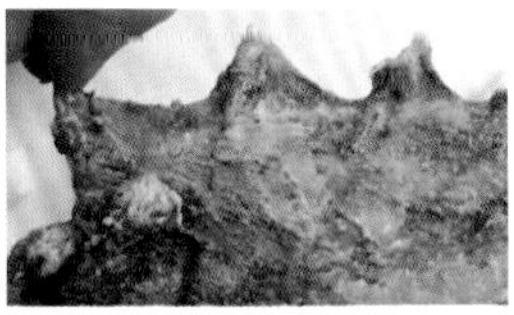

內有毒腺的有毒棘部，不小心踩到會非常危險。碰觸到背鰭的棘部，會分泌白色帶有苦味的液體。

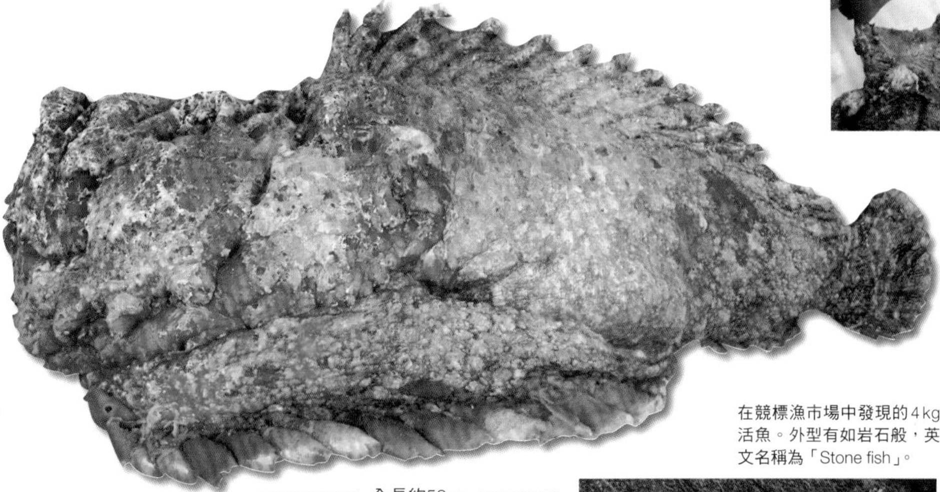

在競標漁市場中發現的4kg活魚。外型有如岩石般，英文名稱為「Stone fish」。

全長約50cm

玫瑰毒鮋

鬼達磨虎魚 Synanceia verrucosa

在珊瑚礁之間擬態成珊瑚或岩石，等待小魚上門。如果誤以為是岩石而踩踏，可是會因此而受傷的。算是非常危險的魚類，被刺到甚至會致死。

鮋形目毒鮋科

玫瑰毒鮋 鬼達磨虎魚 Synanceia verrucosa

棲息地●東京都八丈島、小笠原諸島、鹿兒島～琉球列島。在和歌山縣等其他地區也有發現其蹤影，因此要多注意。漁獲●漁釣、鏢魚。別名●腫瘤毒鮋、毒鮋、老虎魚

次 要魚類的實力

次要魚類珍稀度	★★★★☆
美味程度	★★★☆☆
價格	★★★☆☆

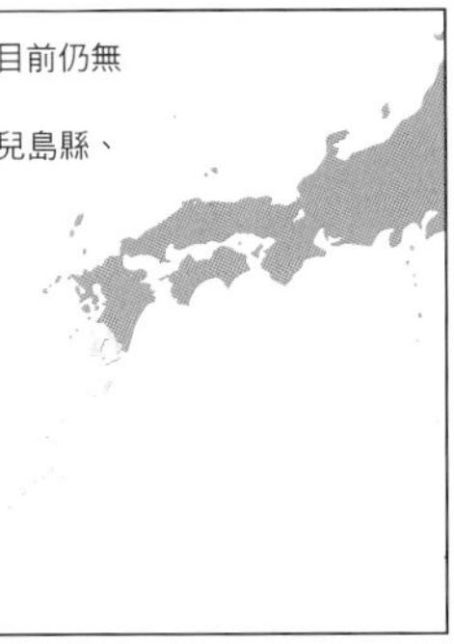

盛產期●目前仍無法確定

產地●鹿兒島縣、沖繩縣

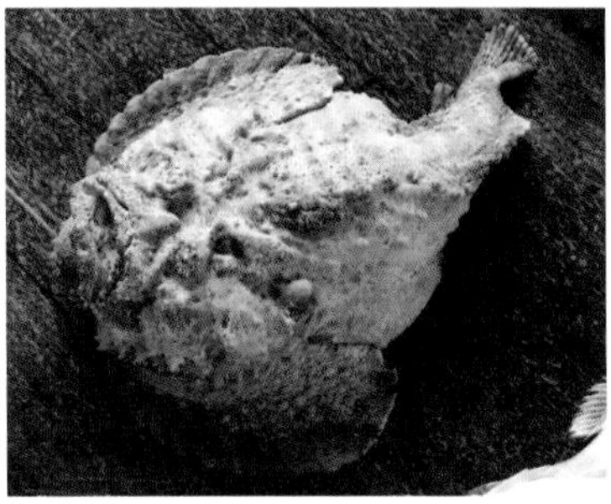

這種魚也很危險

鮋形目鮋科

龍鬚簑鮋

蓑笠子 Pterois lunulata

棲息地●北海道～九州南岸的日本海、東海沿岸、津輕海峽～九州南岸的太平洋沿岸。漁獲●定置網、漁釣。別名●環紋蓑鮋 獅子魚、長獅、魔鬼、國公、石狗敢、虎魚、雞公、紅虎、火烘、石頭魚

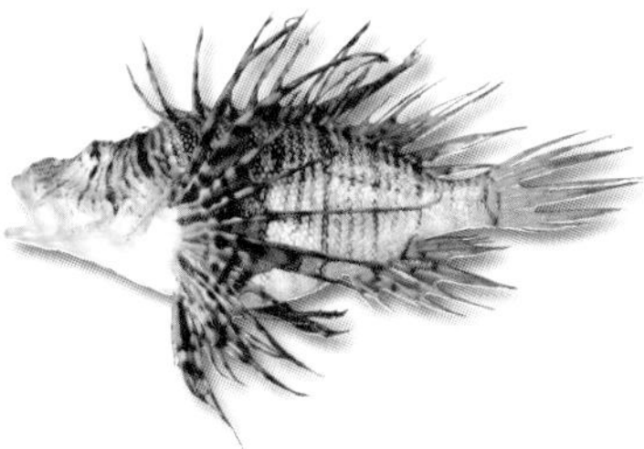

在淺珊瑚礁區擬態岩石或珊瑚

棲息於小笠原、琉球諸島等熱帶珊瑚礁區。是毒鮋科中體型最大的魚種。全身覆蓋著一層厚厚的魚皮，附著於藻類或珊瑚上，擬態成岩石並獵捕小魚。在沖繩縣的別名「いしあーふぁ(ishia-fua)」，帶有「擁有石頭般堅硬鋭棘之魚」的意思。

全長雖然為50cm左右，不過形狀像稍微消氣的籃球般，因此非常沉重。棘部帶有強烈毒性，比起觸摸，誤踩的情況反而較常發生。曾經有過潛水者因此而死亡的事故。

玫瑰毒鮋大多棲息在熱帶海域中，不過偶爾也能在日本本州的海域發現其蹤影。帶有毒刺的魚類中，也包括沖繩縣以外的近緣種獅頭鮋和龍鬚簑鮋，因此要多加注意。

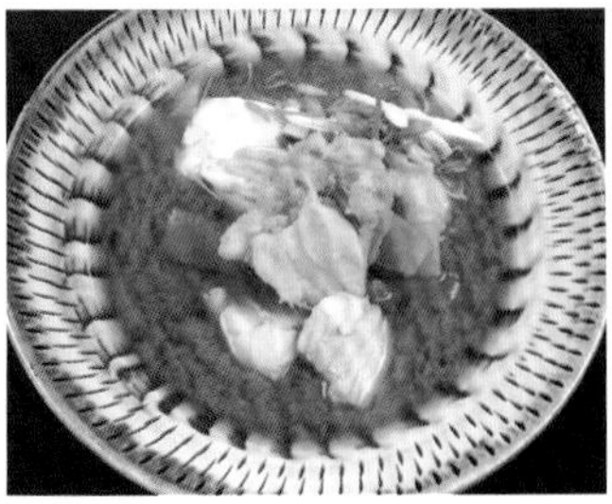

用那霸市市場購買的味噌，煮成「魚汁」。用昆布和切成大塊的玫瑰毒鮋，就能燉煮出鮮美濃醇的湯頭，非常美味。

雖然處理時要非常小心 不過一切辛苦都值得

在料理前要用廚房剪刀，將背鰭的棘剪下。表面覆蓋著厚厚的皮，觸摸後會分泌白色的苦味汁液。因此要盡快將皮剝掉。下方為一層白色的薄皮。接下來就和普通鮮魚一樣處理即可。帶有汁液的薄皮因為有苦味，可以直接丟棄。去掉皮後，出現的是帶有透明感的美麗白肉。

推薦的料理方式為火鍋。將其切成大塊的魚肉，和魚肝及胃袋一起熬煮，能享受鮮美的湯頭、魚肝的甜味和胃袋的口感。製作成沖繩縣特有的魚湯，或是鹽味海鮮湯也很美味。雖然生魚片不帶腥味，不過卻少了一點魅力。反而油炸後可讓肉質緊實，口感有如雞肉般。

越醜陋的魚類越美味。雖然多少有點危險，不過仍有品嚐的價值。

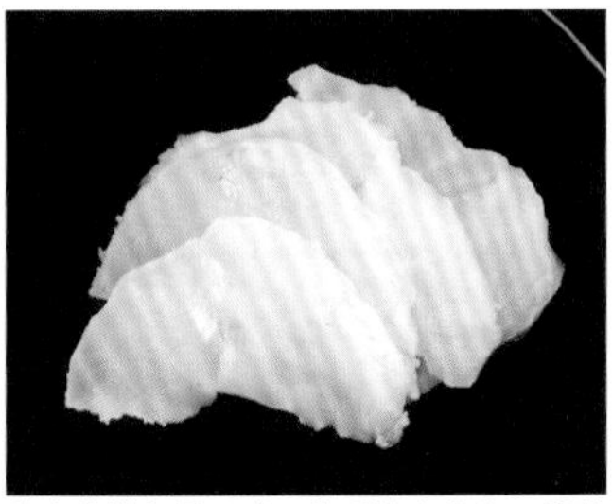

生魚片帶有透明感，幾乎沒有血色。雖然外觀看似美味，不過甜味和鮮味都太過於清淡。比較適合沾醋味噌享用。

全長皆為30㎝左右

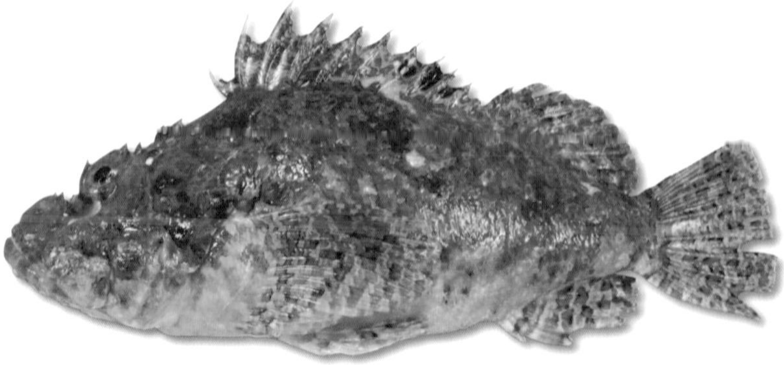

鮋形目鮋科
尖頭擬鮋
大珊瑚島笠子 Scorpaenopsis oxycephala
棲息地●鹿兒島縣、沖繩縣。印度、西太平洋的熱帶海域也很多。漁獲●漁釣、流刺網。別名●尖頭石狗公、石獅子、虎魚、石祟、石狗公、沙薑虎、石降、過溝仔、臭頭格仔、石頭魚

次要魚類的實力

次要魚類珍稀度	★★★★★
美味程度	★★★★☆
價格	★★★★☆

鬚擬鮋
鬼笠子 Scorpaenopsis cirrosa

認為鬚擬鮋（石狗公）不是次要魚類的人，絕對不是魚類達人。其實石狗公棲息在淺海，無法大量捕獲。而且不只有一種，是多種魚類的統稱。

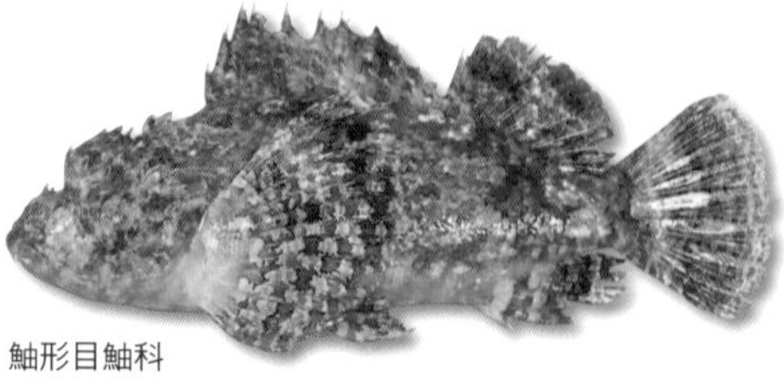

鮋形目鮋科
枕脊擬鮋
日向笠子 Scorpaenopsis venosa
棲息地●和歌山縣、高知縣、宮崎縣、鹿兒島縣。漁獲●漁釣、流刺網。別名●枕　石狗公、石狗公、石頭魚

次要魚類的實力

次要魚類珍稀度	★★★★☆
美味程度	★★★★☆
價格	★★★★☆

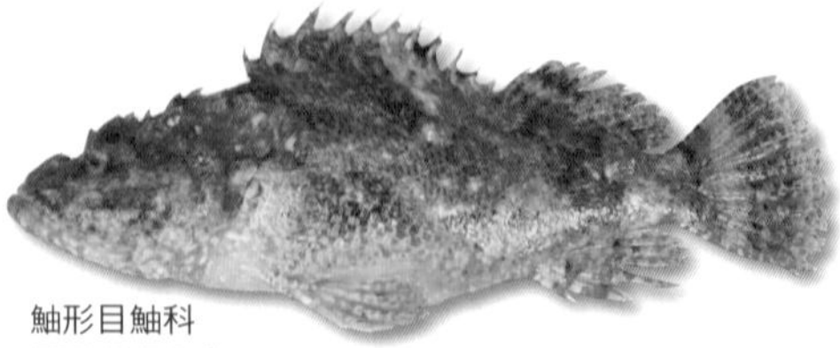

鮋形目鮋科
鬚擬鮋
鬼笠子 Scorpaenopsis cirrosa
棲息地●千葉縣、秋田縣～九州。漁獲●漁釣、流刺網。別名●鬼石狗公、石獅子、虎魚、石祟、石狗公、沙薑虎、石降、過溝仔、臭頭格仔

次要魚類的實力

次要魚類珍稀度	★★★☆☆
美味程度	★★★★☆
價格	★★★★☆

盛產期●秋～春季
產地●東京都（諸島部）、靜岡縣、愛知縣、三重縣、和歌山縣、四國、九州、沖繩縣

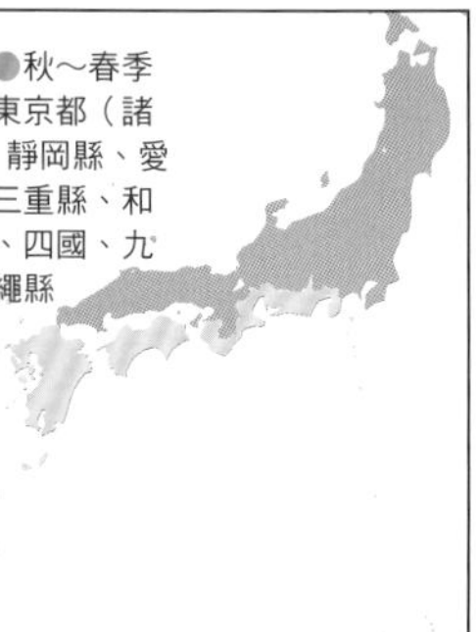

※4種魚類的產地

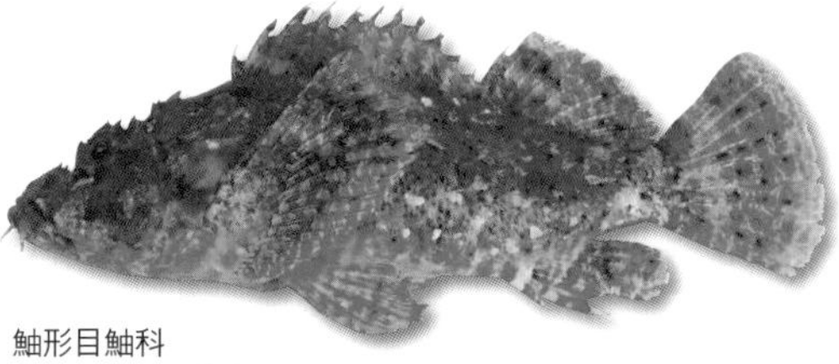

鮋形目鮋科
波氏擬鮋
耳棘鬼笠子 Scorpaenopsis possi
棲息地●駿河灣、長崎縣、沖繩縣等地區。也多棲息在東南亞、夏威夷等熱帶海域。漁獲●漁釣、延繩釣、流刺網。別名●博氏石狗公、石獅子、虎魚、石祟、石狗公、沙薑虎

次要魚類的實力

次要魚類珍稀度	★★★★☆
美味程度	★★★★☆
價格	★★★★☆

和名中有個「鬼」字，其實是棲息在沿岸海域中的不起眼小魚

全身布滿棘，為鮋科魚類的特徵。背鰭等帶有尖銳的棘，不過毒性非常小。棲息在溫暖海域的淺層岩礁區，全長最多達30㎝。近年來，擬鮋在分類學上經過重整，將原本統稱為「鬼笠子」的魚類細分為10種以上，未來可能繼續增加。

以「種」為單位來分類時除了困難以外，在關東甚至還將棲息在深海、完全不同屬的「斑鰭鮋」，也稱之為「鬼笠子」，讓鬼笠子的分類更加複雜。

雖然可食用部位極少，不過卻能煮出鮮美湯頭

雖然有美麗的白肉，但全身布滿棘，加上魚頭體積大，因此料理成生魚片時，可食用的部位較少。

基本的吃法為料理成湯類或燉煮料理。白肉不帶腥味，而且能熬煮出鮮美的湯頭。製作成味噌湯也很美味。

料理成生魚片時，美味的魚肝和胃袋等，絕對不能丟掉。

另外燒烤或油炸也都很可口。

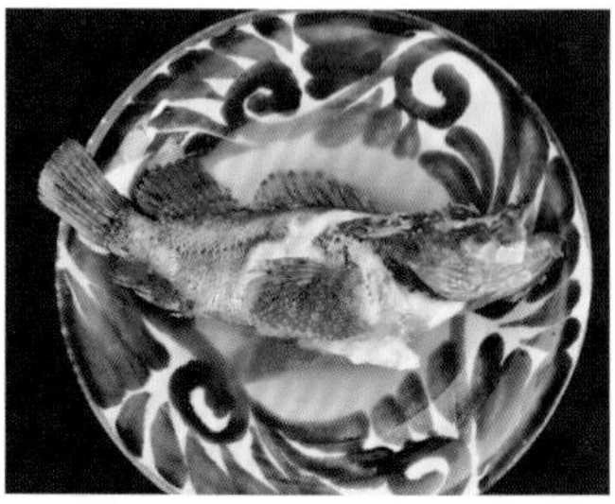

沖繩的地方料理「鹽煮（まーす煮）」，用少量的鹽水短時間熬煮而成。雖然能享受到白肉魚美味，不過也因此要嚴選食材。

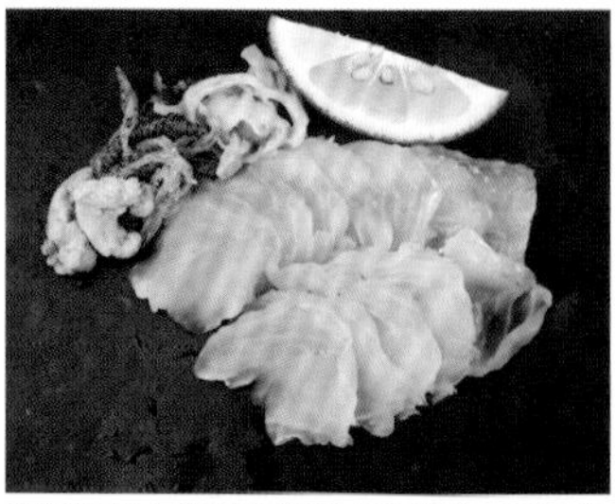

將體型較大的鮮魚料理成生魚片。可以的話最好用活魚來料理。切成薄片後，佐以魚皮、胃袋、肝和卵巢，味道鮮美可口。

鮋科魚類的代表

鮋形目鮋科 **斑鰭鮋**
伊豆笠子 Scorpaena neglecta

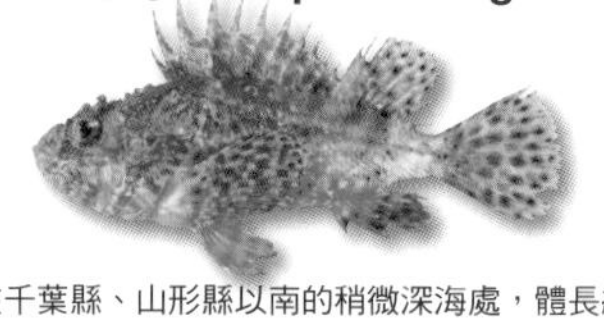

棲息在千葉縣、山形縣以南的稍微深海處，體長約40㎝的鮋科魚類。在關東或是三重縣等，是非常高級的魚類。關東將此魚稱為「鬼笠子」，因此容易造成混淆。

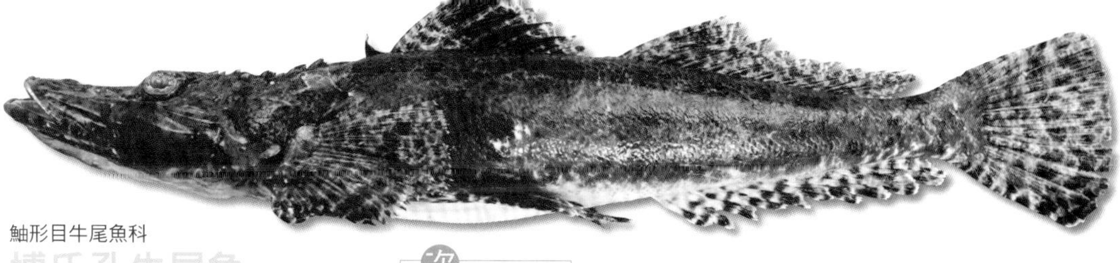

全長約80cm

鮋形目牛尾魚科

博氏孔牛尾魚

閻魔鯒 Cymbacephalus beauforti

棲息地●鹿兒島縣、琉球列島。
漁獲●漁釣、鏢魚。別名●竹甲、狗祈仔、牛尾、博氏孔鯒

次要魚類的實力

次要魚類珍稀度	★★★★☆
美味程度	★★★★☆
價格	★★★★☆

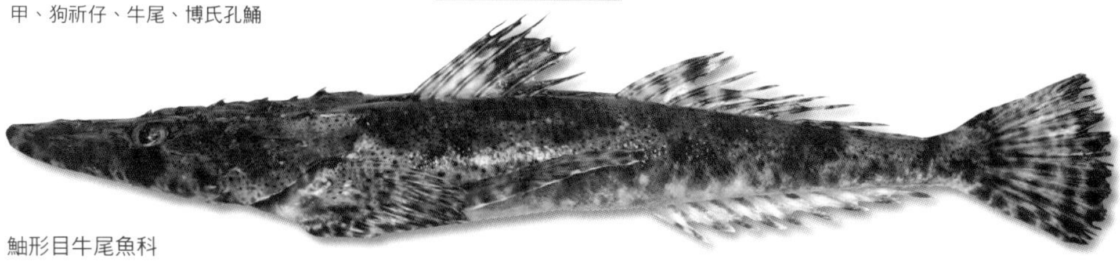

全長約70cm

鮋形目牛尾魚科

落合氏眼眶牛尾魚

鱷鯒 Inegocia ochiaii

棲息地●千葉縣外房～九州、屋久島。漁獲●漁釣、鏢魚。別名●竹甲、狗祈仔、牛尾

次要魚類的實力

次要魚類珍稀度	★★★★☆
美味程度	★★★★☆
價格	★★★★☆

博氏孔牛尾魚

閻魔鯒 Cymbacephalus beauforti

牛尾魚的近親魚種在印度洋、西太平洋海域中，多達60種以上。雖然大部分棲息在熱帶海域中，日本南端則是其北邊界限。除了北邊界限中的牛尾魚之外，也棲息著次要跟超次要的牛尾魚類。

甚至有超過1m的熱帶巨大型牛尾魚

牛尾魚科的魚類，是棲息在淺沙地等地區的肉食魚，體型扁平嘴巴龐大。日本列島越往南種類越多，在亞熱帶極有可能存在著未知的種類。多棲息於珊瑚礁區的種類為博氏孔牛尾魚，而落合氏眼眶牛尾魚則是多分布於九州。漁夫甚至見過長達1m的大小，為日本國內的牛尾魚科中，體型最大的魚種。頭部上方布滿棘，體型較其他牛尾魚類肥大。

在本州、四國和九州常見的「牛尾魚（真鯒）」，屬於次要魚類，而前述的2種牛尾魚，更是屬於超次要的種類。

盛產期●秋～春季
產地●鹿兒島縣、沖繩縣

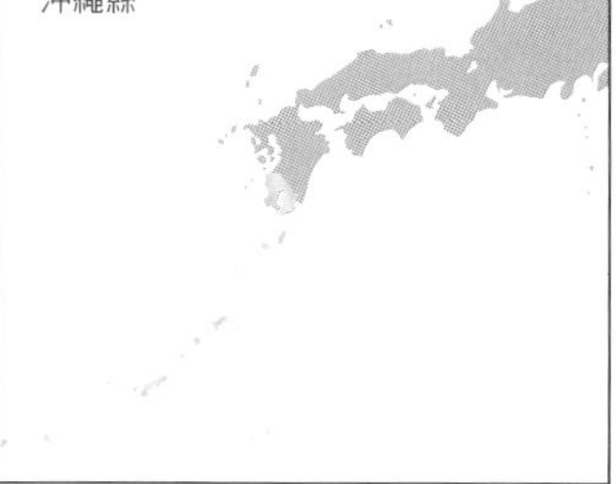

※博氏孔牛尾魚的產地

因為棲息在熱帶海域，而認為味道比牛尾魚還平淡，可是大錯特錯

有如圓棒狀的外型，加上頭部非常大，因此可食用的部位極少。雖然生食也很美味，但是剩下的魚頭和魚骨部分很多，如何活用這些剩餘部分，就是料理的關鍵。

魚頭和魚骨其實非常美味，不論是煮魚湯、火鍋，或是沖繩的地方料理－用鹽水稍微燉煮的「鹽煮」都可以。清蒸也很美味。

想要生吃就選鮮度夠的鮮魚切成薄片。鮮度減少的速度稍快，因此建議料理成義式生魚片或檸檬醃生魚。牛尾魚燒烤後魚肉會縮小，不過大型的博氏孔牛尾魚，燒烤後會呈現蓬鬆鮮嫩的狀態，香氣十足。

牛尾魚科的代表

鮋形目牛尾魚科 **牛尾魚**

鯒 Platycephalus sp.

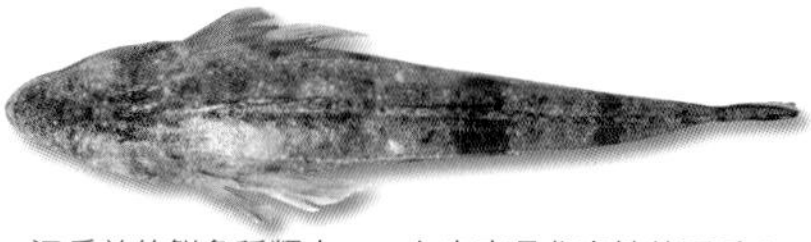

江戶前的鮮魚種類之一，在東京是代表性的夏季白肉魚。肉質鮮嫩，含有豐富的鮮味。牛尾魚在熱帶、溫帶棲息的近親魚種繁多，一般所稱的「牛尾魚（鯒）」為本種。

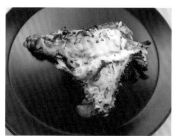

撒上鹽巴醃漬半天後，燒烤成「鹽烤魚」。肉質不會過硬，柔軟蓬鬆而且帶有強烈的甜味，滋味可口。

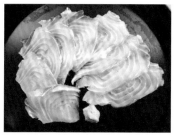

石垣島的漁夫用鏢捕到的2kg大型牛尾魚，並料理成生魚片。血色美麗，味道豐富。將魚片用來涮火鍋也不錯。

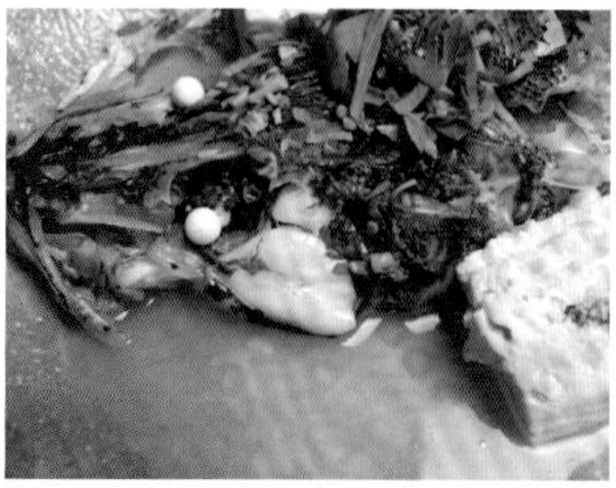

在短時間內用鹽水熬煮成奄美大島、沖繩縣的地方料理「鹽煮」。頰部的白肉煮到綻開來。一起熬煮的豆腐更加美味。

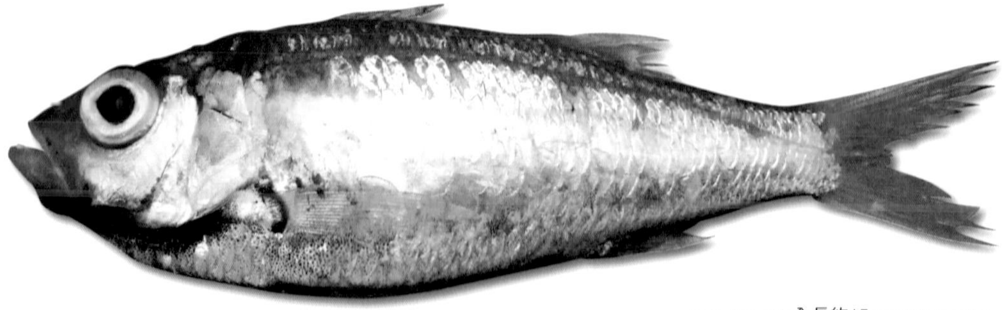

全長約15cm

如認為是不值一提的小魚，也別無他法。
明白這種魚的美味，可說是地方發展的潛力，
也是一種飲食文化。希望更多人能食用這種魚。

日本發光鯛

蛍雜魚 Acropoma japonicum

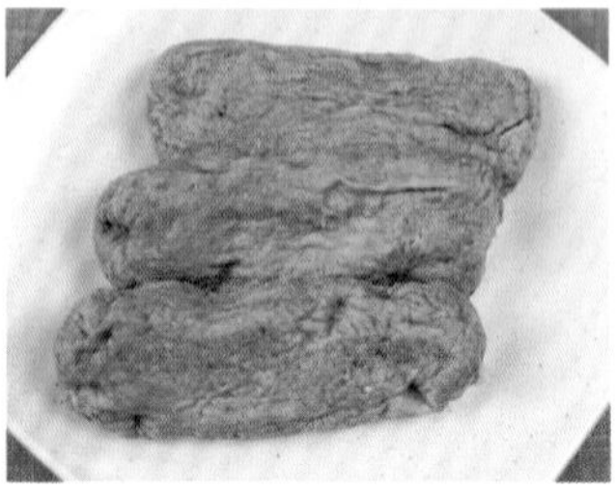

愛媛縣製作的「雜魚甜不辣」。雖然也有用模型或是機械製成的產品，不過宇和島市的『藥師神魚板』，才是真正手製的正港派。

鱸形目發光鯛科

日本發光鯛 蛍雜魚 Acropoma japonicum

棲息地●千葉縣房總半島～九州的太平洋沿岸、長崎縣對馬～九州西岸。漁獲●底拖網、圍網。別名●大面側仔、目本仔、深水惡、目斗仔（澎湖）

次要魚類的實力

次要魚類珍稀度	★★★★☆
美味程度	★★★★☆
價格	★★☆☆☆

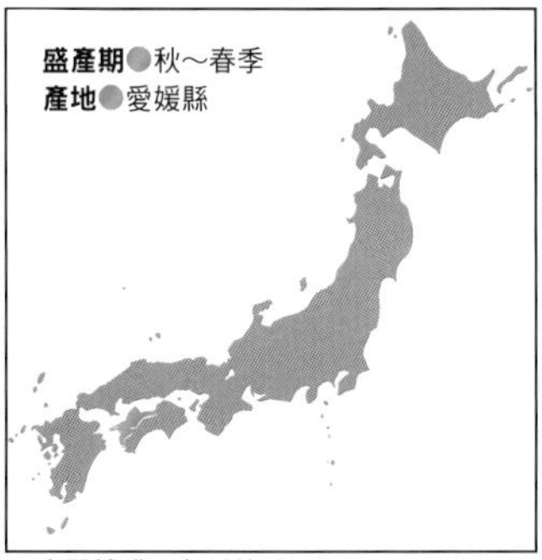

※專門捕獲此魚種的地區

接近尾端的部分擁有發光器，魚如其名，會有如螢火蟲般發光

棲息在岩石和沙地交錯的淺海，直到微深海域中的小魚，發光菌共生在接近尾巴的部分，因此有如螢火蟲般發光。

近緣種有超高級的赤鯥（日本海側稱為「喉黑」）。相對於體長超過30cm的赤鯥，日本發光鯛的體長大約僅有10～15cm。身體柔軟，薄且大片的魚鱗非常容易剝落。

在沿岸會用底拖網，或是在魚網裝上用來驚嚇及追趕魚群的「振木」板，稱為「振網」的捕魚方式來大量捕獲。雖然是能夠大量捕獲的魚類，不過製作成加工品，或是喜愛食用的地區卻少之又少。而較特別的地方，就是日本國內擁有首屈一指漁業的地區，愛媛縣西部的八幡濱市及宇和島市。

愛媛縣名產「雜魚甜不辣」和炸薩摩是完全不同的美味

愛媛縣的「雜魚甜不辣」，就是用本種製作而成。除了日本發光鯛之外，沿岸的各種小魚也是原料之一，而本種添加的比例越多，也就越美味。淡褐色的平凡外觀，有點類似關東的炸薩摩，不過其鮮味和獨特的口感，少了日本發光鯛絕對無法製作出來。

用來製作加工品的魚類，鮮魚的風味是否難以下嚥？事實並非如此。簡單的鹽烤或是稍微曬乾後燒烤，美味足以令人驚豔。這種滋味豐富的魚乾，堪稱是所有魚類之首選。

能加工成美味魚板的魚類，代表本身含有豐富的鮮味。當然，料理成生魚片也非常美味。雖然水分稍多，不過仍然鮮美可口。

其他像是製作成油炸料理等，可以享受到整尾酥脆的口感，極為可口。浸漬壽司醋後，就是清爽美味的南蠻漬。

如果不好好重視這種小型魚的飲食文化，我想日本的未來也是一片渺茫。

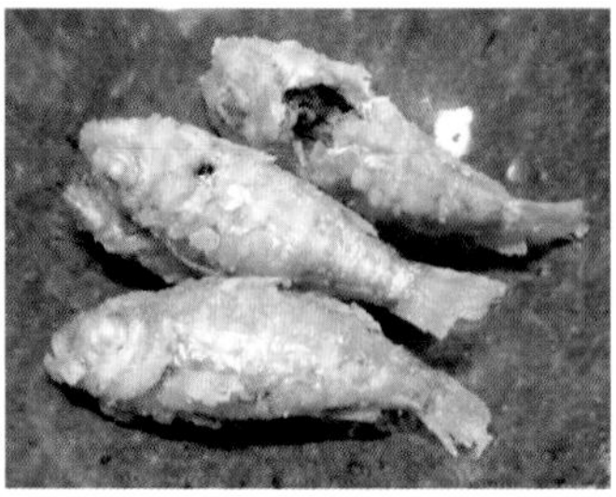

取出內臟後，帶鱗片直接整尾油炸。水分含量較多，因此外酥內軟，香氣四溢，可謂絕品。

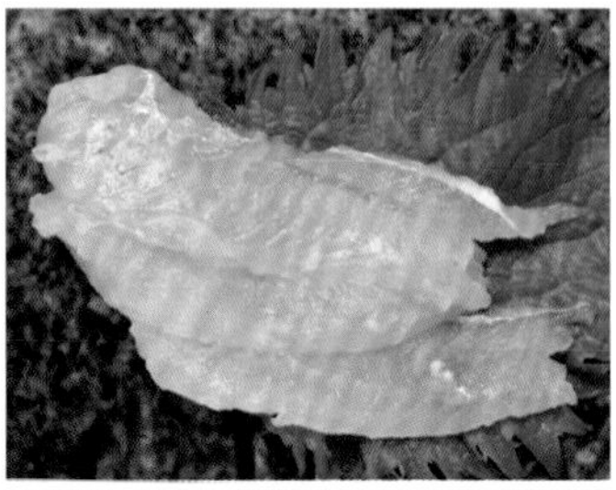

肉質極為柔軟，仔細用三片切法處理後，再將魚肉切半製作成生魚片。肉質清爽，而且帶有豐富的鮮味。

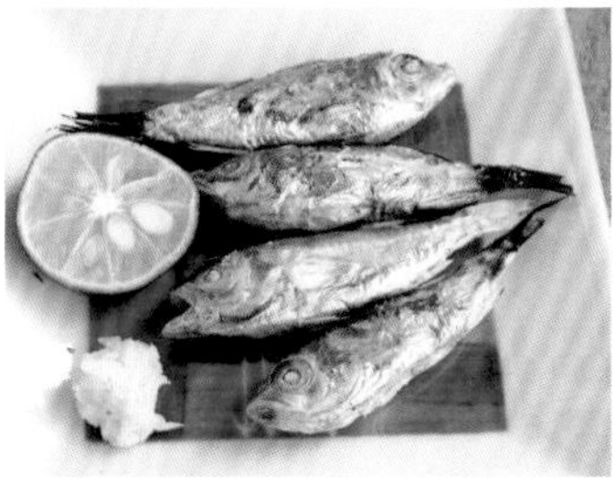

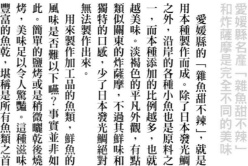

將整尾魚抹鹽曬乾後燒烤，香氣四溢。水分雖然多，不過曬乾後肉質變得較緊實，非常美味！

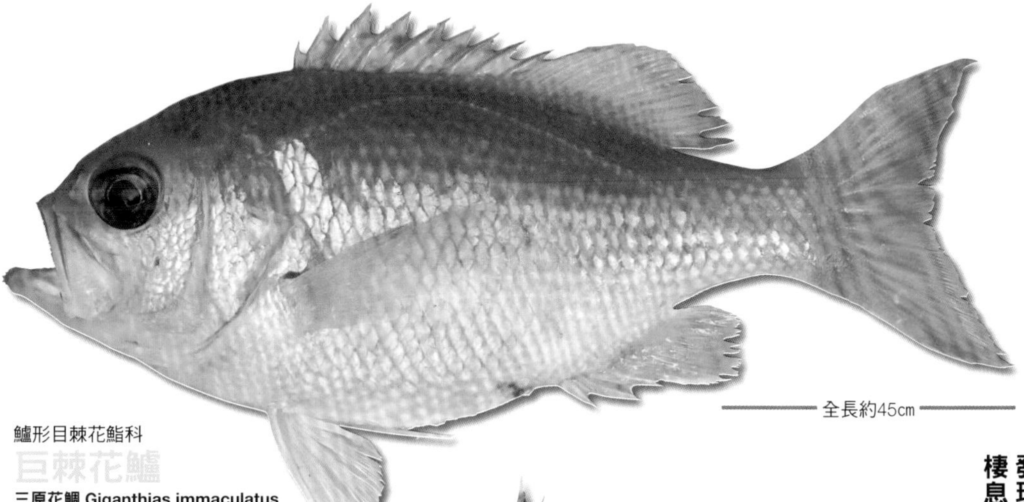

全長約45cm

巨棘花鱸

三原花鯛 *Giganthias immaculatus*

鱸形目棘花鮨科

巨棘花鱸

三原花鯛 Giganthias immaculatus

棲息地●伊豆諸島、相模灣、三重縣、奄美大島、八重山諸島。漁獲●漁釣。別名●石斑、過魚、花鱸（臺東）

次要魚類的實力

次要魚類珍稀度	★★★★★
美味程度	★★★☆☆
價格	★★★☆☆

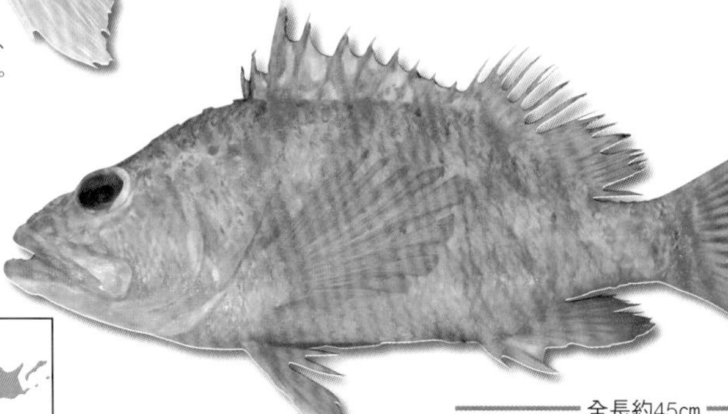

全長約45cm

曾經被分類為鮨科，在戰後的快速成長期又重新分類。發現於伊豆大島的近海，標準和名來自於活火山三原山。棲息海域極為有限的超珍稀魚類。

盛產期●秋～春季

產地●東京都（諸島部）、鹿兒島縣

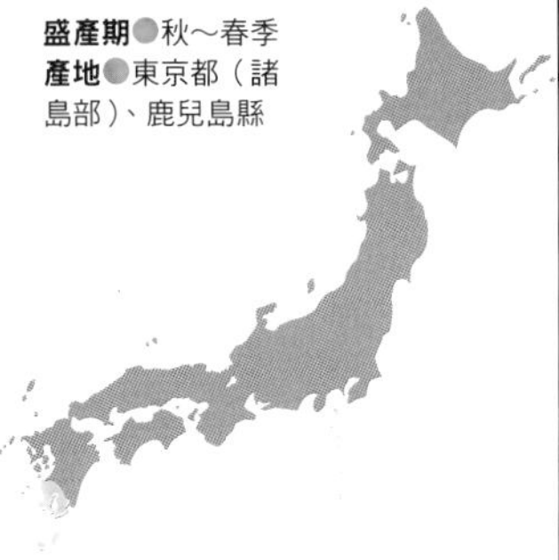

※2種魚類曾經流通過的產地

鱸形目鮨科

黃吻棘花鱸

伊豆花鯛 Plectranthias kamii

棲息地●相模灣、和歌山縣、高知縣、鹿兒島縣、沖繩縣。漁獲●漁釣。別名●花鱸

次要魚類的實力

次要魚類珍稀度	★★★★★
美味程度	★★★★☆
價格	★★★☆☆

兩種魚類都曾經屬於鮨科　發現地也同樣在相模灣

棲息在沿岸的鮨科魚類相當多種。而和名中有「花鯛」的，大多棲息在近海處。原本巨棘花鱸也屬於其中之一，不過目前已獨立成棘花鮨科。在以棲息於相模灣的鮨科魚類為對象的學術論文中，巨棘花鱸和黃吻棘花鱸，是屬於相模灣中較珍稀的種類。

外觀非常華麗。而且還兼具美味

鯛魚的形狀加上華麗的外表，因此在日本有「花鯛」之稱。雖然外觀華麗，看似味道平凡，其實兩種魚類的風味都非常棒。紅色魚類的魚皮大多擁有獨特風味，本種也不例外。清爽不帶腥味的肉質中，擁有豐富的鮮味和甜味。雖然生魚片也很美味，不過比較適合煮成湯類的料理。不論是味噌湯或火鍋，都富有美味的層次感。將魚頭和魚骨燉煮後也非常可口。能充分享受到白肉魚的美味之處。

另外也非常適合油料理，像是奶油煎魚或法式香煎魚（Poêlé），兼具美觀和風味。

雖然風味極佳，不過捕獲量卻非常少。加上種類難以辨別，因此極少流通於市面上。

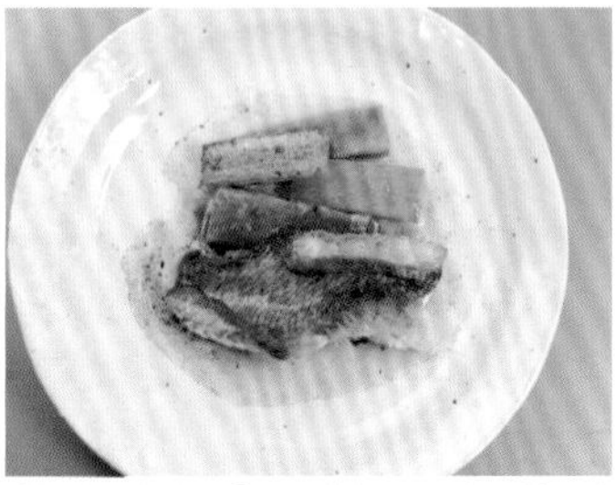

沖繩的地方料理「奶油煎魚」。一般的燒烤會讓肉質太硬。加入油的料理反而比較美味，魚皮的香氣令人感動。

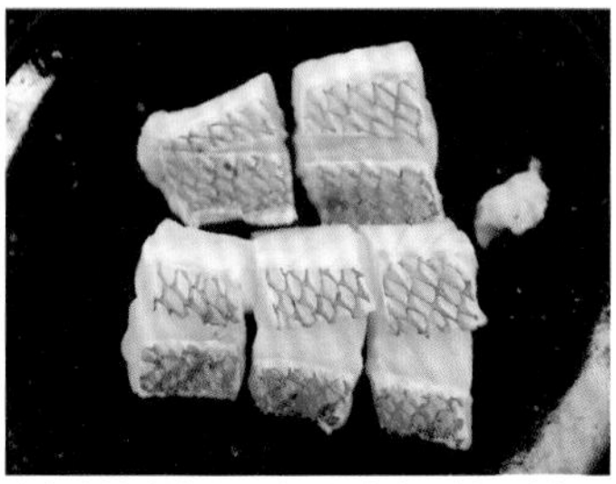

生魚片的味道較平淡，好像少了某一味般。不過魚皮帶有甜味和鮮味，使味道更加豐富，外觀也看起來更可口。

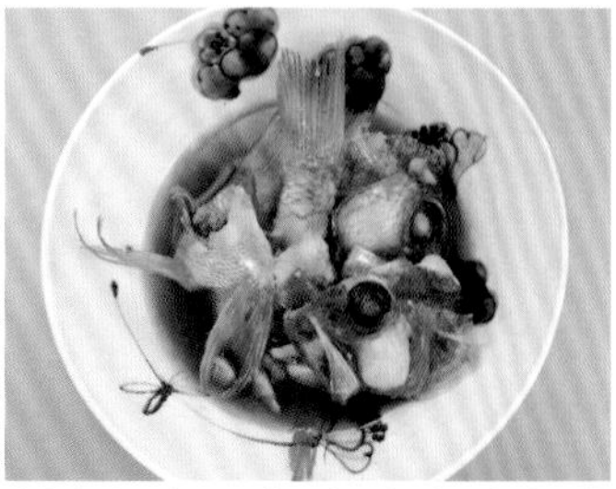

比起魚肉，魚頭、魚骨部分鮮味更豐富，燉煮後肉質緊實，也能熬出鮮美的湯頭。加上風味清爽可口，百吃不膩。

赤仁石斑 產地的稱呼

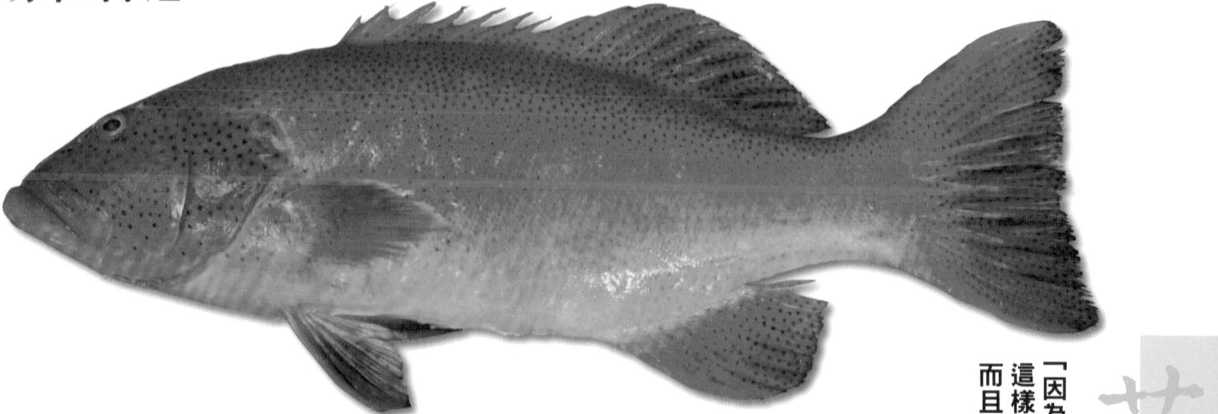

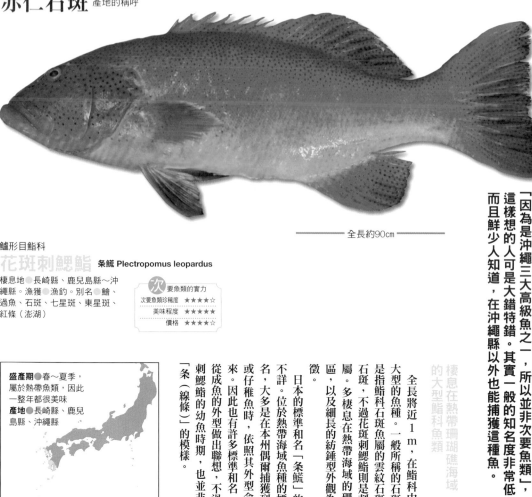

全長約90cm

鱸形目鮨科

花斑刺鰓鮨 条鮪 Plectropomus leopardus

棲息地●長崎縣、鹿兒島縣～沖繩縣。漁獲●漁釣。別名●鱠、過魚、石斑、七星斑、東星斑、紅條（澎湖）

次要魚類的實力

次要魚類珍稀度	★★★★☆
美味程度	★★★★★
價格	★★★★☆

盛產期●春～夏季，屬於熱帶魚類，因此一整年都很美味
產地●長崎縣、鹿兒島縣、沖繩縣

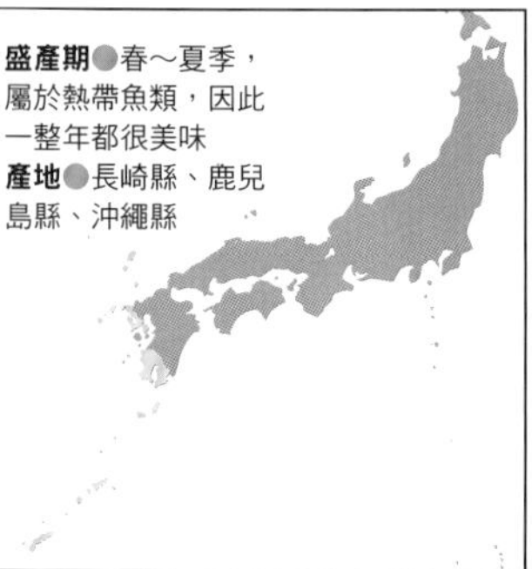

花斑刺鰓鮨 条鮪 Plectropomus leopardus

「因為是沖繩三大高級魚之一，所以並非次要魚類」，這樣想的人可是大錯特錯。其實一般的知名度非常低。而且鮮少人知道，在沖繩縣以外也能捕獲這種魚。

棲息在熱帶珊瑚礁海域的大型鮨科魚類

全長將近1ｍ，在鮨科中算是大型的魚種。一般所稱的石斑魚，是指鮨科石斑魚屬的雲紋石斑魚或石斑，不過花斑刺鰓鮨則是刺鰓鮨屬。多棲息在熱帶海域的珊瑚礁區，以及細長的紡錘型外觀為其特徵。

日本的標準和名「条鮪」的由來不詳。位於熱帶海域魚種的標準和名，大多是在本州偶爾捕獲到小魚或仔稚魚時，依照其外型命名而來。因此也有許多標準和名，無法從成魚的外型做出聯想，不過花斑刺鰓鮨的幼魚時期，也並非類似「条（線條）」的模樣。

在沖繩的三大高級魚中價格最高的紅色魚

花斑刺鰓鮨是沖繩縣的婚喪喜慶中，經常出現的魚類，就好像是本州的鯛魚般。體長將近1ｍ的大型紅色魚，而且原本在沖繩縣、奄美大島等地區，就屬於高價格的魚類，當作節慶料理時，更是價格不斐。

最美味的吃法是「鹽煮」。用少量的鹽水蒸煮，為沖繩的地方料理。使用新鮮的鮮魚，表面含有膠質的魚皮會呈現剝開的狀態，並露出白色的魚肉。可將魚肉和蒸煮出來的湯汁一起享用。美味無法言喻。肉質的纖維質恰到好處，甜味和鮮味慢慢化開，並充滿於口中。魚皮帶有膠質而柔軟，風味獨特。再加上一起蒸煮島豆腐，可謂一道完美的佳餚。

料理成沖繩風味的味噌湯也很美味。

雖然生魚片的味道太過於清淡而平凡，不過入口後慢慢散發出的甜味和鮮味，也令人驚艷。

另外還有用魚頭來油炸，味道非常奢華可口。

其他像是義式生魚片或是法式香煎魚等，是不挑料理方式的萬能食用魚，最近日本也在研究養殖方法。

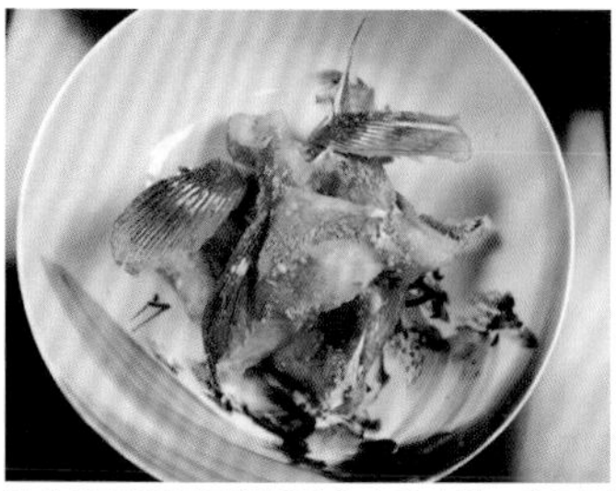

油炸魚頭需要用瀨戶燒的大碗來裝。表面香脆，皮下彈潤而且肉質芳醇，簡直太過於美味！

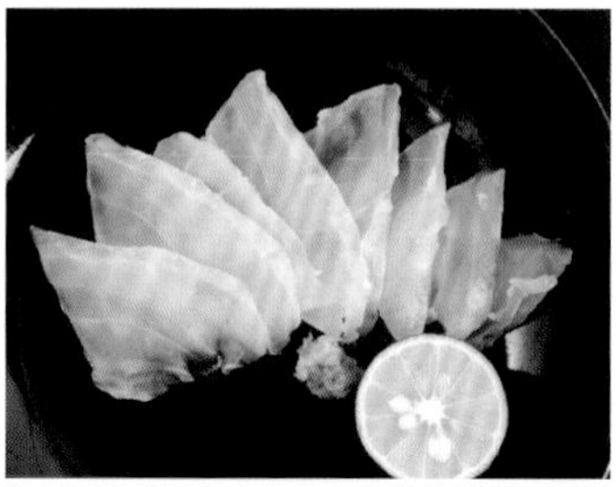

帶有透明感的白肉魚生魚片雖然美麗，不過味道平淡，油脂也沒什麼甜味。不過仔細品嚐，也能感受到其美味之處。

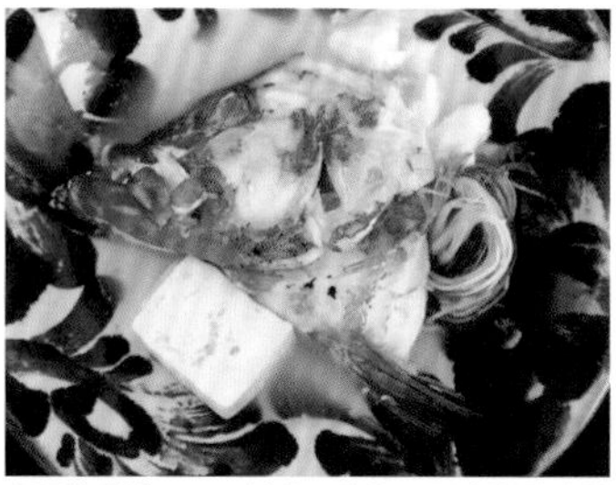

魚頭就重達1kg。剖成一半後，用少許鹽水蒸煮成「鹽煮魚」。鮮嫩的魚皮和帶有甜味的魚肉，加上料理的主角「島豆腐」，非常鮮美。

龍膽石斑

魂塊 *Epinephelus lanceolatus*

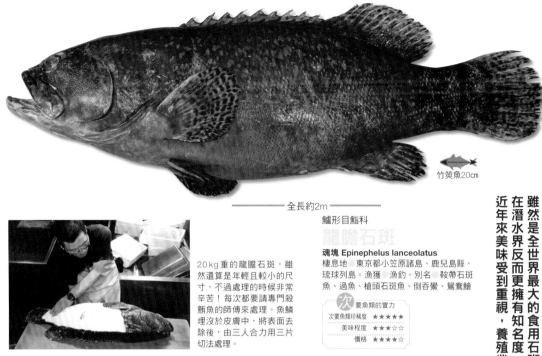

雖然是全世界最大的食用石斑，在潛水界反而更擁有知名度。近年來美味受到重視，養殖業也逐漸盛行。

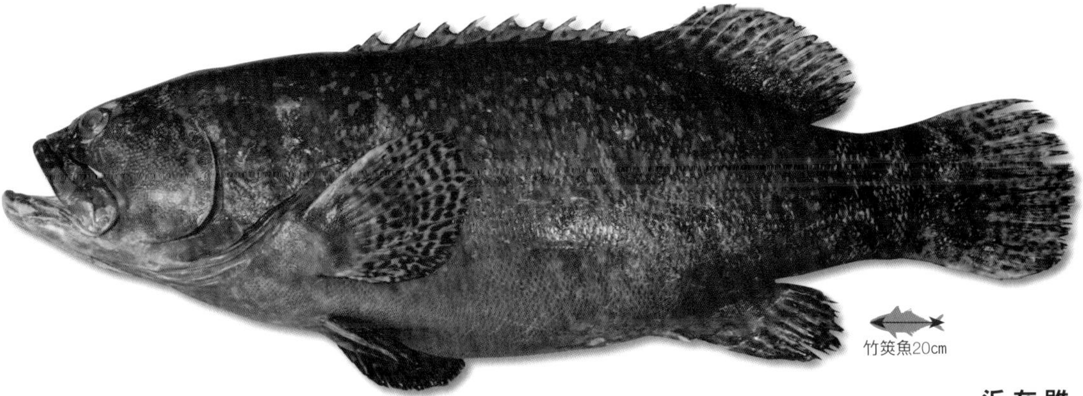
竹筴魚20cm
全長約2m

鱸形目鮨科

龍膽石斑

魂塊 Epinephelus lanceolatus

棲息地●東京都小笠原諸島、鹿兒島縣、琉球列島。漁獲●漁釣。別名●鞍帶石斑魚、過魚、槍頭石斑魚、倒吞鬣、鴛鴦鱠

次要魚類的實力

次要魚類珍稀度	★★★★★
美味程度	★★★☆☆
價格	★★★★☆

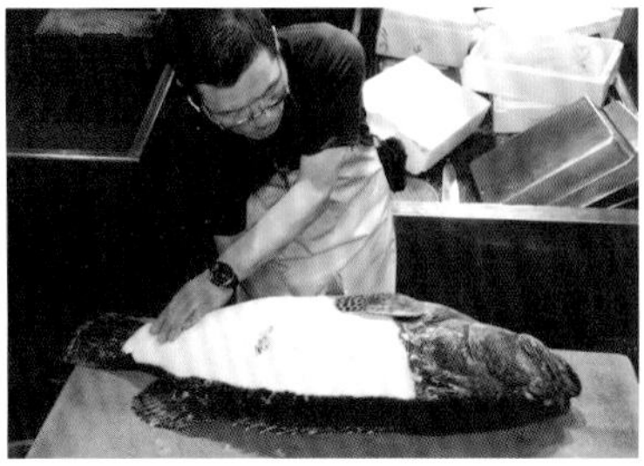

20kg重的龍膽石斑，雖然還算是年輕且較小的尺寸，不過處理的時候非常辛苦！每次都要請專門殺鮪魚的師傅來處理。魚鱗埋沒於皮膚中，將表面去除後，由三人合力用三片切法處理。

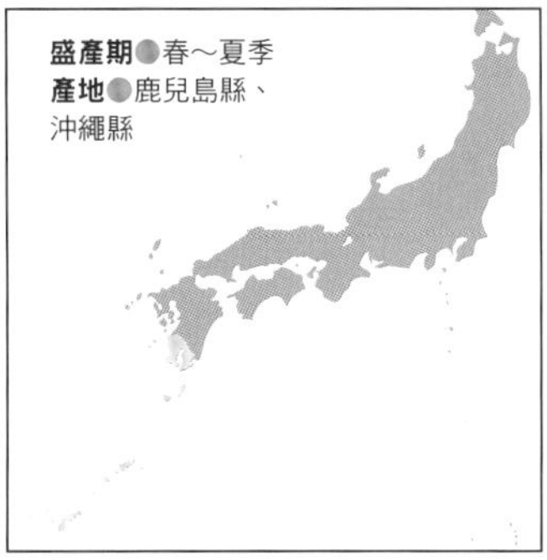
盛產期●春～夏季
產地●鹿兒島縣、沖繩縣

全世界最大的石斑種類之一 鏢漁夫的夢幻魚種

世界最龐大的石斑，英文名稱為「Giant grouper」。棲息在珊瑚礁海域的肉食性魚類，過去曾出現體長3m，重達400kg的紀錄。日本主要棲息在沖繩縣附近。通常在沖繩縣用一支釣或是鏢魚（潛進海中用鏢叉捕獲），就好比在青森縣大間釣起巨大鮪魚般，只能用格鬪技來形容。

日本的標準和名「魂塊」由來不詳。在沖繩縣有「A-la mi-bai（あーらみーばい）」之稱，也就是石斑的種類。日本國內極少捕獲到此魚類，因此食用魚的資訊也非常少。

不過最近也能在築地市場，看到如此稀有的魚類。體長約1m，重量20kg的龍膽石斑陳列於商店前，在狹窄的築地市場中特別顯眼。這些大多都是台灣養殖的鮮魚。

處理活魚時彷彿格鬪技般 體型龐大卻仍然擁有美味

分別品嚐了天然的小型龍膽石斑，以及養殖的20kg左右大小。石斑魚通常是越大越美味。雖然是養殖魚，大型石斑的美味也毫不遜色。處理這種尺寸的鮮魚非常辛苦。平常習慣處理鮪魚等大型魚的專業師傅，也需要花上30分鐘，才能將整尾魚用三片切法來處理。

首先將魚肉料理成生魚片品嚐，意外地淡而無味。將其熟成三天後，完全是不同的風味。比起油脂的甜味，白肉本身就帶有清爽的甜味，後味極佳。大型石斑原則上建議熟成後再享用。

煮成湯品時，也能熬出美味的湯頭。在寒冷的季節中，最適合用來煮火鍋。美味完全不輸給博多料理「魚頭鍋」的雲紋石斑魚。

大型石斑的基本料理方法——油炸，也非常好吃。另外鹽烤也意外地美味可口。帶有膠質的魚皮彈潤，魚肉紮實又柔軟美味，堪稱絕品。

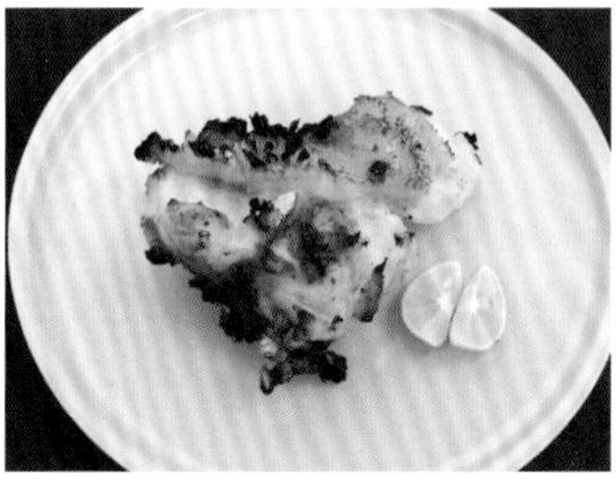

石斑魚的鹽烤料理意外地好吃。燒烤後肉質紮實且柔軟，魚肉和魚骨分離容易，纖維質恰到好處，口感極佳。

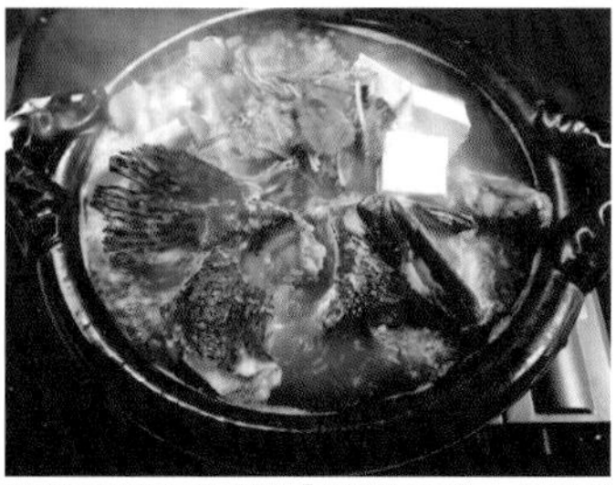

用魚頭和魚尾製作成「龍膽石斑鍋」。湯頭濃醇且帶有鮮美的餘韻。魚肉、魚頭和蔬菜和湯汁一起享用，美味無比。

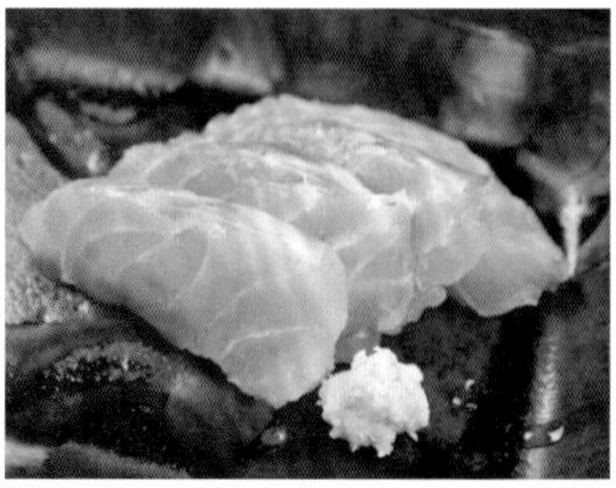

將整尾魚用三片切法處理後，魚肉熟成三天製作成生魚片，雖然魚肉失去透明感，不過鮮味卻大為增加，且帶有微微的甜味。

目太 產地的稱呼

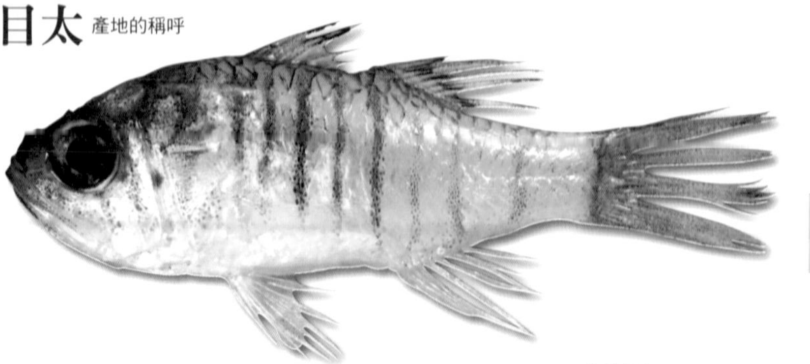

全長約8cm

鱸形目天竺鯛科

細條天竺鯛

天竺鯛 Apogon lineatus

棲息地●千葉縣、新潟縣～九州、瀨戶內海。漁獲●底拖網、定置網。別名●大面側什、大目側什

次要魚類的實力

次要魚類珍稀度	★★★☆☆
美味程度	★★★★☆
價格	★★☆☆☆

細條天竺鯛

天竺鯛 Apogon lineatus

天竺鯛科的細條天竺鯛，是不到10 cm的小魚。為了保護口中的魚卵，因此頭部帶有堅硬的耳石（otoliths）。目前只有瀨戶內海附近，會食用這種小魚。

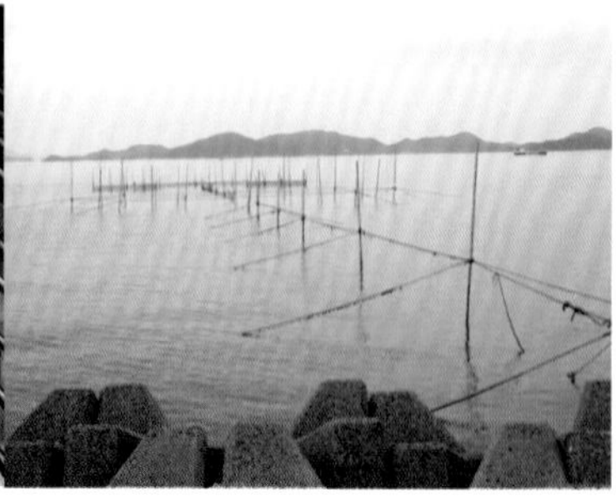

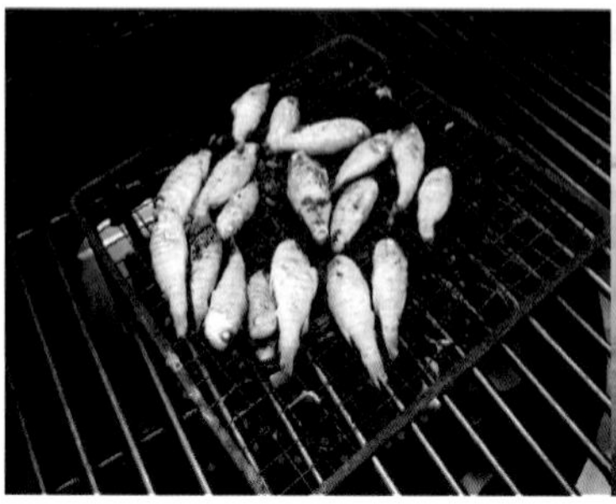

（右）岡山縣笠岡市笠岡灣的小型定置網。在這裡能捕獲到「目太（細條天竺鯛）」和「飯借（錘氏小沙丁魚）」，也許能在漁港購買到剛捕上岸的鮮魚。

（左）廣島縣福山市的名勝，鞆之浦。此處以小型的底拖網為主。漁夫們將捕獲細條天竺鯛燒烤後，醃漬醋享用。

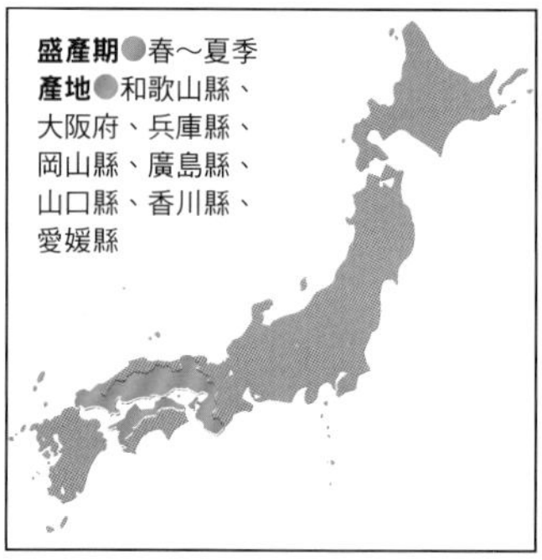

盛產期●春～夏季
產地●和歌山縣、大阪府、兵庫縣、岡山縣、廣島縣、山口縣、香川縣、愛媛縣

天竺鯛科是棲息在熱帶至溫帶海域、呵護孩子有加的小型魚類

天竺鯛科為體長約10 cm前後的小型魚，大多棲息在熱帶至溫帶、水深數公尺的平穩淺海或珊瑚礁海域中。在堤防上望向海面就能馬上發現，是移動緩慢的小魚。

在春至初夏產卵，將魚卵含在口中保護，為天竺鯛的特徵。

頭部較大而且帶有堅硬的耳石，在不知道的情況下誤食，會不小心咬到硬物。也因此有「帶石」之別名。和身體相較之下眼睛非常大，所以在日本也有人將其稱之為「目太」。本種在關東較少，專門釣近緣魚種「半線天竺鯛」的職人，經常為干擾目標的細條天竺鯛而感到困擾。

瀨戶內海的魚類飲食文化由這種小魚來擔綱

大阪灣至瀨戶內海一帶街道的超市中，大多都有販售細條天竺鯛。

基本的料理方式為「油炸」。兵庫縣姬路市的近海中，家島諸島的漁夫之島及坊勢島上，有一道叫做「油炸魚末」的料理。將細條天竺鯛切成細末後，用成圓球狀去油炸。表面香脆，中間鮮嫩多汁且充滿鮮味。由於製作程序較繁複，因此很少有機會能品嚐，但絕對是美味首選。一般家庭會用手取下帶有硬石的魚頭，接著沾太白粉油炸。非常適合當作下酒小菜，極為可口。廣島的名勝——鞆之浦，則是將鮮魚燒烤後醃漬醋享用。燒烤的魚肉非常美味，浸漬醋之後能軟化魚骨，便能整尾享用。

在和歌山市的雜賀崎，會將魚肉用菜刀切成細碎後水煮，再調味成甜鹹風味的「咚咚」料理。放在軍艦壽司上就是「咚咚壽司」，充滿溫和的鄉間風味。當作便當配菜也很可口。

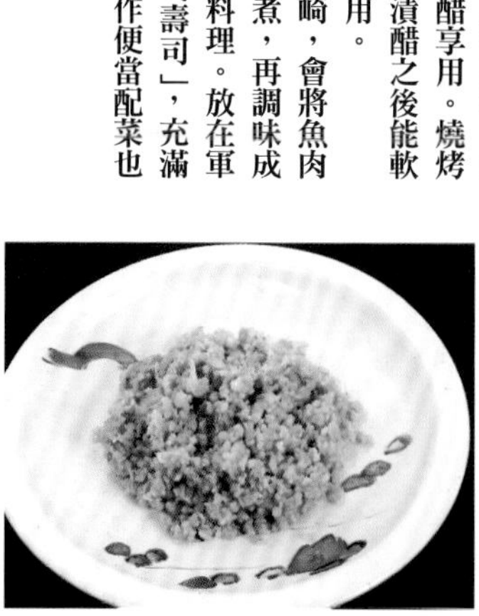

和歌山市雜賀崎的地方料理「咚咚」。調味成甜鹹風味的魚碎肉，也可以放在軍艦壽司上變成「咚咚壽司」，或是當作美味的配菜。

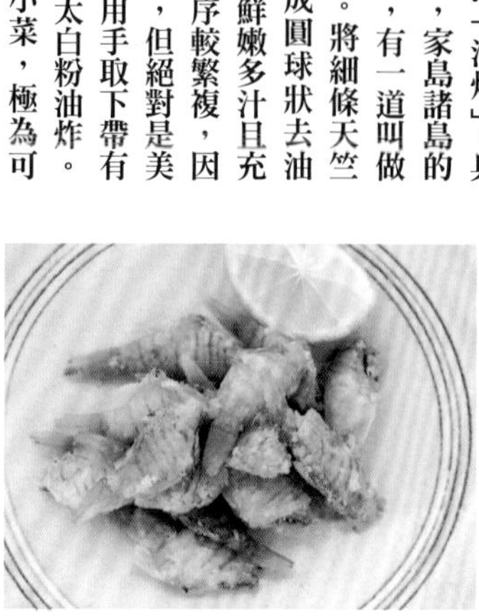

關西、瀨戶內海周圍的家庭料理「炸細條天竺鯛」。經常陳列在超市的熟食區。是搭配啤酒的最佳下酒菜。

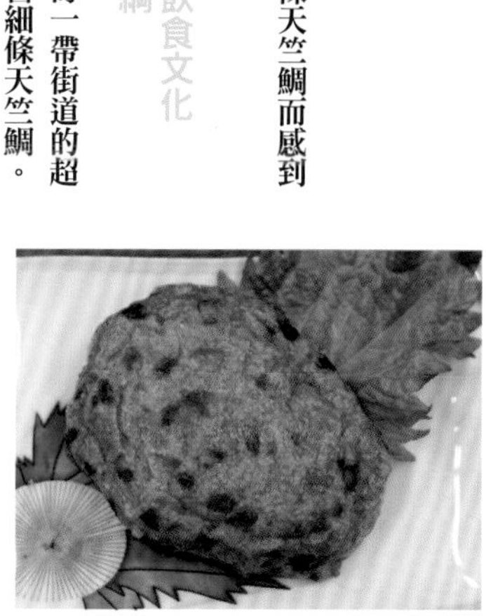

在兵庫縣姬路市家島諸島的坊勢島品嚐到的「油炸魚末」。細刺也剁成碎末一起油炸，帶有強烈的鮮味，內層鮮嫩多汁。

鱸形目眼眶魚科

眼眶魚 銀鏡 Mene maculata

棲息地●九州西岸的東海、茨城縣以南的太平洋沿岸。漁獲●定置網。別名●皮刀、眼眶魚、庖刀魚、皮鞋刀、菜刀魚、剃頭刀（澎湖）

次要魚類的實力

次要魚類珍稀度	★★★★☆
美味程度	★★★★☆
價格	★★☆☆☆

「雖然是整尾魚乾，卻彷彿被剖開成一半乾癟」有人如此說。也有人說像是洩了氣的海灘球般。在定置網中出現這有如月亮般的魚種，可會令漁夫們失望不已。

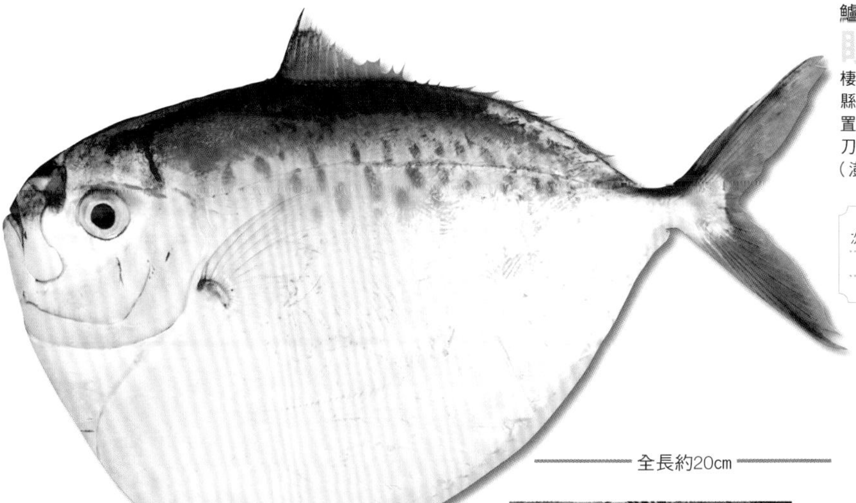

全長約20cm

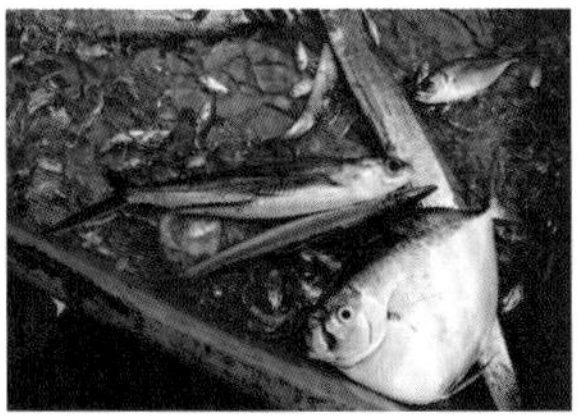

在定置網的選別台上，大多被當成雜魚丟棄。

全世界一科僅有一種 外型如圓扇的魚類

外觀有如圓形盤子的眼眶魚科，在全世界中僅有一種魚類。棲息在較穩定的內灣或沿岸的淺海海域中，偶爾會大量進入定置網。毫無市場價值，因此當定置網中出現這種魚類時，會聽到漁夫們嫌棄的咋舌。

英文俗名為「Moon fish」。日本和名「銀鏡」，是因為和明治時代以前，由金屬表面磨成的鏡子相似而來。地方名「菸草菜刀」，則是因為外型很像切菸草的圓形菜刀。

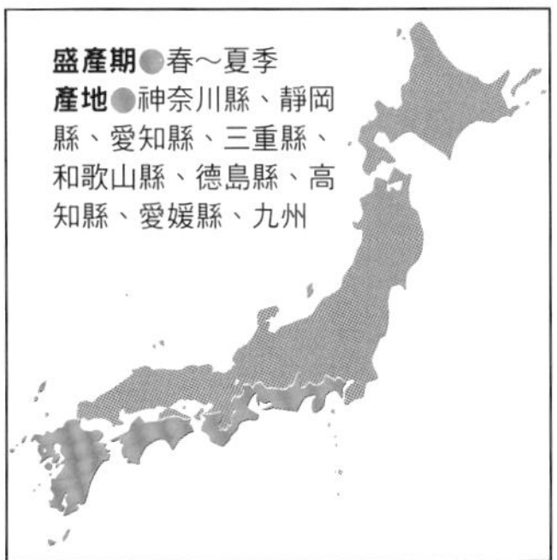

盛產期●春～夏季
產地●神奈川縣、靜岡縣、愛知縣、三重縣、和歌山縣、德島縣、高知縣、愛媛縣、九州

生魚片賣相不佳，身體薄而充滿鮮味

身體的厚度不到1cm。形狀就彷彿團扇般，用三片切法處理時非常辛苦。將魚頭和內臟去除後，只剩下些微的魚肉。基本上將內臟去除後，剩下的部分都會拿來料理。

生魚片的味道非常鮮美。能品嚐到青魚特有的鮮味。並非沾芥末，反而適合搭配生薑泥或柑橘類。

在沖繩縣經常會將竹筴魚類料理成味噌湯，和本種的風味相似，能熬出鮮美的湯頭。

雖然用三片切法處理後，魚肉的部分非常少，不過油炸料理也能品嚐到濃醇的風味。味道不可思議地和炸火腿排極為相似。

比起鮮魚，整尾魚乾反而較常見。由於身體扁平，外觀就像剖成兩半的魚乾。魚皮味道和竹筴魚相似，魚肉則帶有濃醇的風味。

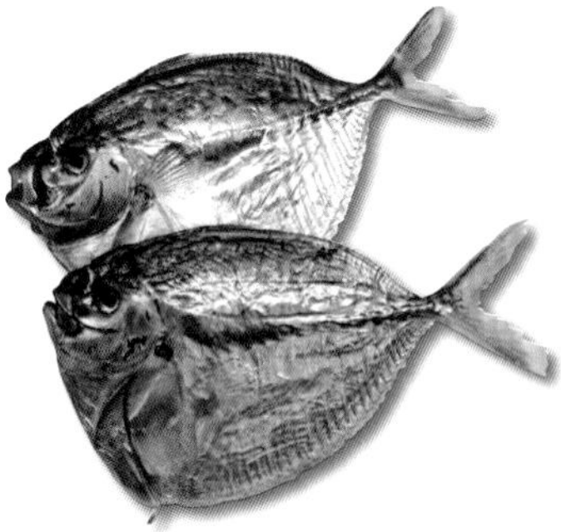

在三重縣尾鷲市製作的整尾魚乾。外觀彷彿「曬團扇」般。風味濃醇美味。

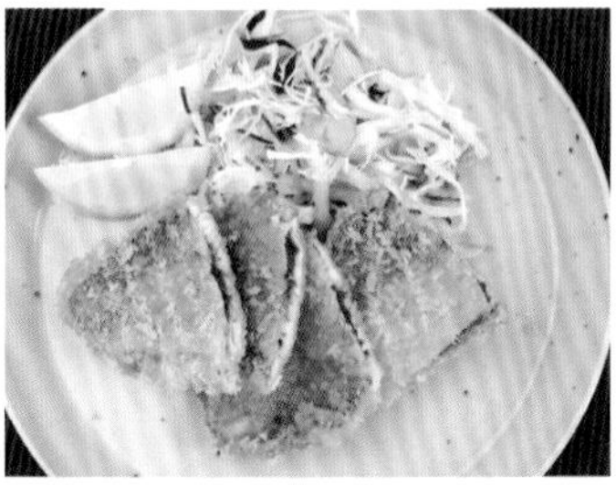

雖然身體太薄，不過油炸後極為美味。血色部分帶有濃厚的鮮味，味道有如炸火腿排般，令人不可思議。

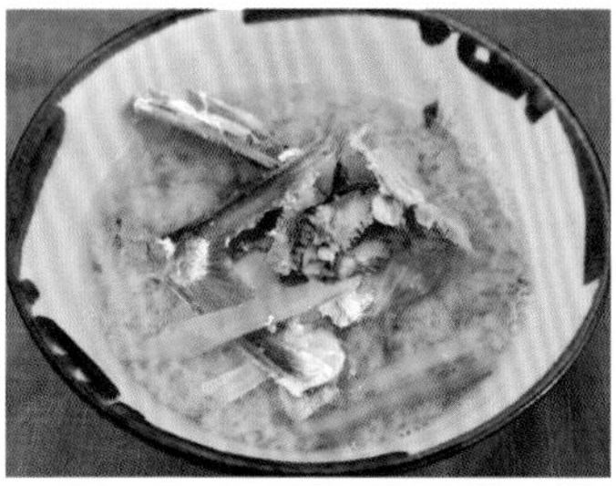

在沖繩縣用竹筴魚製作的味噌湯極受歡迎，而眼眶魚的味噌湯風味和其相似，鮮味卻比竹筴魚還強烈，非常可口。

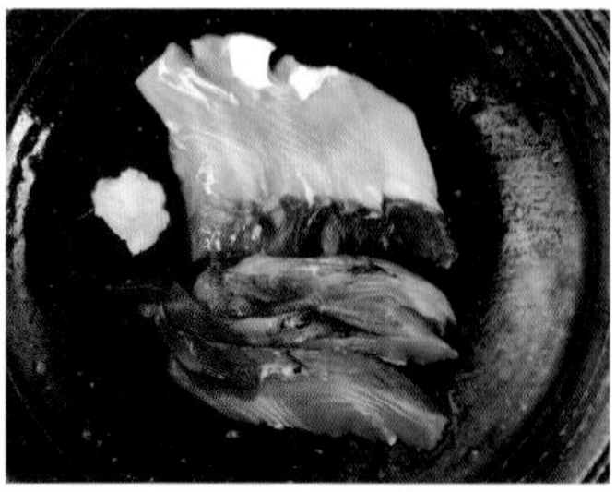

生魚片的血色明顯，賣相並不佳，因此乏人問津。不過味道絕對在竹筴魚之上。適合和柑橘類或是鹽巴一起享用。

眼眶魚 銀鏡 Mene maculata

鱸形目鯵科

烏鯧

黑鯵擬 Parastromateus niger

棲息地●偶爾能在南日本捕獲，主要棲息在熱帶的太平洋～印度洋海域。漁獲●走置網。別名●烏昌、三角昌、昌鼠魚、黑鯧、暗鯧、黑鰭、燕尾鯧

次要魚類的實力

次要魚類珍稀度	★★★★☆
美味程度	★★★★★
價格	★★☆☆☆

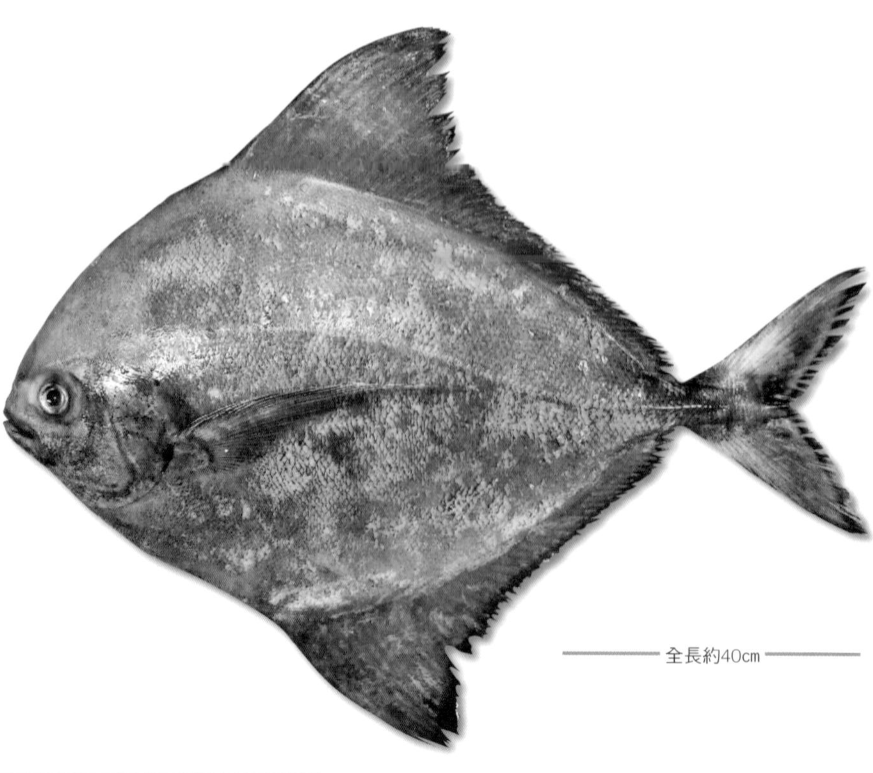

烏鯧

黑鯵擬 Parastromateus niger

鮮少有人知道烏鯧也是竹筴魚的一種。本應棲息在熱帶海域，為東南亞的重要食用魚。能在日本捕獲到如此美味的魚類，地球暖化也並非如此糟糕？

直到上個世紀前都還是超稀有的鯵科黑魚

在鯵科中屬於較原始的魚種，也許是因為這個原因，外觀完全看不出來是竹筴魚的同類。反而還比較像鯧魚。日本的標準和名「鯵擬」，是因為以前還沒有鯵科的關係。多棲息在熱帶的淺海海域，主要分布於東南亞、印度洋和非洲大陸西岸。是熱帶海域中的重要食用魚類。

原本是捕獲量極少的熱帶系魚類，近年來卻偶爾能在鹿兒島縣捕獲。雖然未經過科學證明，不過也許是因為地球暖化的關係。當然，漁夫們也不了解這種魚類，加上賣相不佳，總是因為賣不出去而困擾。但是根據近年的捕獲狀況，也許將來也會普遍地在超市販售。

盛產期●不詳
產地●鹿兒島縣

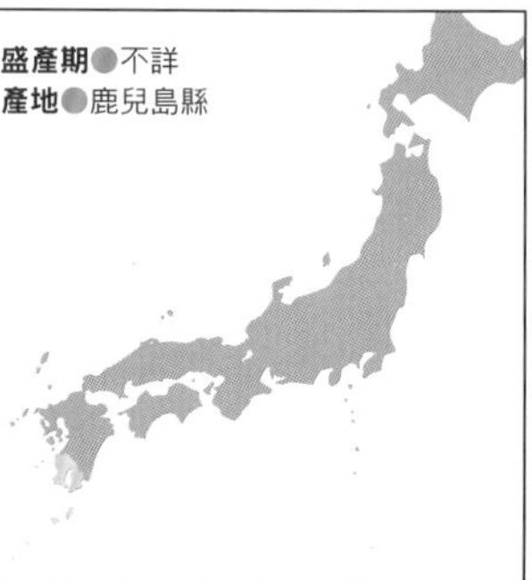

地球暖化附加的小確幸。有成為高級魚的潛力

在50年代，日本知名的魚類學家——※田中茂穗的著作中曾如此描述烏鯧「在我國極為稀有，並當作下雜魚處理」，當時似乎未品嚐過其風味。因為地球暖化而出現在日本海域的烏鯧，味道非常鮮美可口。風味和外型都與鯧魚相似，因此常被誤認為是鯧魚。不過問題只在於漆黑的外觀。

魚皮的下方，是血色極為美麗的白肉，血色部分有點類似鯛魚。肉質稍微柔軟，不過帶有甜味，風味絕佳。說是味道在鯧魚之上，一點也不為過。

單純燒烤後肉質也不會變硬。不需要用味噌或酒粕調味，就已經非常美味。

其他像是油炸，或是沾上沖繩風味的麵衣後炸成天婦羅，也非常可口。

另外還很適合香煎料理。尤其是奶油香煎魚，美味堪稱絕品。

雖然目前漁夫們正為大量進入定置網的烏鯧而困擾，不過想必將來會慢慢成為高級魚。

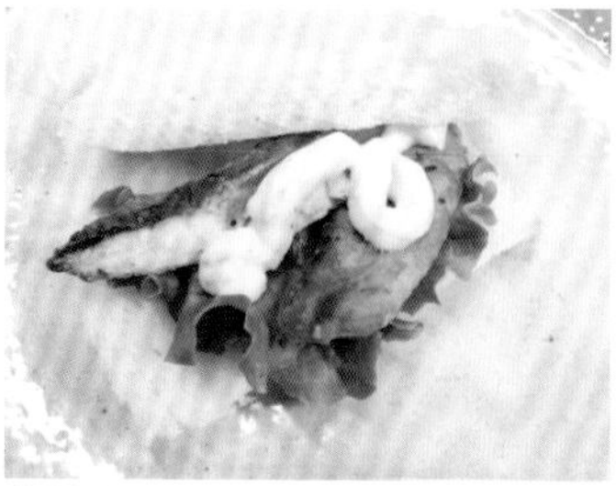

適合製作成加入油的料理。圖中為抹上麵粉後，用奶油香煎成美味的煎魚料理。不論是直接享用，或是夾在麵包中都很可口。

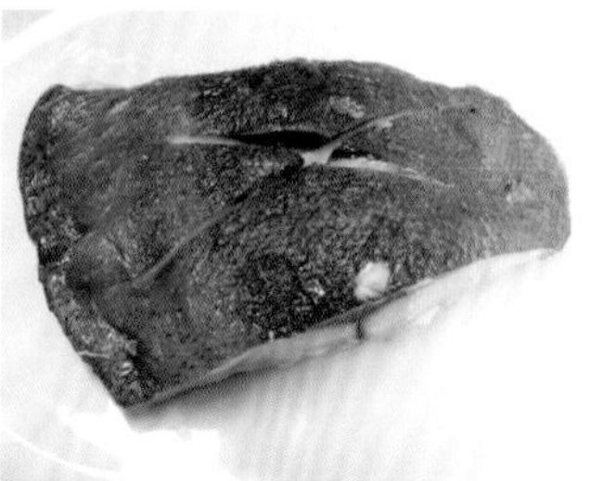

雖然魚皮漆黑，賣相不佳，不過鹽烤的風味一絕。香氣四溢，加熱後肉質也不會變硬，蓬鬆多汁。而且還擁有強烈的鮮味。

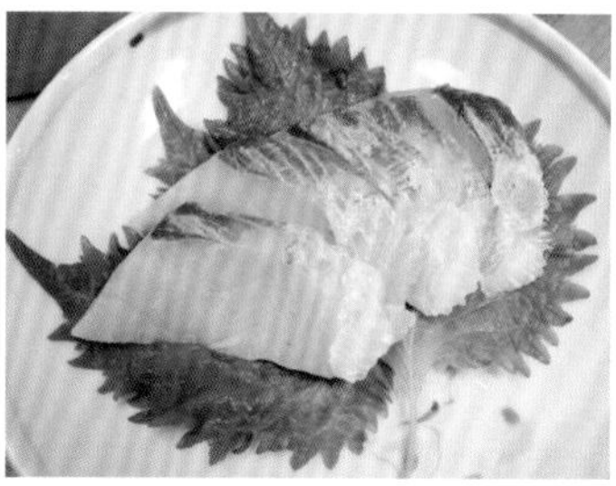

血色類似鯛魚及石鯛，肉質則和鯧魚相似。而且兼具兩種魚類的美味！

協助／伊東正英（鹿兒島縣南さつま市）
※『圖說有用魚類千種』（田中茂穗・阿部宗明 森北出版）

斐氏鯧鰺

小判鰺 Trachinotus baillonii

偶爾能在相模灣捕獲上岸。風味受到漁夫們和漁業業者的肯定。是熱帶海域的重要魚種，也有布氏鯧鰺的養殖漁業。

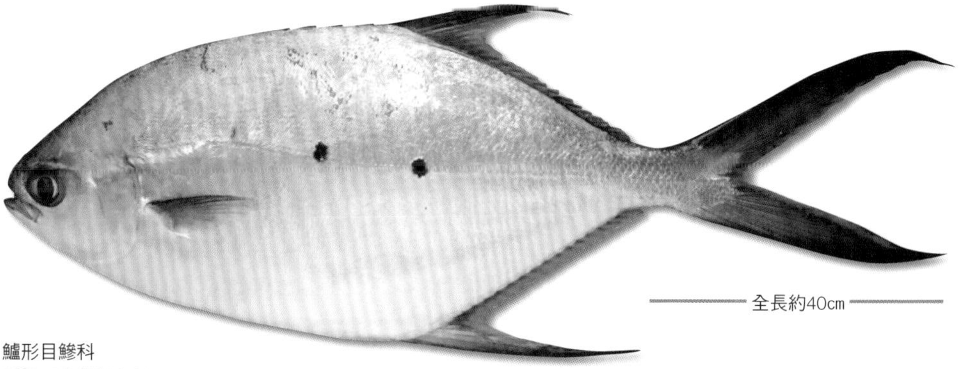
全長約40cm

鱸形目鰺科

斐氏鯧鰺 小判鰺 *Trachinotus baillonii*

棲息地●鹿兒島以南、印度洋～太平洋的熱帶、亞熱帶海域。漁獲●定置網。別名●卵鰺、紅鰺、油面仔、幽面仔、斐氏黃臘鰺、南風穴仔、甘仔魚（臺東）、紅紗（澎湖）

次要魚類的實力

次要魚類珍稀度	★★★★☆
美味程度	★★★★★
價格	★★★☆☆

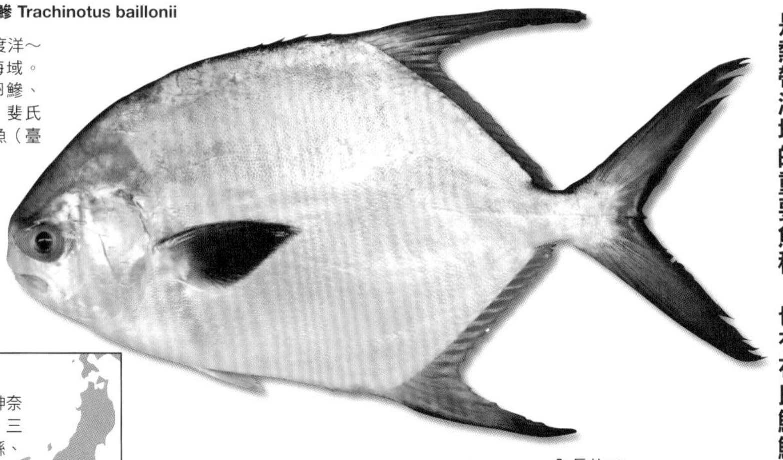
全長約70cm

鱸形目鰺科

布氏鯧鰺

丸小判 *Trachinotus blochii*

棲息地●琉球列島、印度洋～西太平洋，偶爾會迷路至日本本州。漁獲●定置網。別名●金槍、金鯧、紅杉、紅沙瓜仔、長鰭黃臘鰺、甘仔魚（臺東）、紅紗（澎湖）

次要魚類的實力

次要魚類珍稀度	★★★★☆
美味程度	★★★★★
價格	★★★☆☆

盛產期●秋～初夏

產地●東京都島嶼部、神奈川縣、靜岡縣、愛知縣、三重縣、和歌山縣、德島縣、高知縣、愛媛縣、九州、沖繩縣

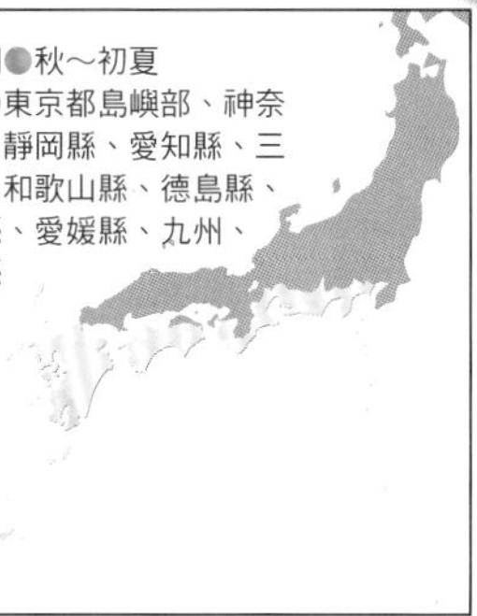

※2種魚類的產地

在熱帶及亞熱帶地區，因為美味而受到歡迎，甚至還有養殖漁業

斐氏鯧鰺和布氏鯧鰺，都是棲息在熱帶、亞熱帶海域的鰺科鯧鰺屬魚類。群游在較淺的沙地海底附近，以捕食小型魚類和甲殼類維生。

斐氏鯧鰺無法大量捕獲，不過布氏鯧鰺在東南亞地區為重要的食用魚，也有養殖漁業。

日本國內在受到黑潮影響的相模灣以南，雖然偶爾能見到這種魚類，不過主要是分布於鹿兒島縣和沖繩縣。

風味是魚類中的首選，一旦品嚐便會令人上癮

偶爾能在相模灣捕獲，漁夫們都非常了解這種魚的美味。雖然是鰺科，不過帶有透明感的肉質非常類似鯛魚，血色極為美麗。

夠新鮮的話，生魚片是最美味的吃法。風味如其貌，帶有鮮味和甜味，油脂的比例也很完美。

使用油的料理，像是奶油香煎魚或油炸也很美味。加熱後不會變硬，內層鮮嫩多汁，纖維質的分布恰到好處。

鰺科魚類的味噌湯極為鮮美可口，本種也不例外。其他像是鹽烤或燉煮都很好吃。

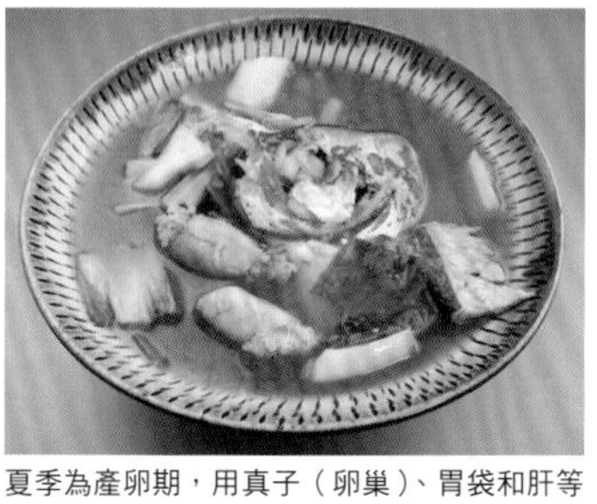
夏季為產卵期，用真子（卵巢）、胃袋和肝等製作出「魚湯（味噌湯）」。擁有鰺科特有的濃醇鮮味，完全不需要使用高湯。

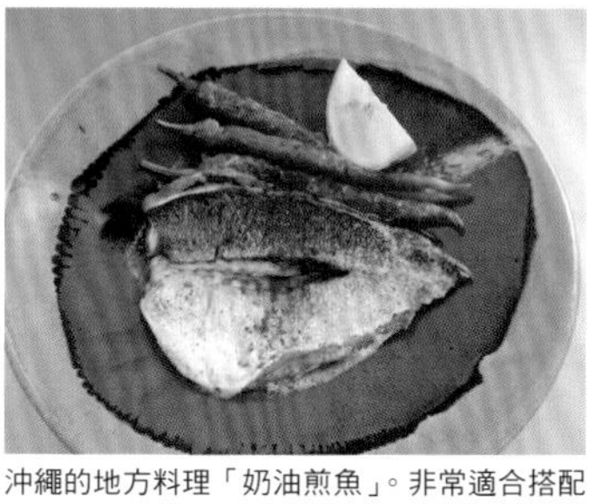
沖繩的地方料理「奶油煎魚」。非常適合搭配奶油，煎過後肉質也不會變硬。鮮味恰到好處，也非常下飯。

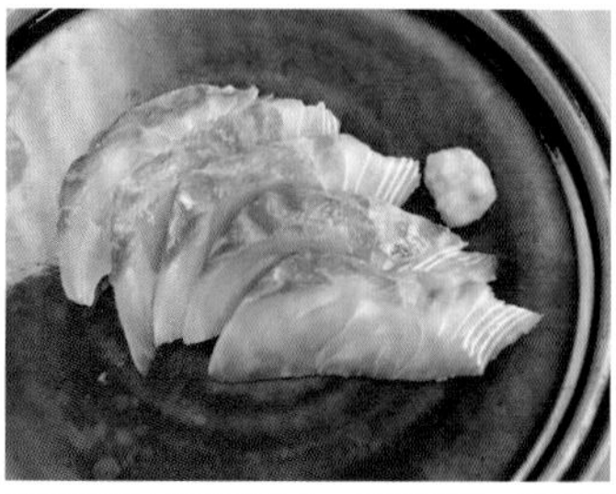
美麗的血色為魚中之上。外觀美麗，風味也鮮美可口。口感適中，帶有類似青魚的鮮味，令人百吃不膩。

小甘鰺

相鰤 Seriolina nigrofasciata

雖然外型與鰤魚（青甘）及紅甘相似，仔細一看其實兩者皆否。巡游於熱帶及溫帶海域的表層，偶爾誤入定置網中。

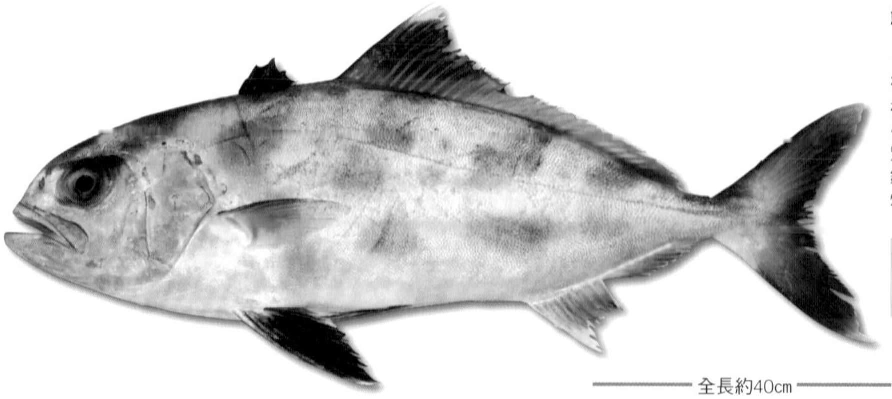

鱸形目鰺科

小甘鰺

相鰤 Seriolina nigrofasciata

棲息地●新潟縣、茨城縣～九州、琉球列島。漁獲●定置網。別名●黑甘、油甘、軟骨甘、軟鑽（澎湖）、軟骨午（澎湖）、火燒甘（基隆）、虎甘（宜蘭）

次要魚類的實力

次要魚類珍稀度	★★★☆☆
美味程度	★★★★☆
價格	★★☆☆☆

全長約40cm

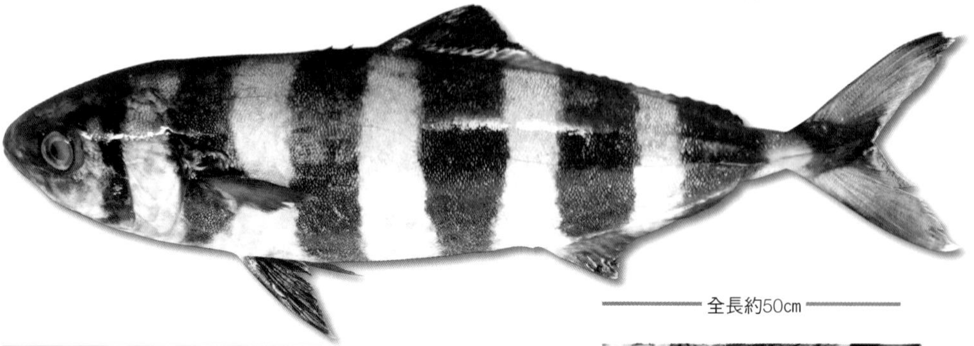

全長約50cm

鱸形目鰺科

黑帶鰺 鰤擬

Naucrates ductor

棲息地●北海道～九州、琉球列島。漁獲●定置網。別名●烏甘、番軟鑽（澎湖）

次要魚類的實力

次要魚類珍稀度	★★★★☆
美味程度	★★★★☆
價格	★★☆☆☆

盛產期●秋～初夏
產地●新潟縣及茨城縣以南的本州沿岸、四國、九州

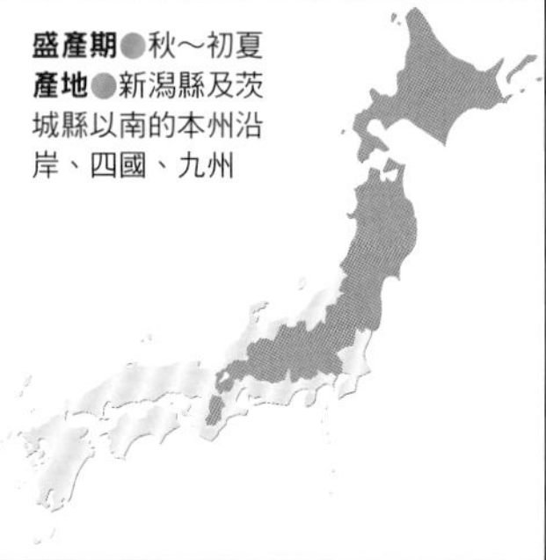

※小甘鰺的產地

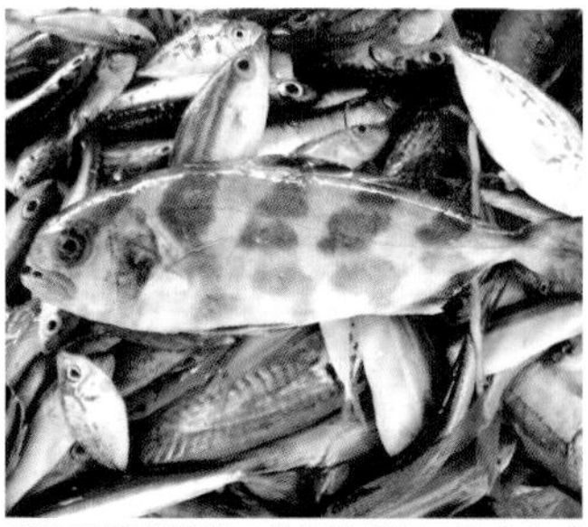

被定置網捕獲後，會被挑出來，和太小或是不值錢的魚類一起丟棄。

既不是鰤魚也非高體鰤的巡游性魚類

兩種魚類的外觀都和鰤魚（青甘魚）相似，日本的和名由此而來。無群游性，巡游於近海至沿岸一帶的表層海域。黑帶鰺有隨著漁船游進港口的習性，因此英文名稱為「Pilot fish」，有「領航魚」之意。

小甘鰺雖然偶爾會出現於本州，不過黑帶鰺主要棲息在熱帶海域中，因此較稀有。

肉質清爽美味，卻沒有流通於市面上。可謂國家的大問題

雖然兩種魚類的外觀都類似鰤魚和杜氏鰤，不過肉質卻比較接近鰹魚。幾乎毫無血色，很快就會變成白濁色。購買時盡量挑選大魚。小魚的油脂較少，也沒什麼鮮味。帶有油脂的大魚，味道類似高級魚中的鯧魚。

白濁色的魚肉雖然賣相不佳，不過生魚片的風味非常可口。和鯧魚相較之下價格較低，美味卻完全不落人後。

肉質鮮嫩，因此適合製作出奶油香煎或是油炸等料理。

浸漬味噌或酒粕後再煎過也很美味。如果不事先說明，可能還會被誤認為是鯧魚或土魠魚呢。

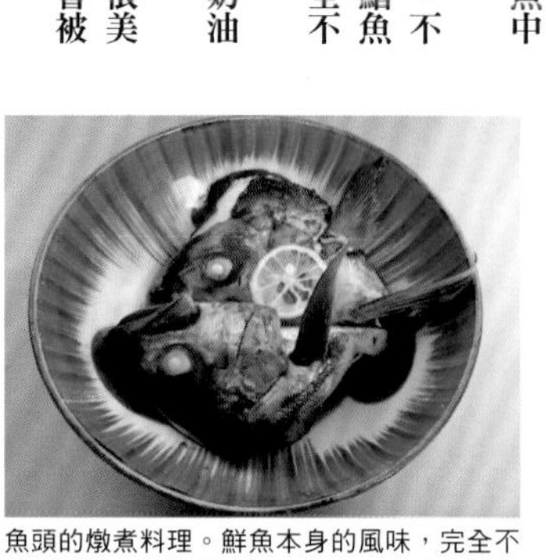

魚頭的燉煮料理。鮮魚本身的風味，完全不輸給醬油和酒等調味料。魚肉和魚骨分離容易，沾著燉煮醬汁享用，極為美味。

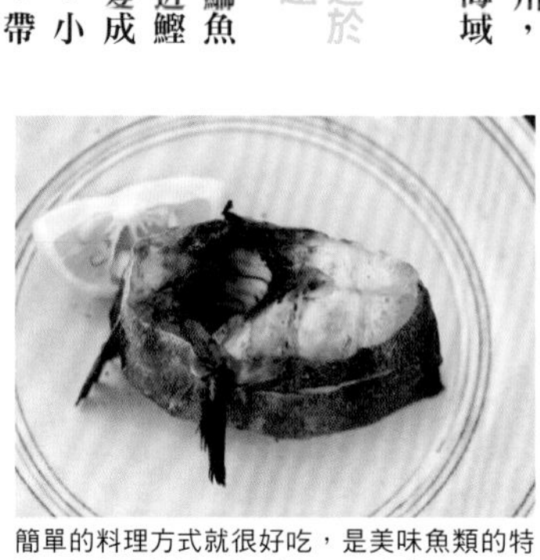

簡單的料理方式就很好吃，是美味魚類的特徵。最簡單的料理「鹽烤」，層次豐富可口。魚皮帶有風味，魚肉也能享受到甜味。

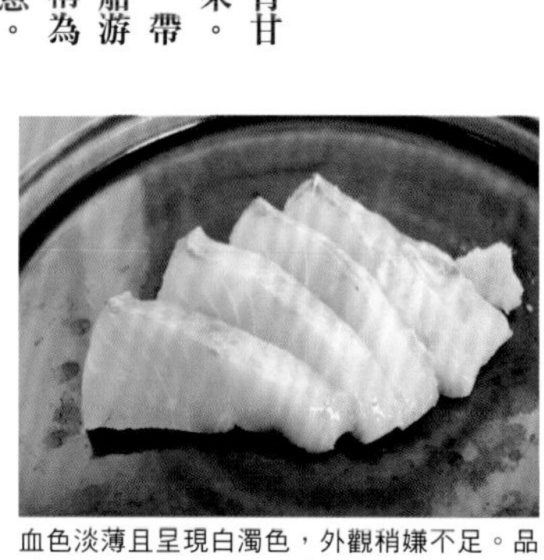

血色淡薄且呈現白濁色，外觀稍嫌不足。品嚐後味道鮮美可口。魚肉帶有油脂，能感受到甜味，層次豐富。

鱸形目鰺科

白舌尾甲鰺

沖鰺 Uraspis helvola

棲息地●青森～九州。漁獲●漁釣、定置網。別名●瓜仔、沖鰺、黑面甘、黑鮘、甘仔魚（臺東）、白鮎仔（澎湖）

次 要魚類的實力

次要魚類珍稀度	★★★☆☆
美味程度	★★★★★
價格	★★★☆☆

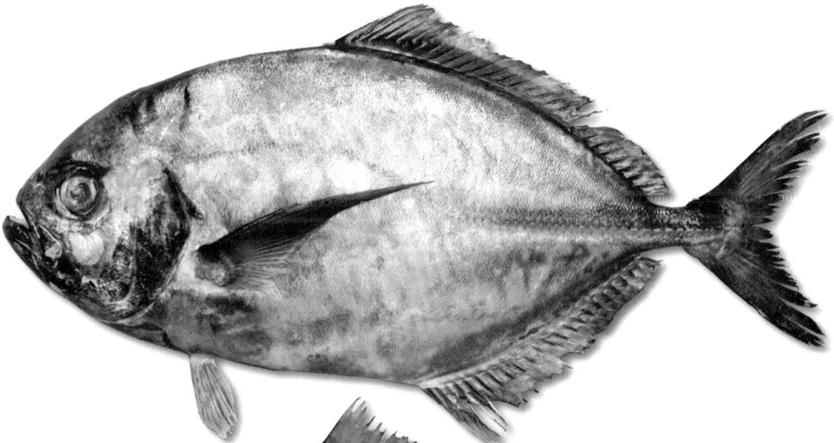

擁有黑黑髒髒的外表，因此價格非常低廉。無法大量捕獲，日本全國幾乎沒有在市場上流通。知道要購買如此便宜又美味的鮮魚，堪稱魚類達人。

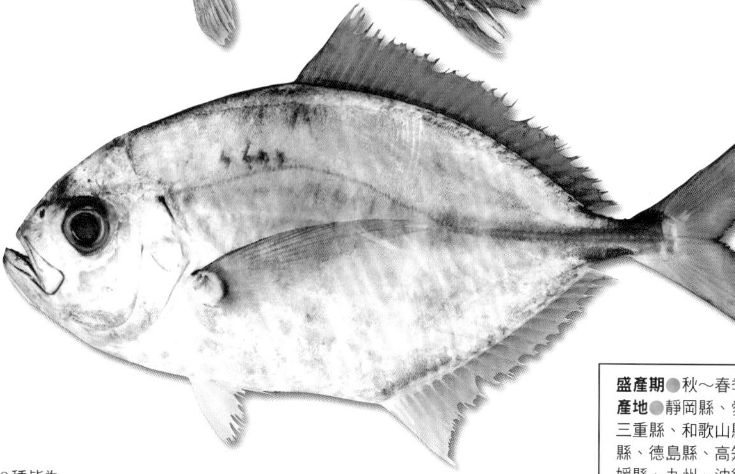

2種皆為 全長約40cm

盛產期●秋～春季
產地●靜岡縣、愛知縣、三重縣、和歌山縣、山口縣、德島縣、高知縣、愛媛縣、九州、沖繩縣

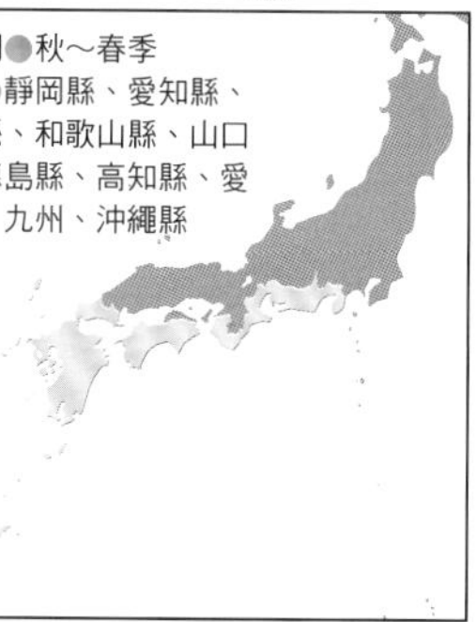

※白舌尾甲鰺的產地

鱸形目鰺科

白口尾甲鰺

印度沖鰺 Uraspis uraspis

棲息地●鹿兒島縣、琉球列島。漁獲●定置網、漁釣。別名●瓜仔、正沖鰺

次 要魚類的實力

次要魚類珍稀度	★★★★☆
美味程度	★★★★☆
價格	★★★☆☆

白舌尾甲鰺

沖鰺 Uraspis helvola

外觀平凡無奇 也並非如此稀有

尾甲鰺屬是棲息在接近近海的中型魚類。雖然在東北或是關東地區，白舌尾甲鰺偶爾會進入定置網中，不過仍以紀伊半島以南為大宗。白口尾甲鰺則棲息在較溫暖的海域中，日本國內僅有在鹿兒島縣、沖繩縣等地區食用。群游的數量並不多，所以無法大量捕獲。

也許是外觀看起來骯髒的關係，因此相較於美麗的「鍍金（藍鰭鰺）」，白舌尾甲鰺在日本也有「鍍金的大嬸」之別稱。

物美價廉的鮮魚 連漁夫們也推薦

雖然風味鮮美，不過因為外觀看似骯髒，加上白濁色的肉質，因此價格低廉。

血色非常淡薄，雖然生魚片的賣相不佳，其實帶有甜味及強烈的鮮味。而且一整年當中都非常美味。

烤魚的風味絕對不會輸給土魠魚或鯧魚。剛烤好的魚肉鮮嫩多汁，風味清爽又帶有甜味和鮮味。鹽烤也很美味。

肉質為鮮嫩的白肉，因此其他像是油炸、奶油香煎、味噌湯，或是燉煮料理都很合適。

品嚐後，這種魚的性價比（C／P值）絕對會令人驚訝不已。

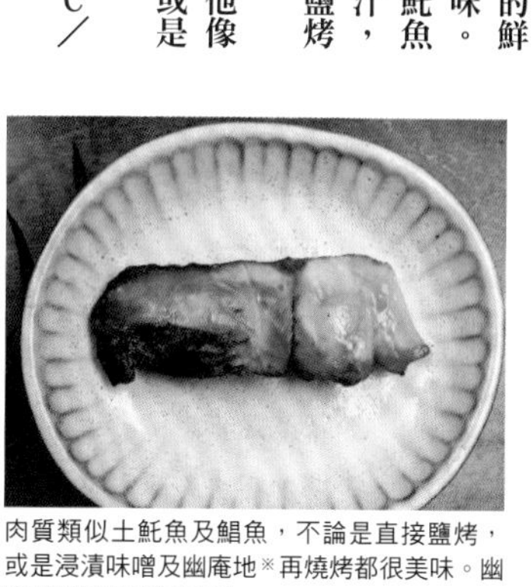

肉質類似土魠魚及鯧魚，不論是直接鹽烤，或是浸漬味噌及幽庵地※再燒烤都很美味。幽庵燒的風味更是可口。

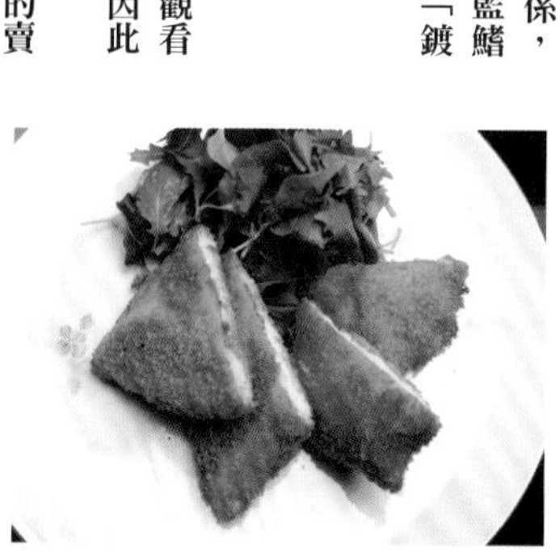

油炸後表面酥脆，內層芳醇美味。幾乎沒有鰺科魚的特有風味。味道清爽可口。

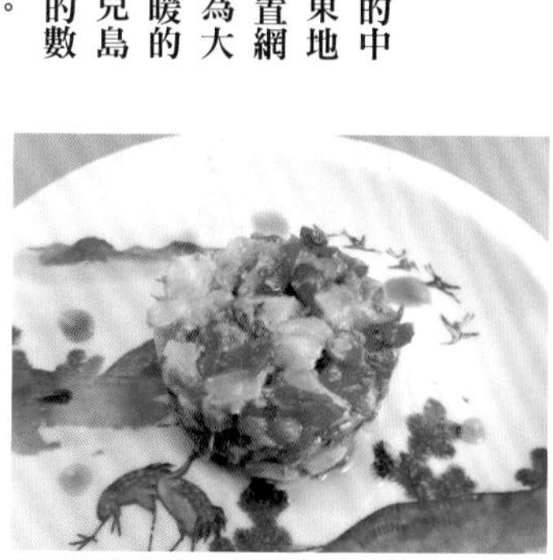

生魚片雖然美味，不過稍嫌平淡。可以切碎後加入義大利香醋、番茄及芥末菜等，製作成塔塔風味的涼拌菜，充分發揮創意。

※幽庵地：由醬油、酒和味醂調和成的燒烤用浸漬醬，燒烤後的料理稱為「幽庵燒」。

逆鉤鰺

生鰹 Scomberoides lysan

標準和名「生鰹」令人匪夷所思。和鰹魚根本毫無近親之緣。而英文名稱「Queen fish」則是因為美麗的外型。

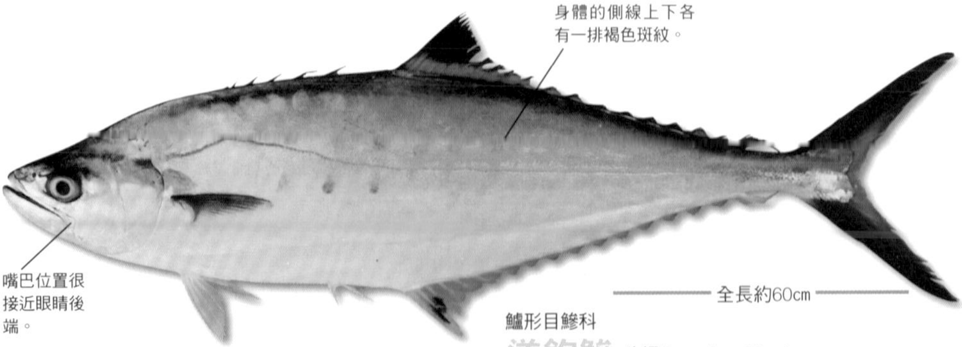

身體的側線上下各有一排褐色斑紋。
嘴巴位置很接近眼睛後端。
全長約60cm

鱸形目鰺科

逆鉤鰺 生鰹 Scomberoides lysan

棲息地●鹿兒島縣～琉球列島。於日本本州捕獲到的多為小魚。漁獲●定置網、漁釣。別名●七星仔、棘蔥仔、鬼平、刺蔥（澎湖）

次要魚類的實力

次要魚類珍稀度	★★★☆☆
美味程度	★★★★☆
價格	★★★☆☆

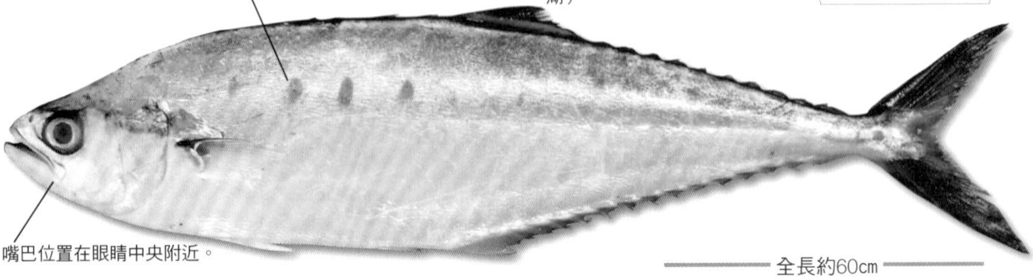

身體的側線上方有一排褐色斑紋。
嘴巴位置在眼睛中央附近。
全長約60cm

鱸形目鰺科

托爾逆鉤鰺

南生鰹 Scomberoides tol

棲息地●鹿兒島縣、沖繩縣。漁獲●定置網、漁釣。別名●七星仔、棘蔥仔、鬼平、刺蔥（澎湖）、龜秉（澎湖）

次要魚類的實力

次要魚類珍稀度	★★★☆☆
美味程度	★★★★☆
價格	★★★☆☆

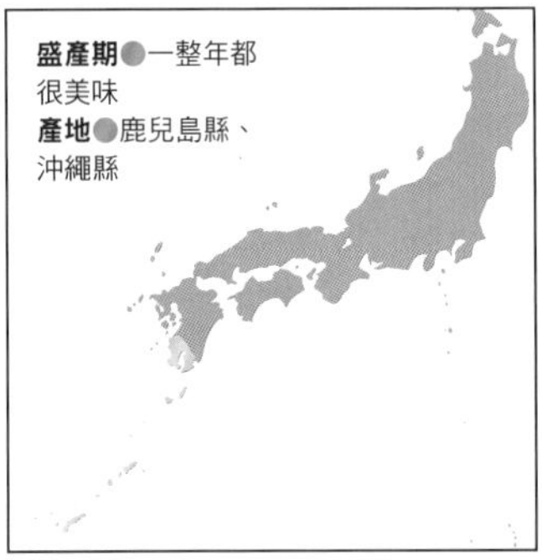

盛產期●一整年都很美味
產地●鹿兒島縣、沖繩縣

※2種魚類的產地

熱帶海域中的美麗魚類。也是珊瑚礁的女王

這兩種魚類的標準和名中都含有「鰹」字，理由完全不得而知。

多分布於熱帶及亞熱帶海域，幼魚在內灣生長，成魚則棲息在面向外海的岩礁區。幼魚有剝除其他魚類的魚鱗食用之習性，令人困擾。兩種魚類皆為銀色的流線體型，極為美麗。

風味就如同鰹魚加上鰤魚般美味

雖然和鰹魚毫無近親之緣，不過加熱後肉質變硬，以及強烈的鮮味，是兩種魚類的共通點。屬於白肉魚，卻擁有紅肉魚的美味。體型越大越好吃，肉質也更緊實。

生魚片帶有白肉魚的清爽，後味則是紅肉魚的微微酸味。風味和顏色都在介於兩者之間。比起芥末，更適合搭配生薑一起享用。

切成適當大小後，加上鹽巴、切細的紫洋蔥，以及大辣的辣椒，最後再淋上萊姆也非常美味。這道料理來自於西班牙、南美等拉丁美洲國家，叫做「檸檬醃生魚（Ceviche）」。

加熱後肉質會變硬，是比較大的問題，不過鹽烤魚的風味還算美味。淋上橄欖油或柑橘類品嚐，又是截然不同的味道。

燉煮料理時，建議用較重口味的甜鹹風味。用濃醇的滷汁下去燉煮，味道就像滷鰹魚塊般美味。

其他像是味噌湯、鹽味的海鮮湯，或是魚乾等都很可口。

逆鉤鰺在熱帶、亞熱帶地區算是常見的魚類。如果到沖繩旅行時，請絕對要品嚐看看。

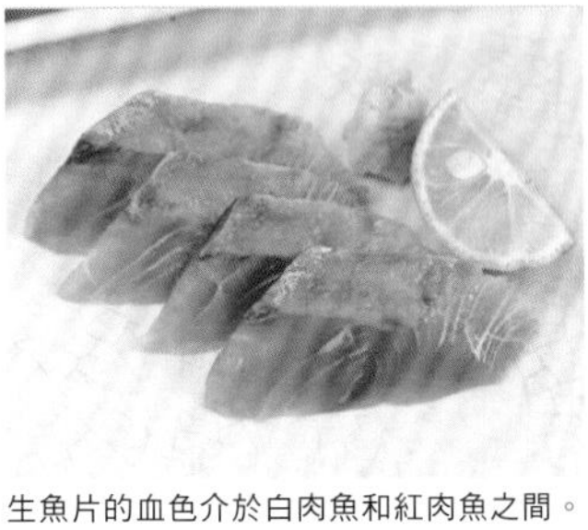

生魚片的血色介於白肉魚和紅肉魚之間。有趣的是味道也介於兩者之間。雖然屬於白肉魚，卻帶有濃厚豐富的鮮味。

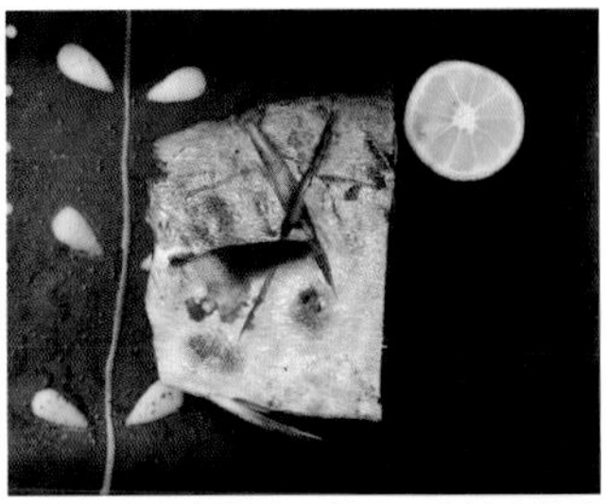

燒烤後肉質會緊縮而變硬，是較大的問題。不過淋上柑橘類享用，呈現出清爽可口的風味。也適合搭配啤酒享用。

絲鰺 糸引鰺 *Alectis ciliaris*

棲息地●南日本。幼魚棲息在北海道～茨城縣、日本海。漁獲●定置網。別名●花串、白鬚公、甘仔魚（臺東）、白鬚（澎湖）、鬃包鬚（澎湖）

次要魚類的實力

次要魚類珍稀度	★★★☆☆
美味程度	★★★★☆
價格	★★☆☆☆

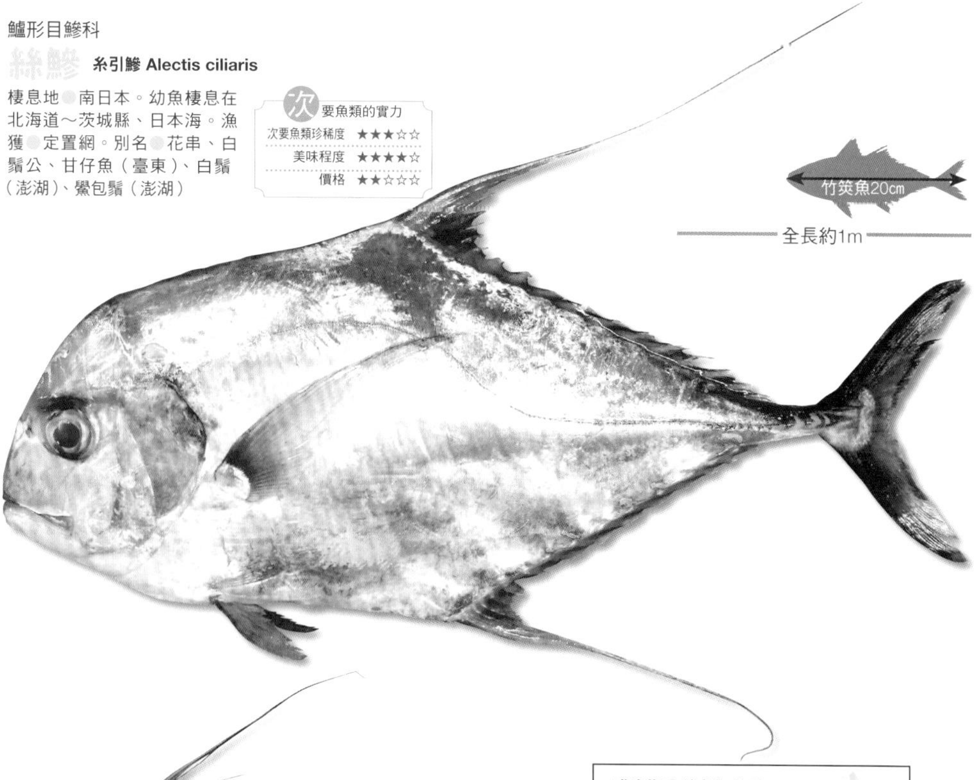

全長約1m

幼魚可以在本州大量用定置網捕獲。細長的魚鰭會隨著成長而逐漸變短，表情也變得更兇惡，幼魚雖然不怎麼美味，卻很可愛！成魚反而完全相反。

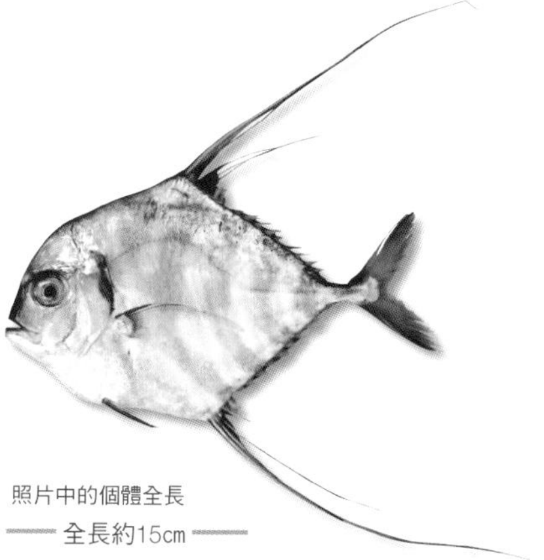

照片中的個體全長

全長約15cm

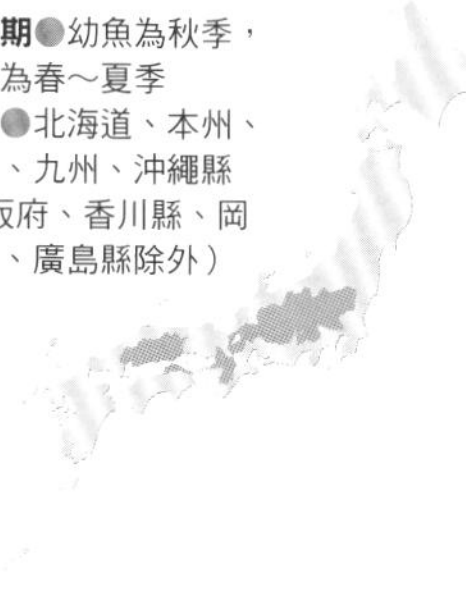

盛產期●幼魚為秋季，成魚為春～夏季
產地●北海道、本州、四國、九州、沖繩縣（大阪府、香川縣、岡山縣、廣島縣除外）

定置網中的幼魚小巧可愛 長大後卻面貌兇惡

標準和名「糸引鰺」，是魚類學家看到幼魚的樣子而命名。成魚大量棲息在沖繩縣等熱帶、亞熱帶地區，鮮少出現於本州。近緣種類為印度絲鰺。

有如絲帶般的細長型魚鰭，會隨著成長而逐漸變短，變成大型魚則會消失。外型美麗的幼魚，經常出現在神奈川縣相模灣等海域。關東的海水溫度較低，因此推斷在成為成魚之前便已死亡。

雖然越大越美味，小型魚也能藉由料理方式增添風味

在鹿兒島縣、沖繩縣等捕獲的成魚雖然油脂少，但是卻擁有強烈的鮮味。可惜的是有著如絲帶般魚鰭的幼魚，風味卻差人一等。

大型魚的生魚片油脂較少，但是鮮味強烈，只可惜血色較淡薄。帶有鰺科特有的青魚酸味，後味十足。

將相模灣捕獲的大量小型魚整尾油炸後，外型不但有趣，口感香脆，魚皮和魚肉都帶有獨特風味。

在伊豆半島的民宿還品嚐過濃醇滷汁燉煮的料理，風味堪稱一絕。

這種來自於黑潮的恩惠——小型魚，經過一番料理巧思後，也能夠享受美味。

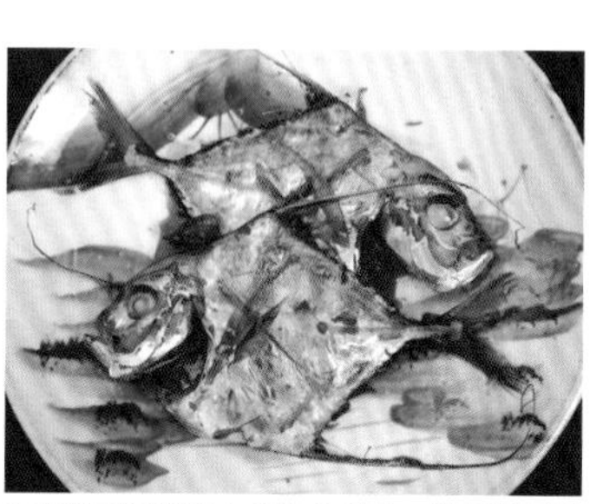

在相模灣捕獲的大多為小型魚，常見的料理方式是使用濃醇的醬汁燉煮，當作美味的菜餚，而非下酒菜。

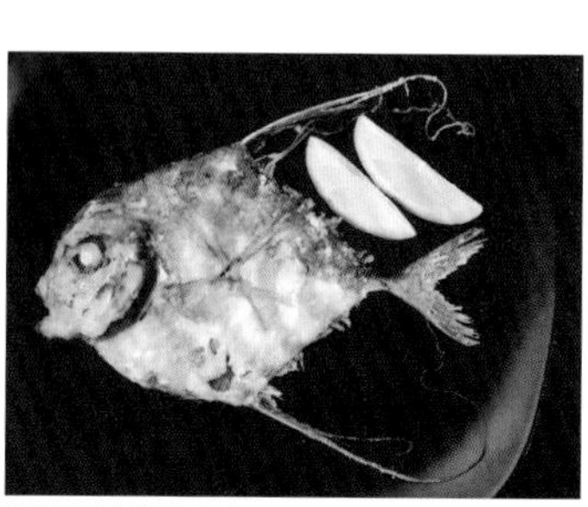

相模灣捕獲的幼魚外型可愛，擁有絲帶般的魚鰭。可將幼魚直接油炸享用。油炸兩次之後，魚鰭和魚頭香脆，肉質則帶有獨特風味。

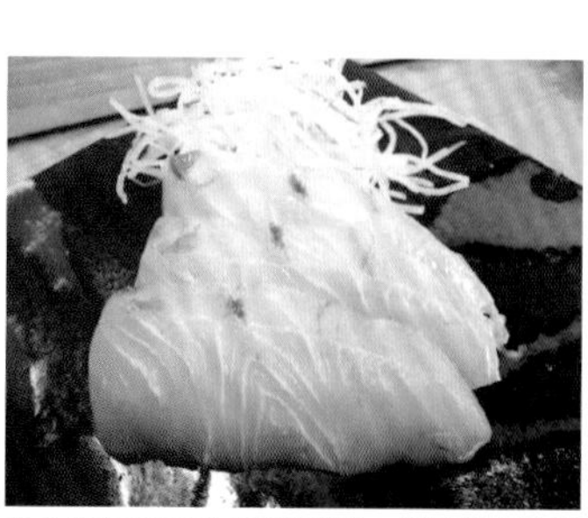

血色淡薄是比較可惜的部分。雖然沒有油脂的甜味，不過鮮味強烈而豐富。在沖繩品嚐後，絕對會成為難忘的味道。

長圓若鰺

鰺科魚類的外型有細長型和鯛魚型。左右平坦的鰺科魚類，主要棲息在熱帶海域，雖然美味，不過捕獲量少，知道其名的人也非常少。

天竺鰺 Carangoides oblongus

鱸形目鰺科

長圓若鰺

天竺鰺 Carangoides oblongus
棲息地●相模灣以南。漁獲●定置網、漁釣。別名●甘仔魚　長鰭鰺，白鮎仔（澎湖）、瓜仔（澎湖）

次要魚類的實力

次要魚類珍稀度	★★★★☆
美味程度	★★★★★
價格	★★★☆☆

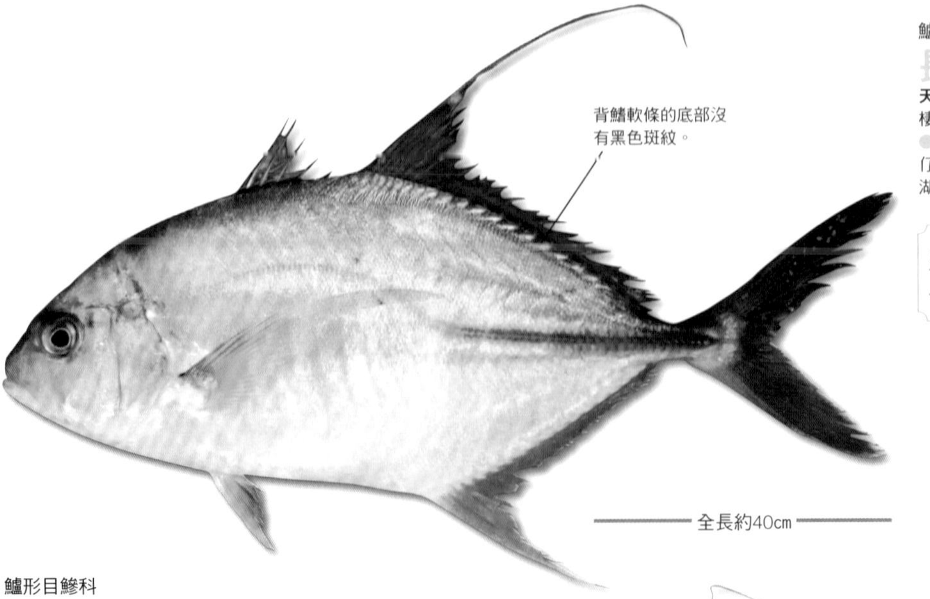

背鰭軟條的底部沒有黑色斑紋。
全長約40cm

鱸形目鰺科

背點若鰺

糸平鰺 Carangoides dinema
棲息地●新潟縣、相模灣以南。漁獲●定置網、漁釣。別名●甘仔魚、曳絲平鰺、白鮎仔（澎湖）、瓜仔（澎湖）

次要魚類的實力

次要魚類珍稀度	★★★★☆
美味程度	★★★★★
價格	★★★☆☆

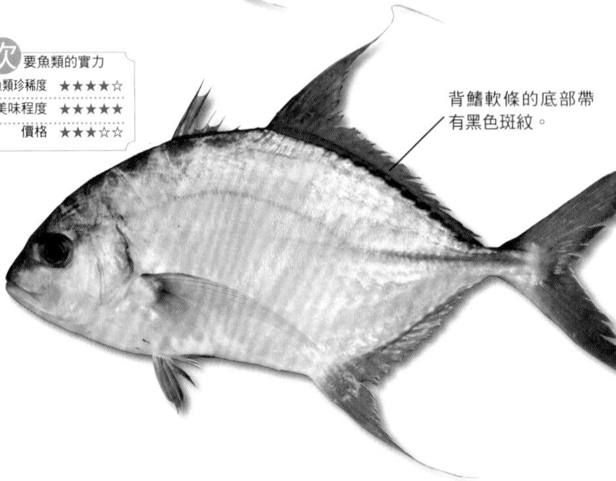

背鰭軟條的底部帶有黑色斑紋。
全長約60cm

盛產期●夏～秋季
產地●東京都、神奈川縣、靜岡縣、愛知縣、三重縣、和歌山縣、德島縣、高知縣、愛媛縣、山口縣、九州、沖繩縣

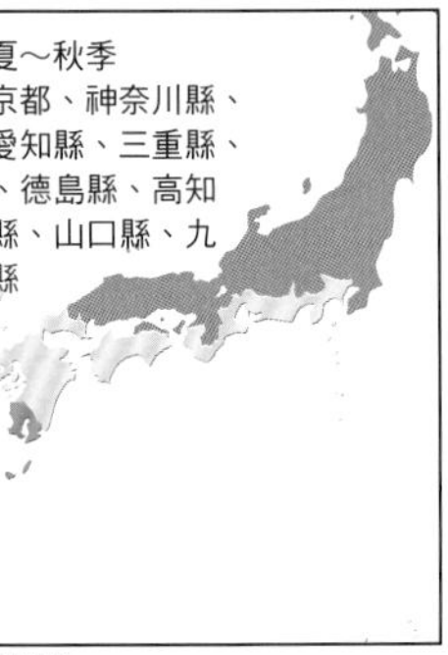

※2種魚類的產地

熱帶海域的中型鰺科魚類 兩種的外型難以辨別

日本的標準和名中若有出現「天竺」，基本上都是指多分布於印度洋等熱帶海域的魚類。

主要棲息在西太平洋至印度洋，巡游於沿岸海域中。日本國內能捕獲到兩種的若鰺屬魚類其中之一。同樣為若鰺屬的背點若鰺，則主要棲息在珊瑚礁區等淺層。

兩種魚類外型相似，在捕魚或是市場中，幾乎都不會加以區分。

黃帶擬鰺等，左右扁平且體型較高的鰺科魚類大多都很美味

體型扁平且高的鰺科魚類普遍都很美味。竹筴魚等細長型的鰺科魚，背部為呈現青色，多半帶有獨特的風味，不過本種完全是白肉魚的味道。

最美味的吃法是生魚片。有如黃帶擬鰺（白鮒）般的血色，皮下閃爍著白金色的光輝，美觀又好吃。甚至有人會以為這就是黃帶擬鰺。

製作成沖繩縣的地方料理「奶油煎魚」，也非常美味。

本種等鰺科魚類在沖繩縣稱為「Ga-ra」，而「Ga-ra魚湯（味噌湯）」極受歡迎，甚至是主菜之一。另外像是炸魚塊或是炸魚排都很美味。

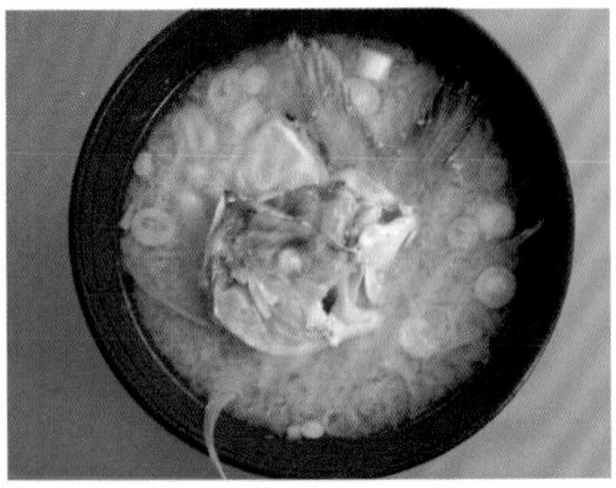

在沖繩縣將鰺科魚類稱為「Ga-ra（が一ら）」，常見的料理為「Ga-ra魚湯」。湯頭鮮美到令人驚艷不已，也能成為配飯的菜餚之一。

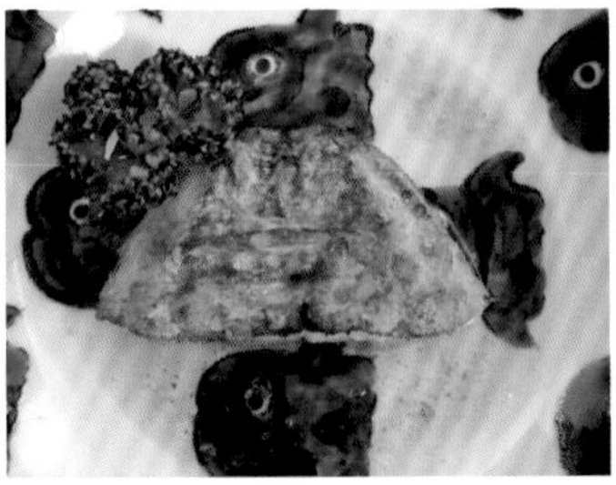

用大量奶油慢火香煎，撒上鹽胡椒成為沖繩的特色料理「奶油煎魚」。不論配啤酒或白飯都很合適。

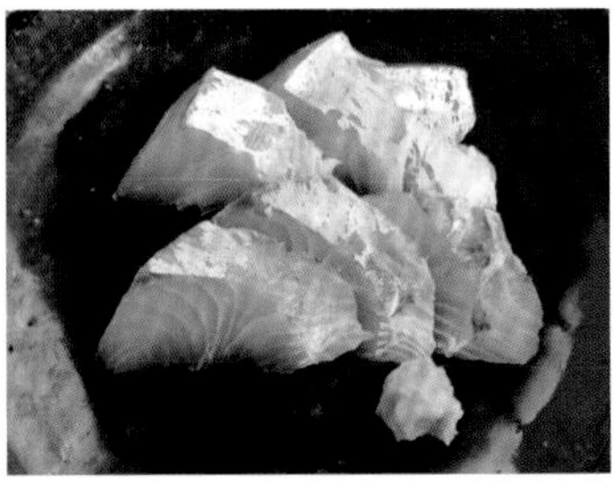

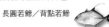

就算聲稱「這是白鮒的生魚片」以仿冒之名端上桌，也不會有人發現。外觀美麗，味道鮮美可口。是鰺科魚類的生魚片首選。

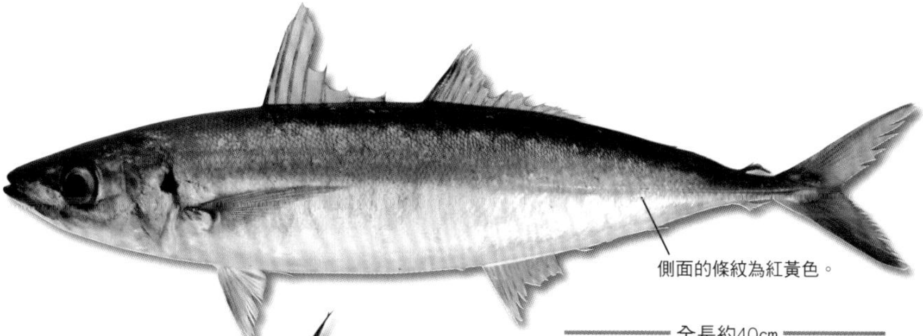
側面的條紋為紅黃色。
全長約40cm

鱸形目鰺科

穆氏圓鰺

室鰺 Decapterus maruadsi

棲息地●北海道～九州的太平洋沿岸、秋田縣～九州的日本海、東海、琉球列島。漁獲●定置網。別名●硬尾、廣仔、甘廣、四破、巴攏、金鼓、吧弄、巴弄（澎湖）、孔仔（澎湖）

次要魚類的實力

次要魚類珍稀度	★★★★☆
美味程度	★★★★★
價格	★★★☆☆

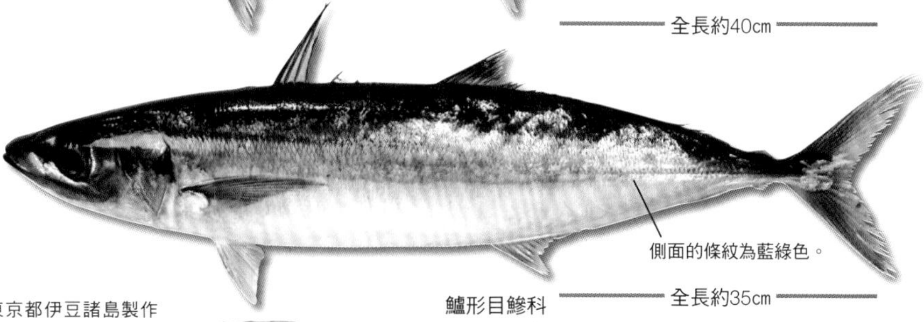
側面的條紋為藍綠色。
全長約35cm

鱸形目鰺科

頷圓鰺

臭屋室 Decapterus macarellus

棲息地●全世界的溫帶、熱帶海域。日本國內為伊豆諸島、小笠原諸島、相模灣以南。漁獲●定置網。別名●紅赤尾、拉洋圓鰺、肉鰛（臺東）、四破（澎湖）、硬尾（澎湖）

次要魚類的實力

次要魚類珍稀度	★★★★☆
美味程度	★★★☆☆
價格	★★☆☆☆

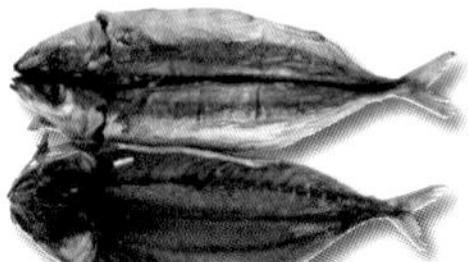
東京都伊豆諸島製作的「臭屋」。將魚浸漬在一種稱為「臭屋液」的發酵汁液後，再曬成魚乾。味道非常臭而有「臭屋」之稱，其實非常好吃。

穆氏圓鰺

室鰺 Decapterus maruadsi

伊豆諸島多會將頷圓鰺製成「臭屋」魚乾。紀伊半島則經常食用穆氏圓鰺的生魚片。也是西日本的烏龍麵高湯食材，雖然平凡卻是重要的食用魚。

在日本可捕獲到許多種圓鰺魚類

鰺科圓鰺屬的魚類，在日本國內共有7種類，擁有比竹筴魚更加流線的體型，背鰭和尾鰭後方有小魚鰭（稱為離鰭）。主要棲息在熱帶、亞熱帶，棲息海域非常廣。

標準和名「室鰺（muro）」的由來，雖然書上記載是因為在兵庫縣的室津捕獲，但其實說是從產量豐富的牟婁（muro）地區（和歌山縣）而來，反倒更為妥當。

比起鮮魚，加工品反而比較常見

鰺科的魚類中，就算漁獲量大，也很少有機會在超市看到。這是因為大部分魚類，都用來製作成魚乾或是魚乾片（代表性的產品為柴魚片）等加工品。穆氏圓鰺的魚乾片「鰺魚片」，是西日本的烏龍麵高湯的材料之一。魚乾主要是在產地製作。像是伊豆諸島的「臭屋」也非常有名。

雖然竹筴魚的盛產期在春至夏季，不過穆氏圓鰺和頷圓鰺的風味，一整年間都大同小異。但是油脂最多的季節在秋至冬季。

晚秋的穆氏圓鰺魚皮下方帶有白色的油脂層，觸碰到舌頭便會融化，留下甜味。軟硬適中的肉質，也是魅力之處。這個時期的穆氏圓鰺生魚片，鮮美風味更勝於最高級的黑鮪魚。

鹽烤為常見的料理方式。帶有油脂的鮮魚更加美味。

而奶油香煎、炸魚片或是油炸魚塊都很可口。

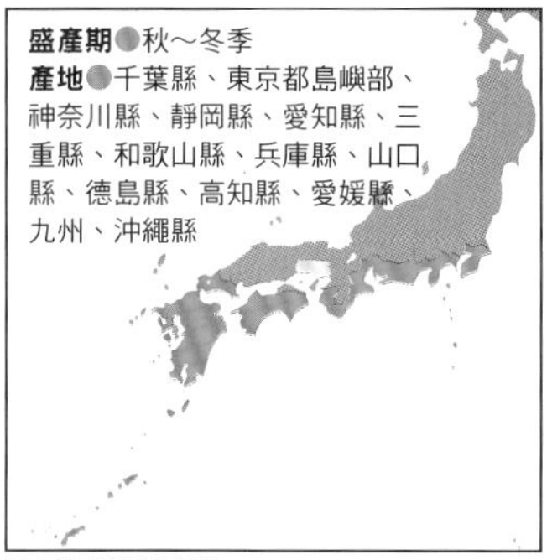

盛產期●秋～冬季

產地●千葉縣、東京都島嶼部、神奈川縣、靜岡縣、愛知縣、三重縣、和歌山縣、兵庫縣、山口縣、德島縣、高知縣、愛媛縣、九州、沖繩縣

※2種魚類的產地

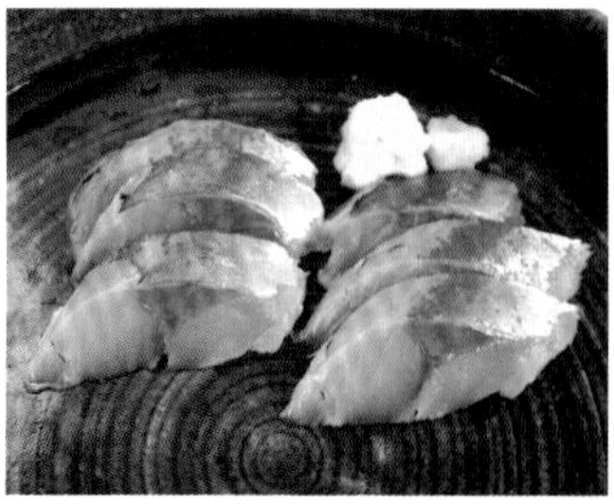
晚秋時由三重縣尾鷲市送來的穆氏圓鰺生魚片。皮下帶有油脂，魚肉整體也混雜著油脂。彷彿沒有筋的鮪魚肚般美味。

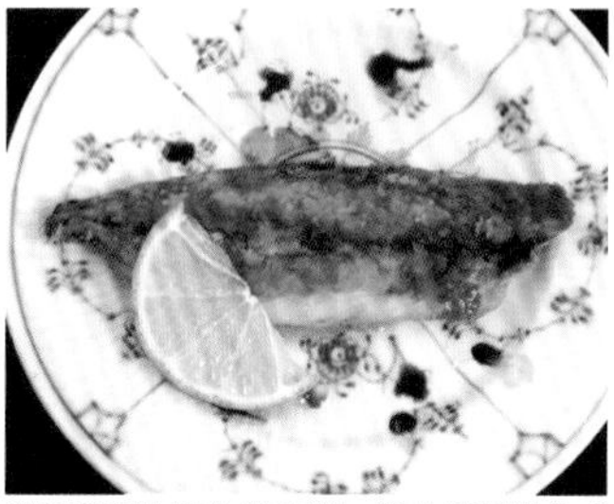
雖然背部為青色的魚類，較少用來製作成奶油香煎料理，不過穆氏圓鰺也許是油脂豐富的關係，表面香脆，中層芳醇美味。

可食用的圓鰺屬魚類

1 **紅尾圓鰺**／在日本國內可藉由定置網或圍網捕獲，不過漁獲量極少。在圓鰺類中也算美味。
2 **藍圓鰺**／最近也能在三陸等地區見到。屬於體型較大的圓鰺，生魚片非常美味。
3 **泰勃圓鰺**／經常以竹筴魚的名稱流通於市場。一整年都很美味。
4 **長身圓鰺**／身體細長，雖然可以大量捕獲，不過大多做為魚乾的原料。料理下足工夫便很美味。

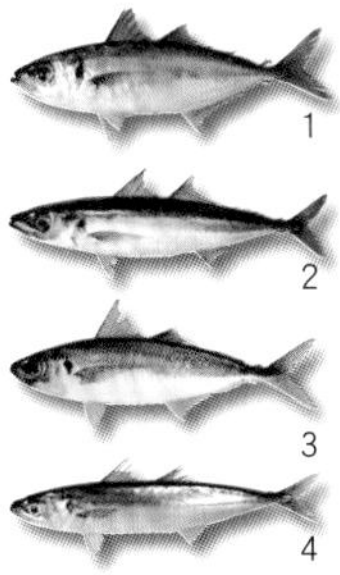
1
2
3
4

圓鰺魚類中的**紅尾圓鰺**、**泰勃圓鰺**、**藍圓鰺**，以及**長身圓鰺**這四種魚類，不論是生魚片、鹽烤或是味噌湯都很美味，因此只要到產地附近，大多有機會品嚐到鮮魚。

長身圓鰺大多被當成下雜魚，而且幾乎都用來加工成魚乾。**頷圓鰺**的油脂較少，經常用來製作成「臭屋」魚乾或是魚乾。而且還是「臭屋」魚乾最高級的原料。

若鰺

鎧鰺 Carangoides

體型較圓的鰺科魚類。原本棲息於熱帶海域，近年來也能在日本各地看到。風味可口，逐漸受到歡迎。

鱸形目鰺科

海蘭德若鰺

琉球鎧鰺 Carangoides hedlandensis

棲息地●相模灣～九州、山口縣日本海沿岸、鹿兒島縣、沖繩縣。漁獲●定置網。別名●甘仔魚、銅鏡、白鮎仔（澎湖）、瓜仔（澎湖）

次要魚類的實力

次要魚類珍稀度	★★★★☆
美味程度	★★★★☆
價格	★★★☆☆

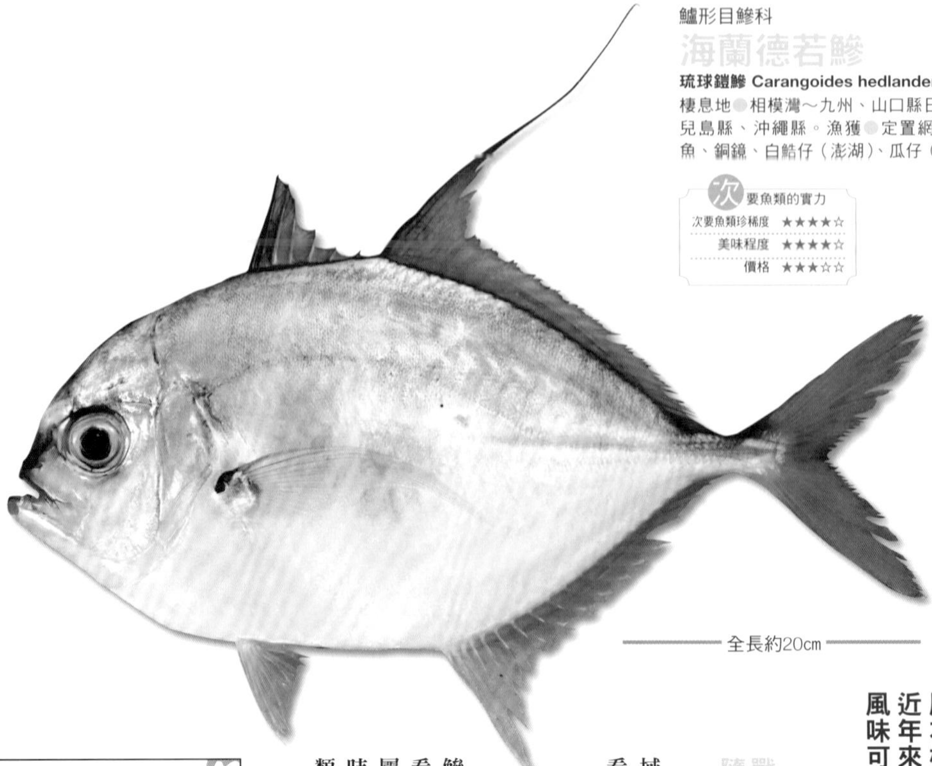

全長約20㎝

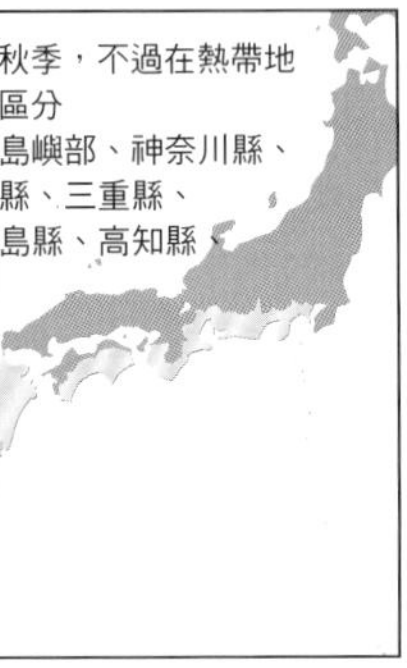

盛產期●夏～秋季，不過在熱帶地區較無季節之區分
產地●東京都島嶼部、神奈川縣、靜岡縣、愛知縣、三重縣、和歌山縣、德島縣、高知縣、九州、沖繩縣

戰後時期為珍稀魚類，隨著地球暖化捕獲量也漸增

若鰺屬的魚類大多棲息在熱帶海域，很少出現於日本本州。從側面看起來為圓形，左右兩邊平坦。品種極為豐富，是東南亞的重要食用魚。多棲息在內灣淺海的低層。日本和名叫「鎧鰺」，是因為魚類學家田中茂穗，看到全身銀色的樣子而聯想到金屬，有如西洋的鎧甲般而命名。當時海蘭德若鰺非常稀有，同屬的種類也沒有像現在如此之多。

若鰺也許會成為美味魚類的代名詞？

鰺科魚類大致可分為紡錘狀的細長型，以及帶有圓弧狀的鯛魚型。紡錘型的魚種擁有青魚獨特的風味，而海蘭德若鰺等圓形種類，味道較接近白肉魚。

體型稍小，味道清淡，因此製作成沖繩的地方料理——「奶油煎魚」等都很美味。平底鍋中加入奶油使其融化，再放入整尾魚香煎。最後淋上醬油調味，就是一道最下飯的菜餚。

在沖繩縣將本種等魚類統稱為「Ga-ra」，而味噌湯則是常見的料理方式，也是美味的配菜之一。其他像是鹽烤或生魚片都很美味。

海蘭德若鰺屬於小型魚，較難以大量捕獲，因此無法在市面上流通。不過最近越來越常在本州的定置網中出現，若能加以利用，鮮魚的價值也能隨之增加。

其他若鰺屬的魚類

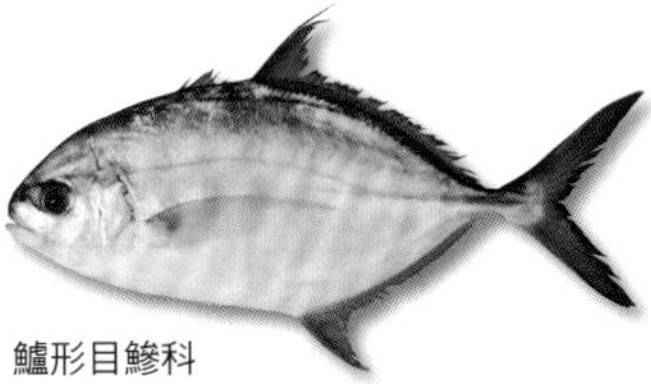

鱸形目鰺科

平線若鰺

黑平鰺 Carangoides ferdau

棲息地●伊豆諸島～小笠原諸島、相模灣、山口縣日本海側以南。漁獲●定置網。

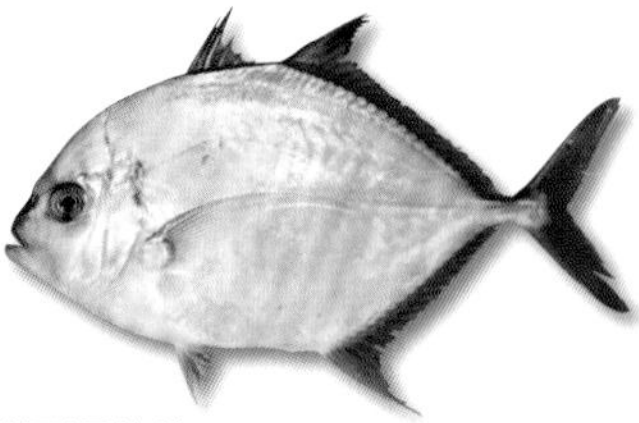

鱸形目鰺科

青羽若鰺

丸平鰺鰺 Carangoides caeruleopinnatus

棲息地●偶爾能在相模灣捕獲，主要在鹿兒島縣以南。漁獲●定置網。

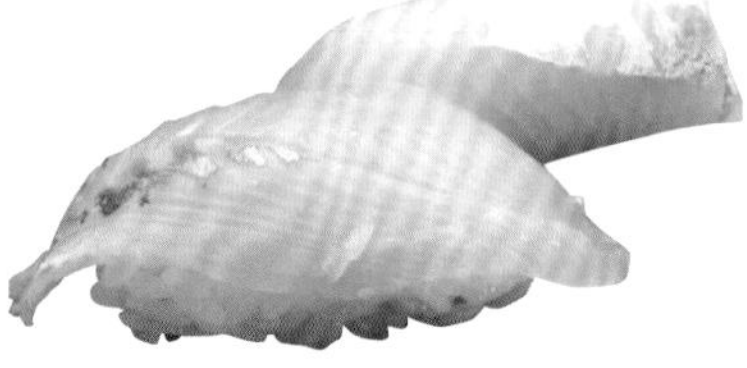

在鹿兒島縣南薩摩市笠沙的定置網捕獲到的鮮魚。收到後立刻製作成握壽司，沒有腥味的白肉帶有甜味。壽司師傅也讚不絕口。

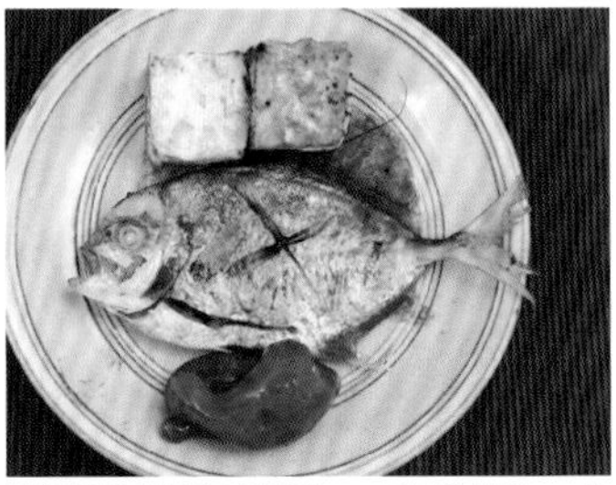

沖繩縣的常見家庭料理——「奶油煎魚」。作法極為簡單，將魚清洗後用奶油香煎即可，非常下飯。

項斑項鰏

柊 Nuchequula nuchalis

棲息在河川與海之間的汽水域和內灣的小魚。食用及丟棄此魚的地區有著明顯的差異。在東京為下雜魚。到了島根縣、高知縣則成為高級魚。

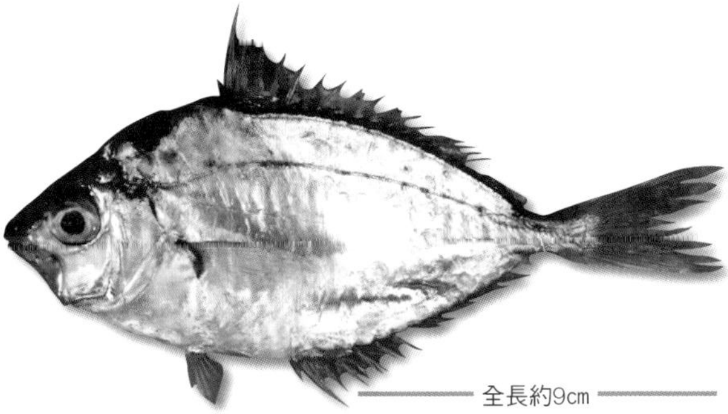

全長約9cm

鱸形目鰏科

項斑項鰏 柊 Nuchequula nuchalis

棲息地●青森縣、宮城縣～九州南岸、沖繩縣。漁獲●定置網。別名●金錢仔、兵葉仔（澎湖）、方葉仔（澎湖）

次要魚類的實力
次要魚類珍稀度 ★★★★☆
美味程度 ★★★★★
價格 ★★☆☆☆

鱸形目鰏科

條馬鰏 沖柊 Equulites rivulatus

棲息地●秋田縣、茨城縣～九州。漁獲●底拖網、定置網。別名●金錢仔、兵葉仔（澎湖）、方葉仔（澎湖）

次要魚類的實力
次要魚類珍稀度 ★★★☆☆
美味程度 ★★★★☆
價格 ★★★☆☆

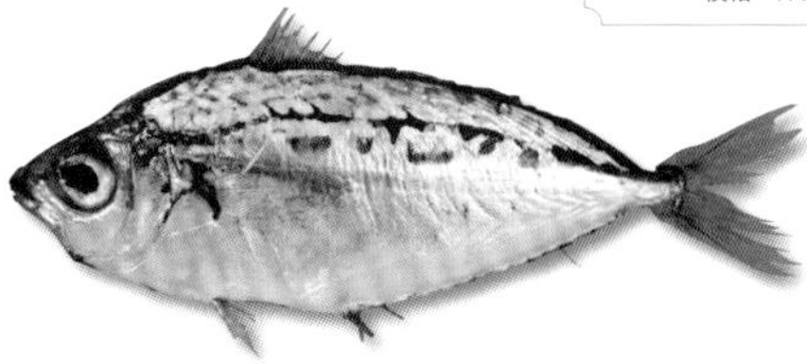

全長約7cm

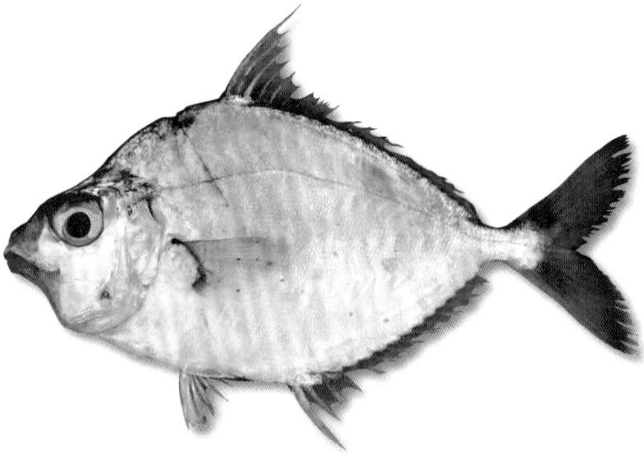

全長約19cm

鱸形目鰏科

短棘鰏 背高柊 Leiognathus equulus

棲息地●琉球列島。漁獲●定置網。別名●狗腰、金錢仔、三角仔（澎湖）、三角鐵（澎湖）、狗扁（澎湖）

次要魚類的實力
次要魚類珍稀度 ★★★★☆
美味程度 ★★★★★
價格 ★★☆☆☆

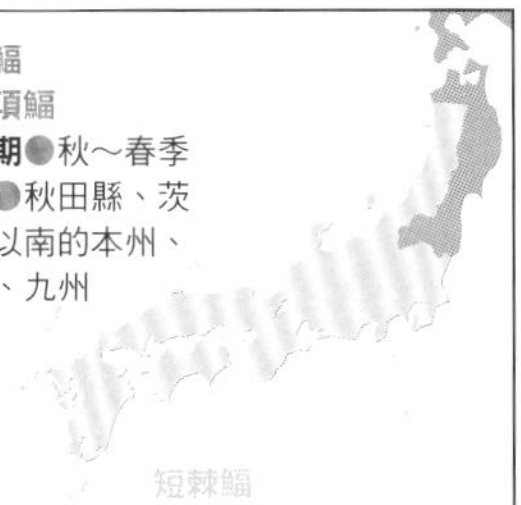

條馬鰏
項斑項鰏
盛產期●秋～春季
產地●秋田縣、茨城縣以南的本州、四國、九州

短棘鰏
盛產期●整年都很美味
產地●鹿兒島縣（奄美大島以南）、沖繩縣

會發出聲音、發光，並且令人聯想到柊樹葉片的魚類

棲息在從本州至沖繩縣的內灣，或是海水與淡水交錯的汽水域，體型為10 cm至20 cm左右的小魚。魚鰭帶有彷彿柊樹葉片般的棘。

身體會分泌大量的黏液。釣上岸時，會因為掙扎而發出「唧唧」的聲音，屬於「會發出聲音的魚類」之一。身體帶有發光器，在腹部附近會發光。產卵期為春至夏季。

項鰏屬的食用魚類中，在本州、瀨戶內海至四國、九州地區屬於較重要的種類有項斑項鰏和條馬鰏兩種。越往沖繩縣的方向，項鰏屬的種類也越豐富，由此可知項鰏屬的魚類源自熱帶海域。

雖然處理小魚嫌麻煩，不過卻是令人驚豔的美味

在本州、四國及九州地區，能捕獲到項斑項鰏和條馬鰏兩種魚類，不過到了沖繩縣，就有更多種類。

棲息在近海海域的條馬鰏，可藉由底拖網或定置網捕獲，主要加工成魚乾，非常美味。在東京灣將其稱為「gira（ぎら）」，高知縣則有「nirogi（にろぎ）」，山口縣則有「平太郎」之稱，是各地區的名產。

項斑項鰏棲息的海域比條馬鰏還淺，體型較大且較厚，因此主要是以鮮魚流通市場。雖然部分地區沒有食用的習慣，不過在山陰的宍道湖、中海地區，有「江之葉」別稱的項斑項鰏，則是當地的高級魚。

基本的料理方式為燉煮。細緻的白肉，魚肉和魚骨分離容易。帶有油脂的鮮魚，甜味強烈，一吃便會上癮。島根縣在婚喪喜慶等場合，也會出現項斑項鰏的魚湯。在大阪府泉南等地區，經常料理成生魚片或壽司食材。雖然是小型魚，只要不嫌料理程序麻煩，其實肉質清爽又帶有鮮味，美味可口。

沖繩縣可以品嚐到種類豐富的項鰏屬魚類「chiminda（ちみんだー）」，大多為大型魚且具有厚度，味道和鮮美絕對不輸給本州的項斑項鰏。鰏科魚類的世界蘊藏奧妙。

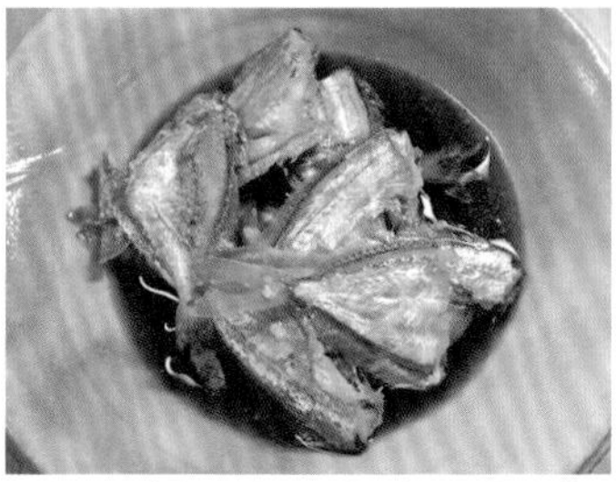

項斑項鰏的常見料理。徒手享用土佐的「異骨相」，是當地的吃法。味道太過於美味，就算吃一整盤都不嫌多。

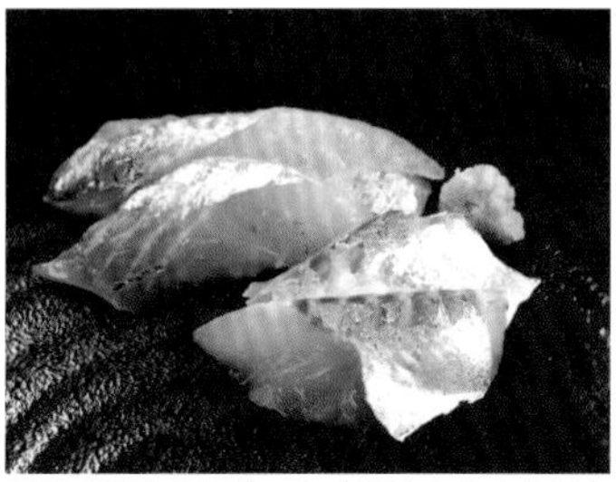

項斑項鰏的生魚片。在大阪府泉南大多用來當作壽司食材，其他地區了解其美味的人也非常有限。令人無法想像的鮮美可口。

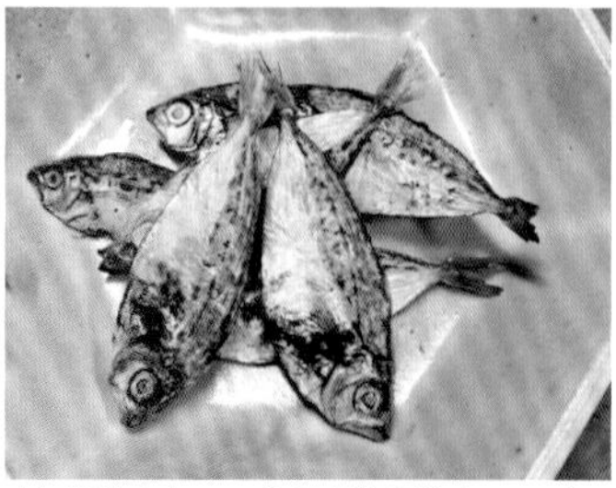

高知縣的名產 ── 條馬鰏的魚乾「nirogi（にろぎ）」。尺寸非常小，可以直接用平底鍋熱炒。體型雖小，但是鮮味強烈，香氣逼人。

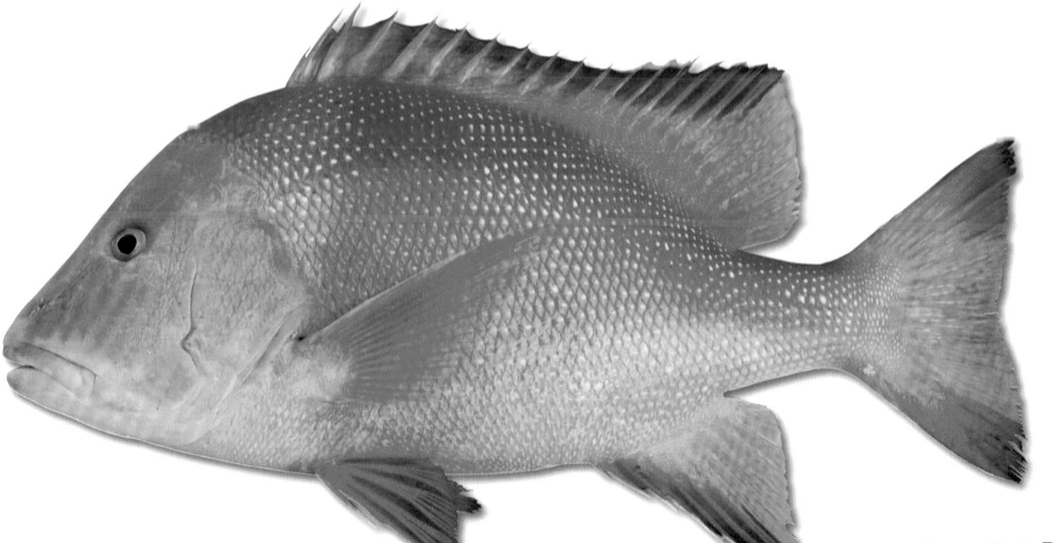

川紋笛鯛

千年鯛 Lutjanus sebae

「千年鯛」為和歌山縣的稱呼。由來不詳，漢字也是後來根據讀音而命名的。成魚確實擁有「千年一次的美味」，不論哪種料理都非常可口。在沖繩縣甚至當作慶典用的祝賀料理。

鱸形目笛鯛科

川紋笛鯛 千年鯛 Lutjanus sebae

棲息地●小笠原諸島、鹿兒島縣、沖繩縣。漁獲●漁釣。別名●嗑頭、白點赤海、厚唇仔、番仔加志、打鐵婆、紅雞仔（臺東）、鐵汕婆（澎湖）

次要魚類的實力

次要魚類珍稀度	★★★★☆
美味程度	★★★★★
價格	★★★★☆

全長約80cm

盛產期●冬～夏季。整年都很美味
產地●東京都小笠原諸島、鹿兒島縣、沖繩縣

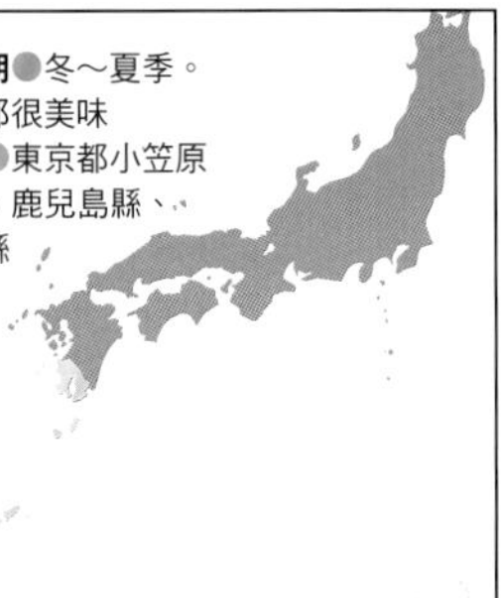

小時候外型平凡，成魚則變成紅色

在溫帶至熱帶海域中，越往南下笛鯛科及龍占魚科的種類也越多。笛鯛科的魚類遍及深海至珊瑚礁等淺海中，是魚種最豐富的科類。川紋笛鯛在其中算是大型魚類，鮮紅的外型非常醒目。棲息在熱帶海域的珊瑚礁或礁岩區。

笛鯛科魚類的特徵為，幼魚的紋路、顏色及體型，會和成魚的樣貌有所差異，而本種的幼魚為白底帶有紅褐色的條紋，條紋會隨著成長而消失，並且變成紅色。

在沖繩縣也是慶典用的魚類 體型大而鮮紅，極為美味

雖然目前沖繩也會用養殖的鯛魚，來當作祝賀時的料理，其實在以前都是用熱帶的高級魚，或是紅魚等來當作節慶的魚類。川紋笛鯛就是其中之一。不論是生魚片，或是沖繩縣特有的「鹽煮」料理，都堪稱絕品。在宴席上出現此料理，絕對能使宴席更加出色。

沖繩縣的生魚片基本上都有帶皮。用熱水燙過的紅色魚皮，呈現出恰到好處的硬度。魚皮帶有甜味，以及清爽的鮮味。

用少量的鹽水蒸煮，料理成沖繩風味的「鹽煮魚」也很美味，不過建議加入一些酒，用蒸籠直接蒸熟，味道更棒。尤其是魚頭的部分，美味已無法用言語來形容。

若要製作成中華料理，也很適合將蒸好的魚淋上魚醬或是中式醬油，接著再淋上熱花生油的「清蒸」料理。是一道能將細緻白肉的美味，發揮到淋漓盡致的料理方式。鹽烤魚的美味也沒話說，油炸魚頭和魚骨的滋味，好吃到令人困擾。由於川紋笛鯛是一尾重量超過10kg的大型魚，因此一般家庭無法輕鬆料理，是比較可惜的地方。

在近年來逐漸被遺忘的白肉魚中，是能讓大家再次體會到其美味之處的最佳範例。

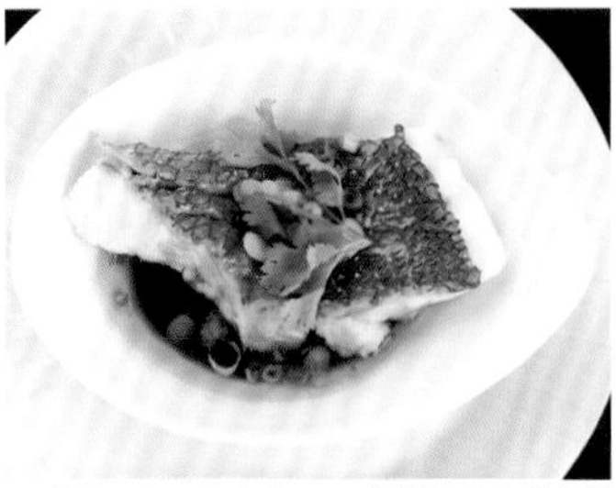

中華料理中的「清蒸」，是將蒸好的魚淋上醬汁，接著淋上加熱至冒煙的花生油，料理方式雖然簡單，卻能品嚐到強烈的鮮味。

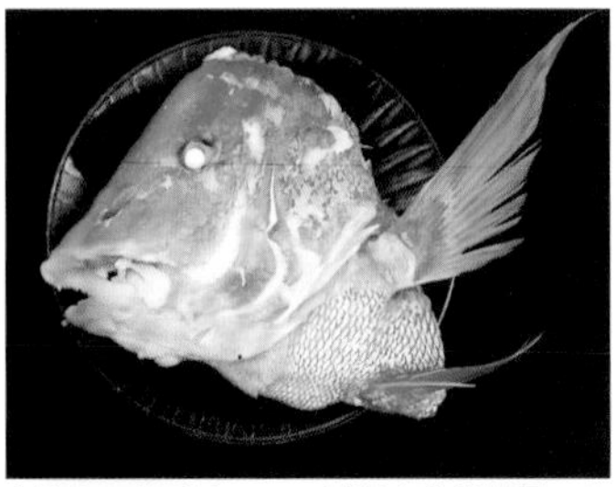

半邊魚頭就重達1kg，外觀也非常華麗。魚皮、魚眼、頰肉、鰭肉和嘴唇的膠質部分等，能享受各種豐富的美味。

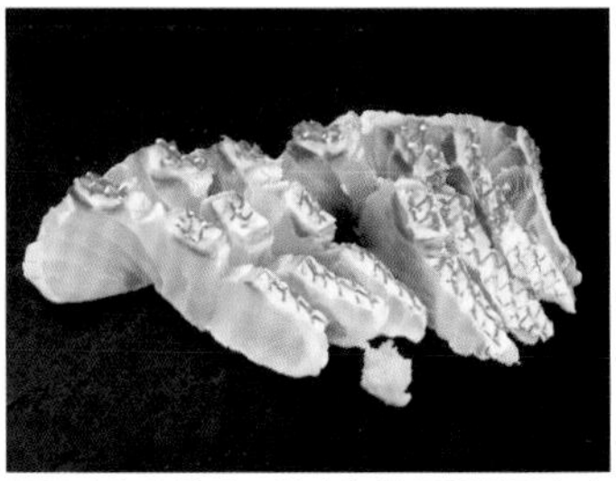

料理成生魚片時，帶皮為沖繩縣的固定吃法。魚皮帶有可口的風味和甜味，透明感的白肉則充滿豐富的鮮味。

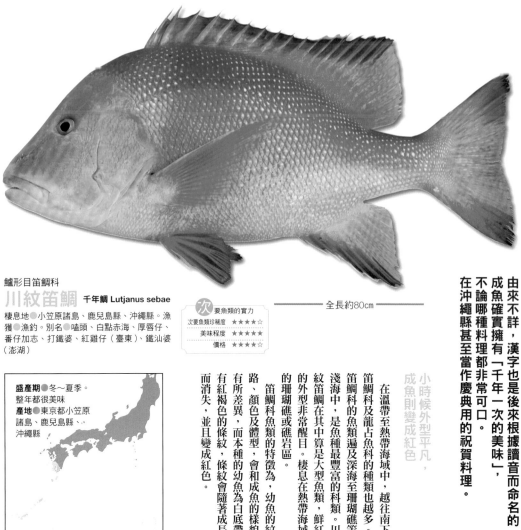

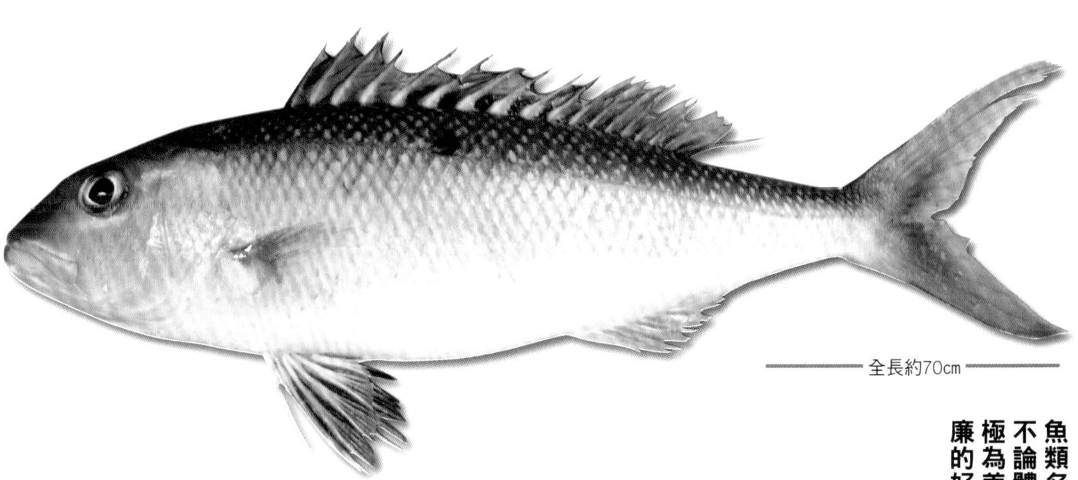

藍短鰭笛鯛

青血引 Aprion virescens

魚類名稱中有個「青」字，價格便會大幅降低。不論體型再大，外型再美麗，也是乏人問津。極為美味，名字中卻有「青」字的本種，絕對是物美價廉的好魚。

鱸形目笛鯛科

藍短鰭笛鯛 青血引 Aprion virescens

棲息地●伊豆諸島、小笠原諸島、長崎縣、鹿兒島縣、琉球列島。也棲息在相模灣以南的海域，但是數量較少。漁獲●漁釣、定置網。別名●青吾魚、藍鯛、藍笛鯛、赤筆仔（臺東）、汕午（澎湖）、龍占舅（澎湖）

次要魚類的實力

次要魚類珍稀度	★★★☆☆
美味程度	★★★★★
價格	★★★★☆

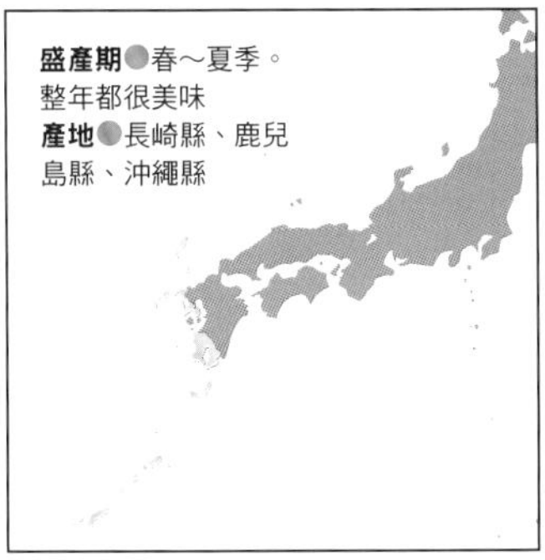
盛產期●春～夏季。整年都很美味
產地●長崎縣、鹿兒島縣、沖繩縣

沒有外觀相似的魚類 在笛鯛科中也算是獨特的魚種

笛鯛科中的異端魚種——短鰭魚屬的魚類，在日本國內僅發現一種。棲息在熱帶、亞熱帶的岩礁區，體型可長達1m。在熱帶地區是人氣極高的食用魚。

體色為綠色，可以理解標準和名中的「青」字由此而來，不過「血引」則是令人匪夷所思。「血引」曾經是笛鯛科中「姬鯛」的標準和名，由於藍短鰭笛鯛為笛鯛科的代表性魚類，而有此名稱。不過，令人不解的是，「血引」兩字代表紅肉，而本種和姬鯛都屬於美麗的白肉魚。

目前是產地限定的高級魚、將來會成為全國性的超高級魚

在沖繩縣、鹿兒島縣的諸島部，或是長崎縣等地區，經常可見到此魚種。於產地相當知名，不過產地以外的地區，則因為青綠色的外表而乏人問津。因為顏色而成為次要魚類，可以算是比較稀有的案例。體型較大的鮮魚帶有油脂，鮮味也比較強烈。魚肉帶有淡淡的血色，極為美麗。

白肉魚的生魚片需要細細品嚐，才能體會箇中滋味。魚肉觸碰到舌尖時，便能立刻感受到微微的甜味，接著慢慢感受到鮮味。不帶腥味，清爽而百吃不膩。不論是料理成義式生魚片，或是加入柑橘類及辣椒，製作成檸檬醃生魚都非常美味。料理成沖繩風味的味噌湯時，可以熬出層次豐富的美味湯頭。在沖繩縣中，味噌湯也是配飯的主菜之一，不過藍短鰭笛鯛的味噌湯絕對是飯桌上的主角。

其他像是法式的奶油香煎魚，或是用橄欖油香煎等，都非常可口。

漁夫們經常製作成燉煮料理品嚐，味道也極為鮮美。鹽烤後的滋味也堪稱一絕。

近年來，長崎縣及鹿兒島縣的捕獲量逐漸增加。當然，美味想必會受到肯定。在成為價格不斐的超高級魚之前，品嚐美味就趁現在。

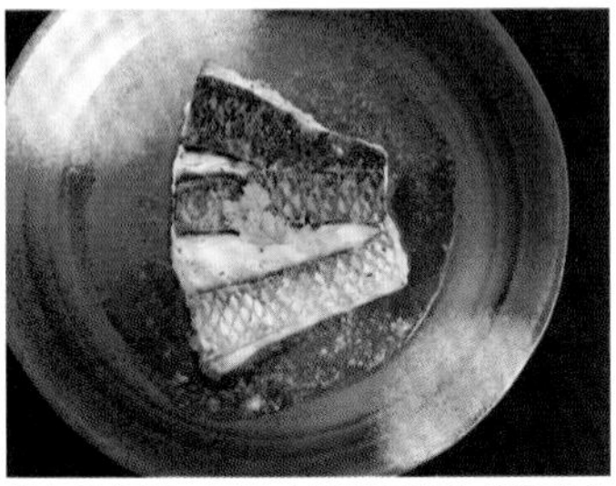

撒上胡椒鹽，用平底鍋料理出法式香煎魚（Poêlé）。接著用煎完魚的平底鍋製作調味高湯（Court Bouillon）當佐料享用。

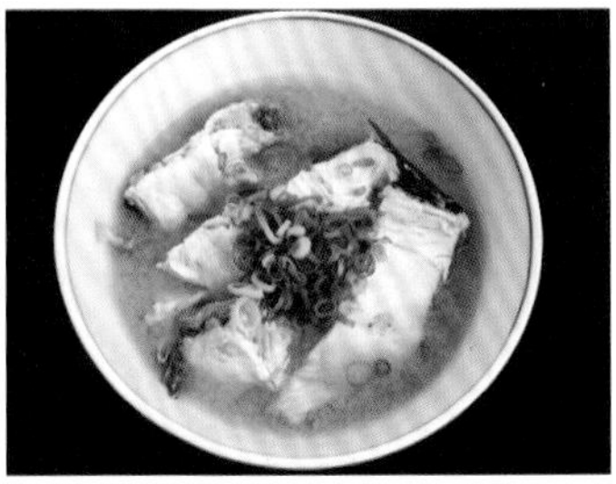

只用魚骨和清水當湯頭，煮成味噌魚湯。大分縣產的麥麴所製作的味噌風味清爽，更加突顯白肉魚的鮮味。

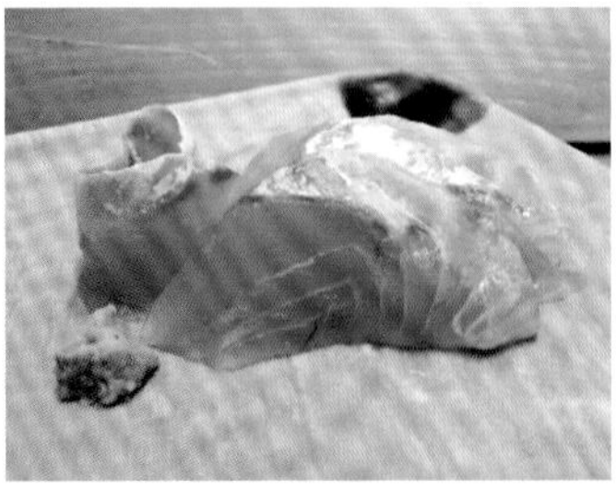

用大型魚來製作成生魚片。舌尖碰觸到魚肉時，微微的甜味立刻於口中散開，口感和肉質也非常完美。如此美味的生魚片少之又少。

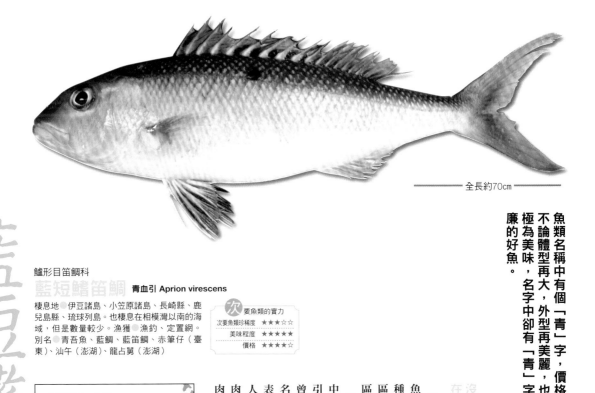

Mimi ja（みみじゃー）產地的稱呼

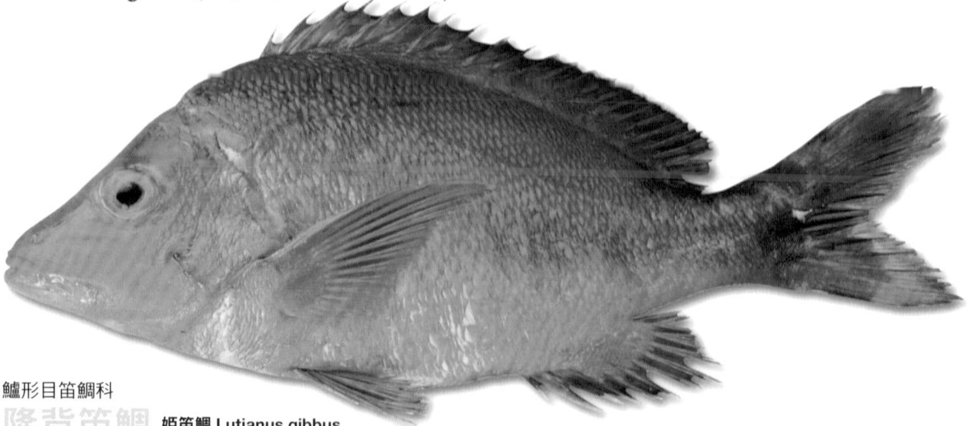

鱸形目笛鯛科

隆背笛鯛 姬笛鯛 *Lutjanus gibbus*

全長約60cm

棲息地●鹿兒島縣以南。也會偶爾出現在本州、四國等受到黑潮影響的地區。漁獲●流刺網、鏢魚、漁釣、定置網。別名●紅雞仔、海豚哥、紅魚仔、紅雞魚、鐵汕婆（澎湖）

次要魚類的實力
次要魚類珍稀度 ★★★☆☆
美味程度 ★★★★★
價格 ★★★☆☆

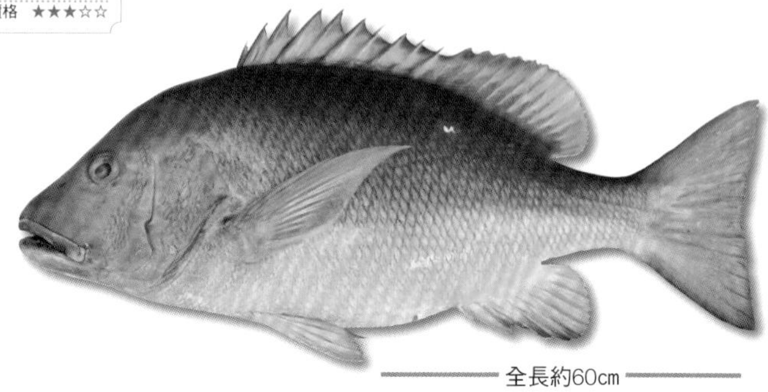

全長約60cm

鱸形目笛鯛科

星點笛鯛 笛鯛 *Lutjanus stellatus*

棲息地●茨城縣、五島列島以南。漁獲●流刺網、鏢魚、漁釣、定置網。別名●花臉、紅魚、白點仔、黃翅仔、厚唇（澎湖）

次要魚類的實力
次要魚類珍稀度 ★★★☆☆
美味程度 ★★★★★
價格 ★★☆☆☆

盛產期●春～夏季
產地●東京都（諸島部）、三重縣、和歌山縣、德島縣、高知縣、九州、沖繩縣

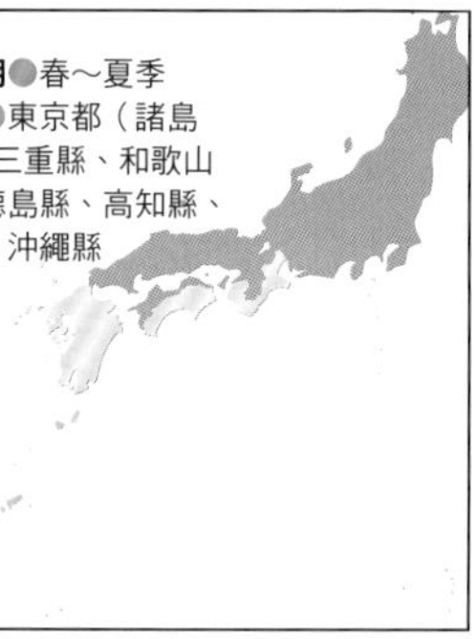

※隆背笛鯛的產地

隆背笛鯛

姬笛鯛 *Lutjanus gibbus*

在沖繩縣及鹿兒島縣以外的地區，屬於稀有且次要的魚類。外觀為鮮艷的紅色，而且體型不大，因此看不出來其美味。其實在沖繩縣可是專家最推薦的鮮魚。

主要棲息在珊瑚礁海域中 在笛鯛科當中也很醒目

身體為長圓狀的鯛魚型。仔稚魚和成魚的外觀差異極大，同時也會隨著成長而逐漸變成紅色。標準和名中的「姬」字，由來不詳。體型並不比星點笛鯛（笛鯛）還小，而且外觀反而更粗曠。也許是看到小魚的樣子，而取了如此可愛的和名。棲息在較淺的珊瑚礁區，多分布於鹿兒島縣以南，以及小笠原諸島等海域。

笛鯛科笛鯛屬的魚類都很美味 受到漁夫們的一致好評

隆背笛鯛在沖繩縣及奄美大島，都是擁有極佳人氣的食用魚。連漁業的業者們也都一致認同。

我在沖繩的料理店品嚐的是「鹽煮魚」。體型算是較大的魚類，因此僅用魚頭來料理。魚皮的鮮味、白肉的甜味，以及湯汁的美味都堪稱絕品。一起燉煮的豆腐也非常可口。生魚片的賣相和風味，絕對是熱帶魚類中的首選。不論是料理成沖繩風的霜皮生魚片，或是去皮直接享用都很美味。

其他像是沖繩料理中的味噌湯「魚湯」，滋味也豐富可口。還可以直接當作配飯的佳餚。

另外還有清蒸、鹽烤或是油炸等，每種料理方式都非常美味。

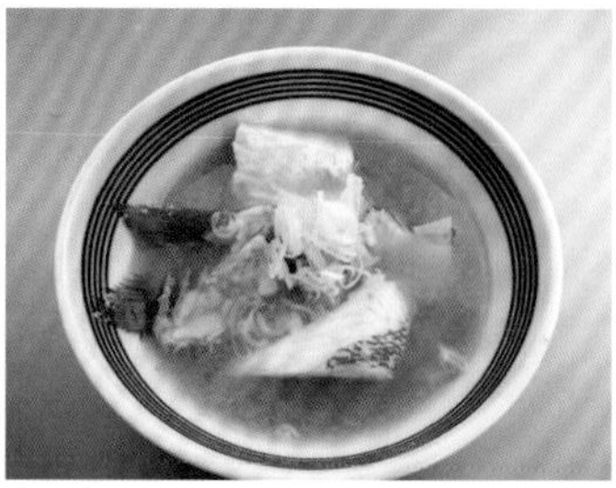

魚骨絕對要料理成沖繩縣的地方料理「魚湯」。只用水、魚骨和少許的泡盛酒，卻擁有豐富層次的風味。是一道美味的配飯料理。

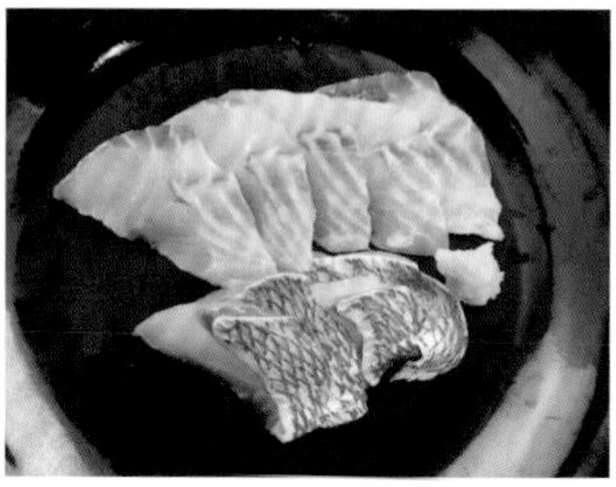

生魚片兼具外觀和美味。每次品嚐時都會為其美味而驚艷不已。不論是沖繩風的霜皮生魚片，或是去皮的生魚片都很可口。

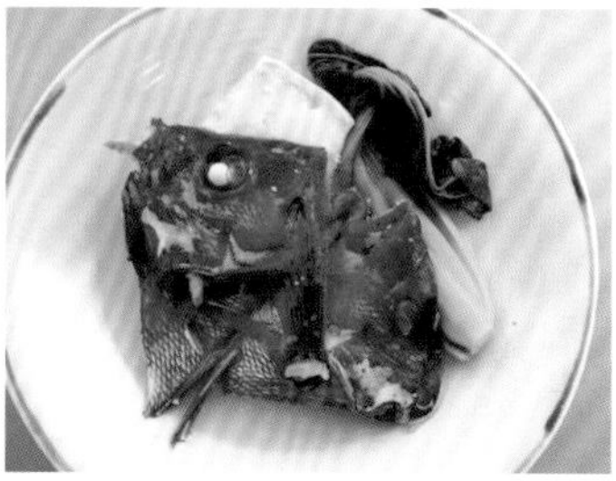

到沖繩縣旅行時，第一次吃到隆背笛鯛的「鹽煮」料理。只是用鹽水短時間燉煮就風味十足，一起燉煮的豆腐也非常美味。

協助／宍喰漁業協同組合（德島縣海郡部海陽町宍喰）

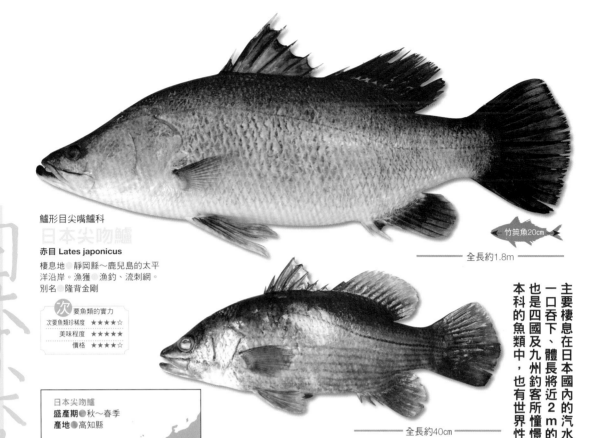

日本尖吻鱸

赤目 *Lates japonicus*

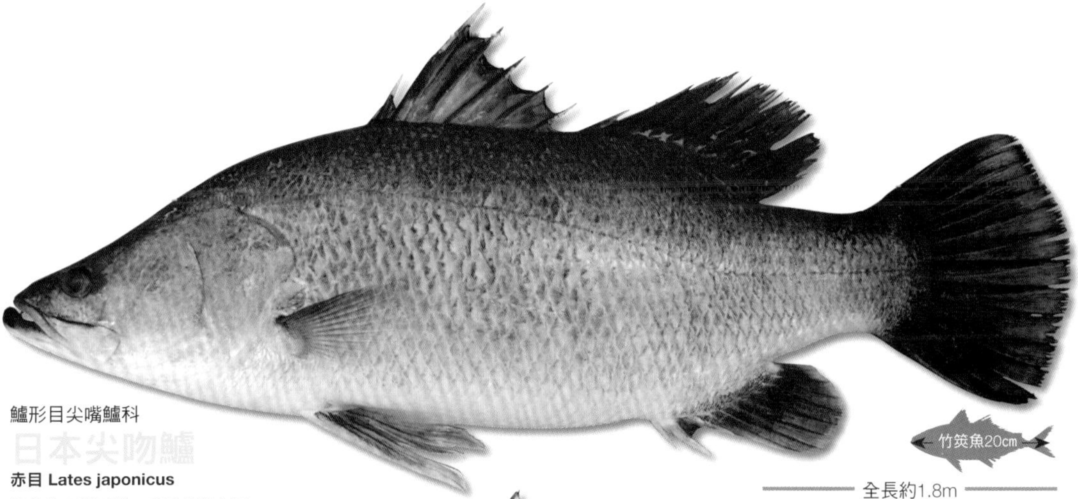

全長約1.8m

鱸形目尖嘴鱸科

日本尖吻鱸

赤目 *Lates japonicus*

棲息地●靜岡縣～鹿兒島的太平洋沿岸。漁獲●漁釣、流刺網。別名●隆背金剛

次要魚類的實力

次要魚類珍稀度	★★★★☆
美味程度	★★★★★
價格	★★★★☆

主要棲息在日本國內的汽水域，能將大型鯉魚一口吞下、體長將近2m的巨大魚類。也是四國及九州釣客所憧憬的魚種。本科的魚類中，也有世界性的重要食用魚。

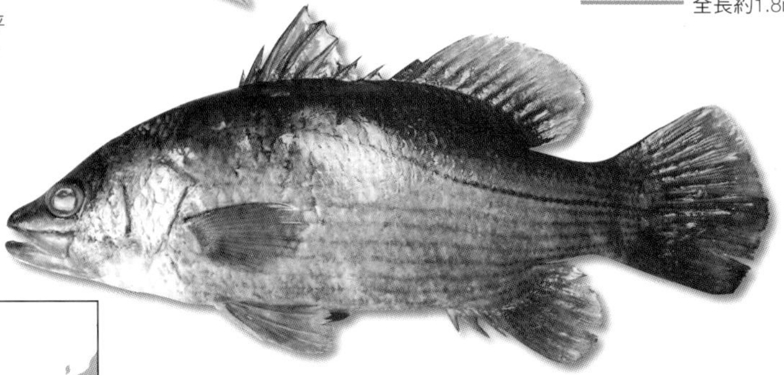

全長約40cm

鱸形目尖嘴鱸科

紅眼沙鱸

赤目擬 *Psammoperca waigiensis*

棲息地●奄美大島以南。漁獲●定置網、漁釣。別名●紅眼鱸、紅目鱸、紅目、沙鱸

次要魚類的實力

次要魚類珍稀度	★★★☆☆
美味程度	★★★★★
價格	★★★★☆

日本尖吻鱸

盛產期●秋～春季

產地●高知縣

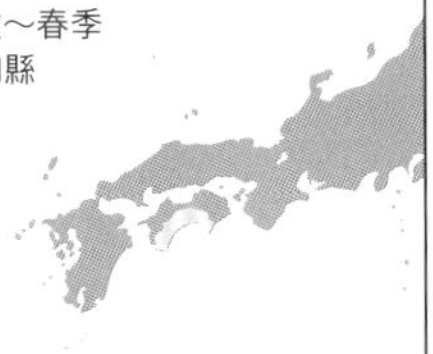

紅眼沙鱸

盛產期●秋～春季

產地●鹿兒島縣諸島部、沖繩縣

體長將近2m的河口海域霸主。釣客們的夢幻魚種

日本國內鱸形目魚類中，體型最龐大的魚種之一。仔雉魚和幼魚會游進靜岡縣濱名湖、高知縣，以及宮崎縣的河口，並棲息在水藻區。仔雉魚會擬態成水藻的葉子，靜止和葉子呈現平行而有名。成魚則棲息在內灣、汽水域等地區，在以大型魚為目標的釣客之間，也擁有極高的人氣。屬於肉食性，會捕食大型的鯉魚及鯽魚等魚類。

本科的魚類在日本，也有棲息在珊瑚礁區的紅眼沙鱸。而棲息在非洲熱帶海域的尼羅尖吻鱸，則是世界性的重要食用魚。

尖嘴鱸科的魚肉清爽鮮嫩，在世界各地擁有極高的人氣

高知縣等地區的漁夫們，比較喜愛食用約50～70cm等較小型的等級。雖然聽說超過1m的大魚風味較淡，不過事實仍有待確認。

棲息在摻雜淡水的海域中，也許有人擔心帶有土味，不過事實上卻是清爽鮮嫩的白肉。血色非常美麗，因此料理成生魚片也很好看。魚肝、魚皮和卵巢等都很美味。鹽烤的風味類似鱸魚。魚皮風味獨特，就算燒烤後也不會變硬，魚骨和魚肉分離容易。而紅眼沙鱸製作成法式煎魚、奶油香煎，都很可口。

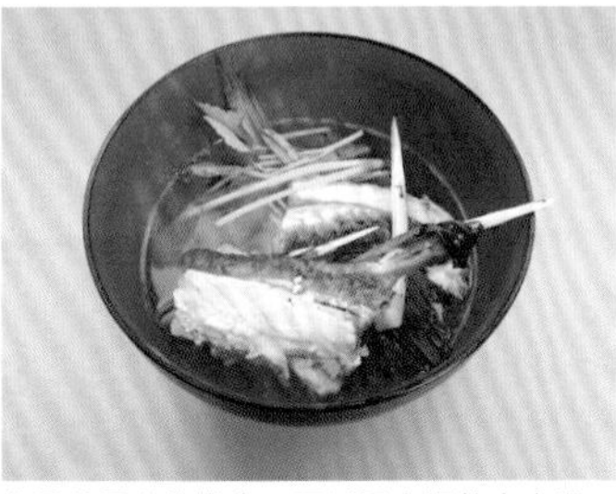

魚骨份量也非常多。可以用大鍋熬出高湯，加入酒和鹽調味成「海鮮清湯（潮汁）」，滋味濃醇而豐富。適合撒上黑胡椒享用。

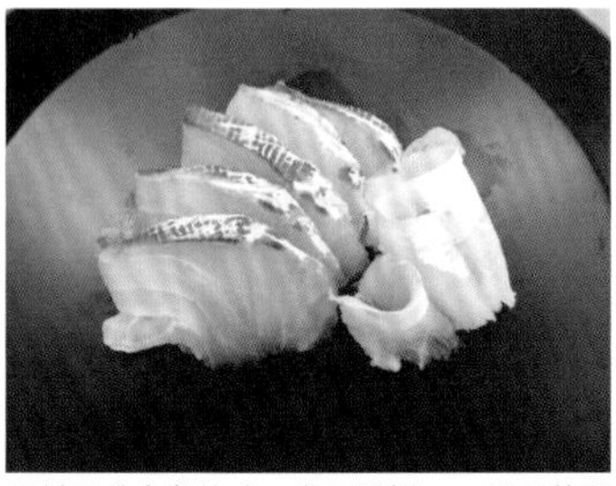

要料理成生魚片時，盡量選擇5kg以下的現殺活魚。血色非常美麗，肉質帶有透明感，賣相及風味都很棒。

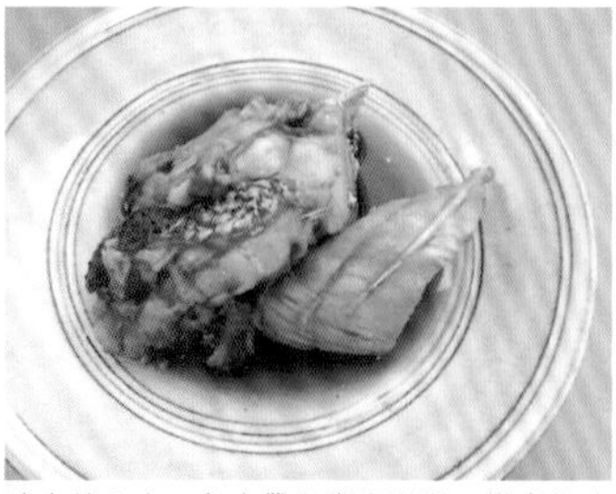

清爽的白肉，魚皮帶有豐富膠質。燉煮後也不會變硬，湯汁可煮出黏稠的膠質。燉煮料理的風味爽口而層次豐富。

●注／部分地區因為瀕臨滅種而禁止捕獲，列入禁止的地區有可能增加，因此請務必注意。

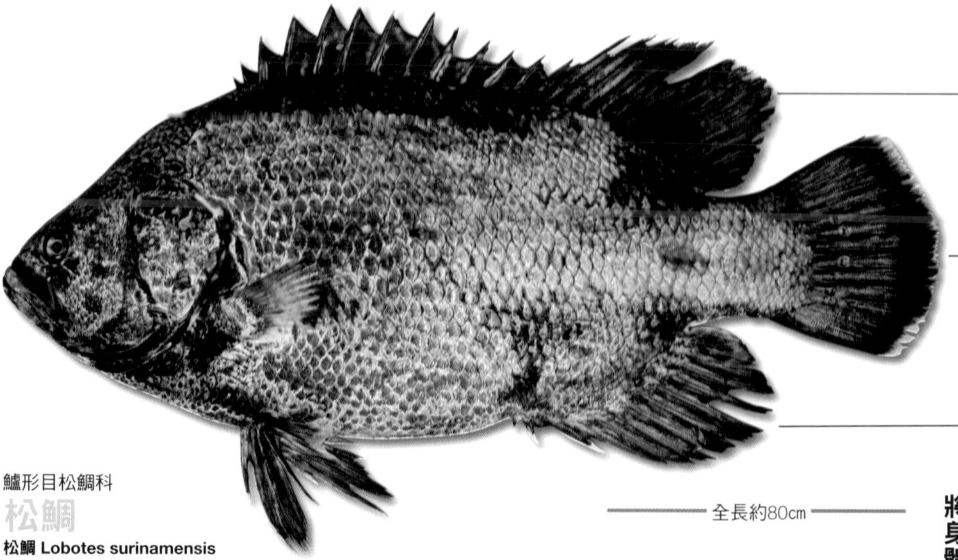
背鰭和臀鰭的後端延伸至尾鰭部分，看起來彷彿有三片尾鰭般，因此英文名稱叫做「Triple tail」
全長約80cm

松鯛

松鯛 Lobotes surinamensis

外表雖然看起來像古代魚，其實是接近鱸魚的高等魚類。小時候的外型有如褐色的葉子般，成魚也仍然會將身體橫向飄游，是非常有個性的魚類。

鱸形目松鯛科

松鯛

松鯛 Lobotes surinamensis

棲息地●北海道～九州、琉球列島。漁獲●定置網。別名●打鐵婆、枯葉、石鯽、睡魚、庫羅黛、睏魚、海南洋仔、南洋鱸魚、海吳郭、流魚（澎湖）、柴魚（澎湖）、打鐵鱸（澎湖）

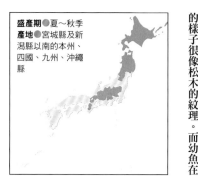

次要魚類的實力

次要魚類珍稀度	★★★★☆
美味程度	★★★★☆
價格	★★★★☆

盛產期●夏～秋季
產地●宮城縣及新潟縣以南的本州、四國、九州、沖繩縣

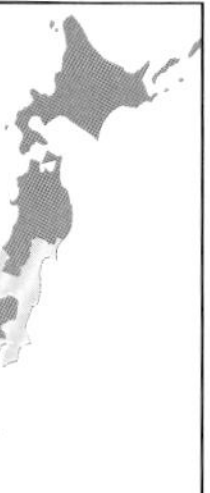

外觀看起來像古代魚，喜歡棲息在內灣等寧靜的海域中

雖然在北海道等地區也能發現此魚，不過大多仍棲息在溫暖且平穩的內灣、汽水域中。外觀彷彿古代魚般不可思議，原本的形狀接近鯛魚，不過松鯛擁有擬態成枯葉或是漂流木的習性，因此演化成這種奇特的外觀。

在濱名湖可捕獲到大量的幼魚。幼魚群生在湖等平穩的淺水域中，群生的魚群就好像散落於水面的枯葉般。只要人一接近，枯葉又會瞬間從水面消失。

標準和名「松鯛」，是因為魚鱗的樣子很像松木的紋理。而幼魚在日本各地則是被稱為「葉子」。

美麗的白肉，和粗曠的外表成反比

鮮魚的價格意外地便宜，也許是因為全身漆黑又長達80cm，可怕的外表加上魚鱗堅硬，處理鮮魚非常辛苦，所以才如此廉價。

堅硬的魚鱗下方，是極為美麗的血色，這種反差總是令人驚訝不已。

料理成生魚片時，紅色的部分顯眼而美麗。雖然有人說「就像鯛魚一樣」，其實比鯛魚更出色。鮮味強烈，還帶有微微的甜味。也可以製作成義式生魚片（Carpaccio）或是檸檬醃生魚（Ceviche）。

法式料理的奶油香煎或是嫩煎魚（poêlé）都很可口。雖然用奶油可呈現出濃醇的風味，不過用橄欖油來煎魚，可以更加發揮鮮魚本身的風味。

沾上甜麵衣，油炸成長崎風味的天婦羅也不錯。用蒔蘿等香草類和葡萄酒醃漬後，沾上杜蘭小麥粉油炸，也非常美味。

日式的味噌湯或是燉煮魚，為產地的常見料理方式，非常下飯。

松鯛無法大量捕獲，加上不起眼的外觀，所以價格非常便宜。雖然美味，卻因為如此而乏人問津。

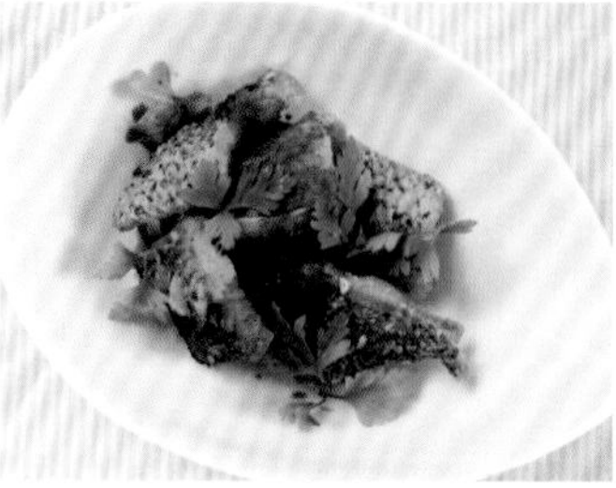
浸漬白酒和香草類之後，沾上杜蘭小麥粉油炸而成。魚皮香脆，魚肉的纖維質恰到好處，極為美味。

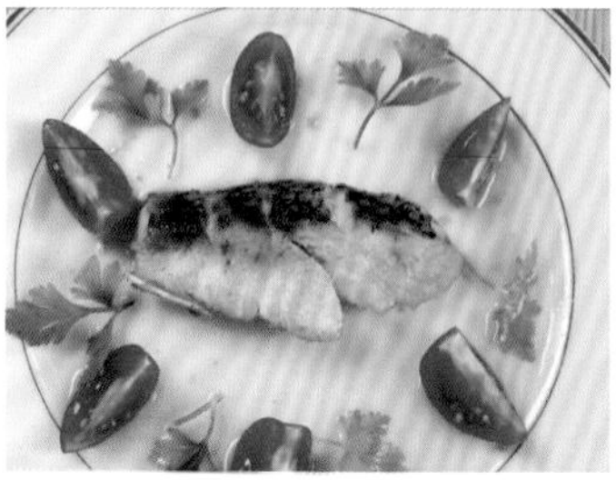
將魚切片後沾上麵粉、撒上胡椒鹽，再用橄欖油慢煎成嫩煎魚（poêlé）。肉質鬆軟鮮嫩，魚皮則香脆可口。

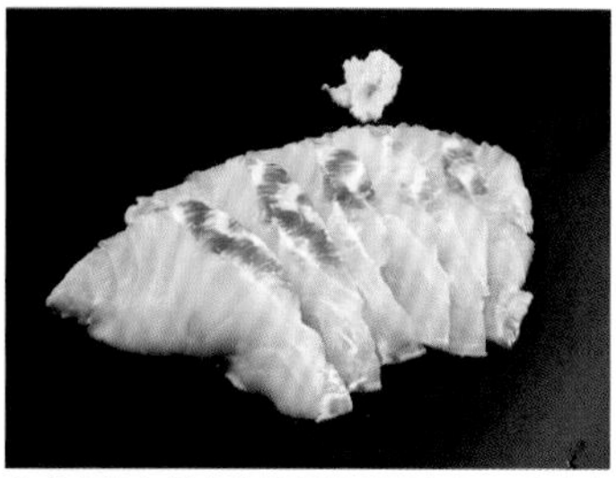
生魚片擁有鮮魚中頂級的美麗血色。風味也如同外觀可口，味道和外觀的反差，也許能成為餐廳的「賣點」。

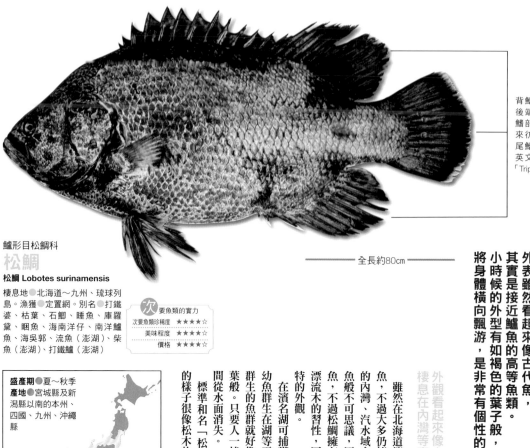

全長約24cm

鱸形目鑽嘴魚科

黃腹鑽嘴魚

黑鶏魚 Gerres equulus

棲息地●千葉縣以南的太平洋、日本海西部、九州西岸。漁獲●定置網、底拖網。別名●天座、顋無、油鯛

次要魚類的實力	
次要魚類珍稀度	★★★☆☆
美味程度	★★★★☆
價格	★★☆☆☆

全長約18cm

鱸形目鑽嘴魚科

奧奈鑽嘴魚

南黑鶏魚 Gerres oyena

棲息地●琉球列島以南。漁獲●定置網。別名●碗米仔、埃米（澎湖）、長身埃米（澎湖）

次要魚類的實力	
次要魚類珍稀度	★★★☆☆
美味程度	★★★☆☆
價格	★★☆☆☆

棲息在日本周圍的小魚，雖然在魚類學上不算稀有，不過食用的地區非常有限。意外地僅限於產地食用。味道就如同日本的別名「甘魚」般可口鮮甜。

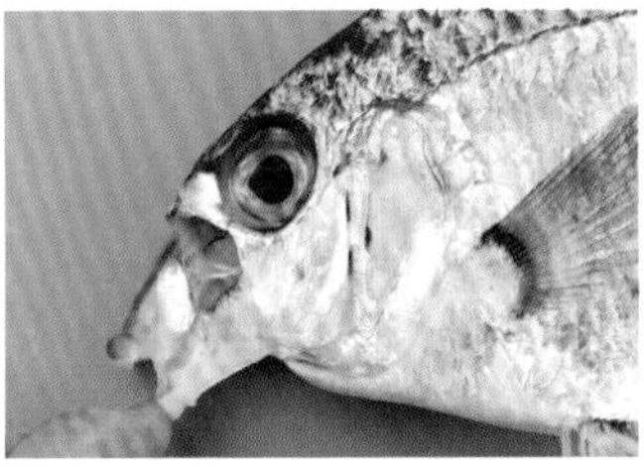

鑽嘴魚科的特徵是嘴巴能夠伸長成管狀。並藉此來吸取食物（沙蟲或小型甲殼類）。

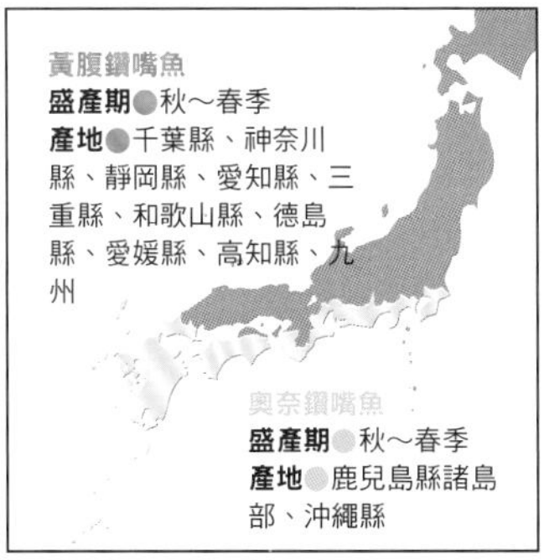

黃腹鑽嘴魚
盛產期●秋～春季
產地●千葉縣、神奈川縣、靜岡縣、愛知縣、三重縣、和歌山縣、德島縣、愛媛縣、高知縣、九州
奧奈鑽嘴魚
盛產期●秋～春季
產地●鹿兒島縣諸島部、沖繩縣

棲息在內灣的沙地中，吸取小型生物為食

棲息在內灣泥沙較多的地區，屬於小型魚。表面彷彿包覆著一層鋁箔紙般，口部能伸長成管狀。並藉此吸食藻類、沙蟲、小型甲殼類等維生。

最常見的種類為黃腹鑽嘴魚。越往熱帶海域種類也越豐富，鹿兒島及沖繩縣就有許多種類。也是釣客間極受歡迎的魚種。

標準和名中的「鶏魚」，是來自於「三線磯鱸（鶏魚）」。因此「黑鶏魚」帶有「像三線磯鱸的黑色魚」之意。

雖然平淡無奇，品嚐後卻極為美味

在沖繩縣的別名「甘魚」，就是因為魚肉本身帶有甜味。屬於白肉魚，魚皮帶有微微的臭味和特殊風味。

肉質清爽，夏天帶有油脂，因此加熱之後也不會變硬。

在夏季熬煮帶有魚卵的鮮魚，是漁夫們最推薦的吃法。

將鮮魚用三片切法處理後，將帶皮的魚肉細切成生魚片，味道非常可口。魚皮帶有鮮味和淡淡的甜味。

鹽烤或是油炸都很美味。另外料理成奶油香煎也不錯。

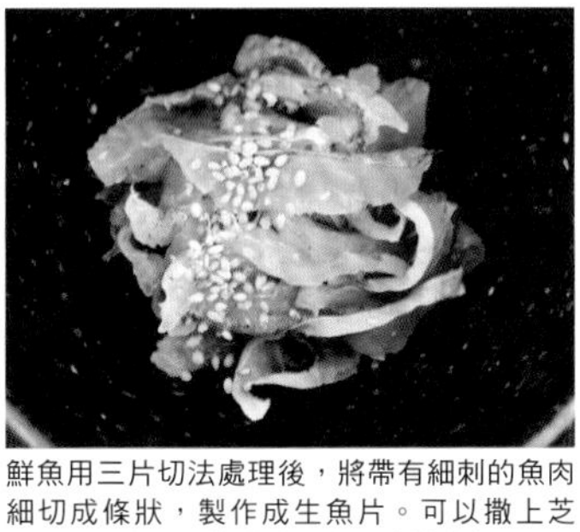

鮮魚用三片切法處理後，將帶有細刺的魚肉細切成條狀，製作成生魚片。可以撒上芝麻，並淋上九州等甜味較強烈的醬油享用。

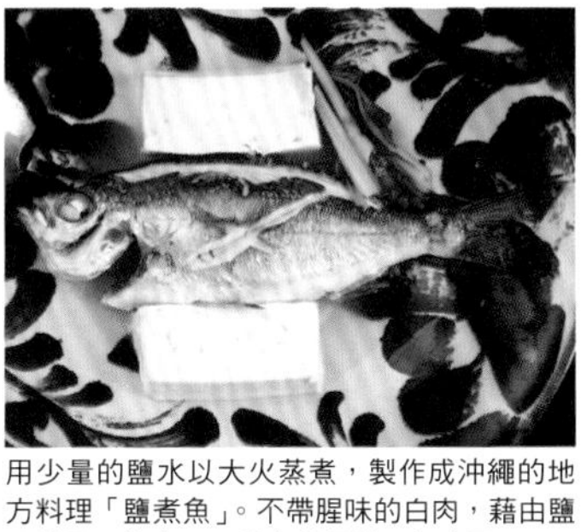

用少量的鹽水以大火蒸煮，製作成沖繩的地方料理「鹽煮魚」。不帶腥味的白肉，藉由鹽水變得更紮實。和蒸煮的湯汁一起享用。

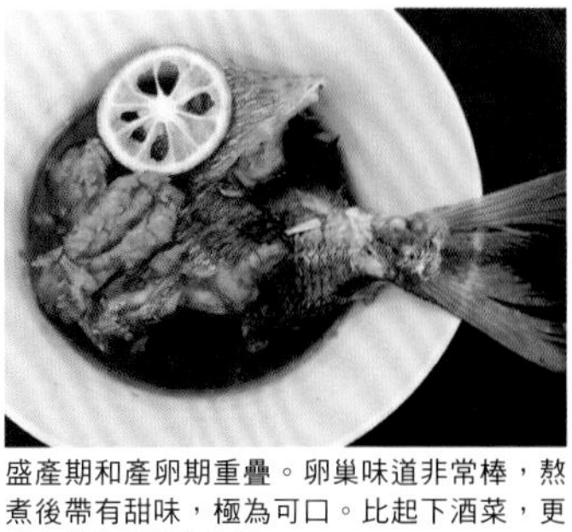

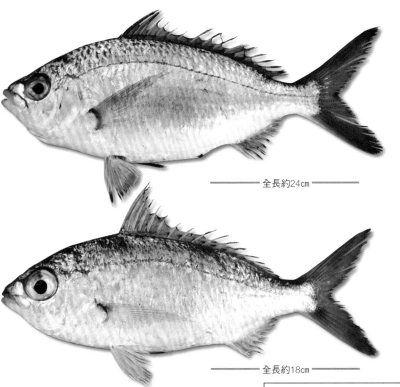

盛產期和產卵期重疊。卵巢味道非常棒，熬煮後帶有甜味，極為可口。比起下酒菜，更適合當作配飯的菜餚。

田守 產地的稱呼

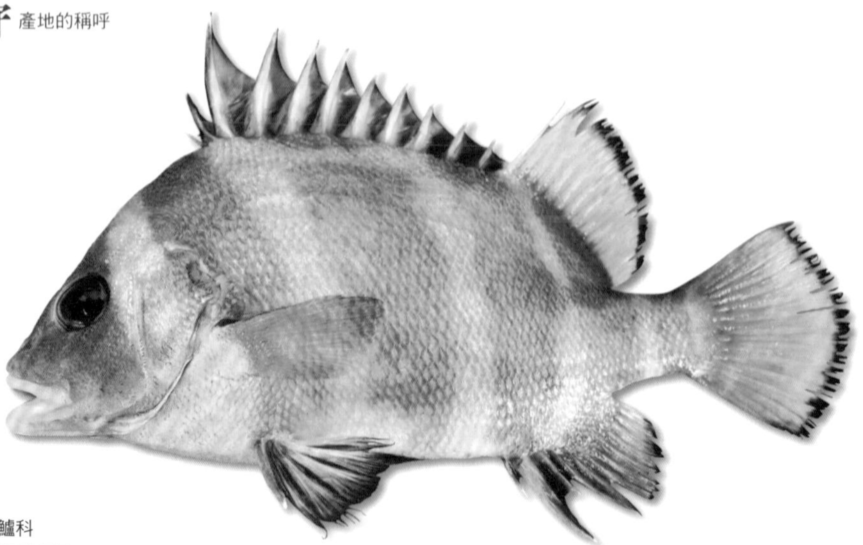

全長約25cm

鱸形目石鱸科

臀斑髭鯛 瀨戶鯛 *Hapalogenys analis*

棲息地●雖然分布於富山灣、和歌山縣～九州，不過大多棲息在瀨戶內海及有明海。漁獲●定置網、船拖網、漁釣。別名●銅盆魚、石飛魚、打鐵婆、黑文丞、番圭誌（澎湖）

次要魚類的實力

次要魚類珍稀度	★★★☆☆
美味程度	★★★★★
價格	★★☆☆☆

盛產期●春～夏季

產地●大阪府、兵庫縣、岡山縣、廣島縣、山口縣、香川縣、愛媛縣、有明海周圍（佐賀縣、長崎縣、福岡縣、熊本縣）

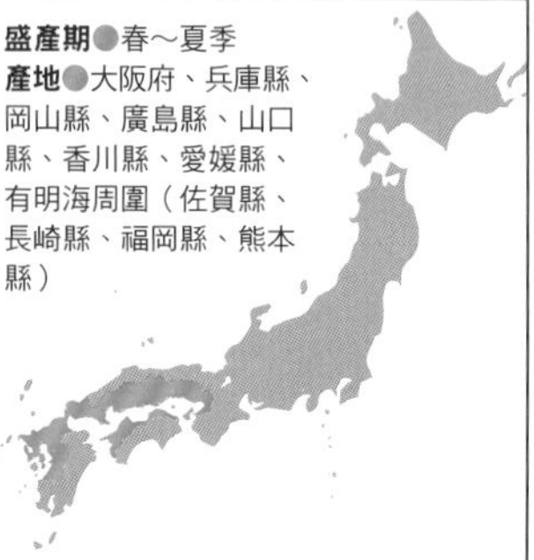

臀斑髭鯛

瀨戶鯛 Hapalogenys analis

大量棲息於瀨戶內海，因此稱為「瀨戶鯛」。在瀨戶內海附近是常見的熟食魚類。別名「田守」則是因為一身泥巴，帶有守護田地的農民之意。

棲息在瀨戶內海等內灣外觀平凡的魚類

廣義上為三線磯鱸的同類，下顎密生短髭。大量棲息於瀨戶內海中，標準和名由此而來。令人不可思議的是，在其他地區算是珍稀魚類。

以前的標準和名為「tamori」，漢字為「田守」，留著短髭、全身泥沼的外觀，不禁令人聯想到全心守護田地的農家。

比起產地，更受到初次品嚐此魚的關東人歡迎

臀斑髭鯛在產地的評價，和最近在東京的評價有著明顯的差異，這點也非常少見。像是代表性的產地——兵庫縣明石市中，「這魚味道不錯，可以製作成熬煮魚來吃喔」評價並不高。

相對於此，第一次料理這種魚的東京壽司師傅，卻因為其美味而非常感激。

獲得如此好評的料理方式就是做成生魚片。魚肉為緊實的白肉，味道非常濃醇，沒有任何腥味。魚皮雖然稍硬，不過霜皮生魚片的味道絕佳。

製作成法式料理的奶油香煎魚，廣受歡迎。魚皮香脆，肉質鮮嫩多汁，雖然體型較小，不過美味程度卻擁有十足的分量。

瀨戶內海、有明海等地區的常見料理——燉煮魚，也非常可口。用醬油熬煮後，肉質變得較紮實，魚皮和頰肉等部分帶有鮮味。魚肝的風味極佳，絕對要一起熬煮。

其他像是將整條魚油炸後，香脆而富有嚼勁的料理方法，也是極為美味。在盛產期以外、油脂較少的鮮魚可以先油炸之後再熬煮，味道更加可口。鹽烤也很好吃。

臀斑髭鯛等瀨戶內海的小魚，數量雖少，不過也開始流通至關東的市場。重視小魚的飲食文化，是應該向西日本多多學習。

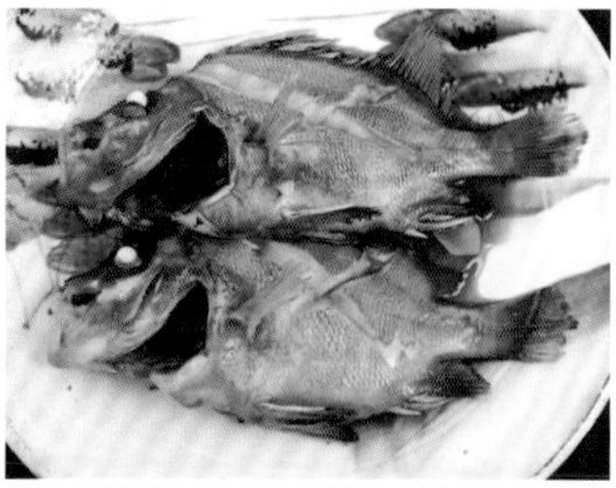

燉煮魚是兵庫縣明石市的家庭料理。生魚片本身就很好吃，製作成燉煮料理好像有點可惜，不過就是要品嚐當地的美味。非常下飯。

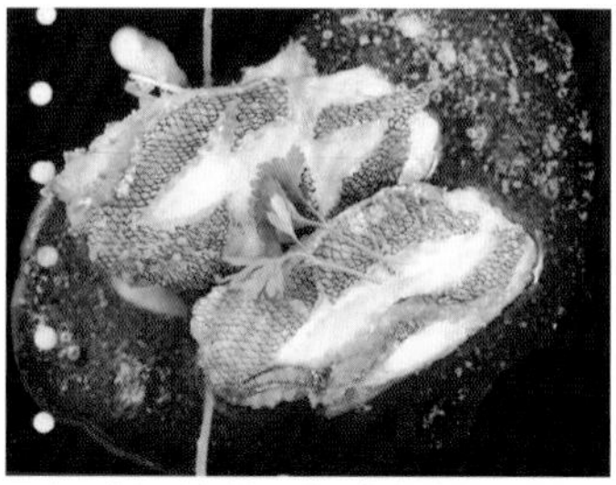

用大量的奶油慢煎而成。魚皮香脆，肉質鮮嫩多汁，搭配奶油的風味更是絕品。

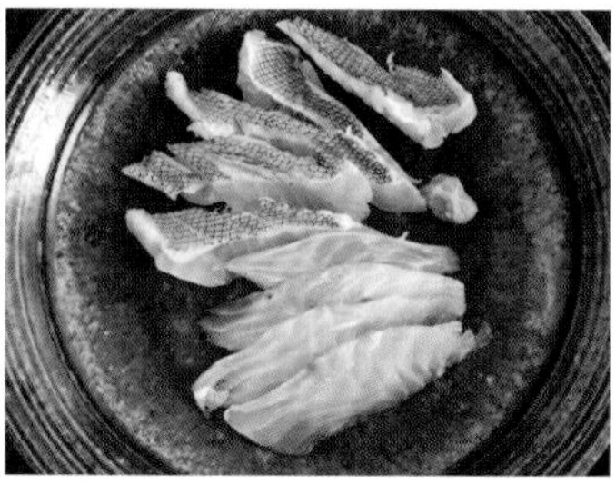

同時享用生魚片和霜皮生魚片。肉質紮實而充滿鮮味。單純的生魚片也很美味，不過霜皮生魚片的魚皮風味更具魅力。

長鬚髭鯛

鬚鯛 Hapalogenys sennin

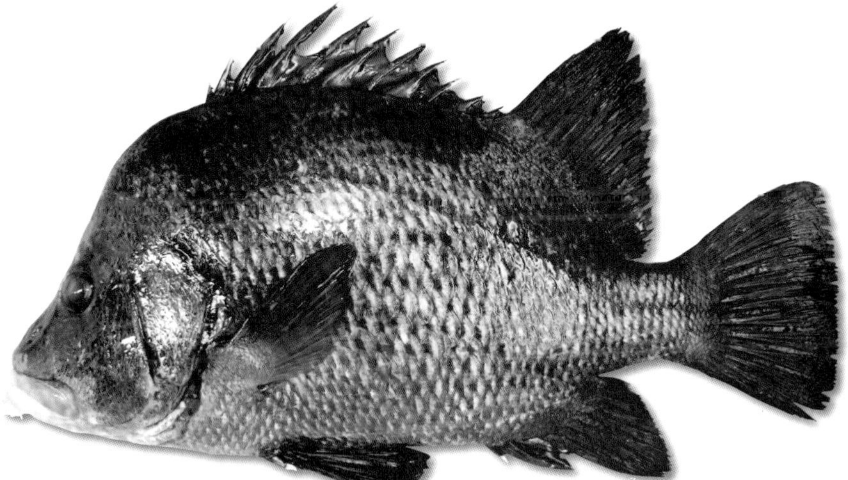

全長約45cm

鱸形目石鱸科

長鬚髭鯛

鬚鯛 Hapalogenys sennin

棲息地●山形縣、福島縣～九州南岸的日本海、東海、太平洋沿岸、伊豆諸島、小笠原諸島、瀨戶內海。漁獲●定置網、漁釣。別名●硬骨鯛、胡椒鯛、鍋割

次要魚類的實力

次要魚類珍稀度	★★★★☆
美味程度	★★★★★
價格	★★★☆☆

帶有一張充滿個性的臉，長鬚髭鯛就像是個和平主義的大叔，而黑鰭髭鯛則像充滿鬥志的摔角選手。下顎的鬍鬚引人注目。

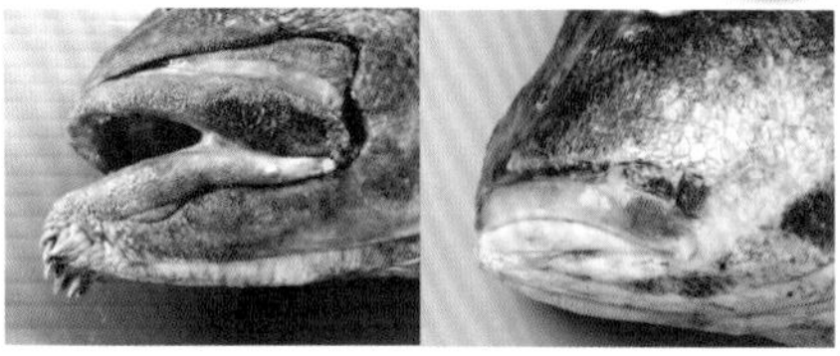

（左）長鬚髭鯛的下顎。長滿明顯的髭。
（右）黑鰭髭鯛的下顎。和長鬚髭鯛相較之下較短。

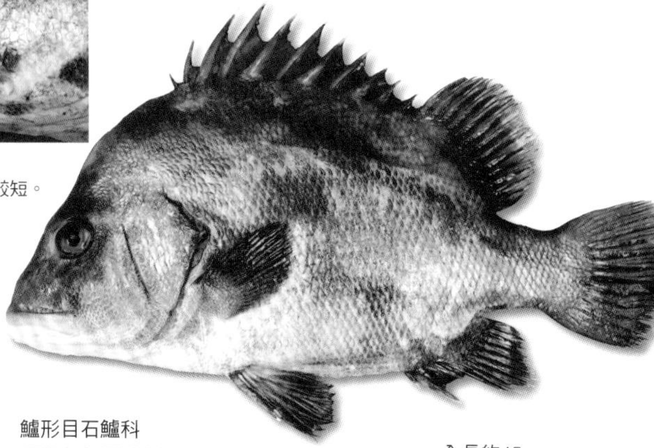

全長約45cm

盛產期●春～夏季
產地●千葉縣、東京都島嶼部、神奈川縣、靜岡縣、愛知縣、三重縣、和歌山縣、德島縣、愛媛縣、高知縣、島根縣、山口縣、九州（鹿兒島縣諸島部以外）

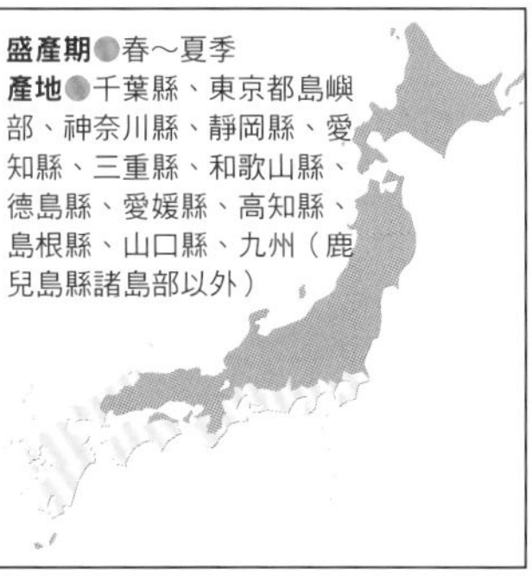

※2種魚類的產地

鱸形目石鱸科

黑鰭髭鯛

鬚剃鯛 Hapalogenys nigripinnis

棲息地●青森縣～熊本縣、青森縣～九州南岸的太平洋沿岸。漁獲●定置網、漁釣。別名●銅盆魚、番圭誌（澎湖）

次要魚類的實力

次要魚類珍稀度	★★★☆☆
美味程度	★★★★★
價格	★★★★☆

為了尋找此魚一嚐風味而費了好一番功夫

石鱸科的沿岸魚。這兩種魚類都沒有群游習性，棲息在沿岸海域中。偏好溫暖海域，過去大多分布於和歌山縣以南，不過近年來也許是地球暖化的原因，在千葉縣出現的機率也逐漸增加。

每次只能捕獲數尾，偶爾連一尾都捕不到，因此屬於非常次要的魚類。也許是因為地球暖化的關係，黑鰭髭鯛的捕獲量逐漸增加。相較之下長鬚髭鯛則算是珍稀魚類。無論怎麼尋找都不見其蹤影，能一窺其真面目可謂幸運。

在美味的石鱸科中，也算是頂級的風味

這兩種魚類都擁有美麗的白肉，風味可謂是魚類中的頂級。

生魚片更是人間美味。白肉雖然清爽，不過卻帶有濃醇的鮮味和餘韻。在大分縣品嚐的握壽司，也堪稱絕品。屬於白肉魚中的頂級壽司食材。

漁夫們傳授的料理是燉煮魚。不帶腥味的白肉在燉煮後，肉質變得更緊實，魚肉和魚骨也分離容易。享用完的魚骨湯（吃完之後倒入熱水）也很可口。小型魚用來鹽烤，是最美味的吃法。風味類似三線磯鱸，非常好吃。

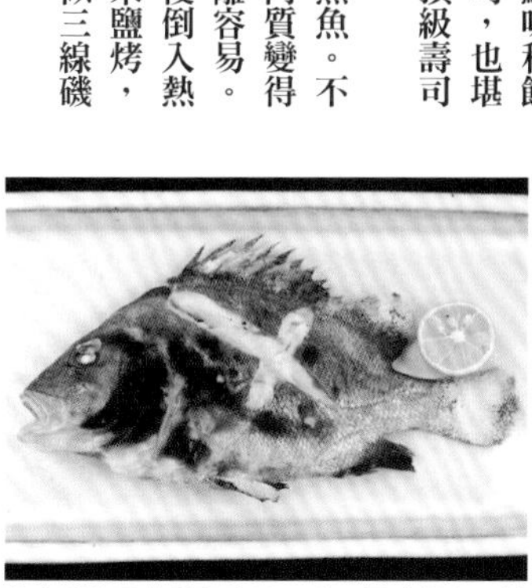

將小型的黑鰭髭鯛鹽烤而成。風味類似三線磯鱸，魚肉和魚骨分離容易，魚皮帶有獨特的風味，美味可口。

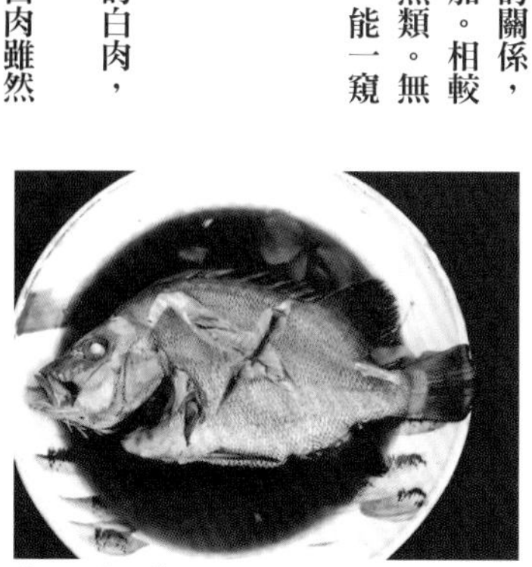

將1kg的黑鰭髭鯛整尾燉煮。可以連續吃好幾天。每天加熱後再品嚐，都會呈現出不同的風味。最後可以加入熱水享用魚骨湯。

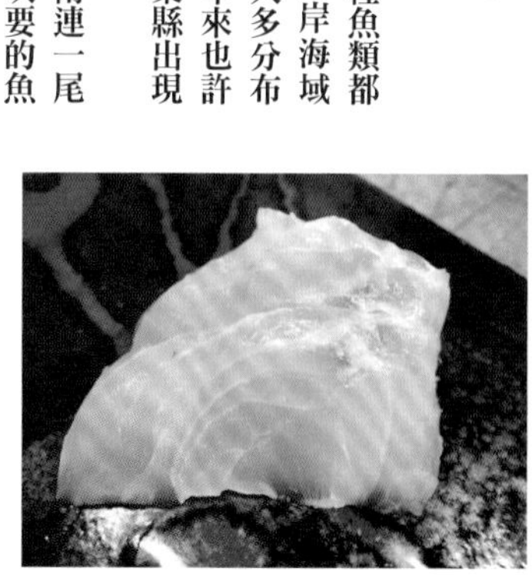

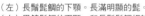

長鬚髭鯛的生魚片雖然少了點華麗感，不過鮮味強烈，口感也非常棒。從漆黑的外表無法想像肉質如此細緻而富有層次。

駝背胡椒鯛

黒胡椒鯛 Plectorhinchus gibbosus

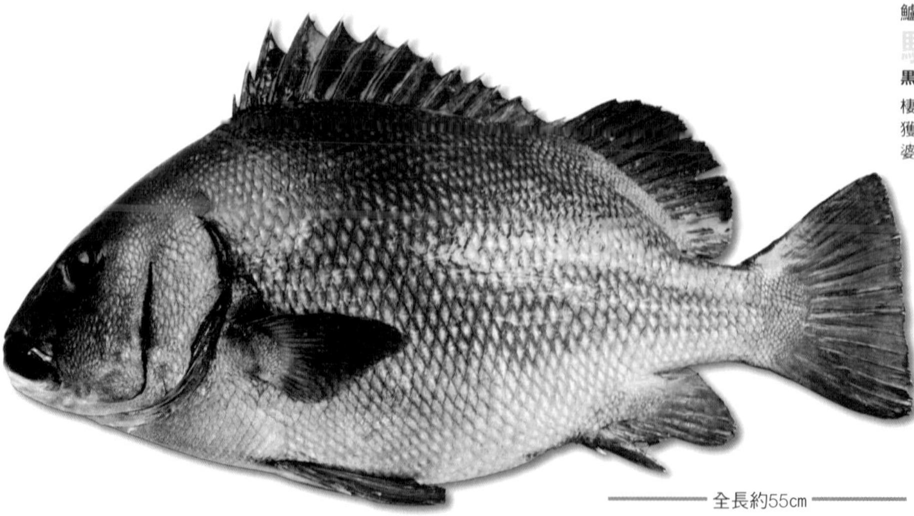

全長約55cm

鱸形目石鱸科

駝背胡椒鯛

黒胡椒鯛 Plectorhinchus gibbosus

棲息地●鹿兒島縣、沖繩縣。漁獲●定置網、漁釣。別名●打鐵婆、駝背石

次要魚類的實力

次要魚類珍稀度	★★★★★
美味程度	★★★★★
價格	★★★★☆

花尾胡椒鯛在關東曾經是珍稀魚類。也許是因為地球暖化的關係，捕獲量逐漸增加。不過棲息在熱帶及亞熱帶海域的駝背胡椒鯛，則是珍魚中的珍魚。

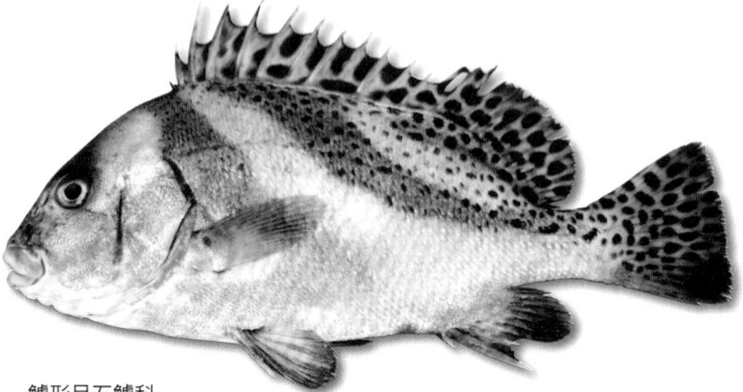

全長約70cm

鱸形目石鱸科

花尾胡椒鯛

胡椒鯛 Plectorhinchus cinctus

棲息地●新潟縣、相模灣以南（沖繩縣除外）。漁獲●定置網、漁釣。別名●加志、黃斑石鯛、花軟唇、嘉誌（臺東）、包公魚、番圭誌（澎湖）

次要魚類的實力

次要魚類珍稀度	★★★☆☆
美味程度	★★★★☆
價格	★★★☆☆

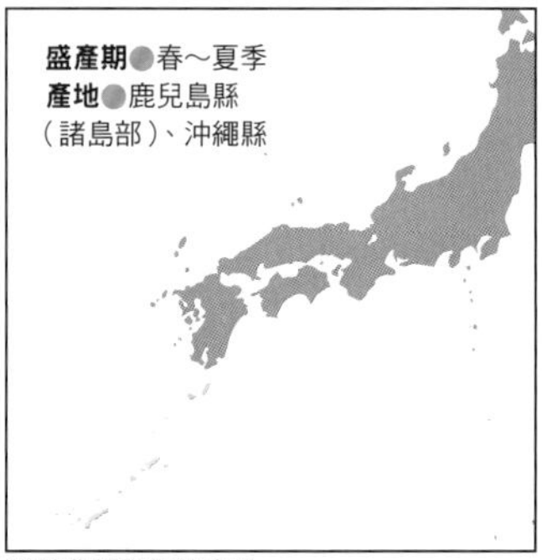

盛產期●春～夏季

產地●鹿兒島縣（諸島部）、沖繩縣

※駝背胡椒鯛的產地

大型的石鱸科魚類 棲息海域逐漸往北部擴展

胡椒鯛屬的魚類，在日本本州僅有駝背胡椒鯛和花尾胡椒鯛兩種，不過越往南下種類就越豐富，像是黃點胡椒鯛等，越接近熱帶海域，也有外觀越華麗的趨勢。而棲息在亞熱帶至熱帶之間，卻擁有漆黑的樸素外觀，就是珍稀的駝背胡椒鯛。主要棲息在琉球列島的淺岩礁區，屬於雜食性。嘴巴很小，像捲起般腫大的嘴唇為其特徵。英文稱之為「Sweetlip」。

價格低廉，寶相佳 各種料理方式都很適合

和體長相較之下，駝背胡椒鯛的寬度算是較寬的魚類，加上擁有厚度，因此實際上極具份量。

白肉非常細緻，鮮度可以維持較久。血色美麗，油脂分布在皮下與肌肉內。

生魚片的美味程度，可謂胡椒鯛屬魚類之最。油脂中帶有甜味，口感也非常棒。

不論是燒烤或燉煮，肉質都不會變硬，魚肉和魚骨也分離容易。能充分享受到白肉魚的美味。用來煮湯也很可口，在冬季用來煮火鍋，味道實為鮮美。除了是珍魚中的珍魚之外，風味也極為夢幻。

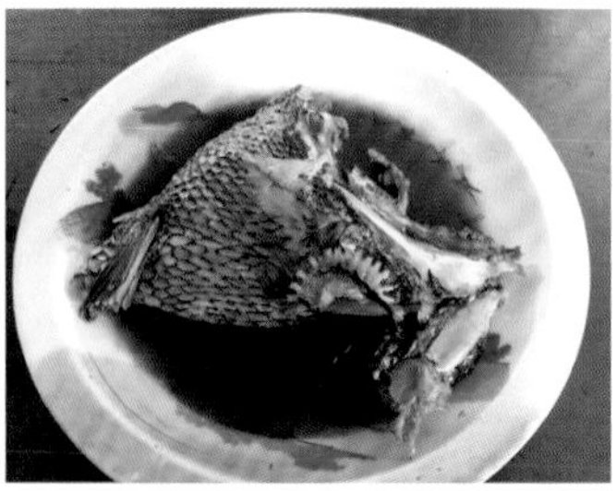

燉煮後肉質濕潤鮮嫩。魚皮帶有鮮味，肉質的纖維質恰到好處，魚肉和魚骨分離容易，鮮甜美味。

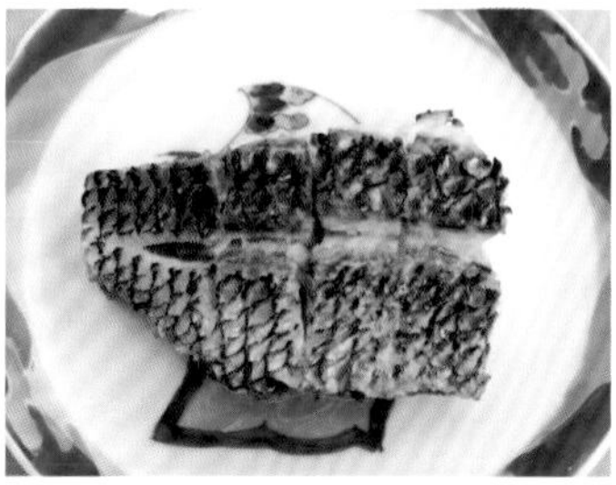

將魚皮充分燒烤後，油脂的部分彷彿油炸般香脆可口。而肉質則是甜美而鮮嫩多汁，屬於絕品中的絕品。

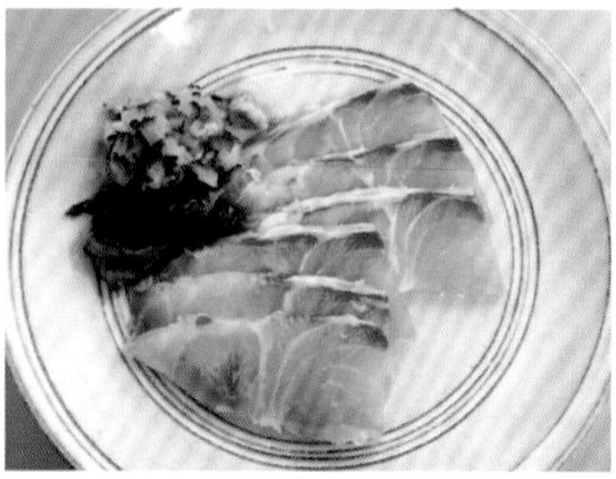

血色較紅，魚皮下方有一層油脂，而且肌肉裡也散布著油脂。油脂味甜，口感極佳，越嚼越美味。

鱸形目鯛科

松原氏冬鯛

星連子 Cheimerius matsubarai

棲息地●奄美大島沿岸。漁獲●漁釣。

次要魚類的實力
次要魚類珍稀度 ★★★★★
美味程度 ★★★★☆
價格 ★★★★☆

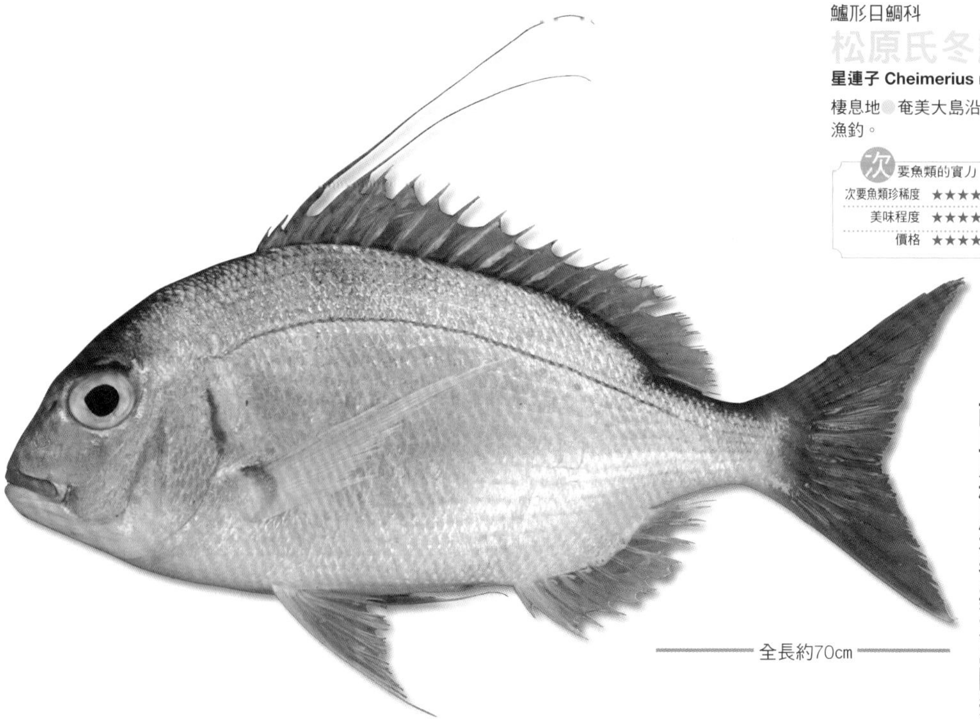

全長約70cm

屬於充滿謎團的鯛科鯛類，同屬魚類皆棲息在大西洋海域。日本地區只存在一種。而且只棲息在奄美大島附近，令人感到不可思議。

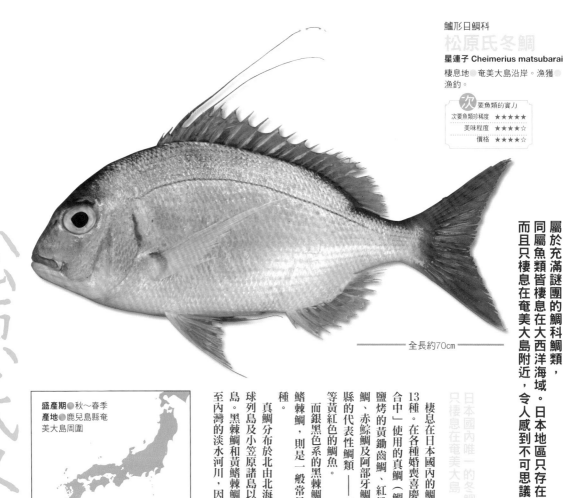

松原氏冬鯛
星連子
Cheimerius matsubarai

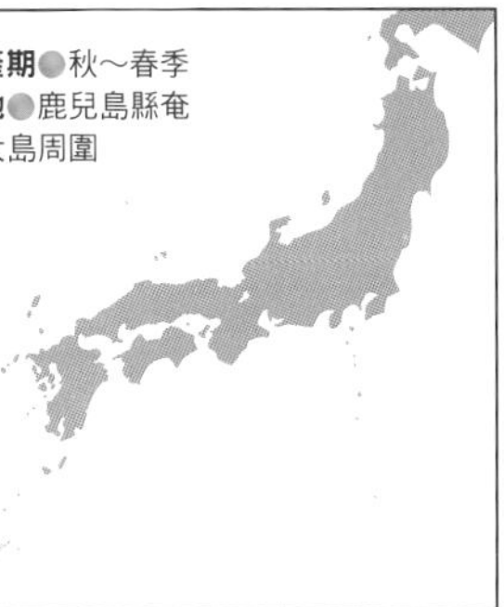

盛產期●秋～春季
產地●鹿兒島縣奄美大島周圍

日本國內唯一的冬鯛屬魚類只棲息在奄美大島

棲息在日本國內的鯛科魚類共有13種。在各種婚喪喜慶的「祝賀場合中」使用的真鯛（鯛魚）。用來鹽烤的黃鋤齒鯛、紅鋤齒鯛、黃鯛、赤鯮鯛及阿部牙鯛，還有沖繩縣的代表性鯛類——布氏長棘鯛等黃紅色的鯛魚。

而銀黑色系的黑棘鯛、平鯛和黃鰭棘鯛，則是一般常見的食用魚種。

真鯛分布於北由北海道，南至琉球列島及小笠原諸島以外的日本列島。黑棘鯛和黃鰭棘鯛棲息在匯流至內灣的淡水河川，因此居住在都市的人也都非常熟悉。

基本上鯛科魚類的棲息海域非常寬廣，不過只有松原氏冬鯛，是僅棲息在鹿兒島縣的奄美大島，是非常特別的存在。同屬的冬鯛等，分布於大西洋、地中海等地區，印度洋也有近緣魚種，只有本種孤獨地棲息在奄美大島周圍。

種名紀錄於1962年，屬於非常新的品種。

鯛科中的鯛類基本上都很美味。本種的風味也在鯛科的平均之上

在奄美大島及九州本土的鹿兒島縣，大多通稱為鯛魚。當然，婚喪喜慶等日子，或是年菜等也都會出現此魚種。和真鯛相較之下水分較多，風味絕對在鯛科的平均之上。料理方式和真鯛一樣。

最特別的是有如染井吉野櫻般的體色，散落的星狀斑紋也很美麗。用熱水燙過魚皮後，料理成霜皮生魚片，味道鮮美而魚皮甘甜。

加熱之後也不會變硬，因此不論蒸煮或燒烤都很好吃。

在慶祝節日時，也經常用松原氏冬鯛料理成魚湯端上桌。風味實為鮮美可口。

奄美大島大多是用漁釣來捕獲。當然，新鮮加上品質佳，也是其魅力之處。

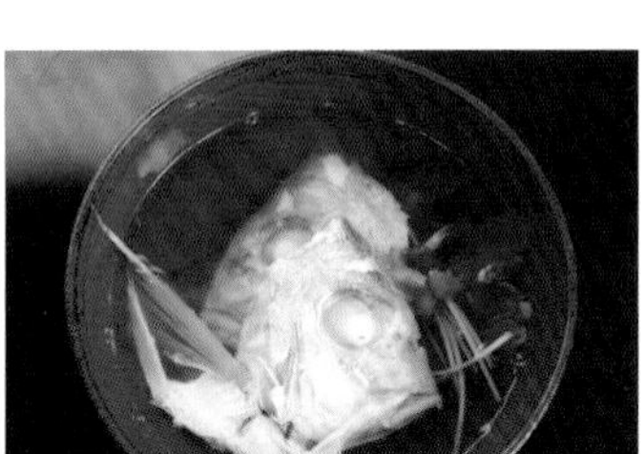

女兒節或是慶典不可或缺的「鯛魚湯」。松原氏冬鯛的色澤有如櫻花花瓣，極為美麗，味道也非常鮮美。

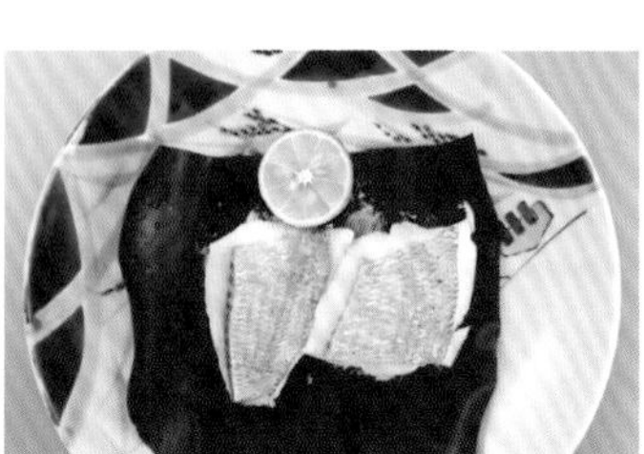

將高級昆布泡水還原後，放上抹鹽的魚片，再用大火清蒸成「酒蒸魚」。昆布的鮮味和肉質的鮮美呈現出加倍的美味。

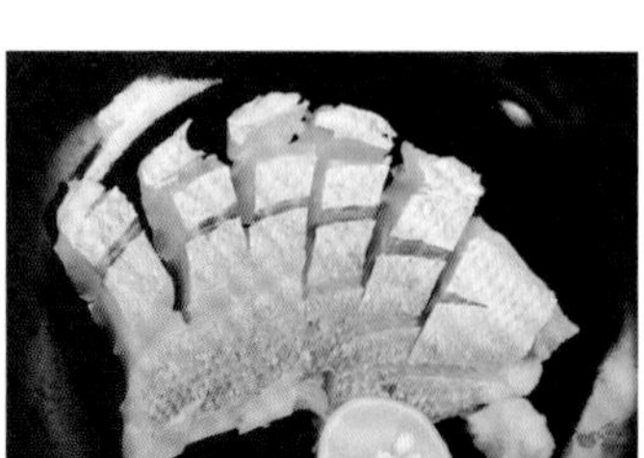

比起魚肉，魚皮帶有鮮味和獨特的甜味。用熱水燙過魚皮再淋上冷水，接著擦乾水分製作成「霜皮生魚片」，極為美味。

多滿 產地的名稱

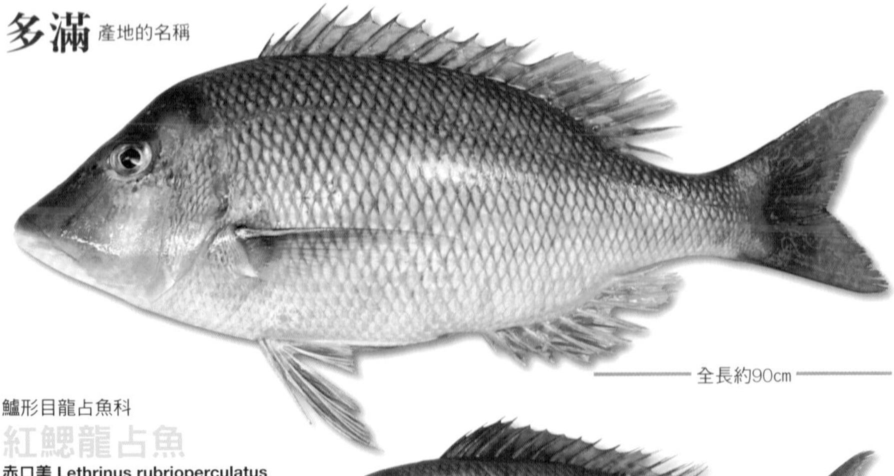

全長約90cm

鱸形目龍占魚科
青嘴龍占魚
浜笛吹 Lethrinus nebulosus

棲息地●伊豆諸島、小笠原諸島、相模灣～鹿兒島縣的太平洋、琉球列島。漁獲●漁釣、定置網、鏢魚。別名●龍尖、龍占、青嘴仔、青嘴（澎湖）、尖嘴仔（澎湖）

次要魚類的實力
次要魚類珍稀度 ★★★☆☆
美味程度 ★★★★☆
價格 ★★★☆☆

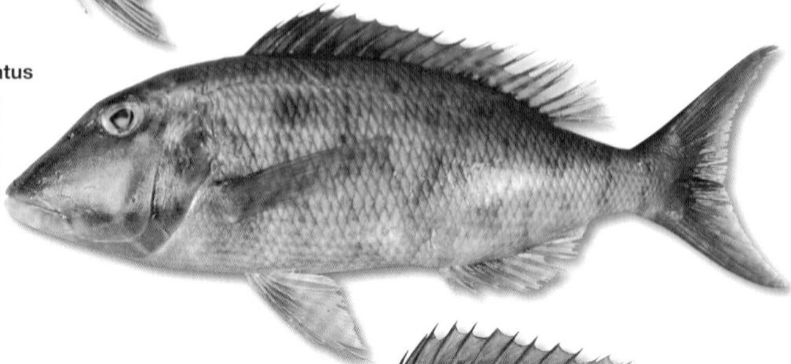

鱸形目龍占魚科
紅鰓龍占魚
赤口美 Lethrinus rubrioperculatus

棲息地●伊豆諸島、小笠原諸島、相模灣～屋久島、琉球列島。漁獲●漁釣、定置網。別名●龍尖、紅龍（澎湖）、豬哥撬（澎湖）

次要魚類的實力
次要魚類珍稀度 ★★★☆☆
美味程度 ★★★★☆
價格 ★★★☆☆

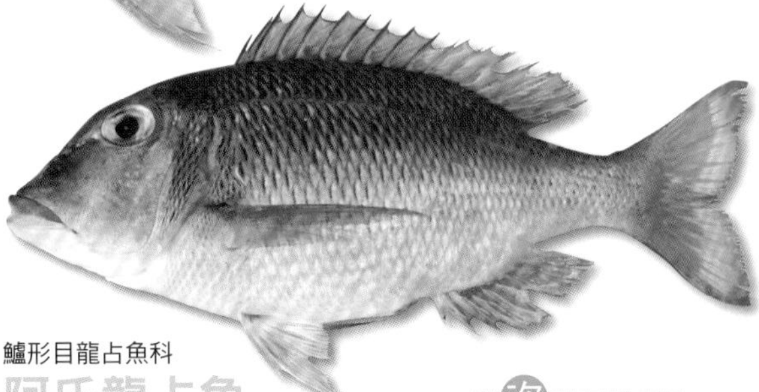

鱸形目龍占魚科
阿氏龍占魚
磯笛吹 Lethrinus atkinsoni

棲息地●和歌山縣以南。漁獲●漁釣、定置網。別名●龍尖、龍占（臺東）、紅龍（澎湖）

次要魚類的實力
次要魚類珍稀度 ★★★☆☆
美味程度 ★★★★☆
價格 ★★★☆☆

盛產期●夏～冬季
產地●千葉縣～四國的太平洋沿岸、山口縣、九州、沖繩縣

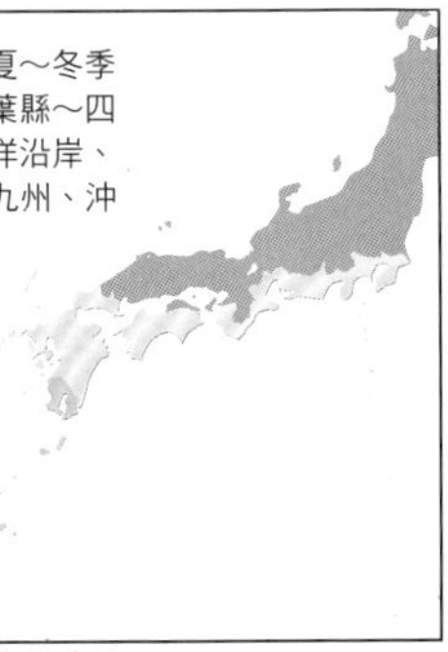

※青嘴龍占魚的產地

青嘴龍占魚
浜笛吹
Lethrinus nebulosus

棲息在熱帶及亞熱帶海域是龍占魚科中體型最大的魚種

沖繩縣、奄美大島等地區的代表性白肉魚，人氣極高。除了華麗的外觀之外，不帶腥味而且味道富有層次。在沖繩縣品嚐生魚片時，試著點看看「多滿（taman）」吧！

龍占魚科是熱帶及亞熱帶海域具代表性的魚類。在較淺的珊瑚礁及岩礁區，經常可見其蹤影。龍占魚科大多分布在鹿兒島縣以南，以及小笠原諸島附近，不過青嘴龍占魚則是棲息在較北部的海域中。

在漁夫們的經驗中，甚至出現過將近1m的體型。是日本國內龍占魚科中最大型的魚種。標準和名的「浜（hama）」，據說是從「幅（haba）」誤傳而來，原本有體型龐大之意。

沖繩縣最受歡迎的白肉魚，因為地球暖化而逐漸往北移

在奄美大島、沖繩縣等地區最常見的魚為青嘴龍占魚、阿氏龍占魚，以及紅鰓龍占魚。

也經常出現在超市中，以生魚片的形式販售。在沖繩縣的生魚片，原則上都是用熱水將魚皮燙過的霜皮生魚片。雖然魚皮有點過硬，不過味道非常鮮美。生魚片用剩的部分，可以煮成海鮮清湯或「魚汁（味噌湯）」。味道也很可口。

最近在關東出現的機會逐漸增加。法式料理主廚製作的香煎魚（Poêlé），廣受好評。魚皮香脆，肉質豐潤，沾醬享用實為美味。料理成沖繩風味的奶油煎魚也好吃。

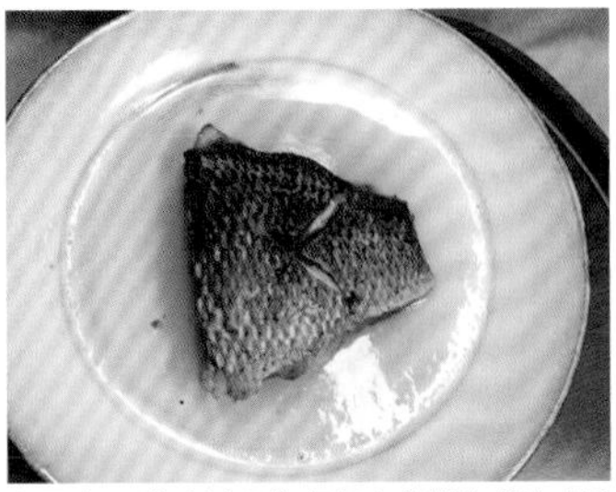

在關東，法式料理的廚師大多製作成法式香煎魚。魚皮香脆，肉質鮮嫩多汁，是奢華的風味。

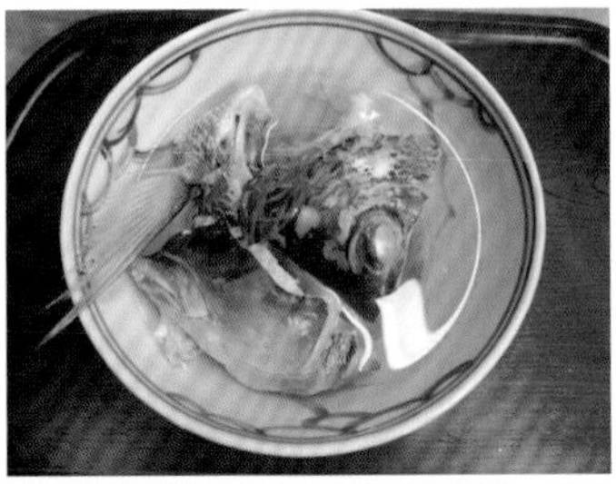

將魚肉切剩的骨頭部分製作成海鮮湯，並且加入泡盛酒調味。風味清爽不帶腥味。魚肉鮮甜可口。

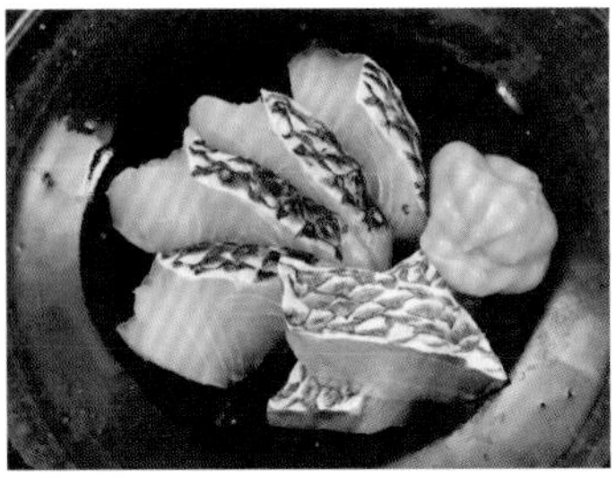

受到沖繩縣民愛戴的「多滿生魚片」。魚皮稍硬，不過越嚼越有鮮味。百吃不膩，適合搭配泡盛酒享用。

南方擬金眼鯛

南葉丹宝 Pempheris schwenkii

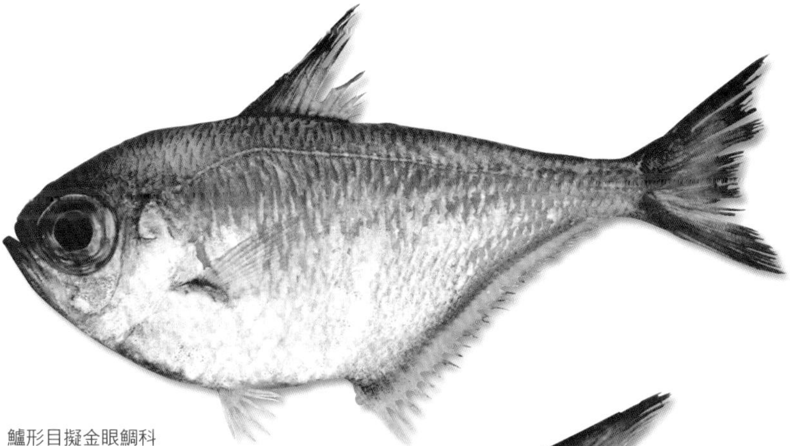

鱸形目擬金眼鯛科

南方擬金眼鯛

南葉丹宝 Pempheris schwenkii

棲息地●福島縣～九州、琉球列島。別名●三角仔、刀片、水果刀、解餌刀、皮刀、洞豐仔（澎湖）、皮刀仔（澎湖）

次要魚類的實力

次要魚類珍稀度	★★★★☆
美味程度	★★★★★
價格	★★☆☆☆

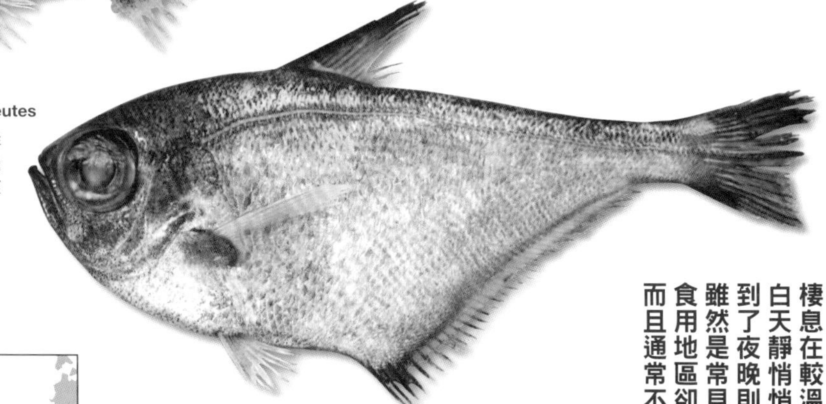

鱸形目擬金眼鯛科

白緣擬金眼鯛

三重葉丹宝 Pempheris nyctereutes

棲息地●相模灣～九州的太平洋岸。漁獲●定置網。別名●三角仔、刀片、水果刀、解餌刀、皮刀、菜刀

次要魚類的實力

次要魚類珍稀度	★★★★☆
美味程度	★★★★☆
價格	★★☆☆☆

棲息在較溫暖海域的岩石之間
白天靜悄悄地隱藏起來，
到了夜晚則以獵捕小魚維生。
雖然是常見的魚類，
食用地區卻非常有限，
而且通常不為人知。

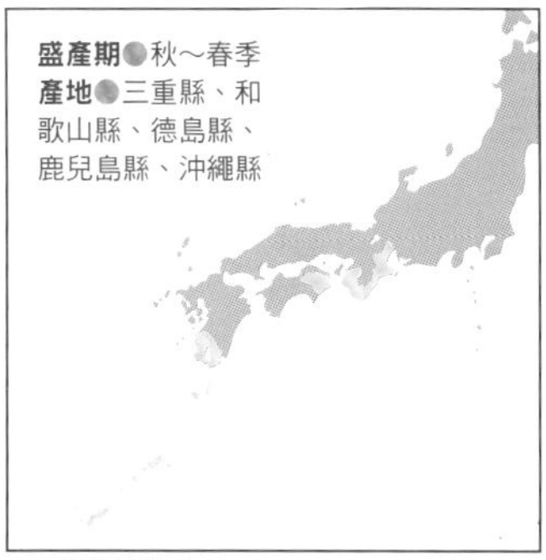
盛產期●秋～春季
產地●三重縣、和歌山縣、德島縣、鹿兒島縣、沖繩縣

※2種魚類的產地

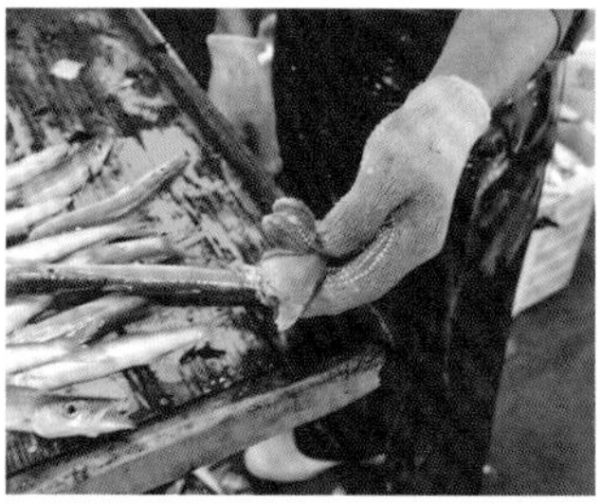

德島縣的海陽町宍喰竹之島會將「Tanago（南方擬金眼鯛）」製作成魚乾，在當地受到民眾喜愛。照片中為宍喰漁港，不用任何刀具，徒手殺魚的樣子。

棲息在溫暖的淺海中、成一大群游動的夜行性魚類

棲息在較淺的礁岩區或漁港的消波塊之間。外觀有如網球拍般奇特，卻是鱸形目中已進化的魚類。白天潛伏在岩石暗處，在夜晚出沒覓食，屬於夜行性的魚類。成一大群游動也是特徵之一。日本國內的擬金眼鯛共有四種，用來當作食用的種類則有南方擬金眼鯛，以及白緣擬金眼鯛兩種。

風味極為可口 食用的地區卻非常少

大部分地區都將本種視為下雜魚，或是直接丟棄。體型僅有小孩的手掌般大小，頭部較大，因此可食用部分很少。會想要吃這種魚的人，反而令人佩服。第一次品嚐此魚的人，絕對會感到驚訝。如此小的魚，卻擁有豐富的油脂，而且極為美味。

在德島縣會將這種魚做成魚乾。燒烤時油脂滲出表面，並散發出有如油炸的香氣。是會令人上癮的可口滋味。

雖然也可以料理成生魚片享用，不過賣相普通，而且味道也很平凡。建議料理成帶皮的霜皮生魚片。在鹿兒島縣則是加入醬油調味熬煮，煮好的高湯則和麵線一起享用。這道料理也堪稱絕品。

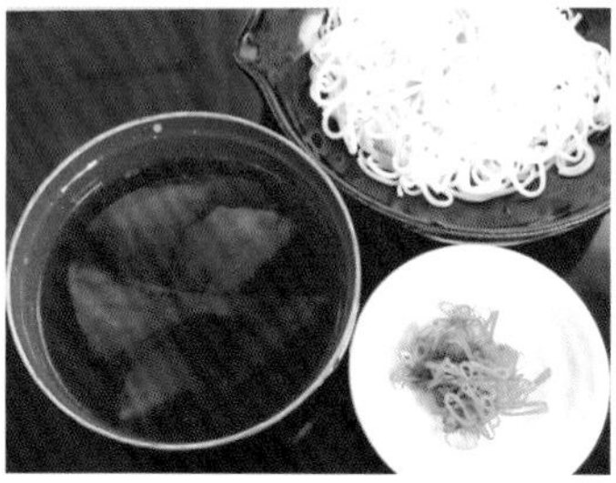

在鹿兒島縣南薩摩市坊津，會用醬油調味的湯汁來水煮，完成後可用麵線沾著享用。做法簡單，美味無比。

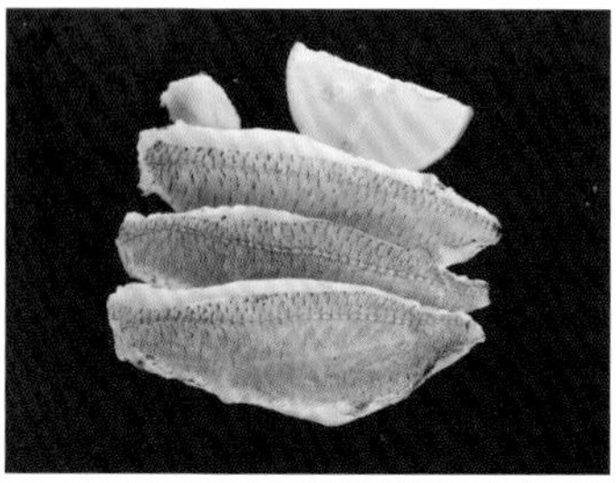

用三片切法將魚肉處理成生魚片。鮮味來自於皮下，因此適合料理成霜皮生魚片。能感受到清淡的肉質，以及魚皮的風味和鮮味。

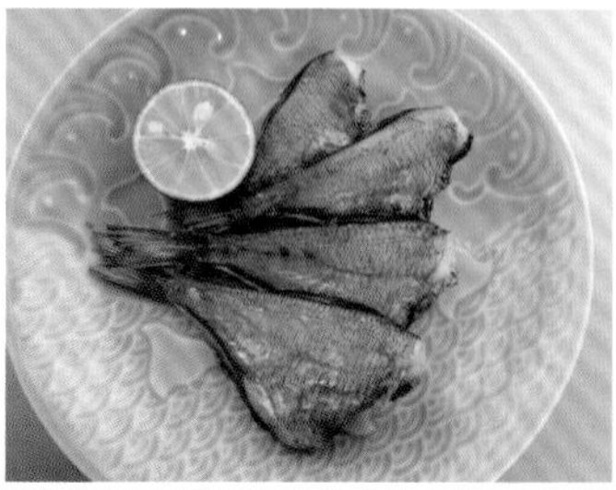

德島縣最南端的竹之島製作的魚乾。味道濃醇，尤其是魚皮的風味極佳，而且還帶有餘韻，美味到一口接一口，停不下來。

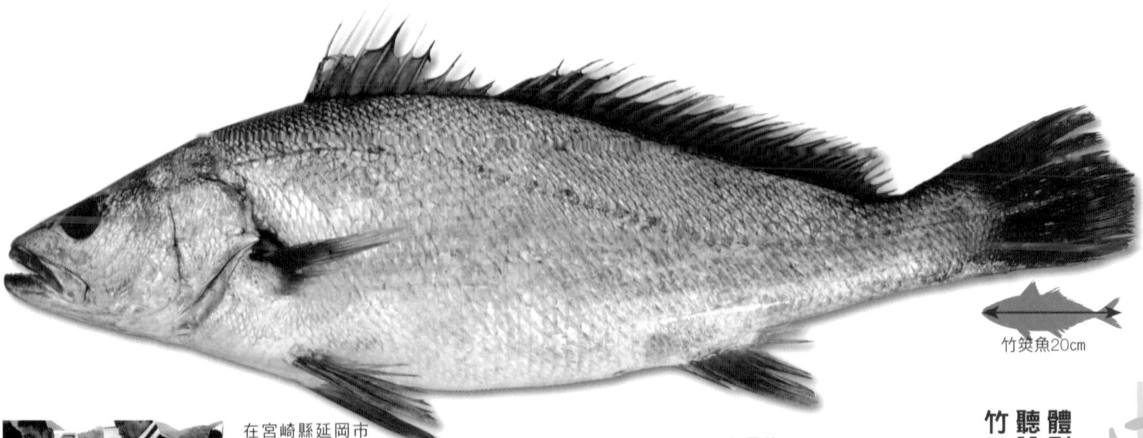

竹筴魚20cm

日本銀身鰔

大鮸 Argyrosomus japonicus

在日本捕獲的魚類中算是少見的大魚，也用於漢方藥材

體型能長到多大，目前仍未知。聽說漁夫曾捕獲重達20kg的大小。竹田市的名產「頭料理」等，是平凡卻擁有實力的魚類。

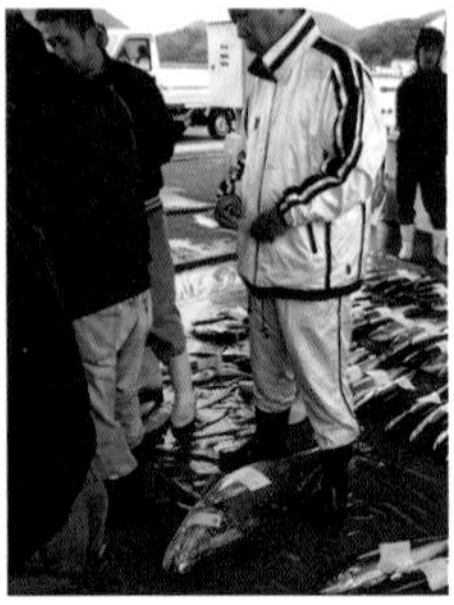

在宮崎縣延岡市的漁港。漁夫指著一尾全長約有1m，重達10kg的鮮魚道「這還是小魚啦」。

全長約1.7m

鱸形目石首魚科

日本銀身鰔

大鮸 ***Argyrosomus japonicus***

棲息地●土佐灣～九州南部的太平洋沿岸。漁獲●定置網、漁釣，也有養殖漁業。別名●巨鮸、黃姑魚、鮸（澎湖）、水鮸（澎湖）、金錢鮸（澎湖）

次要魚類的實力

次要魚類珍稀度	★★★★☆
美味程度	★★★★☆
價格	★★★☆☆

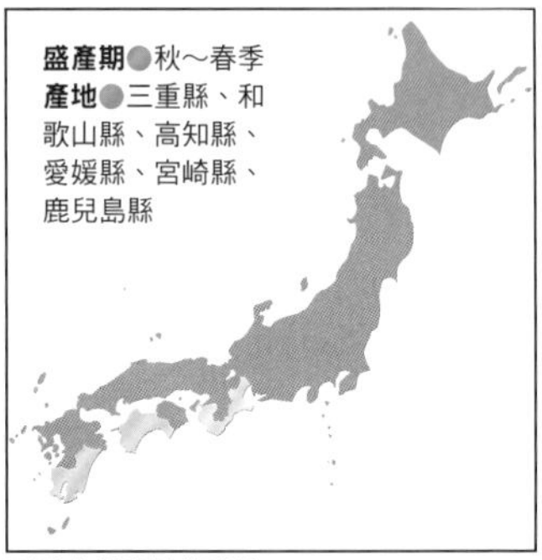

盛產期●秋～春季
產地●三重縣、和歌山縣、高知縣、愛媛縣、宮崎縣、鹿兒島縣

※日本銀身鰔的產地

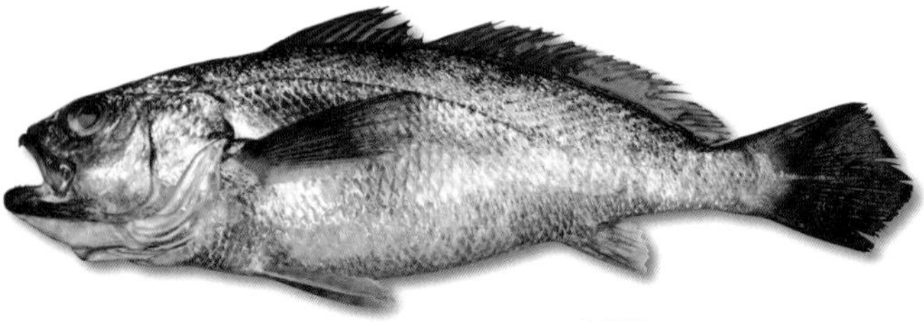

全長約50cm

鱸形目石首魚科

黑鰔

黑愚痴 ***Atrobucca nibe***

棲息地●相模灣～土佐灣。漁獲●定置網、漁釣。別名●黑口、烏喉、黑喉（臺東）、加正、烏加網、臭魚

次要魚類的實力

次要魚類珍稀度	★★★☆☆
美味程度	★★★★☆
價格	★★★☆☆

在硬骨魚類中算是非常龐大的體型。在東京灣捕獲的石首魚科類，許多人會先想到小型種的白姑魚等魚類，其實像日本銀身鰔，或是黑鰔等1m以上的魚種也非常多。

石首魚科的特徵是頭部的耳石非常大，過去還會將耳石當作漢方藥材，獻給將軍家。

雖然有養殖漁業 卻是知名度極低的資優生

日本銀身鰔有野生和養殖的類型。養殖的鮮魚也重達10kg，並排在東京市場上的樣子極為壯觀。日本銀身鰔可以生吃、燒烤或燉煮，用途廣泛。

生魚片不帶腥味，和鯛魚相較之下血色較淡薄。味道極佳，可惜的是缺少個性。

價格較低，在法式、義式或西式餐廳等擁有人氣，法式煎魚或油炸都很可口。味道大勝冷凍進口的白肉魚。

鹽烤的賣相佳，切片魚也經常在宴席上出現。值得一提的料理方式為湯品。不論是當作火鍋材料或味噌湯，風味都堪稱絕品。雖然目前只有在九州地區食用，不過卻是極具利用價值的魚類。希望未來也能好好利用此魚。

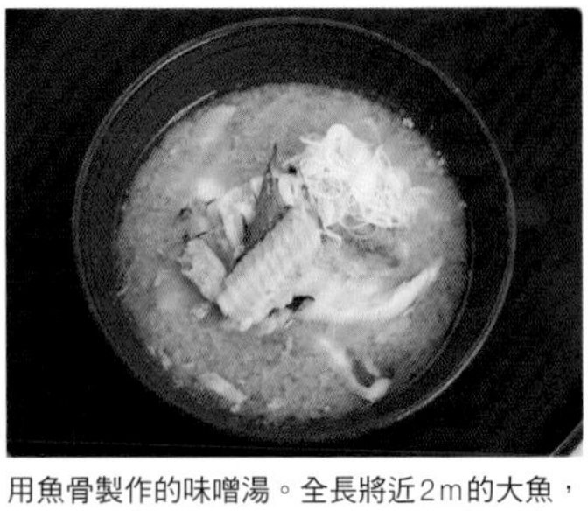

用魚骨製作的味噌湯。全長將近2m的大魚，因此一尾魚的骨頭部分，就能料理出10多人份的味噌湯。味道鮮美可口。

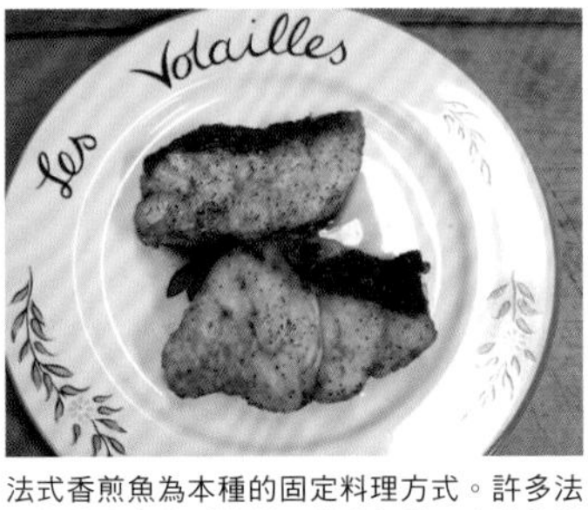

Volailles
Les

法式香煎魚為本種的固定料理方式。許多法式餐廳也會特別進貨，當成主菜。肉質的紮實度恰到好處，中間鮮嫩多汁。

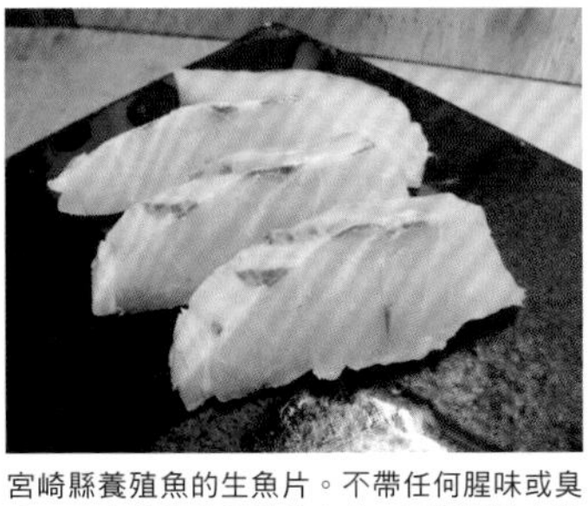

宮崎縣養殖魚的生魚片。不帶任何腥味或臭味，是非常清爽細緻的白肉，不過卻缺少特色。也就是優質的美味。

小鱗沙鮻

青鱚 Sillago parvisquamis

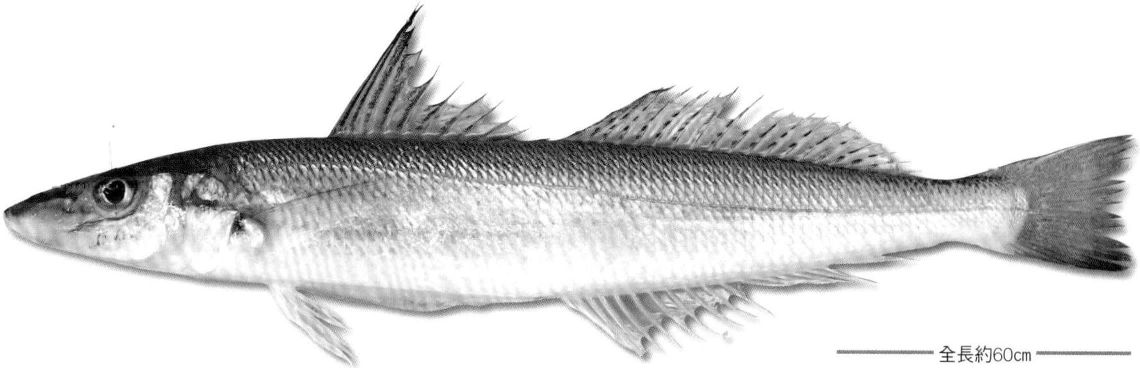

全長約60cm

鱸形目沙鮻科

小鱗沙鮻

青鱚 Sillago parvisquamis

棲息地●貌似在東京灣以南（？）。漁獲●流刺網。別名●沙腸仔、kiss 魚、牛鮻

次要魚類的實力

次要魚類珍稀度	★★★★★
美味程度	★★☆☆☆
價格	★★☆☆☆

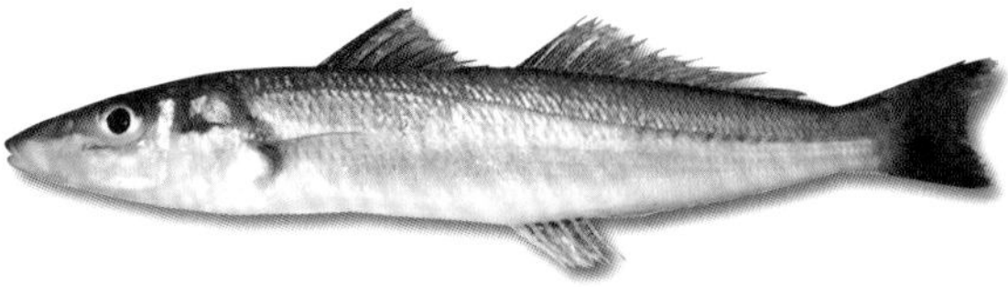

全長約25cm

鱸形目沙鮻科

日本沙鮻

白鱚 Sillago japonica

棲息地●北海道～九州。漁獲●漁釣、底拖網、流刺網。別名●沙腸仔、kiss魚、沙湯仔、沙鑽（澎湖）

※可以試著比較大小

在江戶時代享保期興盛的江戶前釣魚中極具人氣的魚種「沙鮻」是用來當作成江戶前天婦羅的食材，其實這種魚並非有名的日本沙鮻，而是本種——小鱗沙鮻。日本沙鮻再怎麼成長，也不及身長將近一公尺的小鱗沙鮻。

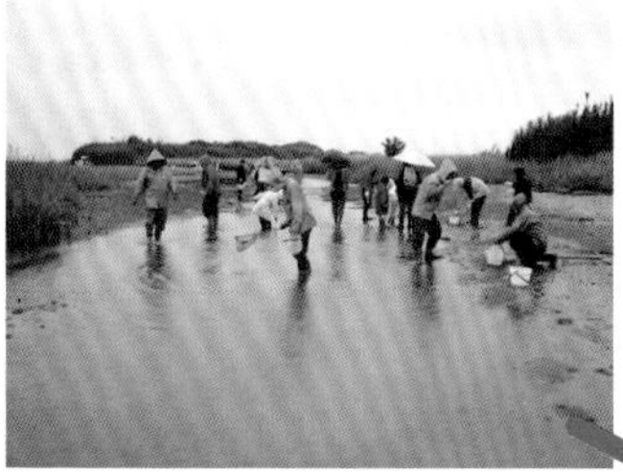

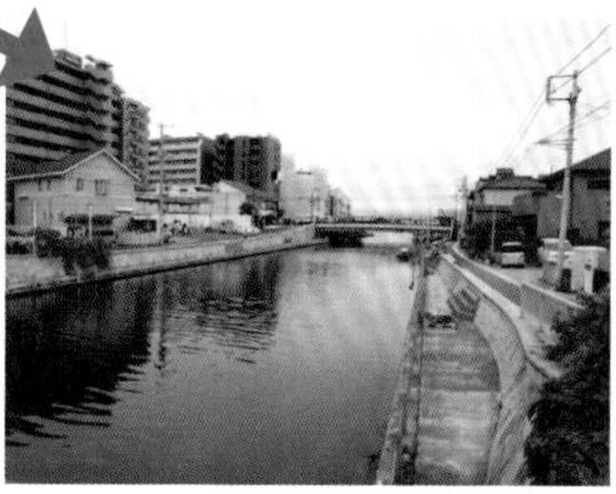

在戰後建造的水泥護岸，其實一直都在破壞海岸線的自然生態。是該重新審視的時候了。

和日本沙鮻相較之下，小鱗沙鮻偏好混雜著淡水的地區，棲息在河川出海口附近。目前東京灣的天然護岸、河口海域非常少。因此東京灣的小鱗沙鮻也可能因此瀕臨滅絕。（上）千葉縣木更津市保留的天然河口域。從江戶時代至昭和中期，由於小鱗沙鮻會閃躲舟影，因此在河口域中站上梯子（A字梯）釣魚的「梯子釣」，便成為江戶的名勝。（右）千葉縣船橋市建造護岸的河口域。

河口域的生態遭到破壞 幾乎沒有本種的棲息之處

沙鮻科中最常見的是日本沙鮻。棲息在淺層海域沙地的小型魚，是天婦羅的重要食材。而小鱗沙鮻偏好淡水，小魚會在夏天沿著河川而上。

聽到沙鮻（kiss）便會聯想到小魚，不過根據漁夫的經驗，全長80cm、超過1kg重的小鱗沙鮻，也非常普通。在德島縣將20cm左右的小魚稱為「蠟燭」，30cm左右的稱為「中根」，大於30cm的則是「唐傘」。

從江戶時代起，就是有名的「梯子釣」的目標魚種。赤穗浪士在討伐時，首先壓制的旗本・津輕采女所著『何羨錄』一書中也有提到此景。

在圖鑑或魚類資料中，雖然棲息地寫著「東京灣以南」，不過目前經過確認的棲息地區極為少數。當然並不會刻意捕捉，但是仍然會混雜在其他魚類當中，這時候比起丟棄，好好利用才不會浪費。

和高級魚——小鱗沙鮻比較 因此風味的評價較低

全長30cm的大小為多數，不過魚鱗堅硬，肉質沒有鮮味和油脂。

可以料理成天婦羅。鮮味和油脂較少，因此可透過油炸增添風味，肉質紮實。鹽烤之後肉質會過硬，稱不上美味。

雖然在江戶時代就會釣小鱗沙鮻，不過料理方式都是關於日本沙鮻的記載。梯子釣比較像是休閒娛樂的一種。關於小鱗沙鮻，在這裡並非討論「吃法」，而是想呼籲這種魚類有可能消失於此海域，希望大家能重視。重新回到東京灣吧！小鱗沙鮻。

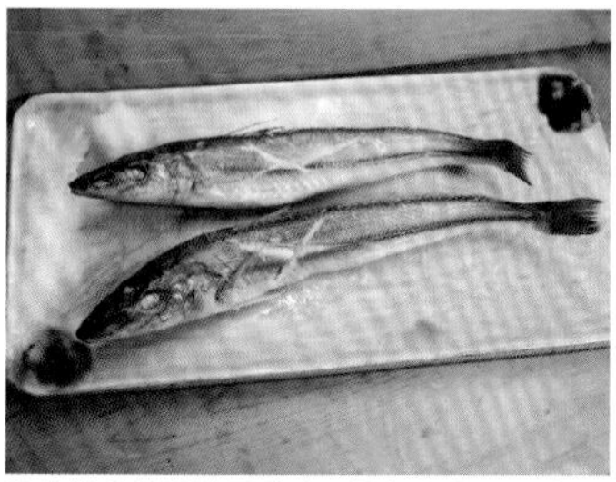

鹽烤的小鱗沙鮻最美味，釣魚名人——梯子釣第三代傳人三遊亭金馬如此說。不過燒烤後肉質變硬，過於清爽而缺少鮮味。

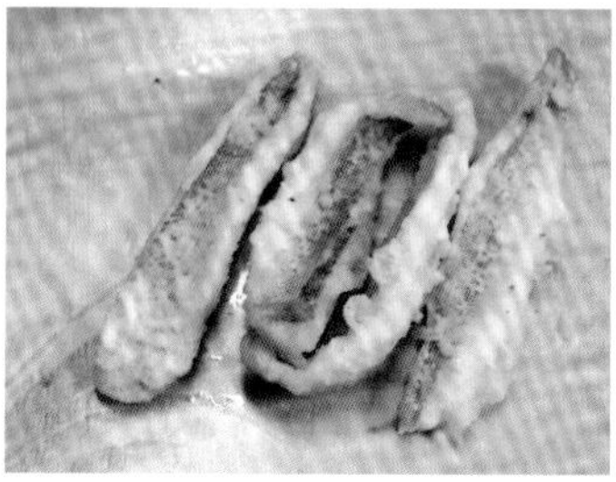

最安全的吃法是天婦羅。鮮味較少，肉質變硬的部分，可透過油的風味和炸過的香氣來補足。

●注／由於瀕臨絕種，因此沒有產地的相關資訊。

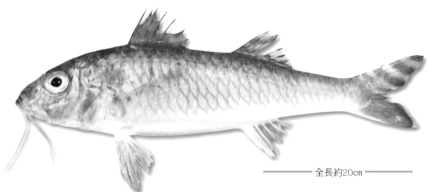

日本緋鯉

緋女魚 Upeneus japonicus

可藉由底拖網等大量捕獲的小魚，因為鮮紅華麗的顏色令人聯想到公主，而命名「姬（緋女）」，成為「有如公主般的美麗魚類」。

鱸形目鬚鯛科

日本緋鯉

緋女魚 Upeneus japonicus

棲息地●北海道～九州的淺沙地。漁獲●底拖網。別名●紅秋姑、鬚哥、紅魚、條紋緋鯉、紅魚仔（澎湖）、汕秋哥仔（澎湖）

次要魚類的實力

次要魚類珍稀度	★★★☆☆
美味程度	★★★★★
價格	★★★☆☆

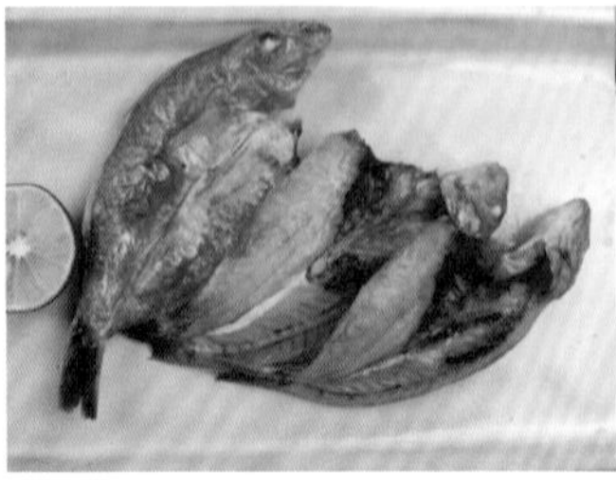
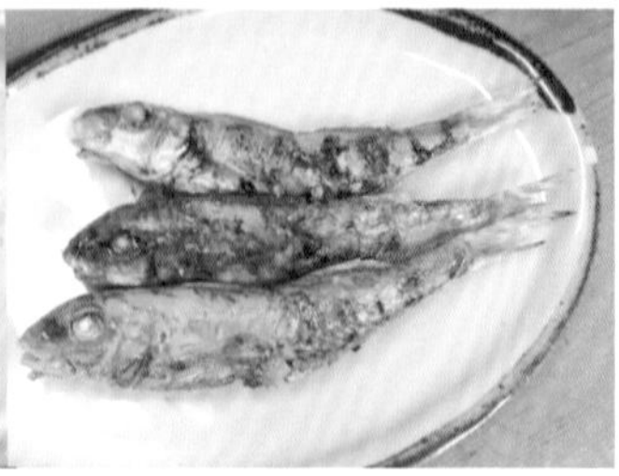

（右）山口縣名產「金太郎的整尾魚乾」。油脂的香氣搭配微苦的內臟，非常可口。
（左）德島縣的半開魚乾。燒烤後魚皮香氣四溢，身體的油脂帶有豐富的甜味。其他還有三重縣尾鷲市的「硬魚乾」，京都府舞鶴市的「一夜小魚乾」等種類豐富。

盛產期●春～夏季
產地●新潟縣、富山縣、石川縣、京都府、中國地方、四國、九州、神奈川縣、靜岡縣、愛知縣、三重縣、和歌山縣、大阪府

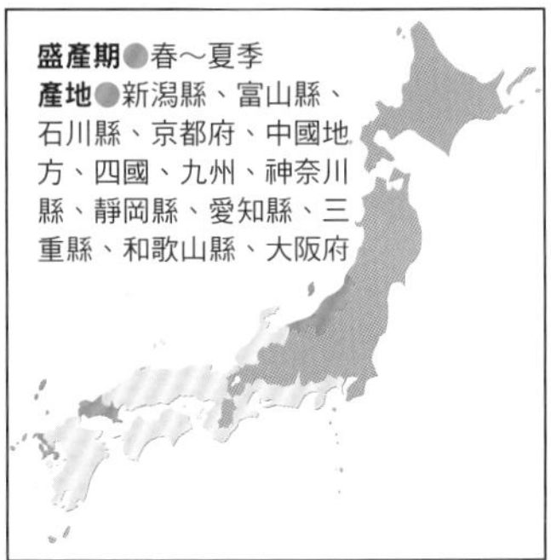

棲息在日本各地淺海的小魚，會用鬚鬚搜尋獵物覓食

日本緋鯉是棲息在淺沙地的小魚。分布於日本各地，不過大多棲息在日本海和西日本的淺海中。下顎具有一對黃色鞭狀的長鬚，鬚上有感受味覺的細胞，會在沙地中尋找小型甲殼類覓食。

在過去東京將此魚稱為「姬（緋女）」，而三重縣尾鷲市則稱為「花雞魚」。兩種別稱皆因為美麗的外型而來。

風味太過於可口，而成為日本各地的名產

可藉由淺海的底拖網大量捕獲。魚皮帶有獨特風味，鮮味非常豐富。身體水分含量較多，很容易失去鮮度，因此主要利用成魚乾或是魚板等加工品，這也是漁獲量雖多，卻成為次要魚類的原因。只有在產地能吃到鮮魚。

德島縣阿南市的漁夫們，會加入夏季盛產的超辣辣椒一起紅燒。在炎炎夏日的夜晚，這道辣味的紅燒魚，能幫助去除一整天的暑氣。

近年來在東京市場上，也能看到和日本沙鮻及「大眼牛尾魚」一起販售。同時也逐漸成為江戶前天婦羅的固定食材。雖然水分較多，不過油炸後整體酥脆，魚皮的甜味和風味極為可口。

長崎縣從以前就有道名料理「日本緋鯉的南蠻漬」。油炸後也非常香脆美味。

生魚片建議用熱水燙過魚皮，料理成美味的霜皮生魚片。

另外也有嘗試料理成魚湯，美味令人驚艷。

加工品有山口縣製作的「金太郎的整尾魚乾」，以及德島縣的半開魚乾等。

每當在日本各地享用日本緋鯉時，都會不想再花大錢買高級魚來吃。這種魚雖然體型小又便宜，卻擁有頂級的美味。

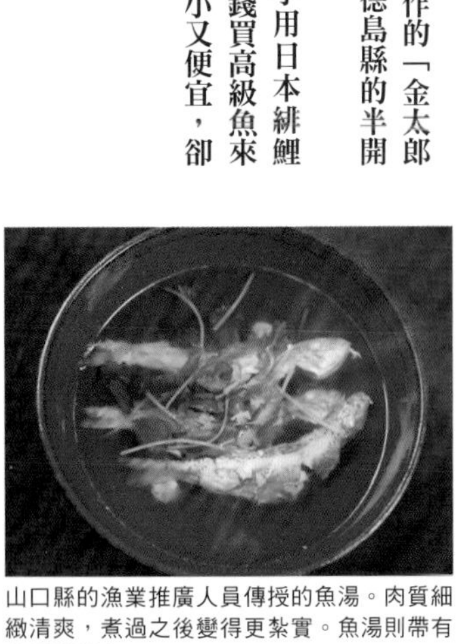

山口縣的漁業推廣人員傳授的魚湯。肉質細緻清爽，煮過之後變得更紮實。魚湯則帶有微微的甜味。

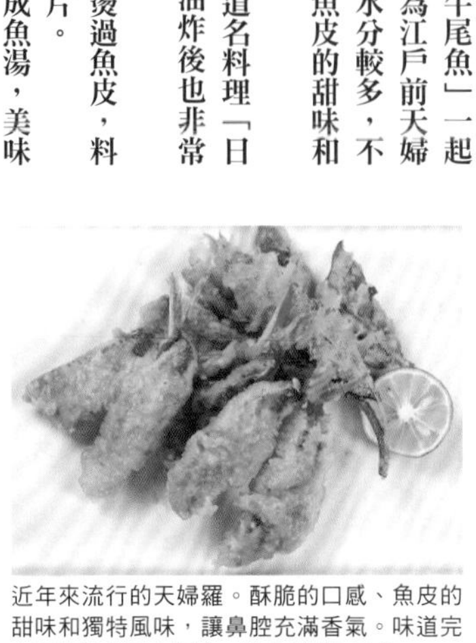

近年來流行的天婦羅。酥脆的口感、魚皮的甜味和獨特風味，讓鼻腔充滿香氣。味道完全不輸給「日本沙鮻」及「大眼牛尾魚」。

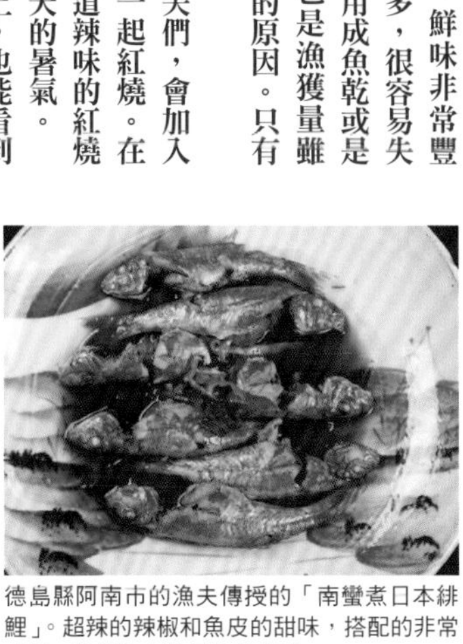

德島縣阿南市的漁夫傳授的「南蠻煮日本緋鯉」。超辣的辣椒和魚皮的甜味，搭配的非常完美。是能夠去除暑氣的美味。

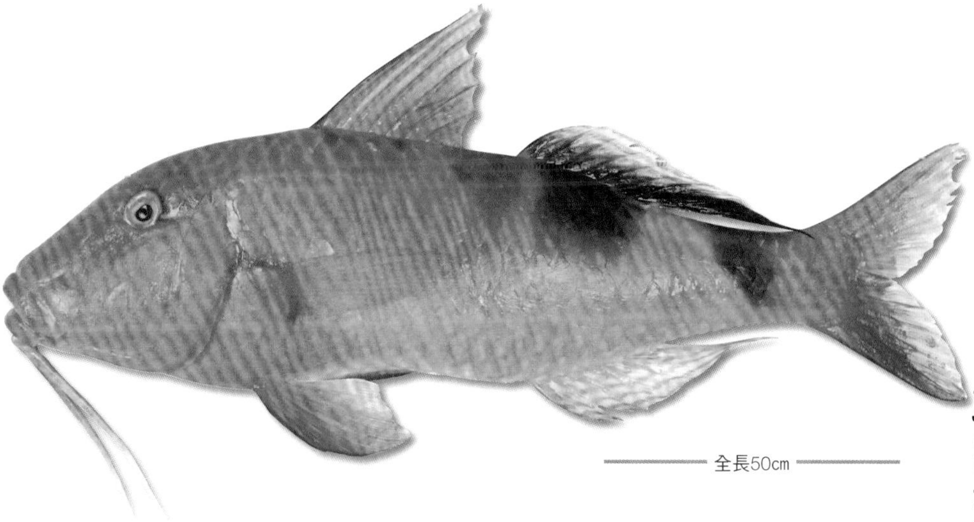

全長50cm

辨別大型的緋鯉類極為困難，因此在東京通稱為「歐吉桑（ojisan）」。標準和名「小父さん（ojisan）」是由原本的「お爺さん（ojiisan）」更改而來。

多帶海緋鯉

小父さん
Parupeneus multifasciatus

鱸形目鬚鯛科

多帶海緋鯉 小父さん *Parupeneus multifasciatus*

棲息地●千葉縣外房～九州、琉球列島、伊豆諸島、小笠原諸島。漁獲●定置網、漁釣。別名●老爺、秋姑、鬚哥、黑點秋哥（澎湖）、黑尾秋哥（澎湖）

次 要魚類的實力	
次要魚類珍稀度	★★★☆☆
美味程度	★★★★☆
價格	★★★☆☆

華麗的顏色和長鬍鬚，在熱帶至亞熱帶的淺海中很醒目

屬於大型緋鯉的副緋鯉屬魚類，在東京市場因為吃法相同，因此統稱為「歐吉桑（ojisan）」。

分布於溫帶至熱帶海域，不太集結群游，通常是單獨或數尾一起，用長鬚的感覺器官尋找獵物覓食。看見此長鬚的人稱之為「留著長鬚的老爺爺」，不過後來的名稱卻變成「歐吉桑（ojisan）」。

比起和食，更常出現在法式及義式料理中

法國將緋鯉類魚類稱為「Rouget」，並且極為重視。因為這種魚料理成麥年煎魚（meunière）、香煎魚（poêlé），或是馬賽魚湯（bouillabaisse），都非常美味。使用日本國產的緋鯉類用相同方式料理，也同樣滋味可口。

料理成生魚片時，魚皮帶有鮮味和甜味，因此建議製作成霜皮生魚片。肉質緊實不帶腥味非常美味。

本種最推薦的料理方式為法式香煎魚。撒上胡椒鹽後，將魚皮慢慢香煎到酥脆。料理步驟非常簡單，因此一般家庭也可以輕鬆製作。其他像是魚湯或紅燒也都很好吃。

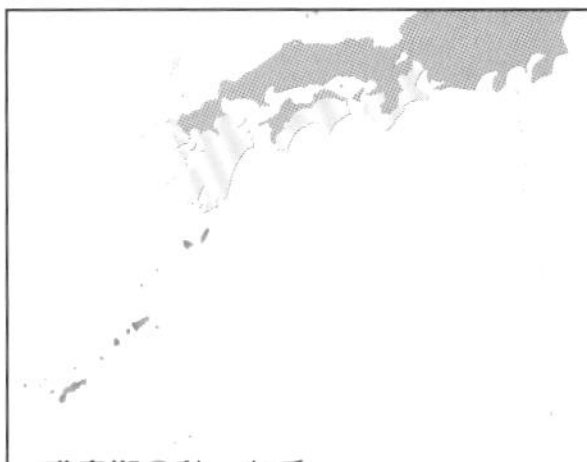

盛產期●秋～冬季
產地●東京都（島嶼部）、三重縣、和歌山縣、德島縣、高知縣、大分縣、宮崎縣、長崎縣、鹿兒島縣、沖繩縣

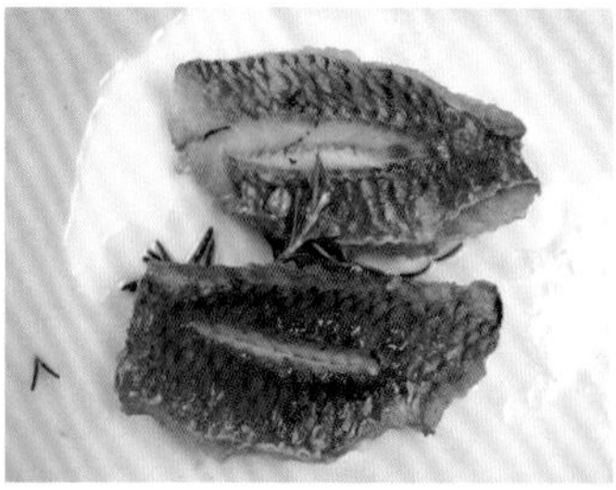

沾上麵粉撒上胡椒鹽之後，用油慢慢香煎成法式香煎魚（poêlé）。和日式的鹽烤一樣都是基本的料理方式。魚皮香脆美味。

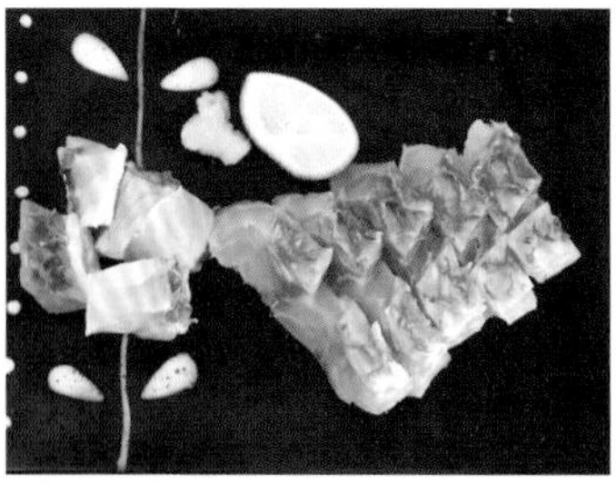

雖然肉質清淡，不過本種的魚皮帶有風味。去掉魚皮後味道會過於平凡，因此建議料理成霜皮生魚片享用，清爽卻又富有層次感。

在東京市場同樣被稱為「歐吉桑」的鬚鯛科魚類

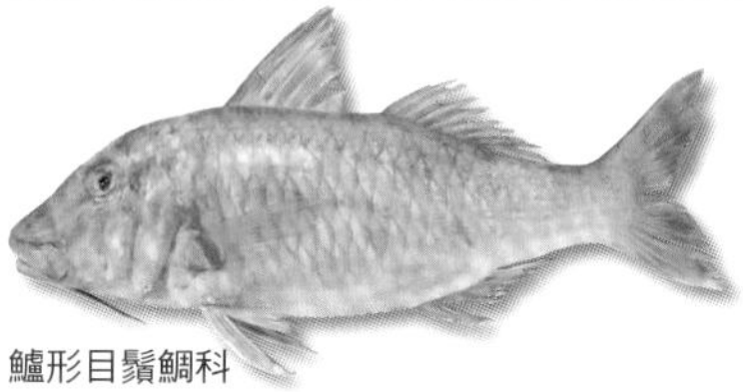

鱸形目鬚鯛科

大型海緋鯉

翁比売知 *Parupeneus spilurus*

棲息地●茨城縣～九州、八丈島、小笠原諸島。漁獲●漁釣

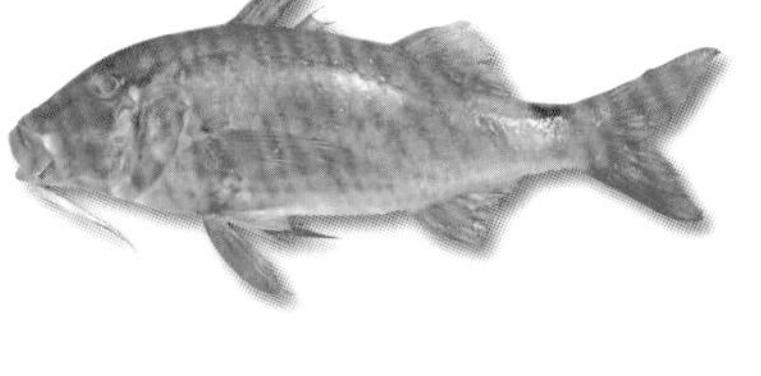

鱸形目鬚鯛科

紅帶海緋鯉 海緋鯉

Parupeneus chrysopleuron

棲息地●千葉縣銚子市以南、青森縣，也有少數棲息在瀨戶內海。漁獲●漁釣

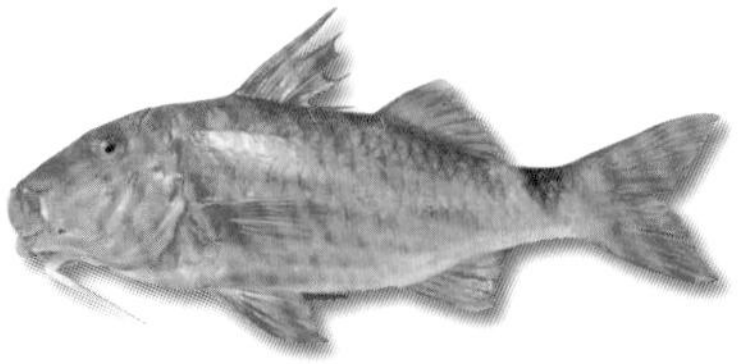

鱸形目鬚鯛科

短鬚海緋鯉

蓬萊比売知 *Parupeneus ciliatus*

棲息地●千葉縣外房～屋久島的太平洋、琉球列島、日本海、東海各地。漁獲●漁釣

鱸形目五棘鯛科

帆鰭魚

皮比車 Histiopterus typus

棲息地●千葉縣銚子市～九州南岸、新潟縣～九州西岸。漁獲●定置網。別名●五棘鯛、旗鯛

次要魚類的實力

次要魚類珍稀度	★★★★★
美味程度	★★★★★
價格	★★★☆☆

帆鰭魚

皮比車 Histiopterus typus

幾乎都是單獨出現在定置網中。彷彿剩下的漁獲般，被擺在拍賣場的角落。其實這種魚類非常稀有，而且難得一見。

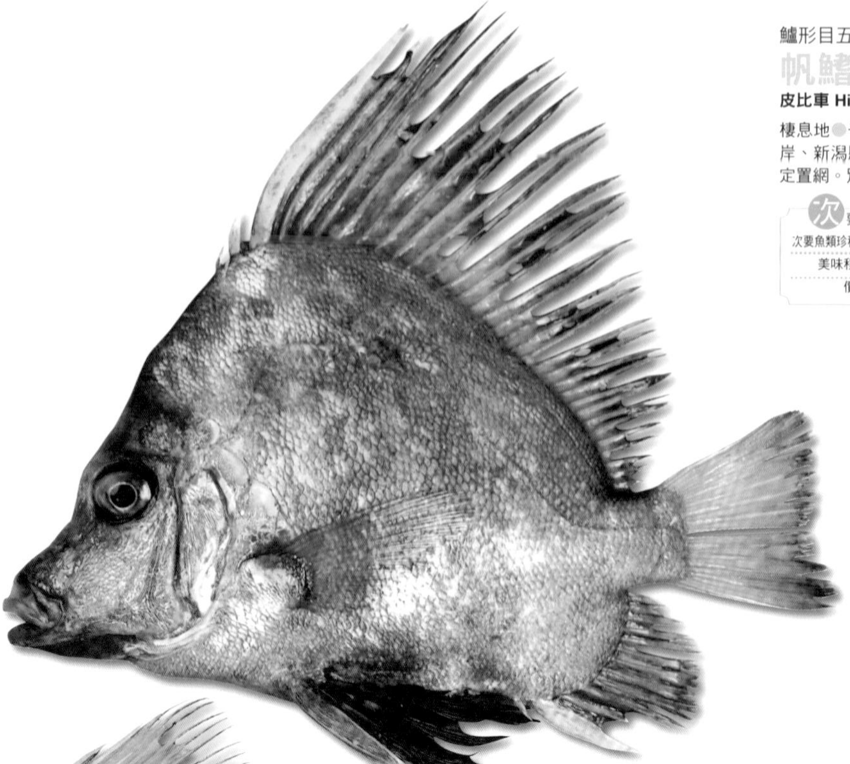

全長約40cm

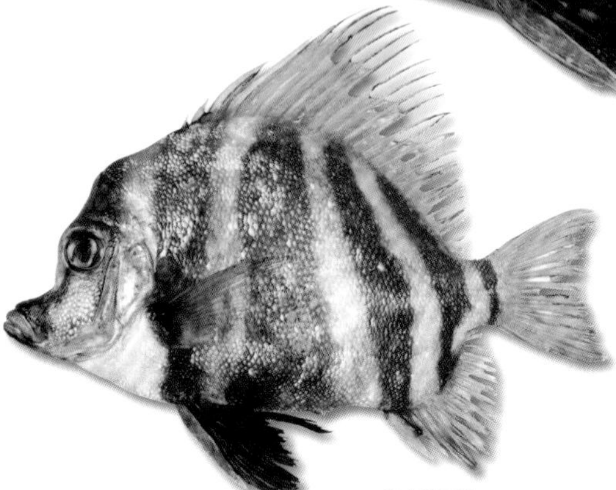

全長約50cm

鱸形目五棘鯛科

尖吻棘鯛

天狗鯛 Evistias acutirostris

棲息地●北海道～九州的太平洋沿岸、少數棲息在日本海。漁獲●定置網。別名●五棘鯛、旗鯛、天狗旗鯛、米統仔（澎湖）

次要魚類的實力

次要魚類珍稀度	★★★★☆
美味程度	★★★★☆
價格	★★★☆☆

單獨行動，沒有群游習性 外觀無花紋的平凡魚類

知道五棘鯛科魚類的人非常之少。近緣魚種有經常並列在超市中的「日本五棘鯛」。特徵為奇特的形狀和長而粗的棘部。

外型非常樸素。近緣種類尖吻棘鯛，在水族館擁有相當的人氣，相較之下帆鰭魚就平凡許多。

很少出現在定置網中，偶爾捕獲時也頂多只有一尾。這是沒有群游習性魚類的特徵。

五棘鯛科的特徵為 大部分魚種都很美味

帆鰭魚所屬的五棘鯛科魚類，大致上都非常好吃。魚肉鮮嫩紮實，帶有油脂而呈現白濁色。

最美味的料理就是生魚片。魚皮較硬，所以建議剝除。就算新鮮仍缺少透明感，是因為油脂混雜在魚肉中的緣故。入口即化。尖吻棘鯛和帆鰭魚的背鰭非常大，為了移動背鰭而擁有發達的肌肉和鰭筋。就像比目魚的邊緣肉質般，帆旗魚的邊緣肉可謂頂級美味。

肉質帶有油脂，因此單純鹽烤也很美味。其他像是紅燒或法式香煎魚都很可口。魚骨等部位能熬出鮮美的湯頭，美味可口。

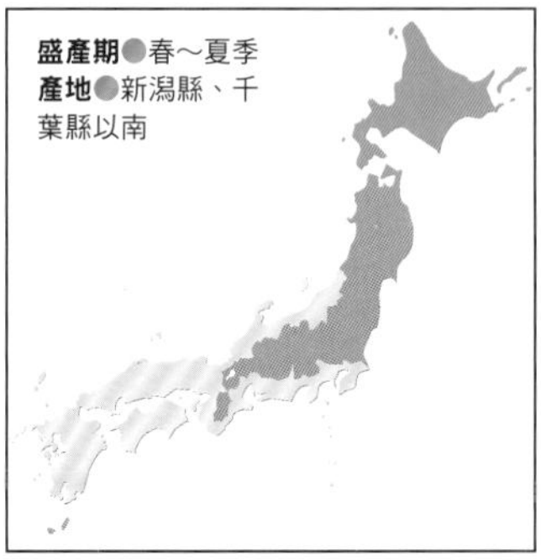

※帆鰭魚的產地

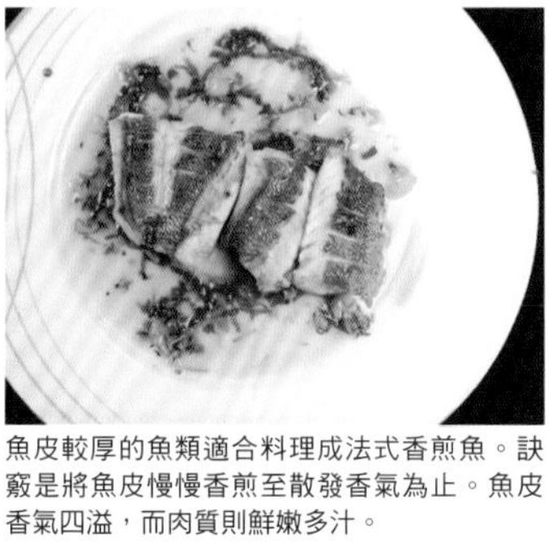

魚皮較厚的魚類適合料理成法式香煎魚。訣竅是將魚皮慢慢香煎至散發香氣為止。魚皮香氣四溢，而肉質則鮮嫩多汁。

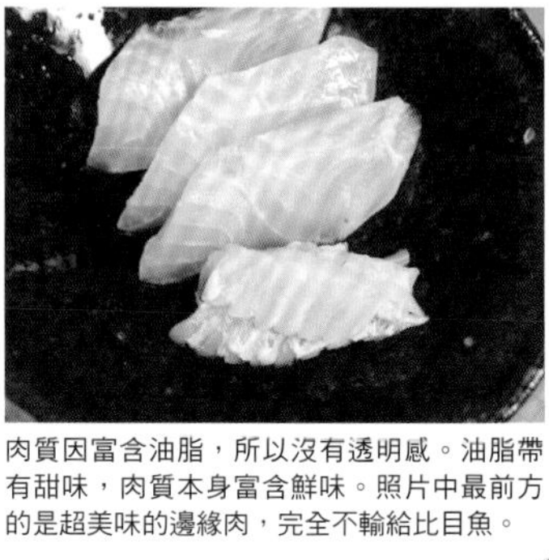

肉質因富含油脂，所以沒有透明感。油脂帶有甜味，肉質本身富含鮮味。照片中最前方的是超美味的邊緣肉，完全不輸給比目魚。

花尾唇指鰯

鷹之羽鯛 Cheilodactylus zonatus

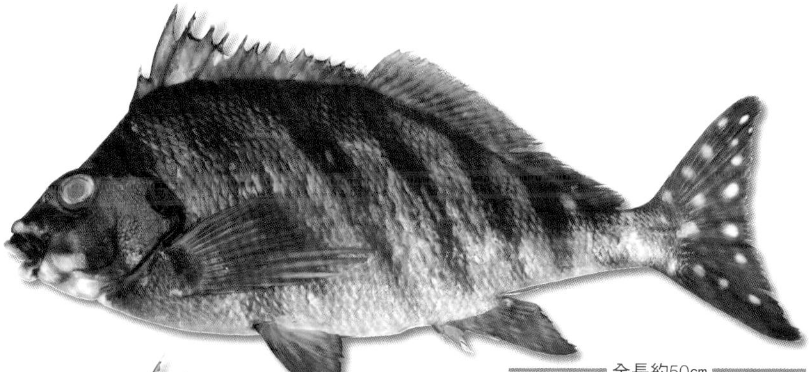

全長約50cm

鱸形目唇指鰯科

花尾唇指鰯

鷹之羽鯛 Cheilodactylus zonatus

棲息地●青森縣～九州。漁獲●定置網、流刺網、漁釣。別名●咬破布、三康、金花、萬年瘦、瘦仔（澎湖）、蝨鬢（澎湖）

次要魚類的實力

次要魚類珍稀度	★★★☆☆
美味程度	★★★☆☆
價格	★★☆☆☆

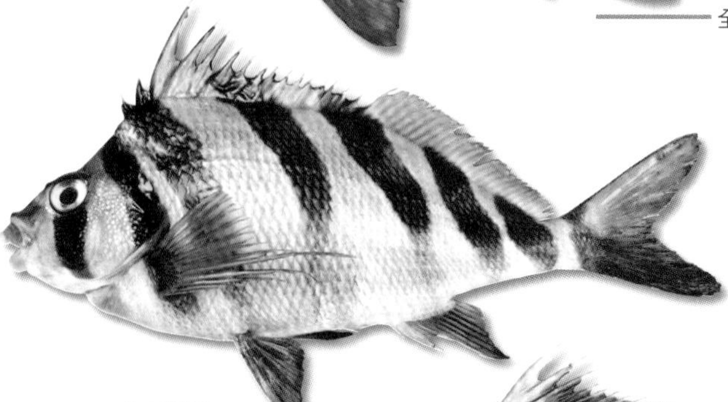

全長約35cm

鱸形目唇指鰯科

四角唇指鰯

夕立鷹羽鯛 Cheilodactylus quadricornis

棲息地●新潟縣、千葉外房～九州。漁獲●定置網、流刺網、漁釣。別名●咬破布、三康、金花、萬年瘦、背帶鷹、咬撥婆（臺東）、瘦仔（澎湖）、蝨鬢（澎湖）

次要魚類的實力

次要魚類珍稀度	★★★☆☆
美味程度	★★★☆☆
價格	★★☆☆☆

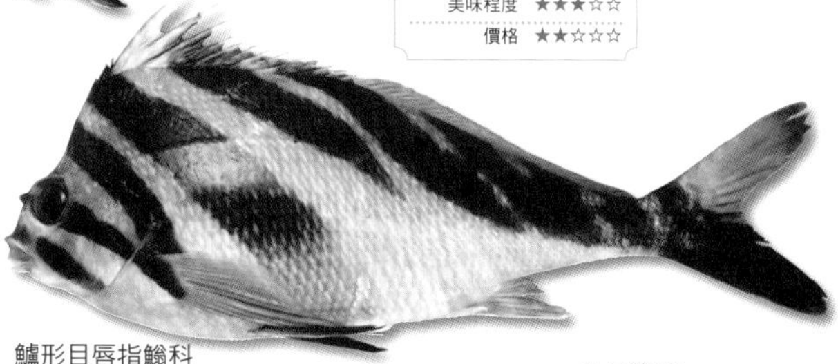

全長約30cm

鱸形目唇指鰯科

斑馬唇指鰯

右卷 Cheilodactylus zebra

棲息地●千葉外房～九州的太平洋沿岸。漁獲●定置網、流刺網、漁釣。別名●咬破布、三康、金花、萬年瘦

次要魚類的實力

次要魚類珍稀度	★★★☆☆
美味程度	★★★☆☆
價格	★★☆☆☆

盛產期●秋～春季
產地●本州（東京都除外）、四國、九州的沿岸海域

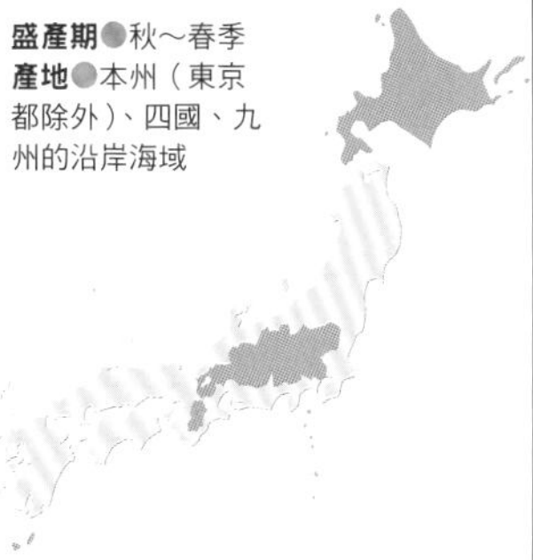

※花尾唇指鰯的產地

很少有魚類的評價如此兩極化。在東京市場被貼上「沒有價值的魚類」的標籤，千葉縣外房的紅燒料理，則在當地廣受好評。

棲息在淺礁岩區的常見魚類 肉質帶有異味而有名

日本列島周圍共有三種唇指鰯科魚類。大多棲息在淺岩礁區，並以小型的甲殼類、蝦子等為主食。

因身體帶有異味而有名，而有「小便垂」、「婿哭泣」等別稱。雖然在釣魚界也非常知名，不過有些光是釣上岸就會散發異味。個人認為臭味的強度依序為1花尾唇指鰯，2四角唇指鰯，以及3斑馬唇指鰯。到了冬天味道會比較淡，甚至臭味消失。

臭味也是風味之一 不過冬季的鮮魚非常美味

雖然量少，不過仍有流通於市場上。在寒冷季節中，可以挑選新鮮的活魚。訣竅是盡早去除內臟並料理。

在千葉縣外房的勝浦市，大多料理成燉煮魚。聽當地的老人說，越臭的魚越好吃。也就是說，將本種的臭味視為理所當然，而且習慣之後還會上癮。

如果購買到活魚時，料理成生魚片非常美味。肉質也是魚類中的頂級。

另外製作成沖繩風味的奶油煎魚也很可口。如果不習慣臭味的話，可以加入大蒜去味。

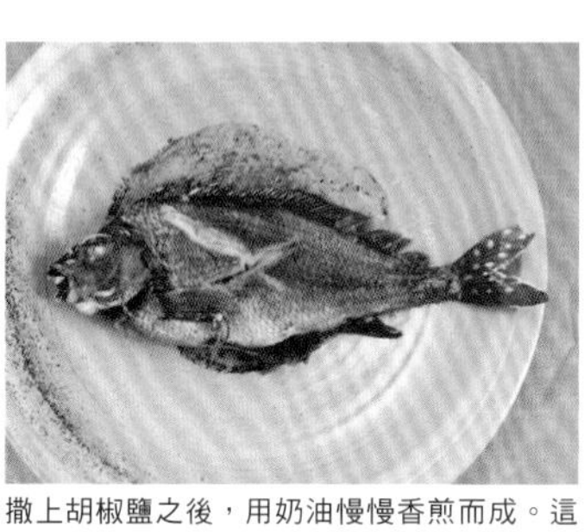

撒上胡椒鹽之後，用奶油慢慢香煎而成。這道料理為沖繩縣的「奶油煎魚」。可根據個人喜好加入大蒜或醬油調味。

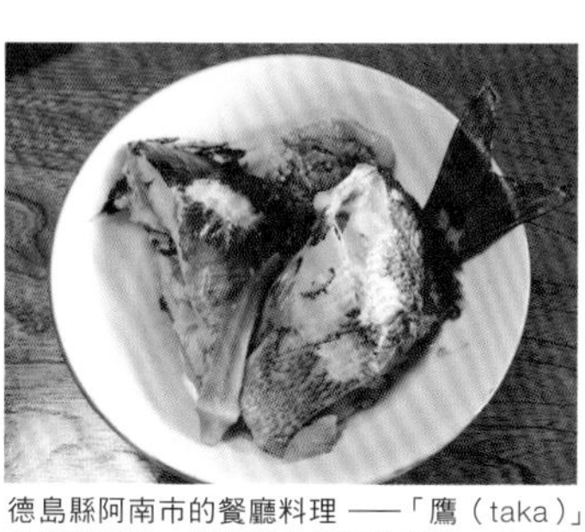

德島縣阿南市的餐廳料理——「鷹（taka）」的燉煮料理。雖然帶有微微的臭味，不過也是特色之處。肉質柔軟美味。

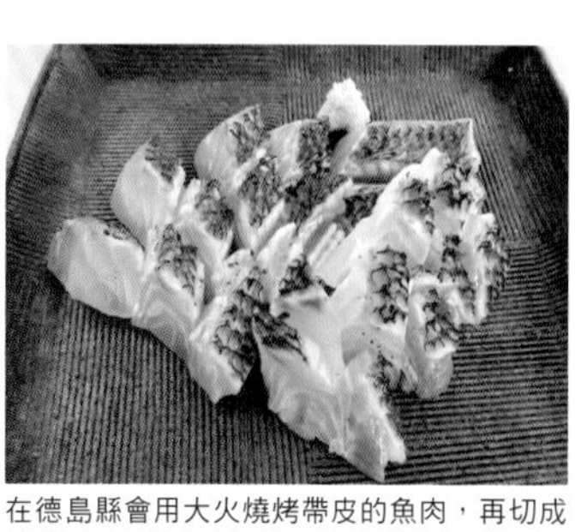

在德島縣會用大火燒烤帶皮的魚肉，再切成生魚片狀。這道料理稱為「炙燒魚片（き切り）」，冬季的風味極佳，非常美味。

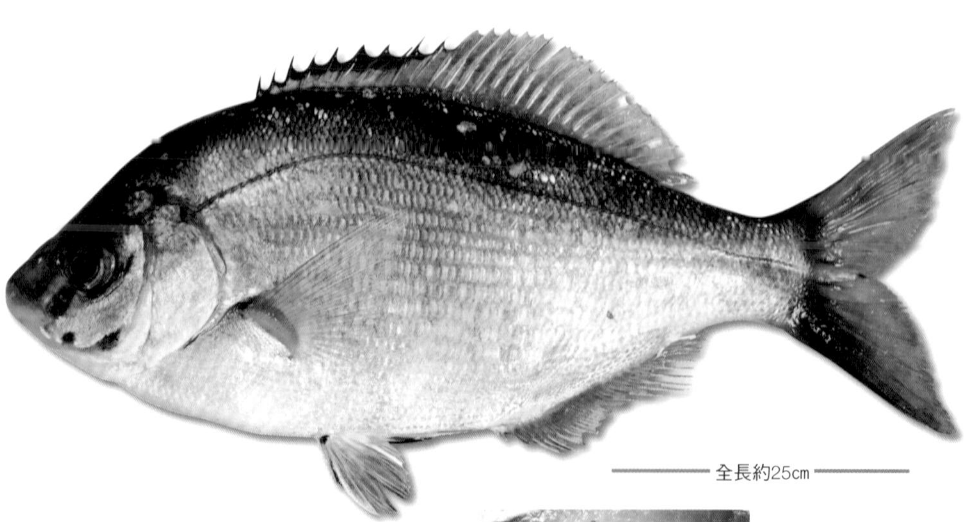

全長約25㎝

海鮒

海鰂 Ditrema temmincki temmincki

外型和淡水的小魚——黑腹鱎（鰂）相似，和名由此而來。集結成小魚群並棲息在內灣等淺海中，同時也是江戶前垂釣的人氣魚種。

鱸形目海鯽科

海鮒 海鰂

Ditrema temmincki temmincki

棲息地●九州北西岸、福島縣～津輕海峽。漁獲●定置網。別名●九九魚、海鰂

次要魚類的實力
次要魚類珍稀度 ★★★☆☆
美味程度 ★★★☆☆
價格 ★★☆☆☆

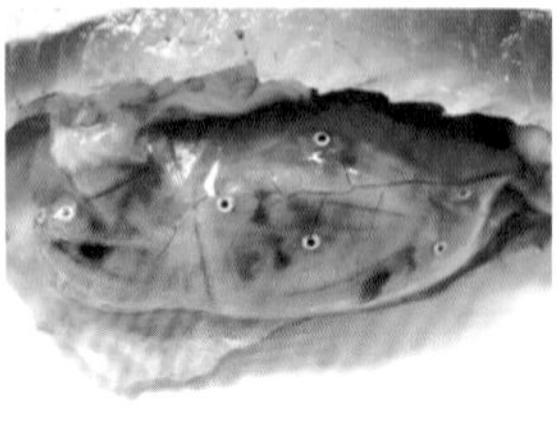

屬於卵胎生，在秋天排卵，交尾後於春天生下小魚。仔魚出生時大約5㎝左右，可以立刻游泳。

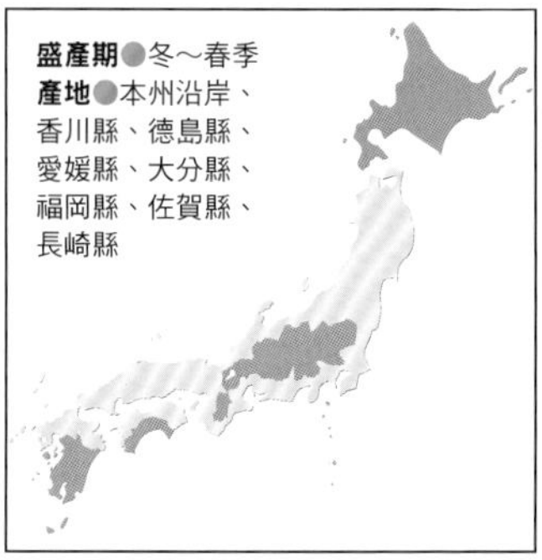
盛產期●冬～春季
產地●本州沿岸、香川縣、德島縣、愛媛縣、大分縣、福岡縣、佐賀縣、長崎縣

棲息在日本國內的淺海中 會產下小魚的卵胎生魚類

棲息在本州等淺海海域中，在寒冷季節會群游。在以前海鮒屬只有兩種，不過近年來已經增加為四種。這四種魚類的辨別方法非常困難，普通人無法輕易分出。實際上作為食用魚，並且流通於市面上的海鮒類僅有一種。

為有名的胎生魚，雄魚的腹鰭前方有交尾器。約會於晚春生產1～2㎝的小魚。

在江戶前東京灣，自古以來就是春季垂釣的人氣魚種。地方名「子持鯛」，是因為在生產前的冬季至春季，較容易釣到此魚。

水分含量多所以價格低廉。料理方式需要下足功夫

在東北會加入味噌和蔥花一起切成「味噌魚末」。千葉縣的「滑郎（拌魚末）」，就是用海鯽製作而成。走訪三陸的海邊，還能看到為了在晚餐享用「味噌拌魚末」，而在海邊釣魚的人。其他像是燒烤或味噌湯都很好吃。

偶爾會大量流通於市場上。這種鄉村風味，絕對要品嚐看看。

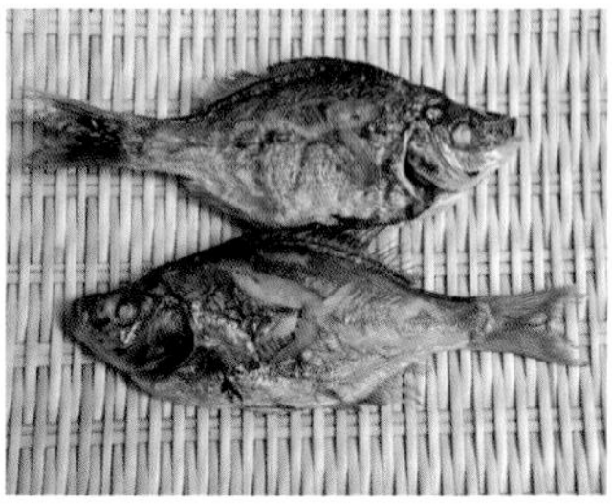

清洗後擦乾水分，慢慢燒烤而成。可以直接沾生薑醬油享用，也可以煮成魚湯。

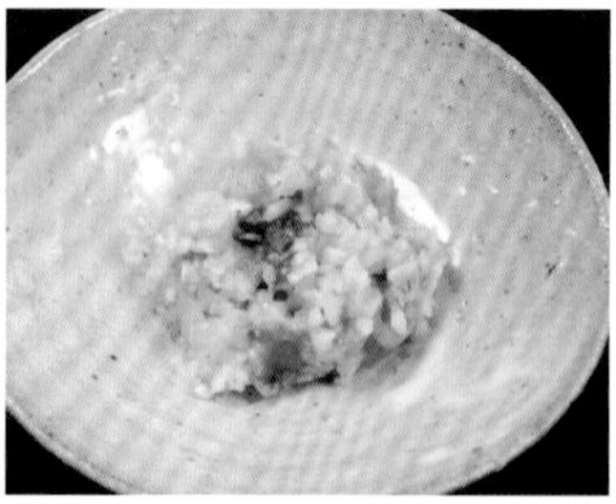

在三陸等地區經常見到的「味噌魚末」。將魚用三片切法處理後，加入味噌和蔥花一起切成末。極為可口。

其他海鮒屬魚類

鱸形目海鯽科

青色海鮒 青鰂 Ditrema viride

棲息地●青森縣以南、瀨戶內海。漁獲●定置網

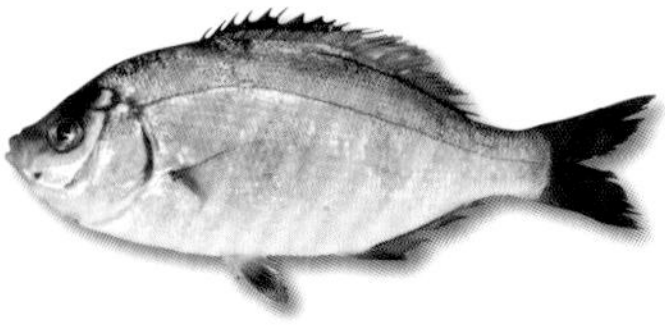

鱸形目海鯽科

喬氏海鮒 赤鰂 Ditrema jordani

棲息地●千葉縣～三重縣的太平洋沿岸。漁獲●定置網

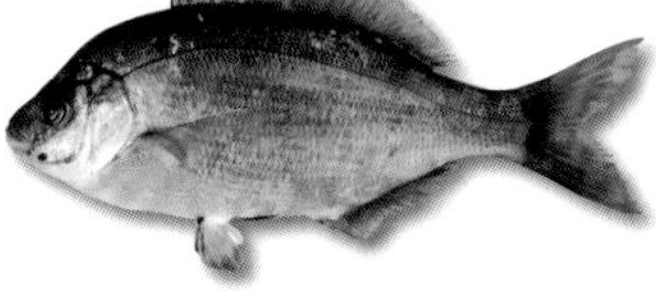

鱸形目海鯽科

太平洋海鮒 真鰂 Ditrema temminckii pacificum

棲息地●千葉縣～和歌山縣、瀨戶內海、豐後水道。漁獲●定置網

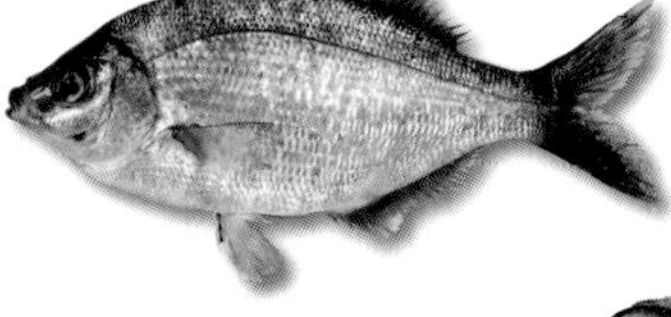

尾斑光鰓雀鯛

雀鯛 Chromis notata

本種在日本全國都被視為下雜魚，也令垂釣客困擾不已。大部分地區都沒有食用習慣，幾乎找不到喜愛品嚐此魚的地方。博多人說燒烤後會有「鴨肉味」，到底是真是假？

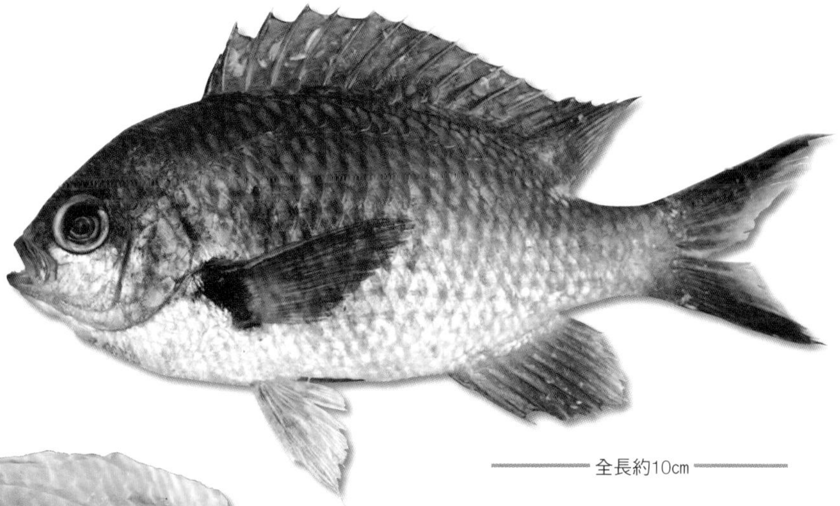

全長約10cm

鱸形目雀鯛科

尾斑光鰓雀鯛 雀鯛 Chromis notata

棲息地●青森縣以南。漁獲●定置網。別名●厚殼仔、藍雀、黑婆（臺東）

次要魚類的實力

次要魚類珍稀度	★★★★☆
美味程度	★★★★★
價格	★★☆☆☆

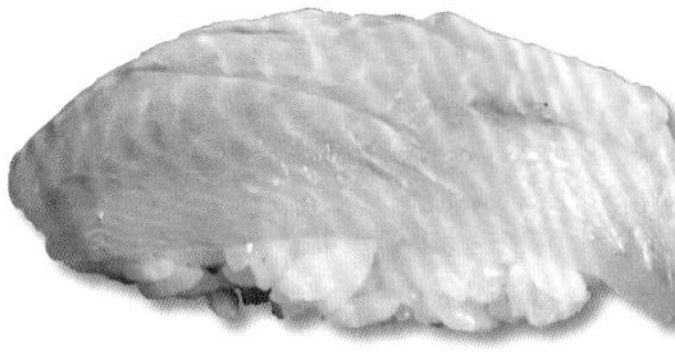

無法大量捕獲的地區，可以當成壽司的食材享用。是白肉魚中的頂級風味，搭配壽司飯極為可口。

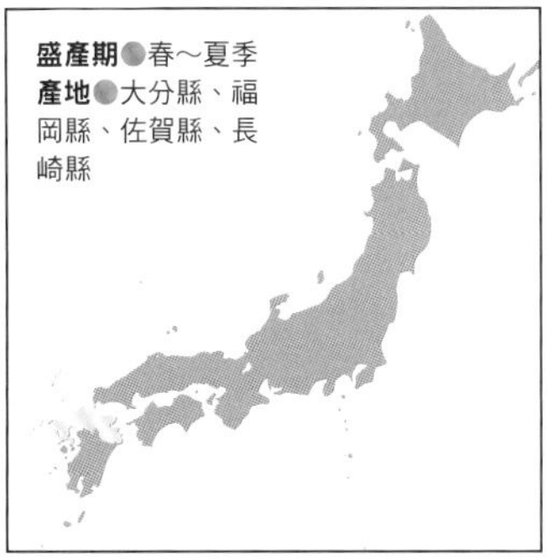
盛產期●春～夏季
產地●大分縣、福岡縣、佐賀縣、長崎縣

大量棲息在淺珊瑚礁區外型美麗可愛的魚類

雀鯛科的魚類，大多為棲息在熱帶海域的珊瑚礁或岩礁區的小魚。本種則是分布在較北邊的海域中，外型樸素。

同科魚類有動畫中經常出現的小丑魚。以附著在珊瑚上的藻類、小型甲殼類為食，種類豐富，還有各式各樣的色調和花紋，非常美麗。

在磯釣時，會因為搶奪魚餌而令人困擾。

極少作為食用魚食用的地區也非常少

雖然會出現在韓國料理當中，不過日本國內幾乎沒有食用此魚的地區。經常會藉由定置網捕獲上岸，因此當時認為應該能找到食用的地區，結果卻只有福岡縣會當作美食享用。

盛產期為產卵期之前的春至夏季。這個時期的鮮魚富有油脂，只要用手觸摸就能馬上明白。產卵期前會集合成一大群群游，因此也能同時大量捕獲。

盛產期的鮮魚，絕對要料理成生魚片享用。也許是油脂過於豐富的關係，切片時，小片的魚肉甚至會附著在菜刀上。油脂非常甘甜，入口即化，魚肉本身也帶有鮮味。

在福岡縣北部會用本種鹽漬成「炙燒鴨」。在明治後期，尾斑光鰓雀鯛大量游至福岡縣近海，量多到甚至無法將漁網拉上岸。捕獲量多到無法處理，因此將鮮魚鹽漬後，再燒烤享用，極為美味可口。由身體溢出的油脂，彷彿油炸般香氣四溢，肉質帶有甜味。「燒烤後有如鴨肉般美味」，因而有此別名。

其他像是燉煮料理也很美味。

在本州以南的淺海海域中，經常可見到本種。同時也是定置網中的下雜魚代表，總是遭到丟棄。將如此美味的魚類丟棄而購買進口魚，總覺得有點本末倒置。

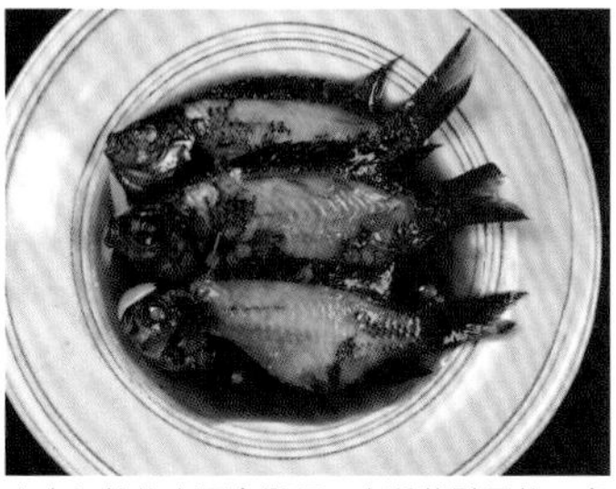

白肉加熱後也不會變硬，肉質蓬鬆柔軟。魚肉和魚骨分離容易，適合搭配醬油。可以說是燉煮魚中的頂級風味。

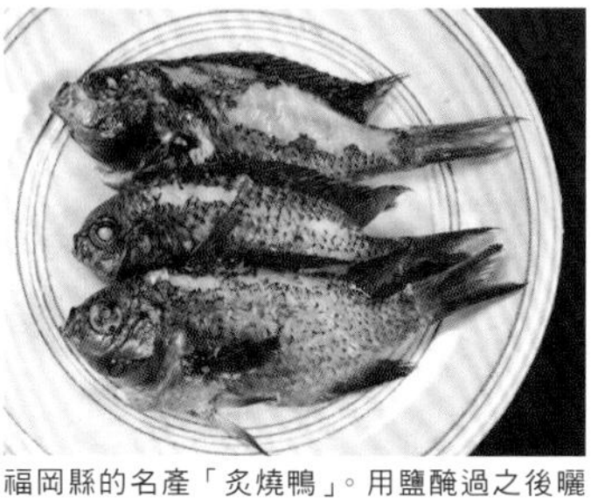

福岡縣的名產「炙燒鴨」。用鹽醃過之後曬乾。做法簡單，卻能擁有如此美味，簡直是奇蹟！

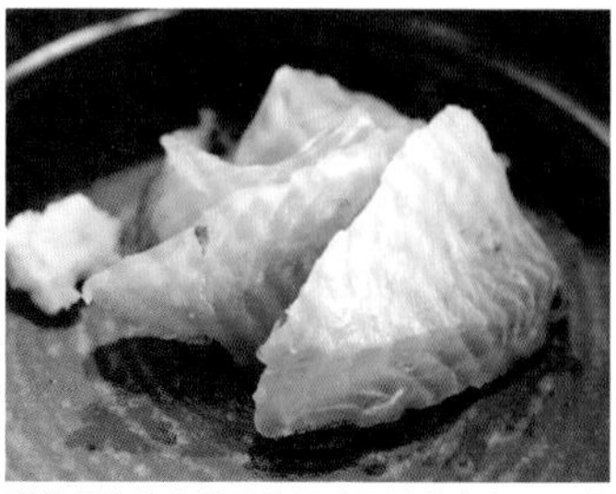

雖然是半邊身體只能切出兩片的小魚，不過從外觀就能看出豐富的油脂。入口即化的口感實在美味。

鱸形目舵魚科

柴魚

駕籠担鯛 Microcanthus strigatus

棲息地●青森縣～九州南岸、琉球列島。漁獲●定置網。別名●斑馬、條紋蝶、化身婆（臺東）、米統仔（澎湖）、花身婆（澎湖）、苦滴盤仔（澎湖）

次要魚類的實力

次要魚類珍稀度	★★★★☆
美味程度	★★★★★
價格	★★☆☆☆

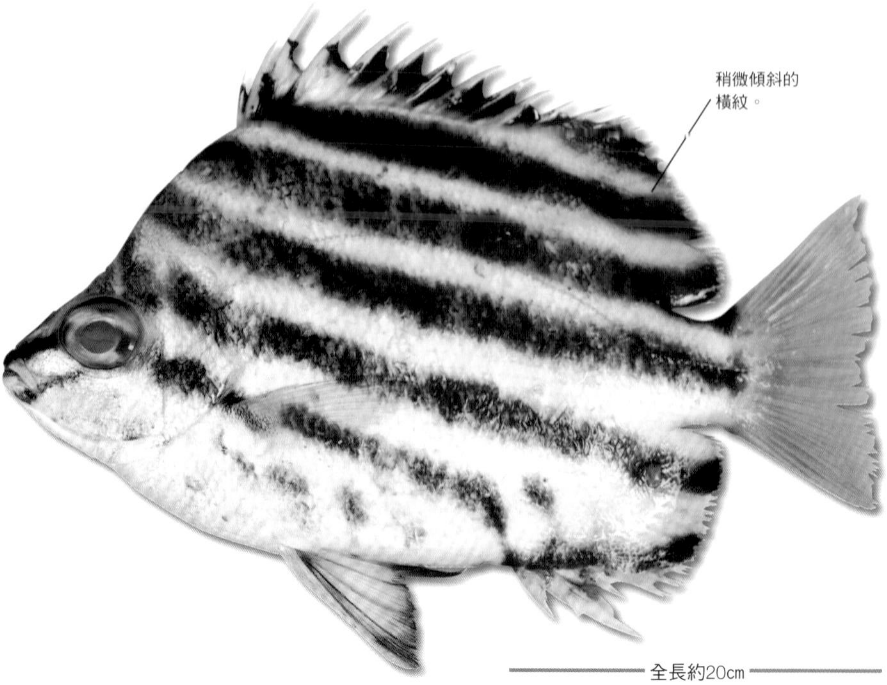

柴魚

駕籠担鯛 Microcanthus strigatus

有如熱帶魚般的外型，不吃此魚種的地區也很多。由於太過於美味，在伊豆半島受到當地人熱愛。品嚐後驚為天人，而且想要私藏。

棲息在本州以南的小魚，外表有如熱帶魚般

舵魚科在日本國內只有一屬一種，沒有其他近緣魚類。

在淺岩礁區經常可見其蹤影，偶爾從防波堤也能找到身上帶有橫條紋的柴魚。

小魚喜愛棲息於潮地內，個性溫和，因此也有人當作觀賞魚養殖。

經由伊豆的漁夫推薦美味到令人困擾的小魚

在20世紀末之前，商品價值幾乎為零。就算進入定置網中，也大多遭到丟棄。雖然在海邊等產地，也有人知道其美味，不過目前的商品價值仍然非常低。

屬於小型魚，魚鱗非常小而難以去除，因此料理成生魚片時，可以帶著鱗片用三片切法來處理，再將魚皮去除。華麗的魚皮下方，是帶有透明感的白肉，血色淡薄而美麗。

第一次品嚐柴魚，是由於伊豆半島的前漁夫所推薦。最美味的吃法是生魚片。雖然小魚較麻煩，不過生魚片的油脂豐富，油脂還帶有甜味。彈潤的口感也非常棒。近年來也逐漸成為壽司的食材，柴魚的握壽司好吃到沒話說。

在德島縣則是會將整條魚放入柴火中燒烤。是充滿野味的料理方式。魚皮帶有厚度，因此直接燒烤時，魚肉也不會燒焦。將魚皮去掉後，肉質彷彿蒸過般美味。適合搭配醬油享用。

加工品方面，在神奈川縣及福岡縣會製作成整條魚乾。油脂豐富，因此身體溢出的油脂會在表面起泡，散發出有如油炸後的香氣。柴魚在各種魚乾之間，可謂頂級的美味。

外型有如觀賞魚般華麗，難以引起食慾，不過一旦品嚐後，絕對會上癮。鮮魚的味道無法從外觀評斷。

盛產期●秋～春季
產地●千葉縣以南的太平洋沿岸、山口縣、九州

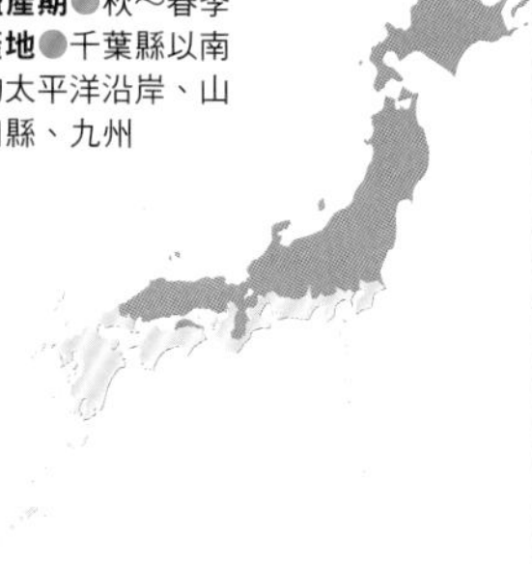

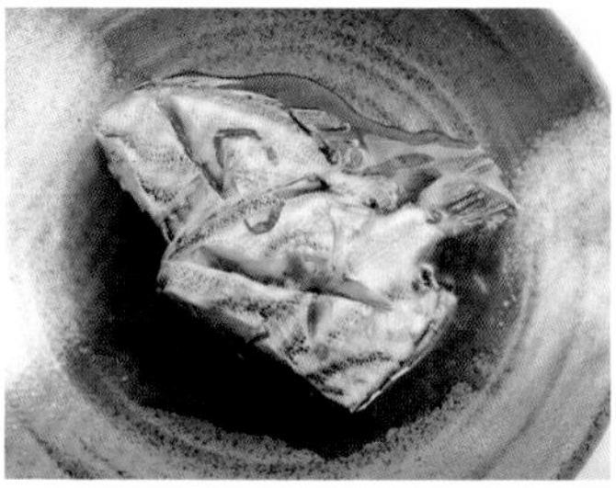

由德島縣的漁夫傳授的燉煮魚，用辣椒去除腥味。燉煮後肉質變得紮實，但是不會過硬。魚肉和魚骨分離容易，清爽可口。

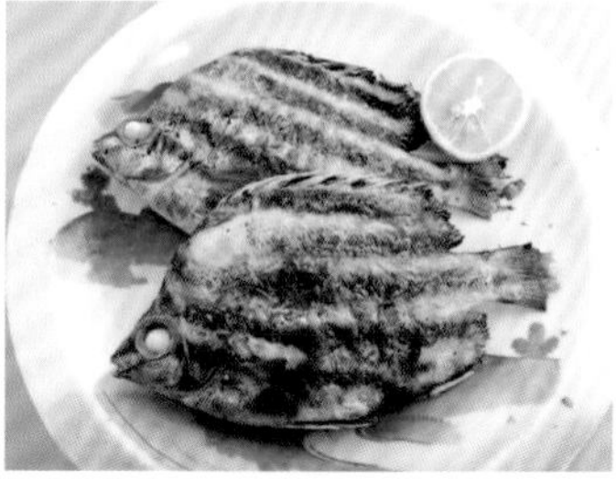

魚鱗和內臟都不需要處理，也不用抹鹽，整尾直接燒烤。魚鱗燒烤後可直接享用，魚皮下方是豐潤且帶有甜味的肉質，實為可口。

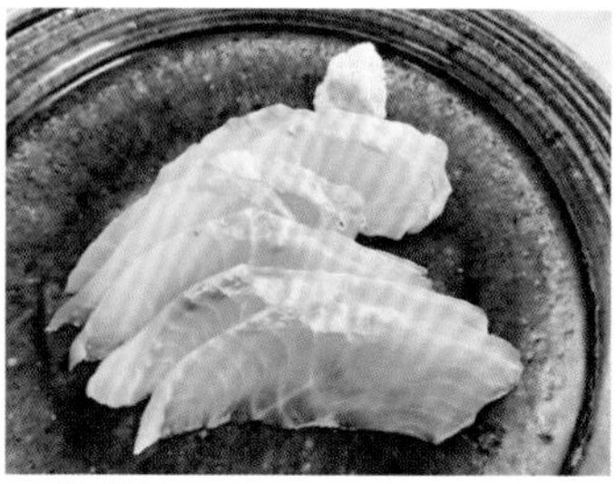

看到這美麗的生魚片，無法想像是來自於柴魚。漁夫們在捕完漁之後，還特地前往釣這種小魚，柴魚的生魚片實在太過於美味！

大棘大眼鯛

金時鯛 Priacanthus macracanthus

「金時」是「紅色」的意思。棲息在沿岸淺海中的「紅色魚」近年來，分布於沿岸的大眼鯛種類非常豐富。每個品種雖然都是次要，但卻超級美味。

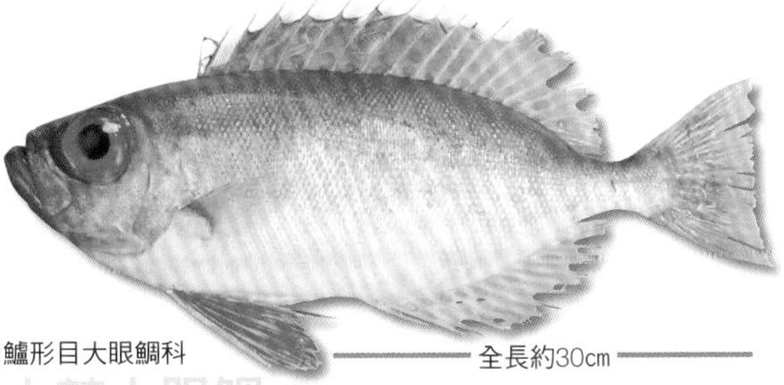

全長約30cm

鱸形目大眼鯛科

大棘大眼鯛

金時鯛 Priacanthus macracanthus

棲息地●相模灣～九州、佐渡島～九州。漁獲●定置網。別名●紅目鰱、嚴公仔、赤目鰱、大眼鯛、大目鯛、紅目孔（澎湖）、紅嚴公（澎湖）

次要魚類的實力

次要魚類珍稀度	★★★☆☆
美味程度	★★★★☆
價格	★★☆☆☆

鱸形目大眼鯛科

高背大眼鯛

南金時 Priacanthus sagittarius

棲息地●新潟縣、千葉縣外房～九州沿岸。漁獲●定置網。別名●紅目鰱、嚴公仔、大目仔（臺東）

次要魚類的實力

次要魚類珍稀度	★★★★★
美味程度	★★★★☆
價格	★★☆☆☆

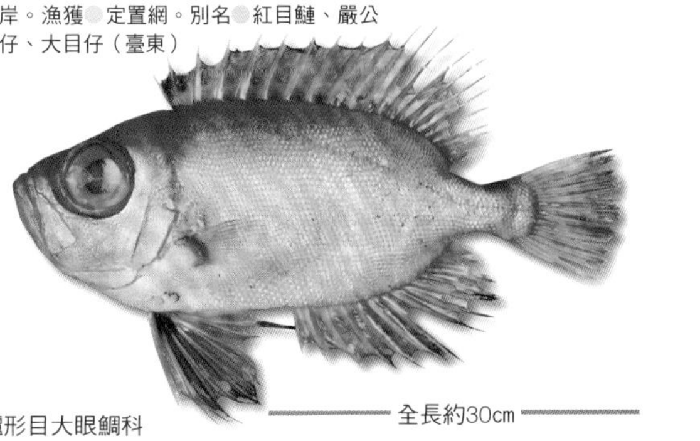

全長約30cm

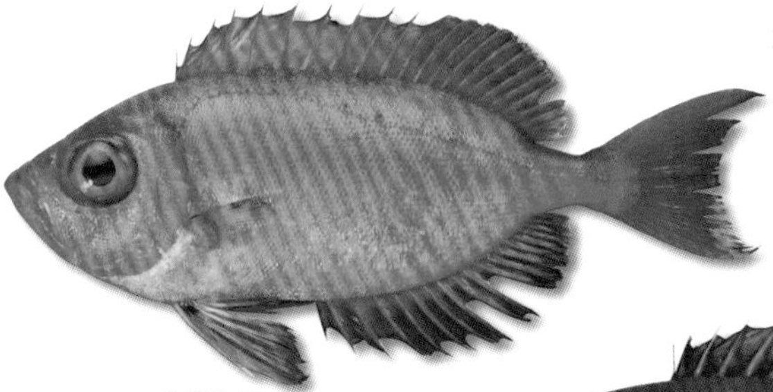

全長約35cm

鱸形目大眼鯛科

寶石大眼鯛

宝石金時 Priacanthus hamrur

棲息地●相模灣～九州、琉球列島。漁獲●定置網。別名●紅目鰱、嚴公仔、紅目孔（澎湖）、紅嚴公（澎湖）、紅瞼眶（屏東）

次要魚類的實力

次要魚類珍稀度	★★★☆☆
美味程度	★★★★☆
價格	★★★☆☆

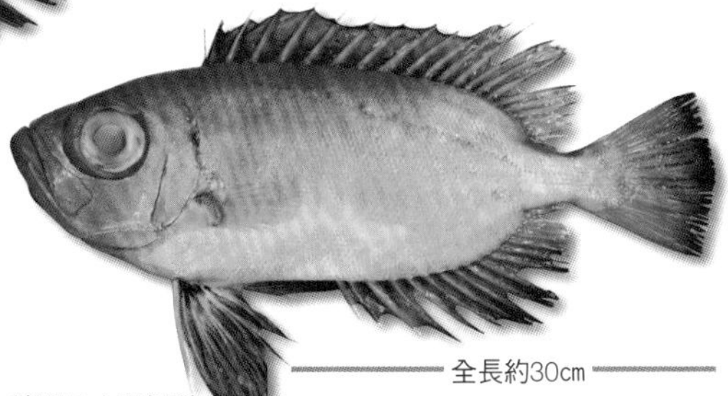

全長約30cm

鱸形目大眼鯛科

斑鰭大眼鯛

茜金時Priacanthus blochii

棲息地●相模灣、德島縣、奄美大島。漁獲●定置網。別名●布氏大眼鯛

次要魚類的實力

次要魚類珍稀度	★★★★★
美味程度	★★★★☆
價格	★★☆☆☆

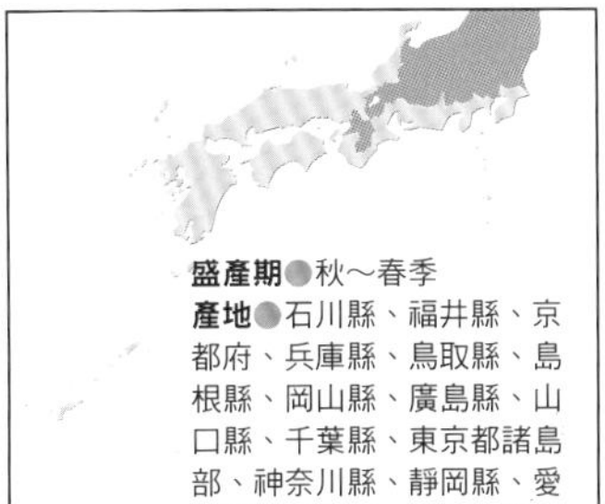

盛產期●秋～春季

產地●石川縣、福井縣、京都府、兵庫縣、鳥取縣、島根縣、岡山縣、廣島縣、山口縣、千葉縣、東京都諸島部、神奈川縣、靜岡縣、愛知縣、三重縣、和歌山縣、四國、九州、沖繩縣

※4種魚類的產地（捕撈上岸時沒有區分品種）

外表極為相似的近海魚「魚眼很漂亮」，因此也有目品之稱。

大眼有如深海魚般，其實是棲息在淺海的魚類。外觀和金眼鯛相似，偶爾也有人將其稱為「金眼鯛」。

魚鱗堅硬，眼睛極大。大眼有可能是因為這種魚類在白天躲藏，夜晚出來覓食的關係。

基本上味道都差不多價格比小鱗黑鯥便宜

魚鱗細小，並且於表面呈現平面排列，因此去除鱗片非常辛苦。不過魚皮下方的魚肉帶有透明感，非常美麗。肉質鮮嫩，加熱之後也不會變硬，為其魅力之處。

最美味的料理方式為生魚片。血色較淡薄，能享受白肉魚的純粹鮮美。料理成義式生魚片（Carpaccio）或是檸檬醃生魚（Ceviche）都很不錯。

漁夫建議的料理是直接整尾燒烤。以前會直接放入柴火中燒烤。在一般家庭的瓦斯爐上，放上烤魚網燒烤後，味道也一樣可口。

沖繩縣等地區則是料理成燉煮魚。在餐館等點套餐時，可以品嚐到整尾的燉煮寶石大眼鯛。其他像是油炸也非常可口。

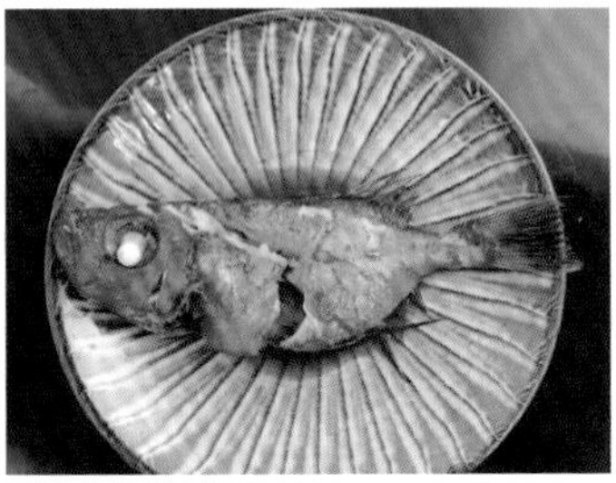

雖然外型和金眼鯛相似，不過燉煮魚的風味卻在其之上。價格也比較便宜。還能充分品嚐白肉魚的鮮美，魚肝也很可口。

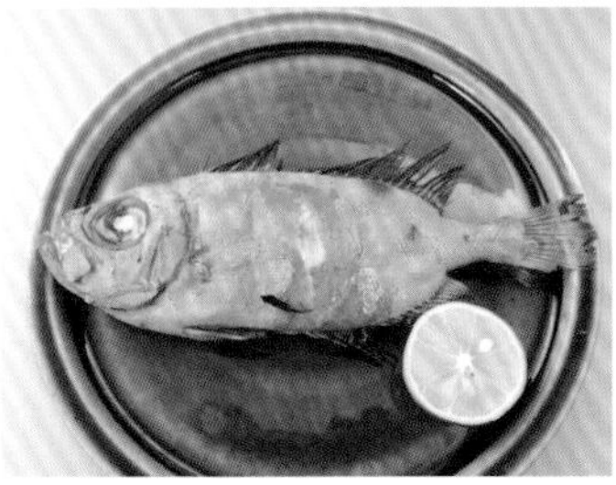

保留魚鱗和內臟，清洗後直接整尾燒烤。酥脆的魚皮下方，隱藏著鮮嫩多汁的白肉。魚肝等內臟也非常鮮美。

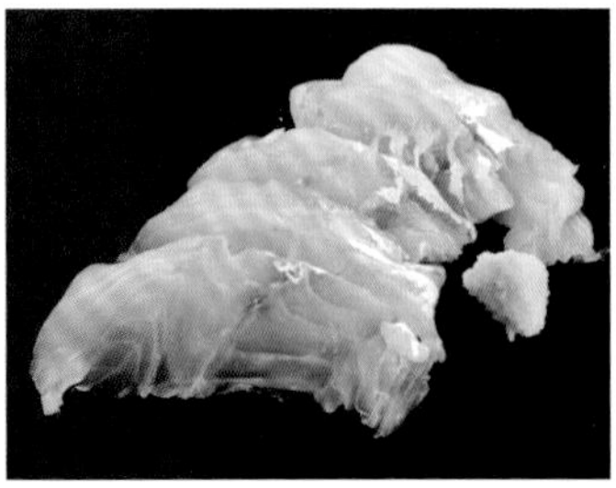

雖然屬於小型魚，不過血色及魚刺較少，能品嚐的部分意外地多。美麗的白肉，不帶腥味，能充分享受白肉魚的美味。

五絲多指馬鮁

燕鰶 Polydactylus plebeius

馬鮁科幾乎都是熱帶性魚類。本種的棲息海域極廣，遍及北邊。為熱帶地區重要的食用魚，在日本國內卻屬次要魚類。

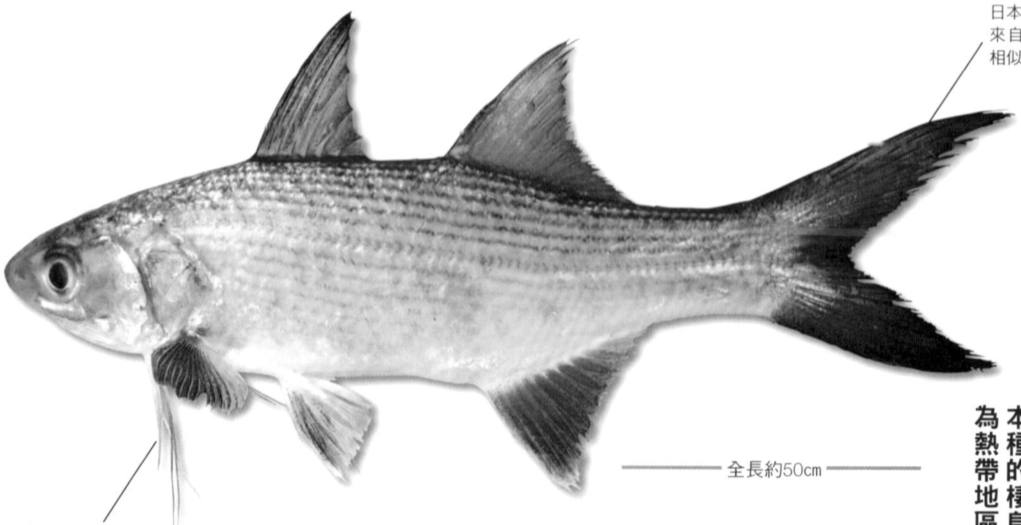

日本和名「燕鰶」，來自於和燕子尾巴相似的尾鰭。
全長約50cm
胸鰭下部具有5枚游離之絲狀軟條。

鱸形目馬鮁科

五絲多指馬鮁 燕鰶 Polydactylus plebeius

棲息地●若狹灣～長崎縣西岸、福島縣～九州、琉球列島。漁獲●底拖網、定置網。別名●五絲馬鮁、午仔、鬚午仔（澎湖）、粗鱗午

次要魚類的實力

次要魚類珍稀度	★★★★☆
美味程度	★★★★☆
價格	★★★☆☆

盛產期●秋～冬季
產地●靜岡縣以南的太平洋、德島縣、高知縣、愛媛縣、九州、沖繩縣

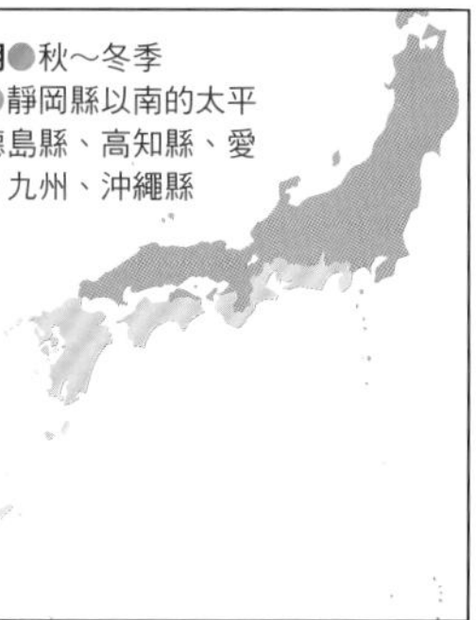

為熱帶地區中極為重要的食用魚，甚至有冷凍流通於市場

馬鮁科的魚類大多分布於熱帶地區，只有本種的棲息海域北至本州。和名中的「鰶」字，外表看起來像是沙丁魚等鯡科魚類，會讓人以為是原始魚類，其實是屬於鱸形目。

棲息在河川匯集的河口域，偶爾棲息在堆積泥沙的河川中，因此逐漸演化成這種獨特的外型。

近緣魚種有偶爾能在日本國內捕獲的四指馬鮁，大多分布於東南亞，全長將近1m，經常以冷凍或是加工成魚乾流通。中國南部、東南亞，以及菲律賓等會將其製作成鹽烤、油炸、麥年煎魚等料理，或是把魚乾煮湯享用。

而本種的外型平凡，雖然可藉由定置網或流刺網捕獲，不過漁獲量非常少，因此成為次要魚類。

很少有其他魚類的外表和肉質差異如此之大

擁有從外觀無法想像、不帶腥味的且血色美麗的白肉。加熱後肉質也不會變硬，為其魅力之處。

最推薦的料理方式為生魚片。生魚片的血色鮮紅，雖然是白肉魚，卻帶有強烈的鮮味及微微的甜味。

在靜岡縣沼津市等地區，會將此魚當作壽司的食材，極為美味可口。

在產地通常會料理成鹽烤或燉煮魚享用，風味也非常可口。肉質鮮嫩不會過硬。

三重縣尾鷲市則是製作成魚乾。稀少加上風味極佳，在當地相當受到歡迎。

在沿岸海域捕獲的魚類中，屬於頂級美味。熟悉魚類料理的人，也非常喜愛用五絲多指馬鮁當作食材。

請絕對要品嚐看看。

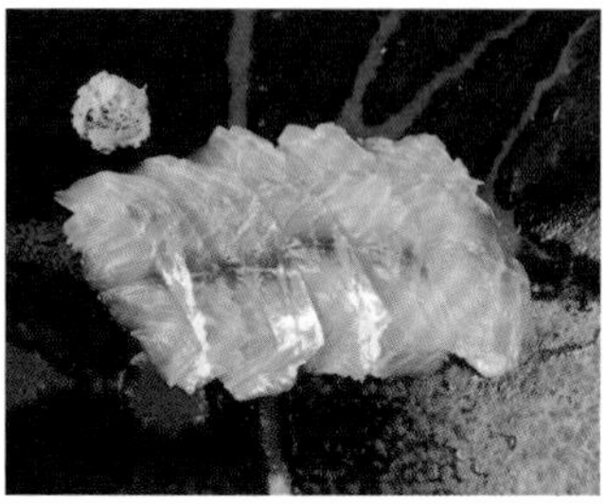

血色非常美麗。帶有鮮味和甜味，極為可口。只看到生魚片，絕對沒有人知道魚的名稱，這種稀有度也是魅力之處。

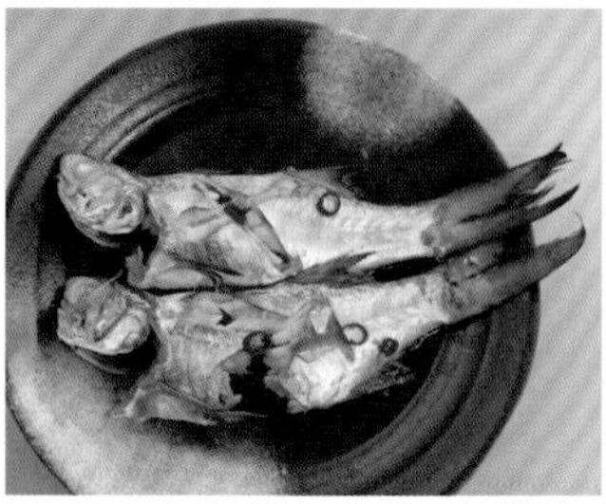

在四國會加入綠辣椒和小辣椒一起燉煮。燉煮後肉質柔軟，帶有豐富的鮮味。

毫無近親之緣

鯡形目鯡科 **窩斑鰶**
鰶 **Konosirus pumctatus**

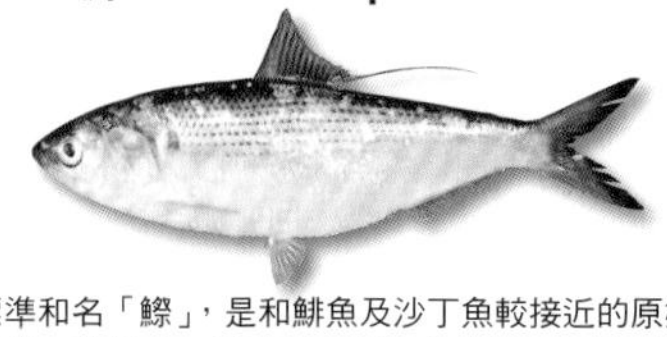

標準和名「鰶」，是和鯡魚及沙丁魚較接近的原始魚類。細刺多，擁有青魚特有的肉質。五絲多指馬鮁為鱸形目，屬於更加進化的魚類。

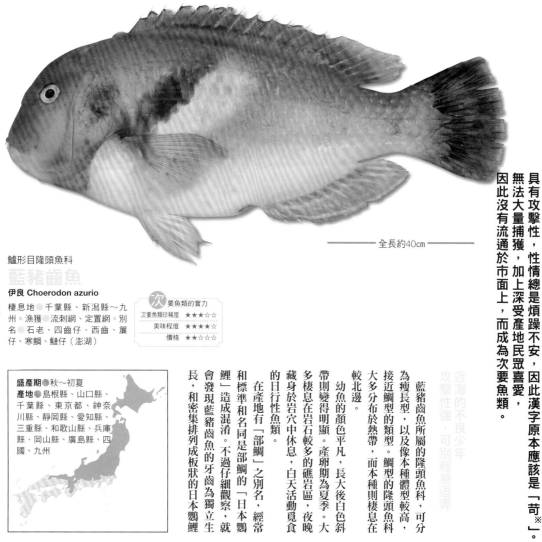

全長約40cm

藍豬齒魚

伊良 Choerodon azurio

具有攻擊性，性情總是煩躁不安，因此漢字原本應該是「苛※」。無法大量捕獲，加上深受產地民眾喜愛，因此沒有流通於市面上，而成為次要魚類。

鱸形目隆頭魚科

藍豬齒魚

伊良 Choerodon azurio

棲息地●千葉縣、新潟縣～九州。漁獲●流刺網、定置網。別名●石老、四齒仔、西齒、簾仔、寒鯛、鰱仔（澎湖）

次要魚類的實力

次要魚類珍稀度	★★★☆☆
美味程度	★★★★☆
價格	★★☆☆☆

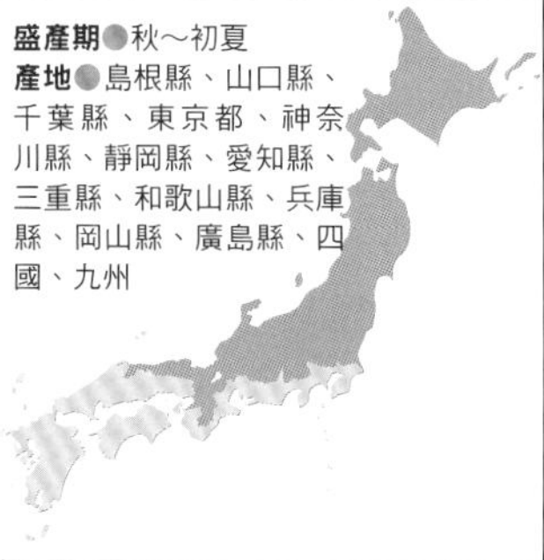

盛產期●秋～初夏
產地●島根縣、山口縣、千葉縣、東京都、神奈川縣、靜岡縣、愛知縣、三重縣、和歌山縣、兵庫縣、岡山縣、廣島縣、四國、九州

近海的不良少年 攻擊性強，可別輕易逗弄

藍豬齒魚所屬的隆頭魚科，可分為瘦長型，以及像本種體型較高，接近鯛型的類型。鯛型的隆頭魚科大多分布於熱帶，而本種則棲息在較北邊。

幼魚的顏色平凡，長大後白色斜帶則變得明顯。產卵期為夏季。大多棲息在岩石較多的礁岩區，夜晚藏身於岩穴中休息，白天活動覓食的日行性魚類。

在產地有「部鯛」之別名，經常和標準和名同是部鯛的「日本鸚鯉」造成混淆。不過仔細觀察，就會發現藍豬齒魚的牙齒為獨立生長，和密集排列成板狀的日本鸚鯉相異。

沿岸中沒有腥味的魚類 漁夫們也一致推薦

經常出現在捕獲龍蝦的流刺網中，如果夠新鮮，漁夫們就會帶回家料理享用。就是如此美味的魚。雖然棲息在沿岸，卻不帶任何腥味，想必就是受到歡迎的秘密。

在伊豆或是三重縣等地方，是寒冷季節的火鍋熱門材料。料理成魚湯也很美味。能熬出極為鮮美的湯頭，加熱之後肉質也不會變硬，魚皮帶有甜味。製作成沖繩風的味噌湯，味道非常可口。不僅下飯，也能充分品嚐到味噌魚湯的魅力。

生吃的時候，生魚片的味道平淡無奇。雖然沒有腥味，不過風味單調，僅有微微的甜味，缺少個性。可以活用魚皮，製作成炙燒或霜皮生魚片，增添風味。

漁夫們推薦的料理是燉煮魚。不論是濃醇的甜鹹鄉村風味，或是清淡風味都很可口，百吃不厭。

大型的藍豬齒魚，近年來逐漸成為法式料理的人氣食材。其中相當於日式料理中的基本——法式香煎魚，美味令人驚艷。

不過目前只有產地附近會食用此魚，非常可惜。希望將來也能流通於市場上。

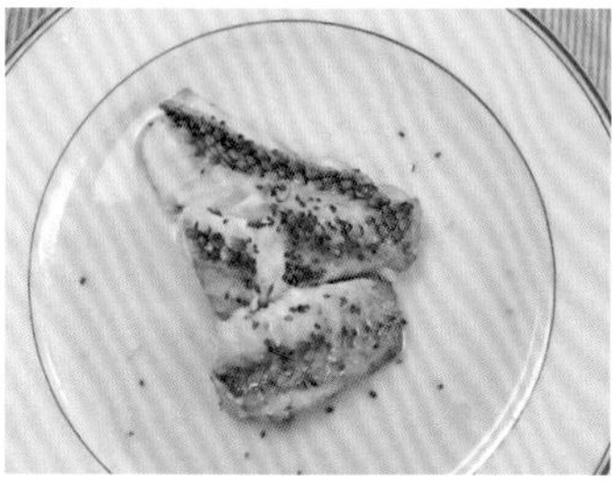

肉質太軟且容易散開，為此魚的缺點。慢火香煎後，魚皮香氣四溢。加熱後肉質蓬鬆，內層鮮嫩多汁，而且帶有甜味。

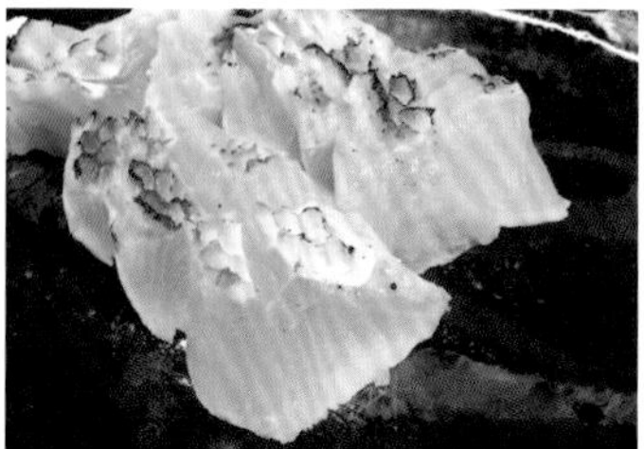

現殺活魚，炙燒魚皮後切成生魚片。比起魚肉，魚皮和皮下部分更具鮮味，實為美味。

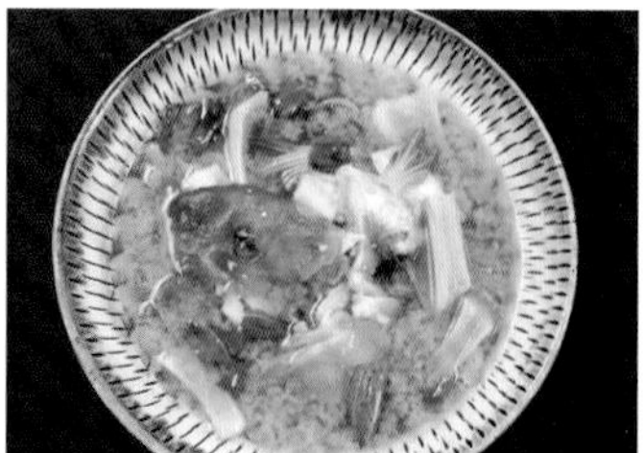

將處理好的鮮魚切成大塊，用清水熬煮，最後加入味噌即可，料理成非常單純的味噌湯，極為可口下飯。

※苛：發音（ira，いら）和煩躁（iraira，いらいら）相同，故筆者認為和名的漢字原本應是「苛」。

幕部（makubu）

產地的名稱

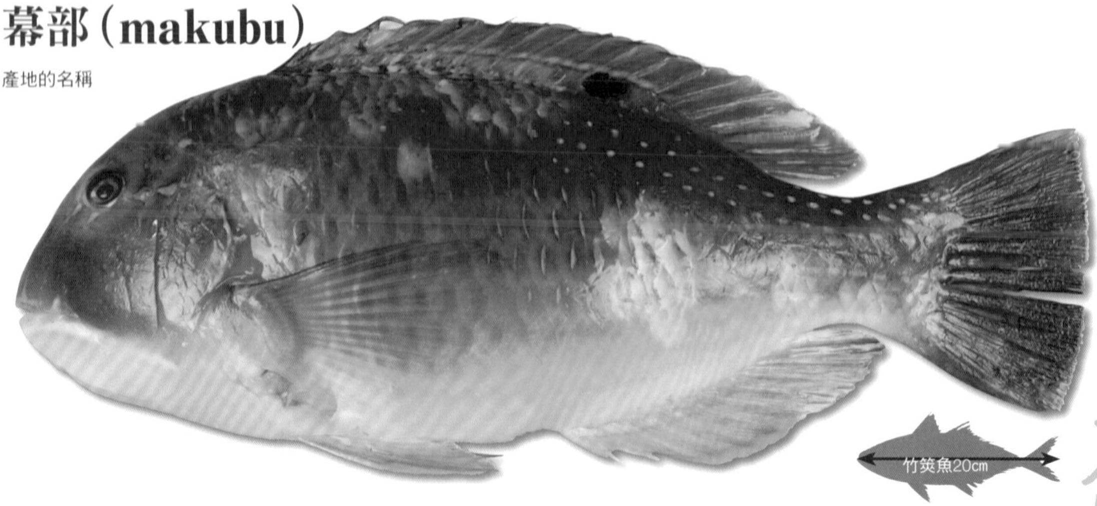

全長約1m

鱸形目隆頭魚科

邵氏豬齒魚 白鞍倍良 *Choerodon schoenleinii*

棲息地●沖繩縣以南。漁獲●漁釣。別名●四齒仔、西齒、邵氏寒鯛、青衣寒鯛、老仔（稚魚）（澎湖）、黃麴魚（雌魚）（澎湖）、石老（雌成魚）（澎湖）、青威（雄成魚）（澎湖）

次要魚類的實力

次要魚類珍稀度	★★★★☆
美味程度	★★★★★
價格	★★★★☆

邵氏豬齒魚

白鞍倍良 Choerodon schoenleinii

在沖繩縣的沿岸魚類中最受歡迎的種類擁有極為美麗的白肉。和「花斑刺鰓鮨」及「長尾濱鯛」並列沖繩三大高級魚。

盛產期●一整年都很美味

產地●鹿兒島縣奄美大島以南、沖繩縣

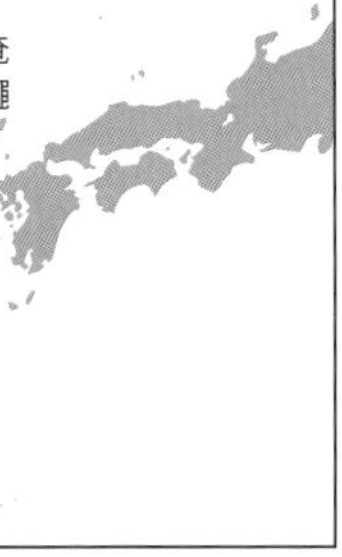

體長超過1m 隆頭魚科中最大的魚種之一

為隆頭魚科中體型最大的魚種之一。棲息在珊瑚礁海域中，以甲殼類及海膽等為食。從出生到50 cm之前為雌魚，繼續成長後會轉換為雄魚。

能充分享受到白肉魚美味的沖繩高級魚

屬於沖繩三大高級魚，極受歡迎，不過近年來的捕獲量逐漸減少。因此目前沖繩縣正在繁殖小魚並放流，希望能有助於資源回復。

魚鱗非常柔軟，徒手就能夠剝除。肉質在隆頭魚科中較紮實，帶有透明感，肉質鮮嫩沒有腥味。體型越大就越美味，價格也更高。

由於是高級魚，因此從生魚片先說起。基本上以帶皮的霜皮生魚片較多，不過關東的料理師傅對於一般的生魚片，也給予極高的評價。在沖繩縣則是高級的壽司食材之一。

經常使用於沖繩縣的地方料理，像是用較濃的鹽水蒸煮成「鹽煮魚」，味道非常棒。絕對要加入豆腐，才能蒸煮出美味的湯汁。

另外還有沖繩縣特有的味噌魚湯——「魚汁」，也非常美味。雖然是道湯品，不過在當地則是當作套餐中的主菜。

其他像是奶油煎魚等，也是沖繩料理中不可或缺的主角。

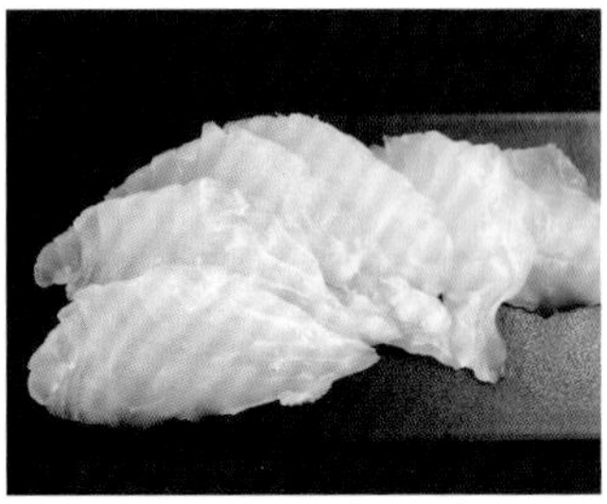

沖繩縣直送，由東京的壽司師傅料理成生魚片。原本以為去皮後會失去風味，意外地富有鮮味。

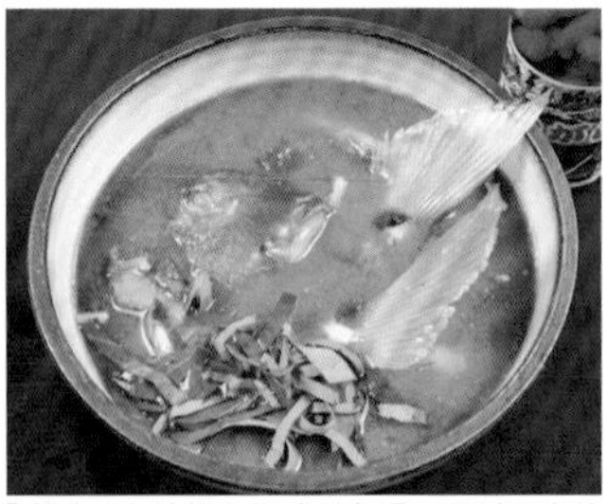

「魚汁」在沖繩是指味噌魚湯。是料理中的主菜而非湯品。並撒上泡盛酒醃的島辣椒「こーれーぐす（ko-re-gusu）」。

沖繩三大高級魚

赤仁石斑

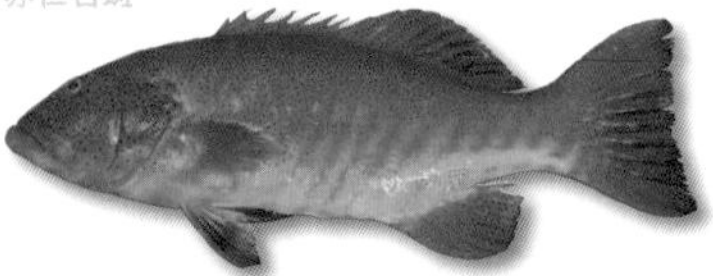

「赤仁石斑（花斑刺鰓鮨）」、「赤町（長尾濱鯛）」及「幕部（邵氏豬齒魚）」，稱為沖繩三大高級魚。只有本種為沖繩縣的特產魚，其他兩種產於本州，也能在九州捕獲。三種的共通點為大型的白肉魚。

赤町

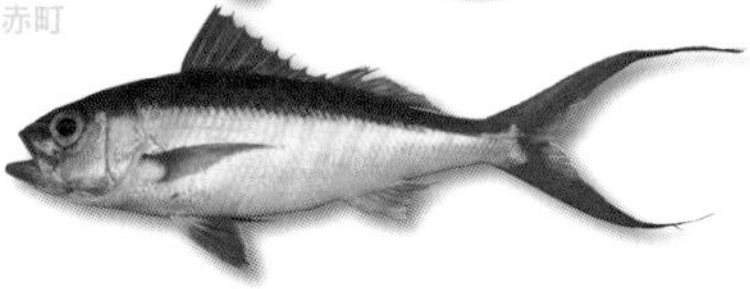

幕部

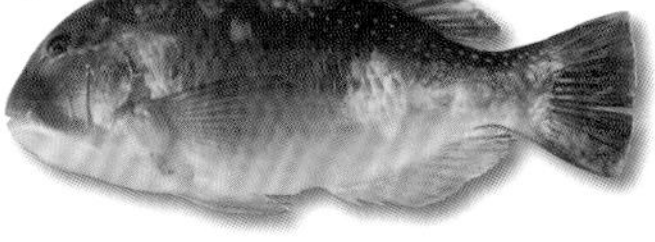

刻魚（gizami）

產地的名稱

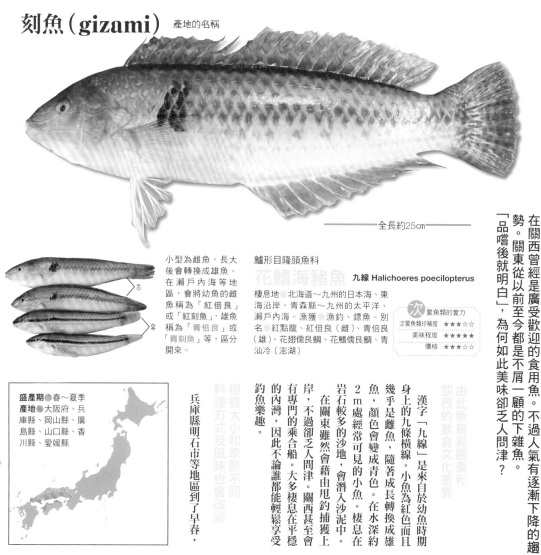

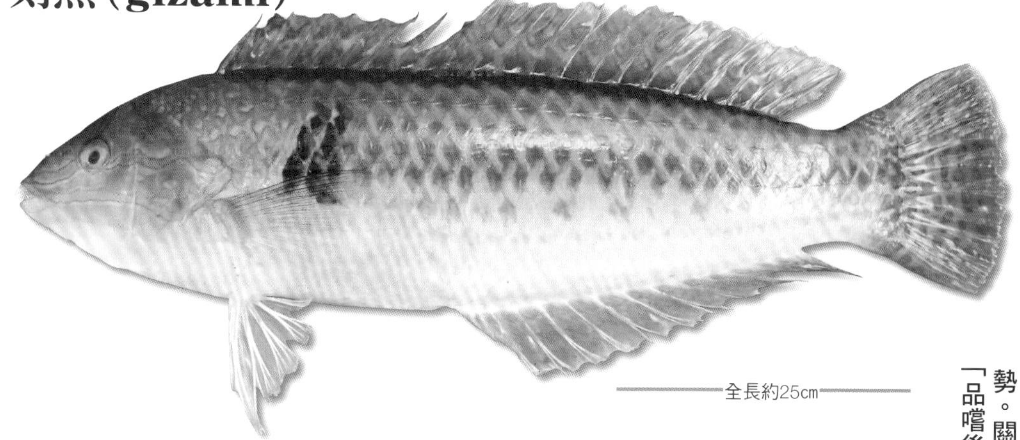

全長約25cm

在關西曾經是廣受歡迎的食用魚。不過人氣有逐漸下降的趨勢。關東從以前至今都是不屑一顧的下雜魚。「品嚐後就明白」，為何如此美味卻乏人問津？

花鰭海豬魚

九線 Halichoeres poecilopterus

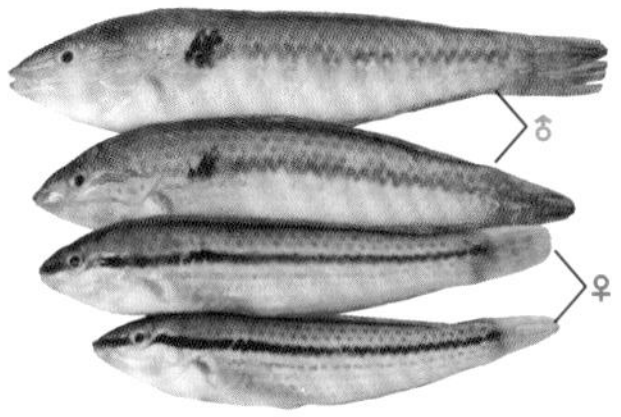
♂
♀

小型為雌魚，長大後會轉換成雄魚。在瀨戶內海等地區，會將幼魚的雌魚稱為「紅倍良」或「紅刻魚」，雄魚稱為「青倍良」或「青刻魚」等，區分開來。

鱸形目隆頭魚科

花鰭海豬魚 九線 Halichoeres poecilopterus

棲息地●北海道～九州的日本海、東海沿岸、青森縣～九州的太平洋、瀨戶內海。漁獲●漁釣、鏢魚。別名●紅點龍、紅倍良（雌）、青倍良（雄）、花翅儒艮鯛、花鰭儒艮鯛、青汕冷（澎湖）

次 要魚類的實力

次要魚類珍稀度	★★★☆☆
美味程度	★★★★★
價格	★★★☆☆

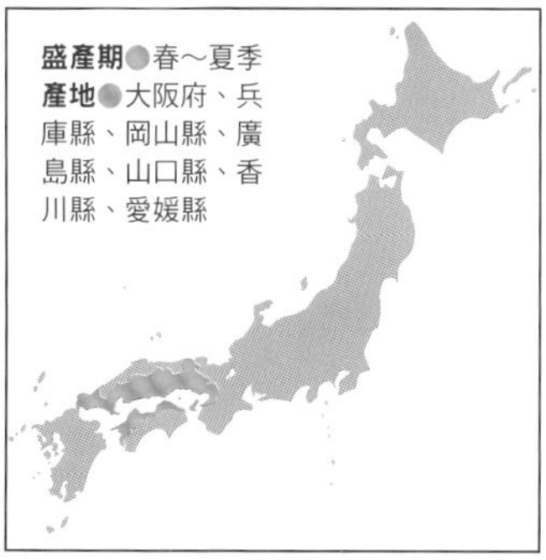
盛產期●春～夏季
產地●大阪府、兵庫縣、岡山縣、廣島縣、山口縣、香川縣、愛媛縣

由此魚類見關東和關西的飲食文化差異

漢字「九線」是來自於幼魚時期身上的九條橫線。小魚為紅色而且幾乎是雌魚，隨著成長轉換成雄魚，顏色會變成青色。在水深約2m處經常可見的小魚。棲息在岩石較多的沙地，會潛入沙泥中。

在關東雖然會藉由甩釣捕獲上岸，不過卻乏人問津。關西甚至會有專門的乘合船。大多棲息在平穩的內灣，因此不論誰都能輕鬆享受釣魚樂趣。

根據大小和季節不同 料理方式及風味也會改變

兵庫縣明石市等地區到了早春，就能夠大量捕獲紅色的小型魚，最近也開始運送至關東。這種小魚價格非常便宜，而且不論油炸或是燉煮都很美味。成長至身長約20cm的大小，在關西便成為高級魚。從生魚片到鹽烤等，吃法豐富。

於早春進貨的小型「紅倍良」，在瀨戶內海大多製作成油炸或是南蠻醃魚。搭配瀨戶的名產檸檬，清爽的酸味極為可口。油炸後再淋上義大利香醋，也非常美味！

大型的「青倍良」在瀨戶內海的固定料理方式為鹽烤。同時也陳列在超市的熟食區。將鮮魚燒烤後淋上生薑醬油也很好吃。

燉煮魚可謂絕品，不過在廣島縣會先大量燉煮，剩下的※隔天再燒烤享用。這道料理稱為「拗燒」。由來是讓年輕的媳婦去烤魚時，魚皮會附著在烤網上而失敗，因此會讓「媳婦執拗地噘著嘴臉」。是溫和的鄉村風味。

如果有「青倍良」的活魚，建議料理成生魚片。現殺處理完便能立刻享用。肉質帶有豐富的甜味，也非常鮮美。

瀨戶內海的居民則偏好小型魚。這是因為傳統的料理方式，有確實傳承下來的原因。仍然有許多地方需要學習。

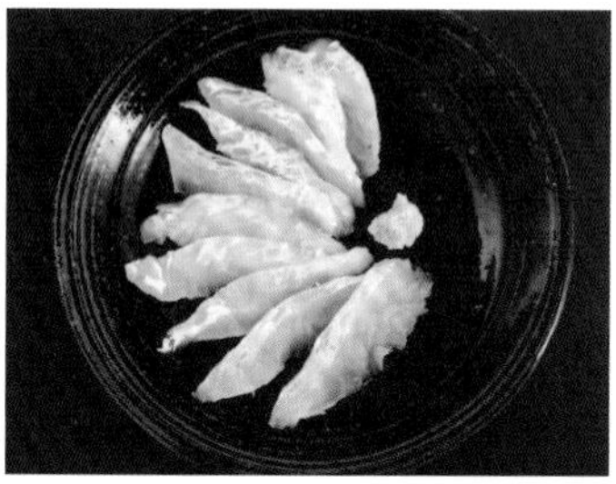

現殺的生魚片只有在產地才能享用。基本上生魚片是用活魚料理而成。猶如白雪般的白肉魚，帶有強烈的甜味，味道豐富鮮美。

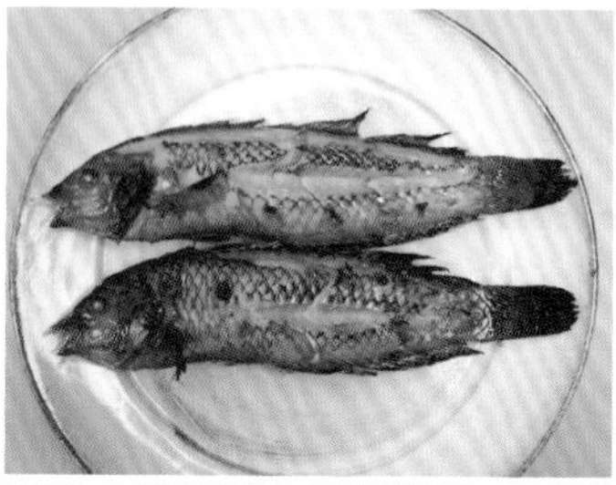

「拗燒」是將燉煮後的魚靜置半天後，再用炭火慢慢燒烤而成。醬油的香氣十分誘人。

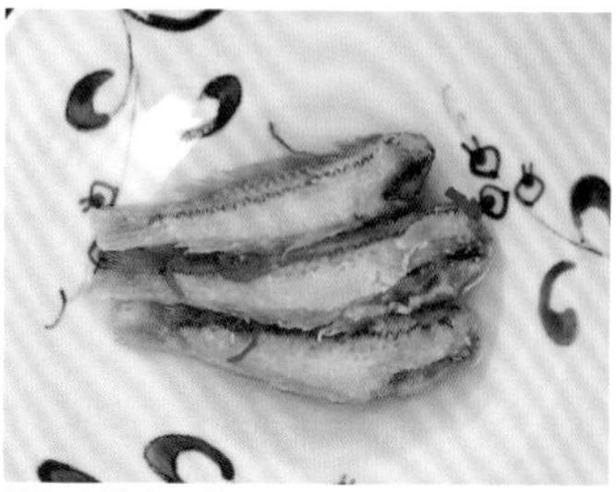

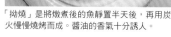

將初春捕獲的「紅倍良」製作成南蠻醃魚。僅有食指般的大小，去除魚鱗和魚腸非常費工夫，不過卻能換來十二分的美味。

※拗燒：原文為「はぶて焼き」，將燉煮後的魚燒烤而成的地方料理。

Napoleon fish 英文名

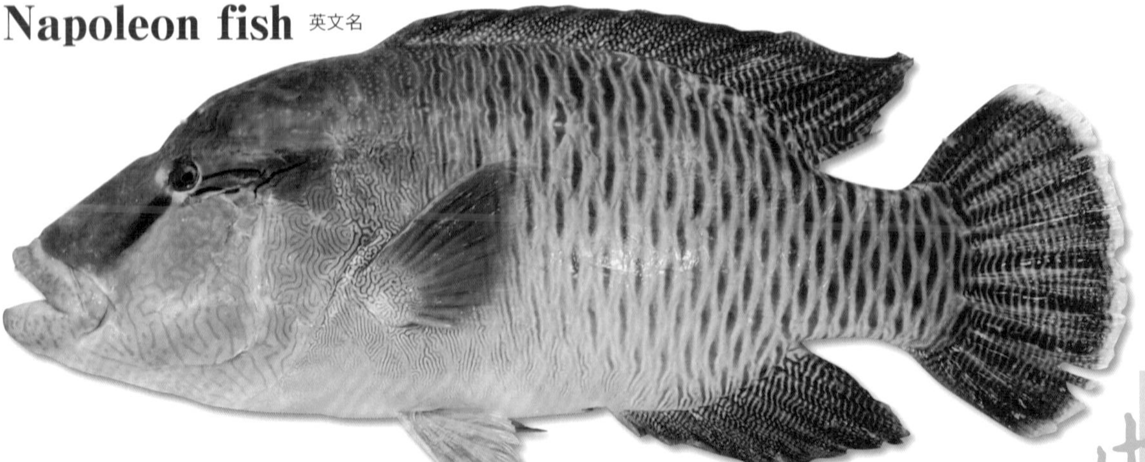

鱸形目隆頭魚科

曲紋唇魚 眼鏡持之魚 *Cheilinus undulatus*

棲息地●屋久島、琉球列島。漁獲●漁釣。別名●拿破崙、龍王鯛、海哥龍王、大片仔、石蚱仔、汕散仔、闊嘴郎、波紋鸚鯛、沙疤（澎湖）、蘇眉

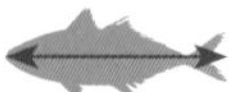
竹筴魚20㎝

全長約2m

次要魚類的實力

次要魚類珍稀度	★★★★☆
美味程度	★★★★★
價格	★★★★☆

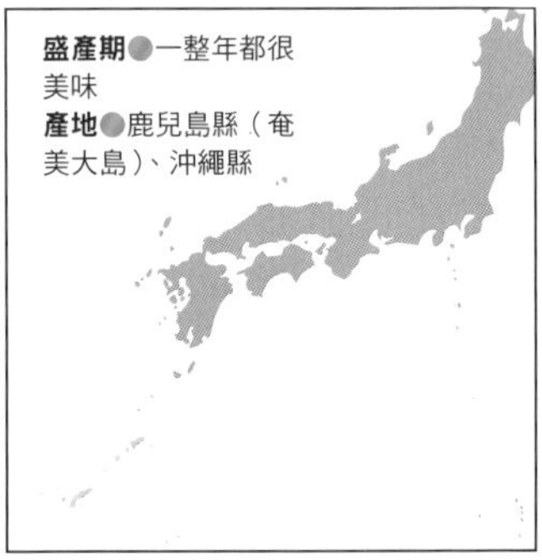
盛產期●一整年都很美味
產地●鹿兒島縣（奄美大島）、沖繩縣

曲紋唇魚

眼鏡持之魚 Cheilinus undulatus

知道標準和名的人少之又少！別名「拿破崙魚」則眾所皆知，為隆頭魚科中體型最大的魚類。味道也超級美味。美味的魚止於遠觀就太浪費了。

世界最大的隆頭魚類，比起食用，更受到潛水者的歡迎

在日本作為食用魚時，別名為「廣（hirosa-）」或是「寛（hiroshi-）」，不過潛水界則稱之為「拿破崙魚」。知道標準和名的人少之又少。英文名是因為橫著看的時候，很像拿破崙肖像畫中的帽子。標準和名的由來則是因為眼睛前後的黑線，彷彿掛著眼鏡般。

棲息在熱帶的珊瑚礁海域中，為世界最大的隆頭魚類，體長2m，有些重量甚至超過200kg。

在中國有「蘇眉」之稱 同時也是高級魚的代表

在日本沖繩縣被視為高級魚，而香港等地區有「蘇眉」之稱，同時也被當作超高級魚，擁有極高的評價。比起小型魚，大型魚的價格較高，也比較美味。超過10kg的鮮魚，風味絕對不會輸給石斑魚。

魚鱗非常大片，薄到用手就能剝除。帶有透明感的白肉，不論是生吃、香煎、燉煮、清蒸，適合製作成各種料理。

肉質的鮮味較淡，稍顯清淡。魚皮則帶有強烈的風味。若要生吃，建議用熱水燙過魚皮，料理成沖繩風味的霜皮生魚片。不帶腥味的白肉，甜味恰到好處，彈嫩的口感也很可口。

沖繩縣的「魚汁」，是指用鮮魚煮成的味噌魚湯。不論是當作下酒菜或配飯的菜餚都很好吃。或是用沖繩的吃法淋在飯上也很美味。

中華料理中的「清蒸」，是撒上蔥花及醬油後，用高溫蒸過，接著淋上用魚露或中華醬油調製的醬汁，最後再淋上加熱至冒煙的花生油。豪華美味，彷彿成為王室貴族般華麗。

烹調成沖繩縣的地方料理「奶油香煎」，或是法式料理的「香煎魚（Poêle）」都很美味。

只是潛水觀察其姿態未免太無趣。欣賞之餘也請品嚐看看這種巨大魚類的美味。

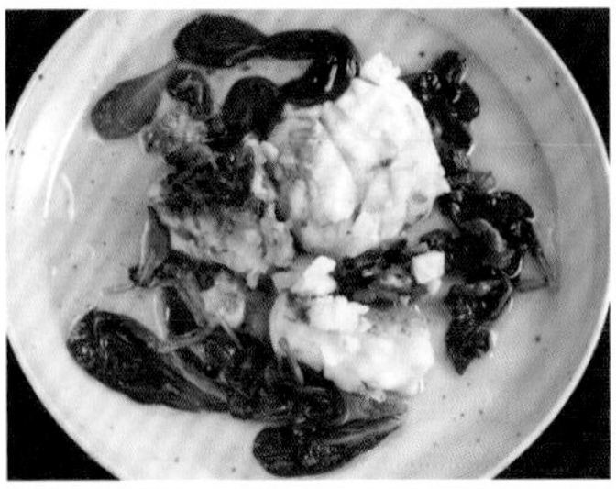

不需要沾麵粉，撒上胡椒鹽後，直接用奶油慢火香煎，肉質蓬鬆而鮮嫩多汁。表面香氣十分誘人。

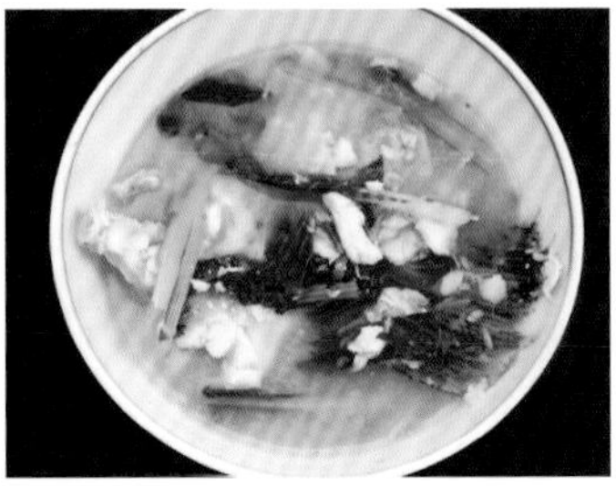

用魚骨料理成沖繩縣的地方料理「魚汁」，也就是用鮮魚高湯製作的味噌湯。味道豐富，後味極佳。同時也是一道下飯的主菜。

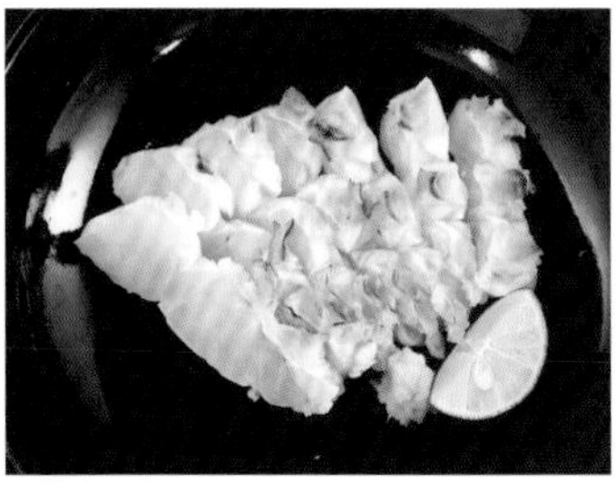

通常是用熱水燙魚皮，料理成「霜皮生魚片」。在沖繩縣則是去皮料理成生魚片。魚皮的甜味和鮮味，加上肉質的彈嫩，非常可口。

金黃突額隆頭魚

瘤鯛 *Semicossyphus reticulatus*

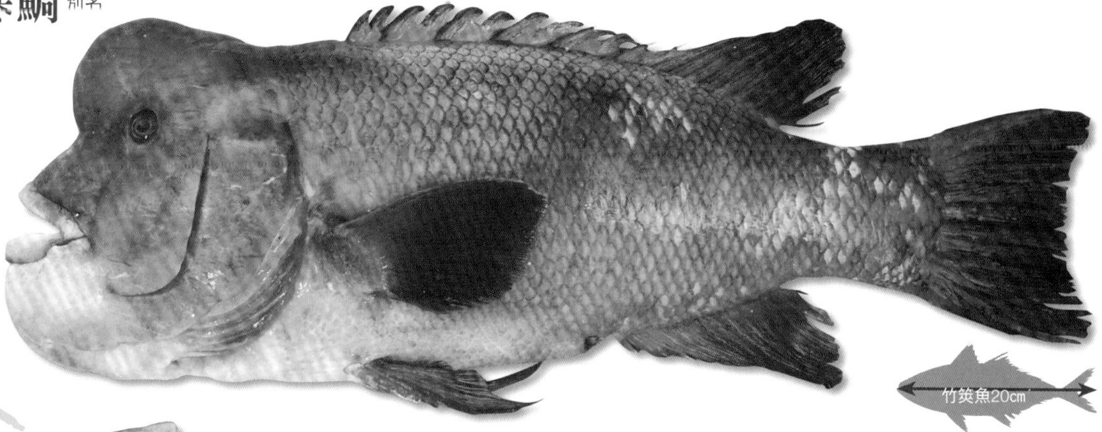

全長約1m

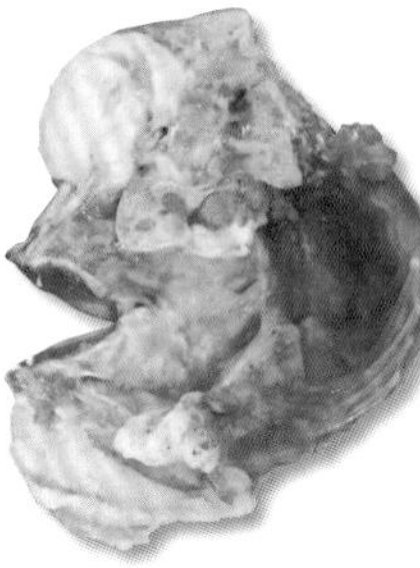

←成魚頭部的額頭突出。中間為富含油脂的柔軟組織。

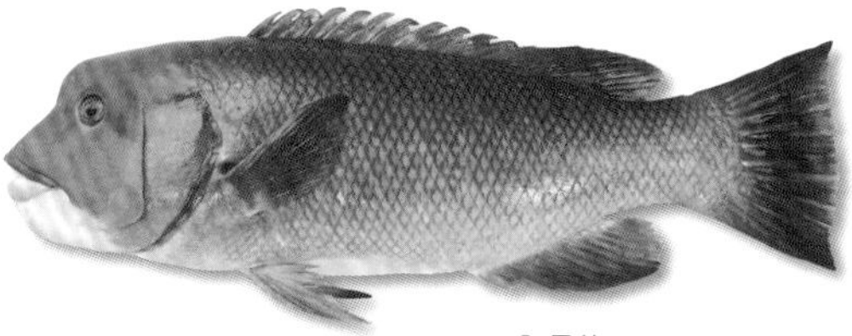

全長約47cm

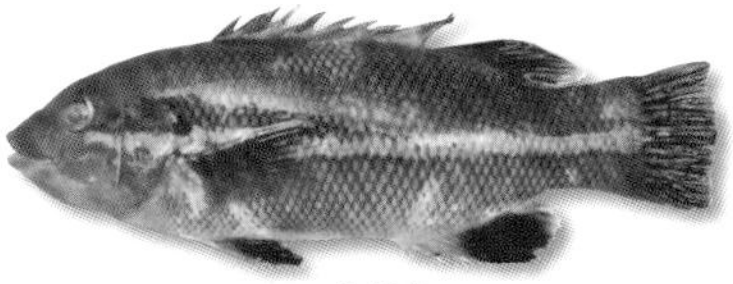

小型魚幾乎都是雌魚，身上有一條橫線。成長至體長50cm左右時，便會轉換成雄性。

全長約27cm

盛產期●冬～春季。不過產卵完以外的時期都很美味

產地●新潟縣及千葉縣以南的本州、四國、九州

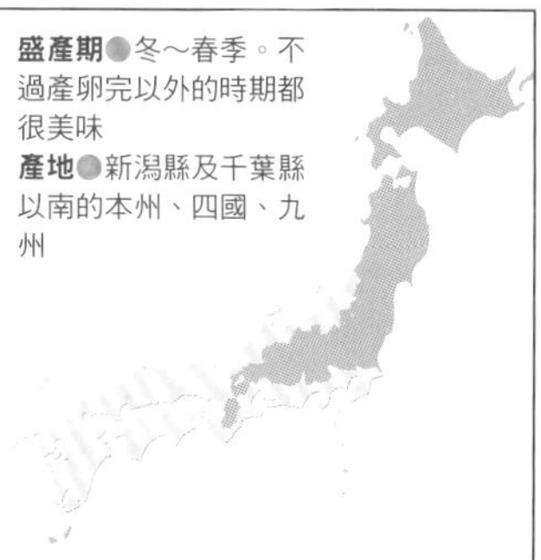

鱸形目隆頭魚科

金黃突額隆頭魚 瘤鯛 *Semicossyphus reticulatus*

棲息地●北海道～九州。漁獲●漁釣、定置網。別名●史瑞克魚、寒鯛

次要魚類的實力

次要魚類珍稀度	★★★☆☆
美味程度	★★★★★
價格	★★★☆☆

進入冬季的鮮魚帶有油脂，味美而有「寒鯛」之稱。體長超過1m，外型非常華麗，不過在市場上卻難以遇見其蹤影。

在本州捕獲的隆頭魚類中屬於最大型的魚種

分布於最北邊的大型隆頭魚類。棲息在沿岸岩礁區的小型魚，外型細長而且幾乎是雌魚，隨著成長額頭會漸漸突出，並轉變成雄魚。以貝類及甲殼類為食的肉食性魚類。

額頭突出的大型魚是美味的主菜

進入寒冷季節後會變得更美味，因此有別名「寒鯛」。大型魚除了產卵後以外，都非常鮮美。

如果購買到大型魚，建議先將稀少部位——額頭，料理成法式麥年煎魚享用。口感彷彿小牛乳腺（Ris de Veau）般，鮮嫩多汁，是極致的美味。

單純鹽烤雖然也很好吃，不過風味稍嫌淡薄，因此建議醃漬成西京漬或是幽庵燒，以增添風味。

魚皮帶有厚度，較適合法式基本料理中的香煎魚。料理成生魚片時，魚皮帶有鮮味，因此可以製作成炙燒霜生魚片，或是霜皮生魚片。料理成燉煮魚、火鍋或是味噌湯時，味道豐富，鮮美可口。

偶爾在市場上出現額頭突出的大型魚時，許多人都會因為其可怕的外型敬而遠之。魚的美味無法由外觀判定，金黃突額隆頭魚就是典型的範例之一。

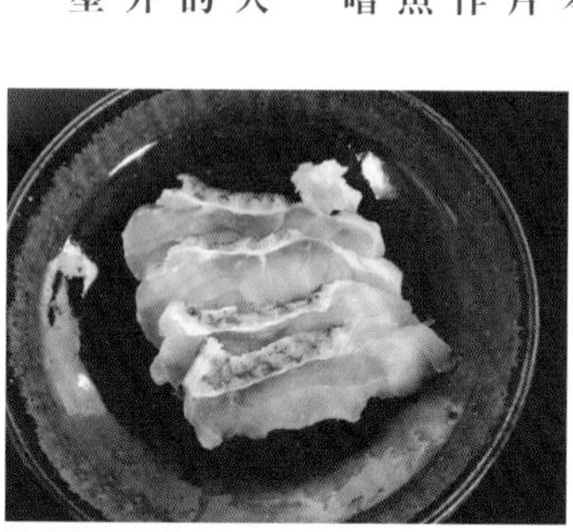

雖然是美麗的白肉，不過味道稍嫌平凡。因此可以用魚皮和皮下部位來補足。製作成霜皮生魚片後，清爽中帶有層次，極為美味。

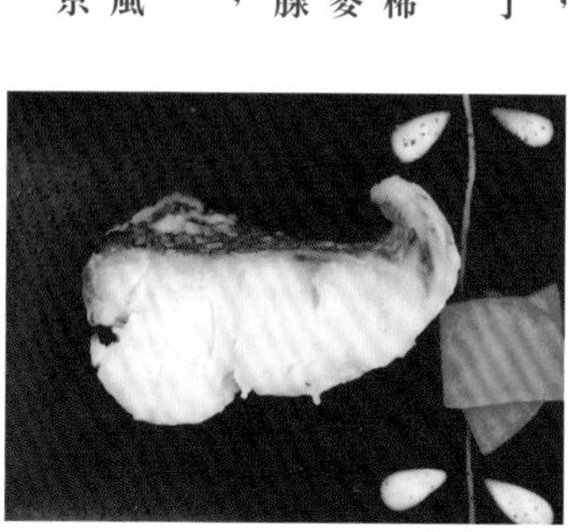

用京都的白味噌醃漬成西京漬。慢慢燒烤後，味噌的香氣和甜味，加上肉質本身甜味，使美味加倍。非常高雅的風味。

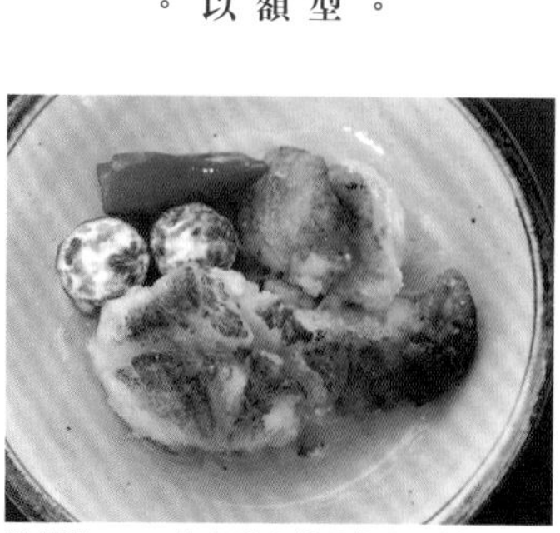

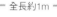

將超過10kg的大型魚額頭部分，料理成麥年煎魚。蓬鬆柔軟的口感，散發出濃郁的鮮味。是無法用言語形容的美味。

伊良部茶（irabucha-） 產地的名稱

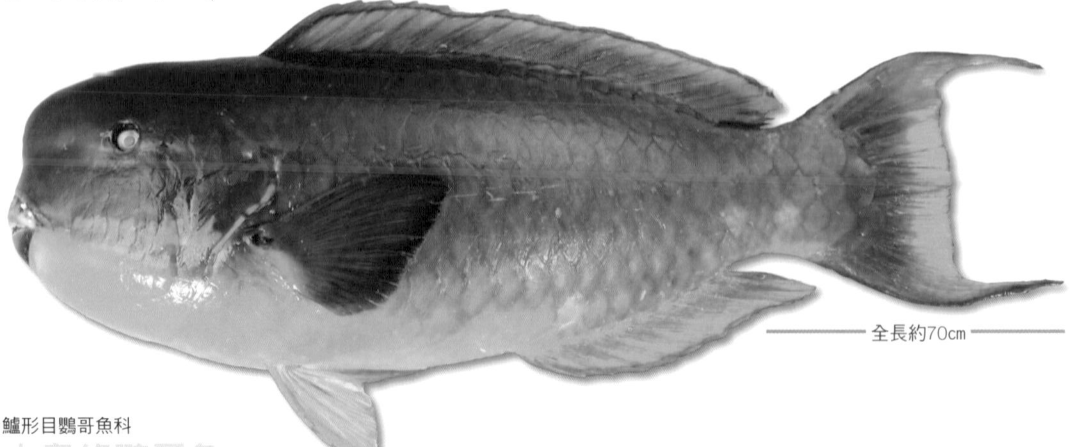

全長約70cm

鱸形目鸚哥魚科

小鼻綠鸚哥魚

南洋部鯛 Chlorurus microrhinos

棲息地●小笠原諸島、屋久島、琉球列島。漁獲●漁釣。別名●鸚哥

次要魚類的實力

次要魚類珍稀度	★★★☆☆
美味程度	★★★★☆
價格	★★★☆☆

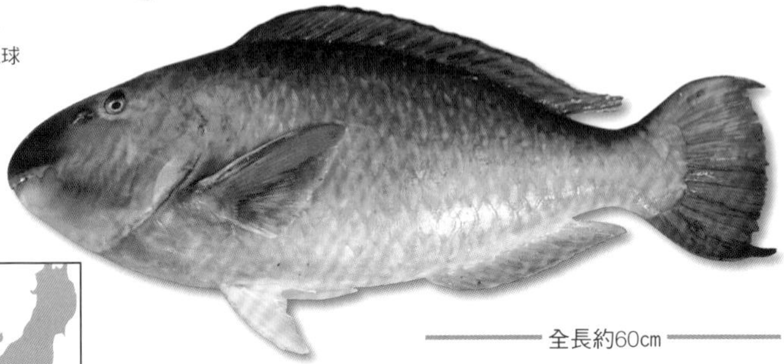

全長約60cm

鱸形目鸚哥魚科

長頭馬鸚哥魚

狐部鯛 Hipposcarus longiceps

棲息地●琉球列島。漁獲●漁釣。別名●鸚哥

次要魚類的實力

次要魚類珍稀度	★★★☆☆
美味程度	★★★★☆
價格	★★★☆☆

盛產期●整年都很美味
產地●東京都小笠原諸島、鹿兒島縣諸島部、沖繩縣

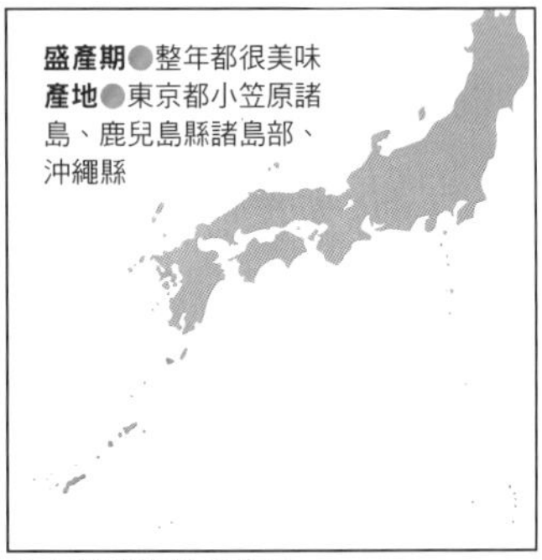

※小鼻綠鸚哥魚的產地

小鼻綠鸚哥魚

南洋部鯛 Chlorurus microrhinos

如果將「伊良部茶」列為次要魚類，可能會惹沖繩居民生氣。就是如此受到沖繩縣愛戴的魚類。而且成為次要魚類，只是因為地區限定的關係。

熱帶海域的種類豐富 而日本本州的種類較稀少

鸚哥魚科在熱帶海域中種類豐富，越往北邊種類也就越少。夜晚休憩，於白天活動。會從雌魚轉變成雄魚。

最能讓人感受到 沖繩氣息的魚類之一

鸚哥魚科中作為食用魚的魚類，分布於琉球列島和小笠原諸島。棲息在本州的鸚哥魚類，大多只會在產地附近食用。在沖繩縣最受歡迎的就是「原拿（genna-）」。沒有腥味的白肉，風味極佳。

在沖繩縣的餐廳點生魚片時，出現機率最高的是「伊良部茶」。用熱水燙過魚皮，料理成沖繩風味的霜皮生魚片。魚皮帶有鮮味和極佳的口感，肉質鮮甜沒有腥味。品嚐之後就能立刻明白，為何生魚片是必吃料理。

另外一道常見的料理方式為「魚汁」，也就是味噌魚湯。加入大塊島豆腐的味噌魚湯，不但是湯品，同時也是料理中的主菜。

其他像是奶油煎魚，或是單純的鹽烤魚都很美味。

「伊良部茶」在沖繩縣是指鸚哥魚類的通稱。走在顏色鮮豔的鸚哥魚類並排的市場中，也是觀光的樂趣所在。

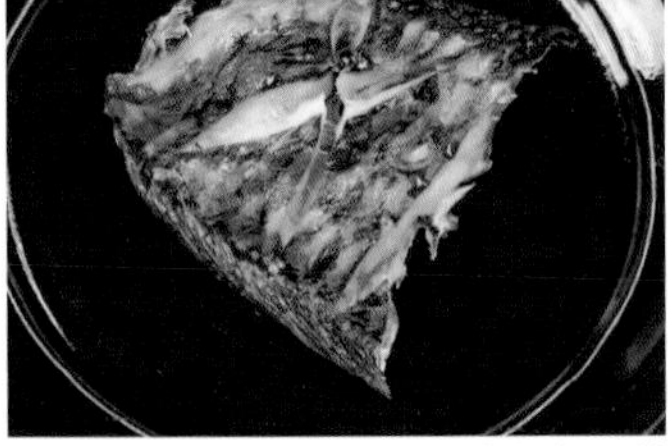

鹽烤是最能品嚐到鮮魚原有風味的料理。燒烤後香氣四溢，白肉的纖維質恰到好處，甜味在口中散開。

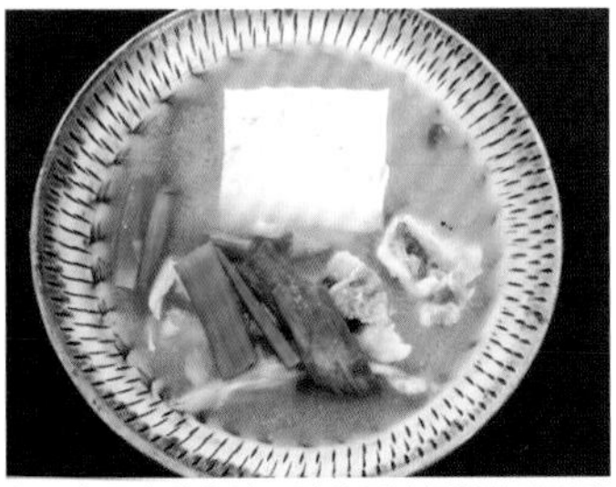

加入島豆腐的魚汁。試著用沖繩縣的味噌來製作。風味鮮美可口，既能當下酒菜，也很下飯。可以加入數滴島辣椒醬享用。

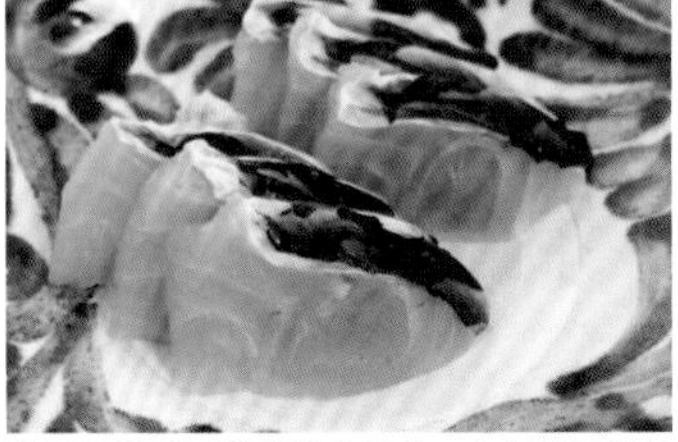

生魚片最重要的部分是魚皮。有無魚皮簡直是天壤之別。溫和的甜味和口感加上鮮味，調和出極佳的風味。

單鰭多線魚

北之𩸽 Pleurogrammus monopterygius

雖然魚乾很常見，不過鮮魚卻屬於次要魚類。主要在產地附近消費食用。就算出貨至市面上，也始終默默無名。

縞𩸽 產地的名稱

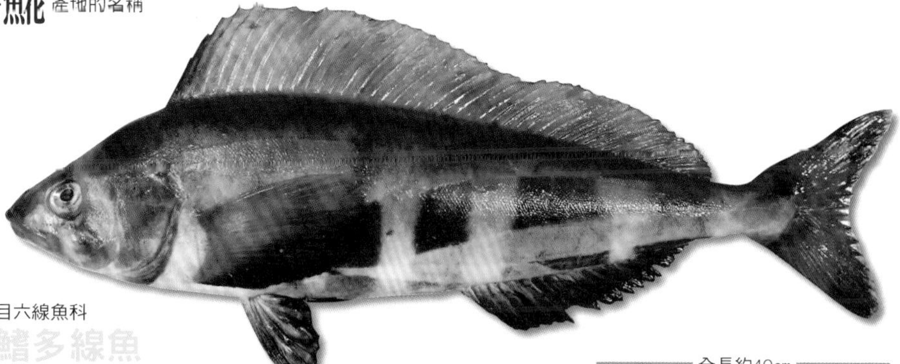

全長約40cm

鮋形目六線魚科

單鰭多線魚

北之𩸽 Pleurogrammus monopterygius

棲息地●北海道以北。漁獲●流刺網、底拖網。別名●縞𩸽、虎𩸽

次要魚類的實力

次要魚類珍稀度	★★★☆☆
美味程度	★★★★☆
價格	★★☆☆☆

●鮮魚的次要程度

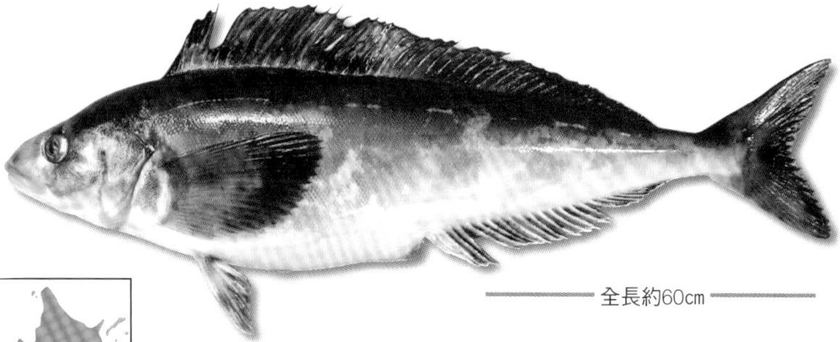

全長約60cm

鮋形目六線魚科

遠東多線魚

𩸽 Pleurogrammus azonus

棲息地●日本海、茨城縣以北。漁獲●流刺網、漁釣、底拖網。別名●青𩸽、蠟燭𩸽

次要魚類的實力

次要魚類珍稀度	★★★☆☆
美味程度	★★★★☆
價格	★★☆☆☆

●鮮魚的次要程度

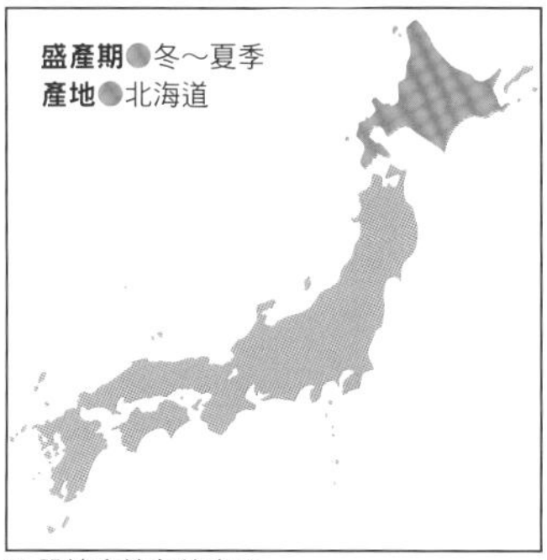

※單鰭多線魚的產地

棲息於北邊 守護魚卵，護子心切的魚類

六線魚科的魚類中，多線魚類是分布在較北邊的種類。棲息在沿海的岩石區。其中單鰭多線魚僅能在北海道捕獲。具有領域性以保護魚卵的習性。

僅有魚乾流通於市場上 如此美味的魚實為浪費

肉質中帶有油脂而呈現乳白色，為多線魚類的特徵。沒有腥味的白肉，煮熟後也不會變硬，適合各種料理方式。

如果購買到新鮮的魚，首先建議製作成「鏘鏘燒」。將半邊的魚肉加熱大量奶油熱炒後，再加入甜鹹調味的味噌醬拌勻。鮭魚的鏘鏘燒雖然有名，不過多線魚的味道也非常可口。

現殺的新鮮活魚，料理成生魚片也很美味。若擔心寄生蟲問題，可以先冷凍後再料理成生魚片。油脂的甜味和鮮味在口中慢慢散開，滋味可口無比。

在北海道等地區經常可以看到「𩸽魚末」。是魚末中的高價魚種，加熱之後不會變硬，而且能煮出鮮美的湯頭。用這種魚末製作的「𩸽魚丸湯」，有分成醬油風味和味噌風味兩種。

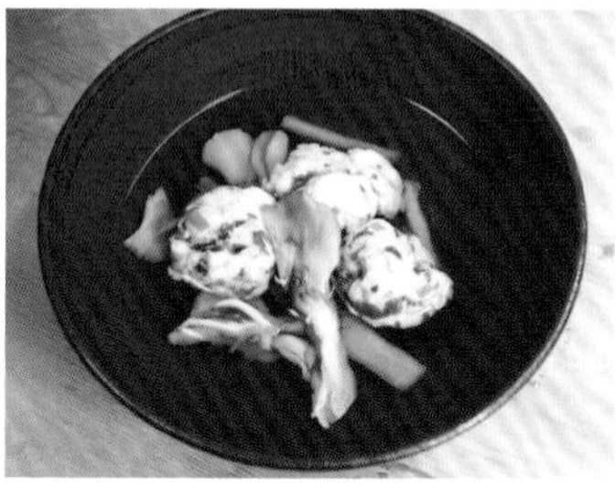

北海道的超市、鮮魚店經常販售的「魚末」。揉成魚丸狀和昆布高湯一起熬煮，能煮出非常鮮美的湯頭。

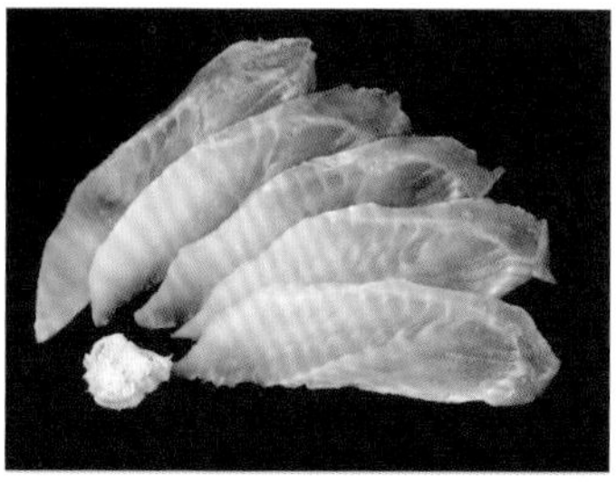

現殺活魚的生魚片，不過取得不易。價格比近緣魚種大瀧六線魚便宜。口感極佳，魚肉也帶有甜味。

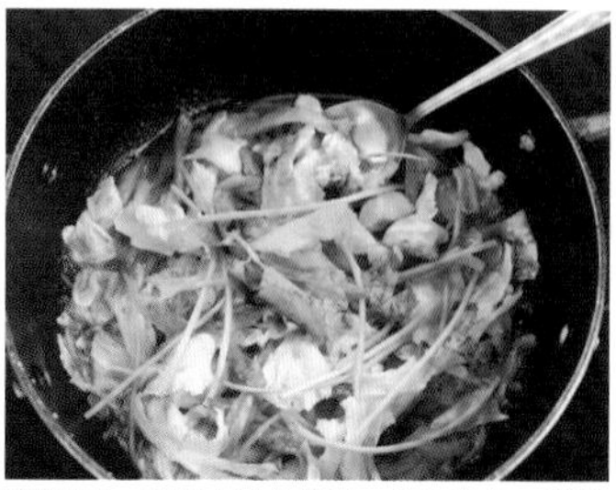

「鏘鏘燒」是用大量的奶油，加入魚肉、菇類和蔬菜熱炒。並加入味噌、酒、味醂及砂糖等調味而成。

●注／寄生蟲海獸胃線蟲，在-20℃冷凍48小時以上便會死亡。

當別鮲 別名

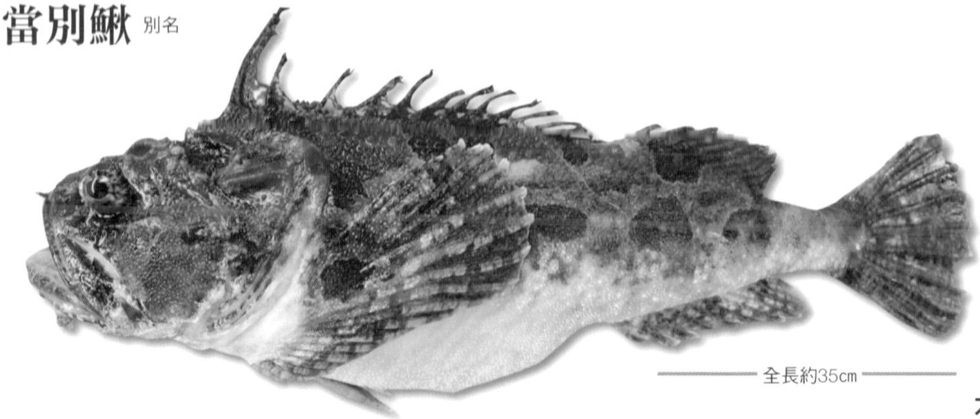
全長約35cm

絨杜父魚

毛虫鮲 *Hemitripterus villosus*

粗糙不平的厚皮有如破布般，外觀醜陋。加上尖刺的魚棘，毫無可取之處？不過卻是受到部分地區歡迎的美味魚類。

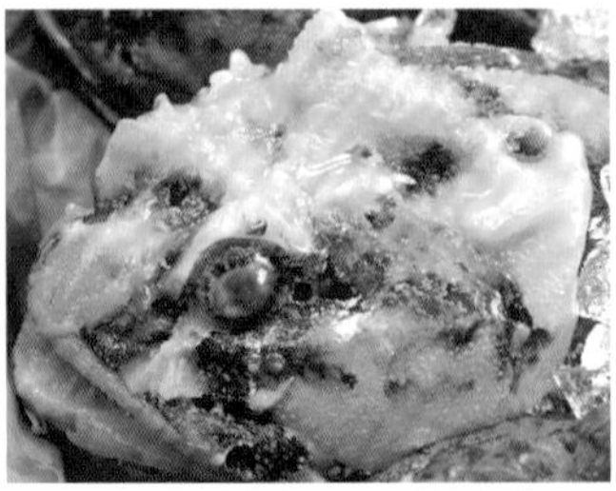

醜陋的外觀是魚類之最。

鮋形目絨杜父魚科

絨杜父魚

毛虫鮲 *Hemitripterus villosus*

棲息地●千葉縣、長崎縣以北。漁獲●流刺網、漁釣。別名●剝皮鮲、當別鮲

次要魚類的實力

次要魚類珍稀度	★★★☆☆
美味程度	★★★☆☆
價格	★★☆☆☆

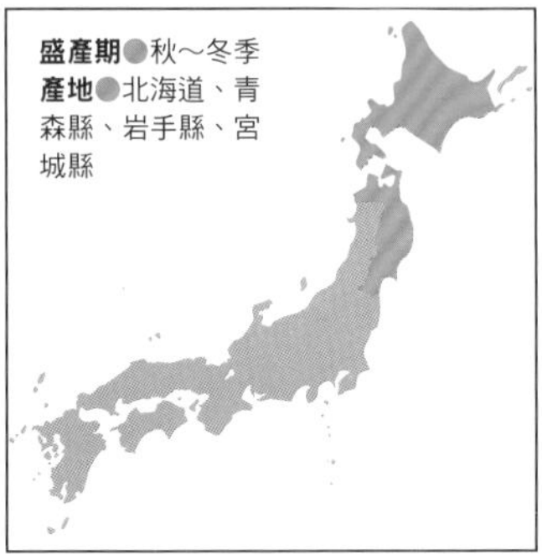
盛產期●秋～冬季
產地●北海道、青森縣、岩手縣、宮城縣

價格低廉，被刺到會受傷。當然，漁夫們也都不屑一顧

北方海域中有許多絨杜父魚科的魚類。日本國內共有四種，只有絨杜父魚被視為捕撈的對象。背鰭帶有細而尖銳的棘，被刺到會持續感到疼痛。和名中的「毛虫」，便是由尖細的棘部而來。福島縣有「鬼虎魚」的別稱。以前可以在北海道的當別町大量捕獲，因此過去的標準和名曾是「當別鮲」。主要是料理成味噌湯，不過需要先剝皮才能料理，所以某些地區也稱為「剝皮鮲」。

冬天會游至淺海產卵。

只要下足功夫就很美味。重點是價格非常低廉

將粗厚的魚皮剝除之後，會出現瘦弱的魚肉。鮮度流失的非常快，因此送達市場或餐廳時，透明感消失，加上水分含量較多，所以價格低廉。

魚肉不含纖維質，熬煮後肉質鬆散，魚肉和魚骨分離不易。因此在產地大多料理成魚湯。尤其是加入魚肝和胃袋一起熬煮的味噌湯，味道堪稱絕品。用油熱炒時，也許會去掉多餘的水分，因此製作成義大利料理中的義式水煮魚（Acqua Pazza），尤其美味。

在產地也會料理成燉煮魚享用。清爽鮮嫩的白肉，非常可口。

近年來，在市場上也能買到活魚或是現殺的鮮魚。這種鮮魚可以料理成生魚片。不過魚肉本身鮮味不足，因此建議將煮過的魚肝拌入醬油後，再沾生魚片享用。

產卵期的鮮魚若帶有卵巢，可以醃漬醬油或鹽巴後享用。

加工品方面，在北海道石狩市會用麴醃漬「當別鮲」，製作成飯壽※司，非常美味。

偶爾能大量捕獲，因此也能流通於市場上。不過知名度低，加上不知道如何料理，便成為乏人問津的狀況。明明是價格便宜，只要用心烹調就很美味的魚類，實為可惜。

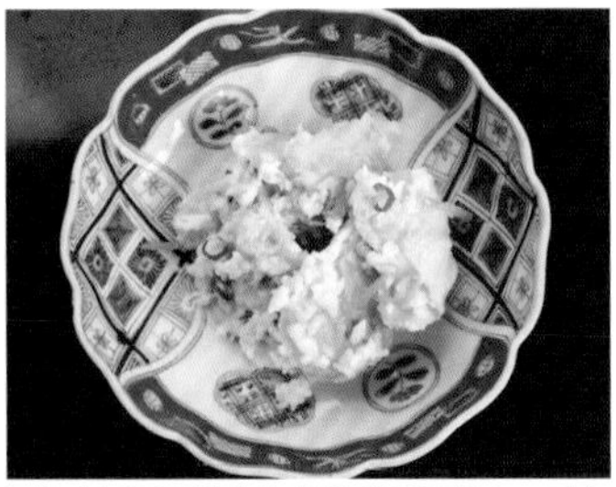

石狩市厚田町製作的「當別鮲飯壽司」。是在北海道盛行的飯壽司中，最好吃的種類。

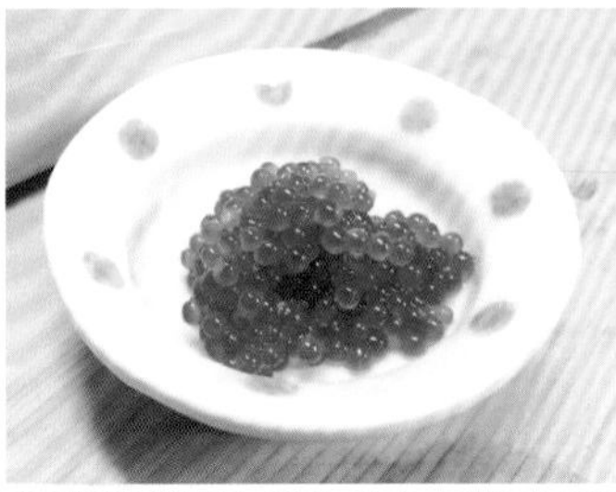

產卵期的鮮魚帶有魚卵。也有人認為魚卵的價值高過魚肉。彈脆的口感加上濃厚的鮮味，同時也帶有甜味。

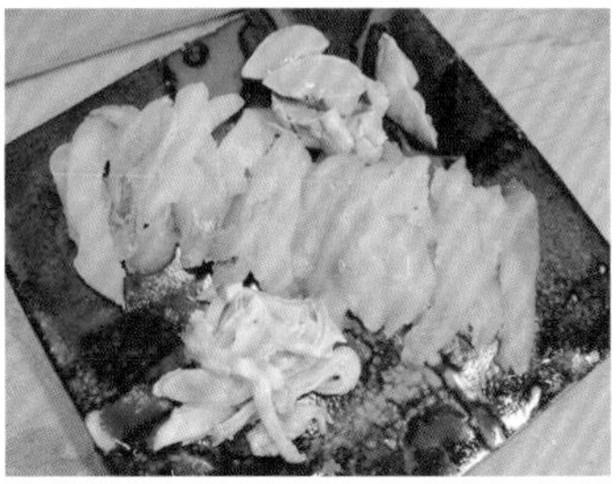

就算是現殺的活魚，生魚片的賣相也稍嫌不足。魚肉鮮味較淡薄，因此建議和魚肝醬油等一起享用。

※飯壽司：原文為「飯ずし（izushi）」。將米 、魚、蔬菜等放入容器中醃漬、發酵而成的北海道料理。

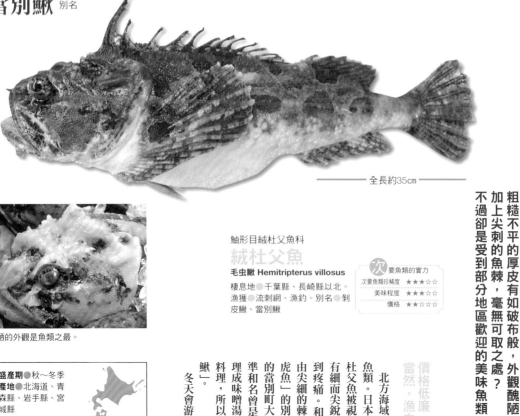

在日本有許多被稱為「鮋（杜父魚）」的海水魚類。而大多都是會妨礙捕撈，不值錢的魚種。雖然美味，也有些魚種不流通於市場上。

強棘杜父魚

鬼鮋 Enophrys diceraus

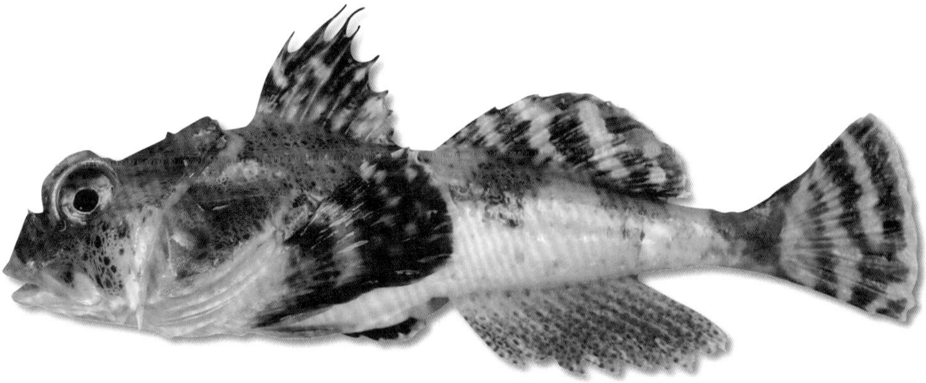

全長約35cm

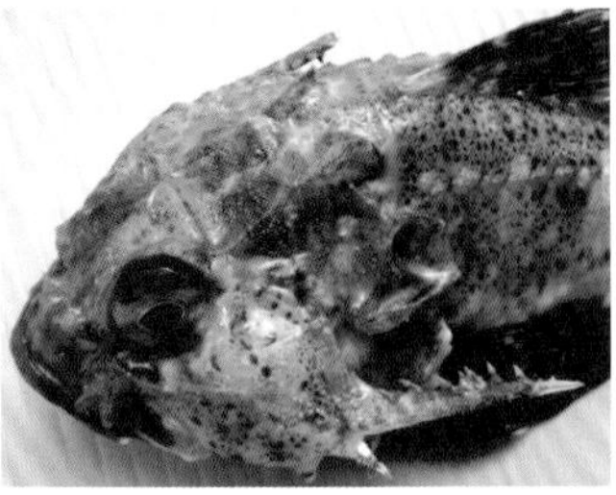

左右兩側突出的棘部容易勾到漁網。

鮋形目杜父魚科

強棘杜父魚

鬼鮋 Enophrys diceraus

棲息地●新潟縣、福島縣以北。漁獲●流刺網。別名●花魁鮋、津野鮋

次要魚類的實力

次要魚類珍稀度	★★★★☆
美味程度	★★★★☆
價格	★★☆☆☆

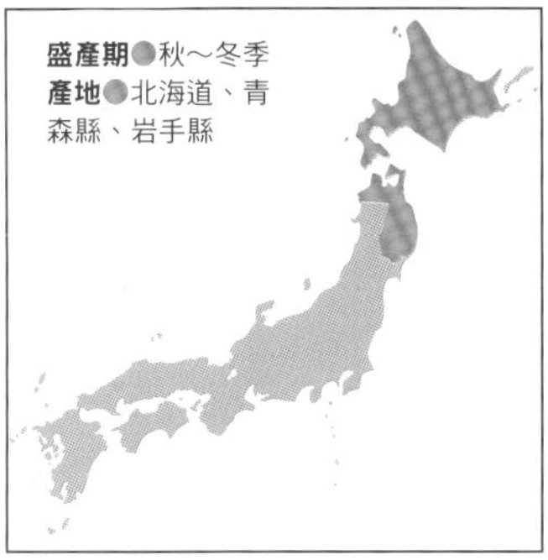

杜父魚科分為淡水及海水性，後者的種類極為豐富

和名中有「鮋」的魚類，可分為棲息在淡水中，以及像強棘杜父魚一樣棲息在海水的種類。棲息在淡水的只有鈍頭杜父魚、以及西刺杜父魚等數種，而海水性的杜父魚，大多分布在北半球的冷水海域中，種類也非常豐富。不過作為食用的種類非常少。

本種的頭部兩側的尖銳棘部帶有倒鉤，因此標準和名為「鬼鮋」。北海道則是因為頭上的長棘，和花魁頭上的裝飾相似，所以在當地稱為「花魁鮋」。體色變化極大，棲息在岩礁區，並以環型動物或雙殼貝類為食。

對捕撈作業而言是個麻煩也有可能因此而不出貨

不只是強棘杜父魚，在北海道等北國捕獲的小型杜父魚類，雖然處理較麻煩，不過大多味美可口。魚肝更是絕品中的絕品。清爽的白肉，魚骨則是能熬出鮮美的湯頭。

料理成生魚片固然美味，不過因為體型小，因此魚肉部分非常少，一般都是用來煮湯或燉煮魚。加入魚肝及胃袋料理成的味噌魚湯，一旦品嚐便無法忘卻其美味。可以說是味噌魚湯中的頂級風味。

雖然味道可口，卻不常出現在市場上的原因，來自於頭部的長棘。捕魚時很容易勾到漁網，被刺到也會因此而受傷。捕獲量太多也許會令人困擾，不過如此美味的魚類，希望能流通於市場，別輕易丟棄。

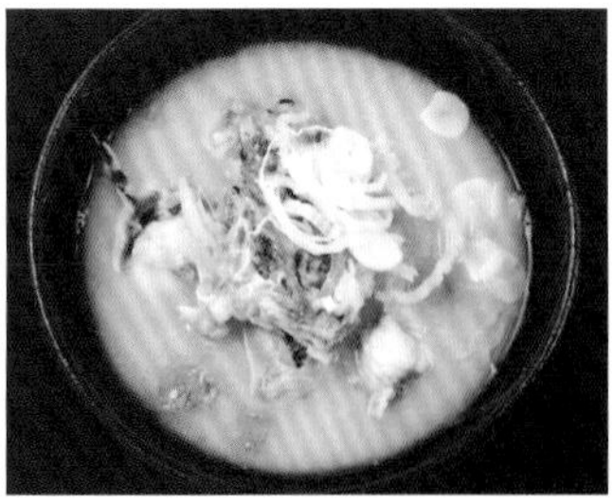

味噌魚湯的味道極為鮮美可口。魚肉清爽且帶有甜味和鮮味。橘色的魚肝更是美味。

「海中杜父魚」的次要魚類

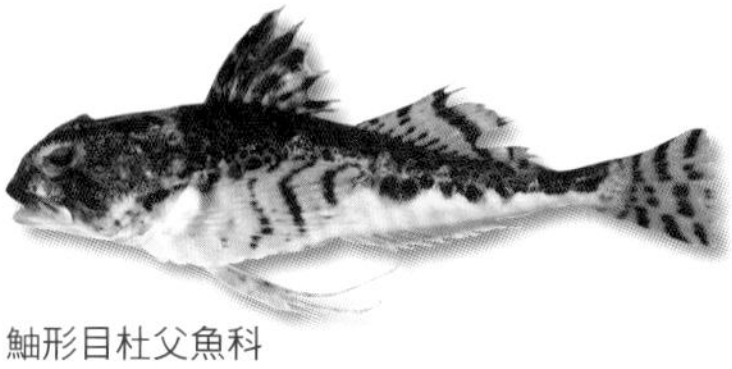

鮋形目杜父魚科

中間裸棘杜父魚

相鮋 Gymnocanthus intermedius

棲息地●島根縣、茨城縣以北。漁獲●流刺網、延繩釣、底拖網

鮋形目杜父魚科

凹尾裸棘杜父魚

端黑鮋 Gymnocanthus herzensteini

棲息地●福島縣、島根縣以北。漁獲●流刺網、延繩釣、底拖網

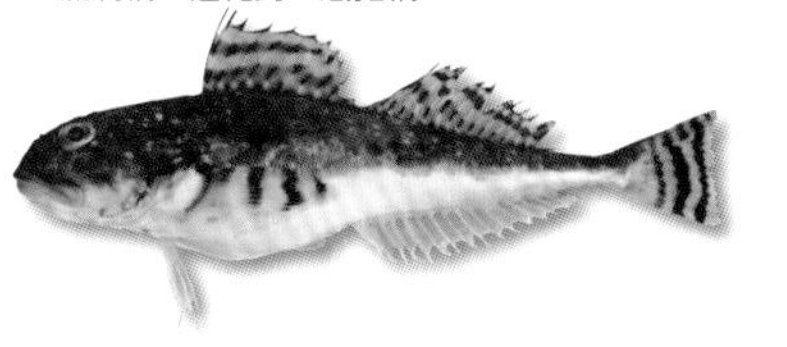

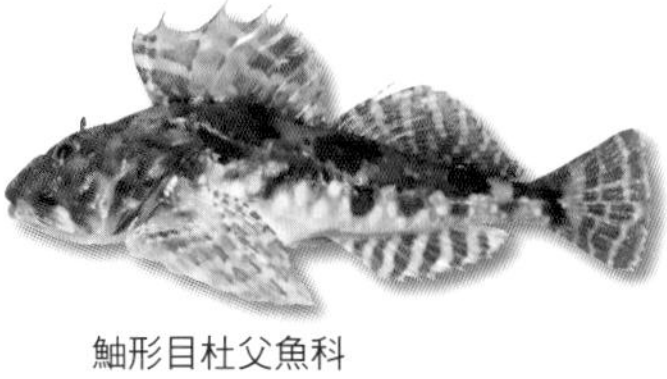

鮋形目杜父魚科

長體雀杜父魚

虹鮋 Alcichthys elongatus

棲息地●山口縣、茨城縣以北。漁獲●漁釣、流刺網、延繩釣

觸形目獅子魚科

奧霍獅子魚

砂美区忍 Liparis ochotensis

棲息地●山口縣、岩手縣以北。
漁獲●底拖網

次要魚類的實力

次要魚類珍稀度	★★★☆☆
美味程度	★★★☆☆
價格	★★★☆☆

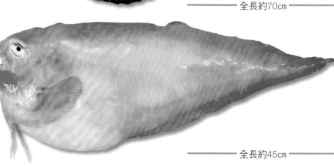

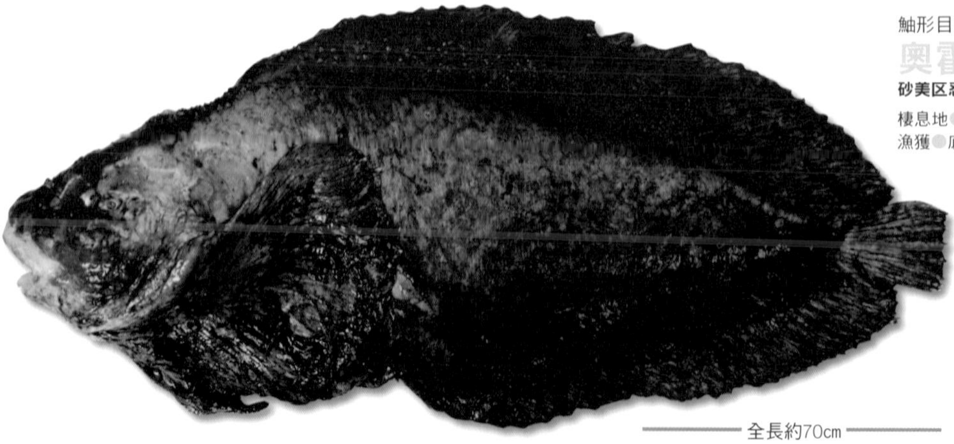

全長約70cm

觸形目獅子魚科

細鰭短吻獅子魚

鮭美区忍 Careproctus rastrinus

棲息地●新潟縣以北的日本海。
漁獲●底拖網

次要魚類的實力

次要魚類珍稀度	★★★★☆
美味程度	★★☆☆☆
價格	★☆☆☆☆

全長約45cm

盛產期●秋～冬季
產地●北海道、青森縣、岩手縣、秋田縣

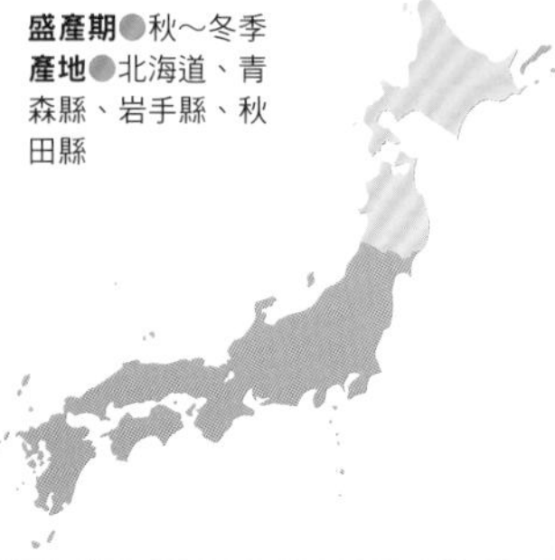

※奧霍獅子魚的產地

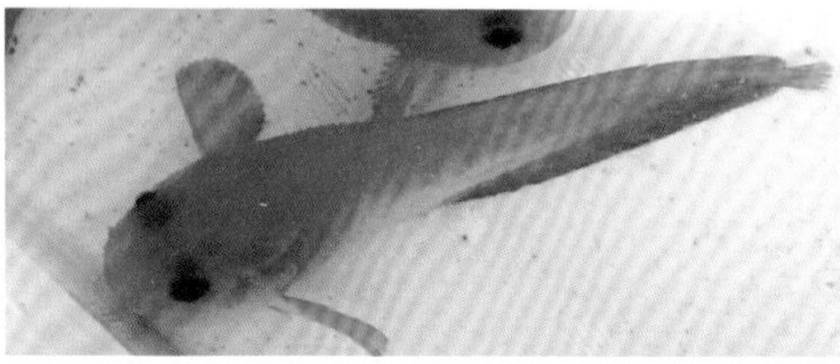

記載於2008年的圓身短吻獅子魚，棲息於駿河灣的深海底部。生命力強烈，捕撈上岸時也能夠繼續生存。

觸形目獅子魚科

圓身短吻獅子魚

蒟蒻魚 Careproctus rotundifrons

棲息地●福島縣～駿河灣。漁獲●底拖網

奧霍獅子魚

砂美区忍 Liparis ochotensis

可由超深海或是北邊海域捕獲 全身充滿水分的果凍狀魚類

和名中有「美区忍」、「蒟蒻」、「寒天」等，身體有如蒟蒻般柔軟的魚類。全身幾乎都是由水分所構成，彷彿「以海水為食」般。

在獅子魚科中屬於大型魚類，喜愛冷水海域。全身充滿水分，覆蓋於表面的魚皮彈潤水嫩，左右兩側的腹鰭緊貼身體，呈現吸盤狀。可由底拖網捕獲。全長約70cm左右，重量將近10kg。

雖然體型大且顯眼，不過奧霍獅子魚和細鰭短吻獅子魚，都是未被利用的魚類。另外也許是因為獅子魚科分類困難的原因，最近也發現了圓身短吻獅子魚等新種。

極少流通於市面上 市場關係業者也不知道如何料理

在北海道等地區也很少出現在市場上。由於全身充滿水分，因此基本的吃法為魚湯。

骨頭非常柔軟，可以輕鬆切成大塊，連同昆布一起熬煮，意外地能煮出鮮美的湯頭。只要加入鹽調味，就能品嚐到清爽鮮美的魚湯。

將魚肝、魚肉和味噌一起放入平底鍋中拌炒，可以炒成魚鬆狀，當成配飯的小菜。

不建議燒烤，因為魚肉會縮小。反而熬煮後能享受不帶腥味，以及柔軟口感的魚肉，湯汁非常鮮美，可以一邊沾取湯汁享用。

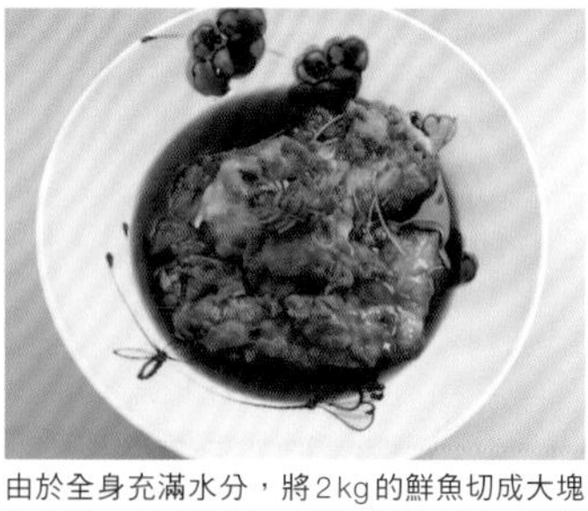

由於全身充滿水分，將2kg的鮮魚切成大塊熬煮後，也只剩下一小盤。沒有腥味，膠質部分非常美味。

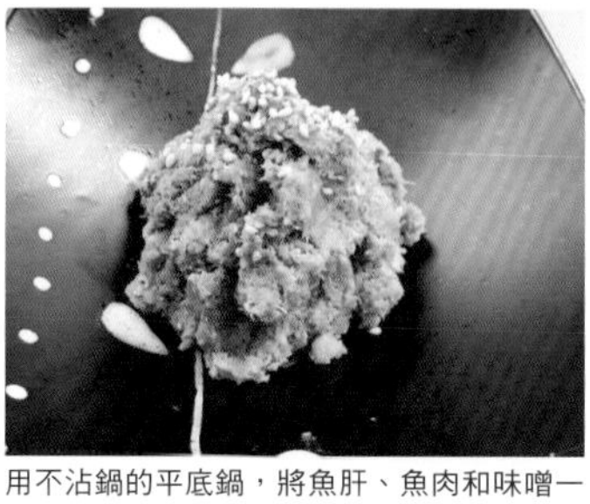

用不沾鍋的平底鍋，將魚肝、魚肉和味噌一起拌炒，直到水分炒乾為止。魚肝的味道可口，是一道非常下飯的小菜。

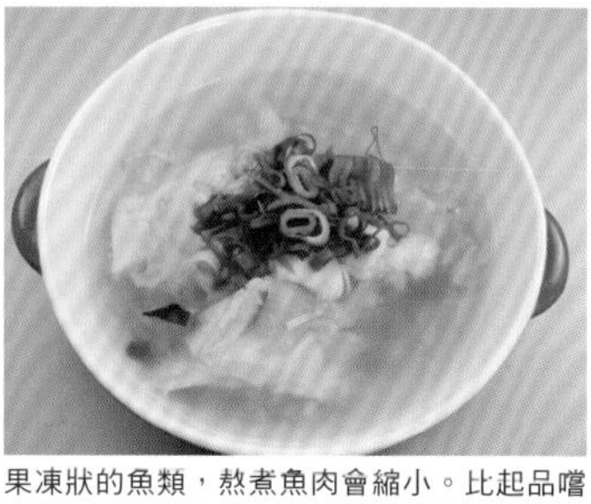

果凍狀的魚類，熬煮魚肉會縮小。比起品嚐魚肉，反而比較像在喝魚湯的精華。味道非常清爽鮮美。

細紋獅子魚

草魚 *Liparis tanakai*

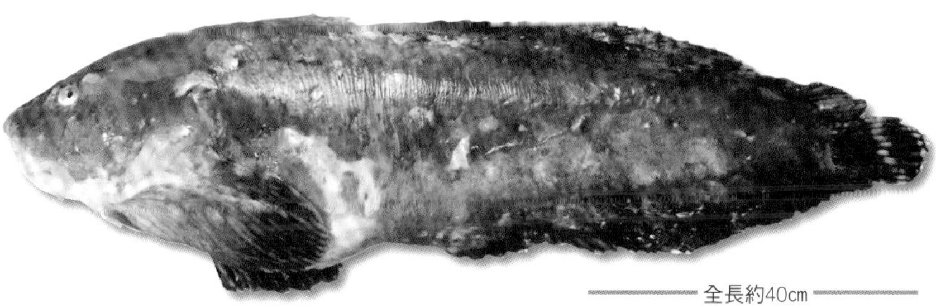

全長約40cm

觸形目獅子魚科

阿氏獅子魚

蝦夷草魚 *Liparis agassizii*

棲息地●石川縣、千葉縣以北。漁獲●流刺網、底拖網。別名●黑屑、點鱈

次要魚類的實力

次要魚類珍稀度	★★★★☆
美味程度	★★★☆☆
價格	★★☆☆☆

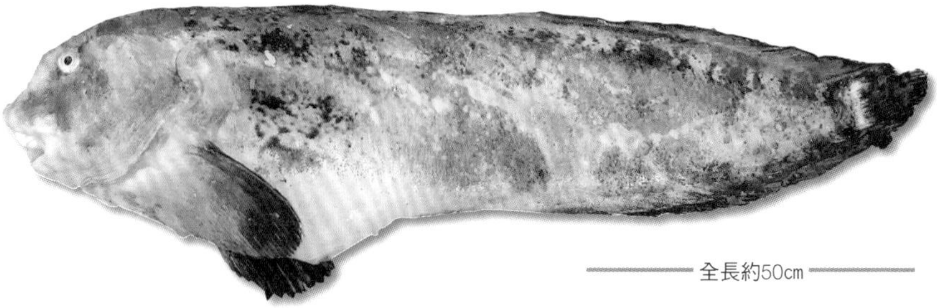

全長約50cm

觸形目獅子魚科

細紋獅子魚

草魚 *Liparis tanakai*

棲息地●北海道～九州。漁獲●流刺網、底拖網。別名●苦砂魚、水鈍甲

次要魚類的實力

次要魚類珍稀度	★★★★☆
美味程度	★★★☆☆
價格	★★☆☆☆

主要可在東北及北海道捕獲，外型有如蝌蚪般的奇特魚類。水分含量多而柔軟彈嫩，完全無法想像這種魚類也能食用。以海邊的料理方式品嚐後，味道其實不錯。

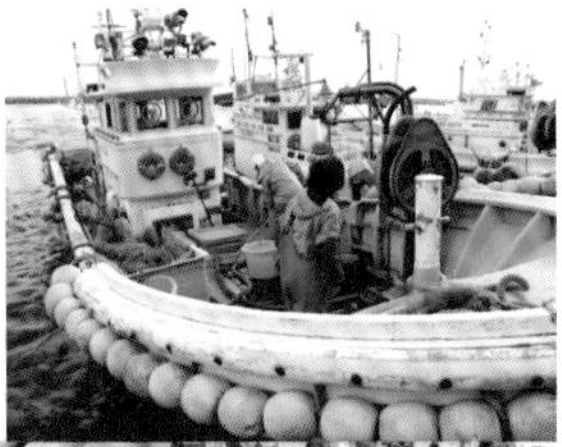

在福島縣相馬市原釜港中，用流刺網捕獲「水鈍甲（細紋獅子魚）」。漁船一靠岸，漁夫的太太就馬上剝去魚皮，用海水洗淨。也會以剝去魚皮的狀態少量出貨至關東。

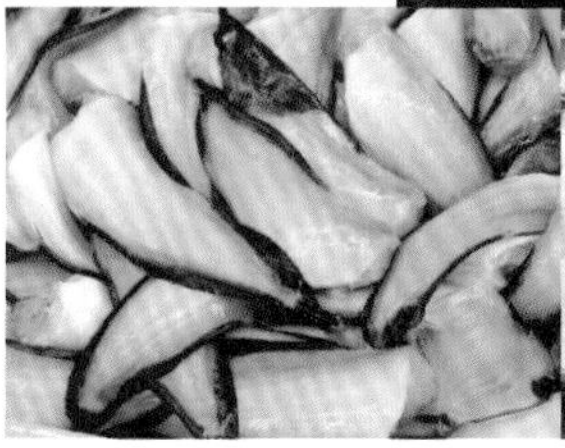

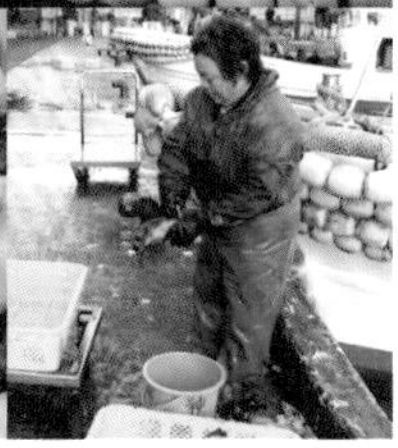

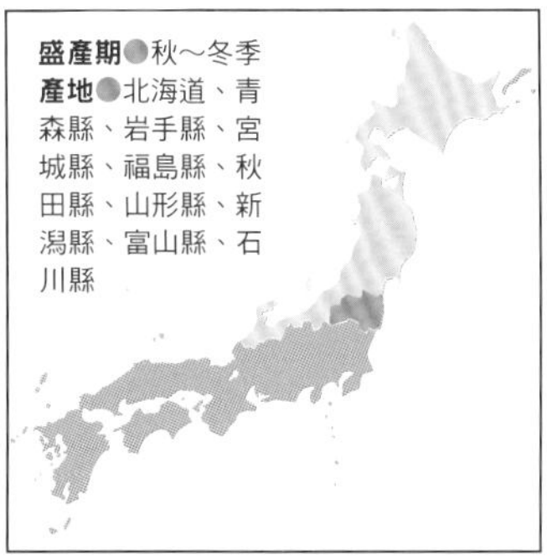

盛產期●秋～冬季

產地●北海道、青森縣、岩手縣、宮城縣、福島縣、秋田縣、山形縣、新潟縣、富山縣、石川縣

※2種魚類的產地

有如蛞蝓般滑嫩柔軟的魚類

細紋獅子魚類大多棲息在長有昆布或海藻的海域。是以小蝦或小魚為食的肉食性魚類。壽命推測僅有一年。產卵期為冬至春季。水分含量極多，觸感彷彿蛞蝓般滑嫩。

雖然食用地區非常少，用海邊的料理方式卻極為美味

以食用魚流通於市場上的，只有細紋獅子魚和阿氏獅子魚兩種。喜愛吃這種魚的地區我想只有福島縣。

水分非常多，燒烤後魚肉會明顯縮水。卵巢和魚肝等味道可口，比魚肉更具價值。

福島縣相馬市原釜的漁夫太太所傳授的料理，是將生魚切成適當大小後，加入蘿蔔泥和橘醋一起攪拌享用。富有彈性的魚肉不帶腥味，非常適合搭配橘醋，味道鮮美可口。

屬於沒有腥味的白肉，本身風味稍嫌不足。將魚肉和醬油、酒、味醂及砂糖煮成濃郁的燉煮魚，風味和黃線狹鱈相似，滋味可口。

體型較大的魚可以切成大塊後，煮成美味的味噌湯或清湯。其他還可以製作成油炸料理等。棄之不用極為可惜。

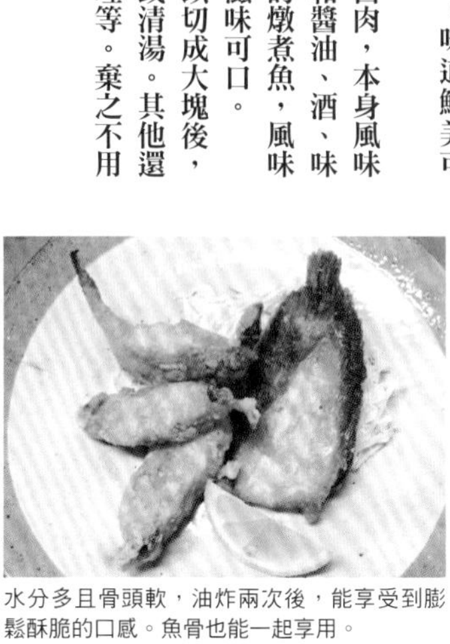

水分多且骨頭軟，油炸兩次後，能享受到膨鬆酥脆的口感。魚骨也能一起享用。

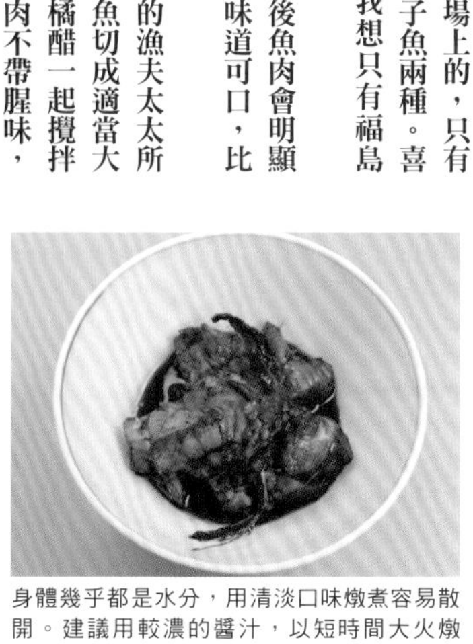

身體幾乎都是水分，用清淡口味燉煮容易散開。建議用較濃的醬汁，以短時間大火燉煮。味道類似甜鹹風味的佃煮。

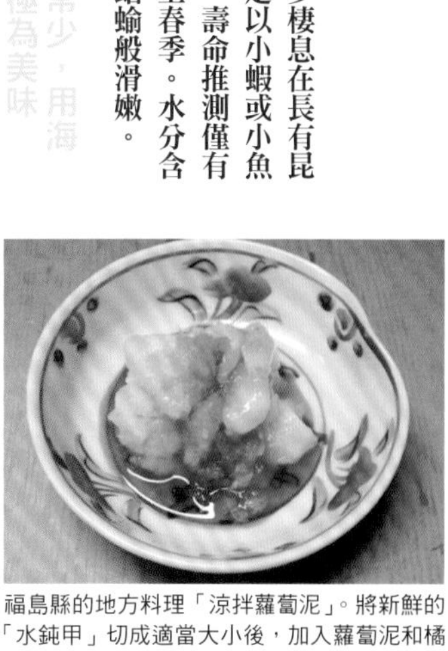

福島縣的地方料理「涼拌蘿蔔泥」。將新鮮的「水鈍甲」切成適當大小後，加入蘿蔔泥和橘醋攪拌。清爽美味。

日本隆背八角魚

犬鮊 Percis japonicus

北國的奇特魚類代表
外型有如迷你狗般

如今仍是高級魚的「八角」，在上個世紀曾是默默無名、不為人知的魚類。而21世紀可以說是迎接「六角」的時代。

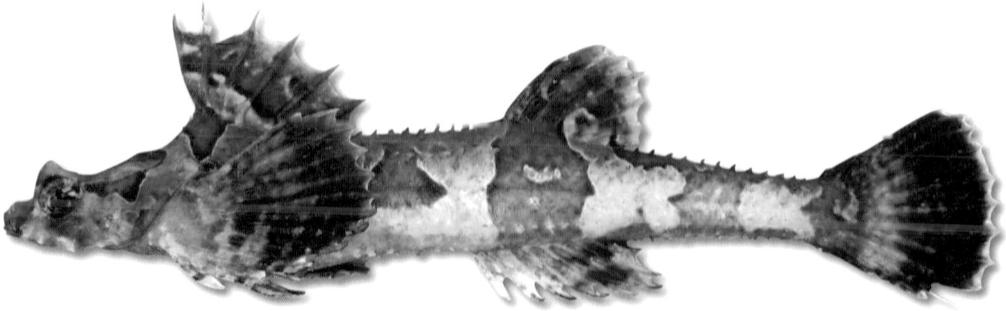

全長約35cm

觸形目八角魚科

日本隆背八角魚

犬鮊 Percis japonicus

棲息地●富山縣以北的日本海、北海道。漁獲●底拖網。別名●六角

次要魚類的實力

次要魚類珍稀度	★★★★☆
美味程度	★★★★☆
價格	★★★☆☆

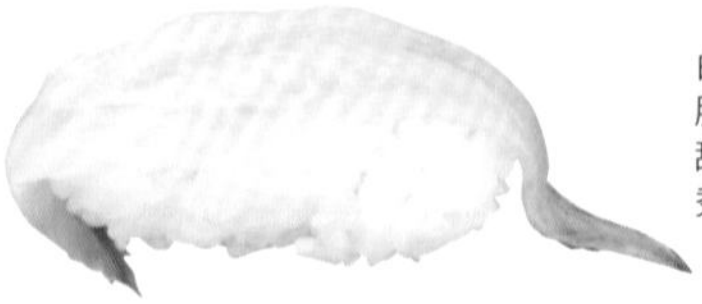

白肉中含有油脂，帶有微微的甜味。是非常優秀的壽司食材。

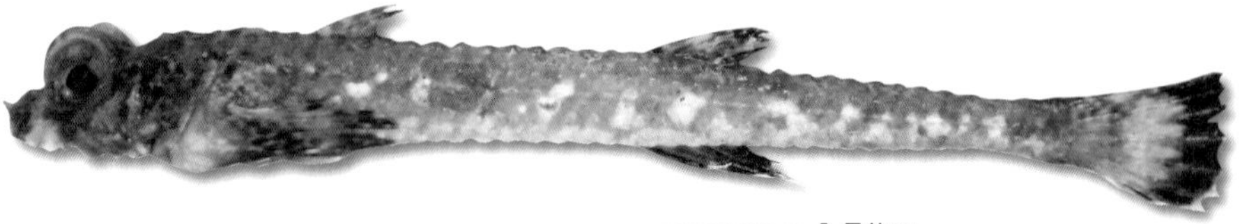

全長約25cm

觸形目八角魚科

松原隆背八角魚

蜻蛉犬 Percis matsuii

棲息地●熊野灘、土佐灣。漁獲●底拖網

次要魚類的實力

次要魚類珍稀度	★★★★★
美味程度	★★★★☆
價格	☆☆☆☆☆

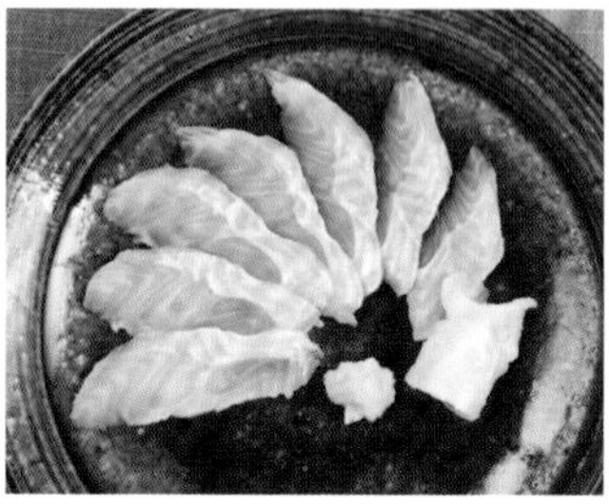

肉質稍硬，因此可以像河魨一樣切成薄片。白濁的肉質是油脂豐富的證明。油脂帶有甜味，魚肉本身也帶有鮮味。

盛產期●秋～春季
產地●北海道

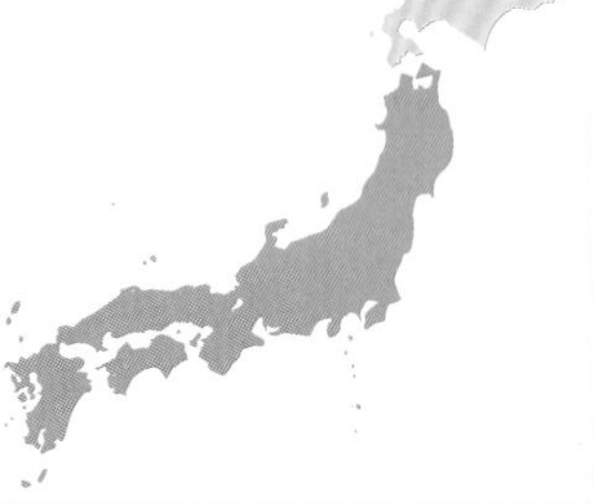

※日本隆背八角魚的產地

八角魚科隆背八角魚屬的魚類，大多分布於北大西洋的寒冷海域中，在日本國內僅有日本隆背八角魚，以及松原隆背八角魚兩種。魚皮表面有如地毯般，覆蓋著一層細而尖硬的棘狀魚鱗。外型奇特無比。魚類學之父——田中茂穗，想必是因為其特殊的外型而命名為「犬鮊」。這種表面粗糙的魚類，竟然會有人想要試著品嚐，實在是令人佩服。

因為外型和知名度低，所以價格低廉。買到絕對賺到！

外表越醜陋的魚就越美味，本種就是其中一例。魚皮下方的肉質非常美麗。呈現微微的白濁狀，是因為肉質中含有豐富的油脂。油脂帶有甜味，生魚的肉質緊實，鮮美可口。搭配魚肝享用也很美味。

最建議的吃法是味噌魚湯。加入魚肝和胃袋，可以熬煮成鮮美濃醇的味噌湯。和帆鰭足溝魚一樣，加入魚肝及味噌製作成軍艦燒，味道也十分可口。其他像是去掉魚皮後熬煮，或是鹽烤都很好吃。

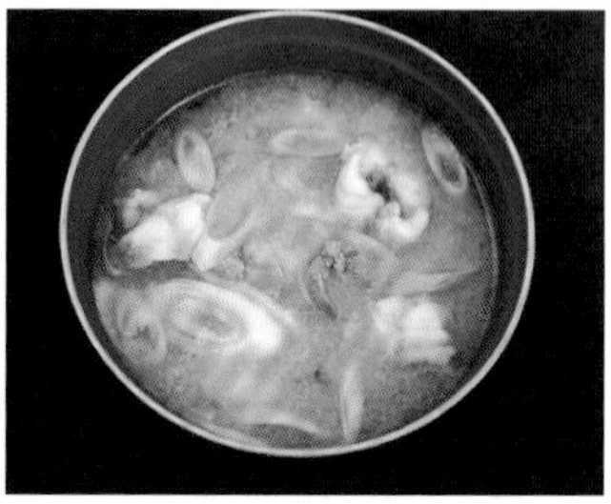

將魚骨、魚肝和胃袋等用水和昆布熬煮，最後加入味噌的超簡單料理。味道層次豐富，絕對會讓人想再來好幾碗。

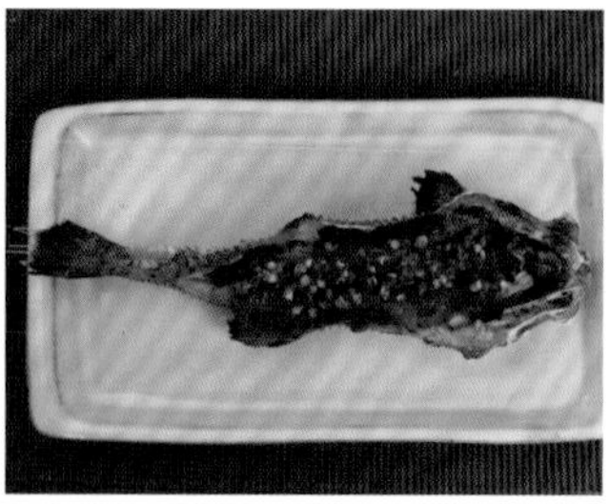

將魚肝、酒、味醂和砂糖調和後，放在剖開的魚身上燒烤。在北海道將這道料理稱為「軍艦燒」，十分美味。

八角魚科最知名的魚類

觸形目八角魚科 **帆鰭足溝魚**
特鰭 **Podothecus sachi**

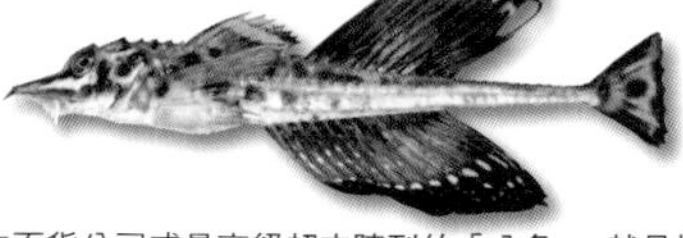

在百貨公司或是高級超市陳列的「八角」，就是帆鰭足溝魚。其實是指商品價值高且大型的雄魚名稱。八角魚科的雄魚體型較大。

短吻棘八角魚

三郎 Occella iburia

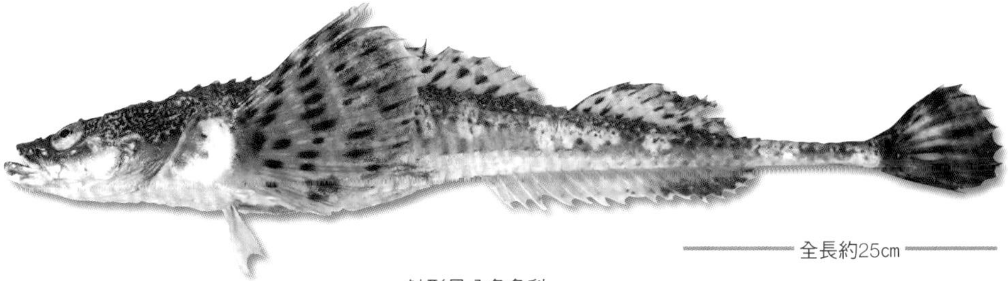

全長約25cm

觸形目八角魚科

短吻棘八角魚

三郎 Occella iburia

棲息地●千葉縣銚子市以北的太平洋側、鄂霍次克海。漁獲●底拖網。別名●斗度季、億時

次要魚類的實力

次要魚類珍稀度	★★★★☆
美味程度	★★★★☆
價格	★★☆☆☆

近緣魚種有尖棘髭八角魚（熊谷魚），令人聯想到鎌倉武士熊谷次郎。而「次郎」的弟弟就是「三郎」。不過體型為何卻比尖棘髭八角魚還要大？

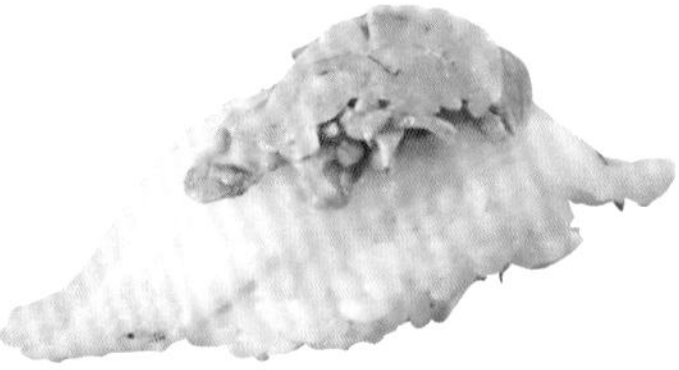

魚肉很可口，不過魚肝更是美味。將兩種美味加在一起便成為這道料理。一種握壽司就能享受各種風味。

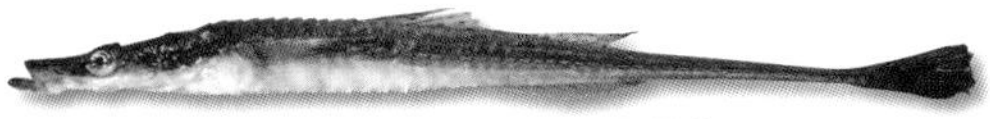

全長約21cm

觸形目八角魚科

七線八角魚

七郎魚 Brachyopsis rostratus

棲息地●北海道太平洋沿岸以北。漁獲●底拖網。

有三郎就會有四郎。而最小的便稱為七郎魚。像是人類般的命名方式，十分有趣。

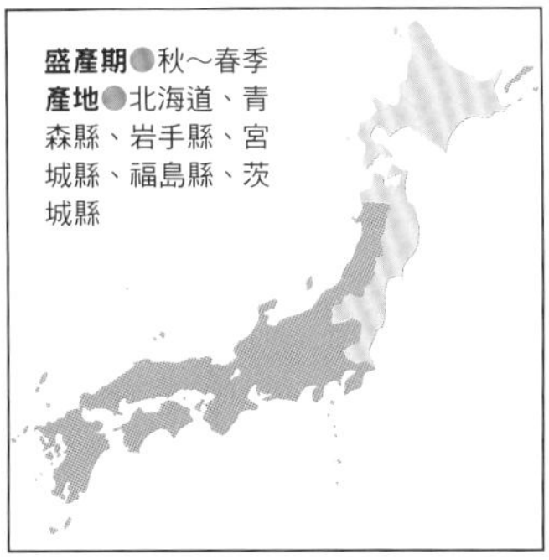

盛產期●秋～春季

產地●北海道、青森縣、岩手縣、宮城縣、福島縣、茨城縣

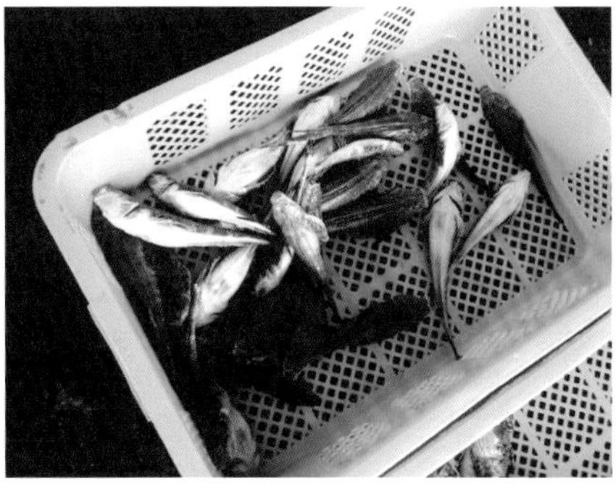

在福島縣岩城市久之濱漁港中，「如此美味卻賣不出去」魚販說著，還免費贈送一籃鮮魚，也傳授了料理方式。

不只外型奇特，連名字都很特殊！

八角魚科魚類的外型、魚鱗，甚至表面的觸感都很特殊。除了形狀之外，標準和名也都很特別。像是尖棘髭八角魚（熊谷直實）、喬氏高體八角魚（瓶敦盛），以及本種的和名「三郎」，是熊谷直實的義弟，還有弟弟七線八角魚（七郎魚）。對於這些魚類分類學抱有興趣的人也不少。

福島縣則將短吻棘八角魚稱為「斗度季」。

是漁夫們的小菜。當然，美味不容質疑

在福島縣的久之濱漁港中，第一次親眼看到這種魚。看到此魚後，美麗的阿姨對我說「這魚很好吃，送你」。

將這些魚根據魚販傳授的方式，抹上魚肝和味噌燒烤，十分可口。曬成魚乾也很好吃。料理成生魚片時，肉質整體含有油脂，甜味非常強烈。將煮過的魚肝拌在醬油中享用，味道也極為美味。

燉煮料理十分可口，料理成魚湯時，也能熬煮出鮮美的湯頭。只加鹽巴調味的鮮魚湯，或是味噌魚湯都是令人食慾大開的美味。

如此美味的魚類，卻只有漁夫或產地居民能享用，實在可惜。

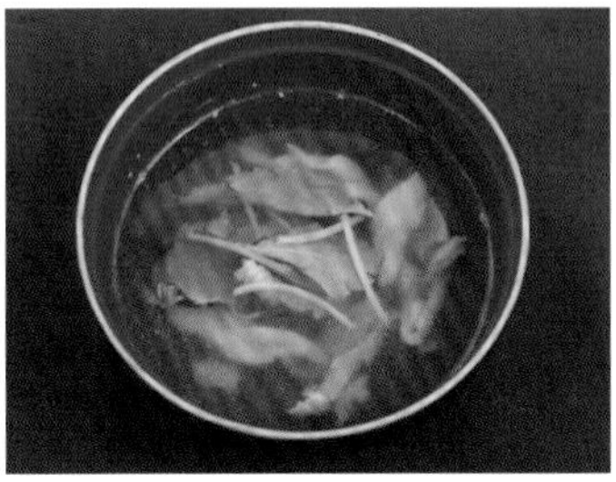

用頭部、中骨和腹骨加入昆布高湯熬煮，最後加入酒和鹽巴調味成鮮魚湯。味道豐富，後味高雅清爽。極為可口。

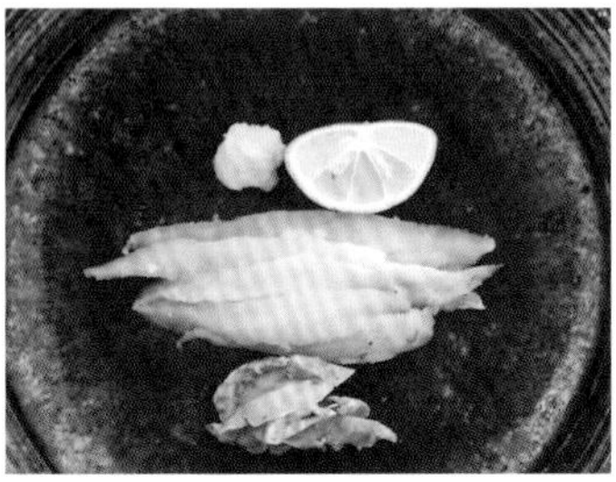

生魚片呈現白濁狀，是因為魚肉富含油脂的關係。油脂的甜味加上魚肉的鮮味，而魚肝也充滿濃醇的風味，享受豐富的層次感。

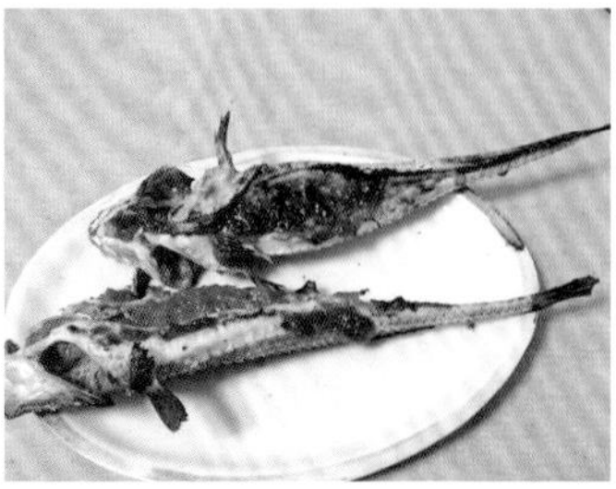

將魚肝和味噌調和後，塞入魚肚中燒烤成軍艦燒。香氣有如蝦子般吸引人，可以直接用手抓著享用。

Ocean catfish 英文名

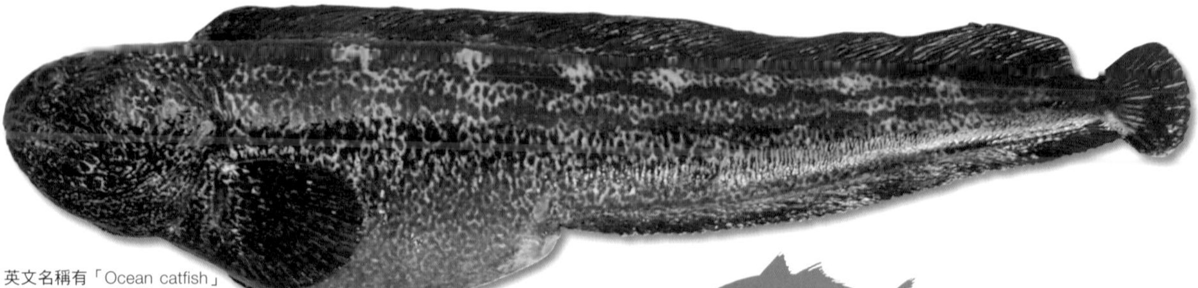

英文名稱有「Ocean catfish」和「Wolf fish」兩種。兩種名稱都是擁有銳牙的肉食獸，東方狼魚的外型和牙齒，也會令人聯想到怪獸哥吉拉。

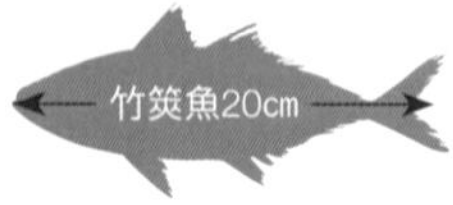

全長約1.1m

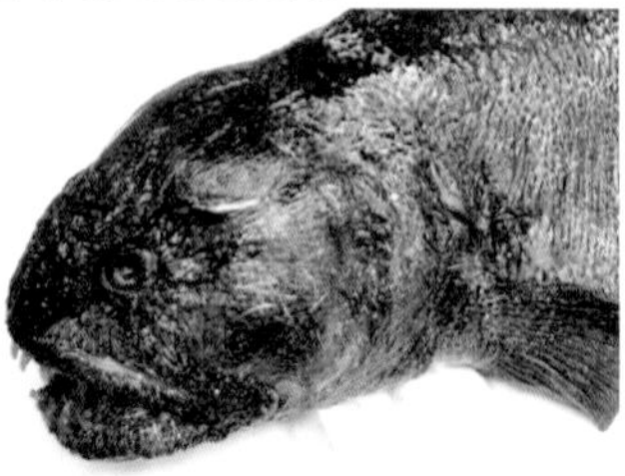

鱸形目狼鳚科

東方狼魚

狼魚 Anarhichas orientalis

棲息地●新潟縣、茨城縣以北。
漁獲●漁釣、流刺網

次要魚類的實力

次要魚類珍稀度	★★★★☆
美味程度	★★★☆☆
價格	★★★☆☆

盛產期●秋～冬季
產地●北海道、岩手縣

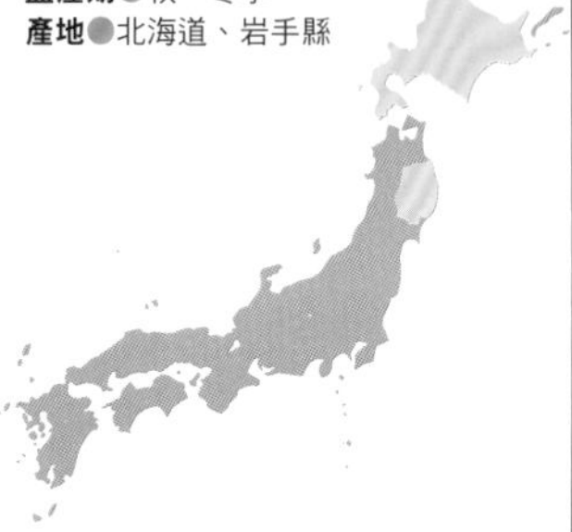

東方狼魚

狼魚 Anarhichas orientalis

在日本國內的水族館受到歡迎，不過在美國或歐洲卻是重要的食用魚。嚇人的外觀，令人難以想像其風味。

有如獠牙般的牙齒威力無比。連貝殼都能咬碎

狼鳚科魚類在全世界共有五種。作為食用魚的種類，有分布於太平洋的東方狼魚，以及分布於大西洋的大西洋狼魚兩種。

東方狼魚棲息在東北以北的淺岩礁海域中，是體長達1m的肉食魚。可以在胃袋中發現日本栗蟹、扇貝的貝殼，以及碎石等堆積在內。

日本國內主要並非食用目的，而是作為水族館的主角，在各地都受到相當的歡迎。有如怪獸哥吉拉的外觀，以及連貝殼都能咬碎尖銳獠牙，有著恐怖和可愛的兩種極端評價。

在歐美地區極受歡迎。希望日本國內更多人品嚐

魚皮相當厚，大型魚會有極深的皺褶，基本上要將魚皮剝除後，以魚片的方式進行調理。褐色的魚皮下，隱藏著美麗的白肉。肉質鮮嫩，煮熟之後也不會變硬，而且完全不帶腥味。

基本的料理方式為油炸和麥年煎魚。在歐美地區是相當受歡迎的魚類，甚至也有加工成冷凍食品販售。不論是油炸或香煎，都能品嚐到柔軟且口感極佳的魚肉。

在歐洲還會將魚肉處理成碎末狀，再製作成魚丸放入湯中，或是將碎魚末製作成漢堡排的樣子油炸，並稱之為魚糕（fish cake）。

近年來，在三陸、北海道函館市等地區，也開始出現殺活魚出貨。魚肉帶有透明感，可以料理成生魚片享用。沾醬油和芥末固然美味，搭配柑橘類和鹽一起享用也很可口。

鹽烤的風味稍嫌平淡，可以用醬油或味噌料理成幽庵燒，或是製作成西京漬等保存食品。

日本國內大多是以整條魚的狀態流通於市場，不過本種也許可以切成魚片冷凍加工出貨。對於喜愛麵包食品的現代人而言，想必會成為適合搭配麵包類的人氣食材。

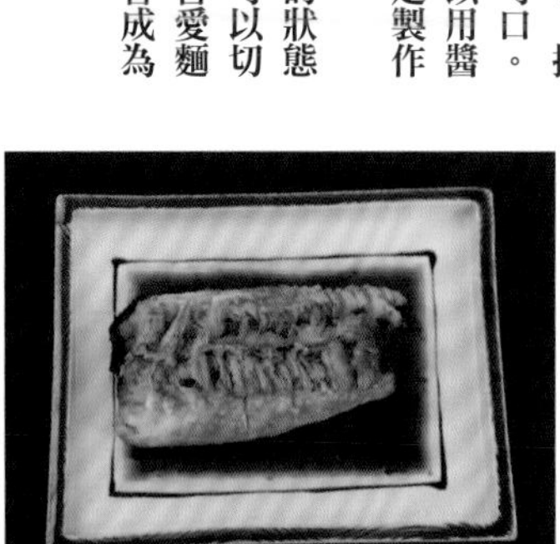

一邊塗抹山椒風味的味醂醬油燒烤而成。鮮嫩清爽，不過好像缺少些什麼。因此可藉由醬油的風味補足。

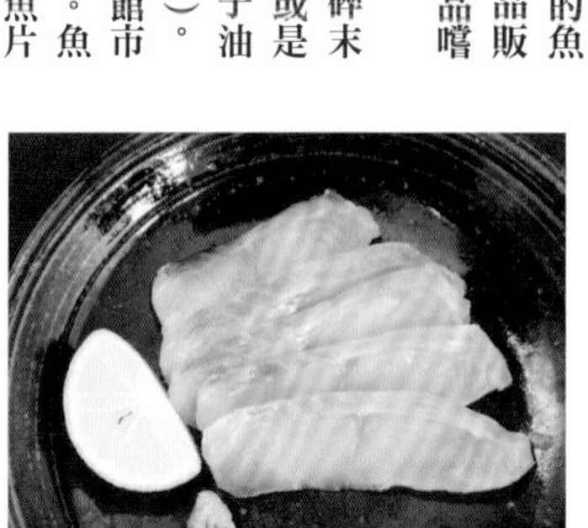

在產地現殺的鮮魚，料理成生魚片十分可口。體型較小的鮮魚較適合製作成生魚片。沒有腥味的白肉魚，鮮味逐漸充滿口中。

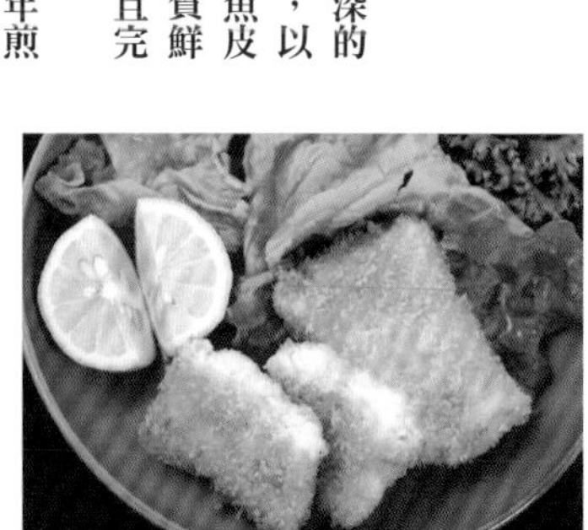

在歐美地區通常是製作成炸魚排食用。搭配馬鈴薯便成為炸魚薯條（Fishi and chips）。外層酥脆，中間則鮮美多汁。

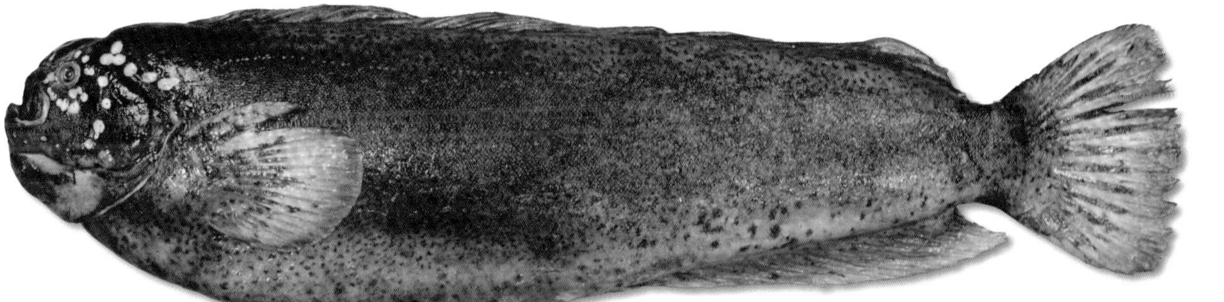

額䲁

坊主銀宝 Zaprora silenus

鱸形目額䲁科

額䲁

坊主銀宝 Zaprora silenus

棲息地●千葉縣銚子市以北的北太平洋。漁獲●底拖網、延繩釣

次要魚類的實力

次要魚類珍稀度	★★★★☆
美味程度	★★★★☆
價格	★★★★☆

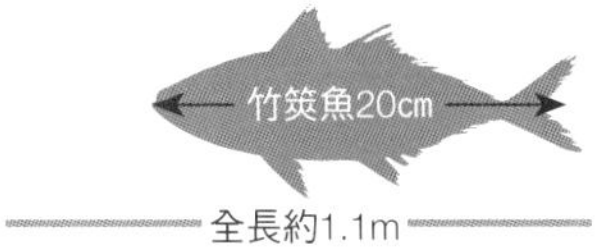

第一次在北海道的市場看到此魚時，曾以為是海獅。近看才發現是魚類，不過仍為其體長1m，重達20kg的龐大體型所震懾。

盛產期●秋～春季
產地●北海道

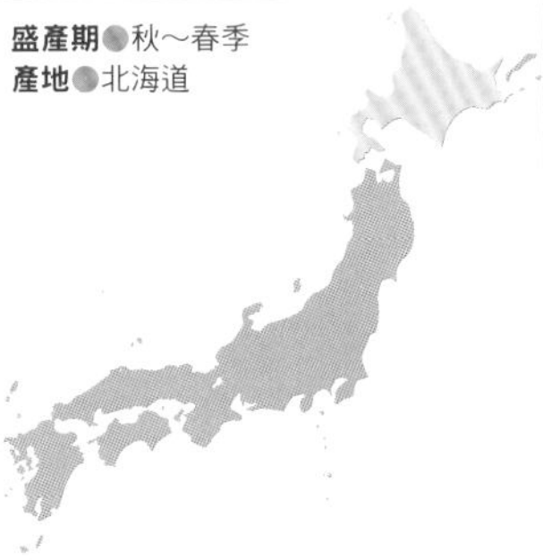

初次看到額䲁時，曾以為是北海獅或是海獅般的生物

本種所屬的鱸形目綿䲁亞目魚類，主要分布於北半球的寒冷海域，體型多為細長的泥鰍形。一般作為食用魚的種類，只有江戶前天婦羅的高級食材——雲紋錦䲁。雲紋錦䲁的和名「銀寶」，是因為外型很像江戶時代貨幣中的丁銀。

為綿䲁亞目中體型最大的魚種。一科一屬，主要棲息在北太平洋中。標準和名中的「坊主」，是來自於頭部的形狀，而「銀寶」則是因為外型為典型的「銀寶形」。大多生息在岩礁區，可藉由延繩釣捕獲，不過由於捕獲量較少，因此市場價值低，幾乎沒有加以利用。

外觀醜陋，卻有鮮嫩的白肉 比起和食，更適合西式料理

和外觀呈反比，內層是美麗的白肉。不過水分含量較多，魚肉本身也缺少鮮味。像額䲁這種沒有腥味的白肉，比起日本，在美國等地區是極受歡迎的油炸魚食材。

油炸魚的風味非常棒。油炸之後肉質不會縮水，濕潤的口感還帶有微微的甜味。適合搭配奶油，因此料理成法式麥年煎魚也很好吃。

而燉煮魚、魚湯的風味都很不錯，不過醬油風味的火鍋尤其美味。其他像是炸魚塊或燉煮番茄等，都非常可口。

毫無近親之緣

鱸形目錦䲁科

雲紋錦䲁 銀宝 Pholis nebulosa

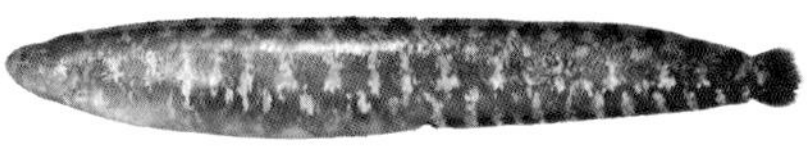

江戶前天婦羅食材中，不可或缺的代表魚種。多棲息在東京灣，在內灣的岩礁海域也經常可見。許多魚類的標準和名中都有「銀寶」，不過仍以此魚種最知名。雖然外觀醜陋，卻是東京的代表性魚類。

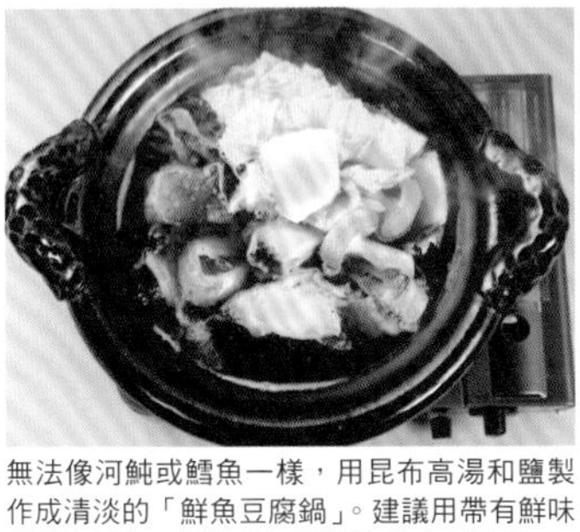

無法像河魨或鱈魚一樣，用昆布高湯和鹽製作成清淡的「鮮魚豆腐鍋」。建議用帶有鮮味的醬汁熬煮。並依喜好用醬油或味噌調味。

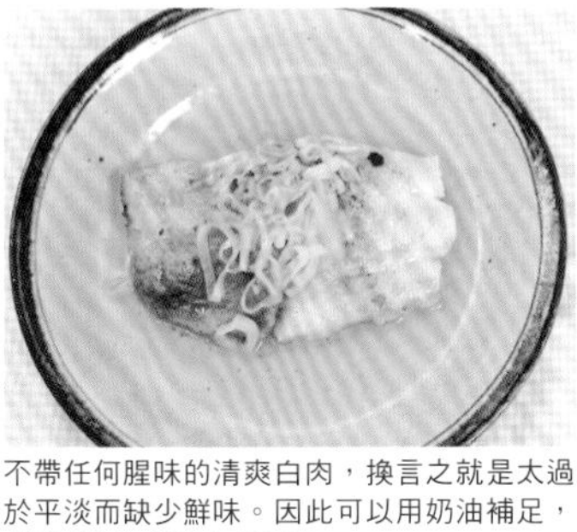

不帶任何腥味的清爽白肉，換言之就是太過於平淡而缺少鮮味。因此可以用奶油補足，料理成麥年煎魚十分可口。

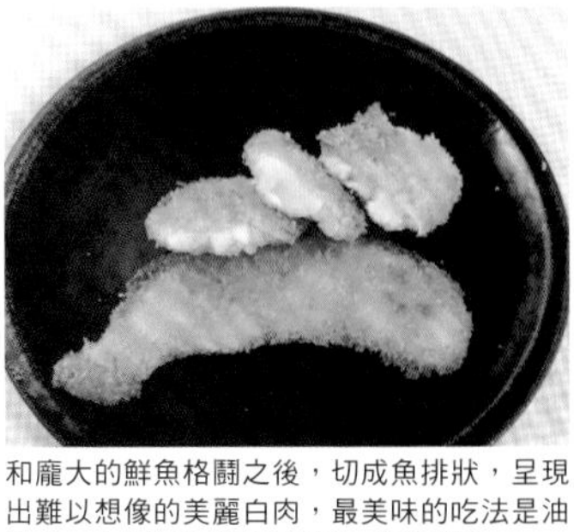

和龐大的鮮魚格鬥之後，切成魚排狀，呈現出難以想像的美麗白肉，最美味的吃法是油炸魚。肉質炸過也不會變硬，非常美味。

擬鱸

虎鱚 Parapercis

可藉由底拖網大量捕獲，卻很少在消費地或超市等發現其蹤影。鮮魚其實很美味，卻都是加工成魚板。

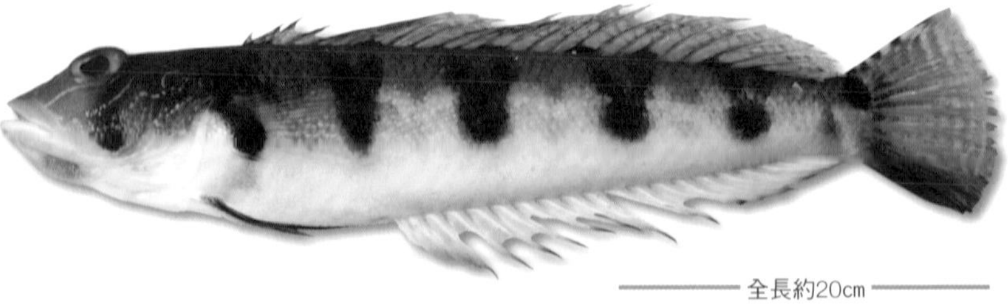

全長約20cm

鱸形目擬鱸科

六帶擬鱸

鞍掛虎鱚 Parapercis sexfasciata

棲息地●青森縣～九州南岸的太平洋沿岸、茨城縣～九州南岸的太平洋沿岸。漁獲●底拖網，流刺網。別名●海狗甘仔、舉目魚、雨傘門、沙鱸、花狗母（澎湖）

次要魚類的實力
次要魚類珍稀度 ★★★☆☆
美味程度 ★★★★☆
價格 ★★★☆☆

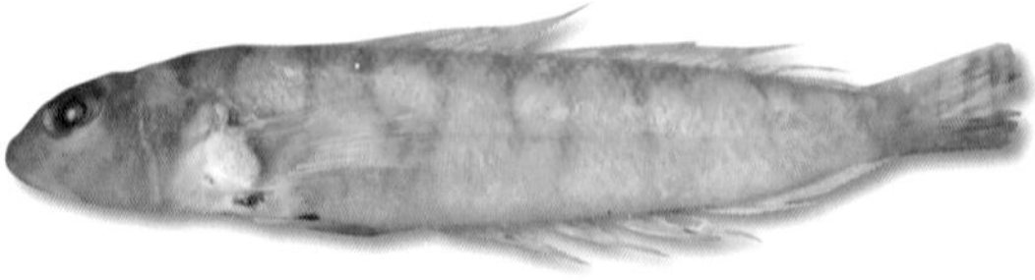

全長約20cm

鱸形目擬鱸科

黃擬鱸

赤虎鱚 Parapercis aurantiaca

棲息地●茨城縣、新潟縣～九州南岸。漁獲●底拖網。別名●海狗甘仔、狗、舉目魚、雨傘門、花狗母海、沙鱸

次要魚類的實力
次要魚類珍稀度 ★★★★☆
美味程度 ★★★★☆
價格 ★★★☆☆

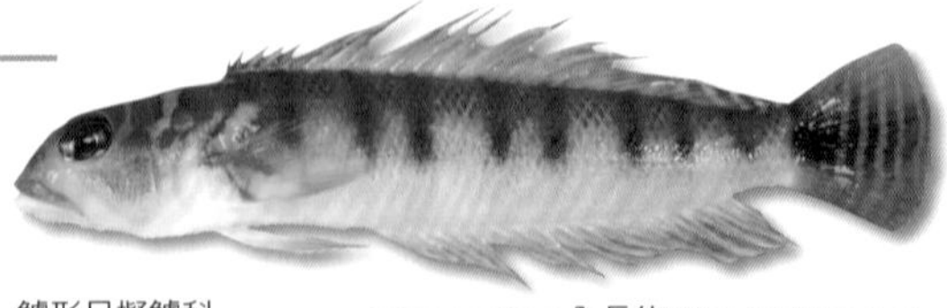

全長約20cm

鱸形目擬鱸科

多橫帶擬鱸

沖虎鱚 Parapercis multifasciata

棲息地●千葉縣～高知縣沿岸。漁獲●底拖網。別名●海狗甘仔、狗、舉目魚、雨傘門、花狗母海、沙鱸、狗母梭（臺東）

次要魚類的實力
次要魚類珍稀度 ★★★★☆
美味程度 ★★★★☆
價格 ★★★☆☆

近緣魚種有知名的日本叉牙魚，和日本沙鮻（鱚）則毫無近親之緣

擬鱸科中包含太平洋玉筋魚等，屬於鱸形目鱸鰖亞目，為20cm左右的魚類。棲息在100公尺以內的淺沙地，可由底拖網大量捕獲。較為人知的食用魚種類為六帶擬鱸，產卵期為春和夏季兩次。以小型甲殼類或沙蟲為食。關東附近並非以食用魚出名，而是在船釣等廣為釣客所知。

加工品的重要原料，近年來鮮魚也逐漸受到重視

表面覆蓋著細小的魚鱗而呈現粗糙感，不過肉質是非常美麗的白肉，而且不帶腥味。在日本各地會用這個鮮嫩的白肉製作魚板，屬於高級品。其他還有魚乾等加工品。雖然是加工原料的熱門魚種，不過鮮魚卻只有在產地附近消費。幾乎不會以整尾鮮魚的樣子運送至消費地，因此而成為次要魚類。

在產地是知名的美味魚類。有如白雪般的美麗魚肉，幾乎沒有細刺。鮮味和甜味恰到好處。缺點只在於鱗片較硬。

產卵期一年有兩次，因此一整年的都很美味。將鮮魚料理成生魚片，或是昆布熟成後也充滿層次。雖然是白肉魚，卻帶有強烈的甜味，還能享受到適度的口感。小魚卻能品嚐到如此鮮美的風味和口感。

近年來也逐漸做為天婦羅的食材。雖然缺點是魚皮較硬，不過可以油炸至較酥脆的狀態，魚皮本身也帶有風味，不輸給日本沙鮻。

其他像是鹽烤，或是將其縱向剖開後醃鹽巴，製作成一夜乾或是味醂魚乾都很好吃。

像這種小魚的飲食文化，正在急速消失。不過擬鱸卻漸漸做為天婦羅及壽司食材等，在專業料理界逐漸受到矚目，可算是較稀有的例子。希望能將繼續推廣這種小魚，讓大家都能品嚐其美味。

盛產期●整年都很美味
產地●新潟縣、茨城縣以南的本州、四國、九州

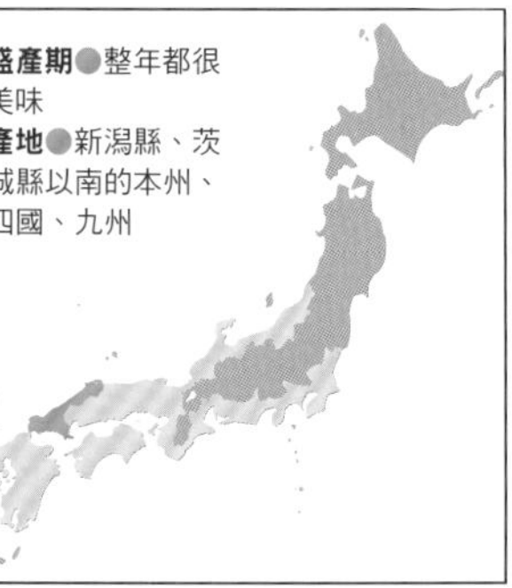

※六帶擬鱸的產地

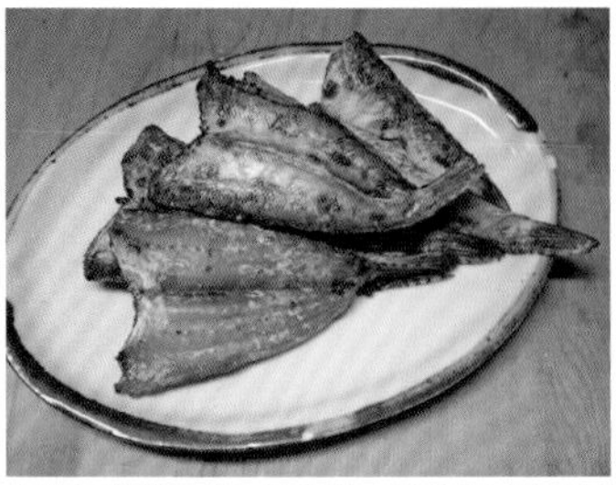

在愛知縣製作的味醂魚乾。其他在三重縣尾鷲市等各地，也會製作成美味可口的魚乾，受到當地人的歡迎。

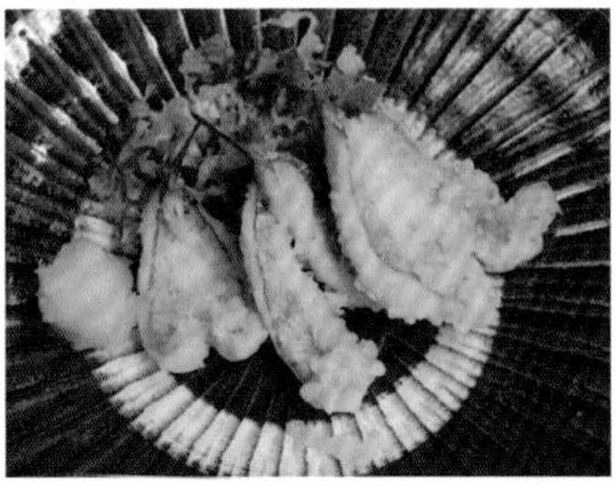

近年來逐漸成為熱門的天婦羅食材。缺點是去除魚鱗困難，加上魚皮較硬。不過魚皮香脆，中間的肉質細嫩多汁。

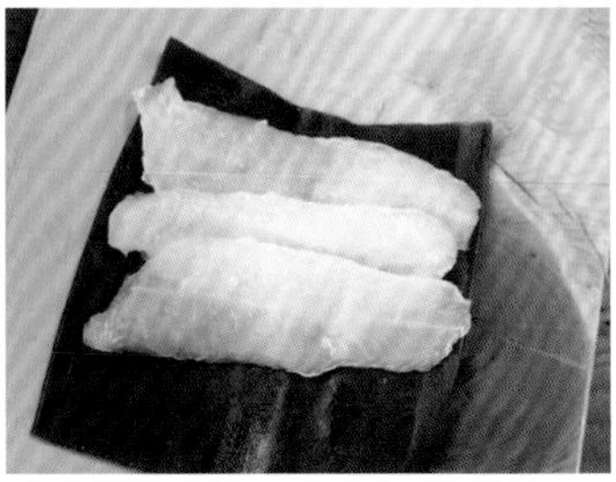

生魚片固然美味，不過用昆布熟成後，可以更增風味。是非常優秀的壽司食材，看起來平凡，卻擁有難以想像的美味。

日本螣

三島虎魚 Uranoscopus japonicu

在市場中經常將鬼鮋（老虎魚）和擬鮋（石狗公）混淆。不過還有個和兩者皆非近緣關係的螣科。棲息在淺沙地，以獵捕小魚為食的兇猛肉食魚。

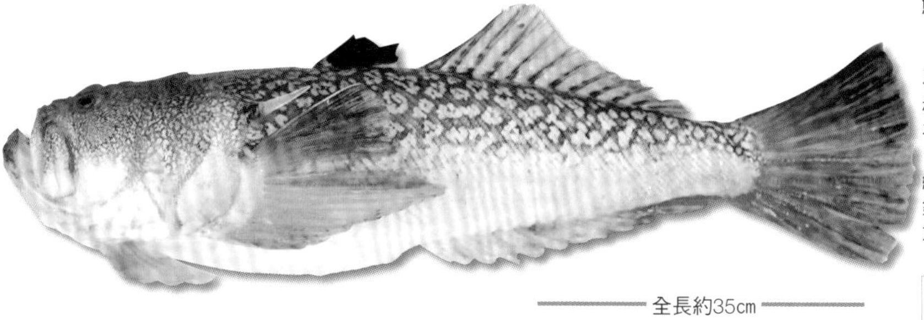

全長約35cm

鱸形目螣科

日本螣

三島虎魚 Uranoscopus japonicu

棲息地●北海道～九州南岸的太平洋沿岸、青森縣～九州南岸的日本海、東海沿岸。漁獲●流刺網、底拖網。別名●大頭丁、眼鏡魚、含笑、向天虎、日本瞻星魚

次要魚類的實力

次要魚類珍稀度	★★★☆☆
美味程度	★★★★☆
價格	★★☆☆☆

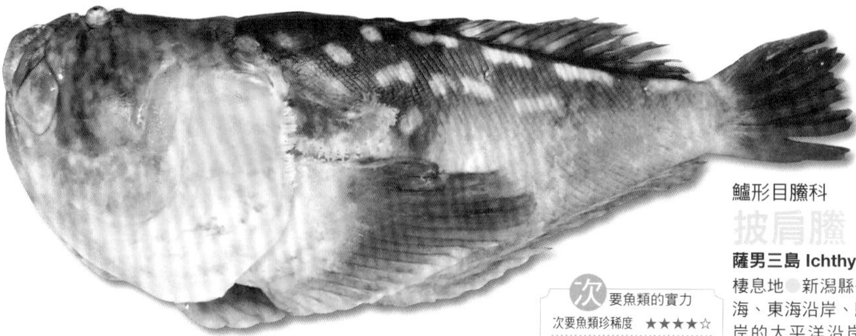

全長約35cm

鱸形目螣科

披肩螣

薩男三島 Ichthyscopus lebeck

棲息地●新潟縣～熊本縣的日本海、東海沿岸、駿河灣～九州南岸的太平洋沿岸。漁獲●流刺網。別名●大頭丁、眼鏡魚、含笑、向天虎、披肩瞻星魚、尿壺魚、看天獅（高屏地區）、甕魚（中彰地區）

次要魚類的實力

次要魚類珍稀度	★★★★☆
美味程度	★★☆☆☆
價格	★★☆☆☆

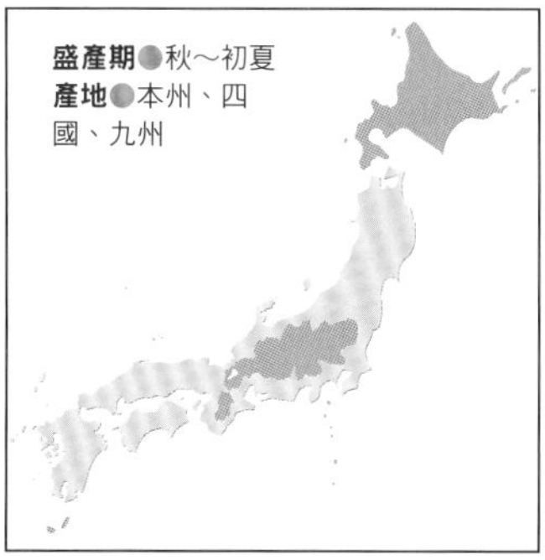

※日本螣的產地

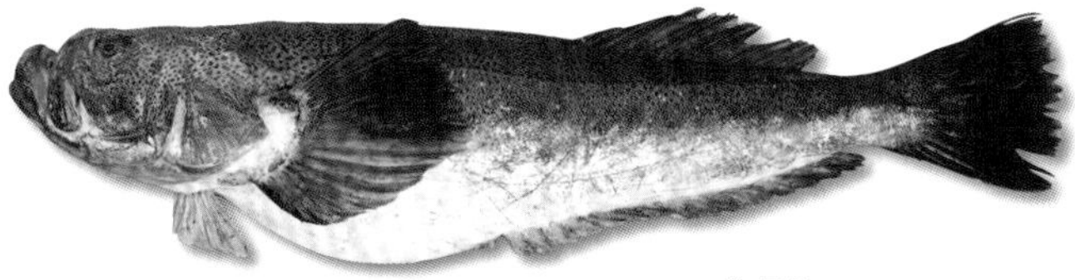

全長約50cm

鱸形目螣科

奇頭螣

青三島 Xenocephalus elongatus

棲息地●北海道渡島半島～九州南岸的日本海、東海沿岸、青森縣～九州南岸的太平洋沿岸。漁獲●流刺網、底拖網。別名●大頭丁、眼鏡魚、含笑、向天虎、瞻星魚

次要魚類的實力

次要魚類珍稀度	★★★★☆
美味程度	★★☆☆☆
價格	★★☆☆☆

和名中「mishima」的確切由來仍未知

科魚類是棲息在較淺沙地的肉食性魚類。標準和名中的「mishima」，有來自於靜岡縣三島（mishima）市，以兵庫縣淡路島的沼島（mishima）兩種說法。除了日本螣之外，還有披肩螣及奇頭螣等食用魚種。

可以用料理老虎魚的方式，也有像河魨一樣的吃法

最美味的魚種是日本螣。帶有透明感的鮮嫩白肉，可惜很快就會失去鮮度。基本上生魚片只能在產地享用，因此價格便宜。

最建議的吃法為魚湯，將魚切成大塊後，料理成味噌湯或是火鍋都很美味。

漁夫家的基本料理是燉煮魚，當作下酒菜或配飯的料理都非常適合。可以藉由底拖網等大量捕獲的季節時，聽說每天都會熬煮日本螣配飯。清爽的白肉想必百吃不膩。

很快就會失去鮮度，因此身體的彈性和透明感，也會很快就消失。若要料理生魚片時，建議選擇現殺的活魚。切成薄片享用，口感極佳，魚肝和胃袋也都美味無比。

其他像是油炸、鹽烤，或是一夜乾等都十分可口。

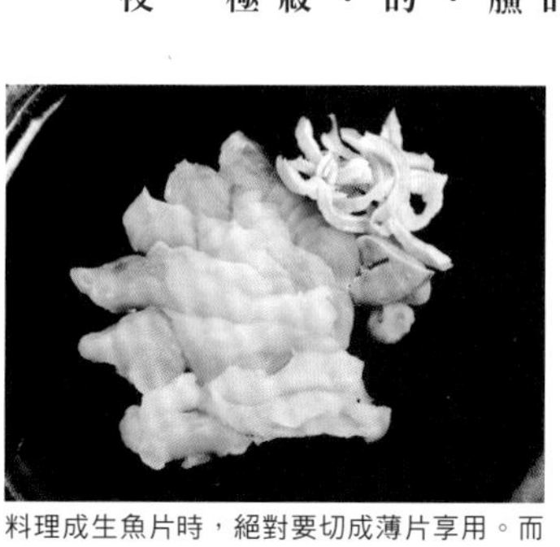

料理成生魚片時，絕對要切成薄片享用。而且建議搭配胃袋和魚肝品嚐。魚肝可以拌入醬油享用，鮮魚的彈嫩口感堪稱絕品。

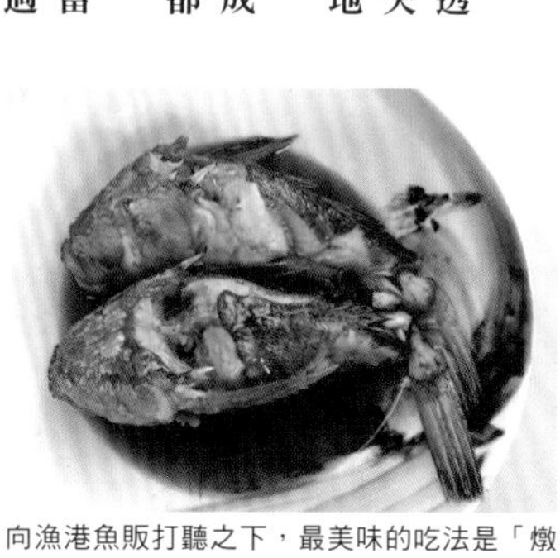

向漁港魚販打聽之下，最美味的吃法是「燉煮紅燒魚」。清洗後用甜鹹調味燉煮，白肉鬆軟鮮嫩，非常美味。

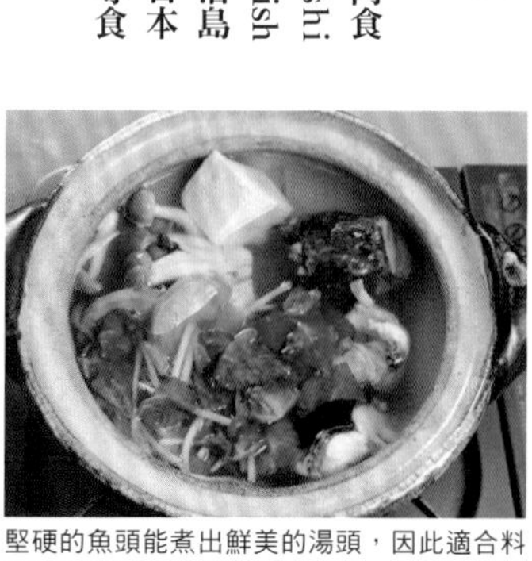

堅硬的魚頭能煮出鮮美的湯頭，因此適合料理火鍋。不需要醬油等調味料。用昆布高湯加入酒和鹽的千里鍋，實在可口！

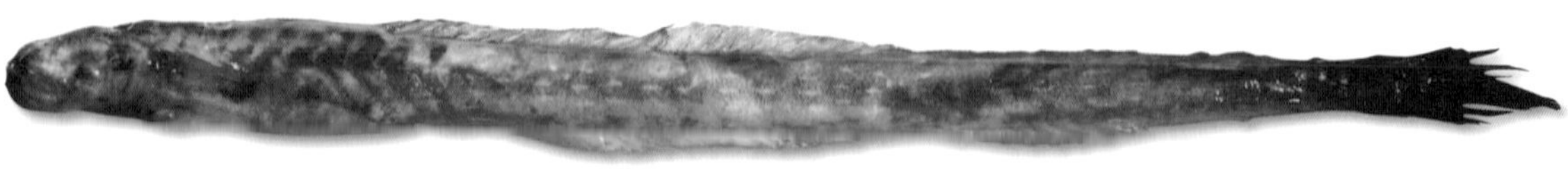

全長約35cm

雷氏鰻鰕虎

藁素坊 Odontamblyopus lacepedii

有明海的水產生物正在大幅減少中。雷氏鰻鰕虎就是其中之一。為了避免繼續減少，並非以「拒吃」，而是藉由「食用」，讓大眾能正視有明海的狀況。

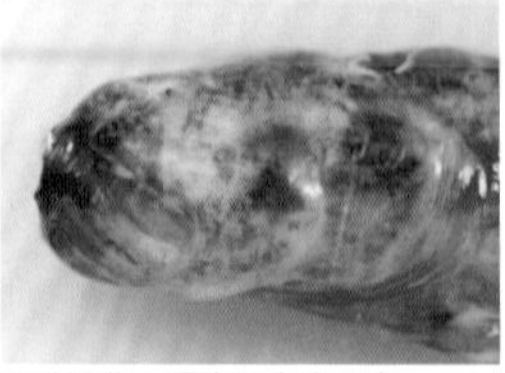

眼睛退化，埋沒至表皮下方。

鱸形目鰕虎科

雷氏鰻鰕虎

素坊 Odontamblyopus lacepedii

棲息地●有明海、八代海。漁獲●素坊搔※1、鮟鱇網※2、押網。別名●拉氏狼牙鰕虎

次要魚類的實力

次要魚類珍稀度	★★★★☆
美味程度	★★★☆☆
價格	★★★★☆

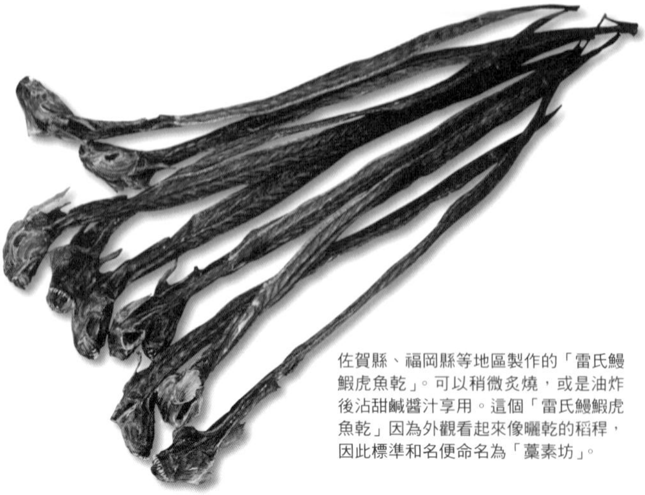

佐賀縣、福岡縣等地區製作的「雷氏鰻鰕虎魚乾」。可以稍微炙燒，或是油炸後沾甜鹹醬汁享用。這個「雷氏鰻鰕虎魚乾」因為外觀看起來像曬乾的稻稈，因此標準和名便命名為「藁素坊」。

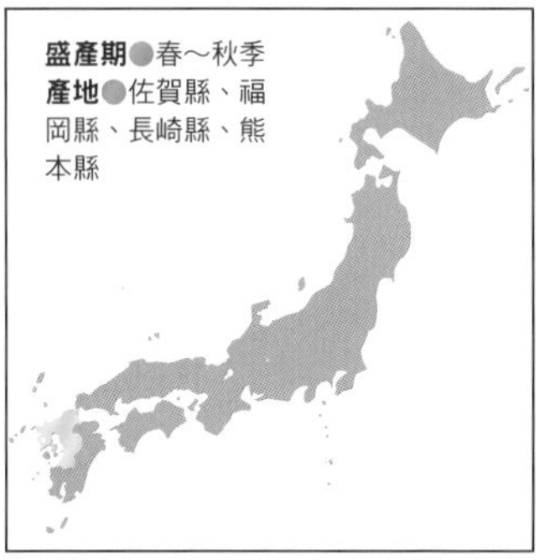

盛產期●春～秋季
產地●佐賀縣、福岡縣、長崎縣、熊本縣

棲息在泥沙堆積的潮間帶 眼睛退化，外型有如鰻魚般

想必很少有人能從外觀，就知道這種魚是鰕虎的種類。原本是像鰕虎科的代表——黃鰭刺鰕虎魚般的生物，因為長久棲息在充滿泥土的有明海，八代海等潮間帶中，眼睛因此而逐漸退化，並進化成有如鰻魚般的細長身體，方便潛伏在泥沙中。

在漲潮時會從泥沙中鑽出，退潮時又會鑽回深約30 cm的泥沙中。在泥沙中插入稱為「素坊搔」的鐵棒道具，將其勾起捕獲。這和江戶時代以來，在東京灣捕獲鰻魚的方式完全一模一樣。英文名「Eel goby」，也就是由「鰻魚鰕虎」組合而來。

基本上是用魚乾來料理 生吃也逐漸成為一種潮流

用「素坊搔」捕獲的鮮魚，在過去大多曬成魚乾保存。將魚乾炙燒後磨成粉末狀，就是「瘻槻（或是稱為目細）」。可以撒在白飯上享用。炙燒後也可以直接享用，香脆而美味。在地方料理中，還會將魚乾油炸，浸漬在甜鹹醬汁中。保存性極佳，因此可以當作冰箱中的常備菜。

產地有許多人會將生魚製作成燉煮料理。鮮度足夠的話魚皮會煮到綻開，沾著醬汁享用實為美味。可以是美味的下酒菜，或是下飯的菜餚。製作成味噌湯也不錯。在福岡縣柳川市等觀光地區，許多料理店會將活魚料理成生魚片。魚肉和外觀呈現反差，肉質非常清爽，不過卻缺少甜味和鮮味。也許沒有生吃的必要。

有明海正面臨著生態危機。藉由享用大海中的美食，才能切身感受到嚴重的狀況。這也是飲食文化的一種存在方式。

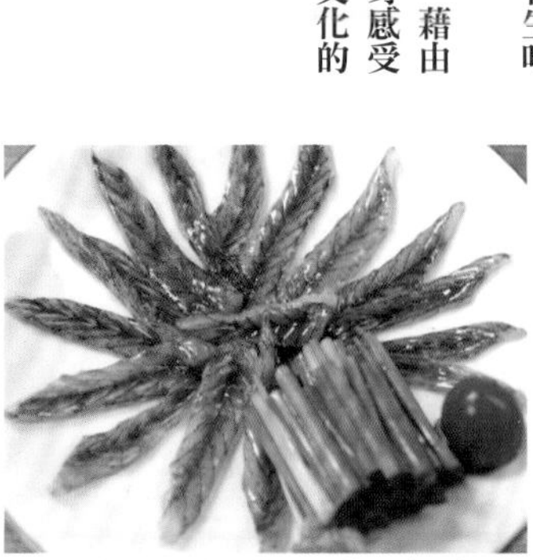

在有明海附近，也是觀光景點的料理店所提供的活魚生魚片。具有口感和有趣的風味，好不好吃則另當別論。

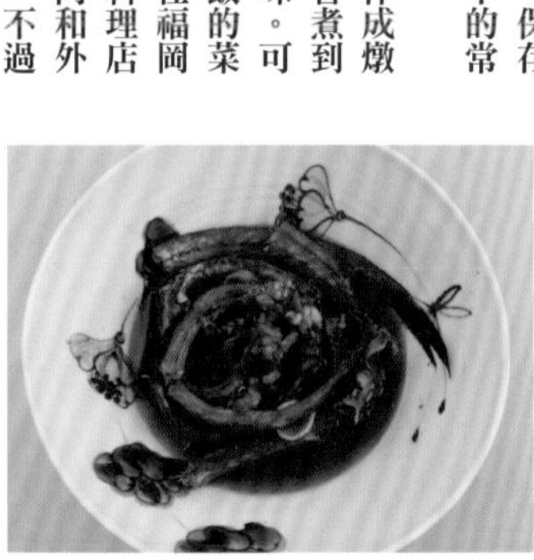

佐賀縣鹿島市最常見的料理是燉煮魚，肉質非常入味。用偏甜的九州醬油來熬煮也很美味。

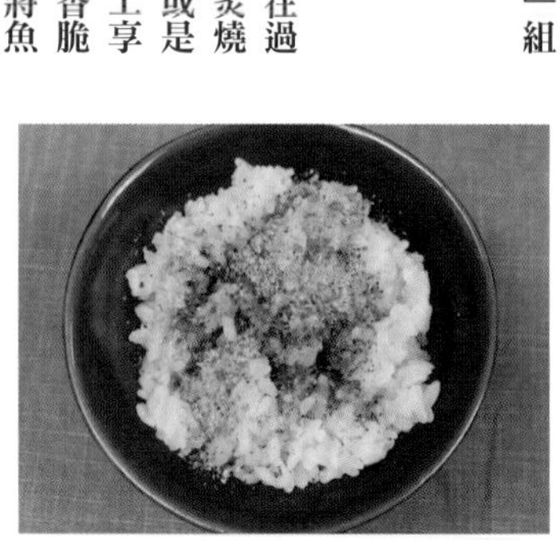

在有明海附近會將曬乾的雷氏鰻鰕虎燒烤，接著磨成粉末狀的「瘻槻」。可以撒在白飯或是醃漬食品上享用，帶有豐富的香氣及鮮味。

※1素坊搔：原文為「すぼかき」，捕獲雷氏鰻鰕虎的專門道具，在退潮時使用。
※2鮟鱇網：原文為「あんこう網」，定置敷網的一種，可在漲潮時捕獲雷氏鰻鰕虎。

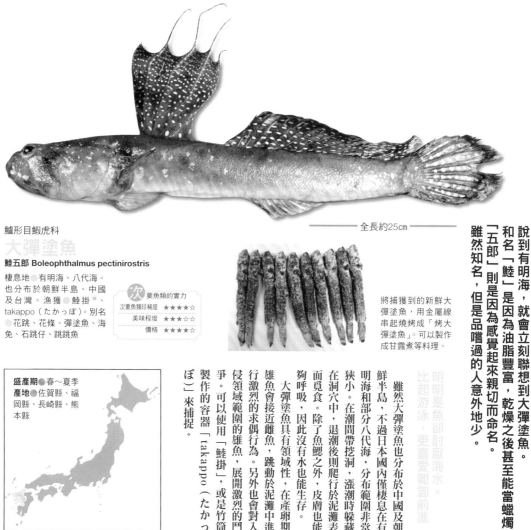

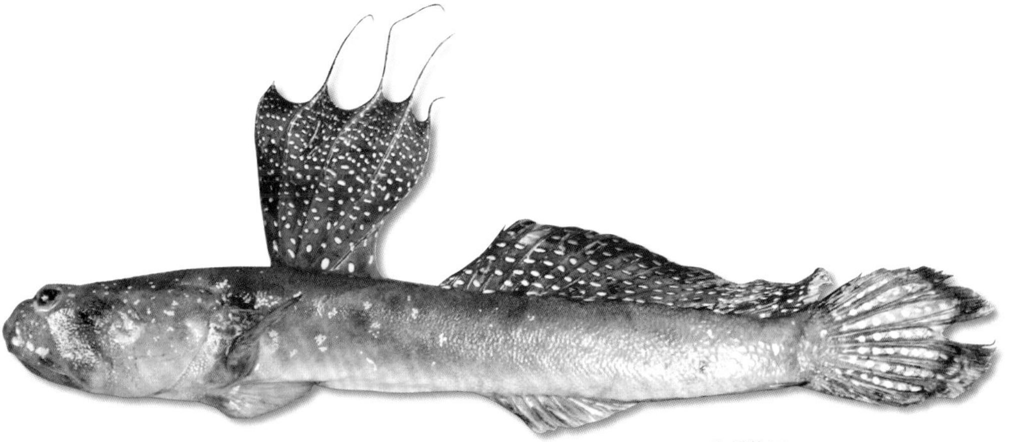

全長約25cm

大彈塗魚

鯥五郎 Boleophthalmus pectinirostris

說到有明海，就會立刻聯想到大彈塗魚。和名「鯥」是因為油脂豐富，乾燥之後甚至能當蠟燭。「五郎」則是因為感覺起來親切而命名。雖然知名，但是品嚐過的人意外地少。

鱸形目鰕虎科

大彈塗魚

鯥五郎 Boleophthalmus pectinirostris

棲息地●有明海、八代海。也分布於朝鮮半島、中國及台灣。漁獲●鯥掛※、takappo（たかっぽ）。別名●花跳、花條、彈塗魚、海兔、石跳仔、跳跳魚

次要魚類的實力

次要魚類珍稀度	★★★★☆
美味程度	★★★☆☆
價格	★★★★☆

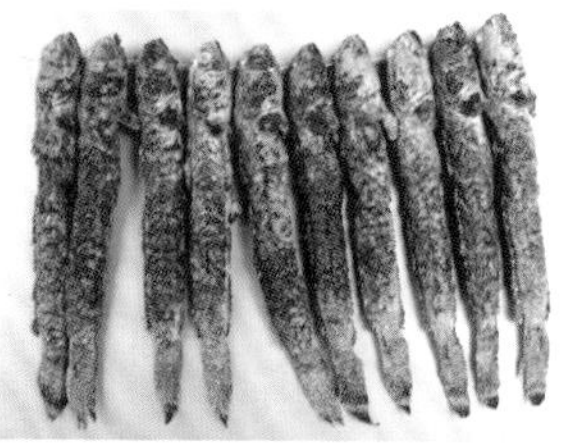

將捕獲到的新鮮大彈塗魚，用金屬線串起燒烤成「烤大彈塗魚」。可以製作成甘露煮等料理。

盛產期●春～夏季
產地●佐賀縣、福岡縣、長崎縣、熊本縣

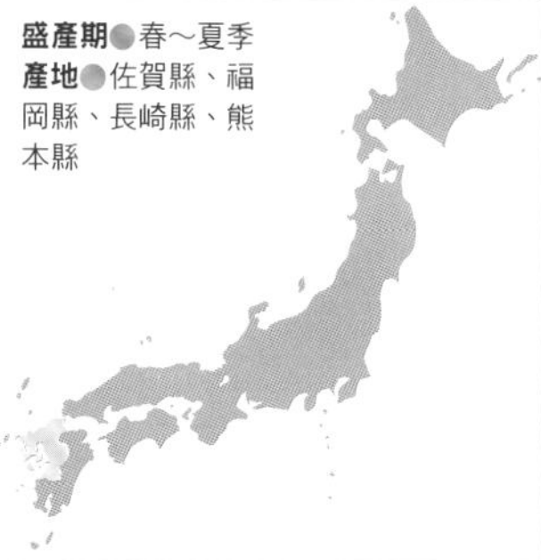

明明是魚卻討厭海水。比起游泳，更喜愛匍匐前進

雖然大彈塗魚也分布於中國及朝鮮半島，不過日本國內僅棲息在有明海和部分八代海，分布範圍非常狹小。在潮間帶挖洞，漲潮時躲藏在洞穴中，退潮後則爬行於泥灘表面覓食。除了魚鰓之外，皮膚也能夠呼吸，因此沒有水也能生存。

大彈塗魚具有領域性，在產卵期雄魚會接近雌魚，跳動於泥灘中進行激烈的求偶行為。另外也會對入侵領域範圍的雄魚，展開激烈的鬥爭。可以使用「鯥掛」，或是竹筒製作的容器「takappo（たかっぽ）」來捕捉。

有明海地區的代表性名產料理方式也極為豐富

鮮魚和「烤大彈塗魚」，只有在產地附近流通。

將活魚有點殘忍地用細金屬線穿過，並且直接燒烤。並將這個「烤大彈塗魚」用來製作成甘露煮。佐賀縣等地區，會在盂蘭盆節食用，聽說是具有防止傷暑的效果。在佐賀縣白石町，則是會將甜鹹風味的燉煮魚，鋪在箱壽司「須古壽司」上，可謂絕品。

新鮮的大彈塗魚雖然可以用來製作生魚片，不過基本上仍以燉煮料理居多。不論是醬油或味噌調味都很可口。

另外也能熬煮出鮮美的味噌湯。

雖然是知名的魚類，不過除了產地吃外，實際吃過的人少之又少。欣賞之餘也可以一嚐美味。

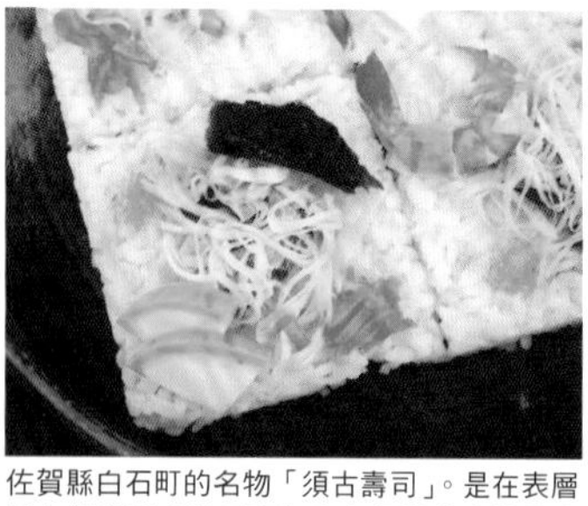

佐賀縣白石町的名物「須古壽司」。是在表層鋪上細絲蛋（錦系卵）和魚板的基本款箱壽司上，放上大彈塗魚的甘露煮。

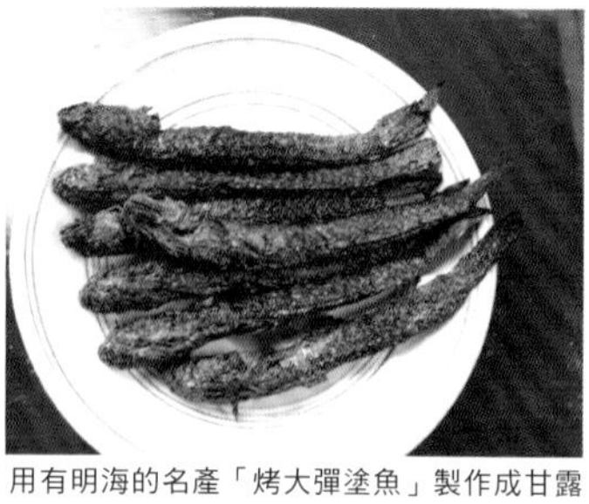

用有明海的名產「烤大彈塗魚」製作成甘露煮。一尾的分量相當多，彷彿在吃整尾燉煮魚般，味道可口。

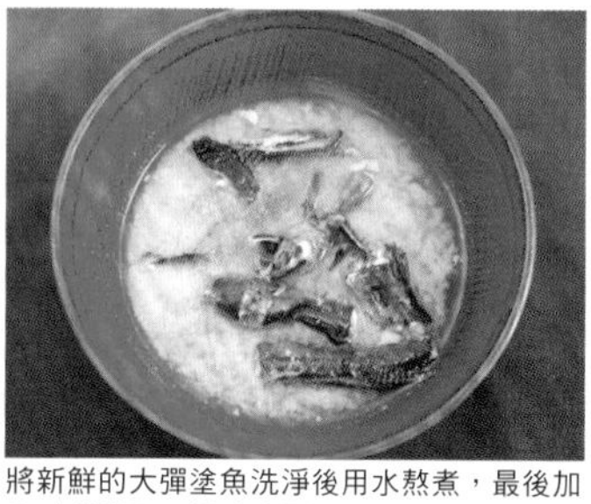

將新鮮的大彈塗魚洗淨後用水熬煮，最後加入味噌即可。鮮味強烈，油脂豐富而滋味濃醇。

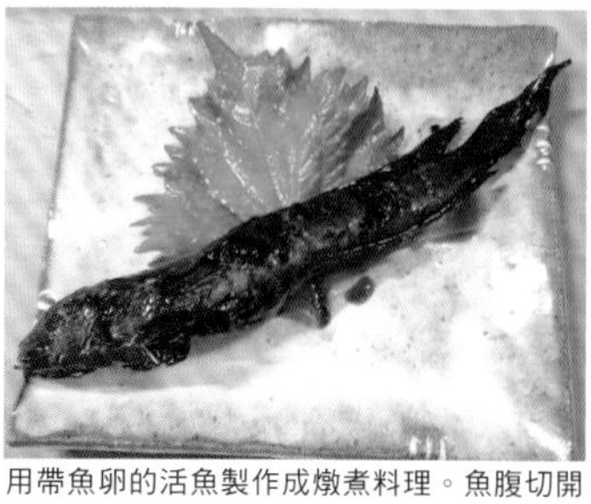

用帶魚卵的活魚製作成燉煮料理。魚腹切開後，可以看到金黃色的卵巢。能同時享受白肉的鮮美、魚皮的風味，以及卵巢的美味。

※鯥掛：在有明海的潮間帶，專門用來捕捉大彈塗魚的傳統漁法。將5公尺左右的竹竿綁上鋼琴釣線，並於前端綁上倒鉤來勾捕大彈塗魚。

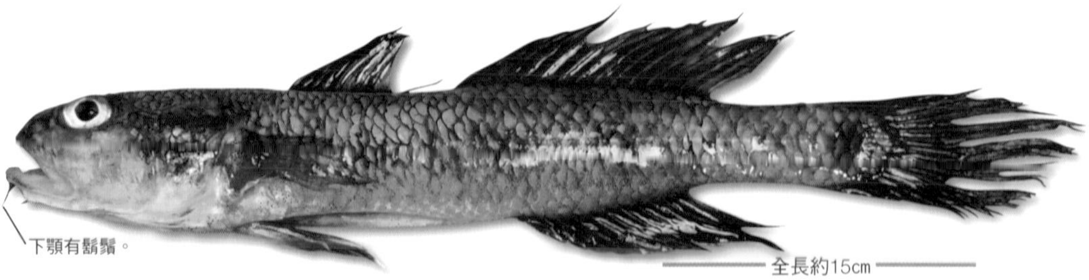

六絲鈍尾鰕虎

赤沙魚 Amblychaeturichthys hexanema

能在內灣的近海處捕獲的鰕虎類。部分地區直接稱之為「鰕虎」。在產地是極具人氣的美味魚類。

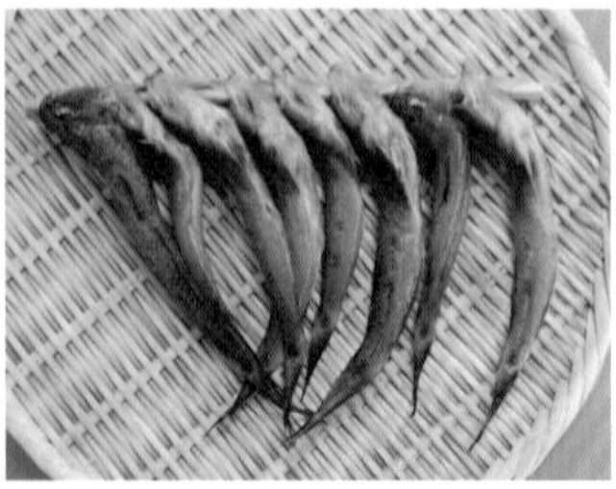

於東京築地市場內看到的整尾魚乾。很可惜產地來源不明，不過味道非常棒，是不惜辛苦找尋，就為品嚐其滋味的上品美食。

消費地很少見到的美味鰕虎魚類

天婦羅中有名的黃鰭刺鰕虎魚，大多棲息在汽水域及河口，本種則是群游於接近近海的海域中。

在瀨戶內海及大阪灣等地區深知此魚的美味，因此會加工成魚乾。同時也是超市中常見的熟食。

產地則是製作成下飯的燉煮料理。魚肉本身帶有甜味，煮成甜鹹風味後，也能充分感受到白肉魚的鮮美。屬於鰕虎種類，因此天婦羅的風味也堪稱絕品。

既然如此為何仍屬於次要魚類？原因是幾乎都侷限於產地消費。各式各樣的地方名就是最好的證明。

鱸形目鰕虎科

六絲鈍尾鰕虎

赤沙魚 Amblychaeturichthys hexanema

棲息地●北海道南部～熊本縣、宮崎縣。漁獲●底拖網。別名●甘仔魚、狗甘仔、鬚虎魚、虎魚、郡司

次要魚類的實力

次要魚類珍稀度	★★★☆☆
美味程度	★★★★☆
價格	★★★☆☆

盛產期●秋～春季
產地●北海道、本州、四國、九州（鹿兒島縣除外）

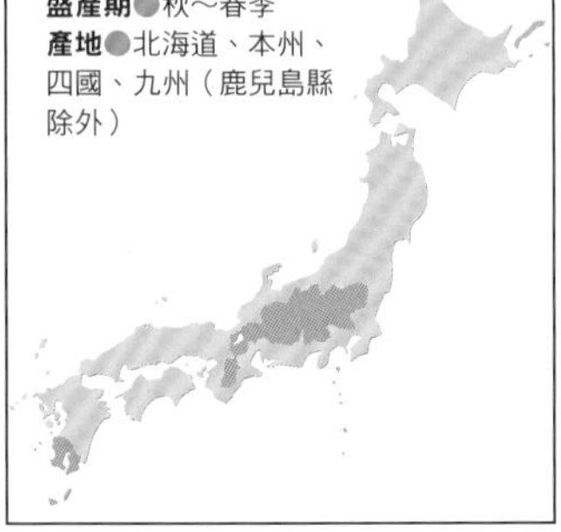

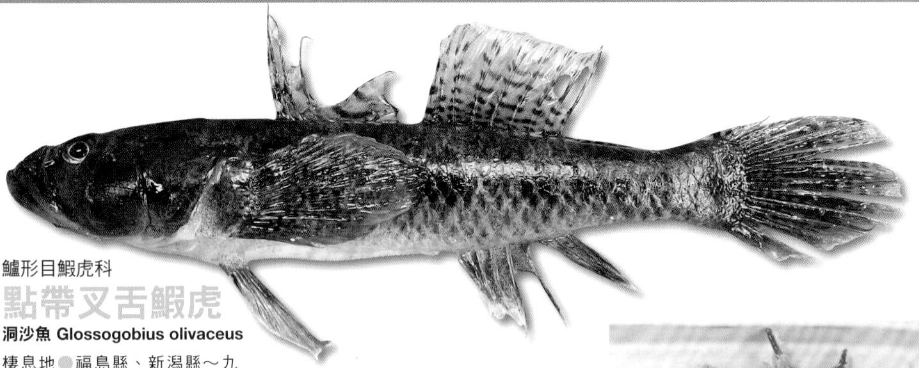

點帶叉舌鰕虎

洞沙魚 Glossogobius olivaceus

棲息在河川下流海域的大型鰕虎。喜愛潛藏在洞穴中，因此利用壺狀道具當作陷阱來捕獲。

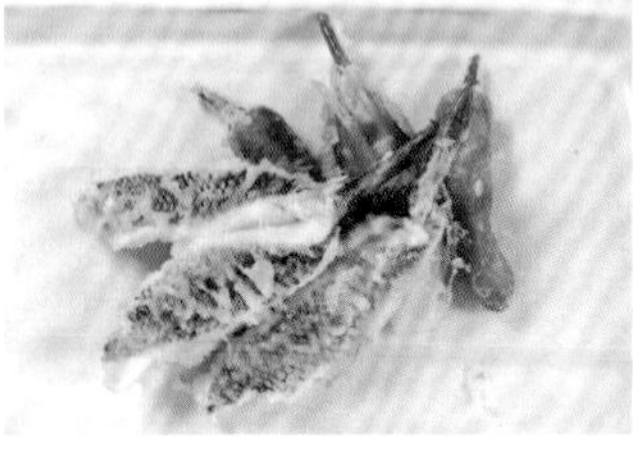

製作成天婦羅時，魚皮稍硬，不過風味極佳。

棲息在汽水域的黑色鰕虎，如今在日本各地仍會少量食用

棲息在接近河川領域的黑色鰕虎，日本國內的河川在自然護岸的狀態時，曾經能夠大量捕獲。在岡山縣則是代表夏日風情的魚類，能享受其清爽且淡薄的風味。

如果購買到活魚時，可以先洗淨後，再料理成生魚片。味道清淡不帶腥味。

也可以製作成天婦羅。雖然魚皮稍硬，不過可以炸得酥脆一點，資味可口。

燉煮或鹽烤都很美味。

隨著河川護岸的進行，汽水域的水產生物價值也跟著增加。從這部分就能窺見日本國內的自然狀況。

鱸形目鰕虎科

點帶叉舌鰕虎

洞沙魚 Glossogobius olivaceus

棲息地●福島縣、新潟縣～九州。漁獲●壺繩捕獲。別名●斑紋舌鰕虎魚、黑鰕虎、土曜鰕虎、夏鰕虎

次要魚類的實力

次要魚類珍稀度	★★★★☆
美味程度	★★★★☆
價格	★★★☆☆

盛產期●秋～春季
產地●石川縣、岡山縣

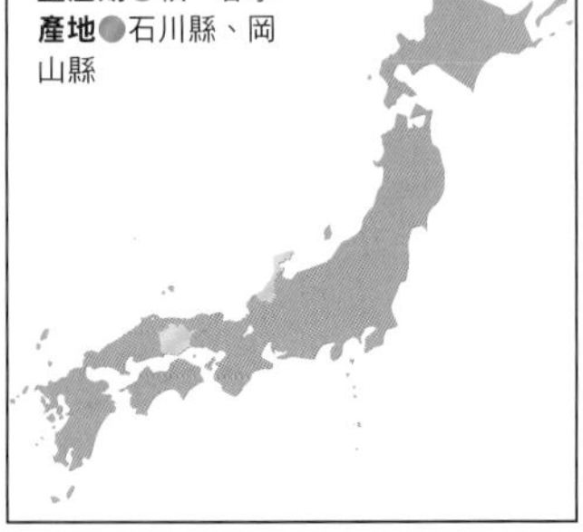

●注／有寄生蟲等危險性，生食請自行負責。

尖翅燕魚

燕魚 Platax teira

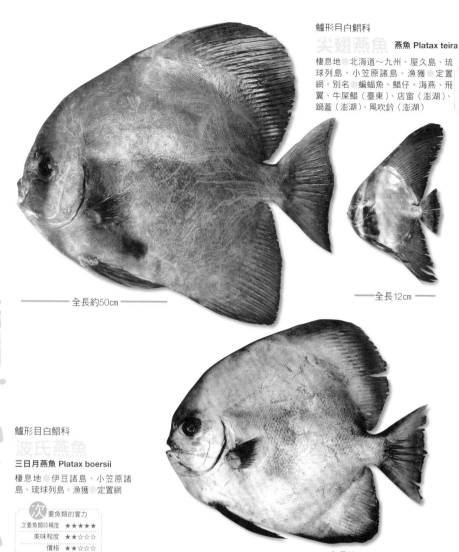

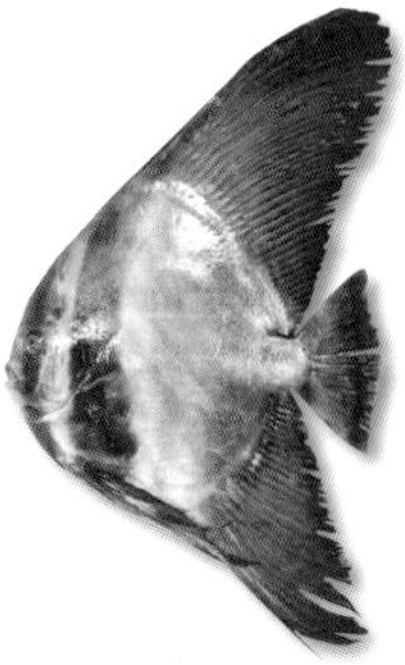

鱸形目白鯧科

尖翅燕魚

燕魚 Platax teira

棲息地●北海道～九州、屋久島、琉球列島、小笠原諸島。漁獲●定置網。別名●蝙蝠魚、鯧仔、海燕、飛翼、牛屎鯧（臺東）、店窗（澎湖）、鍋蓋（澎湖）、風吹鈴（澎湖）

次要魚類的實力	
次要魚類珍稀度	★★★★☆
美味程度	★★☆☆☆
價格	★★☆☆☆

全長約50cm

全長12cm

水族館中極受歡迎的魚類，悠游在熱帶的珊瑚礁海域中。主要是熱帶地區的食用魚類，不過價值非常低廉。「這種魚類不吃也罷」許多人如此認為，其原因是……。

全長約40cm

鱸形目白鯧科

波氏燕魚

三日月燕魚 Platax boersii

棲息地●伊豆諸島、小笠原諸島、琉球列島。漁獲●定置網

次要魚類的實力	
次要魚類珍稀度	★★★★★
美味程度	★★☆☆☆
價格	★★☆☆☆

比起食用魚，更是水族館不可或缺的魚類

在日本國內被稱為「燕魚」的魚類，有尖翅燕魚和波氏燕魚兩種。在水族館具有極佳人氣的波氏燕魚，屬於珍稀魚類。作為食用魚的主要是尖翅燕魚。

群游於熱帶的珊瑚礁海域中。幼魚呈現出奇特的橫長狀，背鰭和臀鰭像燕尾般延長。並且具有擬態成枯葉的習性。

偶爾具有極臭的魚腥味，令人不敢再恭維

近來來也許是因為地球暖化的緣故，靜岡縣的捕獲量也逐漸增加。而相模灣本來只能看到幼魚，現在成魚也混雜於其中。

成魚的形狀較圓，和體長比較起來大而具有重量。雖然在鹿兒島會料理成生魚片食用，不過根據漁夫的說法「就像俄羅斯輪盤一樣的魚」。

有些魚帶有非常臭的腥味。將不會臭的魚料理成生魚片時，卻是極致的美味。賣相極佳，冬季的魚肉帶有油脂，因此具有甜味，口感也很棒。

鹽烤也非常美味，問題就出在臭味。也因此而價格低廉。

※尖翅燕魚的產地

盛產期●秋～冬季
產地●東京都（諸島部）、靜岡縣、愛知縣、三重縣、和歌山縣、德島縣、高知縣、愛媛縣、九州、沖繩縣

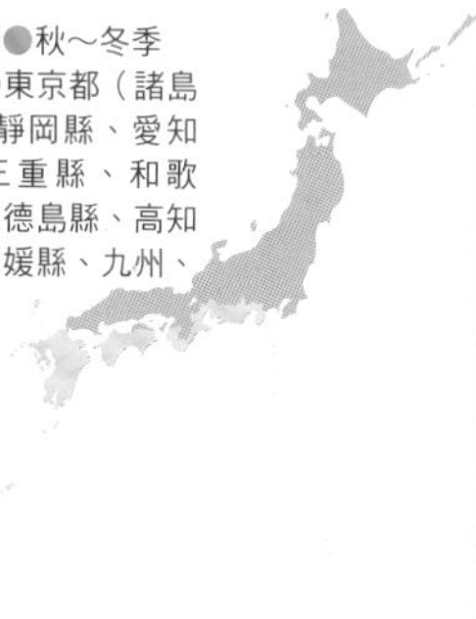

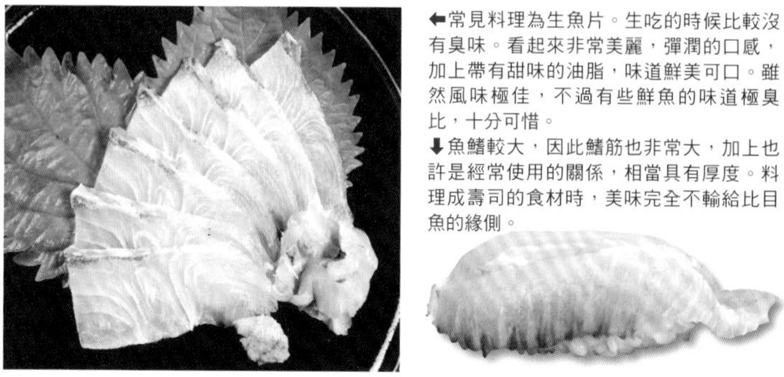

⬅常見料理為生魚片。生吃的時候比較沒有臭味。看起來非常美麗，彈潤的口感，加上帶有甜味的油脂，味道鮮美可口。雖然風味極佳，不過有些鮮魚的味道極臭比，十分可惜。

⬇魚鰭較大，因此鰭筋也非常大，加上也許是經常使用的關係，相當具有厚度。料理成壽司的食材時，美味完全不輸給比目魚的緣側。

ka-e-（かーえー） 產地的稱呼

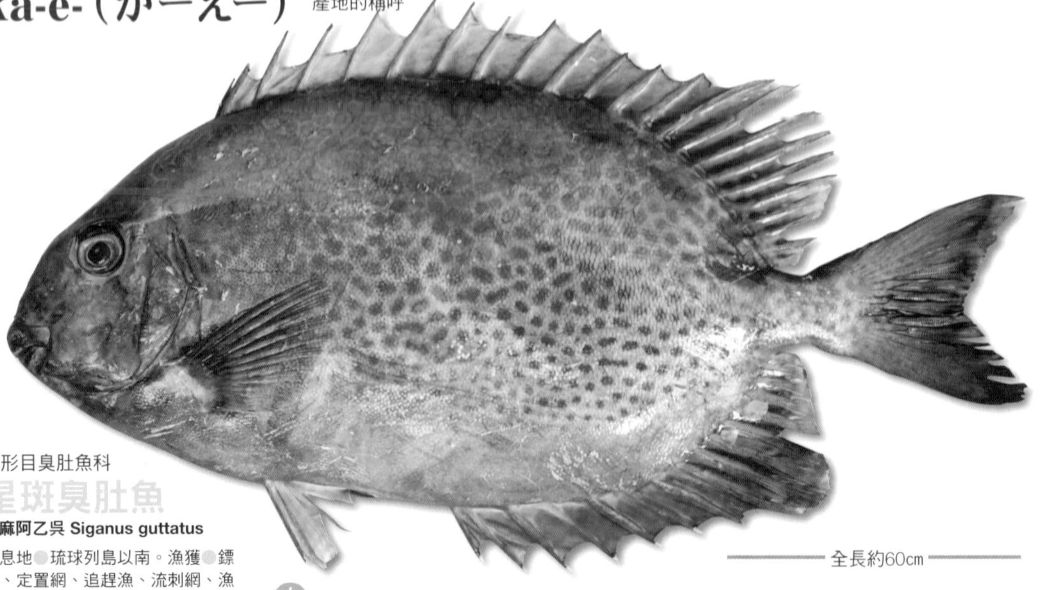

全長約60cm

鱸形目臭肚魚科

星斑臭肚魚

胡麻阿乙呉 Siganus guttatus

棲息地●琉球列島以南。漁獲●鏢漁、定置網、追趕漁、流刺網、漁釣。別名●點籃子魚、臭肚、象魚、金點臭肚仔、密點臭肚、貓尾仔、油鴨仔、變身苦（臺東）、象耳（澎湖）、臭肚仔（澎湖）、番羊矮仔（澎湖）、番盧矮仔（澎湖）

次要魚類的實力

次要魚類珍稀度	★★★☆☆
美味程度	★★★★☆
價格	★★★★☆

星斑臭肚魚

胡麻阿乙呉 Siganus guttatus

沖繩縣有三大高級魚。雖然本種不在其內，不過受歡迎的程度和價格也不容忽視

盛產期●整年

產地●鹿兒島縣諸島部、沖繩縣

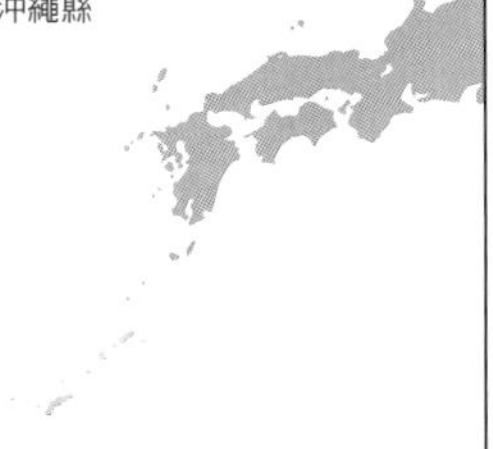

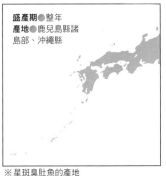

※星斑臭肚魚的產地

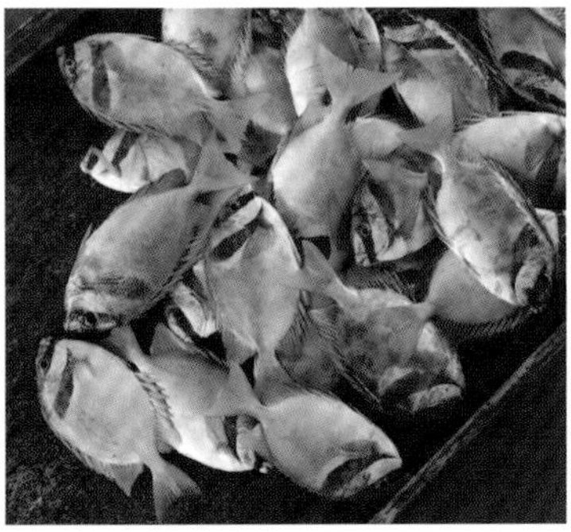

鱸形目臭肚魚科

藍帶臭肚魚

姬阿乙呉 Siganus virgatus

棲息地●紀伊半島以南。漁獲●定置網、追趕漁。別名●臭肚、象魚、象耳（澎湖）、臭肚仔（澎湖）、羊矮仔（澎湖）、盧矮仔（澎湖）

次要魚類的實力

次要魚類珍稀度	★★★☆☆
美味程度	★★★★☆
價格	★★★★☆

棲息在珊瑚礁及岩礁區 在臭肚魚類中算是大型的魚種

本州的臭肚魚類大約僅有30cm大小，不過鹿兒島縣諸島部，以及沖繩縣等不僅種類繁多，最大種的臭肚魚類尚甚至長達50cm。在沖繩縣甚至看過大到可以環抱一圈的鮮魚。

和熱帶魚的特有華麗外型相較之下，樸素的色調跟花紋也是藍帶臭肚魚的特徵。

臭魚的代表──臭肚魚類中臭味最少的魚種

星斑臭肚魚是棲息在沖繩縣汽水域，以及珊瑚礁區的大型種，為非常受歡迎的食用魚類。在沖繩縣的公設市場等地區，也是不可或缺的魚類之星。

沒有所謂的基本吃法，不論是生吃、熬煮、燒烤或香煎都很美味。

生魚片的血色美麗，沒有臭味，鮮味豐富且帶有微微的甜味。口感也恰到好處。經常也會用來製作沖繩縣的地方料理「鹽煮魚」。用醬油調味的燉煮魚也很美味。

撒上胡椒鹽，再用奶油慢火香煎成「奶油煎魚」，則是餐廳的高級料理。

雖然沒有被列入沖繩縣的三大高級魚，實際上卻是極具人氣的高級魚。同時也受到釣客們的青睞。

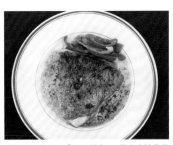

沖繩的地方料理「奶油煎魚」。原本應該是用整條魚來香煎，不過體型過大，因此切片後再料理。完成後可淋上醬油調味。

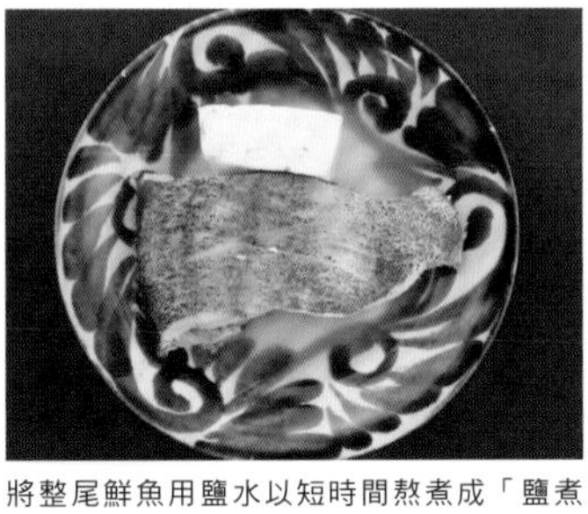

將整尾鮮魚用鹽水以短時間熬煮成「鹽煮魚」，再切片享用。魚皮和魚骨能熬出鮮美的湯汁，一起熬煮的豆腐也非常美味。

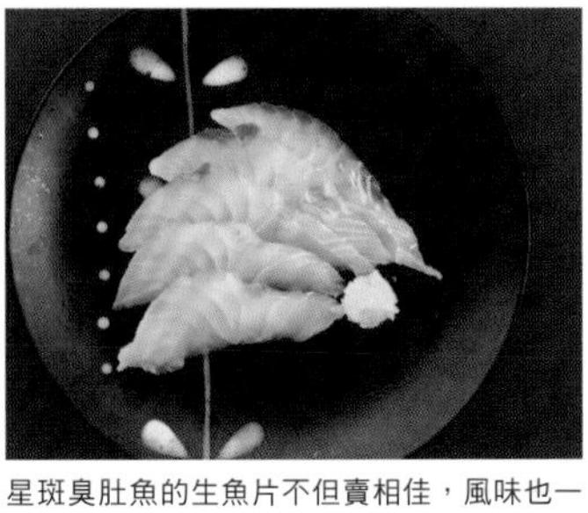

星斑臭肚魚的生魚片不但賣相佳，風味也一流。體型越大越美味，不過這點和瀨戶內海的褐臭肚魚完全相反，非常有趣。

褐臭肚魚

阿乙呉 Siganus fuscescens

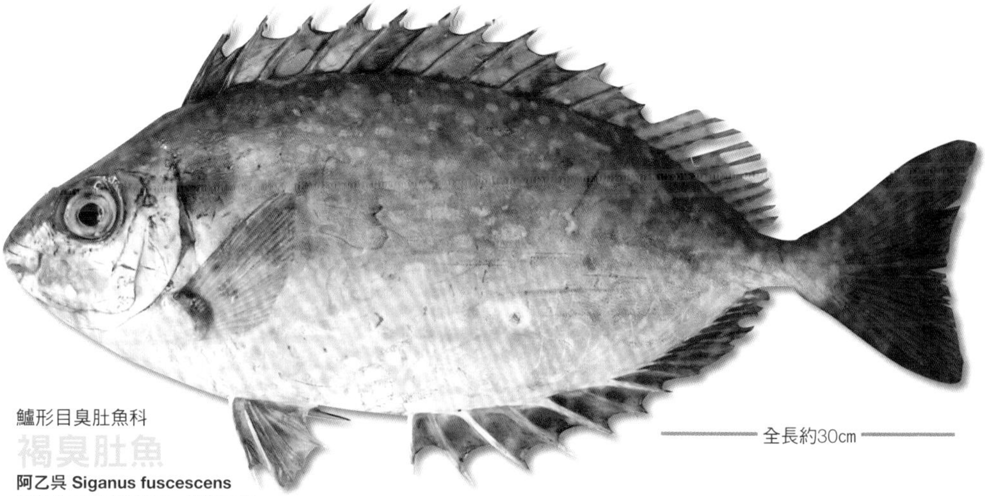

有將其當作美味鮮魚而珍愛的地區，
也有因為尖銳的棘部和臭味而遭人厭惡的地區。
如果不好好注意季節和海域，會是一道令人不敢恭維的料理。

鱸形目臭肚魚科

褐臭肚魚

阿乙呉 Siganus fuscescens

棲息地●青森縣以南。漁獲●定置網。別名●臭肚、象魚、樹魚、羊鍋、疏網、茄冬仔、象耳（澎湖）、臭肚仔（澎湖）、羊矮仔（澎湖）、盧矮仔（澎湖）

次要魚類的實力

次要魚類珍稀度	★★★☆☆
美味程度	★★★☆☆
價格	★★☆☆☆

盛產期●瀨戶內海為秋季，奄美大島、沖繩縣則是整年

產地●本州、四國、九州、沖繩縣

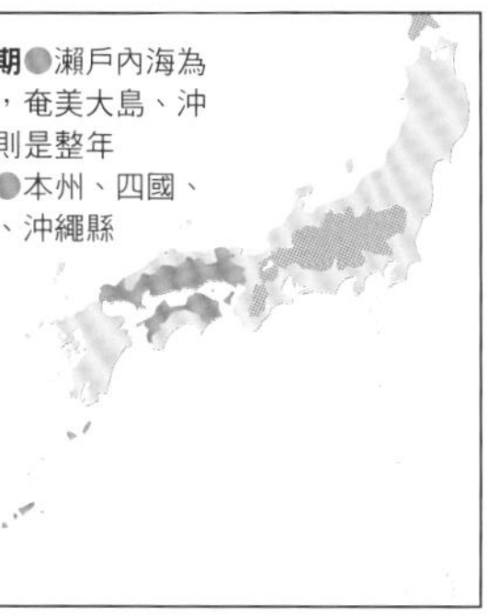

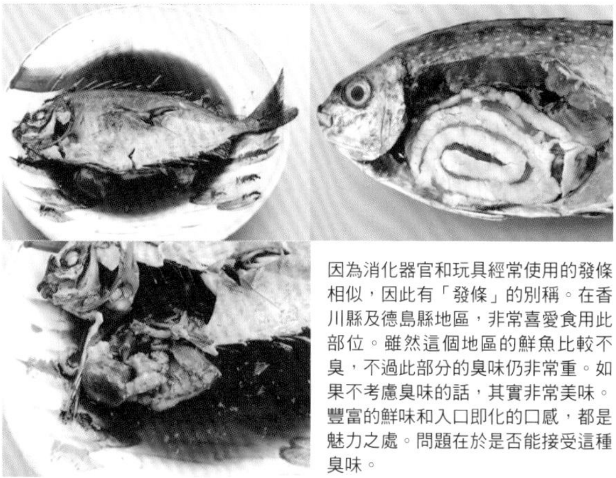

因為消化器官和玩具經常使用的發條相似，因此有「發條」的別稱。在香川縣及德島縣地區，非常喜愛食用此部位。雖然這個地區的鮮魚比較不臭，不過此部分的臭味仍非常重。如果不考慮臭味的話，其實非常美味。豐富的鮮味和入口即化的口感，都是魅力之處。問題在於是否能接受這種臭味。

比起品嚐的慾望 更害怕那尖銳的棘

臭肚魚科的魚類，在熱帶海域中種類豐富，背鰭和尾鰭具有尖銳的棘，棘部具有毒腺，被刺到會感到劇烈疼痛。屬於雜食性，成魚喜愛吃海藻。

慎選季節和產地，就能享受到極為美味的鮮魚

日本的別名「尿」，是因為會發出非常臭的味道。許多地方不吃這種魚類，也是因為這個關係。

在四國，「燉煮褐臭肚魚」這道料理受到當地歡迎。產季的鮮魚雖然不會臭，不過問題出在於內臟。消化器官「發條」的味道極臭無比，但是味道具有層次感，而且入口即化。

瀨戶內海在秋至冬季喜愛食用小魚，活魚甚至被視為高級魚。尤其是秋天的體長15cm以內小魚，更是極致的美味。建議的吃法為生魚片。口感極佳，越嚼越能品嚐到鮮味，而且沒有臭味。

製作成沖繩縣的地方料理「鹽煮魚」，也非常可口。

在舊曆6～8月的初一，會成群游至沿岸產卵。孵化後而且仍未覓食的仔稚魚被稱為「suku（すく）」。鹽辣風味醃漬的「suku」雖然有名，其實生吃更加美味。

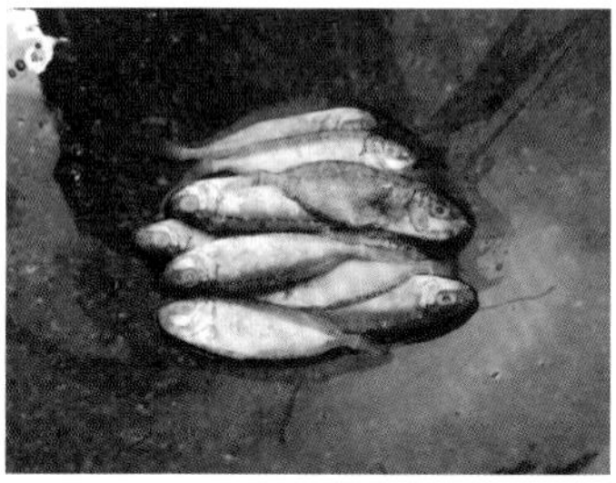

在舊曆夏天初一捕獲的「suku」，是指剛孵化且未進食的仔稚魚。當地會加工成鹽辣浸漬魚，不過生吃也很美味。可以先從魚頭享用。

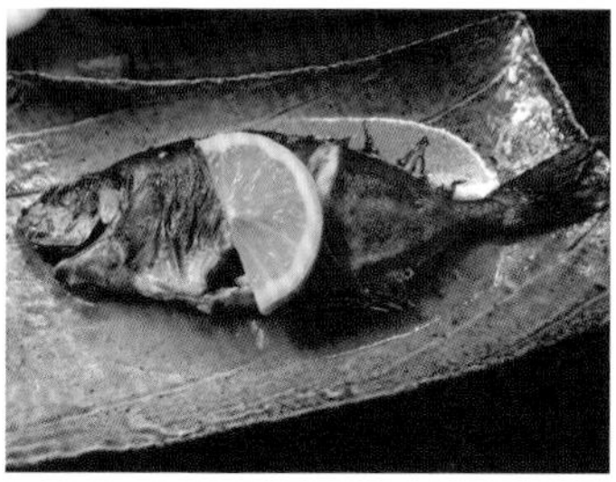

用少量的鹽水，並以大火蒸煮成沖繩縣的地方料理「鹽煮魚」。其中「褐臭肚魚的鹽煮魚」，是沖繩居民的重要料理。

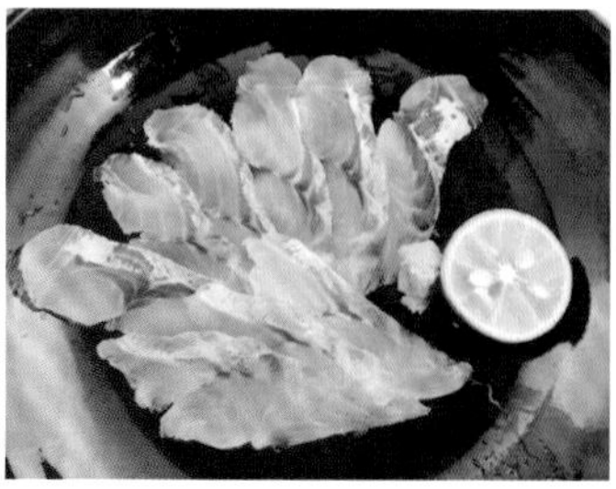

體長15cm，手掌般大小的秋季活魚。在瀨戶內海屬於高級魚，沒有臭味而且口感極佳。鮮味豐富，帶有微微的甜味。

花鰹

宗太鰹 Auxis

圓花鰹是重要的加工原料。扁花鰹則是擁有魚類中的頂級美味。為何卻鮮為人知？

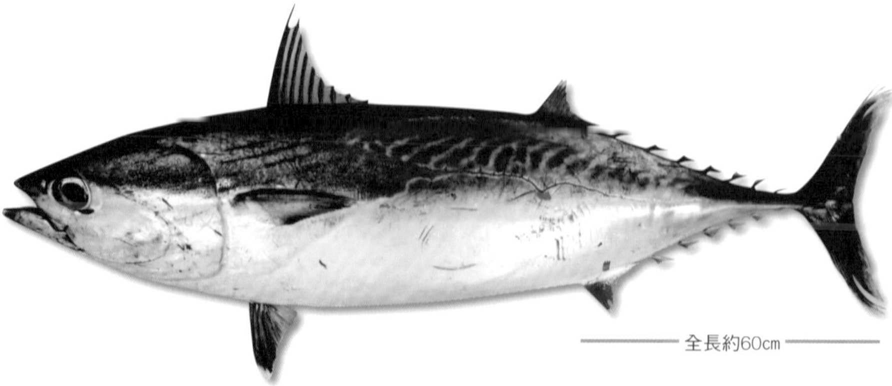

鱸形目鯖科
扁花鰹
平宗太鰹 Auxis thazard thazard

棲息地●北海道以南。漁獲●定置網，圍網。別名●煙仔角、油煙、花煙、平花鰹、憨煙、平花煙、腩肚煙（澎湖）

次要魚類的實力
- 次要魚類珍稀度 ★★★☆☆
- 美味程度 ★★★★★
- 價格 ★★★☆☆

全長約60cm

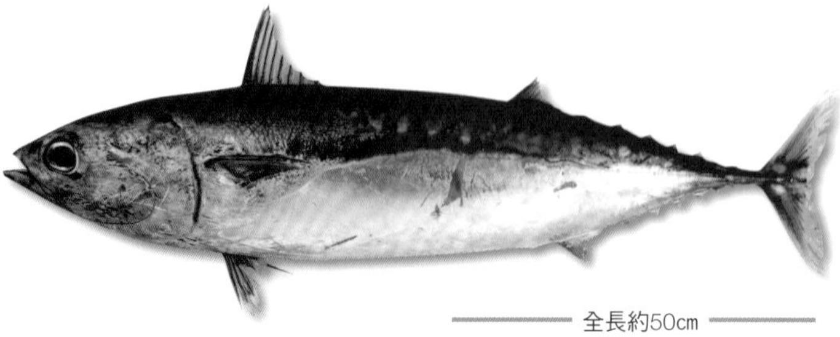

鱸形目鯖科
圓花鰹
丸宗太鰹 Auxis rochei rochei

棲息地●北海道南部以南。漁獲●圍網、定置網。別名●煙管仔、竹棍魚、槍管煙、鎗管煙子

次要魚類的實力
- 次要魚類珍稀度 ★★★★☆
- 美味程度 ★★★★☆
- 價格 ★★☆☆☆

全長約50cm

彷彿包圍著日本列島般巡游於沿岸

鯖科魚類隨著沿岸巡游，以捕食沿岸表層的小魚。雖然經常被統稱為「花鰹」，不過圓花鰹棲息在比較靠近近海的海域，而且會成一大群群游。

風味是紅肉魚的最頂級。甚至超越黑鮪魚

圓花鰹並非以鮮魚聞名，而是以蕎麥醬油經常使用的「宗太柴魚」原料而知名。在水產業中也是重要的魚種。扁花鰹的油脂豐富，因此不適合製作成柴魚，加上無法大量捕獲，因此沒有專門的捕撈，而是屬於地方性的魚種。

鮮魚受到大眾歡迎的是扁花鰹。

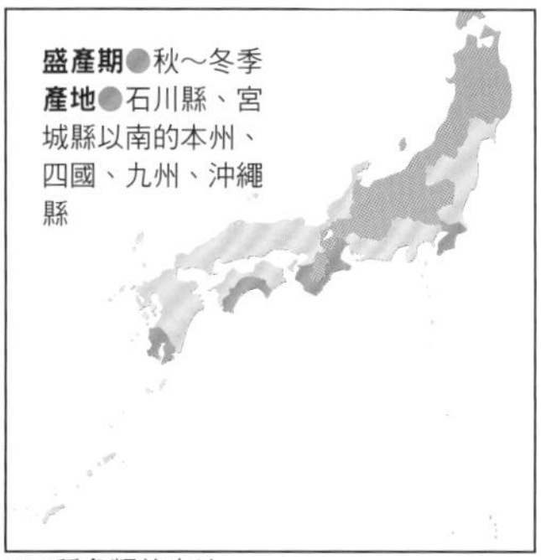

盛產期●秋～冬季
產地●石川縣、宮城縣以南的本州、四國、九州、沖繩縣

※2種魚類的產地

在幾乎沒有鰹魚的日本海側，所稱的「鰹魚」指的就是扁花鰹。

最美味的吃法是生魚片。也有很多人認為是紅肉魚中的最高峰。秋至冬季的鮮魚，皮下帶有白色的脂肪層，美味到無話可說。圓花鰹的幼魚，在高知縣稱為「新子」，並料理成生魚片享用，味美可口。

鮮度極佳的鮮魚，可以將血肉部分和蔥花、生薑泥，以及味噌攪拌成「滑郎（拌魚末）」，味道非常可口。

兩種魚類料理成味噌湯或燉煮魚都非常美味。鮮味豐富到足以成為柴魚的圓花鰹，製作成燉煮料理時，雖然肉質會變硬，不過味道實在鮮美可口。

其他像是油炸也很好吃。

因為很快就會失去鮮度，因此較無法運送至消費地。如果到產地旅行時，別忘了品嚐看看這種美味的魚。

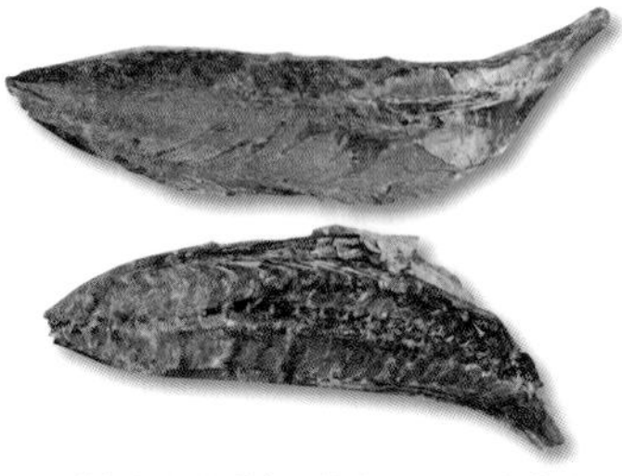

用圓花鰹製作的「宗太柴魚」。在關東會將其削成厚片，製作成蕎麥醬油。可以熬煮出濃醇的高湯。

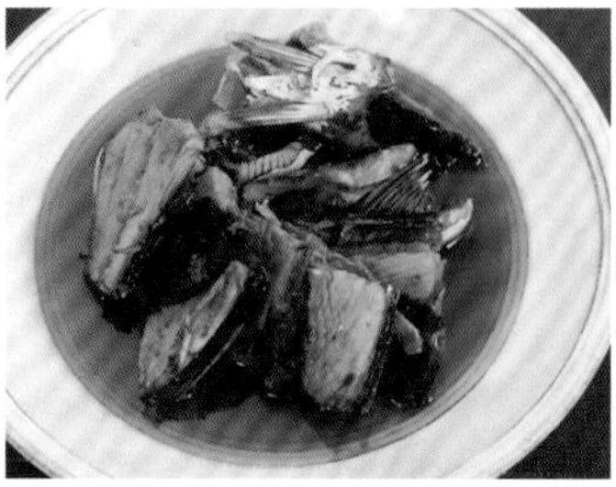

將鮮魚製作成燉煮料理。圓花鰹的肉質鮮味強烈，味道堪稱絕品中的絕品。雖然肉質稍硬，不過一旦品嚐後就停不下來。

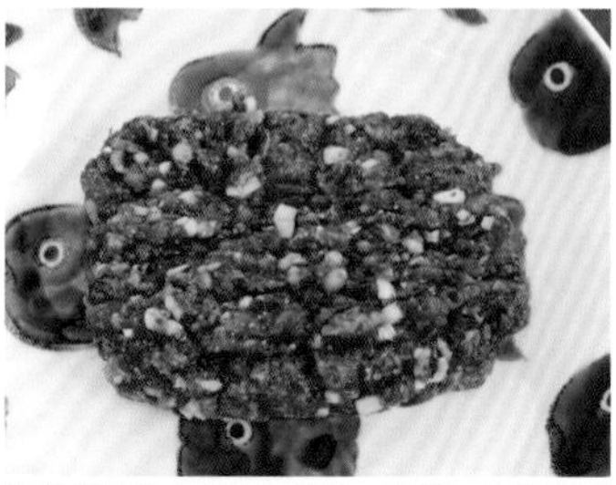

將新鮮的血肉部分和蔥花、茗荷、生薑泥及味噌一起切成末。鮮味強烈的血肉和味噌具有相乘效果，極為鮮美。

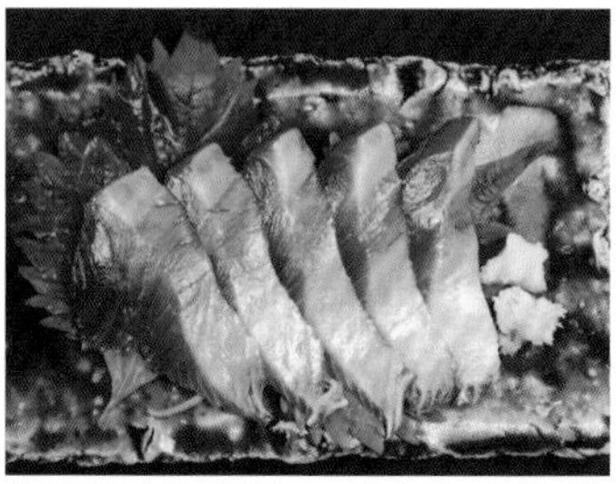

於晚秋在山陰捕獲的1kg扁花鰹，料理成生魚片。皮下帶有一層白色油脂，油脂富含甜味，酸味較弱，而鮮味極為強烈。

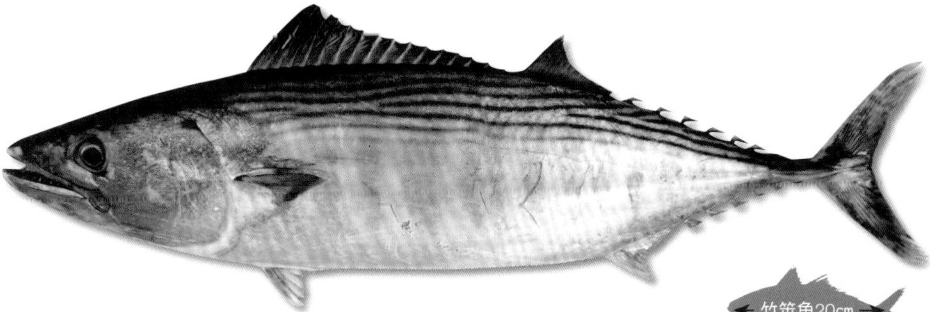

全長約1m

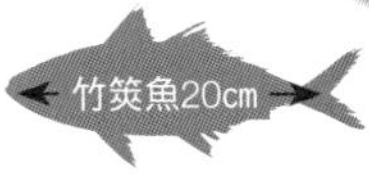

鱸形目鯖科

東方齒鰆

鰹 Sarda orientalis

棲息地●北海道以南，不過大多分布於三重縣以南。漁獲●圍網、定置網、漁釣。別名●梳齒（成功）、西齒（成功）、疏齒（基隆）、煙仔虎、掠齒煙、烏鰡串、西齒煙（澎湖）

次要魚類的實力

次要魚類珍稀度	★★★☆☆
美味程度	★★★★☆
價格	★★★☆☆

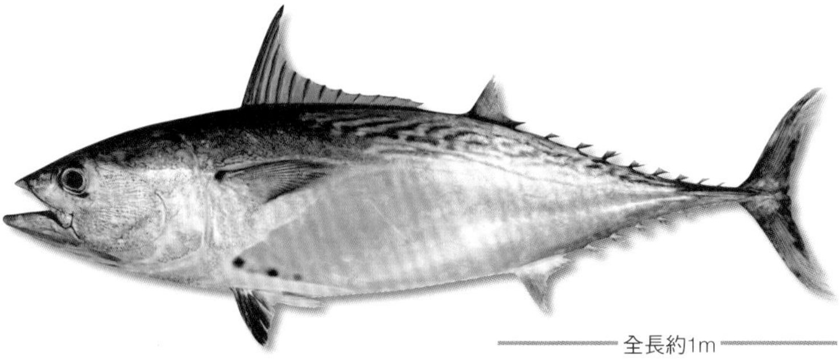

全長約1m

鱸形目鯖科

巴鰹

縞鰹 Euthynnus affinis

棲息地●兵庫縣日本海側、相模灣以南。大多分布於紀伊半島、九州以南。漁獲●定置網、漁釣、圍網。別名●三點仔、煙仔、倒串、鯤、花煙、大憨煙、花鱷（澎湖）

次要魚類的實力

次要魚類珍稀度	★★★☆☆
美味程度	★★★★☆
價格	★★★☆☆

東方齒鰆

齒鰹 Sarda orientalis

比起鰹魚，熱帶海域的橫紋鰹魚種類較多。雖然鮮魚在關東也是受歡迎的家庭料理魚類，不過知道東方齒鰆的人，卻逐年減少當中。

基本上多分布於熱帶海域，越往北邊就越鮮為人知

鰆科魚類中名字含有「鰹」的種類，除了標準和名為「鰹」的正鰹之外，其他都屬於次要魚類。在上一頁介紹的花鰹類、東方齒鰆，以及在日本大多被稱為「縞鰹」的巴鰹等魚種，在關東幾乎無法看到鮮魚流通。

一般所稱的鮪魚類包含鮪屬、花鰹屬及八鰹屬魚類，不過東方齒鰆肉質較白，不屬於鮪魚類。

和鰹魚一樣巡游在熱帶至溫帶海域，東方齒鰆向北可至北海道，而巴鰹只到相模灣周圍。

盛產期●秋～春季
產地●千葉縣、東京都島嶼部、神奈川縣、靜岡縣、愛知縣、三重縣、和歌山縣、德島縣、高知縣、愛媛縣、九州、沖繩縣

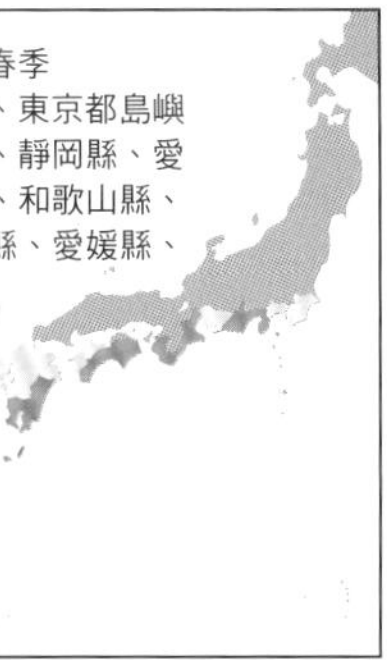

※2種魚類的產地

在產地是有名的美味魚類，斯里蘭卡甚至當作咖哩食材

巴鰹的漁獲量較少，而東方齒鰆可以在東北以南的海域大量捕獲。在關東經常用來當作燉煮魚的食材，不過紀伊半島以西的地區，則主要用來料理成生魚片享用。

鮮度足夠的東方齒鰆和巴鰹，生魚片的風味堪稱絕品。顏色比鰹魚還要淡紅，外觀和黃鰭鮪魚相似。鮮味濃醇，帶有豐富的油脂，柔軟度也恰到好處。可以將生魚片醃漬於醬油及味醂等醬料中，製作成「醃生魚」。料理成義式生魚片或檸檬醃生魚也都很可口。關東在祭典或慶典節日時，甚至會將燉煮用的鮮魚運送至山中村落。

在大阪府則是將東方齒鰆料理成「魚壽喜（壽喜燒）」，同時也是居酒屋等飲食店的菜單。關西的「魚壽喜」基本食材——洋蔥的甜味也非常美味。製作成味噌湯、鹽味的鮮魚湯等都很可口。

用鹽水煮熟後，曬乾就能輕鬆製作成「生利節」。可以用來熬煮、油炸，或是當成沙拉配料。

斯里蘭卡及馬爾地夫等地區，會將鮮魚曬乾成柴魚。而斯里蘭卡還會將柴魚放入咖哩中。比起日本，在熱帶地區是非常重要的魚類，這種橫紋的鰹魚味道鮮美可口，哪天遇到了絕對要買來品嚐看看。

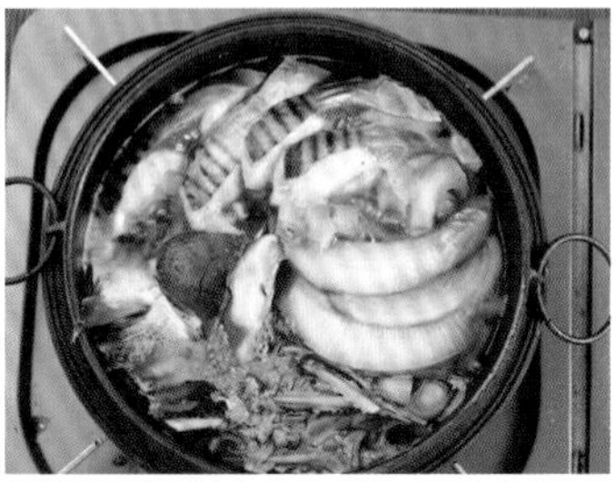

用鰹魚等背部為青色的魚類，料理成「魚壽喜」，也就是魚肉的壽喜燒。用甜鹹風味醬汁當作湯汁，邊煮邊享用。

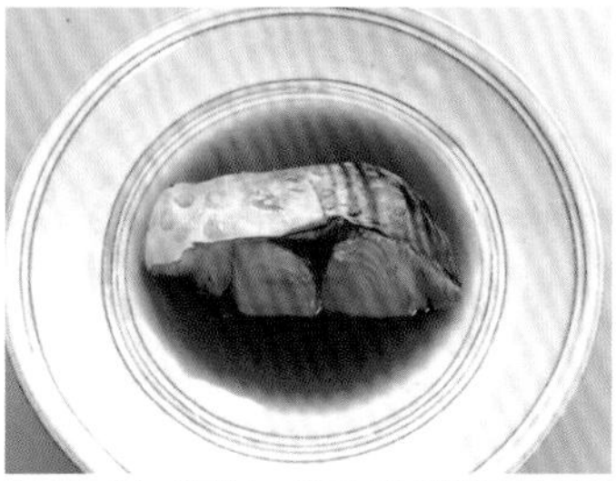

在關東會加入砂糖，料理成風味濃醇的燉煮魚。不論是祭典或家常菜，都會出現這道料理。是非常下飯的配菜。

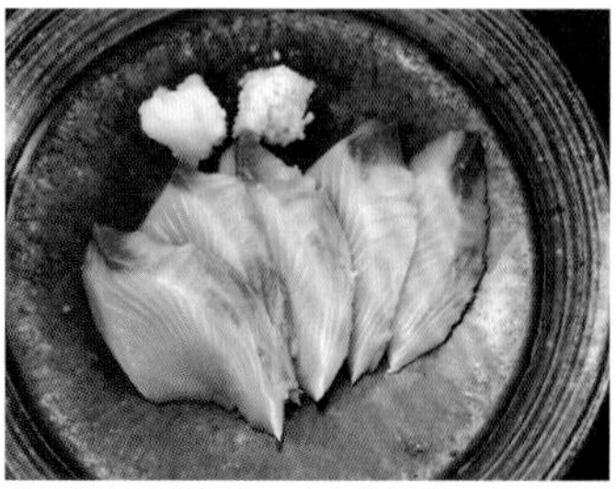

外觀類似黃鰭鮪魚。血色較淡薄，魚肉呈現白濁狀，是因為含有油脂的關係。特徵是強烈的鮮味，後味也非常棒。

三之字 別名

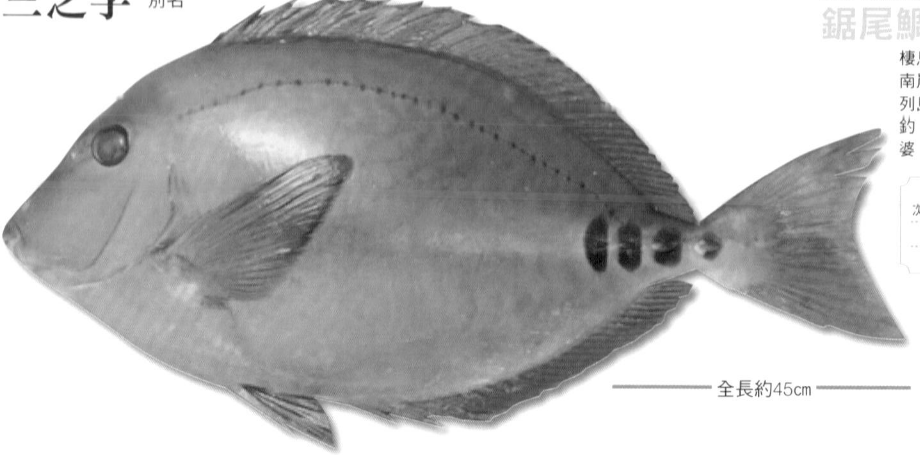

鱸形目刺尾鯛科

鋸尾鯛 仁座鯛 *Prionurus scalprum*

棲息地●主要分布於千葉縣～九州南岸的太平洋沿岸、屋久島、琉球列島。漁獲●定置網、流刺網、漁釣。別名●黑豬哥、黑將車、打鐵婆、剝皮仔、老娘（澎湖）

次要魚類的實力

次要魚類珍稀度	★★★☆☆
美味程度	★★★☆☆
價格	★★☆☆☆

全長約45cm

鋸尾鯛

仁座鯛 *Prionurus scalprum*

英文名「Surgeon fish」意指外科醫生之魚。來自於尾鰭帶有尖銳的刺。味臭、觸摸又會被刺到而疼痛，真是一無是處的魚啊。

刺尾鯛科的「三」與「二」

鋸尾鯛的尾鰭帶有三條黑色斑紋，加上刺狀的堅硬骨板，因此在日本有「三之字」的別名。既然有因為臭味而鮮少被利用的「三之字」，也會有較無臭味的「二之字」。指的就是分布於伊豆諸島、小笠原諸島的班鼻魚。班鼻魚則是因味美而出名。

二之字 別名

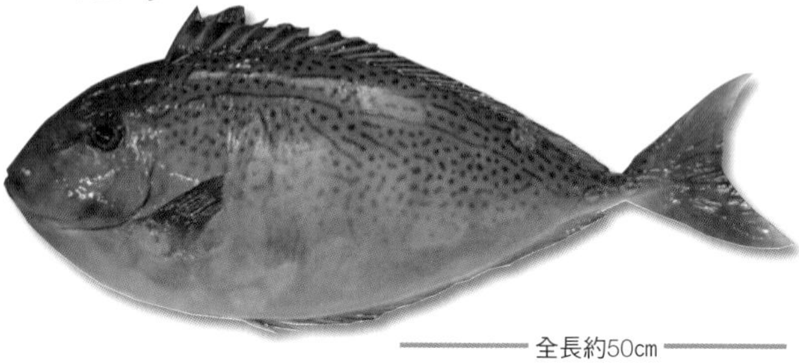

全長約50cm

鱸形目刺尾鯛科

班鼻魚 胡麻天狗剥擬 *Naso maculatus*

棲息地●伊豆諸島、小笠原諸島、屋久島、琉球列島。在相模灣及本州也能看到，但數量較少。漁獲●定置網、漁釣。別名●剝皮仔、打鐵婆、鬼角（臺東）

次要魚類的實力

次要魚類珍稀度	★★★★★
美味程度	★★★★★
價格	★★★☆☆

盛產期●晚秋～初春

產地●千葉縣、東京都島嶼部、神奈川縣、靜岡縣、愛知縣、三重縣、和歌山縣、德島縣、高知縣、愛媛縣、九州（鹿兒島縣諸島部除外）

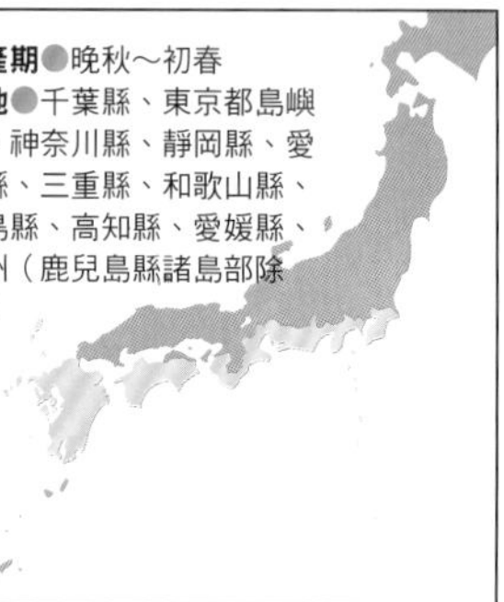

※鋸尾鯛的產地

被懷疑是磯燒現象※的元凶 因為尾鰭的銳刺而遭人厭惡

表層覆蓋著一層有如皮革般的厚皮，尾鰭的端部則並列著骨質的尖刺。此為刺尾鯛科的特徵，其中鋸尾鯛是在南日本的沿岸中，最常見的魚種。屬於雜食性，主要以海藻類為食，造成相良布及馬尾藻等食害問題，也有人認為是造成磯燒現象的原因。

不會臭的冬季鮮魚非常美味，也有認為臭味才好吃的地區

帶有獨特的臭味，因此由定置網捕獲上岸時，大多都遭到丟棄處理。冬季的臭味比較不明顯，不過也沒有因此而流通於市場上。如果沒有臭味，肉質的風味可謂頂級。丟棄實為可惜。

活魚或是現殺的活魚幾乎沒有臭味。血色美麗、口感佳，加上鮮味強烈，非常可口。料理成義式生魚片也很美味。

裹上麵粉並用芝麻油香煎，是韓國食材店的老闆所傳授的料理方式。可以藉此去掉臭味。接著再沾用苦椒醬（韓式辣醬）、醋和芝麻油調和的醬料享用。

四國則是製作成對開魚乾。雖然仍帶有臭味，不過值得一試。

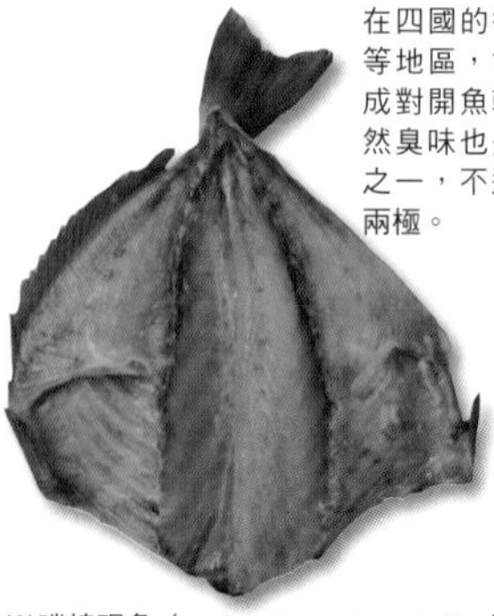

在四國的德島縣等地區，會製作成對開魚乾。雖然臭味也是風味之一，不過評價兩極。

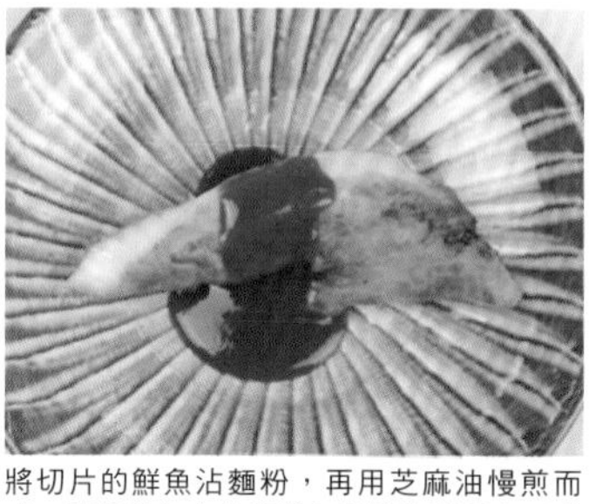

將切片的鮮魚沾麵粉，再用芝麻油慢煎而成。接著淋上由苦椒醬和醋醬油等調合而成的醬汁，美味足以令人上癮。

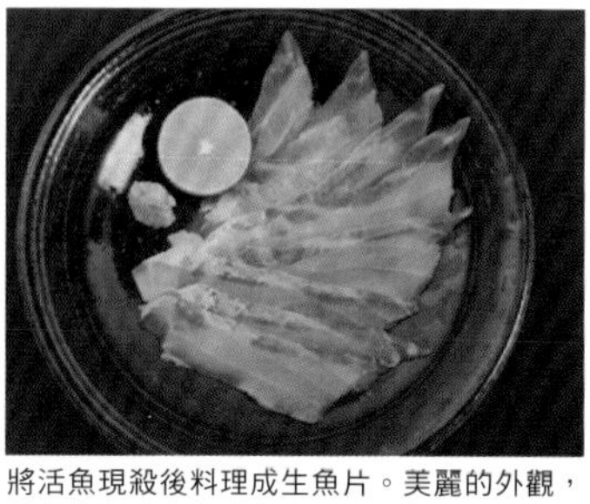

將活魚現殺後料理成生魚片。美麗的外觀，想必沒有人會知道來自於哪種魚類。沒有臭味，而且味道豐富。

※磯燒現象（rocky-shore denudation）：原文為「磯焼け」，指海藻大量減少，導致生態系發生劇變的現象。

五眼斑鮃

玉雁雜鮃 Pseudorhombus pentophthalmus

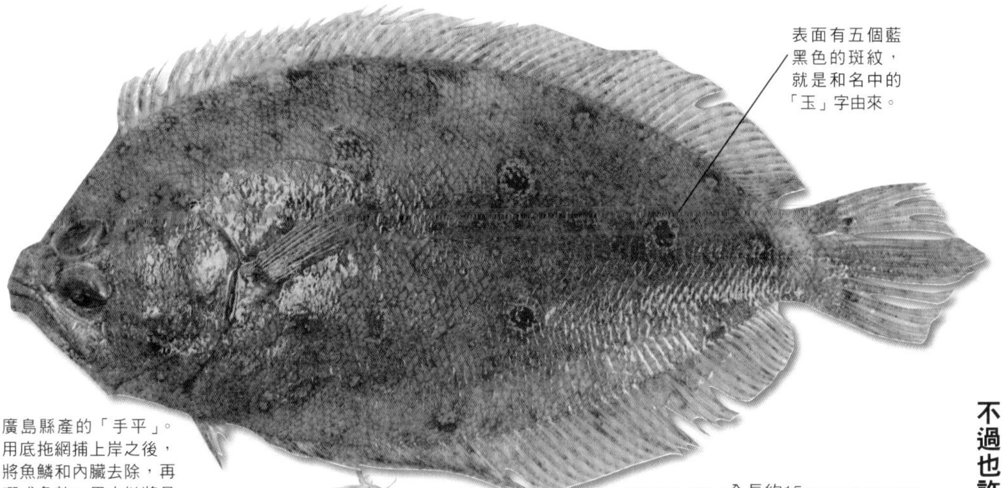
表面有五個藍黑色的斑紋，就是和名中的「玉」字由來。
全長約15cm

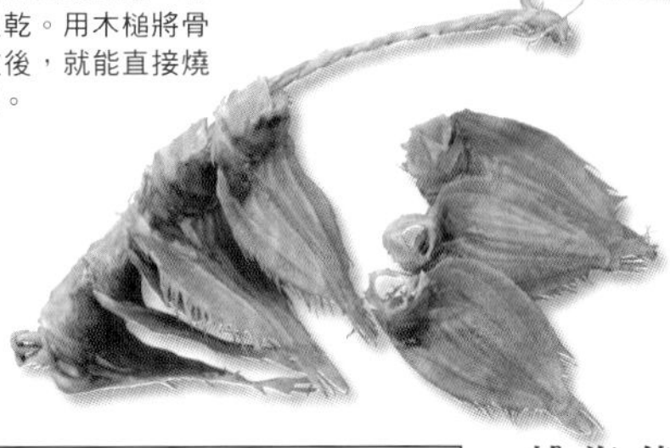

廣島縣產的「手平」。用底拖網捕上岸之後，將魚鱗和內臟去除，再曬成魚乾。用木槌將骨頭敲軟後，就能直接燒烤享用。

鰈形目牙鮃科

五眼斑鮃 玉雁雜鮃

Pseudorhombus pentophthalmus

棲息地●北海道～九州。漁獲●底拖網。別名●扁魚、皇帝魚、半邊魚、比目魚、肉賦仔（澎湖）

次要魚類的實力
- 次要魚類珍稀度 ★★★☆☆
- 美味程度 ★★★★☆
- 價格 ★★★☆☆

「手平」、「干鰈」、「船邊田」，在日本各地擁有許多別名，是因為其風味鮮美可口的關係。不過也許沒人知道，這些別名都是指同一種魚類。

盛產期●秋～春季

產地●新潟縣、和歌山縣、大阪府、兵庫縣、岡山縣、廣島縣、山口縣、香川縣、愛媛縣

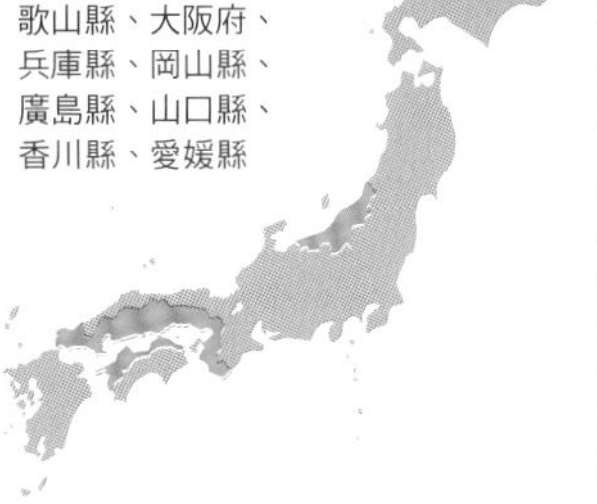

在牙鮃科中屬於體型最小的魚種

鰈形目魚類的眼睛會往左側或右側靠近，雙眼都在左側的是牙鮃科，在右側的則是鰈科。牙鮃科屬於比較原始的魚類。

而牙鮃科中體型最小的魚類則是五眼斑鮃。成群棲息在較淺的沙質海域。

可由底拖網捕獲 極少以鮮魚流通市場

捕獲的方式主要為底拖網，偶爾能大量捕獲。在西日本的瀨戶內海、大阪灣，以及和歌山縣等地區捕獲的鮮魚，大多直接製作成魚乾，原則上不會以鮮魚方式流通市場。魚乾可以燒烤或熬成高湯。食用鮮魚的地區，根據調查的結果僅有新潟縣。在其他地區被當作下雜魚，不過新潟縣則是將五眼斑鮃視為珍品，價格高而且有名。

在新潟縣會將鮮度足夠的鮮魚，料理成生魚片。味道非常豐富可口。品嚐後就能了解為何新潟縣的居民如此引以為傲。

生魚片剩下的魚骨部分也不會丟掉，而是將其風乾後當作加工品販售。將魚乾油炸之後便成為「船邊田仙貝」。酥脆而香氣四溢，不論男女老少都極為喜愛。

許多地區會曬成非常乾燥的狀態。用木槌等用力敲槌，就能讓魚骨和魚肉分離。稍微燒烤後香氣逼人，充滿濃醇的鮮味。

兵庫縣坊勢島會將燒烤後的魚乾去掉魚骨，沾醬油風味的醬汁。放少許在剛煮好的飯上，接著在盛上一些白飯，再放上一些烤魚乾。將這道稱為「干鰈飯」的料理放入柳行李（便當盒）中，作為出船捕魚時的便當。

另外，燒烤後的魚乾也會熬成高湯，再料理成雜煮。

越深入調查五眼斑鮃的飲食文化，就越能發現其奧妙。在每次的旅程中，在各地都會有新的發現。

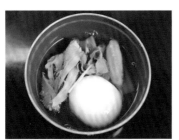

在兵庫縣家島諸島的坊勢島，會將燒烤過的「干鰈」熬成高湯，再加入其他食材和蔬菜，料理成雜煮。風味清爽沒有腥味。

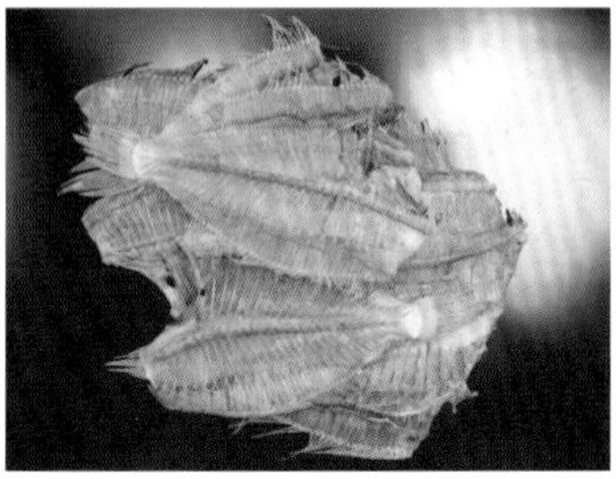

新潟縣魚販商店的固定商品之一，「油炸用的船邊田」。將其油炸後，酥脆而香氣四溢，是非常鮮美可口的仙貝。

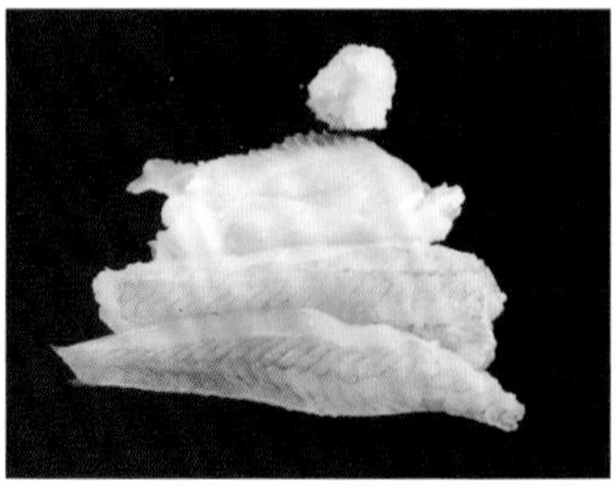

跑遍日本各地後，將五眼斑鮃當作鮮魚食用的地區僅有新潟縣。實際品嚐後，味道在比目魚之上，賣相佳，也具有豐富的鮮味。

鰈形目鰈科

星斑川鰈

沼鰈 **Platichthys stellatus**

棲息地●千葉縣、島根縣以北。漁獲●流刺網。別名●江鰈、鷹斑鰈、棘鰈、沼鰈、星點石鰈、珍珠鰈、黃金鰈

次要魚類的實力

次要魚類珍稀度	★★★☆☆
美味程度	★★★☆☆
價格	★★☆☆☆

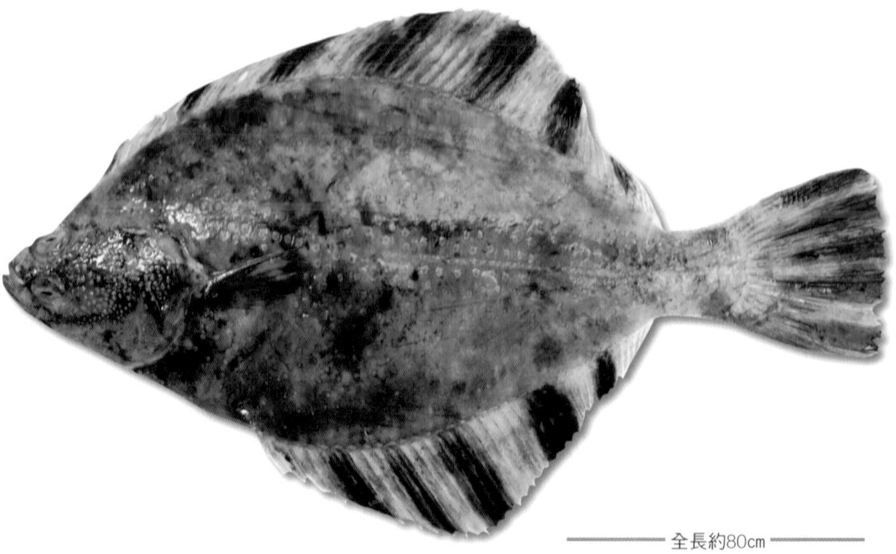

全長約80cm

星斑川鰈

沼鰈 Platichthys stellatus

沒想到河川中竟然也有鰈魚。一般的鰈魚大多棲息在海水域及汽水域中。本種則是棲息在淡水中，而且還是眼睛靠左邊的變種。

往右靠才是鰈科魚類的眼睛正常位置

鰈形目鰈科

斑點黃蓋鰈

砂鰈 **Limanda punctatissima**

棲息地●富山縣、福島縣以北。漁獲●流刺網、漁釣。別名●盤鰈

次要魚類的實力

次要魚類珍稀度	★★★☆☆
美味程度	★★☆☆☆
價格	★★☆☆☆

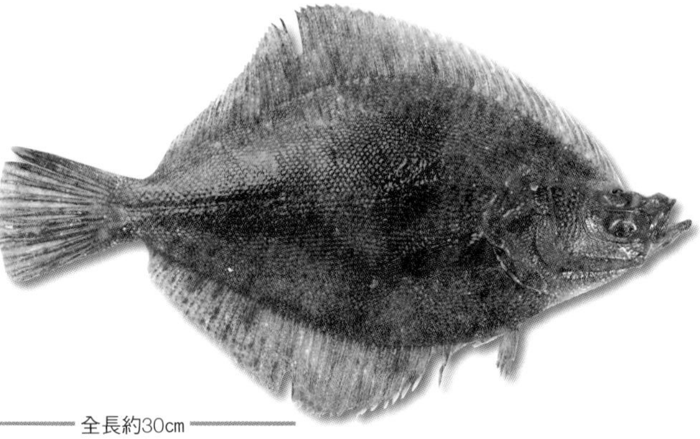

全長約30cm

盛產期●秋～春季

產地●北海道、青森縣、岩手縣

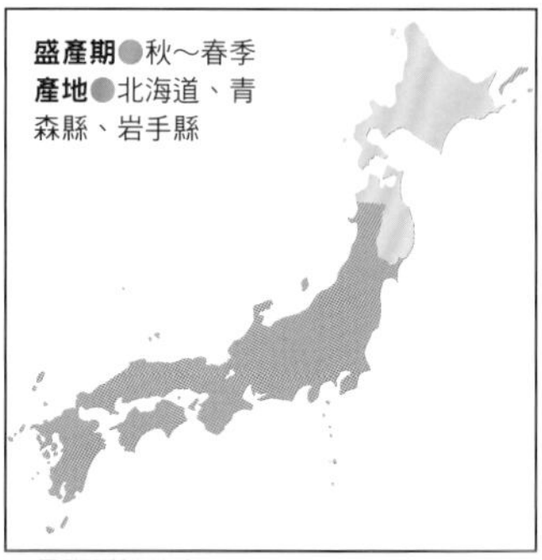

※星斑川鰈的產地

雖然是鰈魚，兩眼卻在左邊，雖然是鰈魚，卻棲息在河川

雖然說「左鮃右鰈」，不過星斑川鰈雖然屬於鰈類，兩眼卻在左邊。而且在日本的星斑川鰈眼睛幾乎都在左邊，美國阿拉斯加附近的星斑川鰈，眼睛在右側的比例卻比較高。棲息在湖沼或是河口域，因此在日本有「沼鰈」之別稱。另外，由於可以在河川捕獲，所以也有許多人稱之為「川鰈」。

在北海道曾是便宜鰈魚的代名詞，如今活魚漸受歡迎

以前大多以捕獲後死亡（野締）的狀態流通於市場上。本種的魚肉鮮味較少，因此就算像其他鰈魚類燒烤或燉煮，風味也很平淡。在北海道與同樣是風味清淡的斑點黃蓋鰈、日本小口鰈，都曾被視為便宜鰈魚的代名詞。

不過近年來由於星斑川鰈生命力極強，因此開始以活魚流通於市場上，雖然價格仍低廉，不過逐漸成為生魚片的人氣食材。美麗且不帶腥味的白肉，沾橘醋和芽蔥享用，非常美味。

將魚骨油炸也香脆可口。

像這樣原本是乏人問津的便宜魚類，因為流通產業的發達，而找到全新價值的案例，在近年來有逐漸增多的趨勢。因為品嚐到星斑川鰈的活魚，才能發現其美味之處。

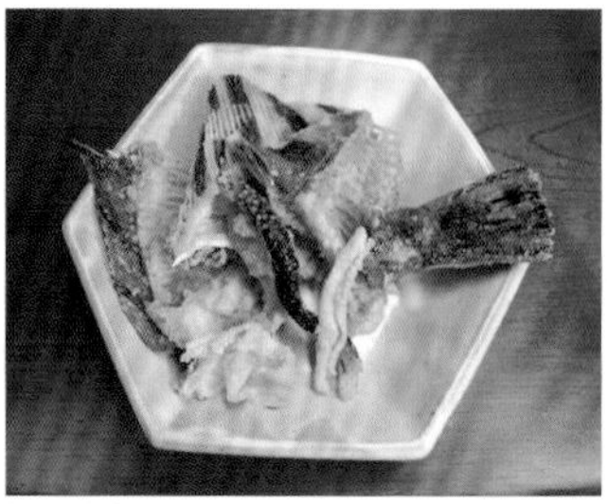

切下生魚片之後的魚骨，就算是熬煮成魚湯，味道也平淡無奇。可以將水分擦拭後油炸。油炸兩次之後，連魚骨都能吃。

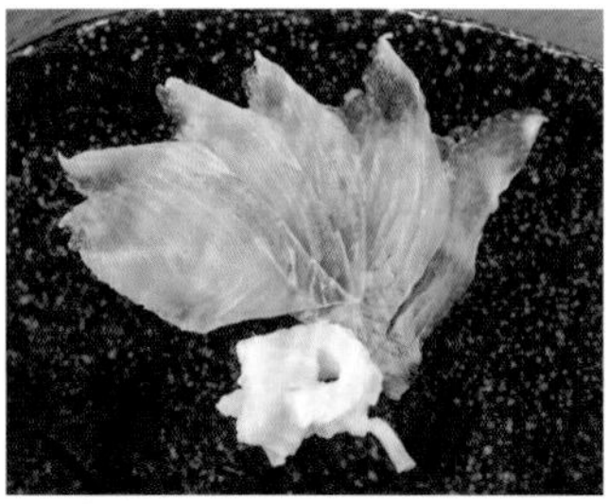

熬煮或燒烤都不是很美味。唯一推薦的吃法是活魚生魚片。改變料理方式就能變得如此美味，也算是特別的魚類。

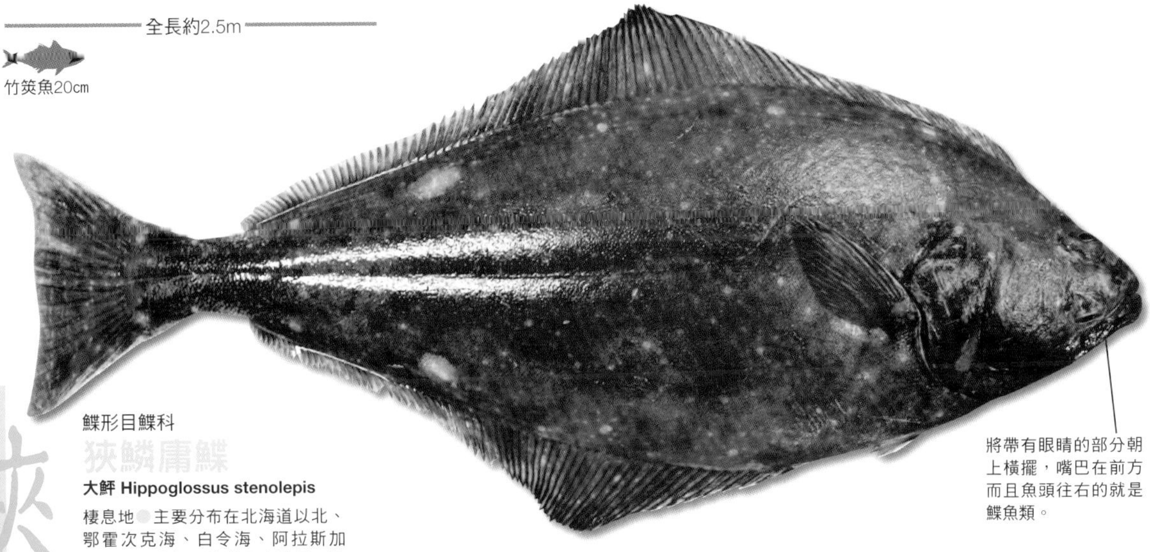
全長約2.5m
竹筴魚20cm
將帶有眼睛的部分朝上橫擺，嘴巴在前方而且魚頭往右的就是鰈魚類。

狹鱗庸鰈

大鮃 Hippoglossus stenolepis

鰈形目鰈科

狹鱗庸鰈

大鮃 Hippoglossus stenolepis

棲息地●主要分布在北海道以北、鄂霍次克海、白令海、阿拉斯加州～加州北部。漁獲●底拖網、漁釣。別名●大西洋大比目魚、星鰈

次要魚類的實力

次要魚類珍稀度	★★★☆☆
美味程度	★★★★☆
價格	★★★☆☆

盛產期●秋～春季
產地●北海道

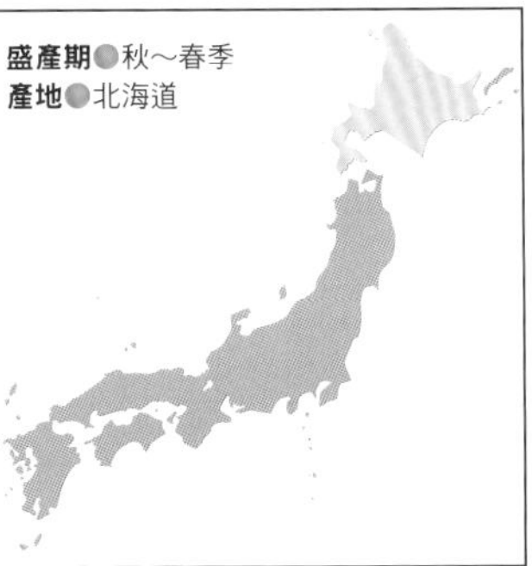

比較嘴巴的位置和大小

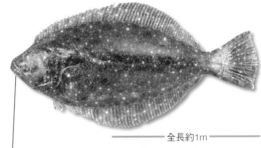

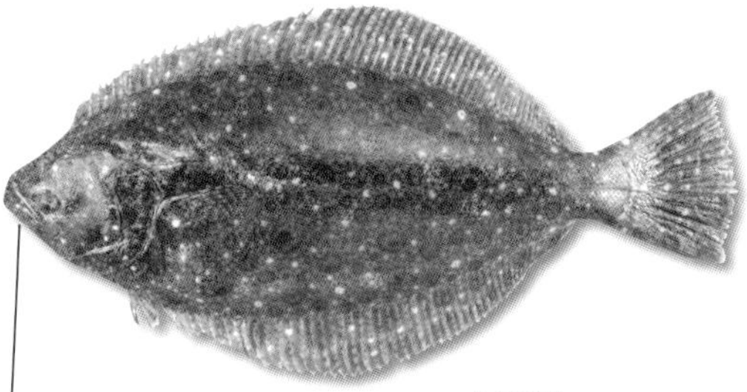
全長約1m
將帶有眼睛的部分朝上橫擺，嘴巴在前方而且魚頭往左的就是牙鮃（比目魚）類。

鰈形目牙鮃科

牙鮃

平目 Paralichthys olivaceus

棲息地●北海道、本州、四國、九州。漁獲●流刺網、漁釣。別名●扁魚、皇帝魚、半邊魚、比目魚

以前曾用來當作牙鮃（比目魚）的假冒品。是冷水海域中體型最大的硬骨魚之一。在北海道捕獲的鮮魚大約為1m左右，不過在阿拉斯加州甚至能捕獲到全長3m、重達300kg的龐大怪物。

棲息在北太平洋的巨大鰈魚。比起食用，更受到釣客們的青睞

狹鱗庸鰈是硬骨魚類中，體型最大的魚種之一，棲息在北太平洋水深400m至淺海海域中。為釣魚界的人氣魚種，甚至有出現過全長超越3m的紀錄。日本國內捕獲的體型大約為1m左右。雖然偶爾能大量捕獲，不過因為很快就會失去鮮度，因此鮮為人知。

曾經因為區別鰈魚及而出現歧見，應該用風味來一決勝負

鰈科、牙鮃科等，是分類學世界的話題，和食用魚毫無關聯。牙鮃（比目魚）也曾經被稱為「大口鰈」。屬於鰈科的狹鱗庸鰈，也常以「大比目魚」假冒販售於市面上，雖然有些人喜愛將分類學帶進食用魚的世界，不過希望他們先品嚐再說。小說家開高建，也對狹鱗庸鰈的美味讚不絕口。將其列為次要魚類，實為可惜。

問題出在主要捕獲地區為北海道及阿拉斯加州，因此和牙鮃相比之下鮮度較差。在產地也能品嚐到生魚片。鮮嫩的白肉魚，不論是法式麥年煎魚、炸魚排等西式料理，或是昆布熟成、燉煮魚等和式料理都很美味。不一定體型大就淡而無味，此魚就是極佳的範例。

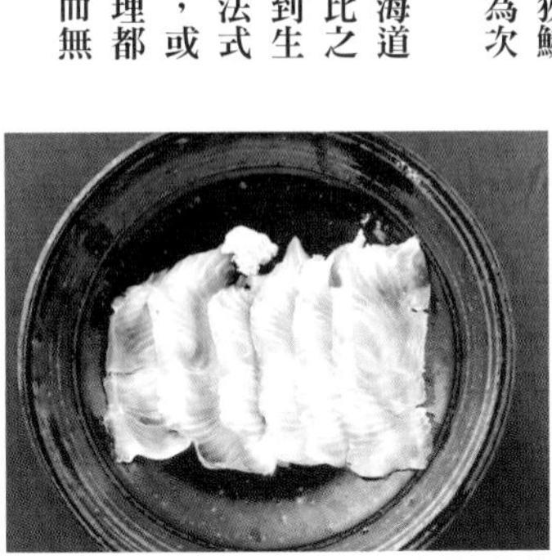

可惜的是運送到消費地時，肉質會變得過於柔軟，不適合料理成生魚片。生魚片是產地限定。將鮮魚用昆布熟成，實為鮮美可口。

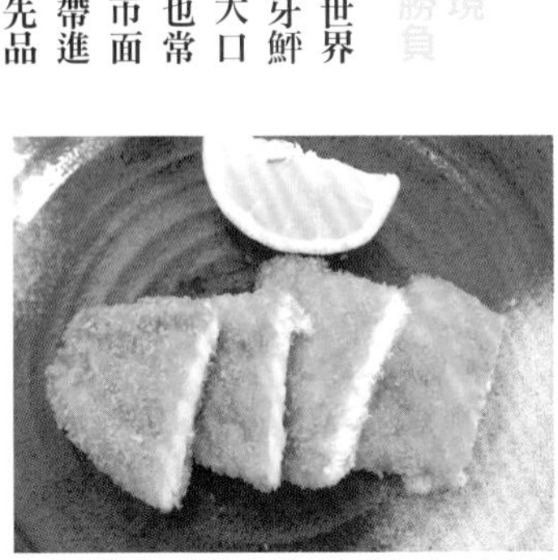

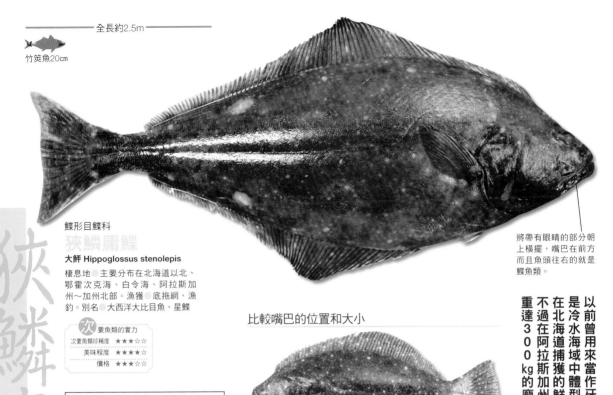

在美國等地區是炸魚排的高級食材。水分比鱈魚還少，肉質較紮實。油炸之後也能保持鮮嫩多汁，魚肉帶有甜味。

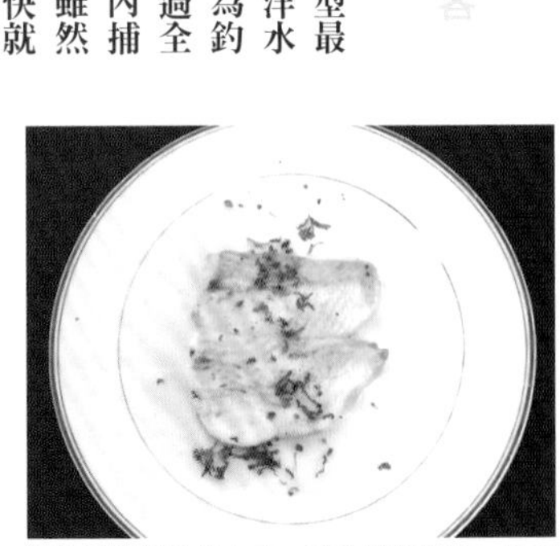

極為鮮嫩細緻的白肉，適合搭配奶油。沾麵粉後料理成麥年煎魚，味道纖細而富有層次。

鰈形目鰨科

斑紋條鰨

縞牛舌 Zebrias zebrinus

棲息地●青森縣～九州南岸的日本海、東海、太平洋沿岸。漁獲●底拖網、流刺網。別名●條紋牛舌魚、縞平

次要魚類的實力

次要魚類珍稀度	★★★☆☆
美味程度	★★★★☆
價格	★★☆☆☆

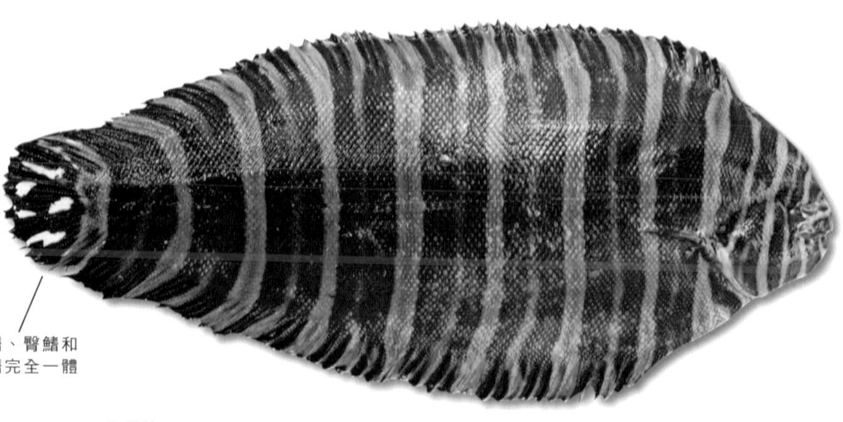

背鰭、臀鰭和尾鰭完全一體化。
全長約25cm

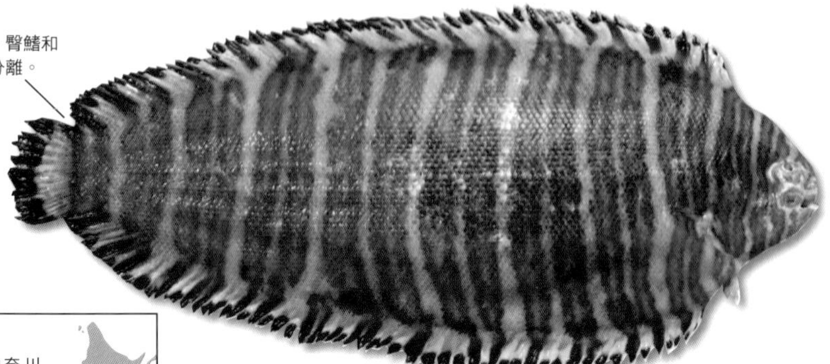

背鰭、臀鰭和尾鰭分離。
全長約17cm

鰈形目鰨科

日本擬鰨

瀨戶牛舌 Pseudaesopia japonica

棲息地●新潟縣、千葉縣～九州。漁獲●底拖網。別名●龍舌、鰨沙

次要魚類的實力

次要魚類珍稀度	★★★★☆
美味程度	★★★☆☆
價格	★☆☆☆☆

盛產期●秋～春季

產地●千葉縣、神奈川縣、靜岡縣、愛知縣、三重縣、和歌山縣、兵庫縣、鳥取縣、島根縣、山口縣、德島縣、愛媛縣、高知縣、九州

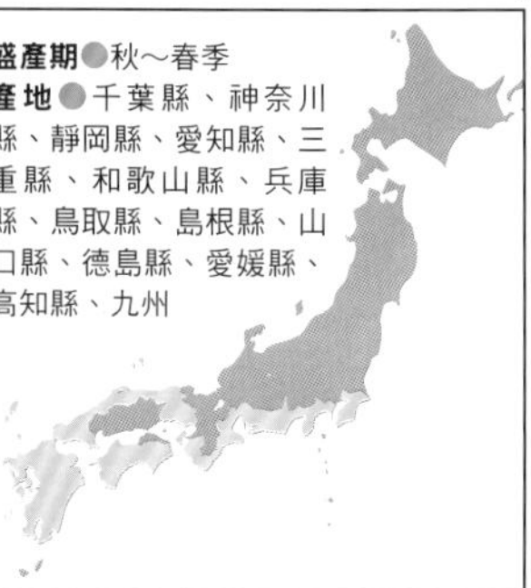

※斑紋條鰨的產地

斑紋條鰨

縞牛舌 Zebrias zebrinus

日本人看到這種有如衣服布料般的條狀花紋，也許不會覺得味美可口。實際品嚐後卻是令人意外的美味，不過仍屬於次要魚類。

棲息在較淺的海域中，條紋是為了融入沙地中

眼睛位於右側，背鰭、臀鰭和尾鰭呈現一體化的狀態。

多分布於西日本，不過從青森縣到九州都能捕獲。棲息在較淺的沙質地海域中。條紋花樣是沙質地的保護色。以小型蝦或環形動物為食，產卵期在秋季。

安定於沙地上而難以捕獲，加上外觀醜陋而乏人問津

鰨科在歐洲被稱為「Dover sole」，極受歡迎，不過日本國內沒有一般的食用魚種。斑紋條鰨等國產鰨類，全都屬於次要魚類，在市場上也被視為「賣不出去的魚類」。斑紋條鰨的體型較大，肉質也非常鮮嫩，應多加以利用才是。

缺點是表面的鱗片和魚皮粗糙，而且難以剝除。不過帶有透明感的白肉，可以當作「舌鰨（舌比目魚）」來料理，不論是麥年煎魚或油炸都很美味。產地多用來製作成燉煮魚，也許是新鮮的關係，極為鮮美可口。

問題出在於很快就會失去鮮度。很少看到生魚片料理，也是因為這個原因。夠新鮮的話，生魚片堪稱絕品。適合用昆布熟成或義式生魚片。

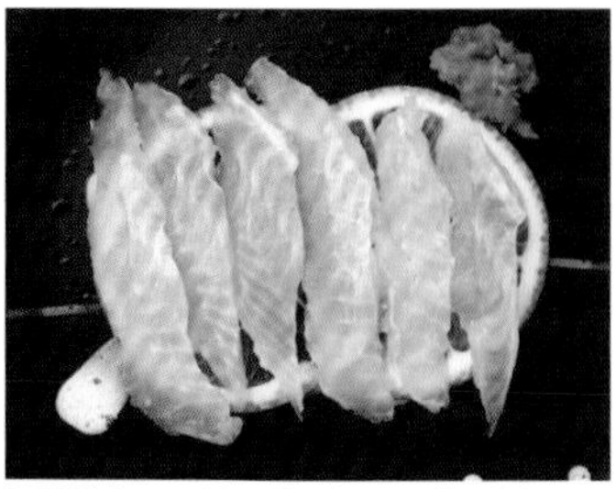

新鮮的魚可以料理成生魚片，剩下的部分則用昆布熟成。昆布醃過的魚肉風味絕佳。可吸收適當的水分。

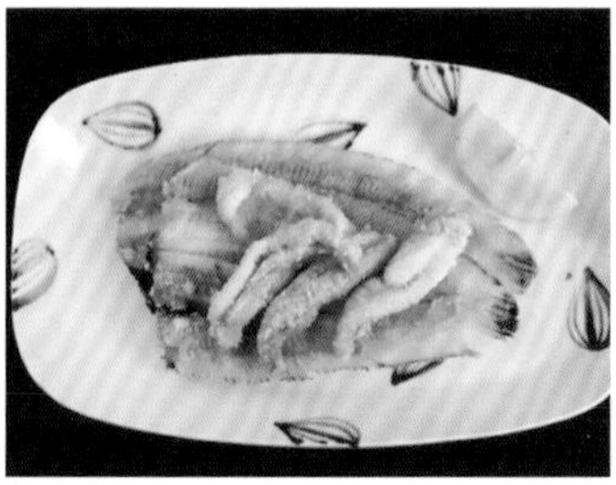

魚骨稍硬，因此分開油炸魚肉和魚骨部分，就能享受到整尾魚。香脆中帶有本種特有的甜味。

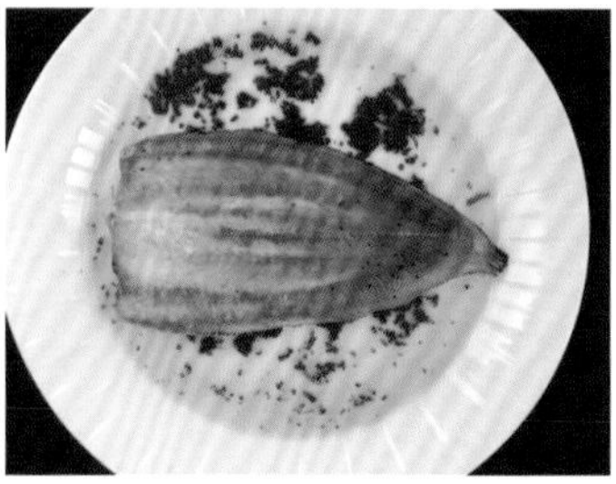

缺點是魚皮很難剝除，不過漆黑的條紋下方，隱藏著美麗的白肉。麥年煎魚的肉質鬆軟，帶有強烈甜味，非常可口。

斷線舌鰨
拳子 Cynoglossus interruptu

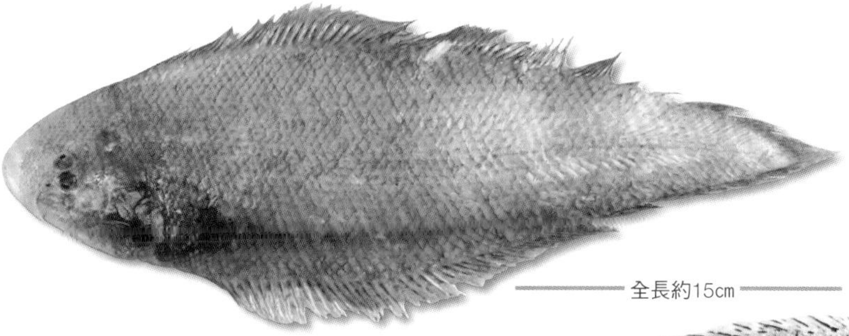

鰈形目舌鰨科
斷線舌鰨
拳子 Cynoglossus interruptu

棲息地●千葉縣～九州南岸的太平洋沿岸、瀨戶內海、長崎縣。漁獲●底拖網。別名●牛舌、龍舌、扁魚、皇帝魚、比目魚

次 要魚類的實力

次要魚類珍稀度	★★★★☆
美味程度	★★★★☆
價格	★★☆☆☆

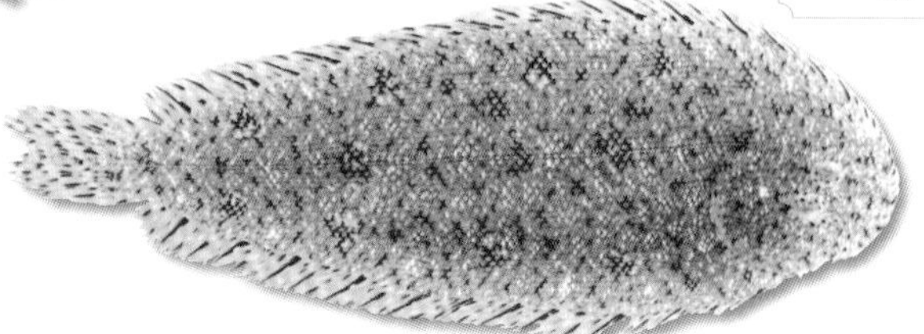

鰈形目鰨科
細斑鰨沙
笹牛舌 Heteromycteris japonicus

棲息地●青森縣～九州南岸的日本海、東海沿岸、福島縣以南的太平洋沿岸。漁獲●流刺網。別名●鉤嘴鰨、土鐵仔

次 要魚類的實力

次要魚類珍稀度	★★★★☆
美味程度	★★★☆☆
價格	☆☆☆☆☆

可藉由底拖網大量捕獲的小型舌鰨類。大部分的地區都是未利用而直接丟棄。比小孩拳頭還小，身體柔軟的下雜魚。

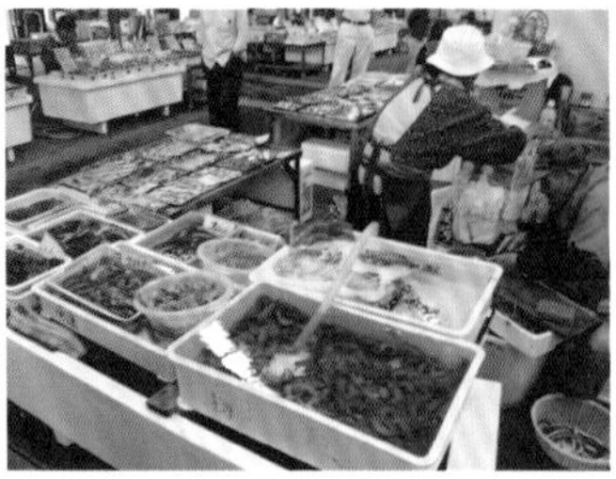
位於岡山縣備前市日生的「五味之市」。在這裡充滿許多包含本種等小魚的食用文化。

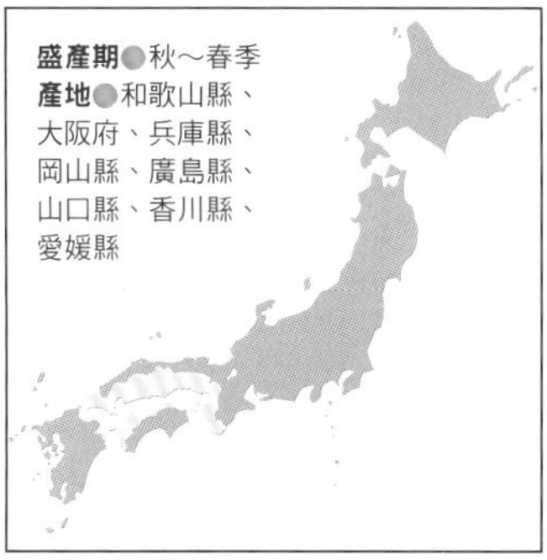
盛產期●秋～春季
產地●和歌山縣、大阪府、兵庫縣、岡山縣、廣島縣、山口縣、香川縣、愛媛縣

※斷線舌鰨的產地

兩眼在左側為舌鰨科，右側則是鰨科

在廣義上屬於鰈魚的同類。比起舌鰨科，一般常說的「舌比目魚」也許更容易明白。「舌比目魚」和比目魚（牙鮃）一樣，兩眼都在左側。而兩眼都往右側靠的則是鰨科。如果用「左鮃右鰈」來思考，就能一目了然。

舌鰨科在世界各地有許多重要的食用魚。

例如可以料理成麥年煎魚的短吻紅舌鰨、日本鬚鰨等魚種，不過像是本種等小型魚種，幾乎沒有當作食用魚。其實非常可惜。

小型的「舌比目魚」，幾乎沒有地區食用此魚

舌鰨科及鰨科中，體型僅有兒童拳頭般的小型魚類，大多身體柔軟而水分含量多，因此多遭到丟棄。

不過在岡山縣備前市的日生地區，卻有食用此魚的文化。建議的料理方式為生吃。將魚皮剝除後（很好剝除），連同魚骨一起切碎成麻糬狀。這道料理稱為「麻糬鰈」，風味彈潤而鮮甜。

油炸也是固定料理方式之一。魚骨非常柔軟，加上魚皮非常薄，因此只要去掉魚頭和內臟，油炸後就像零食般香脆可口。料理方式非常簡單，因此能夠捕獲本種的地區，應該多加以利用才是。

在小豆島等地區，會將魚油炸後醃漬甜鹹風味的醬料，製作成「熬煮油炸魚」。

這道「熬煮油炸魚」，是非常棒的下酒菜或配飯菜餚。希望將來能夠商品化。

包含舌鰨科及鰨科在內，小型的舌比目魚種類其實相當多。在日本各地的底拖網漁貨中，也能發現大量的小型舌比目魚。體型雖然小，風味卻鮮美可口，應該多加利用才是。

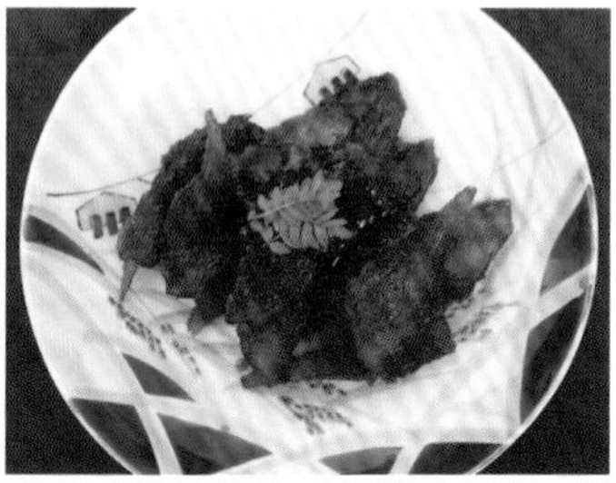
將鮮魚處理之後油炸，接著放入由味醂、醬油等甜鹹醬料中醃漬。保存性佳，適合當日常的配飯小菜。

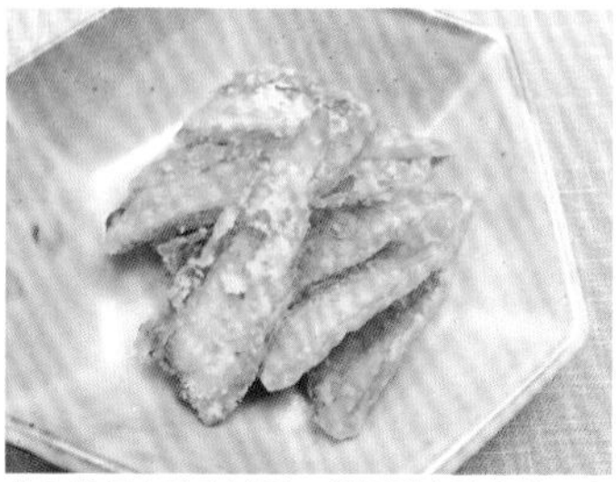
放入濾網中確實洗淨，並輕鬆去除魚鱗、魚皮和內臟。接下來只要油炸即可。香脆可口，有如零食般美味。

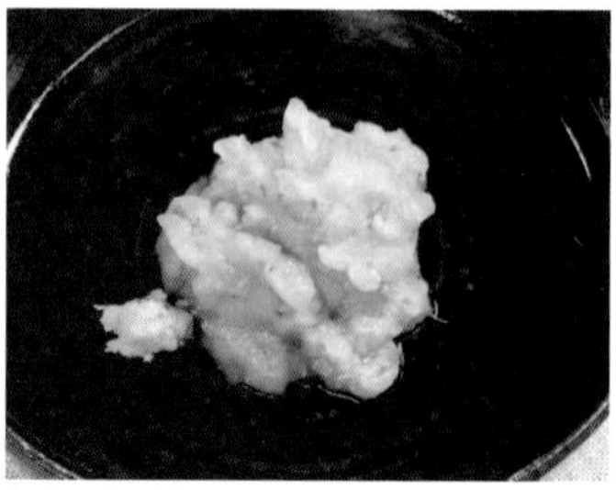
魚皮可輕鬆剝除，將魚骨和血肉部分直接切成彈嫩的泥狀。肉質帶有甜味，非常可口。

短舌鰨

高麗赤舌鮃 Cynoglossus abbreviatus

有明海的名產「靴底」，就是短舌鰨。算是非常大型的「舌比目魚」，不只是熬煮香煎，生魚片的賣相華麗，而且極為鮮美可口！

化舌 產地的名稱

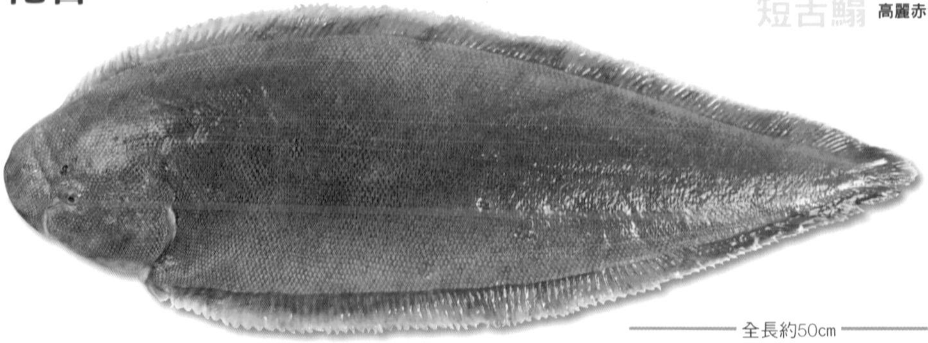

全長約50cm

鰈形目舌鰨科

短舌鰨 高麗赤舌鮃 Cynoglossus abbreviatus

棲息地●瀨戶內海、有明海。漁獲●流刺網。別名●牛舌、龍舌、扁魚、皇帝魚、比目魚

次要魚類的實力	
次要魚類珍稀度	★★★☆☆
美味程度	★★★★☆
價格	★★★☆☆

相對於「化」，瀨戶內海原有的「赤舌鮃」

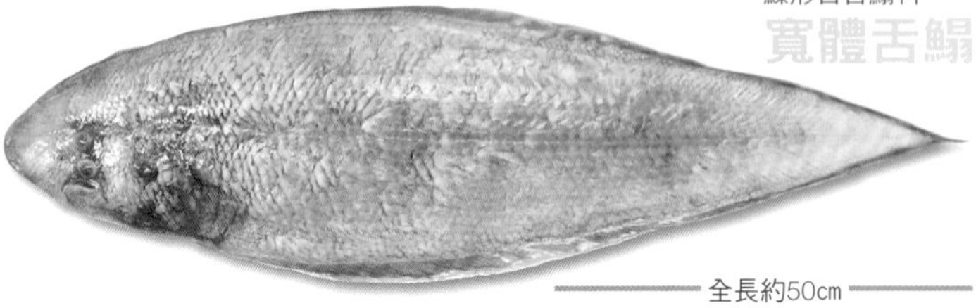

全長約50cm

鰈形目舌鰨科

寬體舌鰨 犬之舌 Cynoglossus robustu

棲息地●三重縣～宮崎縣的太平洋沿岸、瀨戶內海、有明海。漁獲●底拖網、流刺網。別名●牛舌、龍舌、扁魚、皇帝魚、比目魚

次要魚類的實力	
次要魚類珍稀度	★★☆☆☆
美味程度	★★★★☆
價格	★★★☆☆

舌鰨科中體型最大、外觀像鞋底的魚類

短舌鰨屬於眼睛靠近左側，常被稱為「舌比目魚」的舌鰨科，棲息海域逐漸往東邊擴展。以前曾大量分布於有明海中，不過近年來在瀨戶內海東部，偶爾也能大量捕獲。為全長超過50 cm的大型魚。和名中的「高麗」，是因為大量分布於朝鮮半島至中國海域。

外型和瀨戶內海中，同樣是舌鰨科的寬體舌鰨相似，但體型較大，加上色調稍微不同，因此也有「化舌」之別稱。在兵庫縣明石市等地區，比起原本的寬體舌鰨，本種的捕獲量反而更多。

盛產期●秋～春季
產地●兵庫縣、岡山縣、廣島縣、山口縣、香川縣、愛媛縣、福岡縣、熊本縣、佐賀縣、長崎縣、大分縣

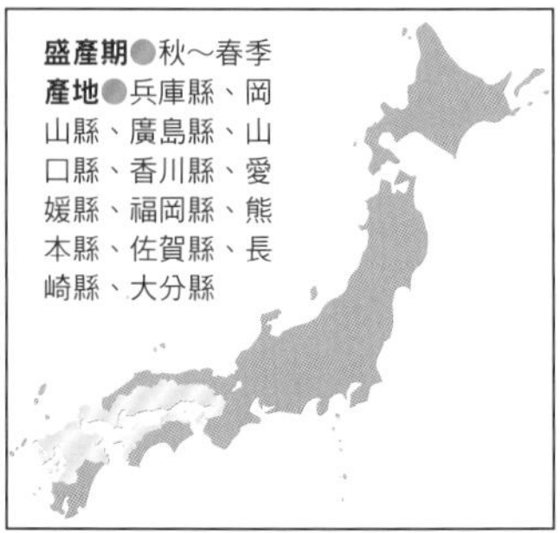

※短舌鰨的產地

麥年煎魚雖然美味，不過生魚片更是絕品。在舌鰨科中非常稀奇

有明海的名產「靴底」，就是指短舌鰨。經常食用本種的地區，也以有明海附近為多。

雖然屬於舌鰨科，不過名料理卻是生魚片，可謂稀奇。將體型超過50 cm的鮮魚，和比目魚一樣用五片切法處理後，能切出大量的美麗白肉。將生魚片擺盤，外觀極為華麗美觀。雖然看似平凡，卻是在重要節慶中使用的絕品。

另外，雖然近年來在兵庫縣明石市也能大量捕獲，不過此地區大多製作成燉煮料理。醬油風味的燉煮魚，肉質鮮嫩細緻。當然，「舌比目魚」的麥年煎魚也非常美味。由於體型較大，可以切成兩等份或是三等份來香煎。魚鰭部分酥脆可口，肉質則因為使用奶油而鮮嫩多汁。美味絕對不輸給日本的「舌比目魚」代表性魚類—短吻紅舌鰨。

其他像是油炸或炸魚排都很可口。

雖然無法斷言是地球暖化的關係，有許多原本較稀少的魚類，在近年來逐漸增加。捕獲量增加的魚類，除了吸收產地的飲食文化之外，也希望能用西式或中華等各種料理方式加以活用。

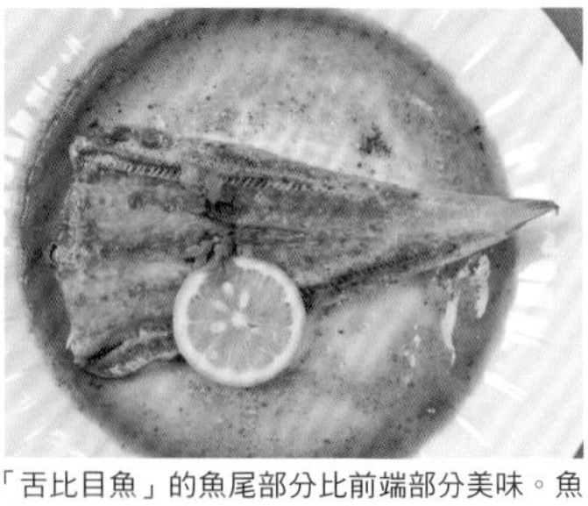

「舌比目魚」的魚尾部分比前端部分美味。魚鰭香脆，肉質鮮嫩多汁。適合搭配奶油。

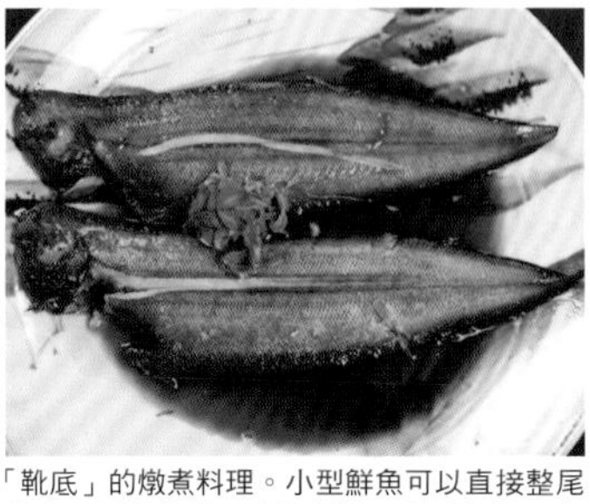

「靴底」的燉煮料理。小型鮮魚可以直接整尾燉煮，外觀華麗，賣相極佳。風味細緻，魚肉帶有微微的甜味。

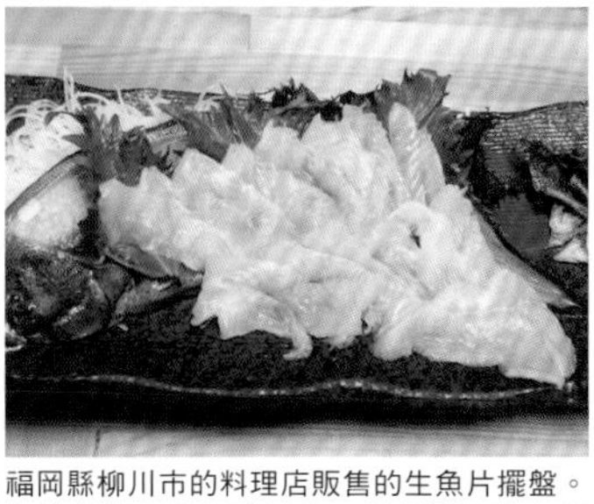

福岡縣柳川市的料理店販售的生魚片擺盤。無法想像是「舌比目魚」的種類。清爽細緻，又帶有豐富的鮮味。

鰈形目鰨科

黑緣箬鰨 奄美牛舌 Synaptura marginata

棲息地●屋久島、奄美大島、琉球列島。漁獲●流刺網。別名●龍舌、鰨沙、比目魚、扁魚（臺東）

次要魚類的實力
次要魚類珍稀度 ★★★★☆
美味程度 ★★★☆☆
價格 ★★★☆☆

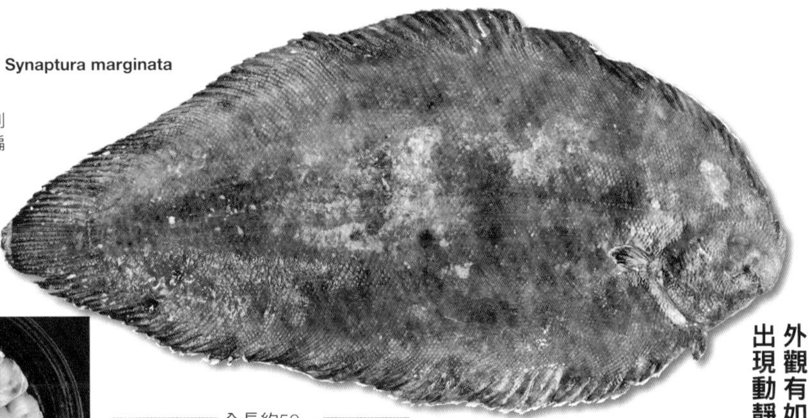

全長約50cm

和名中有奄美大島的熱帶型鰨魚。外觀有如破布。在漁港拍賣活魚時，出現動靜後才會注意到原來是種魚類。

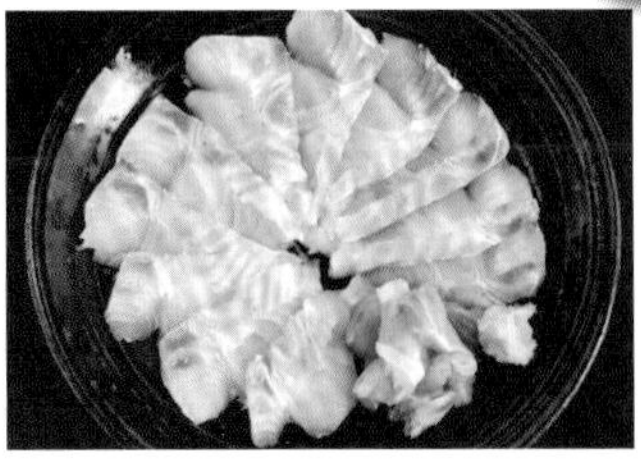

有如破布般的魚皮下方，是如此美麗的白肉。雖然鮮味比較淡薄，不過魚肉不帶腥味，清爽而百吃不厭。

棲息在珊瑚礁的砂地 有如破布般的大型魚類

分布於本州的鰨科的魚類約為30cm大小，不過本種則是體型高，全長50cm，重量超過1kg的大型魚。棲息在珊瑚礁等砂地。

料理時必須將厚而硬的魚皮剝除，此步驟非常辛苦。魚皮下方是相當美麗的白肉。生魚片雖然不帶腥味，不過風味稍嫌不足。

適合香煎、油炸等使用奶油、橄欖油及油類的料理。尤其法式麥年煎魚風味可口，不沾麵粉的奶油香煎魚也很美味。另外裹上沖繩風味的麵衣，油炸成天婦羅也非常好吃。

盛產期●冬～春季
產地●鹿兒島縣諸島部、沖繩縣

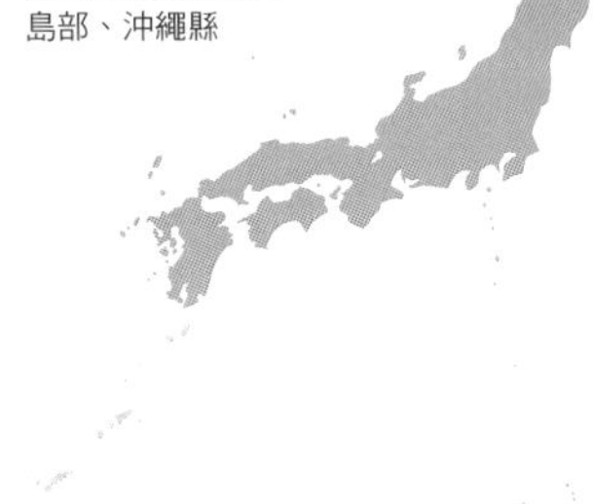

黑緣箬鰨
奄美牛舌 Synaptura marginata

魨形目三棘魨科

雙棘三棘魨 銀馬 Triacanthus biaculeatus

棲息地●主要棲息在東京灣以南、瀨戶內海、九州。漁獲●定置網。別名●三刺魨、三腳釘、三角狄

次要魚類的實力
次要魚類珍稀度 ★★★☆☆
美味程度 ★★★★☆
價格 ★☆☆☆☆

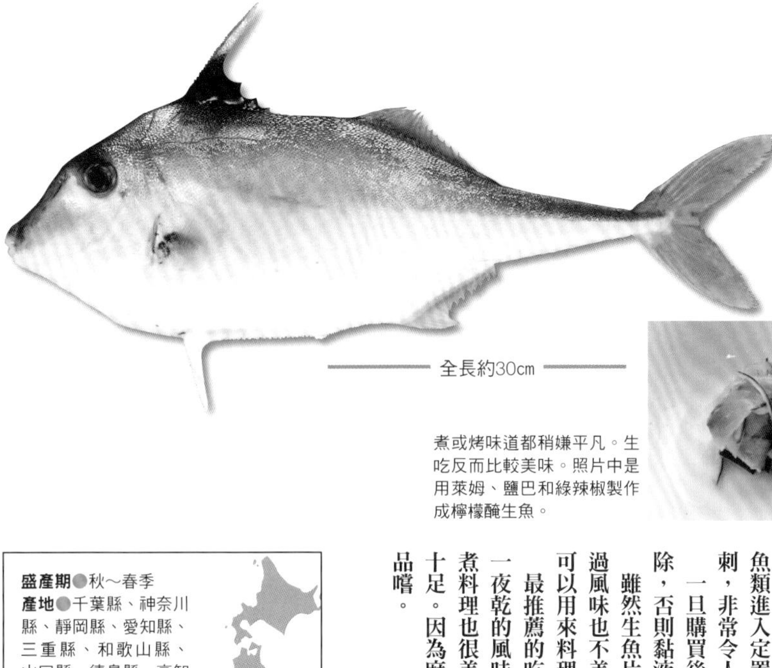

全長約30cm

外觀有如玩具般，彷彿是裝飾品。雖然平常量少，不過偶爾能大量捕獲。本種大量進入定置網時，可是件麻煩事。

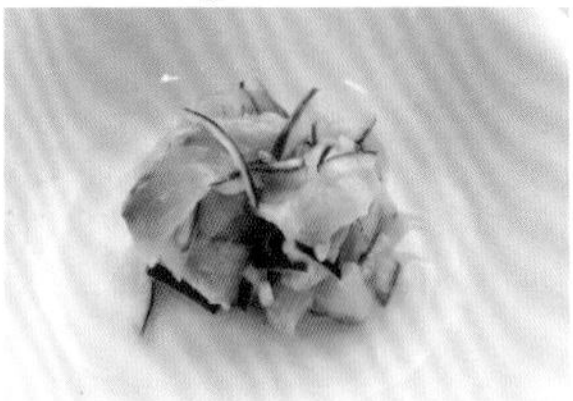

煮或烤味道都稍嫌平凡。生吃反而比較美味。照片中是用萊姆、鹽巴和綠辣椒製作成檸檬醃生魚。

總而言之 盡快將魚皮去除

以前大多分布在濱名湖以西，近年來東京灣的漁量逐漸增加。這種魚類進入定置網後，黏液和尖銳的刺，非常令人困擾。

一旦購買後，建議盡早將魚皮剝除，否則黏液會大量分泌。

雖然生魚片的血色並不美麗，不過風味也不差。適合搭配柑橘類，可以用來料理成檸檬醃生魚。

最推薦的吃法是油炸或一夜乾。一夜乾的風味完全不輸給河魨。熬煮料理也很美味。肉質緊實且鮮味十足。因為麻煩所以才更應該好好品嚐。

盛產期●秋～春季
產地●千葉縣、神奈川縣、靜岡縣、愛知縣、三重縣、和歌山縣、山口縣、德島縣、高知縣、愛媛縣、九州

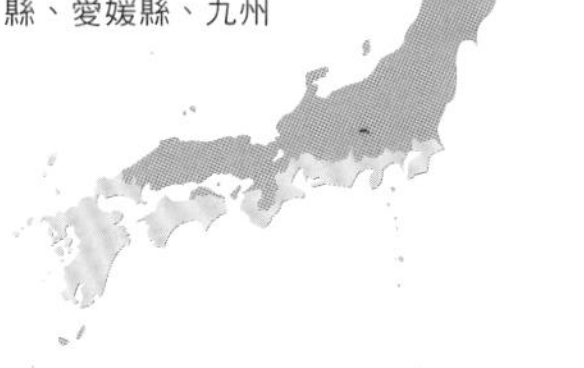

雙棘三棘魨
銀馬 Triacanthus biaculeatus

魨形目單棘魨科

擬短角單棘魨

鰭皮剥 Thamnaconus modestoides

棲息地●駿河灣以南的日本各地。漁獲●定置網。別名●剝皮魚、剝皮竹（臺東）

次要魚類的實力

次要魚類珍稀度	★★★★☆
美味程度	★★★★☆
價格	★★★★☆

第一背鰭的棘部位於瞳孔中央，幾乎在正上方。
各鰭帶有黃色鰭條。
全長約35cm

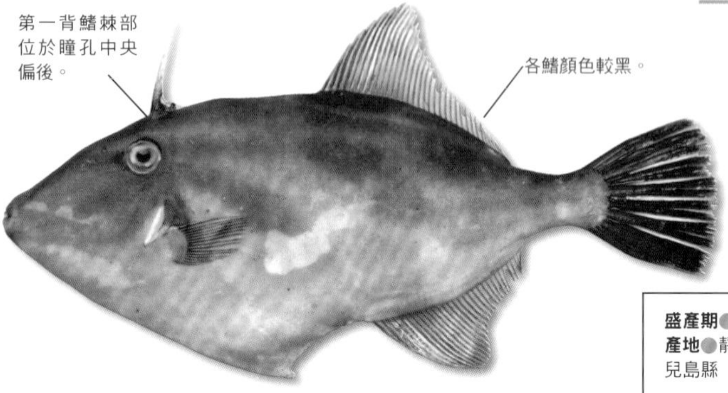

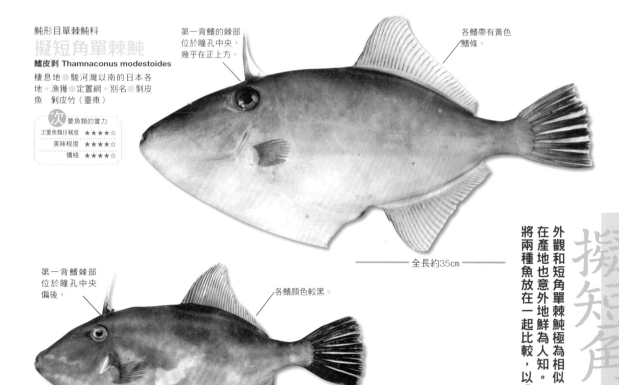

第一背鰭棘部位於瞳孔中央偏後。
各鰭顏色較黑。
全長約35cm

魨形目單棘魨科

短角單棘魨

馬面 Thamnaconus modestus

棲息地●北海道～九州。漁獲●定置網、圍網、底拖網。別名●黑達仔、剝皮魚、馬面單棘魨

次要魚類的實力

次要魚類珍稀度	★☆☆☆☆
美味程度	★★★★☆
價格	★★★☆☆

盛產期●秋～春季
產地●靜岡縣、鹿兒島縣

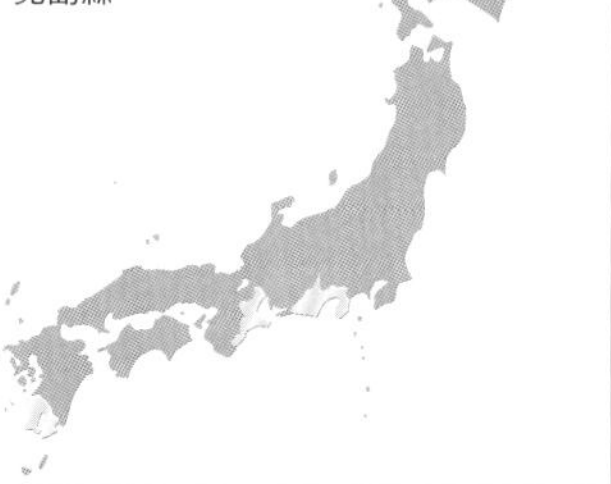

※擬短角單棘魨的產地

擬短角單棘魨

黃鰭皮剝 Thamnaconus modestoides

外觀和短角單棘魨極為相似。在產地也意外地鮮為人知。將兩種魚放在一起比較，以分清其差異。

由於外型極為相似 以至於數量增加卻沒人發覺

我是在2008年時，於緊鄰駿河灣的靜岡縣沼津市漁市場中，第一次看見這種魚類。如果不仔細看，會誤認為是短角單棘魨。兩者就是如此相似。吃法也幾乎相同，因此在流通上沒有區分的必要。和常見的食用魚過於相似而成為次要魚類，這也許是少數的案例。

生態習性仍有許多部分未知，棲息海域也仍然不明。

味道和短角單棘魨一模一樣 大型的鮮魚較多，價格不斐

在駿河灣捕獲的擬短角單棘魨全是大型魚，令人匪夷所思。大型的單棘魨類極受歡迎。因此價格也非常高，雖然捕獲量不多，卻能賣出好價格。

整尾魚都能食用，最美味的吃法是火鍋。也就是和其他單棘魨類一樣，能熬煮出鮮美的湯頭。煮熟後肉質變得紮實，帶有微微的甜味，魚骨和魚刺也分離容易。魚肝可以另外取出，淋上醬油享用。

生魚片可以料理成和河魨一樣的薄片。而基本上現殺的活魚，肝可以生吃，新鮮的魚則燙過再淋上醬油享用。

可以像短角單棘魨，或是絲背冠鱗單棘魨一樣，不論熬煮或燒烤都很美味。一夜乾的風味也堪稱絕品。

就駿河灣一帶漁獲量而言，本種絕非珍稀魚類。捕獲量也許會逐年增加中。原本棲息在澳洲、甚至非洲的魚類，因為地球暖化而逐漸北上中，這樣解釋便簡單明瞭。也許地球暖化並非只有不好的影響？

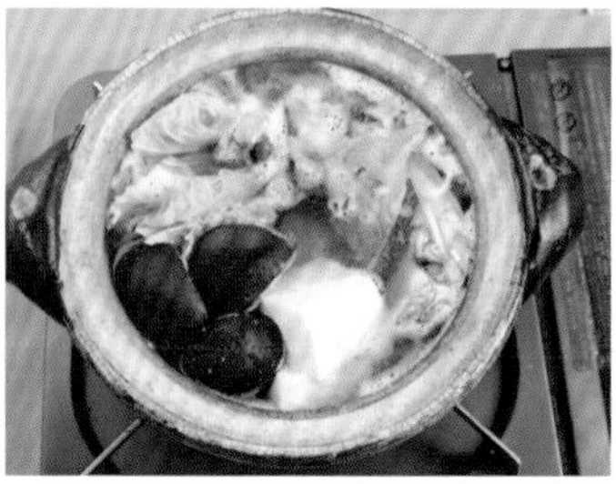

試著製作成最簡單的火鍋「千里鍋」。只用酒和鹽調味。風味清爽而且鮮味豐富，肉質紮實可口。

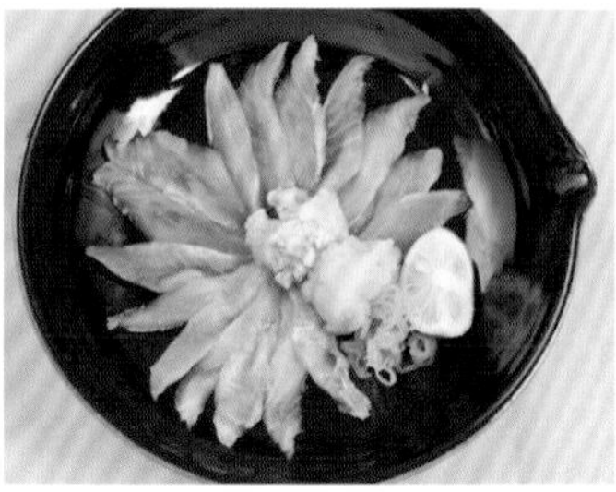

和河魨一樣，處理好之後要適度熟成，再薄切成生魚片享用。薄切且能享受到恰到好處的口感，魚肉帶有甜味和鮮味。

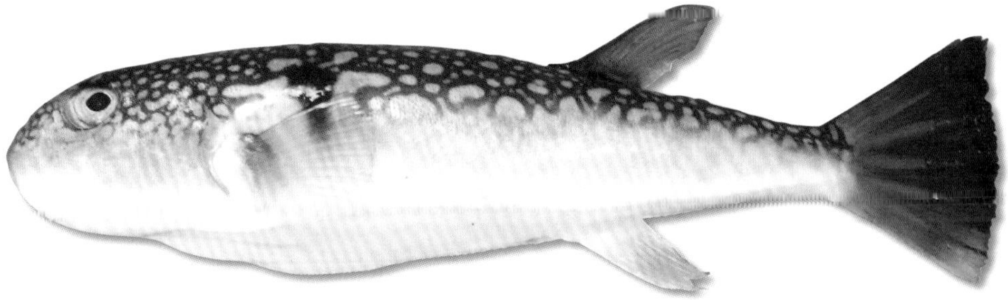

全長約25cm

鈍形目四齒魨科

蟲紋多紀魨 梨河豚 Takifugu vermicularis

棲息地●主要棲息在山口縣日本海側～長崎縣、瀨戶內海、有明海。漁獲●底拖網、定置網。別名●蟲紋河魨、氣規、規仔、梨豚

●注／部分地區可食用部位為魚肉和精巢。可食用的地區有限。料理部分請委託河魨料理師等專門人員來處理。

次要魚類的實力

次要魚類珍稀度	★★★★☆
美味程度	★★★★☆
價格	★★★☆☆

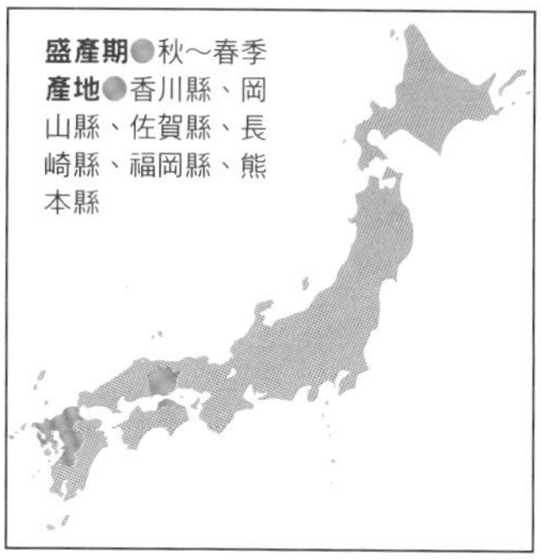

盛產期●秋～春季

產地●香川縣、岡山縣、佐賀縣、長崎縣、福岡縣、熊本縣

去吃河魨或是購買河魨時，腦中也許只會浮現出虎河魨，魚類達人或許還有正河魨及兔頭魨。其實還有更便宜美味的種類等你品嚐。

相同花紋和大小的河魨種類非常多

分布於西日本、山口縣至長崎縣、有明海，以及瀨戶內海的稍小型河魨。巡游於沿岸等狹窄地區，在瀨戶內海及有明海能大量捕獲。

有些鮮魚的魚肉和精巢也有毒性，因此只有在規定海域捕獲的河魨可以食用。

然而，花紋及外型和近緣種的斯氏多紀魨，以及斑點多紀魨非常相似，不易判斷。胸鰭附近的褐色斑紋周圍，帶有淡淡的花瓣狀邊緣，尾鰭下方為白色，身體沒有尖刺等，仔細觀察後才能區分，一般人切勿擅自判斷。

體型雖然小，卻能充分享受河魨的美味

只能吃在限定海域捕獲的魚肉和精巢部分。在沿岸的小型河魨中，可以說是最美味的種類之一。在香川縣甚至推出品牌「讚岐炸河魨」來販售。

生魚片的味道絕對不輸給虎河魨。帶有透明感的魚肉紮實，鮮味強烈。輸給虎河魨的部分，大概只有魚皮無法使用。

千里鍋的風味鮮美可口。在寒冷季節時，不論是沾橘醋或當季的柳橙都很美味。料理成松尾芭蕉※俳句中的味噌湯也很好吃。

其他像是炸河魨，或是醃漬橘醋後燒烤都很美味。

雖然體型較小，卻能充分享受到河魨的美味。河魨的代名詞——虎河魨，雖然常見且易取得，不過價格便宜的都是養殖河魨，而皆為野生捕獲的本種，則顯得珍貴許多。只可惜有產地的限制。希望各縣能夠重整檢驗規定，讓更多地區能夠享用本種。

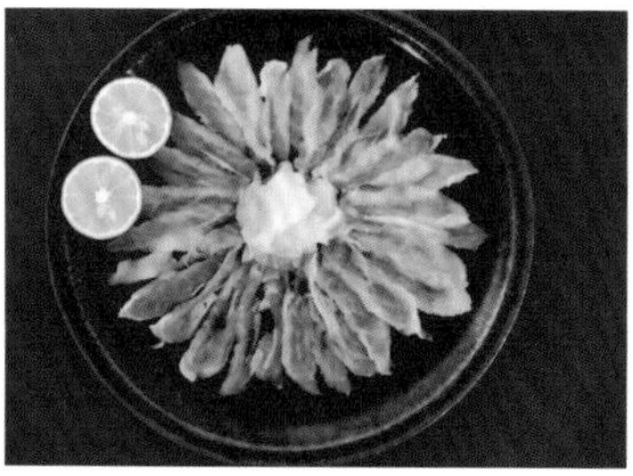

看起來就像超高級魚——虎河魨的生魚片。薄切生魚片的口感極佳，越嚼越能感受到鮮味湧出。甚至不需要搭配蔥。

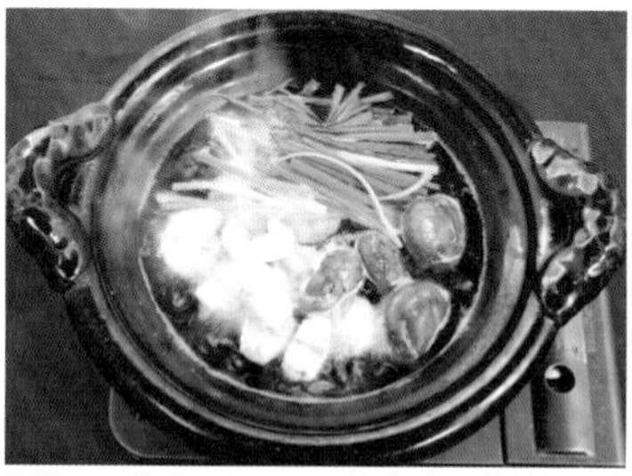

煮熟後肉質變紮實，而且能感受到甜味。越煮湯頭越鮮美，最後還能享受美味的稀飯（雜炊）。

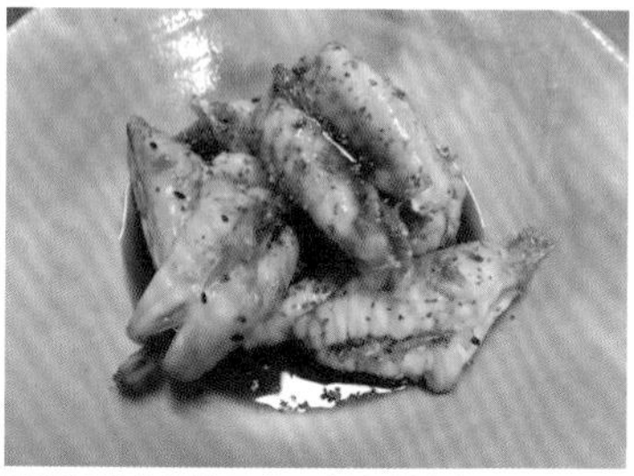

醃漬橘醋後燒烤而成。鹽烤雖然美味，不過和醬油及柑橘類比較搭配，其他像是一夜乾的烤魚也很不錯。

河魨的代名詞

鈍形目四齒魨科

紅鰭多紀魨（虎河魨） 虎河豚 Takifugu rubripes

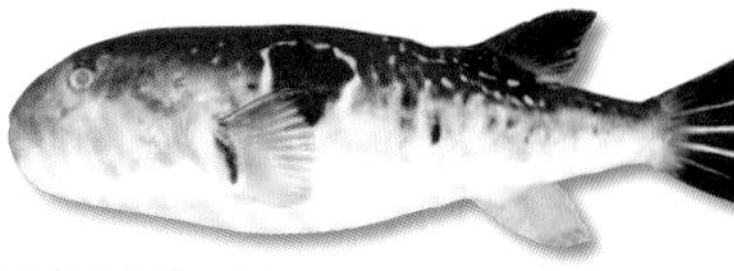

分布於北海道至九州，全長將近80cm的大型河魨。野生河豚的價格，為所有河魨之最。魚皮不帶毒性，也是河魨中擁有人氣的秘密。不過近年來幾乎都是養殖河豚。

※松尾芭蕉：日本江戶時代前期的一位俳句詩人。

次要魚類的探索之旅最想要去的各縣排行

日本全國次要水產生物探索之旅，不論誰都能輕鬆成行。說不定還能遇到龍宮使者。

我不斷地尋訪日本各地漁港、漁市場，找尋各種水產生物。日本列島的長度，南北長達3千km，擁有極長的海岸線，以及能夠捕魚的水域。大量的河川和湖沼，也是特徵之一。

日本各縣的各漁港都極具個性，捕魚法或飲食文化也相當多元。因為日本國內過去曾食用的種類，加上目前仍在食用的水產種類，多達千種以上，而且都有各自的捕魚法及飲食文化。

那麼開始進入主題。次要水產在哪裡？到哪個縣才能遇到呢？

當然，最北邊的**北海道**，以及南邊的**沖繩縣**、**東京都**，奇特的種類最為豐富。不過越往南邊，次要水產生物在分類學上的種類也越多，越往北則遞減。這是理所當然的，除了水產生物之外，動物也是熱帶的種類較豐富，越靠近南北極就越少。不過，次要水產生物最多的地區，也未必就是沖繩縣或是東京都。

原因在於，次要水產的寶庫就在深海中。像是近年來陸續發現的新品種，大多都來自於深海。雖然在熱帶、亞熱帶，或是寒帶、亞寒帶也有發現新的生物，不過也只是首次在日本國內見到，並非屬於新種。也就是說，近海海域中擁有深海的**青森縣**、**岩手縣**、**福島縣**、**靜岡縣**、**愛知縣**、**三重縣**、**高知縣**、**宮崎縣**、**鹿兒島縣**等，都包含在內。日本海雖然也有以深海漁獲為主的捕魚業，可惜的是沿岸為多縣同時並列，因此並無特別突出。

次要水產生物探索之旅中，到底最富有魅力的縣是哪裡，除了最北和最南之外，還要加上擁有深海這個要素。其實還有一個，就是捕魚方式。捕魚方式越多元的地區，次要水產生物的種類也越豐富。捕魚方式包括採取（包含鏢漁）、漁釣（延繩釣）、網漁等。其中最能捕獲豐富漁種的就是底拖網。一網能甚至能捕獲超越百種以上的水產生物，其中有一半以上都可以食用。以捕魚法的多元性來看，**長崎縣**榮登各縣之最。

最後，淡水的水產生物大多為次要魚類。這時候擁有日本第一大淡水湖的滋賀縣，也攀登上排行榜。

綜合了各種要素，並且試著標示在地圖上，充其量只是個人淺見。相信讀者也能用自己的方式找到「次要水產生物的寶庫」。

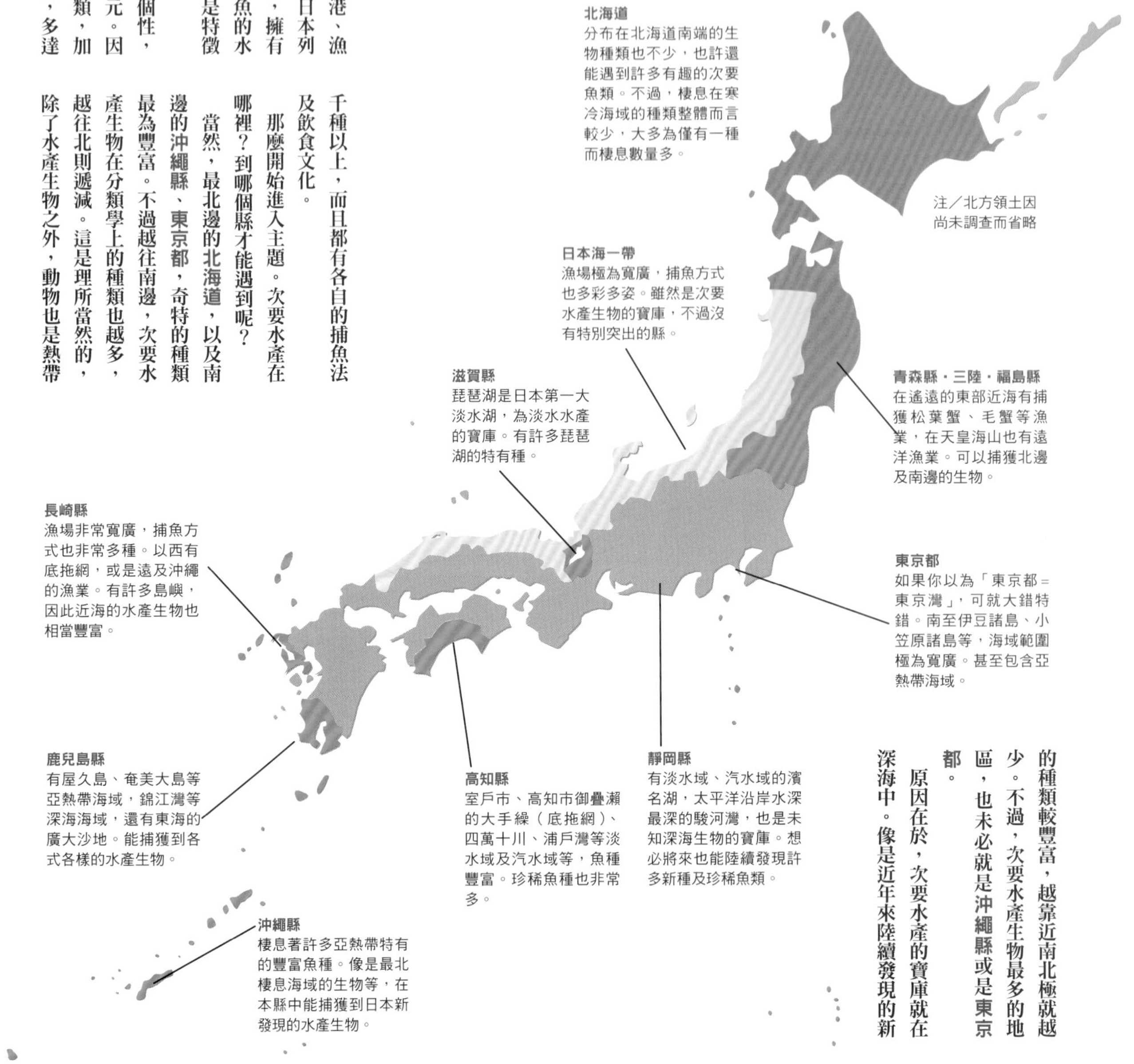
北海道
分布在北海道南端的生物種類也不少，也許還能遇到許多有趣的次要魚類。不過，棲息在寒冷海域的種類整體而言較少，大多為僅有一種而棲息數量多。
注／北方領土因尚未調查而省略
日本海一帶
漁場極為寬廣，捕魚方式也多彩多姿。雖然是次要水產生物的寶庫，不過沒有特別突出的縣。
青森縣・三陸・福島縣
在遙遠的東部近海有捕獲松葉蟹、毛蟹等漁業，在天皇海山也有遠洋漁業。可以捕獲北邊及南邊的生物。
滋賀縣
琵琶湖是日本第一大淡水湖，為淡水水產的寶庫。有許多琵琶湖的特有種。
長崎縣
漁場非常寬廣，捕魚方式也非常多種。以西有底拖網，或是遠及沖繩的漁業。有許多島嶼，因此近海的水產生物也相當豐富。
東京都
如果你以為「東京都＝東京灣」，可就大錯特錯。南至伊豆諸島、小笠原諸島等，海域範圍極為寬廣。甚至包含亞熱帶海域。
鹿兒島縣
有屋久島、奄美大島等亞熱帶海域，錦江灣等深海海域，還有東海的廣大沙地。能捕獲到各式各樣的水產生物。
高知縣
室戶市、高知市御疊瀨的大手繰（底拖網）、四萬十川、浦戶灣等淡水域及汽水域等，魚種豐富。珍稀魚種也非常多。
靜岡縣
有淡水域、汽水域的濱名湖，太平洋沿岸水深最深的駿河灣，也是未知深海生物的寶庫。想必將來也能陸續發現許多新種及珍稀魚類。
沖繩縣
棲息著許多亞熱帶特有的豐富魚種。像是最北棲息海域的生物等，在本縣中能捕獲到日本新發現的水產生物。

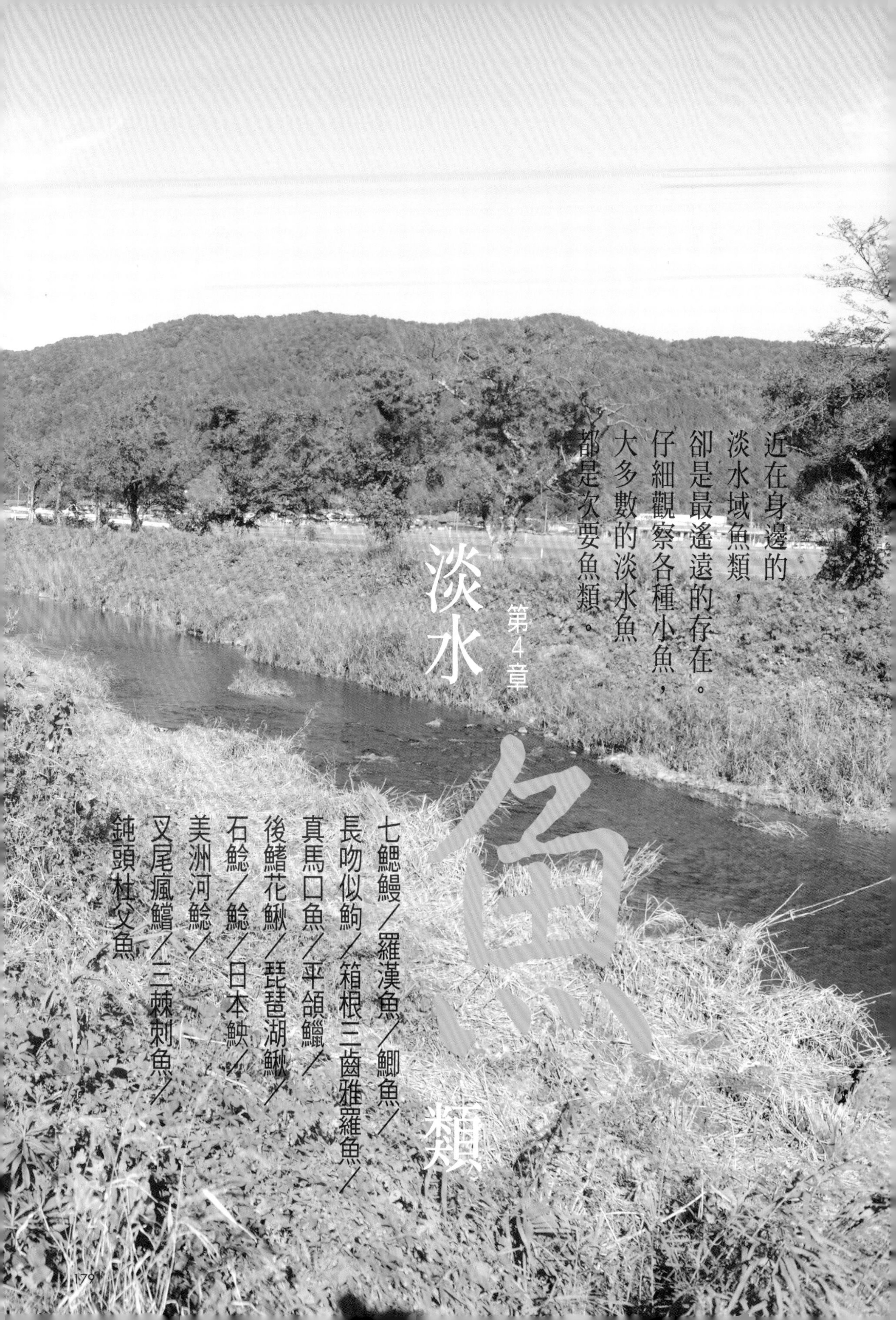

第4章 淡水魚類

近在身邊的淡水域魚類，卻是最遙遠的存在。仔細觀察各種小魚，大多數的淡水魚都是次要魚類。

七鰓鰻／羅漢魚／鯽魚／長吻似鮈／箱根三齒雅羅魚／真馬口魚／平頜鱲／後鰭花鰍／琵琶湖鰍／石鯰／鯰／日本𩶘／美洲河鯰／叉尾瘋鱨／三棘刺魚／鈍頭杜父魚

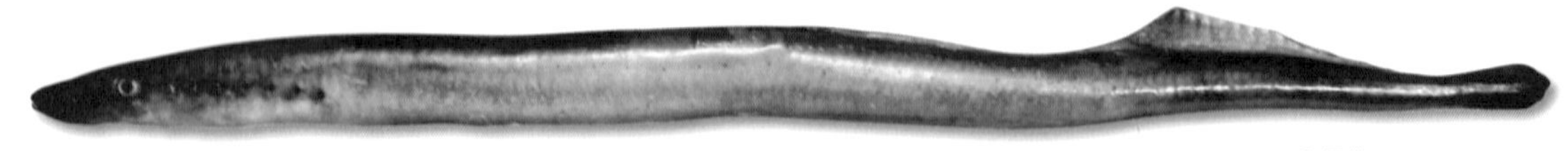

全長約65㎝

七鰓鰻目七鰓鰻科

七鰓鰻 川八目 *Lampetra japonicum*

棲息地●島根縣、千葉縣以北的本州。漁獲●筌（用竹編織的漁籠）。別名●八目鰻、七星子

次要魚類的實力
次要魚類珍稀度 ★★★★☆
美味程度 ★★★★☆
價格 ★★★★☆

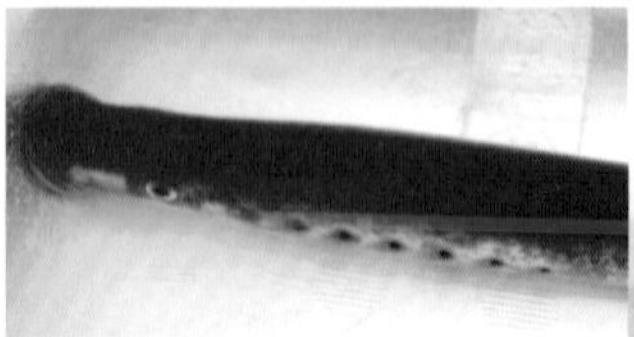

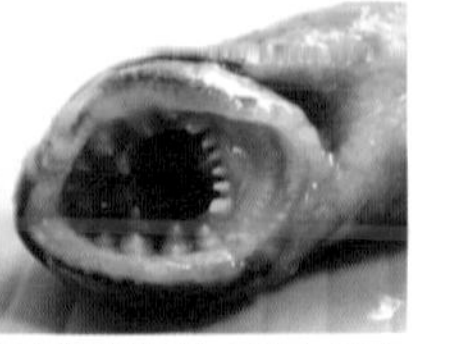

和名中的「八目」，是指側邊擁有7個鰓孔，加上眼睛並列為8個目（「目」不單指眼睛，也有像眼睛圖案的含義）。「魚類」的定義為擁有顎部和魚鰭。而七鰓鰻在脊椎動物中，屬於非常原始的種類，因此沒有顎部。取而代之的是有尖刺並列的吸盤狀嘴巴，可藉此吸附在魚類身上，並吸取其體液和血液。也有人認為七鰓鰻「沒有顎部」，所以不應算是魚類。

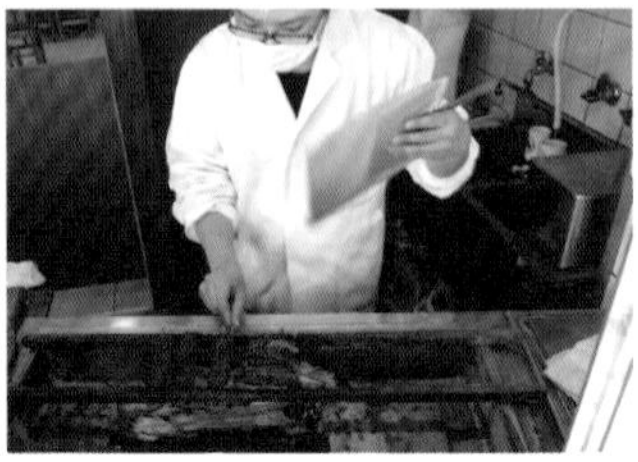

在淺草的「八目漢方藥局」店門前，燒烤七鰓鰻的蒲燒魚和烤魚肝。

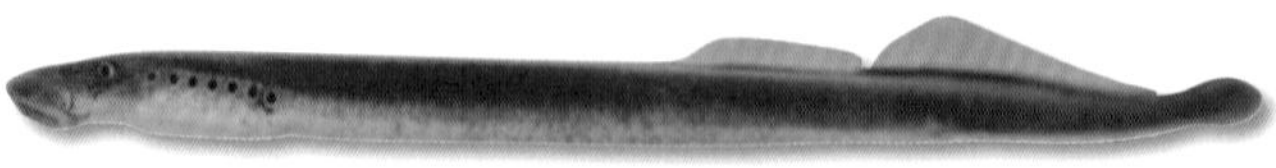

七鰓鰻目七鰓鰻科

雷氏叉牙七鰓鰻 砂八目 *Lethenteron reissneri*

棲息地●秋田縣以南的本州、四國、九州北部。

只棲息在日本國內尚未被汙染、湧泉豐富的河川。逐年減少中，為瀕臨滅絕種。

七鰓鰻

川八目 Lampetra japonicum

在東北、北海道能夠大量捕獲的七鰓鰻，從前除了食用魚之外，也是很重要的「藥材」。由於河川過度開發而變得稀少，也因此而成為超高級魚。

附著在魚身上並吸血 屬於極為原始的魚類

七鰓鰻科的魚類分布於全世界的寒冷地區，種類共有41種。會附著在其他魚類身上，剝除其魚肉，並且吸食血液和體液。日本國內共有4種，作為食用魚類的只有七鰓鰻。

於河川產卵。剛孵化的幼魚稱為幼七鰓鰻（Ammocoete），沒有眼睛及鰓孔，嘴巴也是漏斗狀。數年後變為成魚，並游向大海，在海中棲息2～3年後，又會回游至河川產卵並死亡。

為東北的地方料理，同時也是重要的特產品

因為日本國內河川的過度開發而導致數量遽減。雖然充滿鄉村風味，卻是極為高價的食材。富含維生素A、B、D，以及鐵質、DHA、EPA等營養，據說能有助於舒緩眼睛疲勞及滋養強壯。

主要是切成大塊，或是剖開燒烤，也可以料理成熬煮、火鍋及湯品等。

在產地，也就是秋田縣會將活魚切成3～4㎝大小，並煮成味噌或醬油調味的火鍋。在扇貝中加入蔥段及豆腐等一起燒煮享用，這道料理則稱為「扇貝烤八目」。是嚴寒冬季的活力來源之一。風味濃醇鮮美，而且不帶腥味。在北海道、山形縣，以及東京都是製作成蒲燒料理。和鰻魚一樣將魚肉剖開後，塗上甜鹹醬汁燒烤。秋田縣、新潟縣等地區還會製作成魚乾。也有風乾至非常酥脆的魚乾類型。可將乾燥的七鰓鰻泡水還原料理成佃煮，或是磨成粉製作成漢方藥。魚肝油則據說有治療夜盲症等效果。

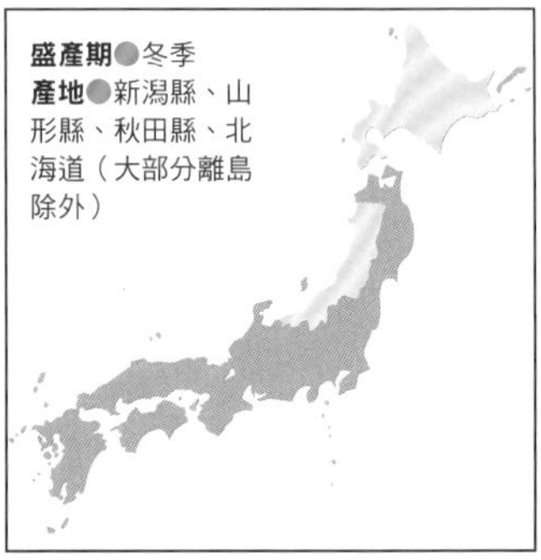

盛產期●冬季
產地●新潟縣、山形縣、秋田縣、北海道（大部分離島除外）

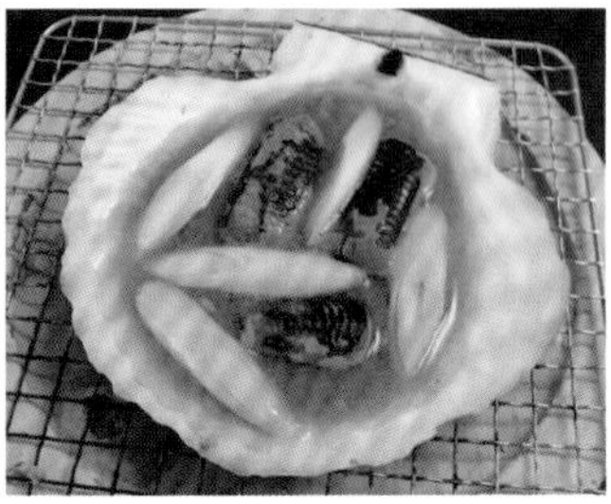

醬油調味的「烤扇貝鍋」。湯汁清爽，魚肉帶有肝的風味，非常濃醇美味。後味也很可口。

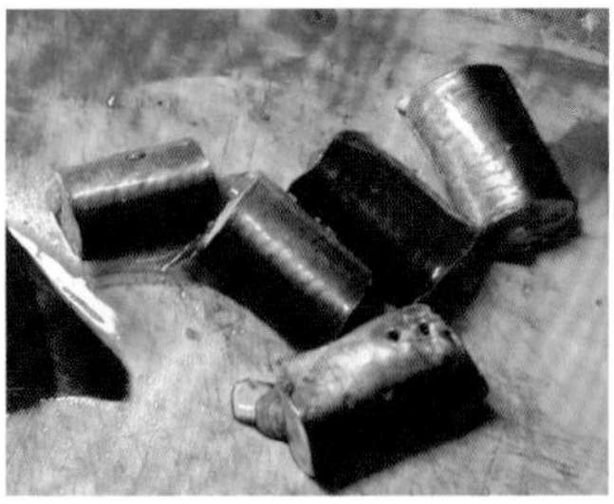

生命力極強，切塊之後仍會蠕動。基本上會稍微汆燙，或是燒烤之後再製作成料理。

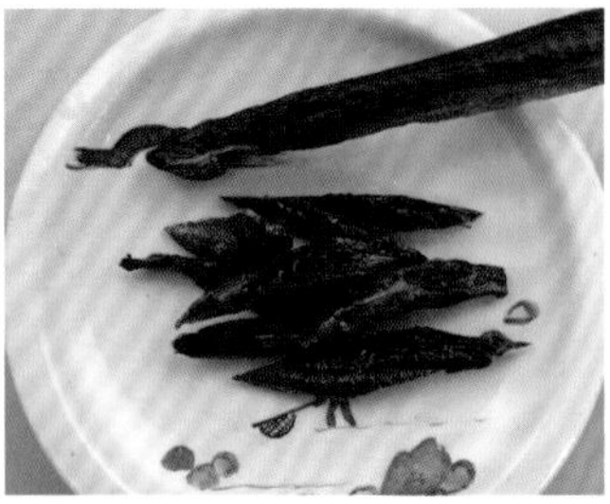

新潟縣的「寒八目」，是將寒冷季節中溯河而上的七鰓鰻，曬乾後用稻稈包覆而成。燒烤後享用，用來滋養補身。

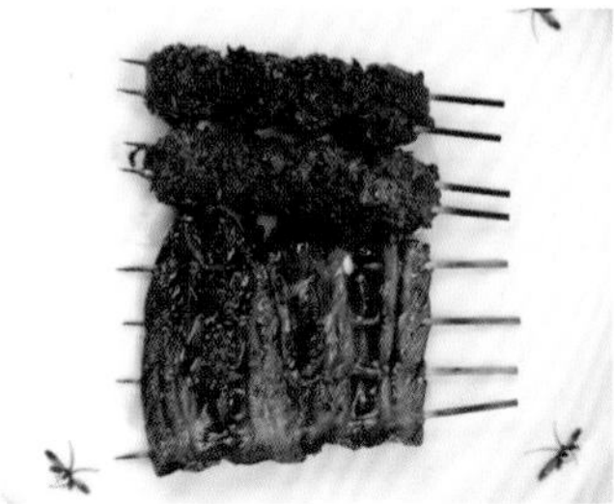

東京淺草的名產「蒲燒八目」、「烤魚乾」。雖然油脂比鰻魚還少，不過味道清爽，而且帶有肝的風味。

協助／八ッ目製薬

羅漢魚

持子 Pseudorasbora Parva

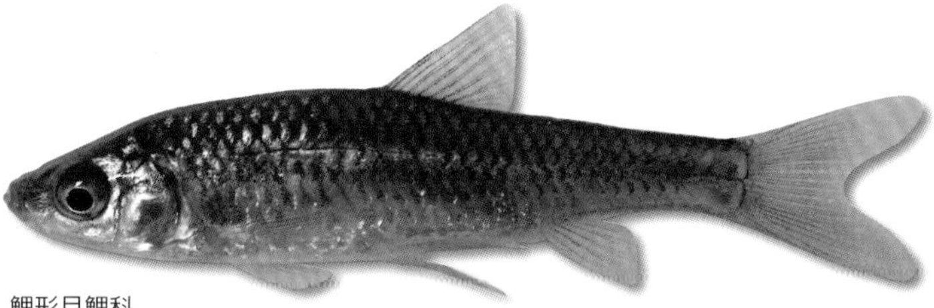

鯉形目鯉科

羅漢魚 持子 Pseudorasbora Parva

全長約8cm

棲息地●過去只分布於關東以西的本州、四國、九州的河川、湖泊等，如今則分布於日本各地。漁獲●巴網等在細河川使用的定置網。別名●麥穗魚、尖嘴仔、車栓仔、尖嘴魚仔

次要魚類的實力

次要魚類珍稀度	★★★★☆
美味程度	★★★☆☆
價格	★★★☆☆

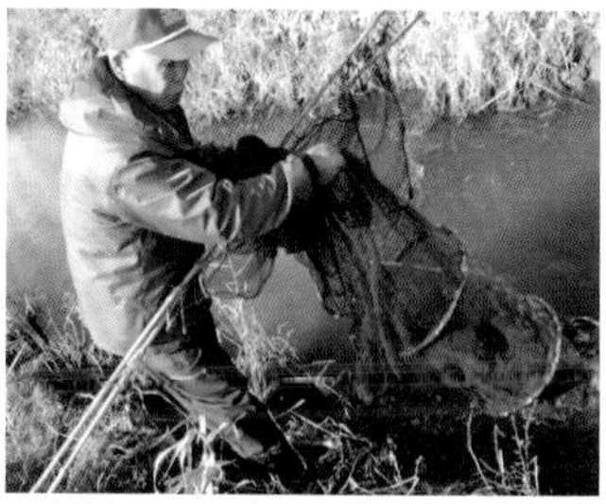

在千葉縣香取市（舊小見川町），以羅漢魚等淡水小魚為目標的「巴網漁」。

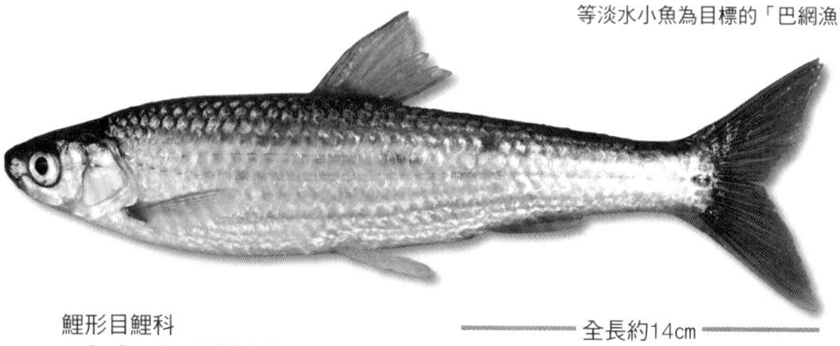

鯉形目鯉科

暗色頜鬚鮈

本諸子 Gnathopogon caerulescens

全長約14cm

棲息地●雖然是琵琶湖的特產魚，不過已開始引進日本各地。漁獲●小型定置網。別名●加助、正玄諸子

次要魚類的實力

次要魚類珍稀度	★★★★☆
美味程度	★★★★★
價格	★★★★☆

比起標準和名「持子」，別名「口細」更為人所知。以前因為經常「吃魚餌」，而遭到釣客們的厭惡。如今已成為關東的河川魚中，最後一道城牆。

原本只棲息在關東以西 如今已遍布日本各地

原本是只棲息在關東以西，水流較穩定的河川、湖沼以及稻田水路等，隨處可見的小魚，如今棲息地已遍及日本全國。相對於香魚，在關東也被稱為「雜魚」，是河川魚的代表性魚類。屬於雜食性，產卵期為春至夏季。

大部分的河川魚有逐漸減少的傾向，甚至面臨絕種等危機，而本種則仍然健在。

江戶時代開始出現的佃煮基本食材之一

淡水魚的頂點，是棲息在琵琶湖的暗色頜鬚鮈，不過在千葉縣、茨城縣卻將本種稱為容易混淆的「本諸子」。漢字「諸子」，是「各種小孩」的意思，在魚類中則是指小魚。也就是「關東的代表性小魚」。

在關東是代表性的佃煮材料。大多是將本種、筋蝦、小型鰕虎，以及箱根三齒雅羅魚等一起料理，並稱為「雜魚煮」。羅漢魚的添加比率越高，也就越美味。用甜鹹調味熬煮，帶有微微的苦味，十分可口。另外也會直接油炸後，再浸漬甜鹹醬料享用。

天婦羅或油炸魚，也是常見的料理方式。盡量在活魚的狀態裹上麵衣油炸。天婦羅的風味極為可口。油炸魚也十分香脆美味。

淡水魚樸素情懷的風味，正在逐漸消失中。不過藉由品嚐雜魚，也能感受到從前的田園風情。

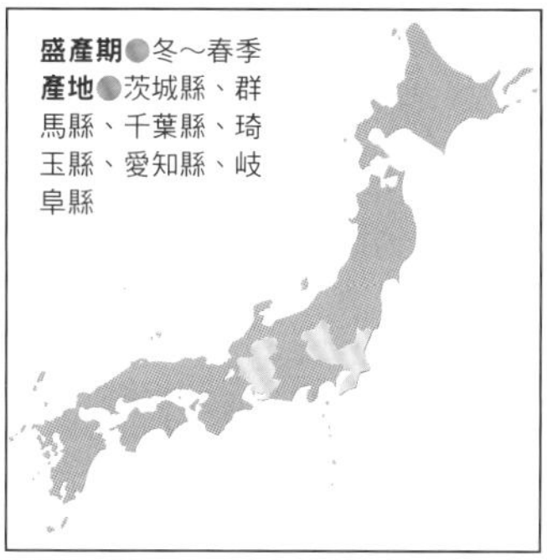

盛產期●冬～春季
產地●茨城縣、群馬縣、千葉縣、琦玉縣、愛知縣、岐阜縣

※羅漢魚的產地

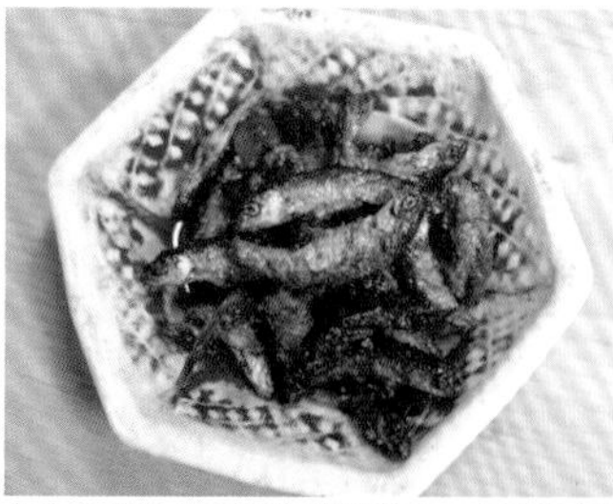

先直接炸過後再浸漬甜鹹醬汁，是東北等地區的料理法。除了羅漢魚之外，也有其他箱根三齒雅羅魚等幼魚。

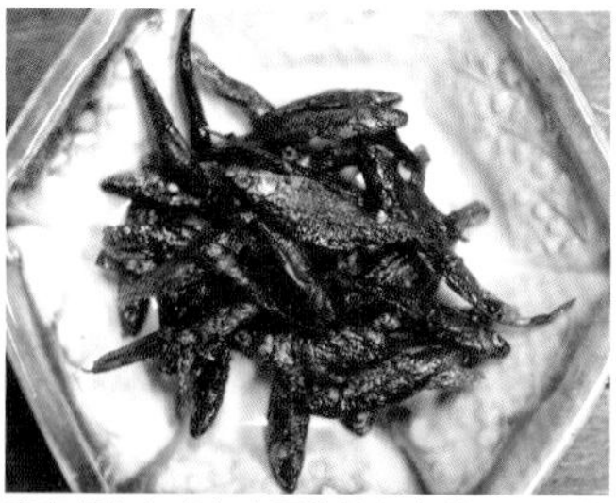

東京都內佃煮老店販售的佃煮料理。不太使用砂糖的才是正統派，在醬油的鹹味中還能感受到微微的苦味。

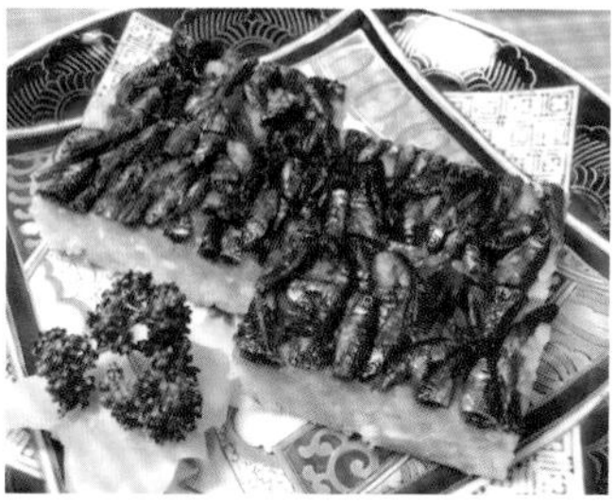

愛知縣津島市由稻田水路捕捉「諸子（羅漢魚）」，作成佃煮料理。放在箱壽司變成「諸子箱壽司」，是春季祭典的必備料理。

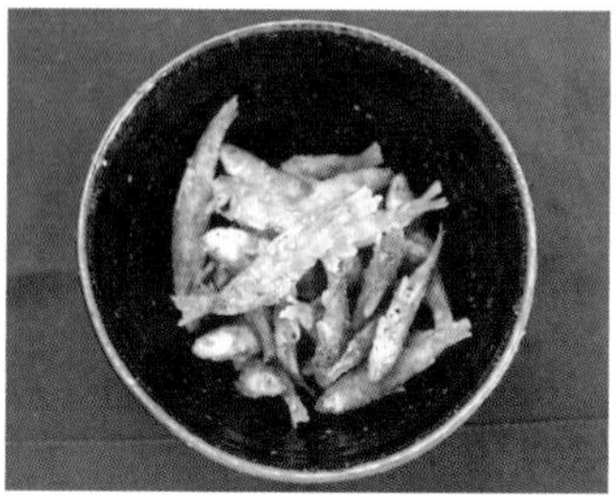

在千葉縣香取市，用活的羅漢魚油炸而成。香脆可口，帶有微微的苦味。

鯽魚全種的

次要魚類的實力

次要魚類珍稀度 ★★★★☆
美味程度 ★★★★★
價格 ★★★☆☆

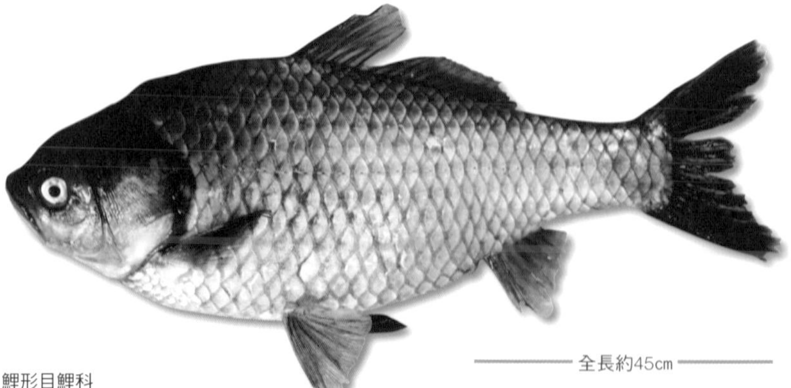

鯉形目鯉科

高身鯽 源五郎鮒 Carassius cuvieri

棲息地●琵琶湖、淀川水系，改良種為平良鯽、河內鯽。漁獲●小型定置網、流刺網。別名●日本鯽、高身鯽、鯽仔、屈氏鯽

全長約45cm

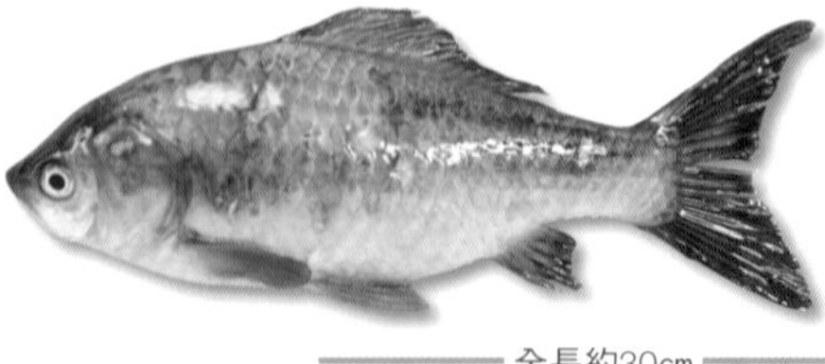

鯉形目鯉科

長背鯽 似五郎鮒 Carassius auratus grandoculis

棲息地●琵琶湖。漁獲●流刺網、小型定置網。別名●似五郎鯽、伊尾、丸鮒

全長約30cm

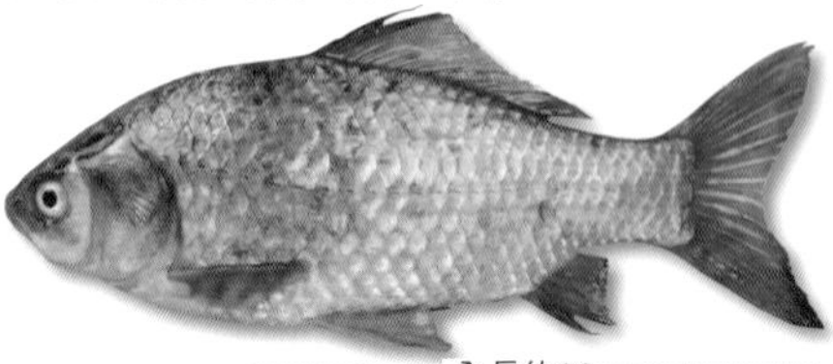

鯉形目鯉科

蘭氏鯽 銀鮒 Carassius auratus langsdorfii

棲息地●北海道、本州、四國、九州、琉球列島的河川、湖沼、稻田水路。漁獲●流刺網、定置網、漁釣。別名●銀鯽、真鮒、日薫、本鮒

全長約30cm

鯽魚

鮒 Carassius

魚類也有官位之別，鯛魚為「大位」，鯉魚為「小位」。在淡水魚中最大位為鯉魚。而鯽魚的地位則不如御家人※1。

知名度最高的淡水魚。實際上卻充滿奧妙之處

出現於日本童謠「故鄉」中，為日本的代表性淡水魚。從山間小溪到田園水路、湖泊、河川，靠海的河口域等，棲息範圍非常廣。

鯽魚類有棲息在琵琶湖的長背鯽、高身鯽，以及分布於日本各地的蘭氏鯽、棲息在諏訪湖的金鯽等共6種，不過也有人認為全都是同種魚類。實際上區別非常困難。小型魚的外型和鯉魚極為相似，可藉由短鬚的有無來辨認。

屬於雜食性，以植物、浮游生物、昆蟲，以及環形動物等為食。產卵期在春至初夏。

淡水魚中有養殖漁業的香魚和鯉魚非常知名，而食用鯽魚的地區非常少。只是聽到「吃鯽魚」，想必不少人會因此而吃驚。不過許多淡水的漁夫都說，鯽魚比鯉魚還美味。吃法和鯉魚一樣多種，而且加工品的種類豐富。

基本上是用活魚來料理。在產地也有販售已處理好的鮮魚，在超市或魚販商店，也能買到魚骨或魚頭。

鮮魚大多用來料理成生魚片、燉煮魚，味噌湯，偶爾會整尾油炸等。

鯽魚的冰鎮魚片※2或生魚片都非常美味。彈潤的口感加上濃醇的風味，後味可口，絕對能感受到「不輸給鯉魚的美味」。

在冬至春季可捕捉到帶卵的鮮魚。將卵巢汆燙後剝成散狀拌在生魚片中，並稱為「子付」或「子真鮒」。

在島根縣及滋賀縣等地區的超市中，是常見的熟食料理。也是代表春天的風味。

燉煮成魚時，需將帶有強烈苦味的膽囊（苦玉）去除，並且帶著鱗片直接熬煮。用醬油、砂糖及酒煮成一大鍋。這道風味稍淡的燉煮魚，是千葉縣香取市的川漁夫作法，外觀豪華而滋味豐富。也有很多地區會將鮮魚燉煮成濃厚風味，又別有一番滋味。

長野縣佐久市將由觀賞魚改良的紅鯽魚，放養在田間時身體會逐漸變黑，由於這種鯽魚風味極佳，因此將其養殖作為食用魚。每年9月田間排水時，就會販售大量的鮮魚。

小鯽魚游動在充滿氧氣的長型塑膠袋中，並於超市中並列販售，是佐久市的特有風景之一。購買大約1～5kg後，可將其製作成燉煮料理。

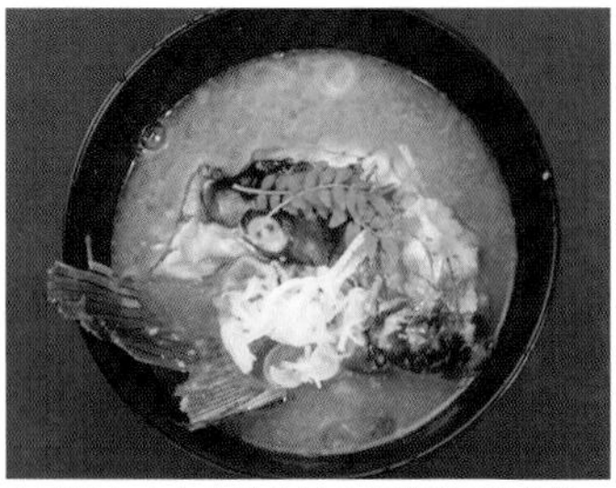

在京都市中央市場的溪魚店購買到高身鯽，將其切成大塊後，煮成「鯽魚味噌湯」。是會令人上癮的美味。

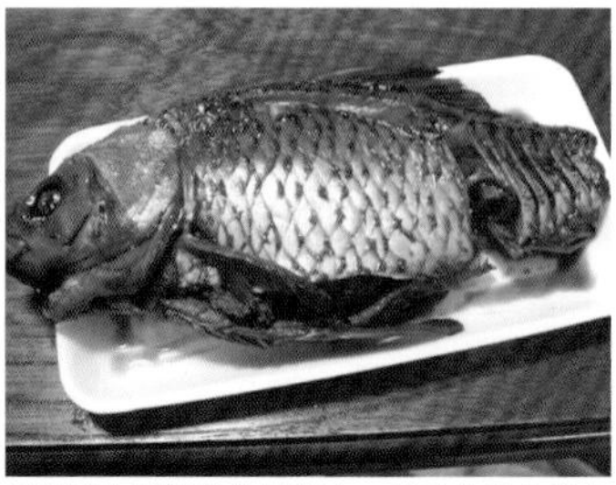

千葉縣北總漁協的川漁夫，將油炸過的鯽魚製作成紅燒料理。味道清淡而且燉煮的非常柔軟，十分可口。

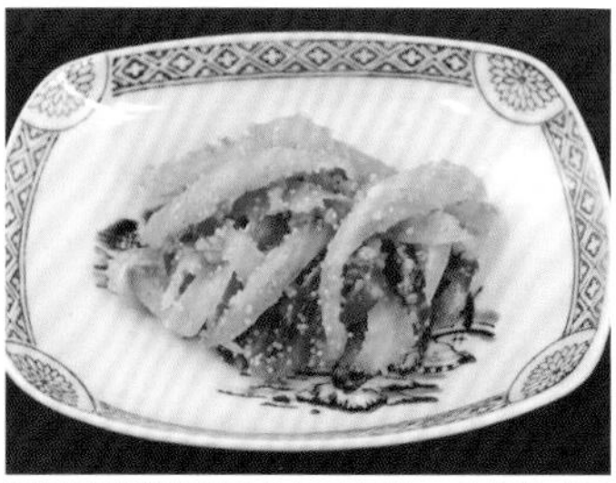

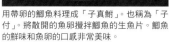

用帶卵的鯽魚料理成「子真鮒」。也稱為「子付」。將散開的魚卵攪拌鯽魚的生魚片。鯽魚的鮮味和魚卵的口感非常美味。

※1御家人：江戶時代中，將軍直屬的家臣中，沒有謁見將軍資格的人。
※2冰鎮魚片：原文為「洗い」，將生魚片汆燙後，用冰水冰鎮的吃法。

鯽魚

鮒 Carassius

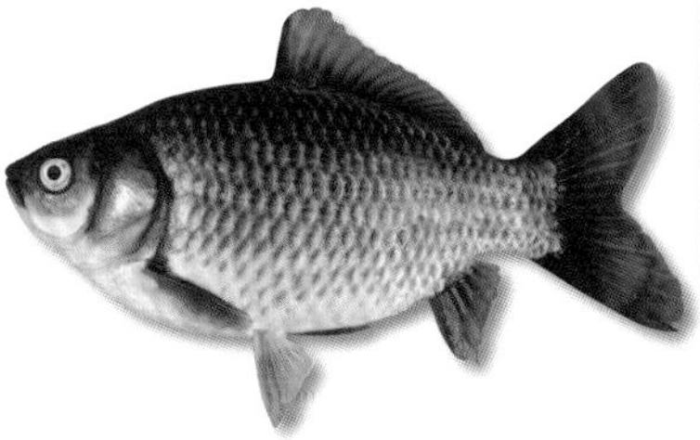

全長約6cm

鯉形目鯉科

改良鯽魚

改良鮒 Carassius auratus subsp.

棲息地●長野縣佐久市。漁獲●養殖。別名●小鮒

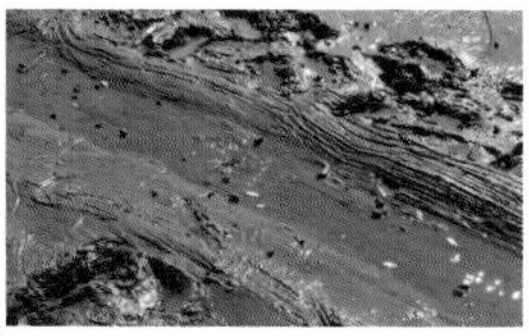

田水間的小鯽魚（改良鯽魚）。

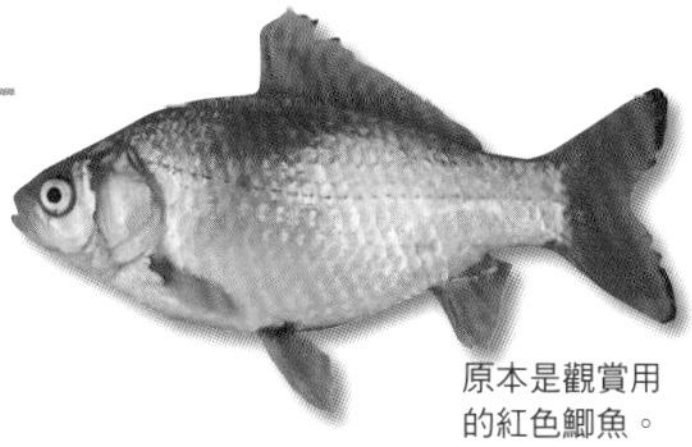

原本是觀賞用的紅色鯽魚。

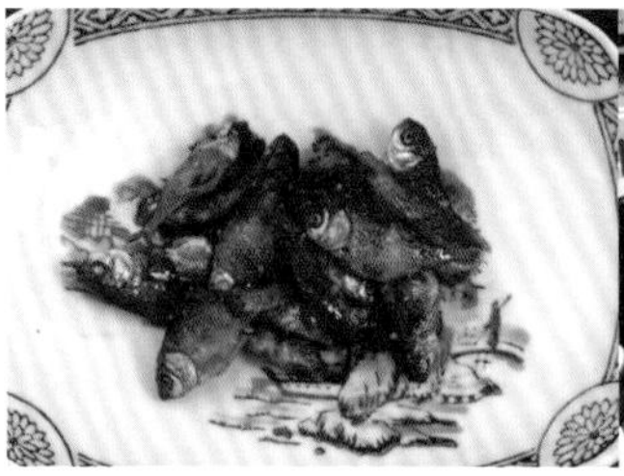

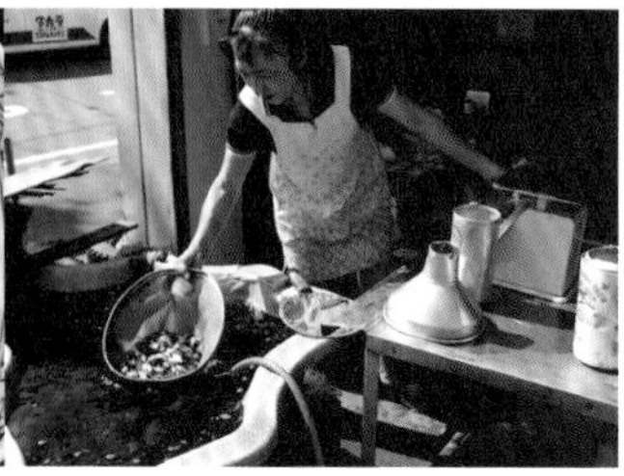

農協產銷處販售的小鯽魚佃煮料理。販售的日子總是引來排隊人潮。

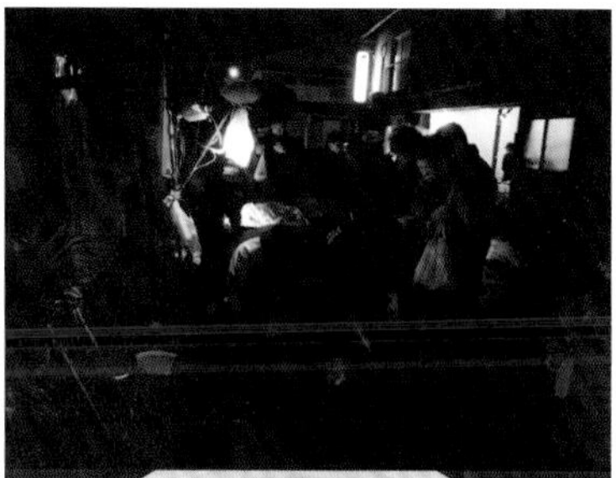

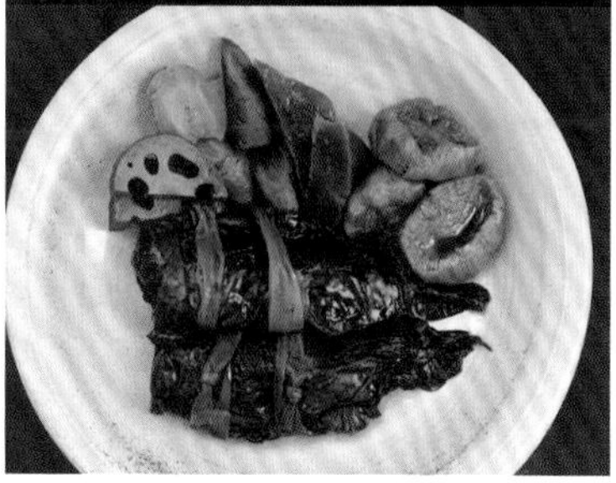

在佐賀縣鹿島市的肥前濱宿，每年1月19日會舉辦「鯽魚市」，此傳統已持續400年之久。當地在1月20日（20日正月、20日惠比壽）有吃「鯽魚昆布卷」的習慣。因此在前一天早晨，就有許多人前來購買「鯽魚昆布卷」使用的新鮮鯽魚。

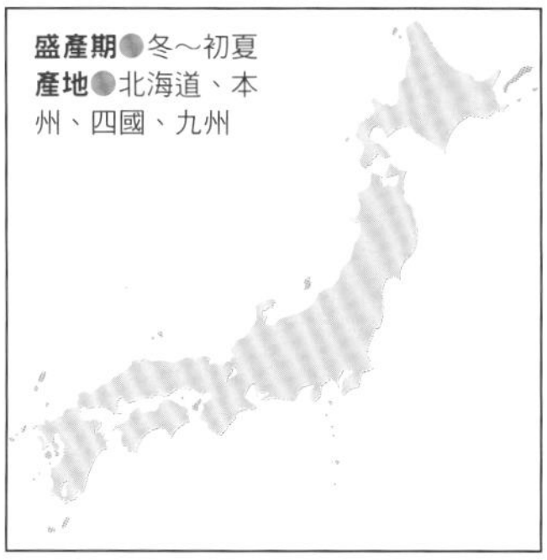

將膽囊去除後，切成大塊並放入味噌湯中熬煮成「鯽魚味噌湯」，是家家戶戶都喜愛的風味。滋味豐富可口，絕對會令人上癮。

岡山縣的特色料理則是「鯽魚飯」，將鯽魚的魚末用油炒過後，加入牛蒡、紅蘿蔔等製作成湯汁，接著淋在飯上享用。岡山縣甚至有人「鯽魚飯可以吃掉10杯白米」，雖然鮮味豐富，卻清爽可口，一旦品嚐後就停不下來。

鯽魚料理、用鯽魚製作的加工品種類極為豐富

愛知縣的「鯽魚味噌」原本是道家庭料理，現在已成為加工品販售。這道料理是用紅味噌炊煮鯽魚、黃豆而成。黃豆和紅味噌的溫和風味，可以當作日常的配飯小菜。

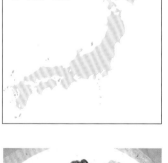

在琵琶湖附近是用長背鯽、蘭氏鯽來製作「鯽魚壽司」。為現今壽司的原始類型，帶有獨特的臭味和酸味，由於是乳酸發酵的產品，因此有助於身體健康，為滋賀縣的特產。

其他像是佐賀縣的「烤鯽魚」、茨城縣的雀燒等，加工品種類多采多姿。

雖然是常見的魚類，但是品嚐過的人卻非常少。這是因為在高度成長期時，河川、湖泊因廢水排放產生惡臭，而有「淡水魚=臭味」的刻板印象，因此不太嘗試淡水魚。如今上下水道設備完善，河川的水質也有顯著改善，也許可以開始試著品嚐這種魚。

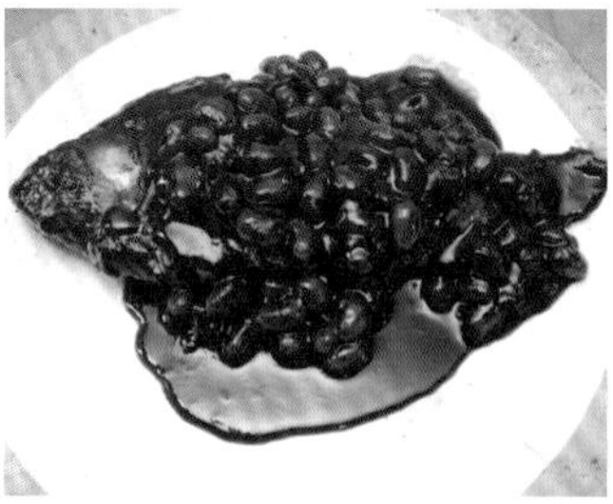

愛知縣的名產「鯽魚味噌」，市三英傑織田信長也品嚐過，非常下飯的家庭料理。製作時間很長，因此大部分都是購買而來。

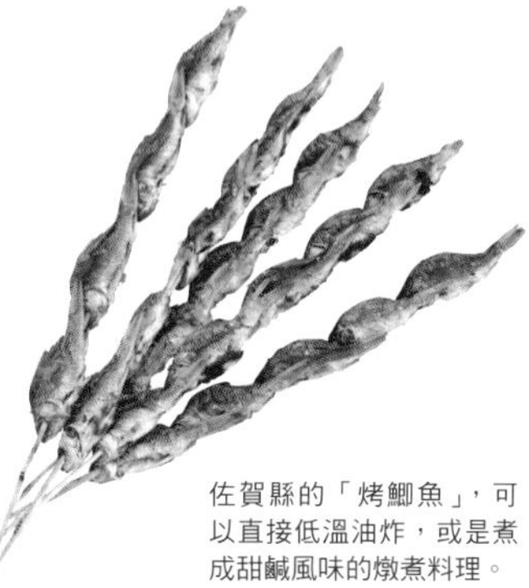

佐賀縣的「烤鯽魚」，可以直接低溫油炸，或是煮成甜鹹風味的燉煮料理。

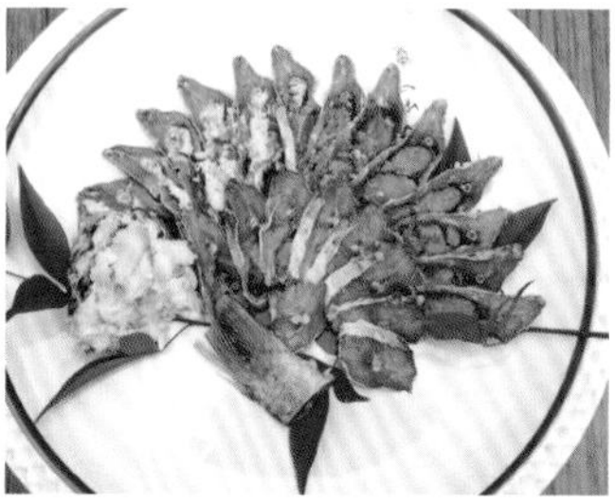

在琵琶湖附近製作的「鯽魚壽司」。可以直接當作下酒菜，或是放入碗中倒入熱水，變成湯品享用。據說有調整腸胃的作用。

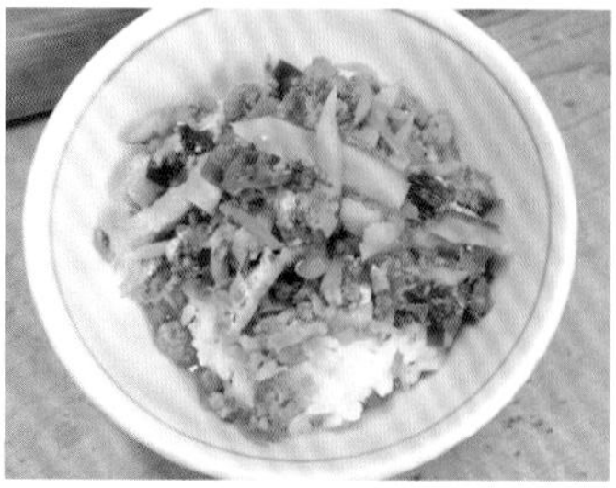

在岡山市的超市中購買鯽魚絞肉「鯽魚碎肉」，並製作成「鯽魚飯」。鮮味豐富而後味清爽，非常美味。

●注／有寄生蟲等危險性，生食請自行負責。

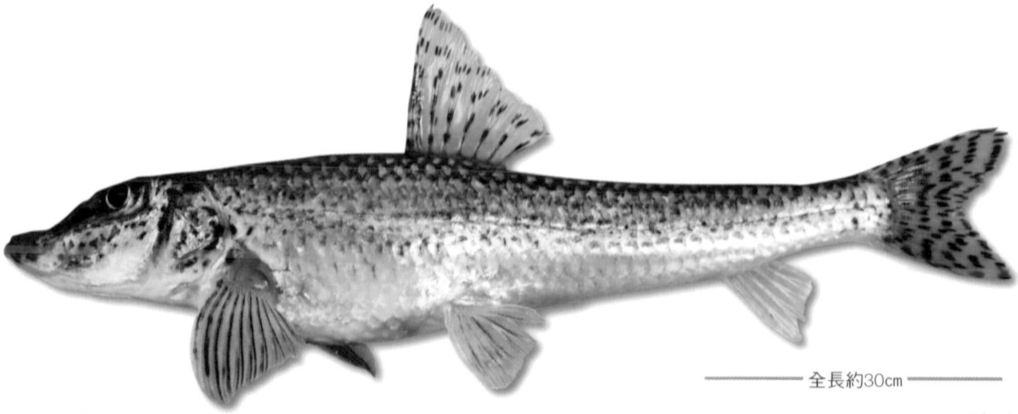

全長約30cm

長吻似鮈

鎌柄 Pseudogobio esocinus esocinus

有河川沙鮻之稱的美麗魚類。有躲藏在河川沙地中的習性，因此也有別名「砂潛」。味道可口的淡水魚，在日本各地都有人食用。

鯉形目鯉科

長吻似鮈

鎌柄 Pseudogobio esocinus esocinus

棲息地●山形縣、岩手縣以南的本州、四國、九州。漁獲●流刺網。別名●砂掘、砂潛、寢頰

次要魚類的實力

次要魚類珍稀度	★★★★☆
美味程度	★★★★☆
價格	★★☆☆☆

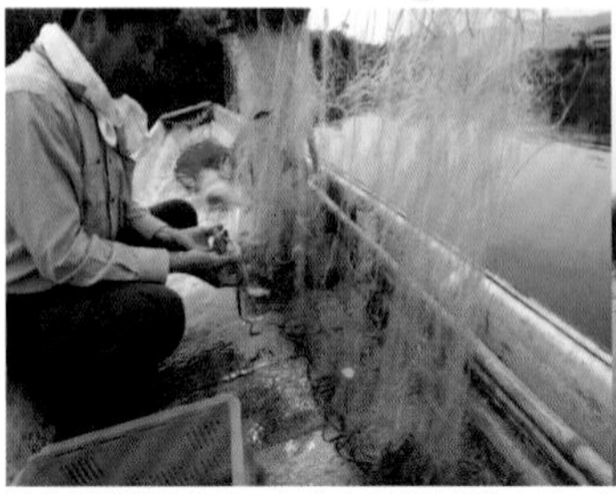
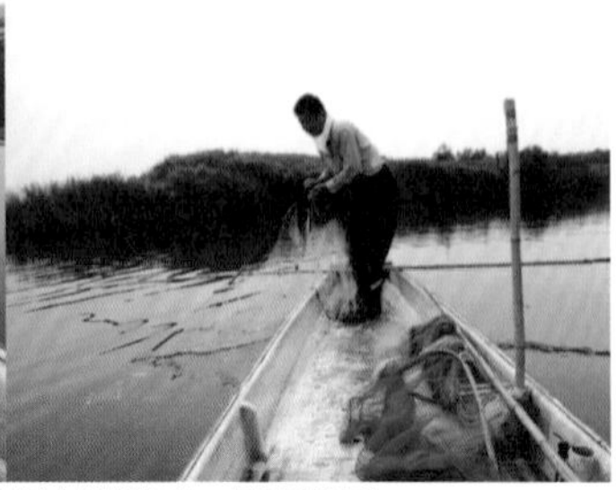

筑後川的鮮魚美味，在漁夫之間也極為有名。用流刺網捕捉後，趁新鮮料理。

棲息在清流的沙地中，以沙子中的微生物為食

鯉科魚類中，也有只棲息在河川沙地中的魚種。和名「鎌柄」是來自於有如鎌刀柄（棒狀部分）般細長而堅硬的身體。

棲息在乾淨河川的淺沙地中，藉由短鬚緩慢移動在沙地上，大口吞下泥沙，並以其中的小生物為食。游速緩慢，有人接近便會迅速鑽回沙地中。因此在日本也有「砂潛」、「砂掘」等地方名。另外，美麗的白肉質有如海水魚沙鮻般，所以也有人稱之為「河川裡的沙鮻（川鱚）」。

產卵期在晚春至初夏的夜晚。隨著土地開發，原本棲息在清流的魚類，因為河川堆積淤泥，因此在日本各地都有減少的趨勢。

盛產期●春～初夏
產地●滋賀縣、福岡縣

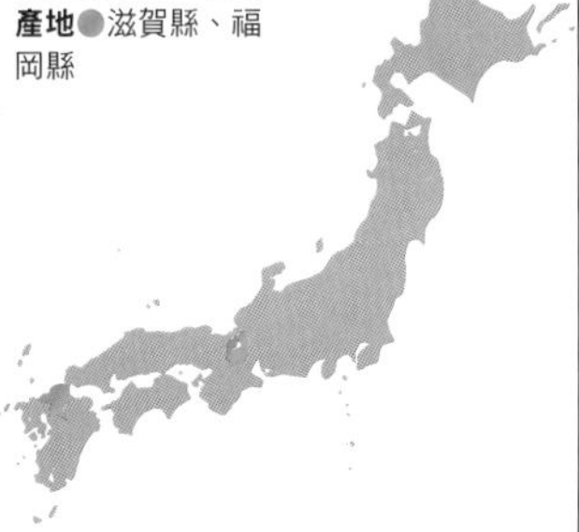

沒有腥味的鮮嫩白肉魚被稱為河川的「沙鮻」

筆者走訪日本各地，發掘食用溪魚的文化時，發現日本各地都仍然保留著對於此魚美味的認識。在環繞琵琶湖的滋賀縣，會將夏天捕捉到的仔稚魚和幼魚，培養至成魚，並製作成各種料理享用。

福岡縣筑後川水系，有食用平頜鱲等，是溪魚的飲食文化發達之地區，而長吻似鮈鮮嫩的白肉，也相當受到此地區的歡迎。

這些地方的共通吃法為「燉煮料理」。雖然也有地區是直接燉煮鮮魚，不過基本上仍是將燒烤後風乾保存的魚乾，炙燒後再燉煮而成。過去經常會將鮮魚燒烤後風乾，製作成保存食品，希望這種方式能繼續流傳下去。

風乾前的燒烤魚，味道極為鮮美可口。可以趁熱沾生薑醬油享用。

冰鎮魚片，或是用雙手可以接受的溫熱水沖過後，再放入冰水中冰鎮成「冰鎮溫魚片」，也非常美味。可惜的是溪魚會有寄生蟲的疑慮，不過風味確實可口美味。

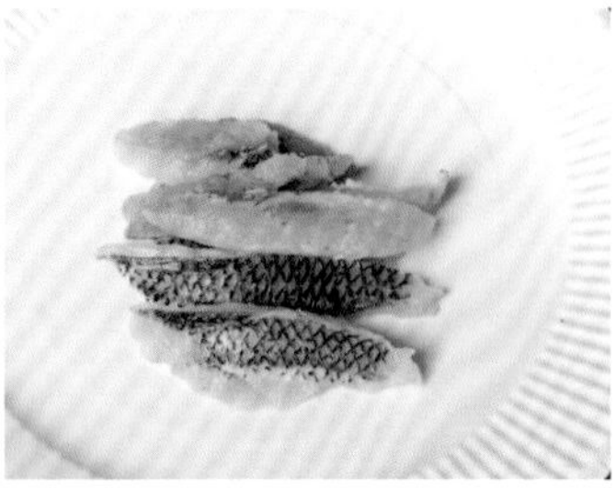

將剛捕獲的生鮮長吻似鮈，用三片切法處理後，淋上熱水再冰鎮。稱為「汆燙片」。沒有腥味，且魚皮帶有風味。

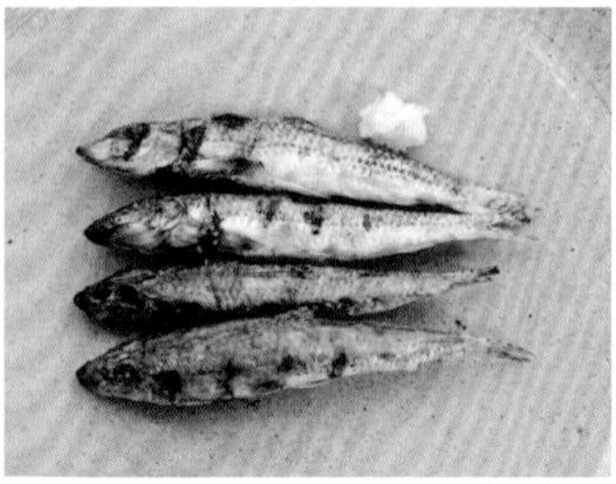

有許多人也會將鮮魚直接燒烤，再沾生薑醬油享用。鮮嫩的白肉帶有微微的甜味，魚皮也帶有獨特風味，非常可口。

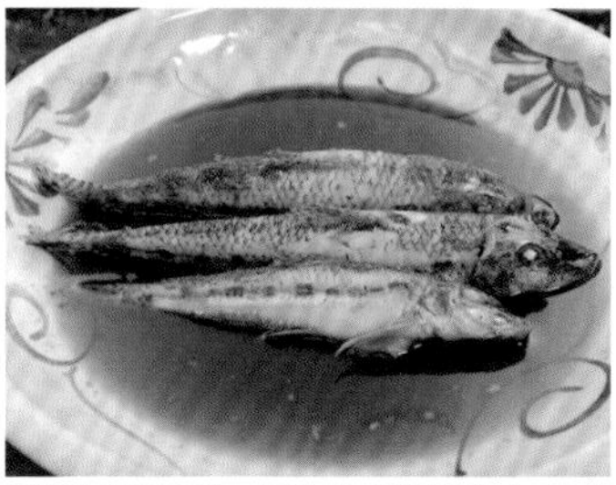

燒烤後稍微曬乾，再熬煮成燉煮料理。魚皮香氣誘人，甜鹹風味非常下飯，也是美味的下酒菜。在新年或是祭典也會出現此料理。

●注／有寄生蟲等危險性，生食請自行負責。

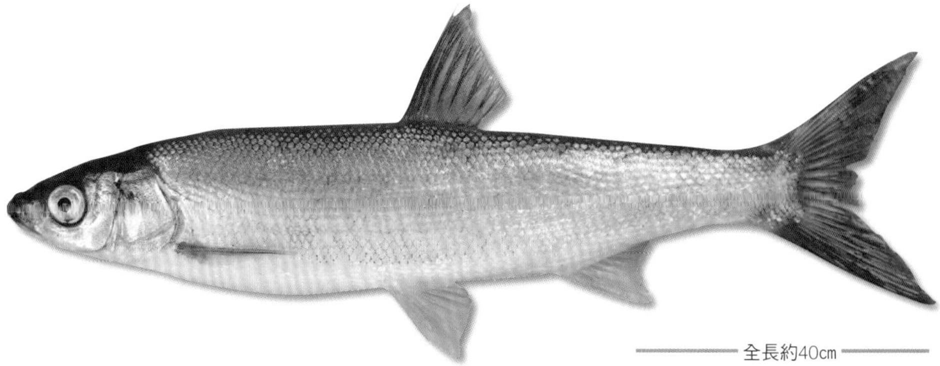

全長約40cm

箱根三齒雅羅魚

石斑魚 Tribolodon hakonensis

在河川魚類中屬於顯眼的大型魚。為「雜魚」的代表，雖然全國各地在產卵期有食用的文化，不過卻逐年衰退中。

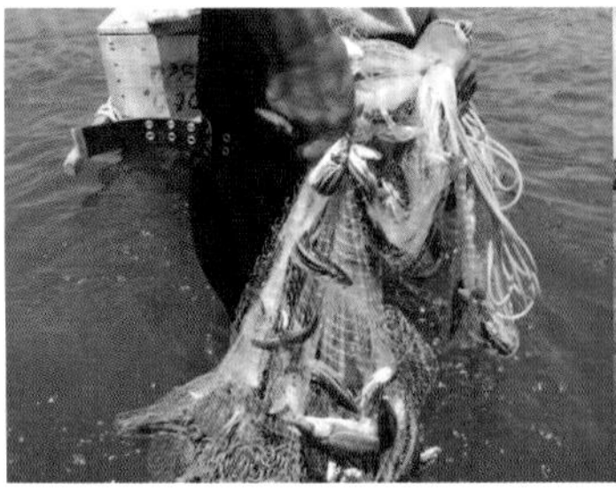

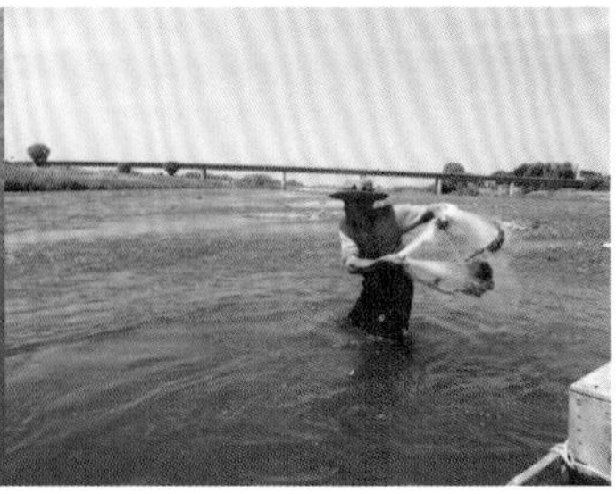

栃木縣那珂川的「瀨付漁」捕魚法。製造出易於產卵的棲息地，再投網將魚群捕獲。

鯉形目鯉科

箱根三齒雅羅魚

石斑魚 Tribolodon hakonensis

棲息地●北海道、本州、四國、九州。漁獲●投網、流刺網。別名●赤魚、相磯、井田、井田鯉

次要魚類的實力

次要魚類珍稀度	★★★★☆
美味程度	★★★★☆
價格	★★☆☆☆

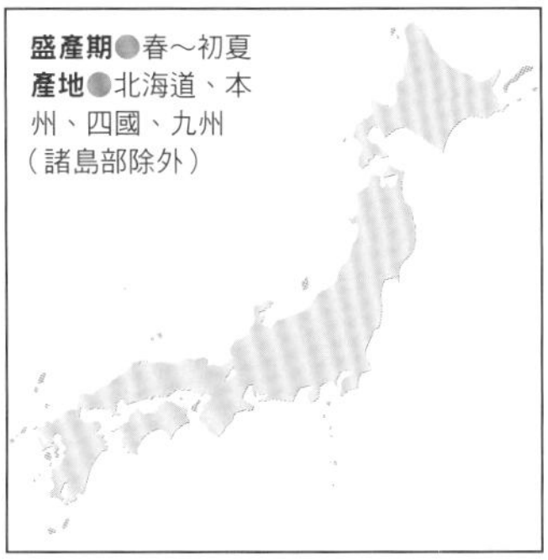

盛產期●春～初夏
產地●北海道、本州、四國、九州（諸島部除外）

在日本國內逐漸減少的淡水魚中，屬於仍然健在的魚類

在淡水魚中屬於大型種，是日本各地河川中常見的魚類。可生存於強酸性，甚至汙染的水質中，大多棲息在都市近郊的河川。

屬於雜食性，以鮭魚、鱒魚的魚卵、昆蟲類及小魚等為食。經常可看到搶食飯粒或麥片的樣子。

產卵期為櫻花盛開的時期。本種的產卵前線，也會像櫻花前線一樣逐漸往北推移。在產卵期前，成魚的身體會呈現出婚姻色（三條紅線）。全身也會遍佈稱為追星狀的白色突起。

隨著櫻花前線 盛產期也會逐漸往北移動

本種可謂最隨處可見的溪魚。不過食用本種的文化正在逐漸衰退中。應該說是已經沒有像過去般稀奇。德島縣吉野川水系地區，將產卵期的箱根三齒雅羅魚稱為「立井田」，並且非常喜愛食用。但是有專門捕此魚的漁夫，也極少有市售的地區。

目前確認過的地區有福島縣的會津、栃木縣、長野縣，以及滋賀縣等。這些地區的超市，有販售燒烤過的箱根三齒雅羅魚。在長野縣及栃木縣，則是重要的觀光資源。

料理的基本方式為，將捕獲的活魚趁新鮮燒烤，並且趁熱享用。產卵期的卵巢和精巢都非常美味。

另外也會將燒烤後的魚風乾保存，之後再製作成熬煮料理等。

長野縣佐久市有養殖箱根三齒雅羅魚的漁業。挑選較小的鮮魚，去掉內臟和魚頭後，橫切成薄片。這道料理稱為「背越」，涼爽可口。山谷地區會將魚肉和山菜、味噌一起剁成泥狀，像千葉縣的「滑郎」一樣品嚐。

在滋賀縣則是會將其製作成熟壽司※──「石斑魚壽司」，是非常美味的下酒菜。

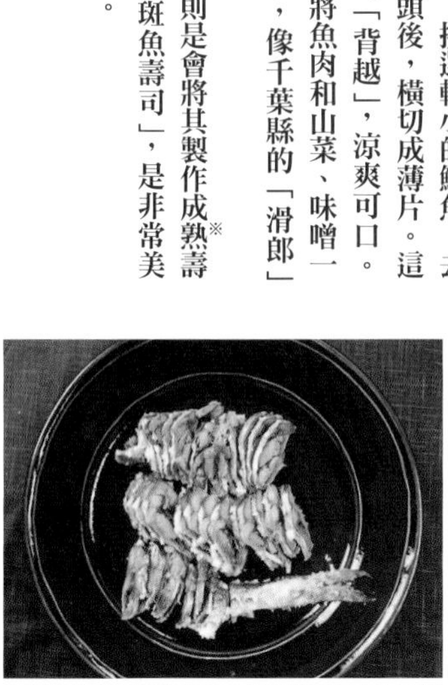

在滋賀縣琵琶湖北部，用帶卵的鮮魚製作「石斑魚壽司」。帶有熟壽司特有的酸位，卵巢的味道也十分可口。

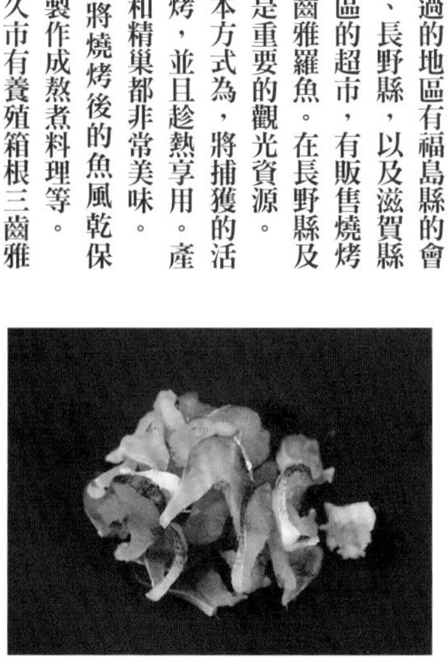

長野縣佐久地區，會將養殖的活魚薄切，再放入冰水冰鎮後享用。越嚼越能感受到其鮮美。

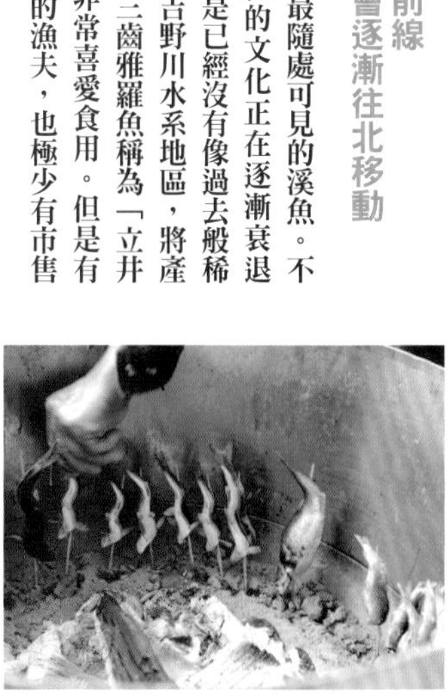

製作出容易產卵的棲息地，再投網將魚群捕獲。這種捕魚法在長野縣稱為「付場漁」，栃木縣則稱為「瀨付漁」。

※熟壽司：將魚用鹽醃漬，加入飯後再讓它發酵，產生自然的酸味而成為「熟壽司」，並且被當作保存食品。也是如今「握壽司（江戶前壽司）」的原型。

●注／有寄生蟲等危險性，生食請自行負責。

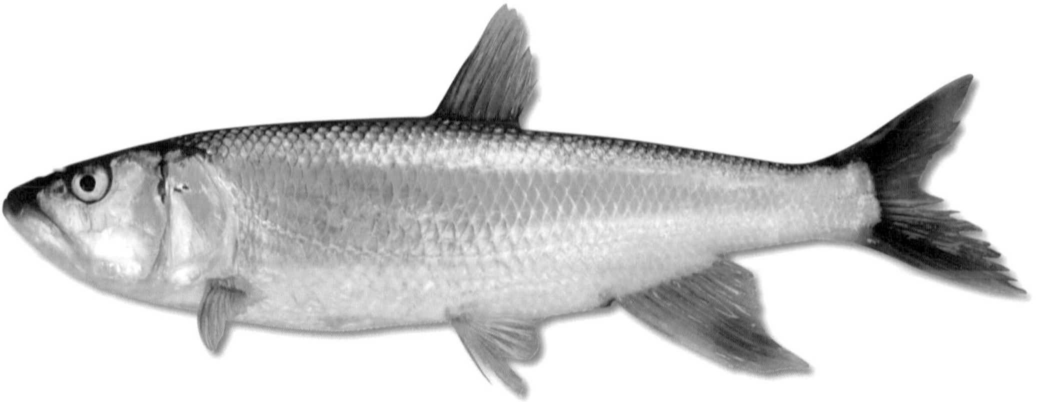

全長約35cm

真馬口魚

鰣 Opsariichthys uncirostris uncirostris

原本只棲息在福井縣、琵琶湖淀川水系中，在琵琶湖是極具人氣的美味魚。其他棲息地逐漸增多，不過食用的地區卻非常少。

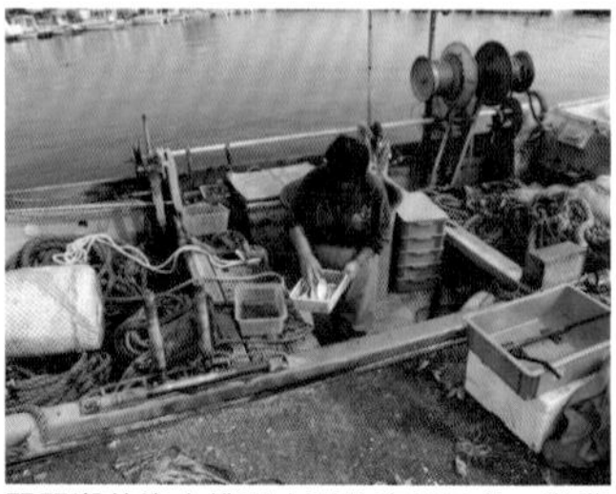

琵琶湖的漁夫挑選大型的真馬口魚，準備帶回家製作成燉煮料理。

鯉形目鯉科

真馬口魚 鰣 Opsariichthys uncirostris uncirostris

棲息地●原本只棲息在琵琶湖和福井縣三方五湖，目前已引進至日本各地。漁獲●流刺網、小型定置網。別名●小型魚稱為鰣子，大型魚稱為桁鰣

次要魚類的實力

次要魚類珍稀度	★★★★☆
美味程度	★★★★☆
價格	★★★☆☆

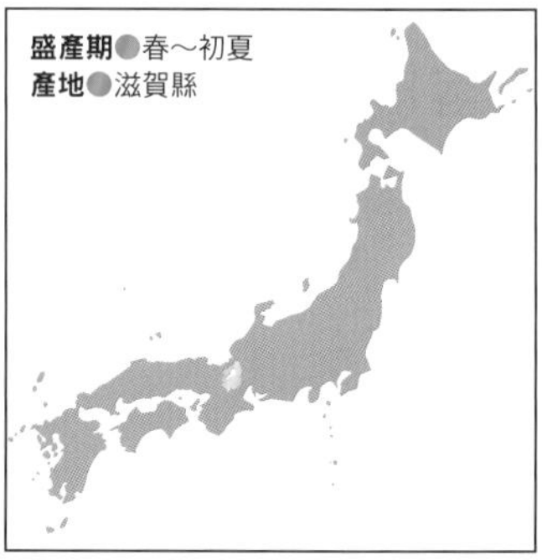

在鯉科中算是大型魚類 會追捕小魚的肉食魚

為體長超越30 cm的淡水大型魚類。仔稚魚以浮游生物為食，成魚則會獵捕鯉魚類中較稀有的小魚等，屬於肉食性魚類。雄魚的體型較大，產卵期時魚鰭會變成紅色，頭部也會出現稱為追星的白色突點。

自然分布於琵琶湖、淀川、福井縣三方五湖等地區，近年來開始於日本各地復育繁殖。原本在琵琶湖等地區的食用文化逐漸減少，沒有食用習慣的關東地區，則是逐漸增加中。因為獵捕小魚的習性，因此釣客們也經常用假餌來誘釣。

大型或小型魚都很美味 連琵琶湖的漁夫都推薦

春天漁獲量較多的「鰣子」，和初夏成魚的料理方法完全不同。「鰣子」的魚骨柔軟，水分較多，因此可以整尾油炸，或是製作成佃煮、熟壽司等料理。成魚可以直接鹽烤、生吃或熬煮都很美味。

「鰣子」還可以料理成天婦羅或炸魚。天婦羅的外觀和黃瓜魚相似，不過真馬口魚不帶腥味，清爽鮮嫩。

也有許多人會直接料理成鹹甜風味的燉煮魚或佃煮。類似琵琶湖的特產——幼香魚，別有一番風味。

琵琶湖的名產之一為「真馬口魚料理」。不論是塗上味噌後燒烤的「魚田」、鹽烤或是油炸都十分可口。

另外還有只能用初夏的雌魚來製作的「車切」。作法是將魚鰭、魚鱗和內臟去除後，直接將身體薄切，再於冷水中沖洗。口感極佳，鮮味豐富之外，還帶有餘韻。在溼熱的湖畔中，是能夠帶來涼意的夏日料理。

琵琶湖的漁夫捕獲之後，大多帶回自家料理，就是如此美味的魚。在棲息量逐漸增加的關東中，卻極少作為食用魚利用。只要品嚐過就足以上癮的美味，希望大家都能加以利用。

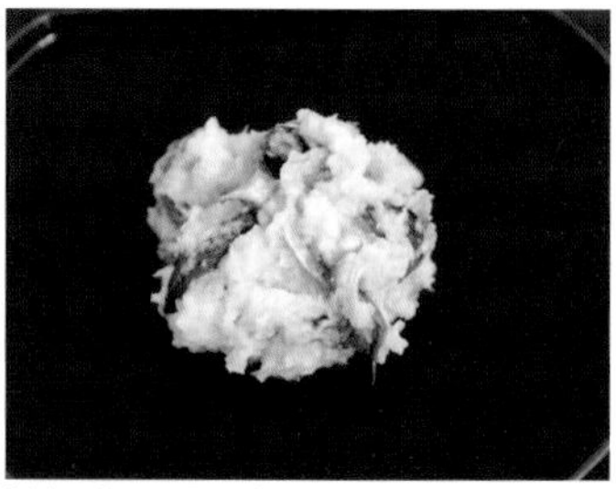

「鰣子壽司」是現今壽司的原型，也就是不使用醋的「熟壽司」。在「熟壽司」中，屬於酸味較溫和且易入口的類型。

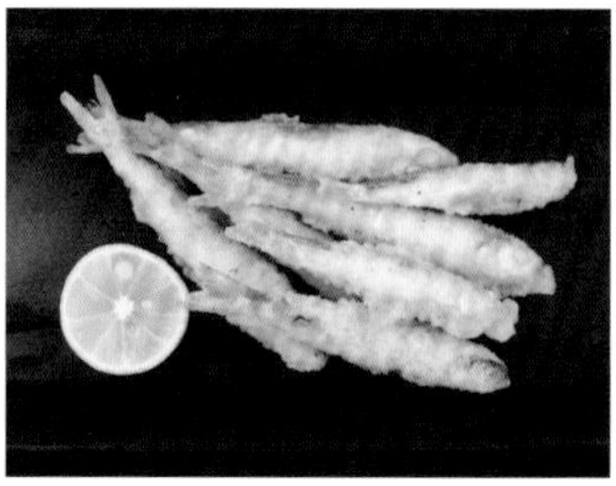

「鰣子」的天婦羅。小型魚的骨頭柔軟，可以像黃瓜魚一樣整尾享用。帶有微微的苦味，是非常美味的天婦羅。

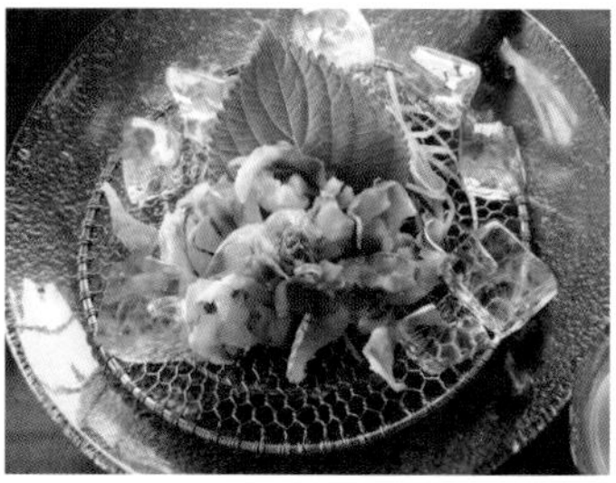

只有在滋賀縣米原市世繼的料亭中，才能品嚐到雌魚的「車切」，也就是「背越」。魚骨擁有滑脆的口感，肉質則帶有強烈的鮮味。

●注／有寄生蟲等危險性，生食請自行負責。

（上圖）產卵期的雄魚。帶有婚姻色，呈現出華麗的姿態。從產卵期至秋季不會食用此魚，令人感到不可思議。
（下圖）在寒冷季節捕捉到的鮮魚。無法分辨雌雄。小型魚比較美味。

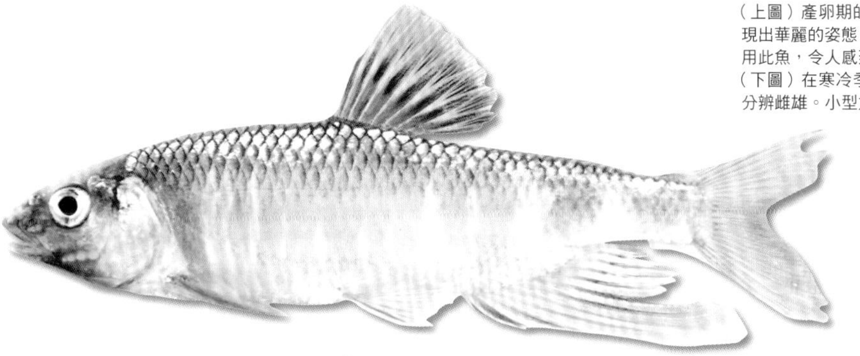

全長約20cm

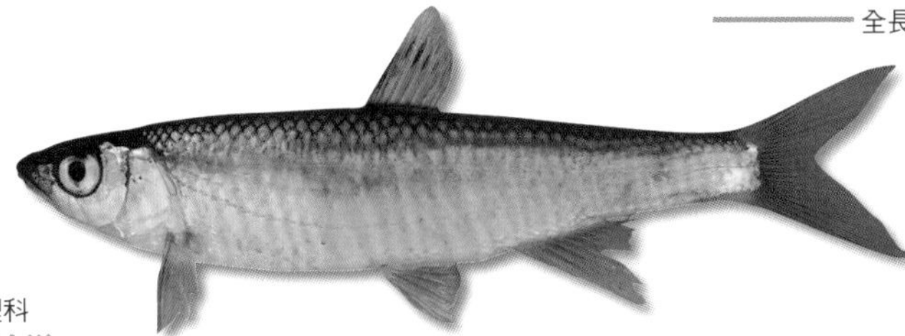

平頜鱲

追河 Zacco platypus

鯉形目鯉科

平頜鱲 追河 Zacco platypus

棲息地●本州、四國、九州。漁獲●漁釣、投網。別名●溪哥仔（幼魚及雌魚）、青貓（雄魚）、寬鰭鱲、日本溪哥

次要魚類的實力

次要魚類珍稀度	★★★★☆
美味程度	★★★★☆
價格	★★☆☆☆

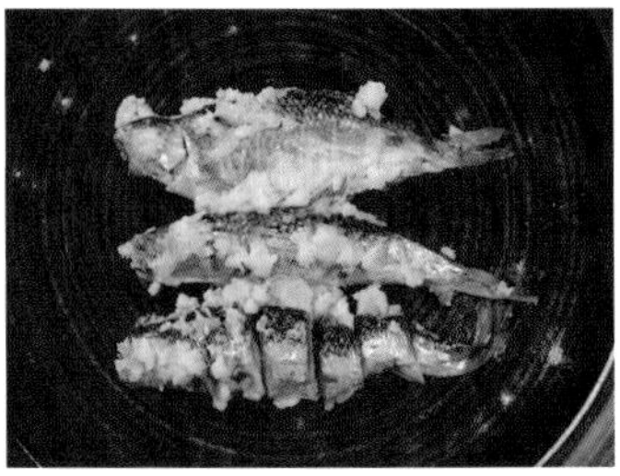

琵琶湖一帶製作的「平頜鱲壽司」。在「熟壽司」中，算是臭味較強烈的類型。

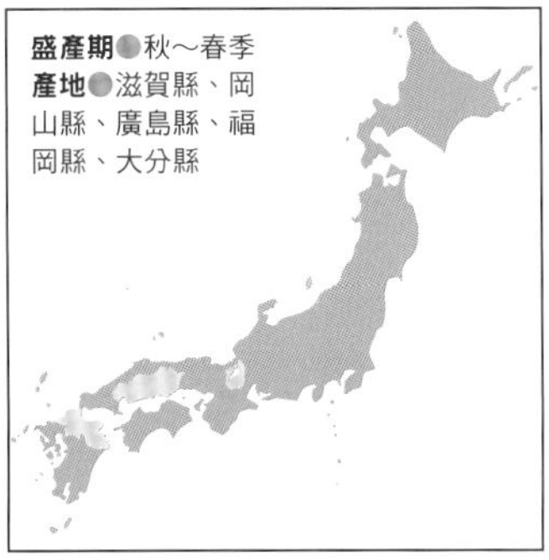

盛產期●秋～春季
產地●滋賀縣、岡山縣、廣島縣、福岡縣、大分縣

許多地區都稱此魚為「雜魚」。在以前曾經是淡水魚中非常重要的食用魚。不過食用此魚的地區已經逐年減少。

外觀平淡的雜魚，在晚春至初夏會變得華麗

在日本國內河川隨處可見，是非常不起眼的小魚。產卵期為晚春至初夏，這時候雄魚的身體會出現婚姻色，轉變為華麗的外觀。

如今棲息範圍極廣，不過以前只分布在東北，或是流向四國太平洋側的河川中。隨著琵琶湖產的香魚放流後，平頜鱲的棲息地也隨之擴展。

在釣魚界中非常受歡迎。關東的「山邊釣」或是「八重釣」等盛行於各地。另外還因此衍生出播州毛鉤等獨特的釣具，擁有非常有趣的文化。

在河川的淡水魚中屬於代表性的食用魚

基本的料理方式為捕獲之後立刻乾烤。在福岡縣等地區的超市，也能直接購買乾燒魚。岡山縣會將燒烤後的魚風乾保存。料理時再泡水還原，或是加熱享用。

岡山縣的高粱市備中，會將烤魚乾用來熬煮味噌湯的高湯、雜煮高湯，或是當作食材使用。除了能熬煮出鮮美的湯頭之外，也是非常可口的食材。以前在新年買不起鰤魚的貧窮人家，會用此魚製作雜煮享用，如今再次品嚐後，反而會為其美味而感動不已。

將魚乾用低溫油炸，就能整尾享用。十分香脆可口，也是古早的零食之一。

將捕獲的鮮魚乾烤後，趁熱放入醬油調味的湯汁中浸漬，也非常美味。也可以料理成甜鹹風味的佃煮。在福岡縣、大分縣及岡山縣等地區，將乾烤後的魚製作成甜鹹風味的「甘露煮」，為地方有名的料理，也是極受歡迎的伴手禮。

雖然鮮魚乏人問津，不過在京都市鴨川，將釣到的「不知鶯（平頜鱲）」料理成油炸、佃煮等，也逐漸成為當地的名料理。

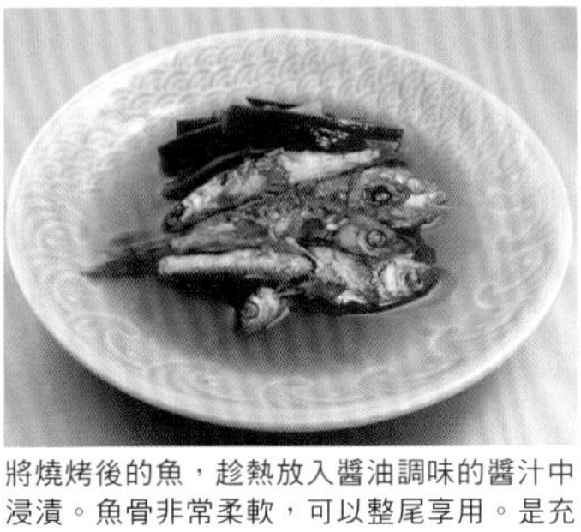

將燒烤後的魚，趁熱放入醬油調味的醬汁中浸漬。魚骨非常柔軟，可以整尾享用。是充滿樸實情懷的風味。

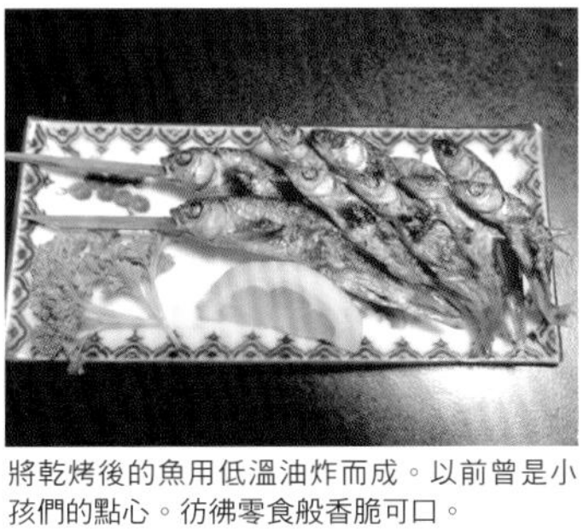

將乾烤後的魚用低溫油炸而成。以前曾是小孩們的點心。彷彿零食般香脆可口。

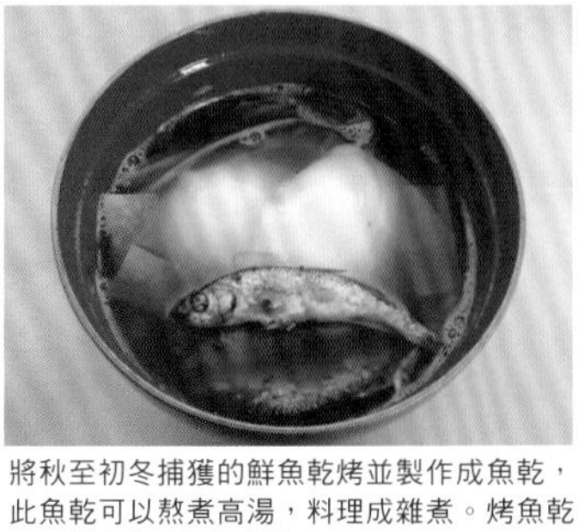

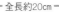

將秋至初冬捕獲的鮮魚乾烤並製作成魚乾，此魚乾可以熬煮高湯，料理成雜煮。烤魚乾也是雜煮中重要的食材。

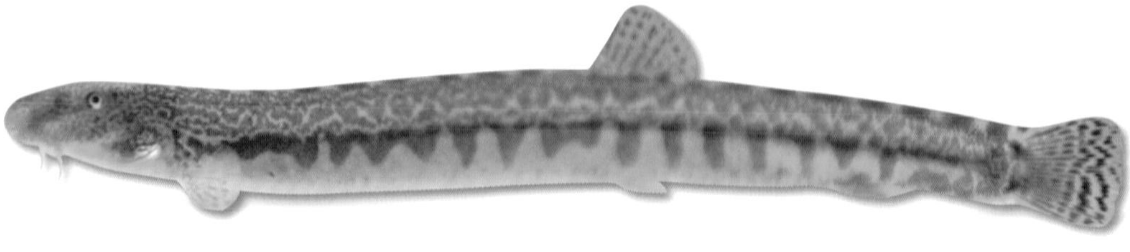

全長約10cm

後鰭花鰍

味女泥鰌 Niwaella delicata

屬於日本特有種，僅分布於本州中部至近畿一帶。只能在擁有湧泉的河川繁殖，因此棲息數量遽減中。如果不停止河川環境的破壞，總有一天會瀕臨滅絕。

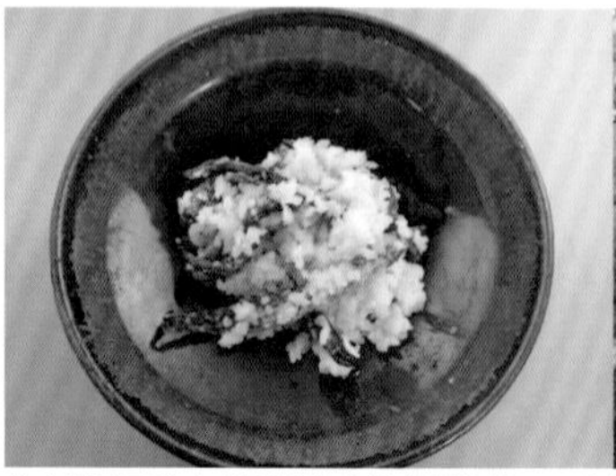

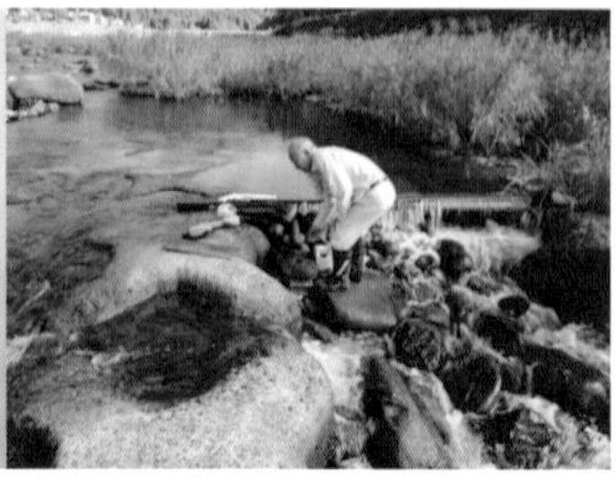

於中部地區的山谷間捕獲後鰭花鰍的樣子。在過去會製作成「味女壽司（後鰭花鰍壽司）」，當作保存食品。

鯉形目鰍科

後鰭花鰍

味女泥鰌 Niwaella delicata

棲息地●本州中部、近畿。漁獲●筌（用竹編織的魚籠）。別名●川泥鰍、竹泥鰍

次要魚類的實力

次要魚類珍稀度	★★★★★
美味程度	★★★★★
價格	★★★★★

棲息在本州的正中間為日本的特有種泥鰍

只棲息在深山中的潺潺清流，為鰍科中的夢幻魚種。鰍科中有泥鰍、由中國進口的大陸泥鰍，以及棲息在河川的鰍屬等種類，而本種則為一屬一種的日本特有種。

棲息在河川上游的乾淨水域中。而且只在川底湧泉處產卵。田間泥鰍的產卵期為初夏，而本種則是在晚秋至冬季，聚集在湧泉的川底處，並於冬至春季產卵。

由於山林的荒廢、水壩建設，加上近年來經常發生的豪雨現象等，本種的棲息水域也受到威脅，成為瀕臨滅絕魚種。

盛產期●夏～秋季
產地●由於瀕臨絕種，因此不記載**產地**位置

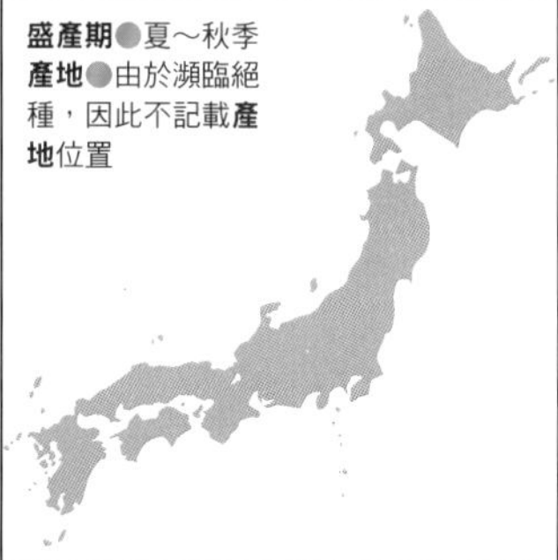

因為美味而前往捕捉是絕對禁止的

由於瀕臨絕種的關係，原則上只有擁有河川漁業權的人，才能在有限制的條件下捕獲，利用時也必須事先登記。

在日本中部等地區，從前就被視為美味的泥鰍類。據說於江戶時代初期，尾張藩藩組的德川義直也品嚐過。

基本的吃法為燉煮料理。不帶腥味的白肉，燉煮後也仍然擁有自身風味。是令人難以捨棄的美味。

漁夫建議的料理方式為湯品。用鹽、酒和醬油調味成清爽風味，在清淡中還能感受到鮮美。

近年來也有許多油炸料理。魚骨軟而細，可以整尾享用，十分可口。

在山谷地區被視為重要的蛋白質來源，因此通常製作成保存食品。也就是目前已經很少見到的「熟壽司」。將夏至秋季捕獲的鮮魚，用鹽巴醃過後，再拌入白飯中醃漬。沒有「熟壽司」特有的臭味，是層次豐富且易入口的美食。

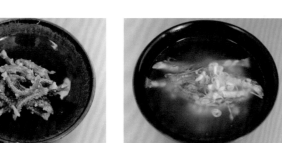

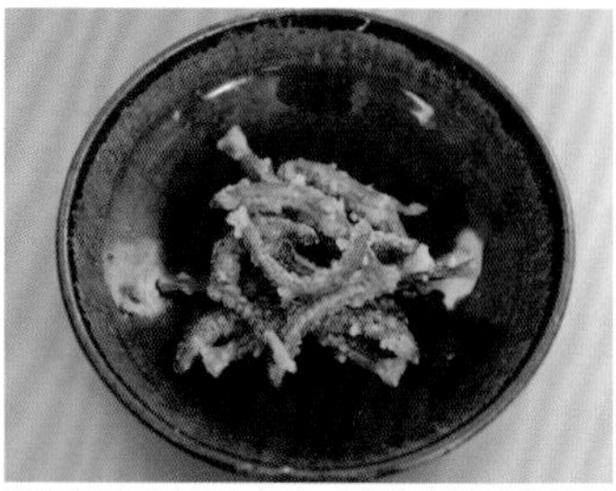

將夏季捕捉到的小魚，直接沾麵粉油炸成「炸後鰭花鰍」。可以整尾享用，香脆可口。

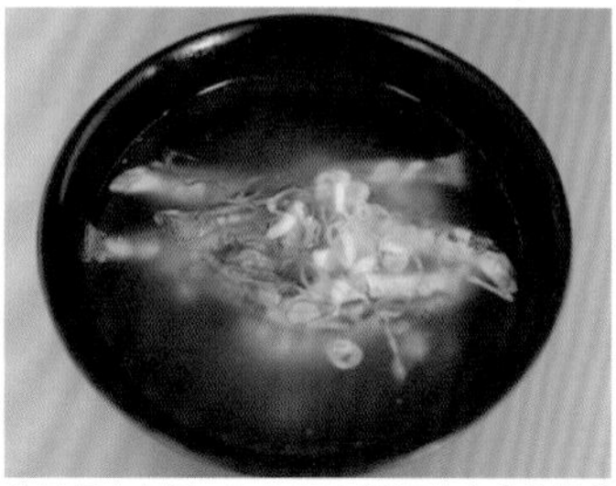

使用昆布高湯，加入鹽和酒調味成「後鰭花鰍魚湯」。過去曾是婚喪喜慶中的料理，風味清爽而層次豐富，非常美味。

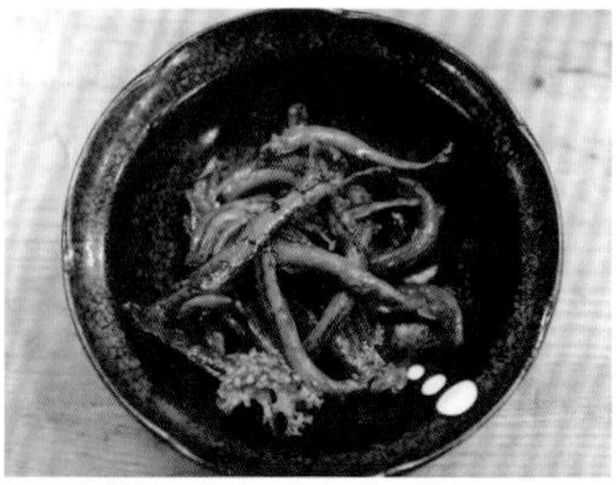

日本中部的山谷地區製作的「燉煮味女」。雖然已有調味，卻仍然保留著鮮魚的風味，十分可口。

砂食 產地的名稱

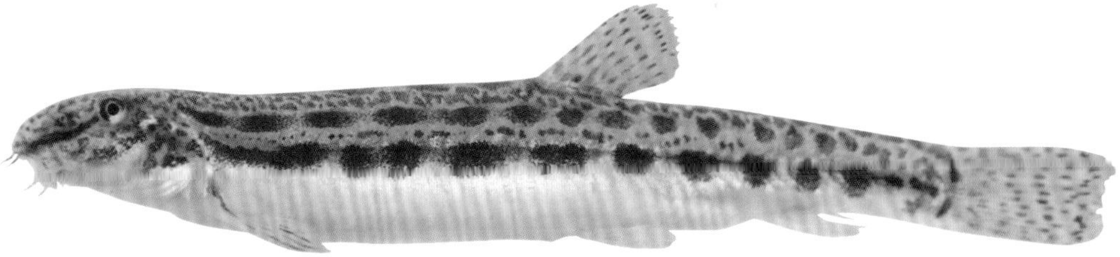

全長約10cm

琵琶湖鰍

縞泥鰌 Cobitis biwae

日本各地都有食用泥鰍的習慣，甚至有養殖業。不過同一科的琵琶湖鰍卻極少有人食用其實風味非常鮮美可口。

鯉形目鰍科

琵琶湖鰍

縞泥鰌 Cobitis biwae

棲息地●本州、四國。漁獲●筌。別名●川泥鰍、車泥鰍、砂食泥鰍

次要魚類的實力

次要魚類珍稀度	★★★★★
美味程度	★★★★★
價格	★★★★☆

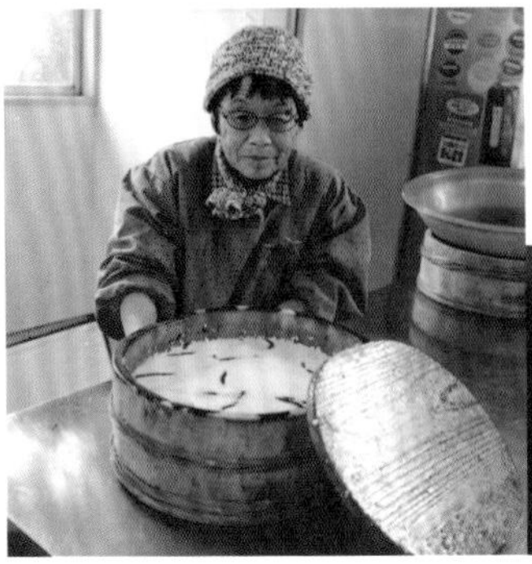

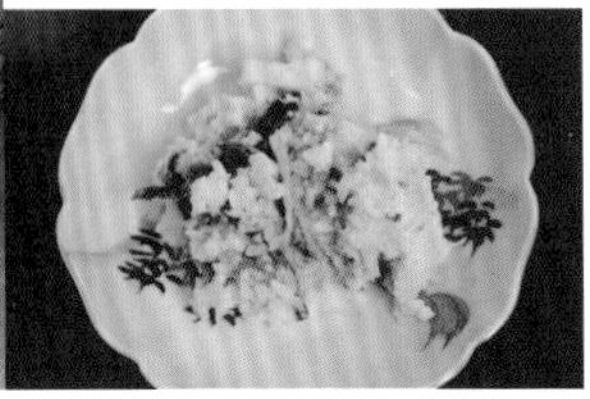

在鬼怒川流域的栃木縣宇都宮市中里，用本種製作成「砂食泥鰍熟壽司」。在熟壽司中臭味較淡、酸味也比較溫和。左圖為傳承地方特有香魚和「砂食泥鰍」熟壽司的笹沼春子女士。

潛藏在田間土中的「土生泥鰍」。喜愛清流而有「川泥鰍」之別名

一般的泥鰍又稱為「田泥鰍」，棲息在田間或是河川的淤泥堆積處。

而本種則是棲息在流水河川的乾淨沙質地。外觀像是以白色為主調的夏日浴衣般涼爽。不過，幾乎沒有地區會食用這種只棲息在河川的美麗泥鰍。

棲息在乾淨沙質地中，會將小型浮游生物及有機質的碎片，連同沙子一起吞入再濾食。由於這種在河川中吞食沙子的行為，因此在日本有「砂食」的別名。

盛產期●春～初夏
產地●栃木縣

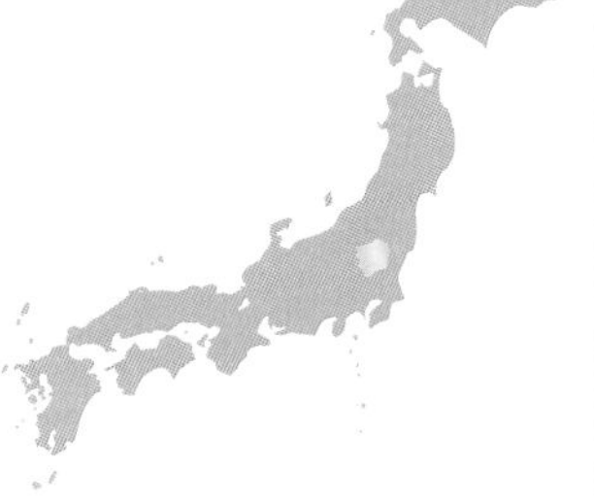

乾淨沙質地河川的淡水魚，擁有頂級美味

目前只有本種的產地栃木縣，以及後鰭花鰍的產地中部山谷地區，有食用這種只棲息在流動河川的泥鰍之習慣。其他地區是否會食用此魚，仍尚待確認。

最美味的時期是春季的產卵期，也是漁獲的盛產期。這個時期的肉質肥美。帶有油脂，而且卵巢也鮮甜可口。

在栃木縣的那須地區，「不會抹煞風味的煮法」是「砂食」的料理訣竅。和當季的竹筍一起煮成清爽風味，為琵琶湖鰍的固定料理法。魚肉帶有甜味和鮮味，湯頭也非常鮮美可口，

小魚可以裹麵衣油炸。和栃木縣盛產的韭菜一起油炸，不但層次豐富，也能一掃農活的疲勞。

由於味道鮮美，因此也有人會將「砂食」冷凍，整年都能隨時製作成油炸魚享用，適合搭配啤酒。

在鬼怒川流域的宇都宮市宮里，會製作成「砂食的熟壽司」。和鯽魚相較之下臭味較少而易入口。

這是專屬於鬼怒川、那珂川等清流的味覺享受。品嚐過琵琶湖鰍之後，想必就能感受到清流的珍貴。

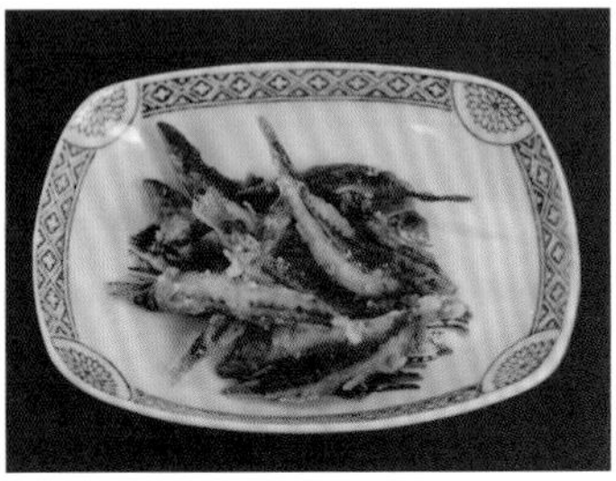

冷凍保存的小魚也非常美味。解凍後沾太白粉油炸，是啤酒的最佳良伴。一口接著一口，停不下來。

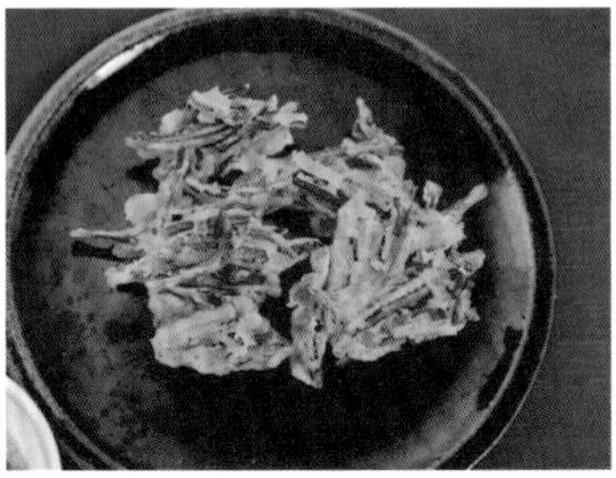

和韭菜一起油炸。香氣四溢，韭菜風味和微苦的「砂食」十分搭配。連同韭菜花一起料理，看起來非常美觀。

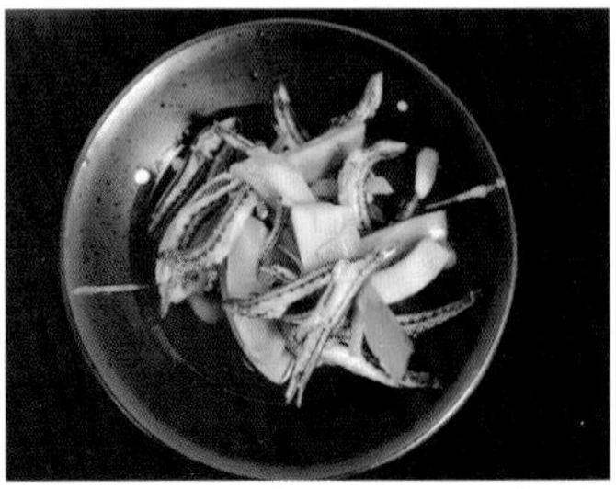

在春季捕獲的帶卵「砂食」和當季竹筍熬煮的料理，風味清爽可口。魚肉和卵巢都帶有甜味，十分美味。

協助／笹沼春子

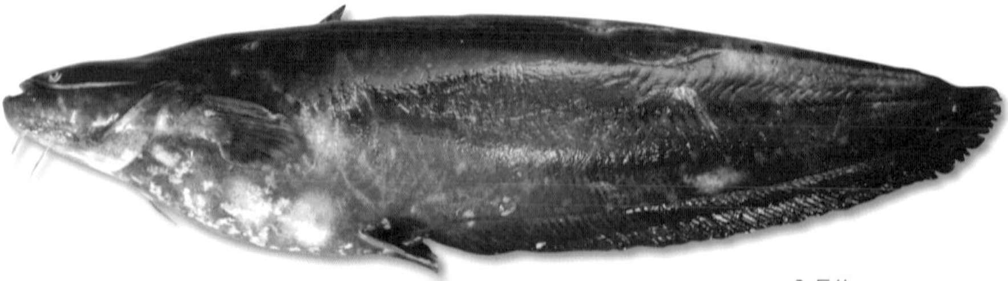

鯰形目鯰科

石鯰 岩床鯰 Silurus lithophilus

棲息地●琵琶湖、余吳湖、瀨田川。漁獲●流刺網、漁釣。別名●緋鯰

次 要魚類的實力

次要魚類珍稀度	★★★★☆
美味程度	★★★★☆
價格	★★★★☆

全長約60cm

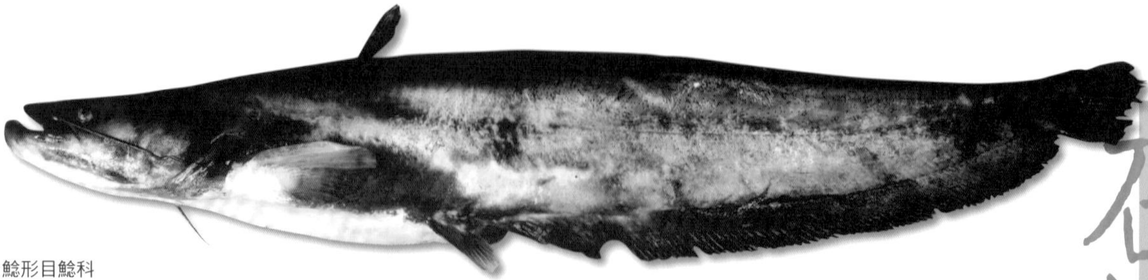

鯰形目鯰科

琵琶湖鯰

琵琶湖大鯰 Silurus biwaensis

棲息地●琵琶湖，也少量棲息在淀川。漁獲●定置網、流刺網、漁釣。別名●琵琶湖大鯰、白鯰

次 要魚類的實力

次要魚類珍稀度	★★★★☆
美味程度	★★★☆☆
價格	★★★☆☆

全長約1m

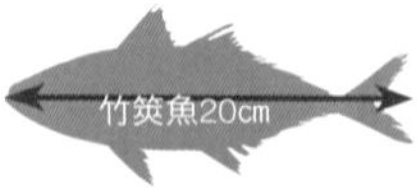

石鯰

岩床鯰 Silurus lithophilus

日本國內鯰科的鯰魚類僅有3種。其中2種為琵琶湖特有種，擁有3種鯰魚的地區只有滋賀縣。一定要實際走訪滋賀縣，才能了解其風味的差別。

只棲息在琵琶湖一帶 仍然充滿謎團的鯰魚

鯰魚類在世界各地擁有豐富的種類，而且也是許多國家的重要食用魚。在日本國內像是京都，鯰魚也曾是重要的代表性白肉魚。由海水域捕獲的鯰魚，基本上都是曬乾後鹽漬處理。

對於將琵琶湖稱為「近淡海」的平安京人而言，鯰魚不但新鮮而且非常高級。像是古代魚板的原料就是鯰魚。

日本國內三種鯰魚，都有棲息在琵琶湖中，而其中較重要的魚種為石鯰和琵琶湖鯰，同時也是琵琶湖和余吳湖的特產。琵琶湖鯰雖然也棲息在淀川，不過數量較少。

兩種鯰魚的生態習性，仍有許多不明之處。目前已知在梅雨期至初夏，會在湖岸產卵。屬於夜行性的肉食魚。

石鯰的風味 可謂鯰魚中的頂級

在風味上，石鯰擁有壓倒性的美味，琵琶湖一帶的漁業者如此評價。實際品嚐後，石鯰的肉質較緊實而富有口感，同時也帶有鮮味。

當地最推薦的料理是「鯰魚順順(junjun)」。滋賀縣將壽喜燒稱為「順順」。也就是說，用鯰魚代替壽喜燒的牛肉。白肉不帶腥味，魚皮和魚骨也能熬出鮮美的湯頭，十分美味。甚至會讓人以為「壽喜燒的起源是鯰魚」。

其他也很適合油炸或燒烤。兩種鯰魚都非常大型，因此可以切片後製作成炸魚排，魚骨部分則料理成炸魚塊等。

在滋賀縣有專門販售淡水魚的魚販商店，其中蒲燒鰻魚和蒲燒鯰魚都是常見商品，而鯰魚的風味比較清爽可口。

盛產期●冬～初夏
產地●滋賀縣

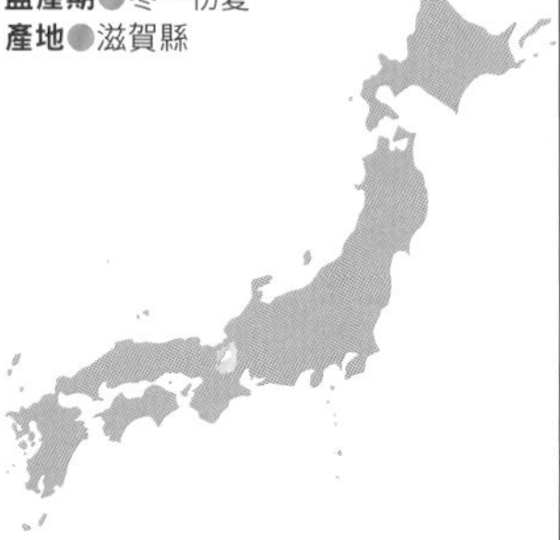

※2種魚類的產地

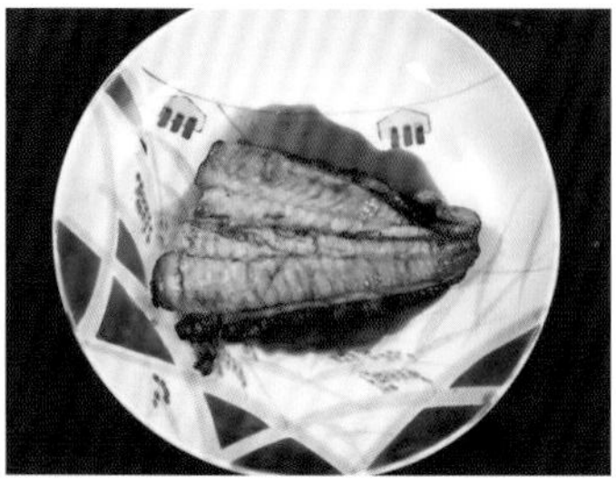

由較大型的琵琶湖鯰製作的蒲燒鯰魚。甜鹹醬汁剛好能補足鮮味不夠的部分，非常美味。比起接近頭部的部分，魚尾部分比較好吃。

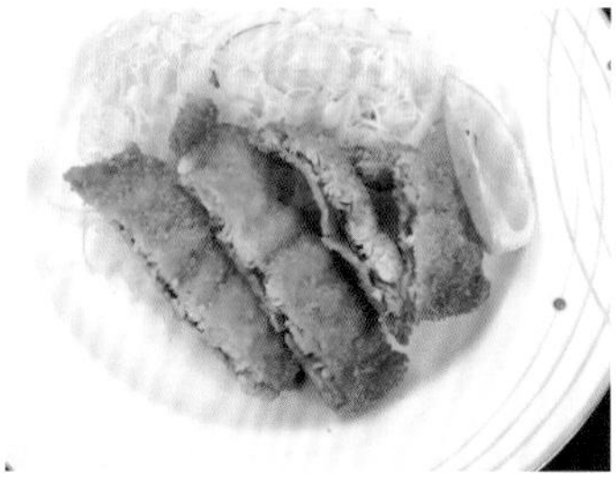

將石鯰切成魚片後，油炸成魚排。香脆麵包粉的內層，是鮮嫩多汁的魚肉。帶有微微的甜味，滋味豐富。

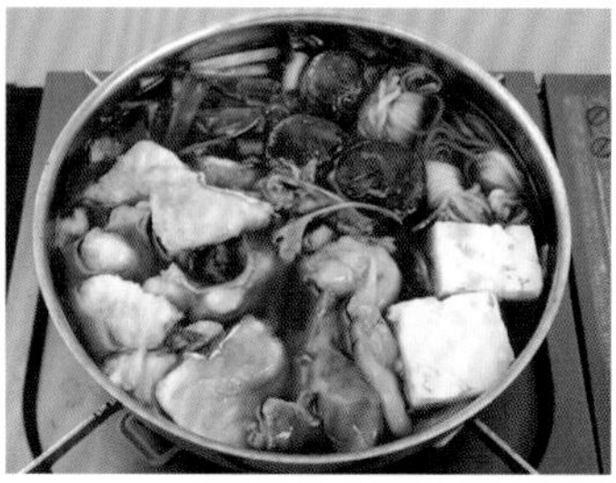

在琵琶湖附近品嚐的壽喜燒，「鯰魚順順」。使用肉質帶有鮮味的石鯰較美味。

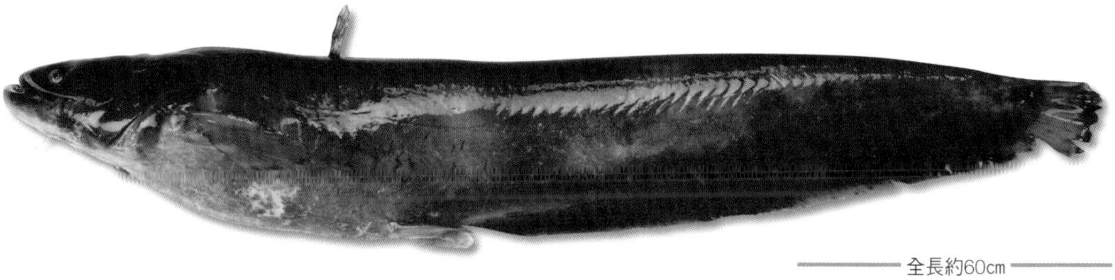

全長約60cm

鯰

鯰 Silurus asotus

鯰魚的幼魚和蝌蚪極為相似，因此日本俗諺「青蛙的孩子沒辦法變成鯰魚※」，意指「凡人的小孩終究是凡人」。用來當作如此偉大的譬喻，令人幾乎忘記其美味之處。

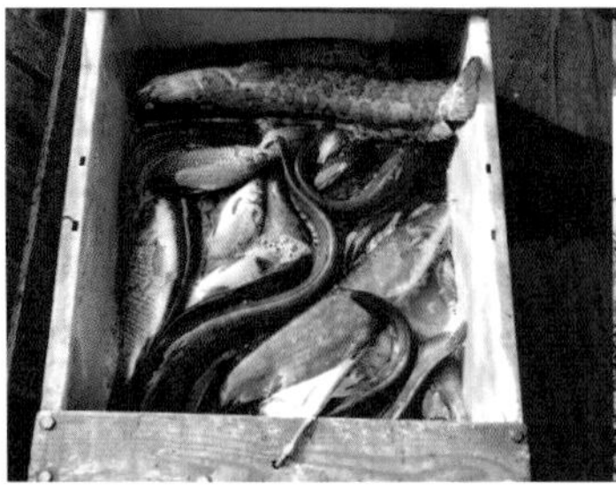

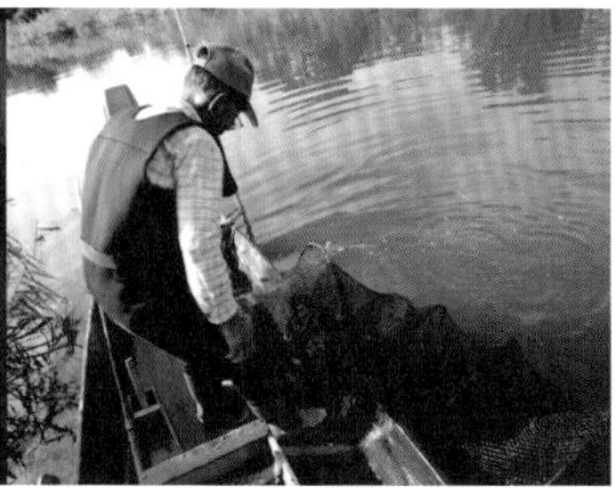

群馬縣板倉町在捕獲鯰魚的樣子。鯰魚喜愛具有一定水深，而且水流安穩的地方。

鯰形目鯰科

鯰 鯰 Silurus asotus

棲息地●北海道、本州、四國、九州。漁獲●養殖、定置網、漁釣。別名●鯰魚、念仔魚、廉仔、鯷魚、黃骨魚

次要魚類的實力

次要魚類珍稀度	★★★★☆
美味程度	★★★☆☆
價格	★★★☆☆

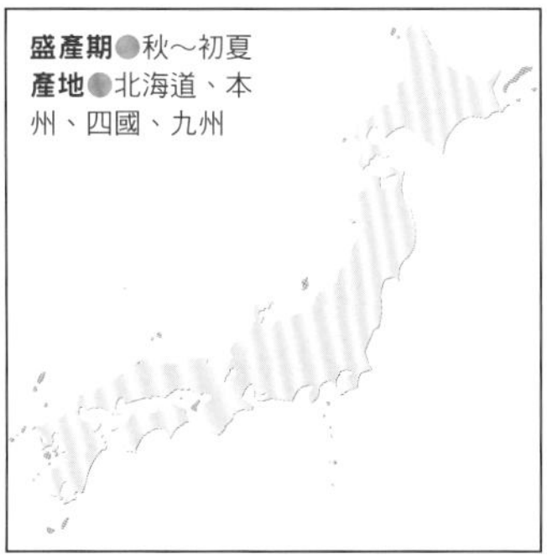

盛產期●秋～初夏
產地●北海道、本州、四國、九州

如今也棲息於本州北部，也許是由人工所引進？

鯰魚除了沖繩縣以外，遍佈於日本各地，不過關東是在江戶時代中期才有，北海道南部則是從大正時期才出現，因此有可能是人為引進。江戶時代的人們，也許只是透過大津繪等繪畫或玩偶，才知道鯰魚的存在。鯰魚也分布於朝鮮半島、中國及越南等國家。

棲息在較深且水流較平緩的河川、水池或是湖泊，屬於夜行性，以獵捕小魚、青蛙和蛇等生物為食。在德島縣吉野川水系地區，還盛行用青蛙當作誘餌來釣鯰魚。

產卵期為晚春至初夏之間。夏天在流動的水路中，可以發現和蝌蚪極為相似的鯰魚幼魚。

蒲燒並非從鰻魚，而是從鯰魚開始盛行

表面濕黏漆黑，不過卻擁有極為美麗的白肉。缺點是魚骨非常硬，魚頭甚至硬如石頭。要剖開鯰魚十分困難，原因就出在於堅硬的骨頭。

群馬縣板倉町會將魚肉切碎，和紅蘿蔔及洋蔥攪拌後油炸。這道料理稱為「炸魚末」，口感鬆軟而美味。也可以直接當作天婦羅享用。

青森縣則是有鯰魚的養殖漁業。可以料理成生魚片享用。雖然沒有土臭味，不過卻缺少海水魚般的鮮味，也許會覺得風味稍嫌平淡。

日本各地常見的料理為燉煮鯰魚。大多是用味噌來燉煮，不過「鱉煮」也很美味。是用比例各半的水和酒煮過後，再用醬油調味，「鱉煮」可以充分享受到白肉魚的美味。

另外，到近畿地區旅行時，便會令人覺得「蒲燒」原本並非鰻魚，而是來自於鯰魚。因為在近畿地區有許多販售蒲燒鯰的老店。風味堪稱一絕。

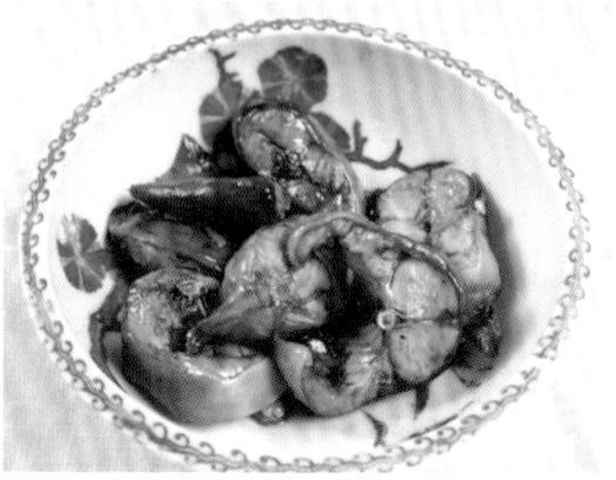

用酒和水各半的比例水煮後，再用醬油調味成「鱉煮」。風味清淡，能充分享受到鯰魚原有的美味。

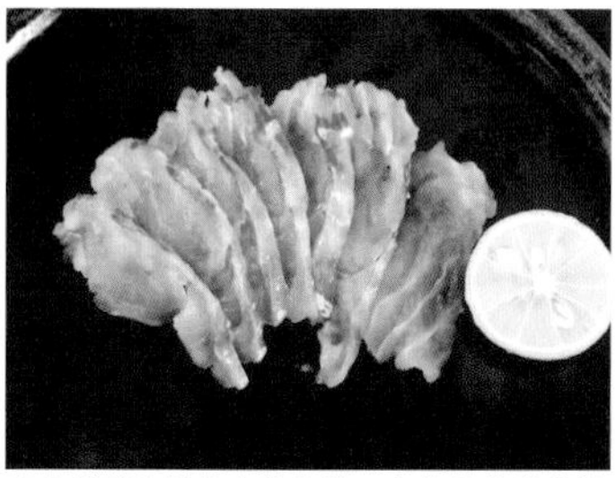

青森縣養殖的鯰魚生魚片。由於是養殖的鮮魚，因此生吃也比較安心。如鯉形科魚類般沒有細刺，血色也很美麗。油脂意外地鮮甜。

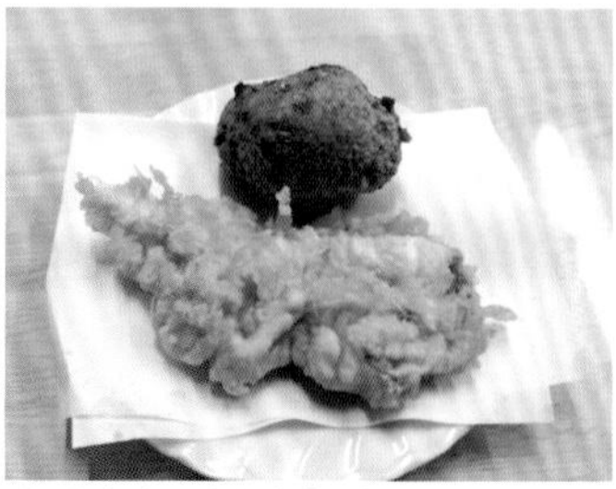

群馬縣板倉町的名產「炸魚末」和天婦羅。「炸魚末」添加了切絲的紅蘿蔔、牛蒡等食材，味道富有層次。

※原文為「蛙の子は鯰にならず」，中文意近「有其父必有其子」。

●注／有寄生蟲等危險性，生食請自行負責。

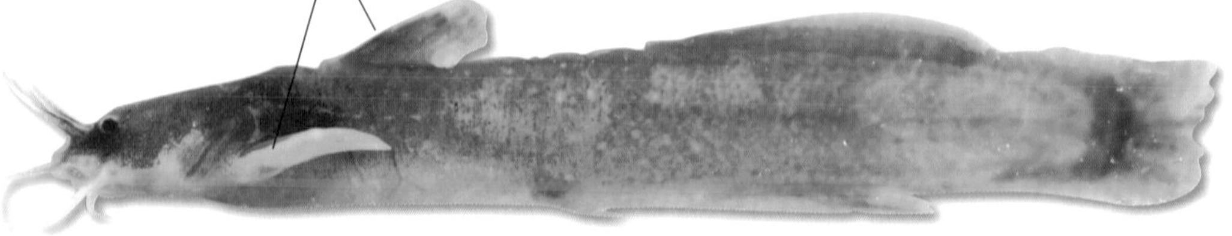
背鰭和胸鰭的棘部帶刺，被刺到會很痛。
全長約10cm

日本鰍

赤佐 Liobagrus reini

棲息在遍佈石塊的清流淺溪中。雖然這種河川在日本全國隨處可見，最近卻急速減少，而本種也瀕臨絕種。

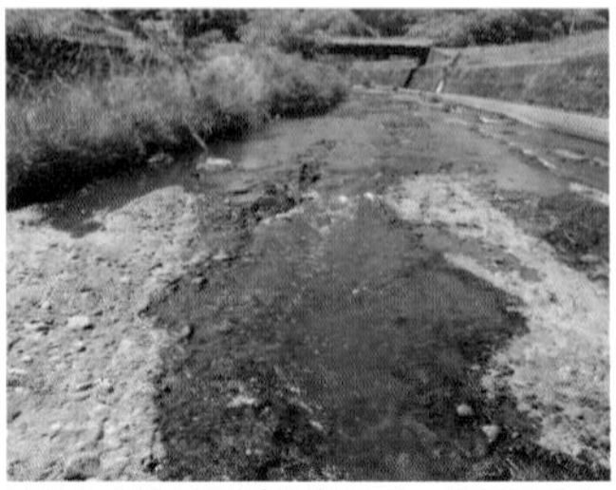

以前在水流較平穩的淺水區，於石頭下方隨處可見，如今卻難以尋覓蹤影。

鯰形目鮰科

日本鰍 赤佐 Liobagrus reini

棲息地●宮城縣及秋田縣以南的本州、四國、九州。漁獲●筌。別名●紅噹仔、黃蜂、紅鯰魚、貓鯰

次要魚類的實力

次要魚類珍稀度	★★★★☆
美味程度	★★★☆☆
價格	★★★☆☆

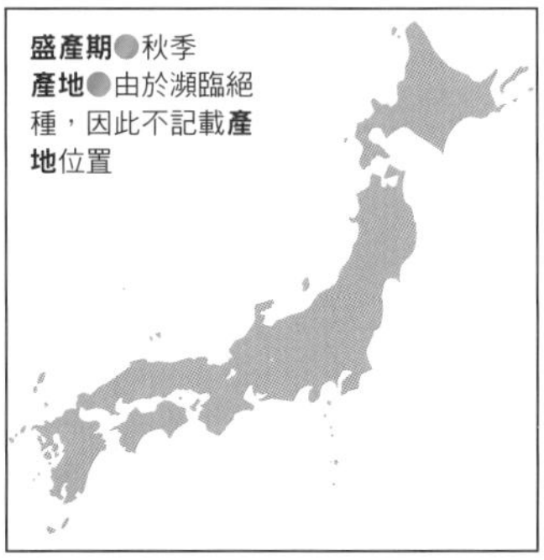
盛產期●秋季
產地●由於瀕臨絕種，因此不記載產地位置

過去曾佈滿石頭下方，而使川底呈現一片紅色。

日本鰍屬於鯰形目鮰科（鈍頭鮠科）的魚類，為日本的特有種，同時也是一科一屬一種的珍貴魚種。因為外觀而有「紅鯰魚」之別名，看起來就像小型的紅色鯰魚。

曾在河川遊玩過的人，對於本種絕對有印象，曾經是如此隨處可見。第一次到河川戲水的5~6歲兒童，在淺水的石頭下方隨處可見此魚，就算動作還不靈敏，也能輕鬆捕捉。日本鰍能如此從容不迫，其實是因為身上帶有毒棘。不小心被刺到後，會感到劇烈疼痛。在德島縣還因為尖銳的棘部所造成的疼痛，而將此魚稱為「醫生」。

如此常見的魚類，卻逐漸消失蹤影。在吉野川水系的中游域，也越來越少看到此魚的存在。

由於護岸工程及山林荒廢，造成淤泥流入河川，使得上游的棲息地逐漸消逝。

本來以為沒有地區會食用日本鰍，尋找之下的結果令人驚訝。

在居酒屋等常見的料理是油炸魚。將堅硬的魚頭去除後，油炸成酥脆的口感，不帶腥味而且非常可口。據說還可以「熬煮後享用」，嘗試料理後，味道也十分可口。可謂溪魚中燉煮料理之最。

部分地區在冬天也會製作成保存食品「熟壽司」，味道並非如此難聞，非常好入口。

雖然棲息量並不足以成為食用魚，不過若藉由復育山林生態，以及天然的護岸方式，也許能使日本脫離本種滅絕的危機。如果有機會品嚐到此魚時，同時也希望能多關心自然保護。

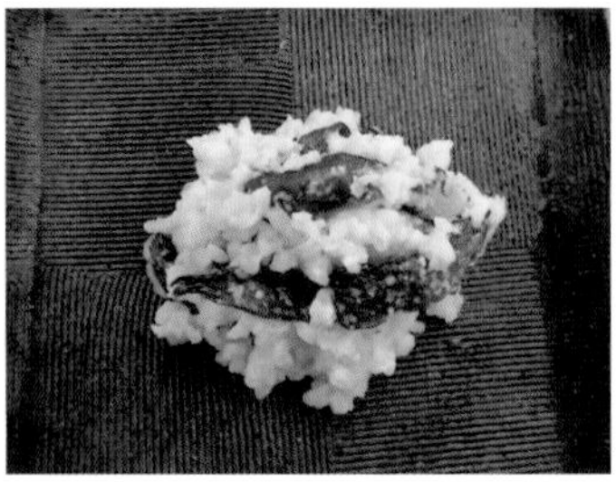

最夢幻的風味「日本鰍熟壽司」。也許是水分含量較多的關係，非常適合料理成熟壽司。鮮味強烈，十分可口。

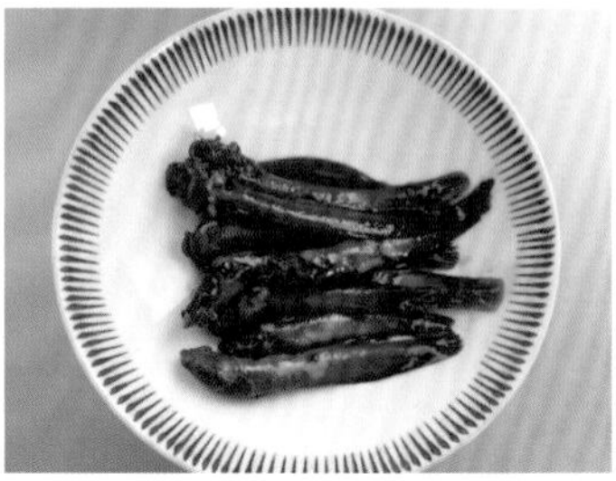

將活魚用醬油和味醂燉煮而成。肉質柔軟，帶有白肉魚的風味。滋味清爽，百吃不膩。

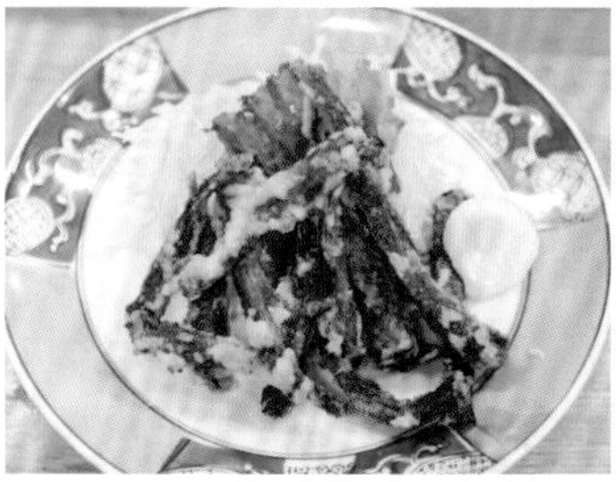

餐廳供應的「炸日本鰍」。由於頭部較硬，因此可去除魚頭後，油炸成酥脆的口感。肉質柔軟，風味可口。

美洲鯰 別名

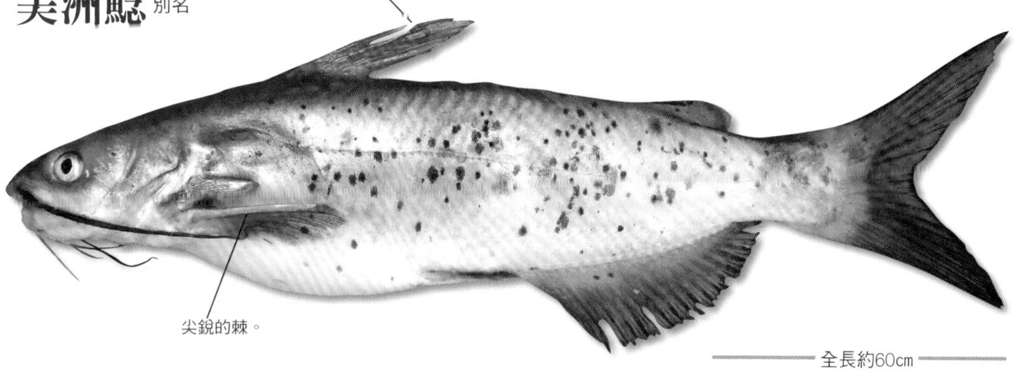
尖銳的棘。
尖銳的棘。
全長約60cm

美洲河鯰
Channel catfish
Ictalurus punctatus

北美鯰科真鮰屬

美洲河鯰

Channel catfish Ictalurus punctatus

棲息地●原產於北美。霞之浦、琵琶湖。於岐阜縣奧飛驒有養殖漁業。漁獲●定置網、流刺網、養殖。別名●斑點叉尾鮰、鉗貓

次要魚類的實力

次要魚類珍稀度	★★★☆☆
美味程度	★★★★★
價格	★★★☆☆

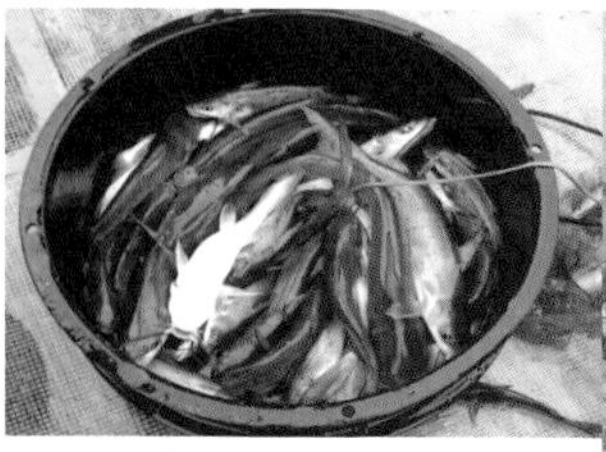
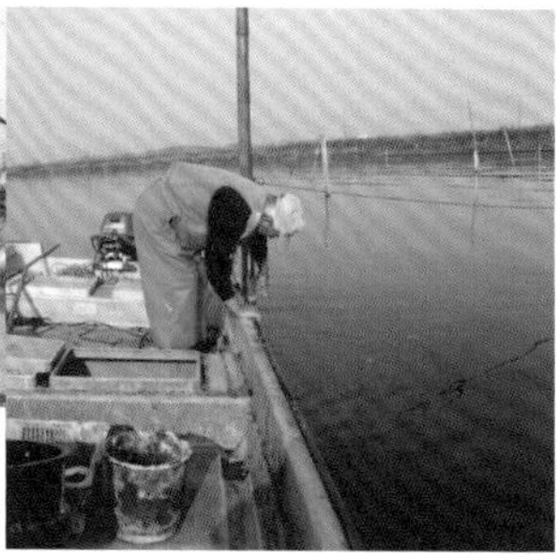

霞之浦的「張網（定置網）」。原本是以羅漢魚、鯽魚、黃瓜魚及蝦類為目標，卻捕到大量的美洲河鯰。

在廣義上屬於鯰魚的同類，不過同屬日本國內沒有。於美國是極受歡迎的美味魚類，也有養殖漁業。對於這種逐漸增加的外來魚種，就放心享用吧。

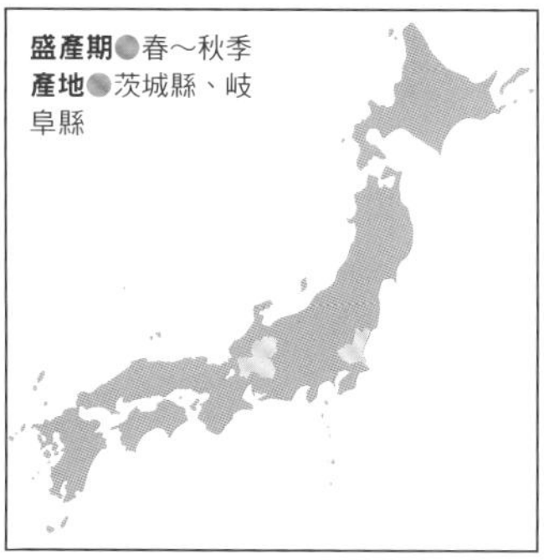
盛產期●春～秋季
產地●茨城縣、岐阜縣

任意的引進，對日本的生態系造成威脅

以食用為目的，於1981年將美洲河鯰從北美引進日本霞之浦。不過卻因為逃出原有棲息地而大量繁殖。在霞之浦因為造成黃瓜魚、鯽魚等食害，已被列為驅除物種。另外也能在琵琶湖捕獲，入侵範圍恐已擴大。

在霞之浦和漁夫一同上船捕魚時發現，漁獲量以外來種居多。其中的美洲河鯰，因為具有尖銳的棘部非常危險。捕獲量能裝滿整桶。

不過美洲河鯰也是漁夫們掛保證的美味鮮魚。在霞之浦、岐阜縣奧飛驒等地區，甚至有養殖漁業，而且是當地的重要觀光資源。

擁有淡水魚的頂級美味 盡量享用以減少數量

在岐阜縣奧飛驒有「河川河魨」之別名，而且被當作旅館等地方的名料理，而茨城縣土浦市則是製作成便當。風味鮮美，因此在各地逐漸受到歡迎。

雖然野生鮮魚會擔心寄生蟲，不過養殖的就能生吃，白肉有如河魨般帶有透明感。肉質緊實，切成薄片後，不論外觀或風味都類似河魨。幾乎沒有土味，比起冰鎮魚片，生魚片更加美味。

美國的國民料理——漢堡。其中白肉魚的炸魚排漢堡，在日本也受到相當的歡迎。原本的魚排，就是使用美洲河鯰製作而成。在美國則是為了用來製作炸魚排及魚排漢堡，因此而盛行美洲河鯰的養殖漁業。不帶腥味的白肉，風味和海水魚的鱈魚相較之下，也完全不遜色。不適合生吃的野生鮮魚，不論是料理成天婦羅或油炸魚，都非常美味。其他像是蒲燒、燉煮或味噌湯，也都十分可口。

在霞之浦釣魚時，將會非常驚訝於釣到的魚類，幾乎都是美洲河鯰。雖然再放回去也可以，帶回家品嚐看看也不錯。對於過度繁殖的外來種而言，也許藉由食用來減少數量是最好的方法。

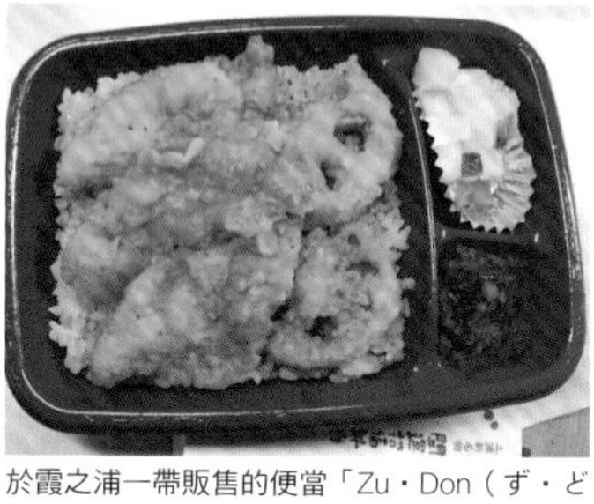

於霞之浦一帶販售的便當「Zu・Don（ず・どん）」。將美洲河鯰和蓮藕油炸成天婦羅並鋪在飯上。十分美味可口。

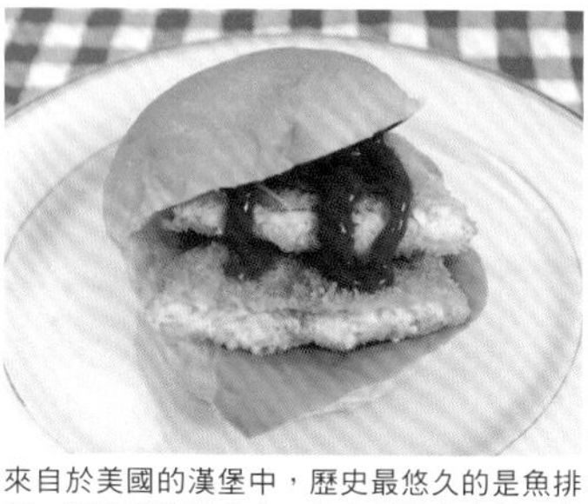

來自於美國的漢堡中，歷史最悠久的是魚排堡。不帶腥味的白肉，加上柔軟的肉質，在美國也非常受歡迎。

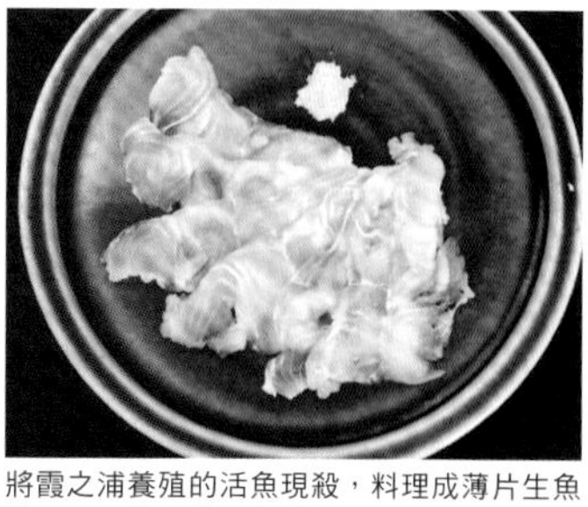

將霞之浦養殖的活魚現殺，料理成薄片生魚片。可以像河魨一樣沾橘醋，或是沾醬油及芥末都很美味。

叉尾瘋鱨

義々 Pseudobagrus nudiceps

會發出有如「唧唧」般的聲音，因此命名為「義々(gigi)」。棲息在較乾淨的河川中，在食用淡水魚的地區，是有名的美味鮮魚。

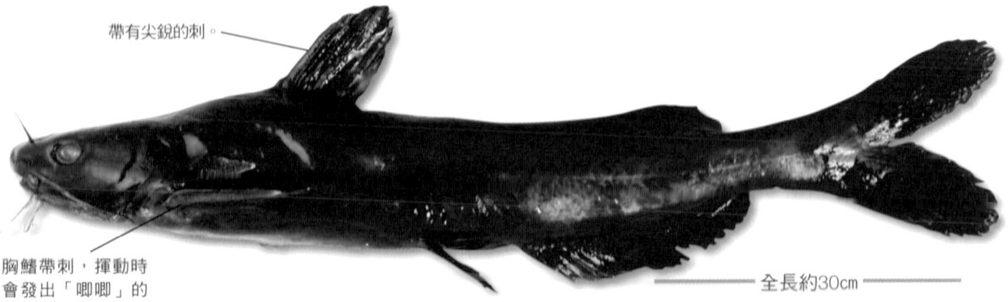
帶有尖銳的刺。
胸鰭帶刺，揮動時會發出「唧唧」的聲音。

全長約30cm

鯰形目鱨科

叉尾瘋鱨

義々 Pseudobagrus nudiceps

棲息地●近畿地方以西的本州、四國。漁獲●延繩釣。別名●黑義々、義魚、銀蜂

次要魚類的實力

次要魚類珍稀度	★★★★☆
美味程度	★★★☆☆
價格	★★★★☆

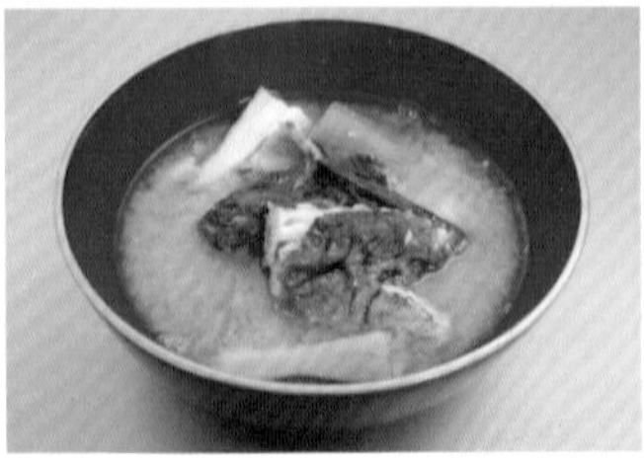

岡山縣的山谷地區料理，由夏季蔬菜等製作成的「味噌湯」堪稱絕品。據說也有防止中暑的效果。

盛產期●春～夏季
產地●滋賀縣、廣島縣

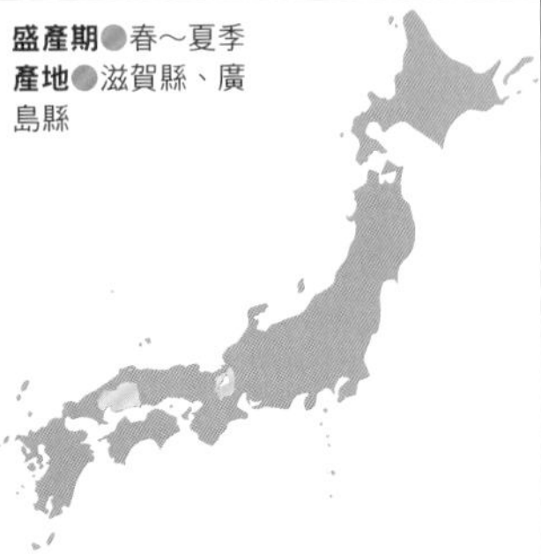

隨著經濟快速成長而逐漸減少的魚類

鱨科魚類在關東有越南擬鱨，關西有叉尾瘋鱨，以及九州的橙色黃顙魚等種類。屬於夜行性，以小魚等生物為食。和多棲息在川底，或是水流停滯區的鯰魚相較之下，本種大多潛藏在河水流動的石頭底下。性溫和，也因為護岸工程、河川環境惡化而逐漸減少。

以前在琵琶湖一帶，會製作成蒲燒販售，如今已成為夢幻的美味。德島縣吉野川水系地區，也非常重視此美味的魚類。雖然風味清淡，不過卻是非常好的養病料理。

有專門漁業且以加工品流通的地區，也許只有滋賀縣和廣島縣。

三棘刺魚

糸魚 Gasterosteus aculeatus

於大海成長的雌魚為了產卵逆游至淡水域。蒐集細線製作魚巢產卵。只棲息在淡水域的陸封型魚類，已被列為天然紀念物。

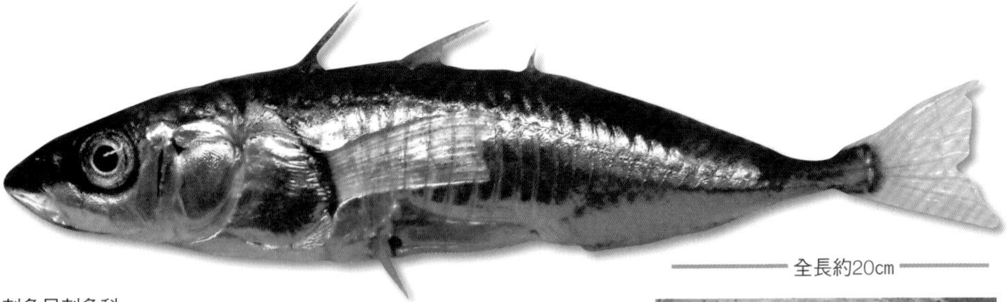

全長約20cm

刺魚目刺魚科

三棘刺魚 **糸魚 Gasterosteus aculeatus**

棲息地●利根川、島根縣以北。漁獲●手抄網。別名●河鯵

次要魚類的實力

次要魚類珍稀度	★★★★☆
美味程度	★★★☆☆
價格	★★☆☆☆

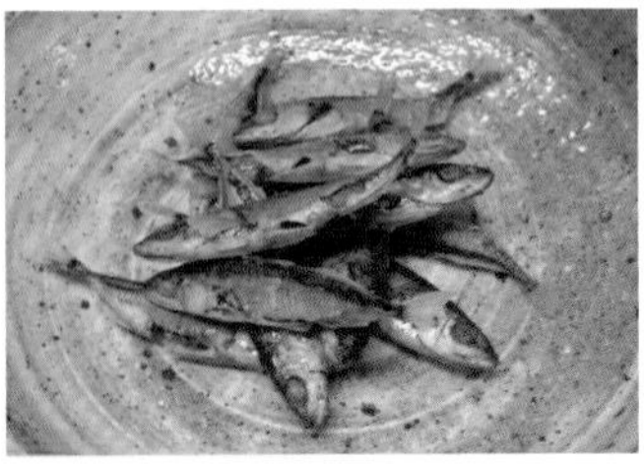

盛產期●春季
產地●新潟縣、山形縣、秋田縣

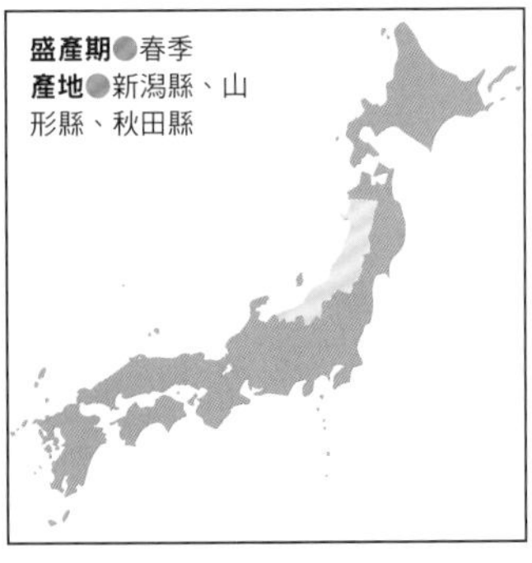

過去在春天的水道中曾隨處可見，如今已極為稀有。

要介紹刺魚科實為困難。最接近的魚類應屬海馬。三棘刺魚可分為一直棲息在淡水中的類型，以及會來往淡水及海水的可食用類型。在湧泉處等乾淨的水域附近，會蒐集細線，並且用黏液將細線製作魚巢產卵。由海逆游至淡水域的春天，為三棘刺魚的盛產期。帶有油脂的鮮魚從海水溯溪而上時，也會經由細小河川等大量洄游。可將鮮魚燒烤後，沾醬油及味醂調製的醬料享用。其他像是油炸魚，或是將內臟去除後剁成魚末，再煮成味噌湯也很美味。

如今已成為逐漸消逝中的夢幻美味。

●注／陸封型三棘刺魚在部分地區被列為天然紀念物，因此私人捕撈時請遵守規定。

鈍頭杜父魚

鰍 Cottus pollux

鈍頭杜父魚曾被誤認為是溪谷中的鳴叫來源。後來才被證實，叫聲其實是來自於河鹿蛙（kajika frog）。只棲息在清澈河流中，雖然平凡卻非常美味。

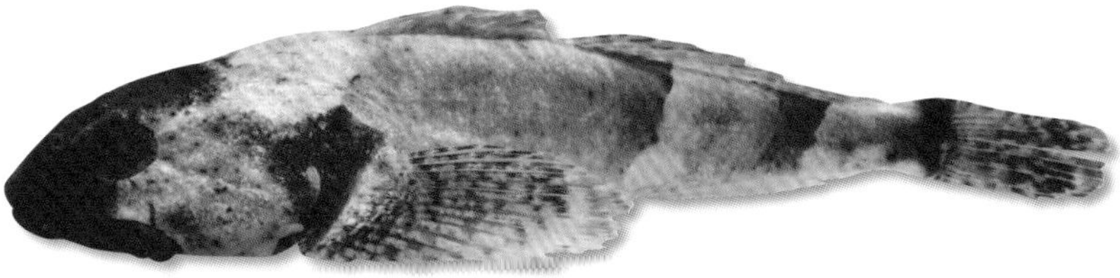

觸形目杜父魚科

西刺杜父魚

鎌切 Cottus kazika

棲息地●青森縣～島根縣中流入日本海的河川、青森縣～高知縣中流入太平洋的河川、佐賀縣及宮崎縣的河川。漁獲●漁釣、流刺網。別名●貼掛

●魚卵較小，棲息在河川的中游水域，並於河口域產卵。 全長約28cm

次要魚類的實力

次要魚類珍稀度	★★★★☆
美味程度	★★★★☆
價格	★★★★☆

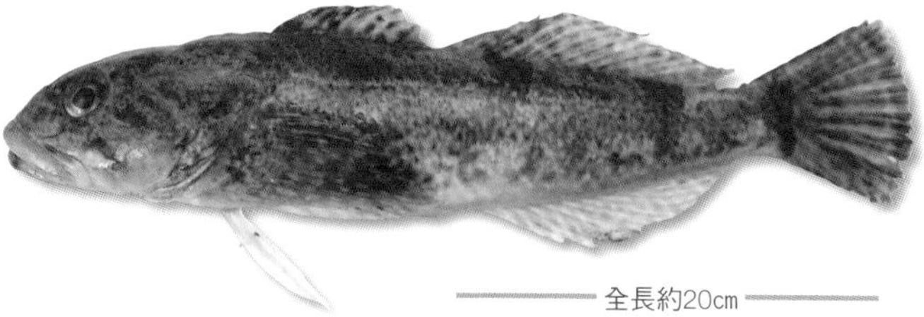

觸形目杜父魚科

賴氏杜父魚

空蟬鰍 Cottus reinii

棲息地●北海道的日本海南部、本州、四國、九州西北部。漁獲●小型定置網。別名●泥棒

全長約20cm

●魚卵較小，棲息在河川的中游水域，並於下游水域產卵，在海水或湖泊成長，接著溯溪而上。

次要魚類的實力

次要魚類珍稀度	★★★★☆
美味程度	★★★★☆
價格	★★★★☆

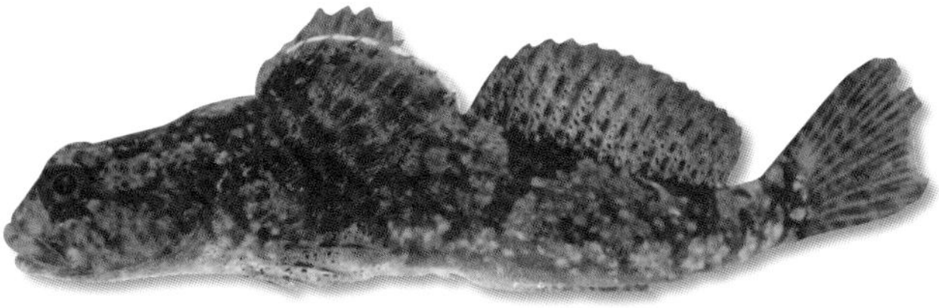

全長約18cm

●魚卵較大，棲息在河川的上游水域，一生皆棲息在上游水域中。

觸形目杜父魚科

鈍頭杜父魚

鰍 Cottus pollux

棲息地●本州各地、四國、九州西北部。漁獲●筌、漁釣。別名●鮴、鈍甲、油子、真鮴

次要魚類的實力

次要魚類珍稀度	★★★★☆
美味程度	★★★★☆
價格	★★★★☆

盛產期●秋～冬季

產地●本州、四國、大分縣、宮崎縣、福岡縣、佐賀縣

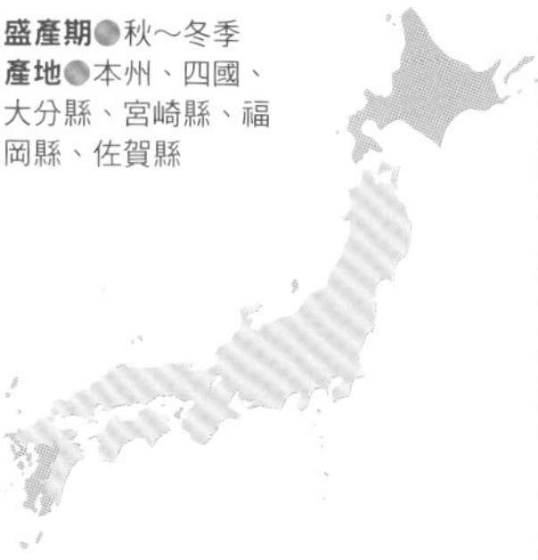

※可捕獲3種魚類其中之一的產地

區分為陸封型、河口部，以及降河至海洋型

外觀平凡，可區分為在淡水域成長，並一直棲息在淡水域中的類型，以及在河口域產卵，並往下游至海洋或湖泊的類型。淡水域也只棲息在乾淨的水域中，以水生昆蟲、小魚和香魚等為食。

在金澤市的漁市場中，是以單尾來競標的高級魚

鈍頭杜父魚在飲食界中，大多稱為「鮴（gori）」。鰕虎類也經常被稱為「鮴」，因此很容易令人混淆。不過鰕虎類僅有數公分大小，而鈍頭杜父魚等則長達20公分。金澤市的「鮴料理」相當有名，有燒烤、湯品及生魚片等，是一個人要價一萬日圓以上的高級料理。

知名度最高的是金澤市的「鮴酒」，在其他地區稱為「鰍酒」。將乾烤並曬乾的魚乾炙燒後，再放入加熱的日本酒中浸泡。酒中帶有魚乾的香氣和鮮味，十分美味。而魚乾本身也可以享用，風味可口。

其他像是湯品或油炸魚都很好吃，較大型的鮮魚可以鹽烤，風味絕佳。

到山中旅行時別再吃鮭魚，偶爾也可以品嚐看看像是本種等山中的恩惠。

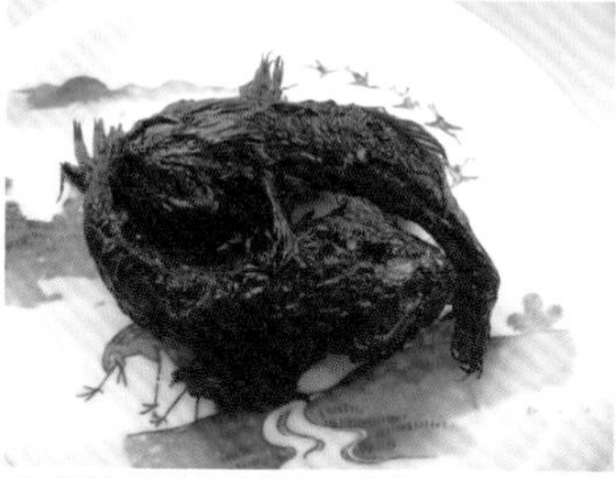

福井縣永平寺町的鮮魚餐館「さぎり屋」，會在盛產期製作「杜父魚的甘露煮」。口感鬆軟美味，是當地的名產。

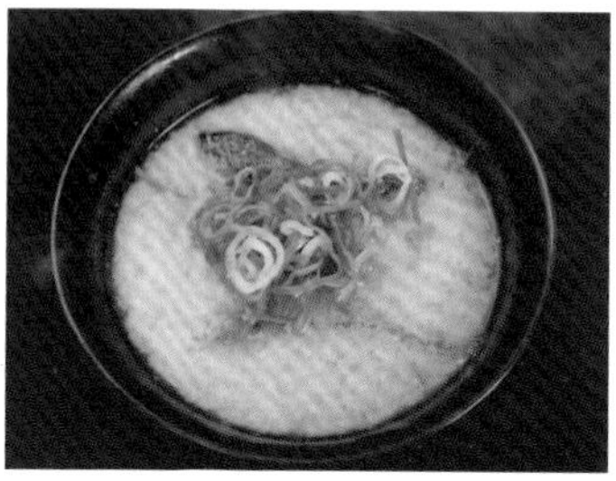

將賴氏杜父魚稍微烤過之後水煮，接著加入味噌煮至柔軟為止。湯頭和魚肉都極為美味。

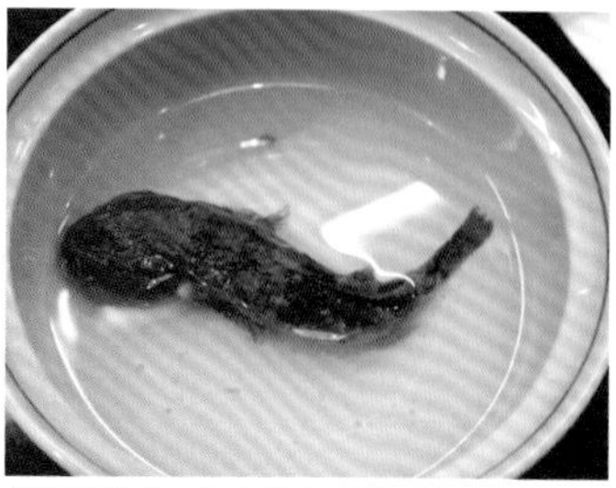

燒烤後曬乾。將魚乾炙燒後，放入加熱的日本酒中浸泡。燒烤魚的香氣，以及魚皮和魚骨的鮮味，會轉移至酒中。

●注／有寄生蟲等危險性，生食請自行負責。

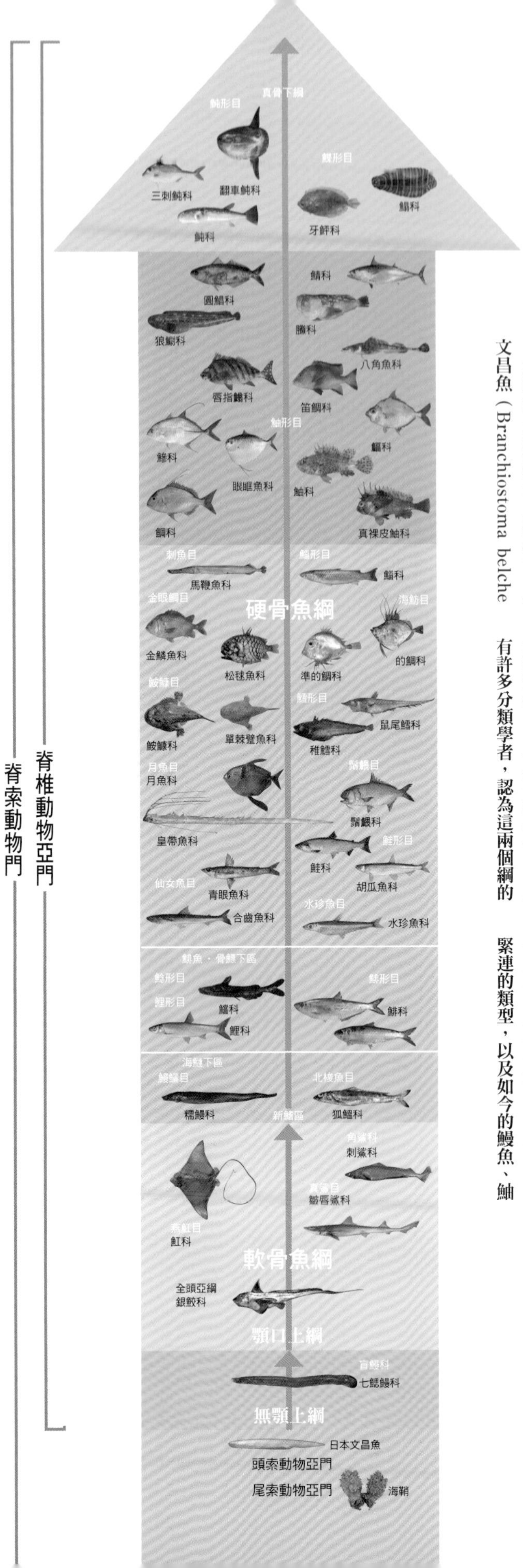

簡單明瞭
魚類的分類與進化

了解魚類最快的捷徑，就是在自己的頭腦中，列出魚類的系統樹狀圖，若覺得麻煩，可以參考看看左側的魚類地圖。

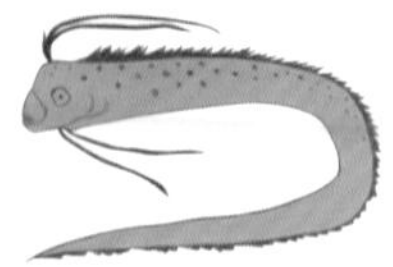

在水產生物中，最高等的生物為魚類。連同魚類在內的脊索動物門也包含人類，在水生動物中，也有逐漸進化（也有人持演變的意見）成哺乳類、爬蟲類等生物。

魚類的祖先是什麼樣的生物？首先將魚類中最原始的（此處也仍有爭議）種類，試著照順序排列至已進化的種類。當然，在分類學上仍重視系統概念，而此處只是將其單純化。此外，本書雖然盡量試著從原始魚類排列至已進化魚類，不過仍依照最基本的原則排列而成。

魚類最直接的祖先，屬於有白氏文昌魚（Branchiostoma belcheri）等魚種的脊索動物門頭索動物亞門。白氏文昌魚雖然擁有魚類形狀，不過卻沒有發展神經的脊椎。比起魚類，反而比較接近紅海鞘，或是柄海鞘等尾索動物亞門的生物。

白氏文昌魚是在寒武紀（5億4200萬～4億8830萬年前），以及奧陶紀（4億8830萬～4億4370萬年前）時，進化成無頜總綱，也就是沒有顎部的盲鰻或七鰓鰻類生物。無頜總綱中的無頜綱、頭甲魚綱，因為沒有魚類定義中的「擁有顎部」，因此有許多分類學者，認為這兩個綱的生物「並非魚類」。

有頜下門則是於奧陶紀至泥盆紀登場。

具有最原始外型的魚類，屬於軟骨魚綱中的全頭亞綱的銀鮫目，為深海性魚類，而且種類非常少。

同樣是軟骨魚類，而且魚鰓為片狀的鯊魚和魟魚，如今遍佈世界各地的淺海至深海海域，種類也極為豐富。魟魚是由鯊魚類演變而成，也就是口部向體盤下方張開的魚類。

具備堅硬骨骼的硬骨魚綱，分成像是腔棘魚及肺魚等，魚鰭和魚肉緊連的類型，以及如今的鰻魚、鮋魚，以及比目魚等條鰭魚類，不過在本書中只有條鰭魚類登場。

條鰭亞綱的魚類，是在志留紀（4億4370萬～4億1600萬年前）時出現。

最原始的魚類為連同鰻魚類在內的海鰱類，以及包含長鯽、沙丁魚等鯡魚類。這時候的魚類骨頭仍然較軟，魚鰭的棘部也是柔軟的狀態。接著逐漸進化成魚骨堅硬，帶有尖銳棘部的魚類。目前進化的頂點為鱸形目。並且演變成魨形目及鰈形目等特化的魚類。

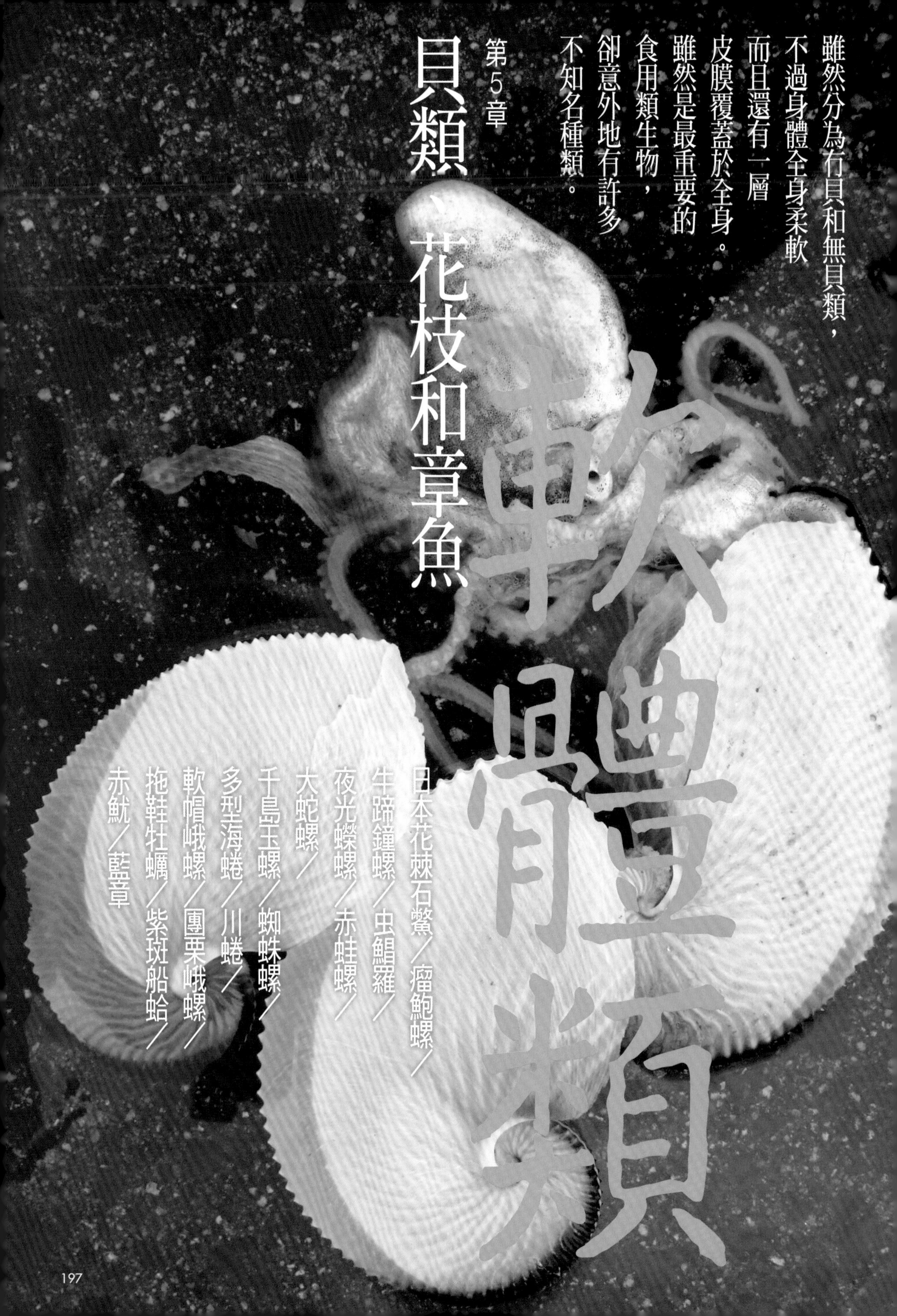

第5章

軟體類

貝類、花枝和章魚

雖然分為有貝和無貝類，不過身體全身柔軟而且還有一層皮膜覆蓋於全身。雖然是最重要的食用類生物，卻意外地有許多不知名種類。

日本花棘石鱉／瘤鮑螺／牛蹄鐘螺／虫鯧羅／夜光蠑螺／赤蛙螺／大蛇螺／千島玉螺／蜘蛛螺／多型海蜷／川蜷／軟帽峨螺／團栗峨螺／拖鞋牡蠣／紫斑船蛤／赤魷／藍章

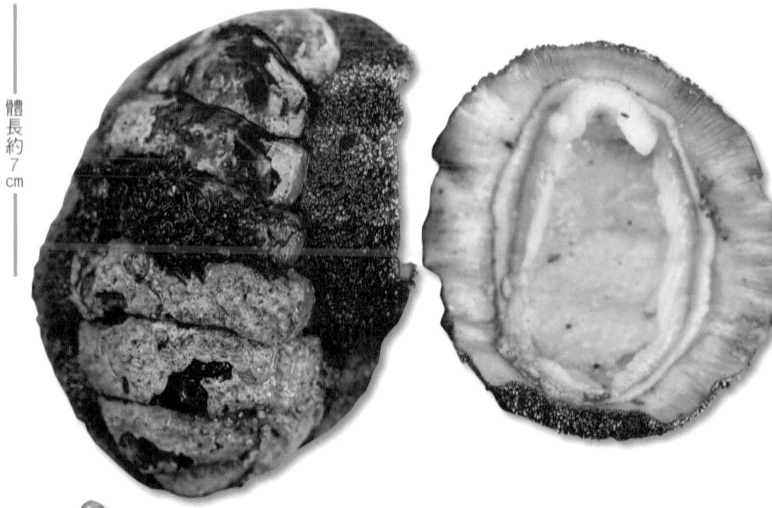

新石鱉目石鱉科

日本花棘石鱉

火皿貝 Acanthopleura japonica

棲息地●北海道南部～九州的潮間帶。漁獲●採集。別名●爺背、砂子後

次要魚類的實力

次要魚類珍稀度	★★★★☆
美味程度	★★☆☆☆
價格	☆☆☆☆☆

日本花棘石鱉

火皿貝 Acanthopleura japonica

屬於原始貝類，既非卷貝類也不是雙殼貝類。只是在堅固的軟體上層，並列著板狀的貝殼。不起眼地附著於礁岩上，不像貝類的貝類。

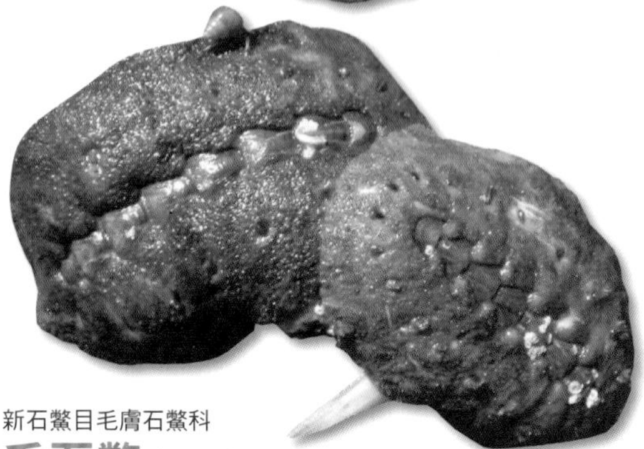

新石鱉目毛膚石鱉科

毛石鱉

姬毛肌火皿貝 Acanthochitona achates

體長約7cm

棲息地●津輕海峽～九州的潮間帶。漁獲●採集。別名●久津間、振貝

次要魚類的實力

次要魚類珍稀度	★★★★☆
美味程度	★☆☆☆☆
價格	☆☆☆☆☆

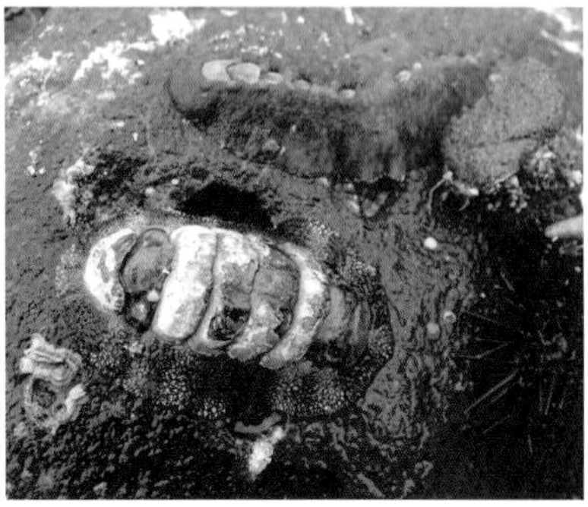

在日本大部分的海岸線隨處可見。屬於多板類，表層並列著小巧薄板狀的貝殼。毛石鱉、日本花棘石鱉，以及日本隱板石鱉等，會強力吸附於沿岸等的岩礁表面上。雖然常見，不過可怕的外表加上煮熟後肉質會變硬，因此食用的地區非常少。

屬於最原始的貝類，擁有多片貝殼

卷貝類只有一個，而雙殼貝類有兩個貝殼，不過日本花棘石鱉屬於多板貝類，擁有多片貝殼，從軟體部分剝除後會散落成多片。在擁有貝殼的軟體類，也就是所謂的貝類中，屬於最原始的種類。

隨著海水的漲潮而淹沒於水中，退潮時露出海面的部份稱為潮間帶。而這種貝類生命力極強，在潮間帶的上方，也就是退潮時也能安然生存。

偶爾到海岸線採集能享受原始的風味

在關東等地區，聽當地人說以前有吃過這種貝類，「不吃毛石鱉，可是會吃日本花棘石鱉」並將兩種貝類區分開來。另一方面，也聽說是以前用來當作充飢的食物。

大部分地區都是將其稍微煮過後，將貝殼和軟體表面刮除後食用。風味意外地鮮美，不過肉質很硬。還能慢慢嚼出鮮味。雖然用壓力鍋燉煮後，能使肉質變軟，但是也會多少失去風味。

在附近的海邊捕獲，料理後便能享受原始的風味。不過切勿採集過量。

盛產期●春季
產地●北海道、本州、四國、九州

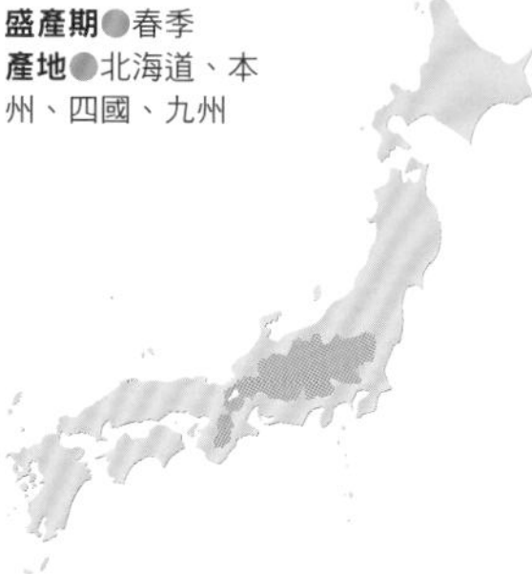

※日本花棘石鱉的產地

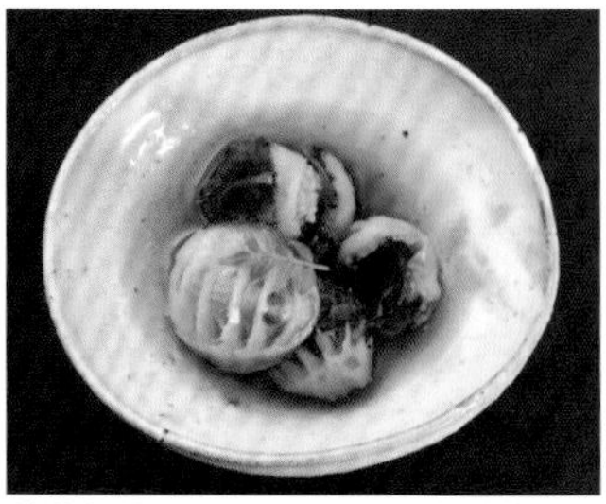

稍微煮過後，將貝殼和表面粗糙部分去除，再用壓力鍋熬煮而成，肉質較軟而易入口，不過鮮味也失色不少。

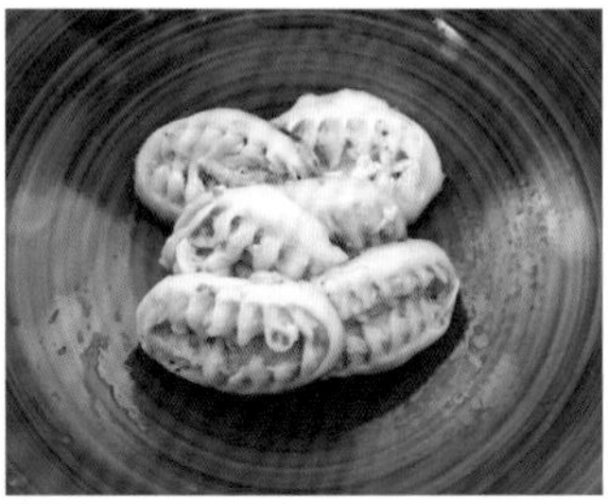

稍微煮1～2分鐘後剝掉貝殼，並刮去表面粗糙部分。雖然肉質較硬，不過越嚼越能感受到其鮮美。是非常原始的風味。

●注／部分地區禁止採取海邊生物。請事先詢問漁協等相關單位。

鮑螺
穴光 Haliotis

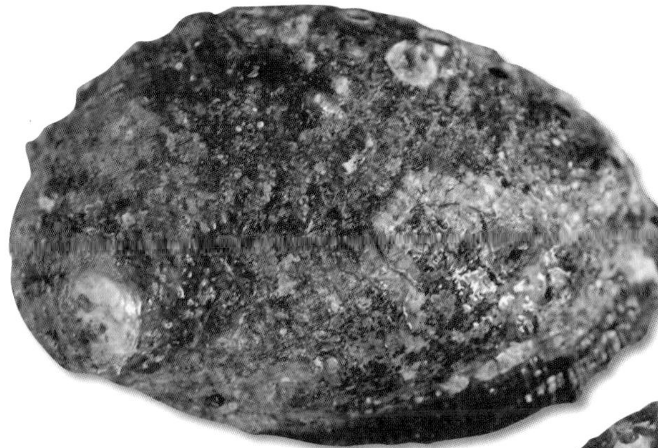

原始腹足目鮑螺科

瘤鮑螺 疣穴光 *Haliotis varia*

棲息地●紀伊半島以南的淺礁岩區、潮間帶。漁獲●採集。別名●鮑魚、穴貝、穴守、千年貝

次要魚類的實力

次要魚類珍稀度	★★★★☆
美味程度	★★★★☆
價格	★★★☆☆

殼長約7cm

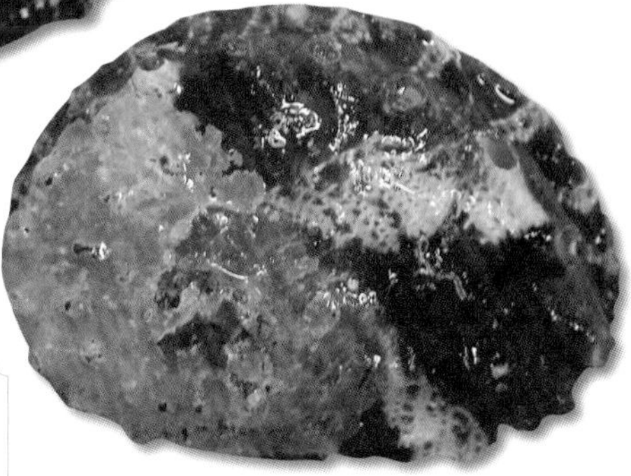

殼長約6cm

原始腹足目鮑螺科

圓鮑螺

真穴光 *Haliotis ovina*

棲息地●紀伊半島以南。漁獲●採集。別名●穴光、荒振、伊勢門

次要魚類的實力

次要魚類珍稀度	★★★☆☆
美味程度	★★★★☆
價格	★★★☆☆

鮑螺類中的小型種，只棲息在熱帶或是溫暖的海域。相對於人工養殖且極受歡迎的鮑魚和九孔，「穴光」不但是地方美食，價格也非常親民。

盛產期●一整年都很好吃，不過春季尤其美味

產地●和歌山縣、德島縣、高知縣、愛媛縣、宮崎縣、鹿兒島縣、沖繩縣

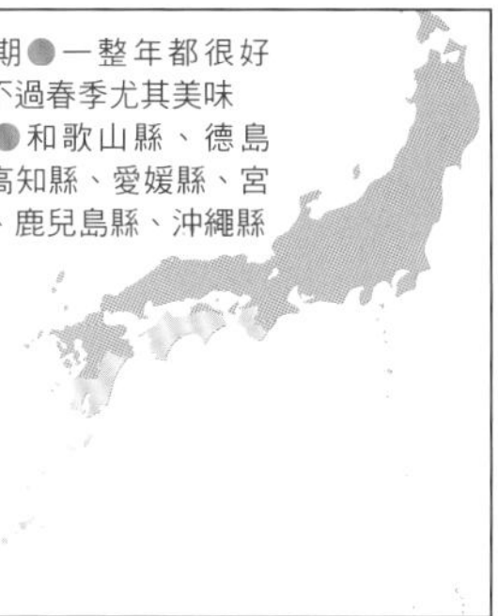

※2種貝類的產地

和名「穴光」來自於光線能穿透貝殼上的洞

棲息在岩礁區，屬於小型的鮑魚類（鮑螺科）。外觀也和鮑魚非常類似，不過主要分布在熱帶地區。雖然非常不像卷貝，不過仔細一看，會發現此貝類擁有殼頂部分，也就是卷貝的螺旋中心。和名「穴光」是因為貝殼上擁有呼吸用的小孔，光線能穿透此孔而來。

鮑螺類以海藻為食，越往北邊就有越多昆布等大型海藻，而大型的鮑螺種類也成正比增加。由於熱帶僅有小型海藻，因此多以小型鮑螺為主。

和歌山縣以南的太平洋沿岸，以及沖繩等地區都有食用習慣

和鮑魚相較之下，棲息在較淺的位置，因此非常容易採取。日本國內在和歌山縣、高知縣、宮崎縣、鹿兒島縣的太平洋沿岸，以及沖繩縣等地區都有食用此貝類的習慣。

沖繩縣在農曆3月3日舉行傳統儀式「下濱」時，男女老少會前往岩礁區，採集水產生物並舉辦宴席。而鮑螺也是主要的獲物之一。雖然屬於小型貝類，不過風味佳，而且大部分都能食用，因此極受歡迎。和鹿兒島縣的九孔相較之下較便宜，成為平民的美食。

基本的吃法為水煮，或是用少量的水分和酒蒸煮。加入酒可以讓肉質更軟，並且享受貝類的鮮味、甜味以及海的香氣。

另外還可以直接沾麵粉，再用奶油香煎，味道也十分可口。製作成沖繩料理中的奶油燒，也同樣美味。可惜的是生吃的味道稍嫌平淡。缺少有如鮑魚般的彈脆口感。或許這也是價格低廉的原因。

到了熱帶國家還去吃養殖的鮑魚，可謂本末倒置。應好好享受當地才有的熱帶風味。

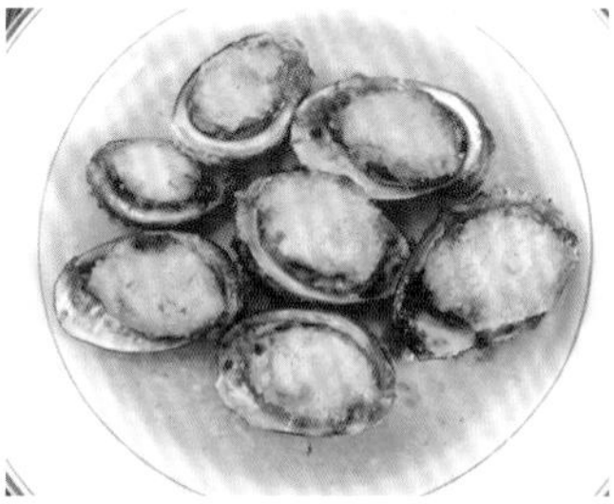

將帶殼的鮑螺直接沾麵粉後，再用奶油慢煎成法式麥年香煎。雖然鮮味不及九孔，不過能藉由奶油補足。肉質柔軟美味。

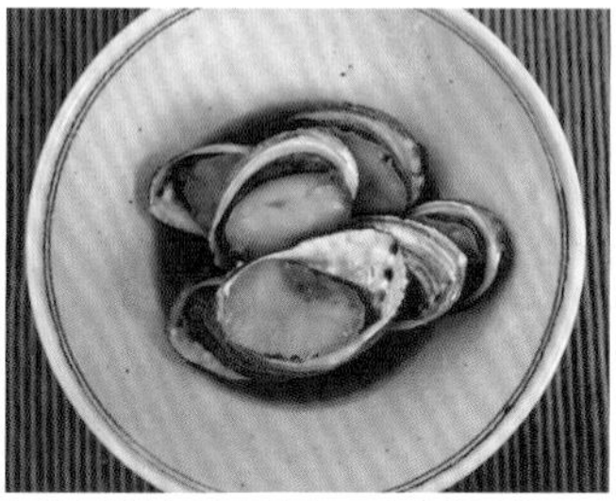

最常見的料理是熬煮貝。肉質較柔軟，可藉由醬油或是味醂提升紮實感。肉質和內臟帶有海的香氣，並且有微微的甜味。

擁有近親之緣

原始腹足目鮑螺科 **九孔螺**

床伏 *Haliotis diversicolor*

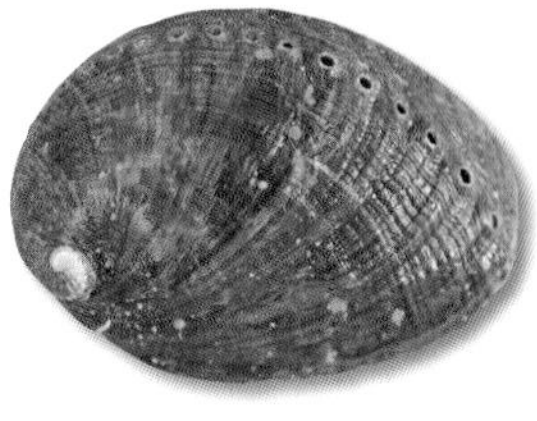

九孔為小型鮑螺類的代表。以前曾是平民的平價食物，如今還會從台灣等地區進口，價格也漸漸提高。瘤鮑螺類的價格，在將來也很有可能提高。

牛蹄鐘螺

更紗馬蹄 Tectus niloticus

司馬遼太郎的著作『木曜島的夜會』中，日本的潛水者冒著生命危險採取的貝類。在過去比起食用，更常當作裝飾品及鈕釦等的重要原料。

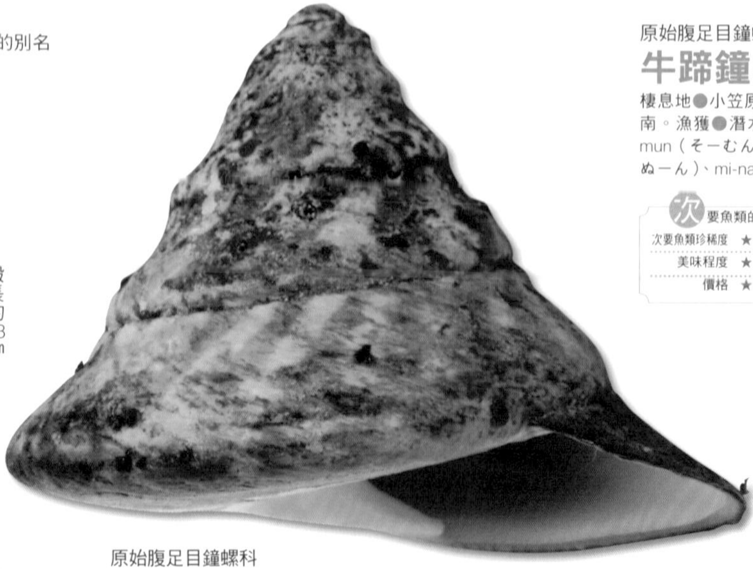

殼長約13cm

原始腹足目鐘螺科

牛蹄鐘螺 更紗馬蹄 Tectus niloticus

棲息地●小笠原諸島、奄美大島以南。漁獲●潛水採集。別名●so-mun（そーむん）、tamanum（たまぬーん）、mi-na（みーな）

次要魚類的實力

次要魚類珍稀度	★★★★☆
美味程度	★★★★☆
價格	★★★★☆

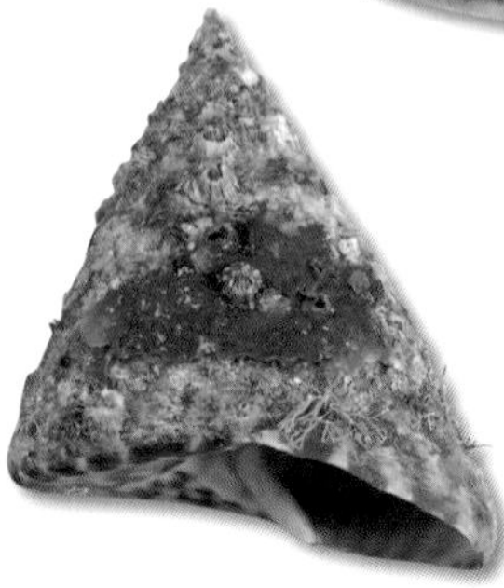

殼長約6cm

原始腹足目鐘螺科

紅斑鐘螺 紅尻高 Tectus conus

棲息地●紀伊半島以南。漁獲●自由潛水採集。別名●高次擬

次要魚類的實力

次要魚類珍稀度	★★★★☆
美味程度	★★★★☆
價格	★★☆☆☆

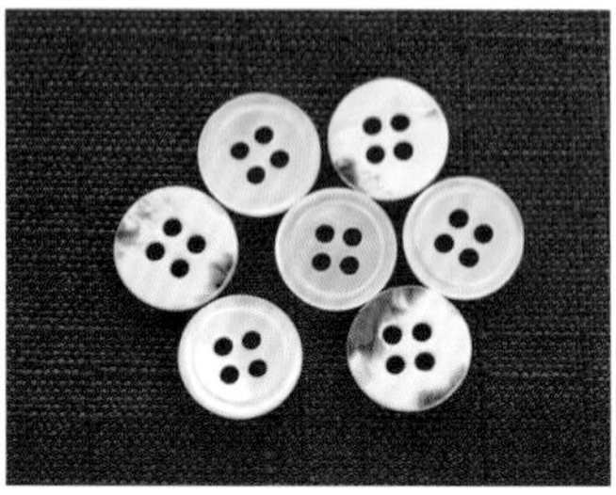

不知道為什麼，奈良縣許多鈕扣製造業者都稱之為「高瀨貝」。過去經常於南太平洋大量採集。並加工成鈕扣或是裝飾品。由「高瀨貝」製作的鈕扣，如今仍然是高級品。

原始腹足目蝶螺科

銀塔鐘螺

銀高浜 Tectus pyramis

棲息地●房總半島以南。漁獲●自由潛水採集。別名●寬瀨貝、高爺、尻高

次要魚類的實力

次要魚類珍稀度	★★★★☆
美味程度	★★★★☆
價格	★★★☆☆

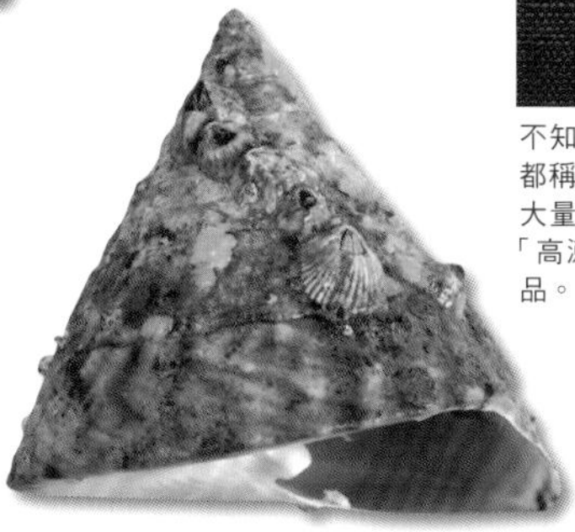

殼長約8cm

鐘螺科中最大的貝類廣泛分布於熱帶，研磨後質地光亮

鐘螺科的貝類從日本國內海邊常見的小型種，到熱帶的大型種等，種類相當多。越往熱帶就越多大型種，色彩也更豐富。附著在岩石上，以藻類為食，貝殼上擁有一層美麗的珍珠層。

在過去並非作為食用，而是重要的鈕扣原料。從明治到第二次世界大戰期間，日本的潛水者曾經為了出外工作，而到新幾內亞以及澳洲北部的特魯克群島，採集珍珠貝和高瀨貝（牛蹄鐘螺），這段歷史也曾經出現在司馬遼太郎的著作『木曜島的夜會』中。如今在奈良縣，仍會用高瀨貝或是廣瀨貝（銀塔鐘螺）製造鈕扣。貝類鈕扣特有的光滑觸感，希望能重新受到重視。

被視為鹿兒島縣最美味的貝類

牛蹄鐘螺等熱帶的鐘螺類特徵，是貝殼極厚，可食用部分少，以及加熱之後肉質會變硬。

基本上會用酒蒸或是水煮後食用，不過從貝殼中取出螺肉時非常辛苦。加上貝殼本身相當重。購買時也會連同貝殼重量一併計算，因此會覺得比較貴。不過味道實為可口。經調查可知，在鹿兒島縣及沖繩縣的漁夫們之間極受歡迎，甚至會製作取出螺肉專用的金屬針。

因此而重新試著品嚐後，只用鹽水汆燙的味道也相當豐富。努力取出的螺肉，和海螺一樣擁有海的風味，越嚼越能感受到強烈的甜味。

盛產期●春～夏季
產地●東京都（小笠原諸島）、鹿兒島縣、沖繩縣

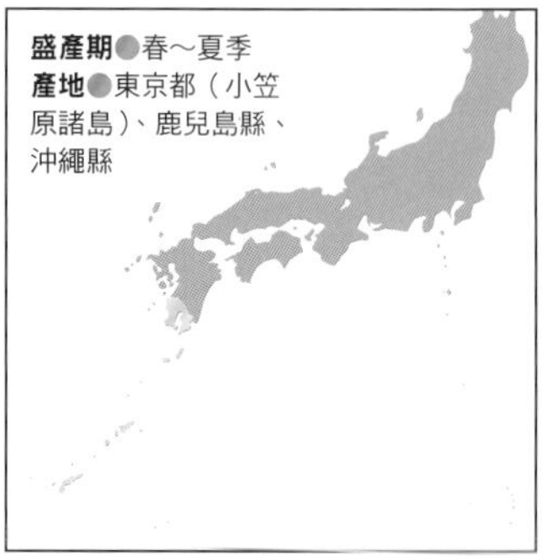

※牛蹄鐘螺的產地

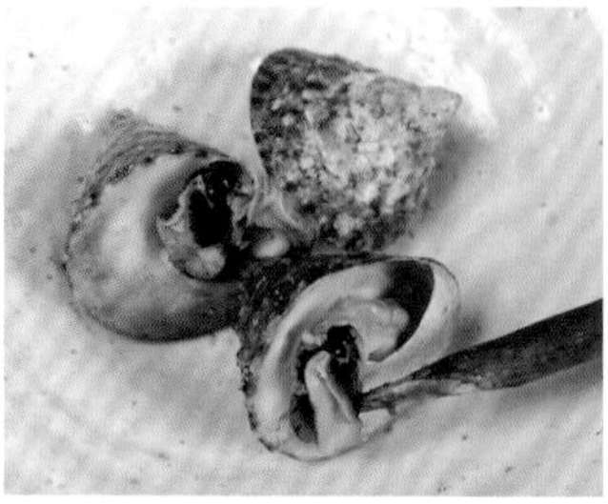

三種貝類的味道都差不多。從貝殼取出時需要一些技巧，帶有海的香味及鮮甜的後味。一旦品嚐便會令人上癮。

●注／部分地區禁止採取海邊生物。請事先詢問漁協等相關單位。

虫蜎螺

喜佐古

Umbonium costatum

流螺身 代表性的別名

原始腹足目鐘螺科

大蜎螺 団平喜佐古 Umbonium giganteum

棲息地●男鹿半島及鹿島灘以南，面向外洋的細沙質地。漁獲●底拖網（桁網）。別名●流螺身、流螺目、舞子

次 要魚類的實力

次要魚類珍稀度	★★★☆☆
美味程度	★★★★☆
價格	★★★★☆

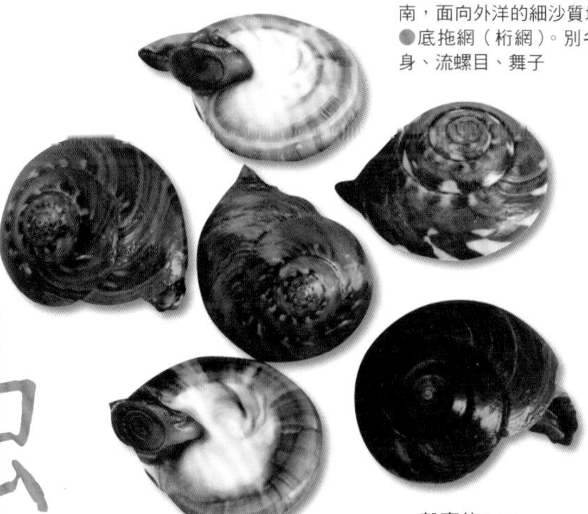

殼寬約4cm

原始腹足目鐘螺科

虫蜎螺

喜佐古 Umbonium costatum

棲息地●北海道南部～九州的沙地。漁獲●底拖網（桁網）。別名●荒目切、椎名後、流螺目、舞子

次 要魚類的實力

次要魚類珍稀度	★★★★☆
美味程度	★★★★☆
價格	★★★★☆

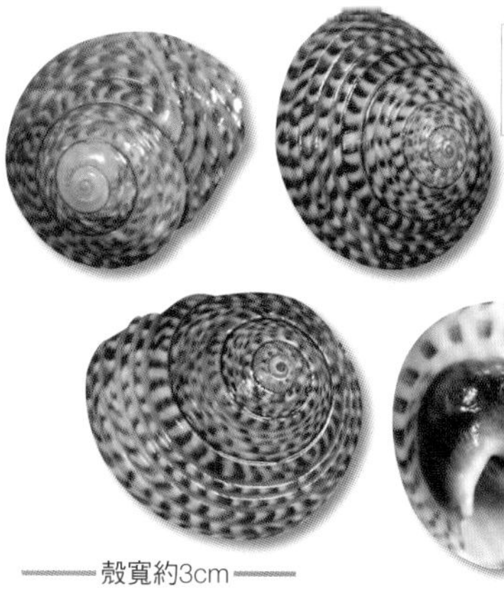

殼寬約3cm

蜎螺類的英文是來自於海中的蝸牛。顏色美麗，從繩文時代起就有食用的習慣。不過卻隨著海岸線的開發而急速減少中。

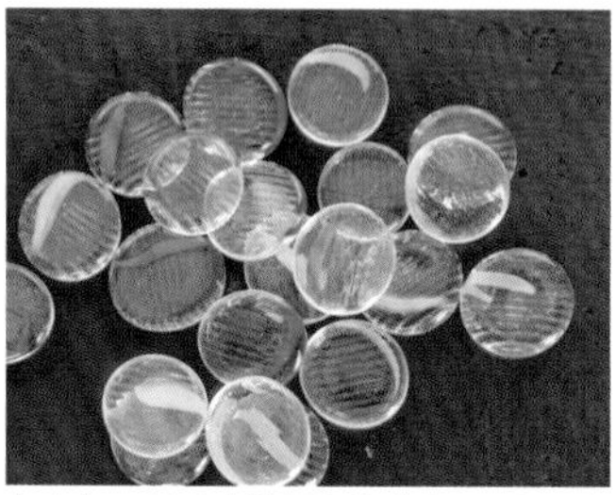

如今在39元商店等販售的扁珠，原本是由虫鯧羅的貝殼製作而成。

原始腹足目鐘螺科

錬珠蜎螺

疣喜佐古 Umbonium moniliferum

棲息地●北海道～九州的海灘沙地。漁獲●採集。別名●舞子、瓢、irasha（いしゃら）、gounai（ごうない）

次 要魚類的實力

次要魚類珍稀度	★★★★★
美味程度	★★★★☆
價格	☆☆☆☆☆

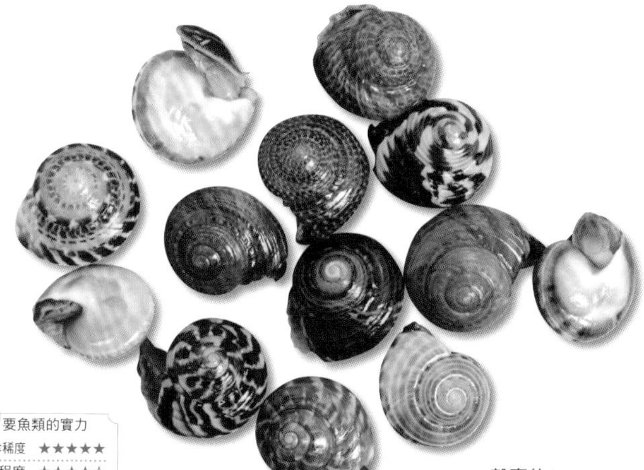

殼寬約2cm

盛產期●春～初夏

產地●茨城縣、千葉縣、靜岡縣、愛知縣

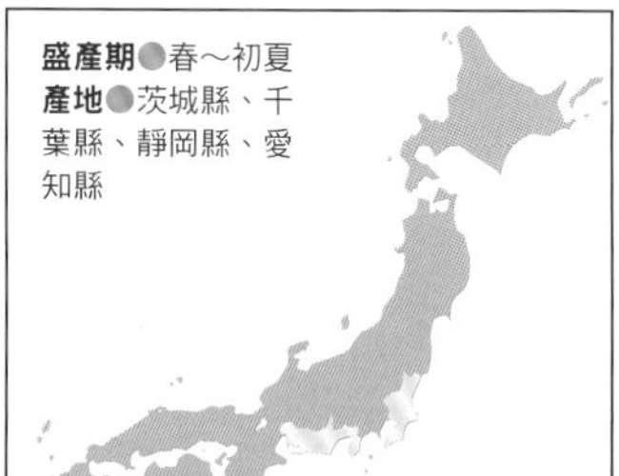

※大蜎螺及虫蜎螺的產地

棲息在海岸線的灘地 為蝸牛狀的美麗卷貝

屬於小型卷貝類，大蜎螺棲息在日本全國面向外洋的海浪衝擊處，虫蜎螺棲息在稍微平穩的海域，而錬珠蜎螺則棲息在河川匯集的灘地。外型和蝸牛相似，腹足有一層薄薄的口蓋。

蜎螺類的貝殼非常美麗，過去經常將其製作成工藝品或是玩具。其中由錬珠蜎螺製成的扁珠，在明治時期受到大眾歡迎，產地的價格也因此急速提高。在玻璃製的扁珠出現之前，錬珠蜎螺都是當作玩具來販售。

另外，蜎螺同時也是重要的貝肥（肥料），在千葉縣內房一帶，甚至因為錬珠蜎螺的採集權利而發生過紛爭。

能採集的地區非常少 如今的流通量也極為稀少

以食用流通於市場上的，幾乎只有大蜎螺。可以在面向外洋的沙質地中，用一種稱為桁網的底拖網捕獲，是唯一流通於市場上的種類。虫蜎螺目前已經很少見到。

而錬珠蜎螺如今幾乎沒有地區食用。於千葉縣挖掘到繩文時代的貝類遺跡中，有發現大量的錬珠蜎螺，由此可知古代人曾經食用過此貝類。

蜎螺類大多味美可口，以前在日本各地曾是小孩們的零食等，隨處可見。

可以用鍋子水煮，或是放入較大的碗公中並倒入熱水，蓋上蓋子用餘熱來燙熟享用。這是靜岡縣的家常風味。煮成醬油風味也很美味。

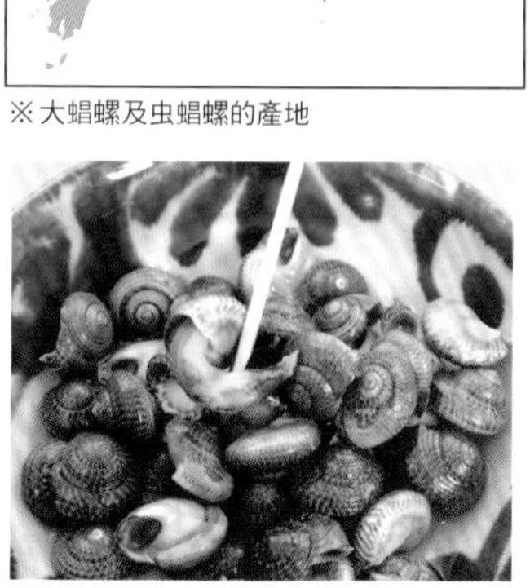

基本吃法是將大蜎螺放入較厚的碗公中，倒入熱水，再蓋上蓋子悶5分鐘便能享用的超簡單料理。

資料提供／西野雅人

夜光蠑螺

夜光貝 Turbo marmoratus

在蠑螺科中屬於全世界最大種類，大小有如小西瓜般。蠑螺科的特徵為彷彿陶器般的口蓋。將貝殼打磨後質地光亮，於奈良時代也應用於螺鈿※。

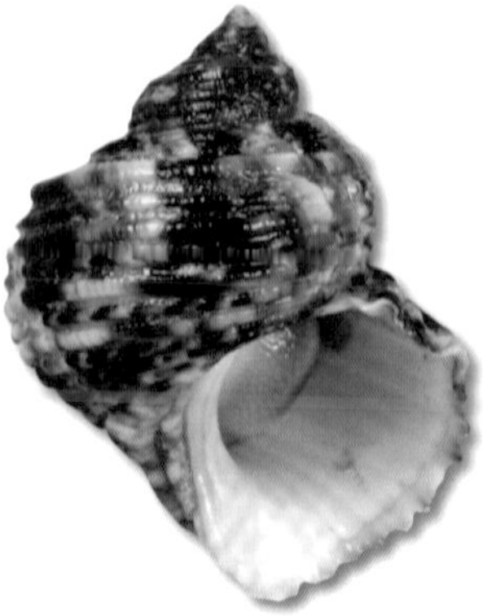

殼長約8cm

原始腹足目蠑螺科
銀口蠑螺
朝鮮栄螺 Turbo argyrostomus
棲息地●鹿兒島縣種子島及屋久島以南。漁獲●自由潛水採集。別名●真榮螺、榮螺

次要魚類的實力

次要魚類珍稀度	★★★☆☆
美味程度	★★★★☆
價格	★★★☆☆

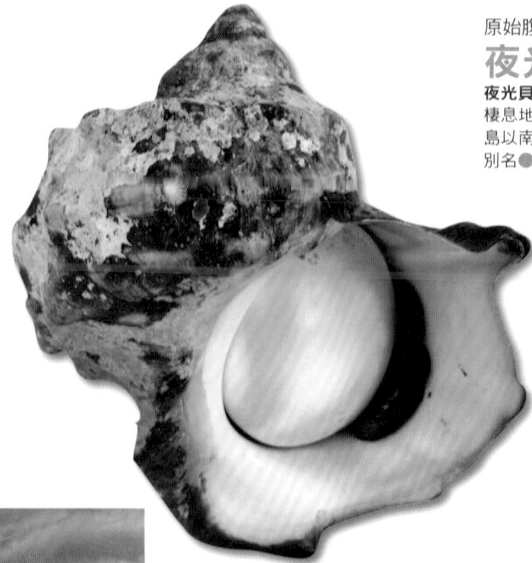

殼長約18cm

原始腹足目蠑螺科
夜光蠑螺
夜光貝 Turbo marmoratus
棲息地●鹿兒島縣種子島及屋久島以南。漁獲●自由潛水採集。別名●屋久貝、夜久貝

次要魚類的實力

次要魚類珍稀度	★★★☆☆
美味程度	★★★☆☆
價格	★★★★☆

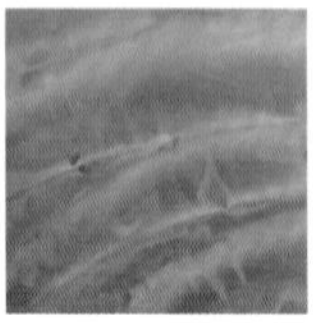

可使用於裝飾品或釣具假餌的夜光蠑螺片。價格隨著表面的彩虹花紋及色澤而有所差異。

此為大量分布於本州的蠑螺類

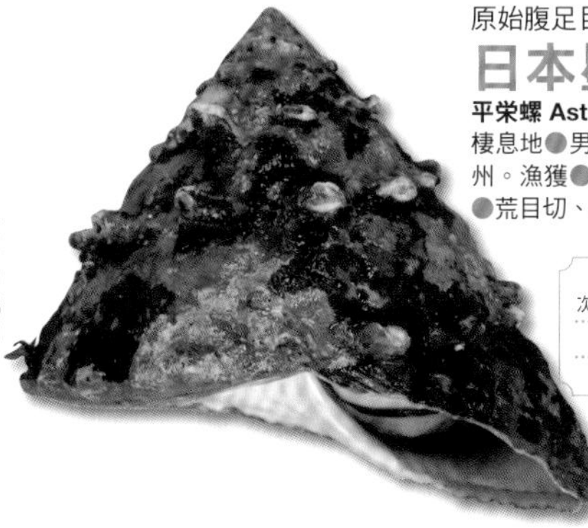

殼長約16cm

原始腹足目蠑螺科
日本星螺
平栄螺 Astraea japonica
棲息地●男鹿半島、岩手縣～九州。漁獲●自由潛水採集。別名●荒目切、江良佐瀨、沖榮螺

次要魚類的實力

次要魚類珍稀度	★★★★☆
美味程度	★☆☆☆☆
價格	★★★☆☆

盛產期●主要在春～初夏。不過整年都很美味
產地●鹿兒島縣諸島部、沖繩縣

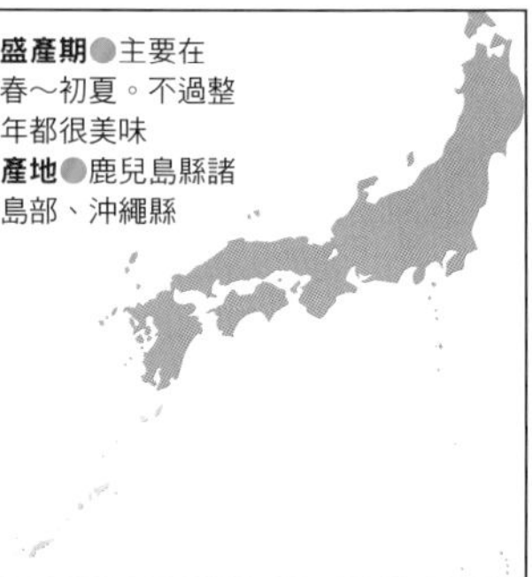

※夜光蠑螺及銀口蠑螺的產地

在古代並非以食用為目的，而是重要的工藝材料

棲息於熱帶岩礁區的大型蠑螺，貝殼相當具有厚度。

於平成京遷都的8世紀時，曾經從屋久島等地區，將許多工藝品用的貝殼運送至都城。由於貝殼主要來自於屋久島，因此在古文獻中記載著「屋久貝（yakugai）」，也就是從屋久島送來的貝殼。後來因為利用成螺鈿工藝品，而且會在古代昏暗的房間中發光，名稱因此而成為「夜光貝（yakougai）」。正倉院古傳的螺鈿工藝品，就是使用夜光蠑螺而知名。

如今仍會製作成鈕扣、首飾及釣具假餌。

其他像是銀口蠑螺，在熱帶地區會料理成貝殼燒（壺燒）食用，而棲息在本州等地區的大型日本星螺，也被當作食用螺類。不過日本星螺的味道普通，因此幾乎沒有流通於市場上。

非常龐大且重 不過可食用部分相當少

一個蠑螺的重量就約有1kg以上。而可食用的部位相當少，可以說是夜光蠑螺的特徵。能吃的部分主要是腹足（口蓋附著的部分）。基本的吃法為生吃。雖然煮熟後內臟等能食用的部位較多，不過肉質非常硬，甚至無法咬斷。

如果在沖繩縣的觀光市場購買，就能立刻委託代客料理。風味和角蠑螺相似，口感彈脆，帶有海岸的香氣。雖然以這個價格來計算，能品嚐的部分較少，不過將貝殼打磨後當成紀念品的話，或許就能釋懷。

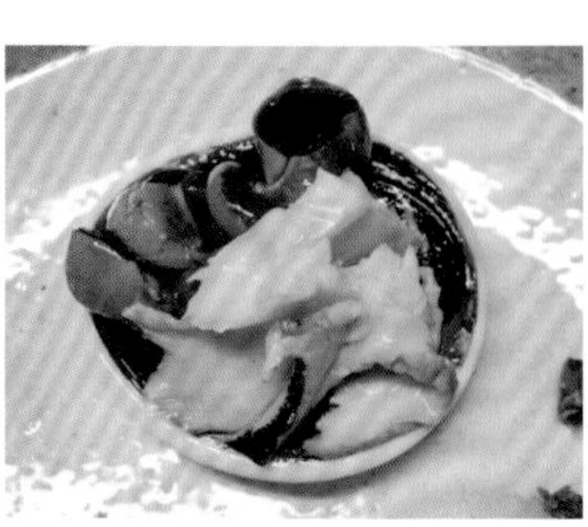

和巨大的貝殼相較之下，可食用的部分非常少。不過風味極佳，而且帶有強烈的海岸香氣，鮮美可口。

擁有近親之緣

原始腹足目蠑螺科 **角蠑螺**
栄螺 Turbo cornutus

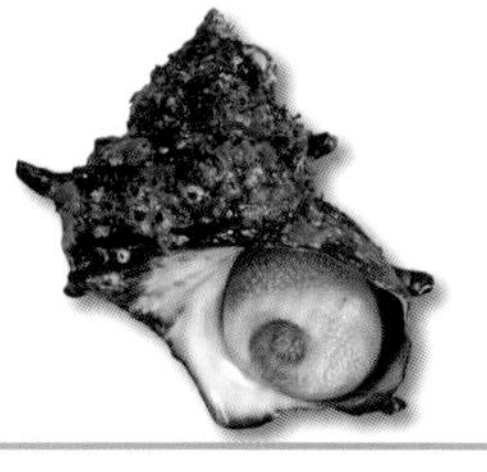

角蠑螺在北海道至九州的沿岸皆隨處可見。和逐年減少的野生鮑魚相較之下，資源仍然算豐富。料理成烤貝殼或是燉煮都很受歡迎。

●注／部分地區禁止採取海邊生物。請事先詢問漁協等相關單位。
※螺鈿：一種在漆器或木器上鑲嵌貝殼或螺螄殼的裝飾工藝。

異足目蛙螺科

赤蛙螺

都法螺 Bufonaria rana

棲息地●房總半島、山口縣日本海沿岸以南、瀨戶內海。漁獲●底拖網。別名●岩勝、泥榮螺、泥螺、劍西、夜鳴壺

次 要魚類的實力

次要魚類珍稀度	★★★★☆
美味程度	★★★☆☆
價格	★★★★☆

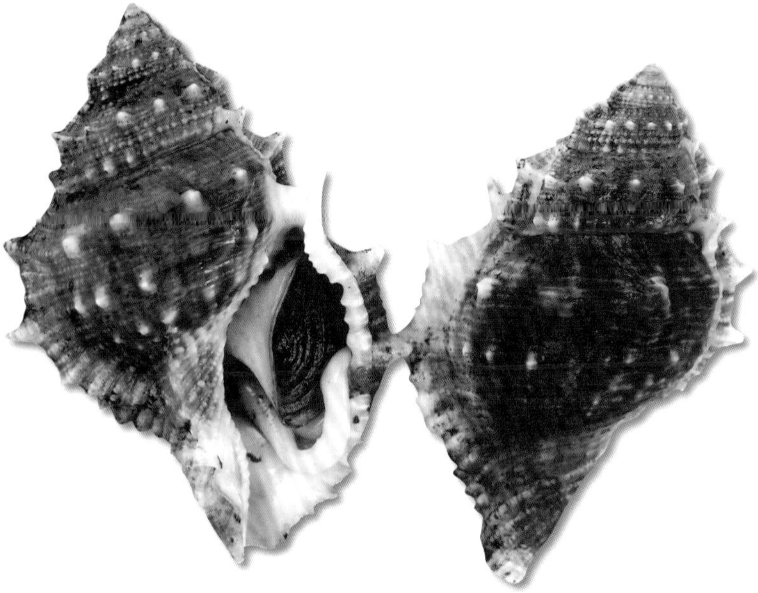

殼長約7cm

赤蛙螺

都法螺 Bufonaria rana

可在瀨戶內海等地區，藉由小型底拖網捕撈上岸。由於棲息在泥底中，因此在日本又有「泥貝」之別稱。美麗的外型無法想像是棲息在泥底中的貝類。

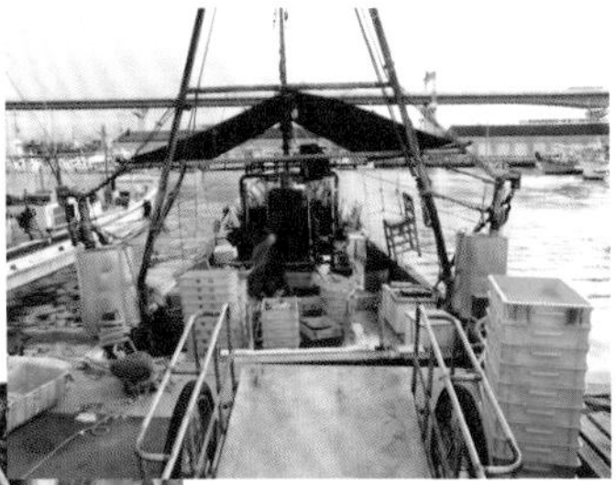

大阪府泉佐野市的泉佐野魚協底拖網。底拖網的特徵是能捕獲各式各樣的海鮮。會將捕獲的海鮮大致分成魚類、蝦蟹等甲殼類、貝類、章魚及花枝等數種。作業相當辛苦。

盛產期●春季

產地●大阪府、和歌山縣

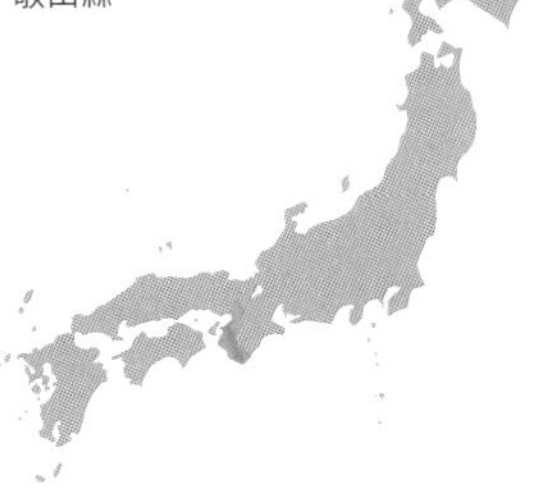

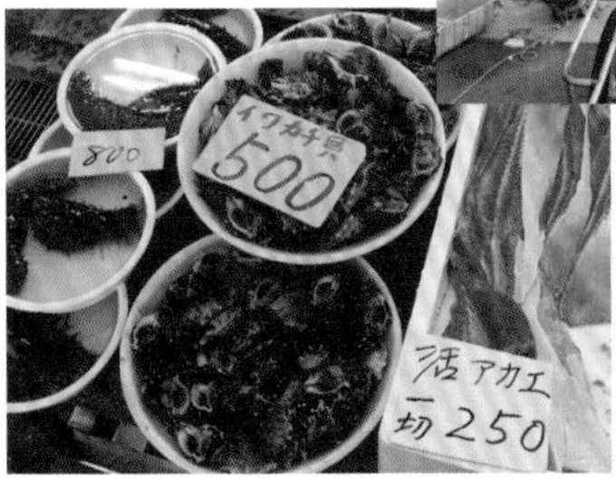

緊鄰漁港的泉佐野魚協戶外市場。來這裡購買的顧客並非專業料理人，而是以一般人為主要客群。由底拖網捕獲的各種海產中，「赤蛙螺」也並列於其中。和魚販老闆學習料理方式，是逛市場的樂趣之一。

雖然棲息在內灣的泥底，卻擁有極為美麗的貝殼

棲息在穩定內灣中水深上百公尺至淺海的泥質海底，屬於卷貝類。雖然外觀非常美麗，卻因為棲息在泥質地中，在各地分別有「泥貝」、「泥榮螺」等別稱。標準和名「都法螺」，是來自於江戶時期，也就是19世紀初完成、且作者不詳的貝類圖鑑『六百介品』。這個高雅的名稱，想必是由以蒐集貝類為興趣的人所命名。

只有在實施底拖網的內灣才能品嚐到的美味貝類

產地僅限於西日本。從大阪灣至和歌山縣的紀伊水道周圍，主要藉由底拖網捕獲。雖然也出現在瀨戶內海等其他地區，不過數量卻不可思議地非常少。能夠大量捕獲的地區有限，因此屬於次要貝類。

基本吃法為燉煮。煮過後肉質不會變硬，味道清爽沒有腥味，而且擁有強烈的甜味。加入醬油調味後，還能提升其甜味和鮮味。內臟的風味也很可口。

在各地尋找這種低熱量的美食，可謂旅行的醍醐味。如果出門旅行時，絕對要品嚐看看當地才有的美味！

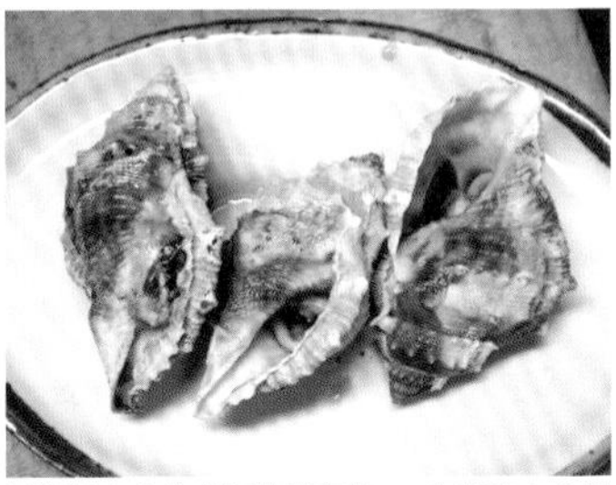

榮螺類必吃的「泥榮螺壺燒」。內臟沒有角蠑螺般的苦味，有人喜愛，也有人會覺得少了一味。

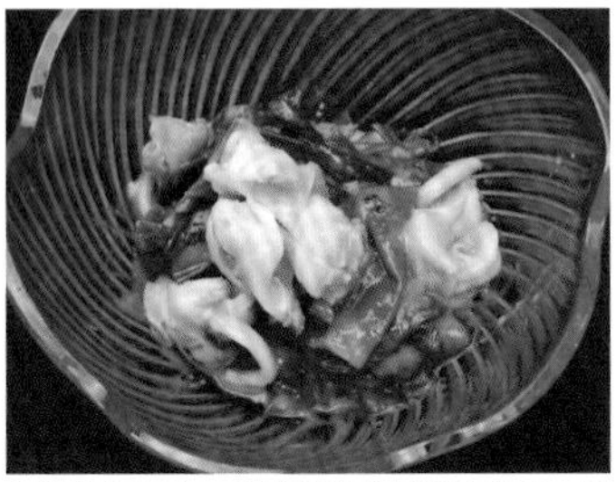

在漁夫的家中，會將新鮮的貝類汆燙後，再把螺肉取出。接著將螺肉涼拌醋、醋味噌，或是沾芥末醬油享用。

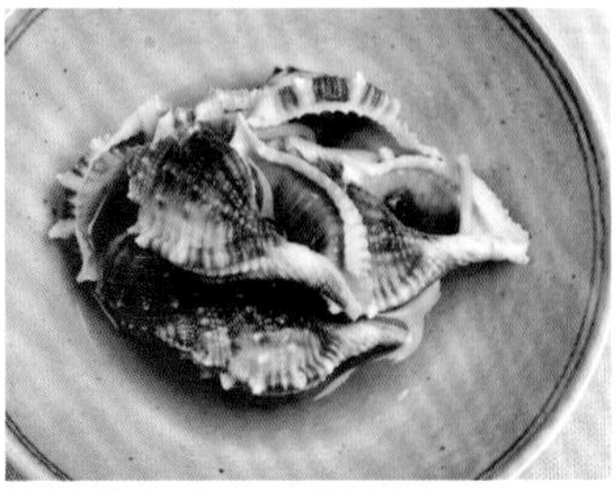

產地的漁夫們將水煮貝當作日常料理。醬油的鮮味和螺肉的甜味、鮮味調和，相當美味。在各種水煮貝中極為出色。

吸口 代表性的稱呼

中腹足目蛇螺科

大蛇螺

大蛇貝 Serpulorbis imbricatus

棲息地●北海道南部～九州的潮間帶礁岩區。漁獲●採集。別名●亞切、伊切、吸口、點點牡蠣、曲

次要魚類的實力
次要魚類珍稀度 ★★★★★
美味程度 ★★★★★
價格 ★★☆☆☆

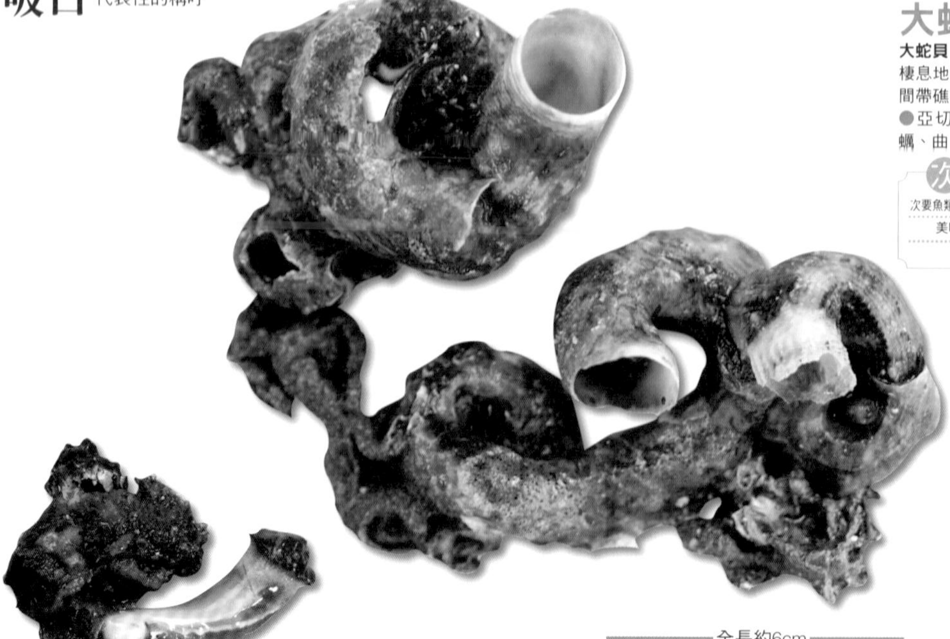
全長約6cm

大蛇螺

大蛇貝 Serpulorbis imbricatus

以堅硬的管狀卷繞成圈形。外觀完全看不出來是貝類，以前曾經被誤認為是牡蠣或藤壺的同種，沒想到竟然是卷貝類。

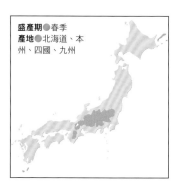

盛產期●春季
產地●北海道、本州、四國、九州

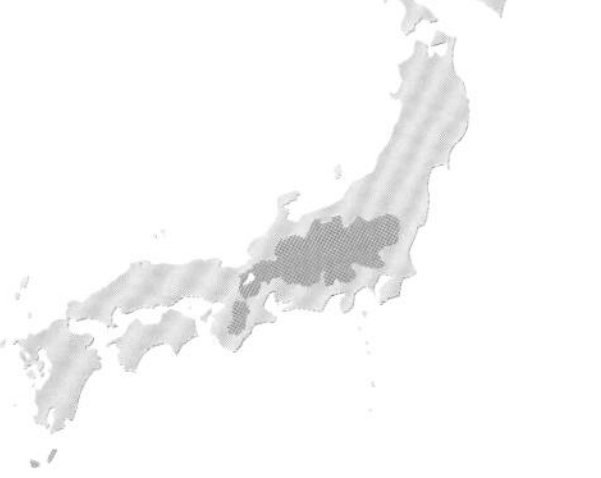

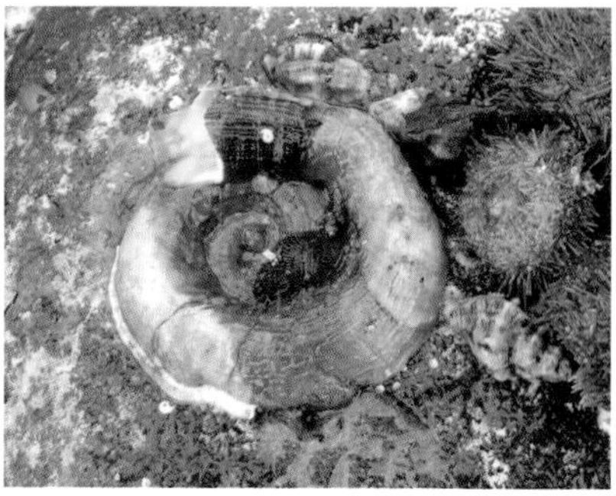
在潮間帶（滿潮時淹沒於海水中的位置）隨處可見。由外觀看不出來是卷貝。雖然日本經常食用各種水產生物，不過食用本種的地區卻相當少。

就算在海邊看到，也不會覺得是卷貝

雖然能在日本各地的海岸線看到，不過大多數的人，都不會覺得大蛇螺屬於貝類。知道其為卷貝的人，想必更是少之又少。在江戶時代，曾經被歸類為接近藤壺、龜爪藤壺，或是雙殼類的牡蠣。

卷貝是由殼頂開始，以規則的形狀往下卷的貝類。不過只有大蛇螺偶爾會規則地往下卷，呈現不規則狀。必須要將貝殼割開後，才能取出螺肉（本體），麻煩到令人感到不可思議。在潮水移動時，軟體部分會伸出黏液性的觸角，捕獲漂流中的小水母或浮游生物為食。

無法大量採取，食用地區也非常有限

屬於肉食性，因此不會密集地棲息，而是散落分布於各處。而且只有離島地區等，在仍未遭到破壞的岩礁海岸附近，才有採集食用的習慣。

廣島縣倉橋島將大蛇螺稱為「吸口」。將其酒蒸或水煮之後，從貝殼的口端吸食軟體部分食用，因而有此別名。不過吸食也相當辛苦。將貝殼稍微剝開後再食用反而比較輕鬆。軟體煮熟後不會變硬，帶有豐富的甜味和鮮味，充滿貝類特有的風味。煮成味噌湯也相當美味。

也有人會直接生吃。鮮味和甜味非常濃醇，而且肉質柔軟。帶有類似牡蠣的澀味。

不要在棲息數量較少的地方採取，以及只採取必要的數量。是在海岸邊採取食用生物的通用規則。

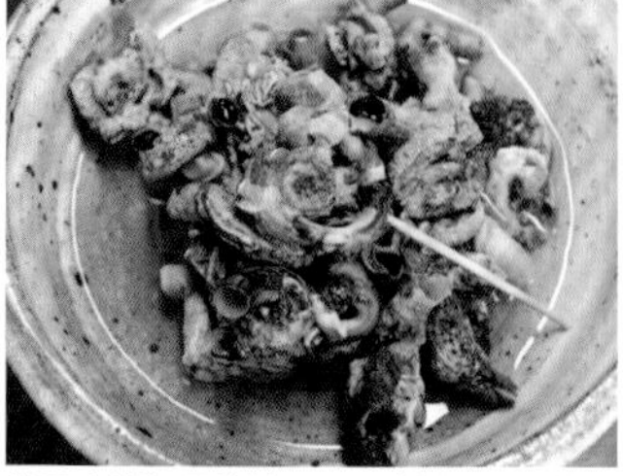
常見吃法為酒蒸料理。一邊剝開貝殼享用螺肉。品嚐時的訣竅，是用酒蒸的湯汁來清洗貝殼，並且剝開享用。

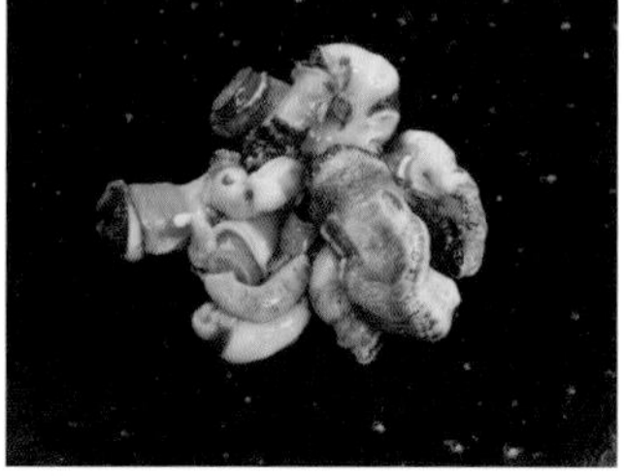
生食有如生蠔般，帶有強烈的甜味和鮮味，而且後味也非常清爽。雖然外觀奇異，卻美味而易入口。

協助／日美丸（廣島縣吳市倉橋島）

●注／部分地區禁止採取海邊生物。請事先詢問漁協等相關單位。

千島玉螺

千島玉貝 Cryptonatica janthostoma

分布於潮間帶至近海沙質地的玉螺科，是會捕食蛤蠣或北寄貝的肉食性貝類。雖然是令人頭痛的存在，不過味道卻非常可口。

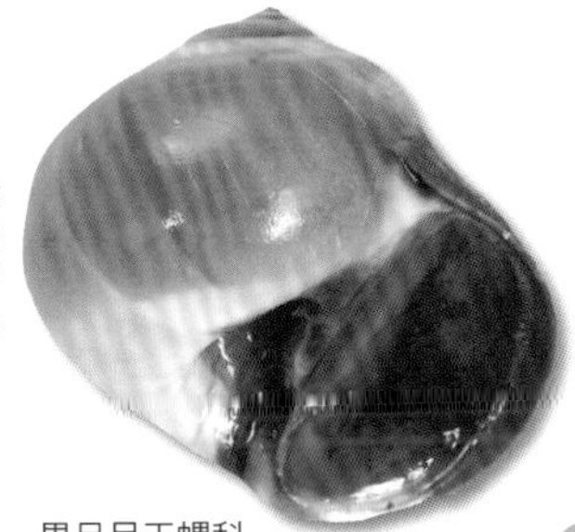

殼長約3cm

異足目玉螺科

瑞氏閃光玉螺

花津免多貝 Glossaulax reiniana

棲息地●房總半島～九州。漁獲●底拖網。別名●狸

次要魚類的實力

次要魚類珍稀度	★★★☆☆
美味程度	★★★★★
價格	★★☆☆☆

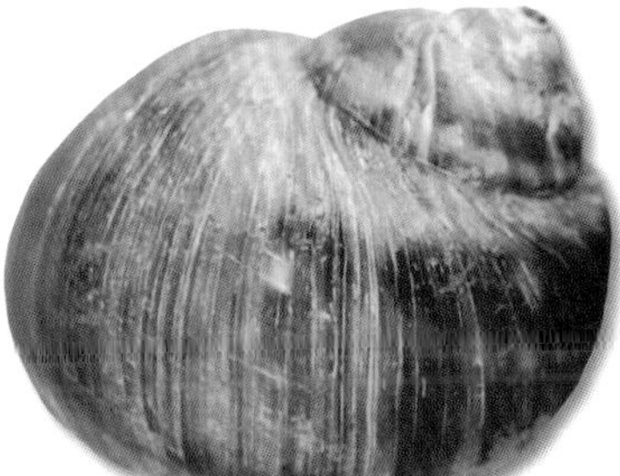

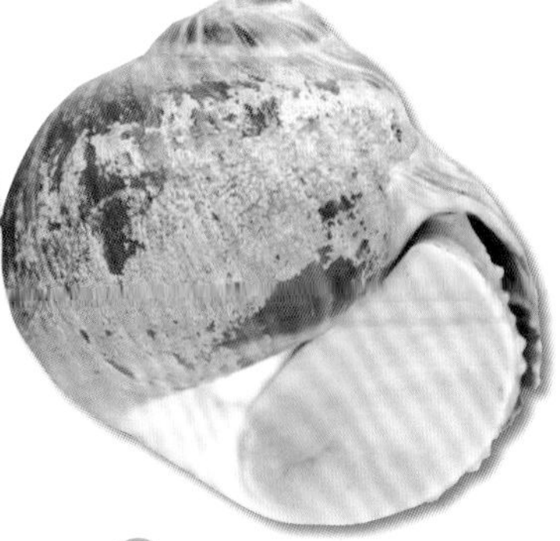

殼長約7cm

異足目玉螺科

千島玉螺

千島玉貝 Cryptonatica janthostoma

棲息地●房總半島～九州。漁獲●底拖網。別名●狸

次要魚類的實力

次要魚類珍稀度	★★★☆☆
美味程度	★★★★★
價格	★★☆☆☆

作為收藏品的玉螺科

豹斑玉螺（豹玉）
Notocochlis tigrina

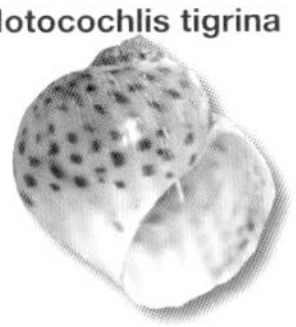

神瀨水玉（神瀨水玉）
Tanea tenuipicta

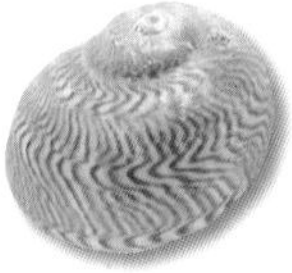

「神瀨水玉」和「豹斑玉螺」等和名，都是由明治至昭和時期的貝類學家一平瀨與一郎及黑田德米，以江戶時代的蒐集貝類資料為基礎而命名。

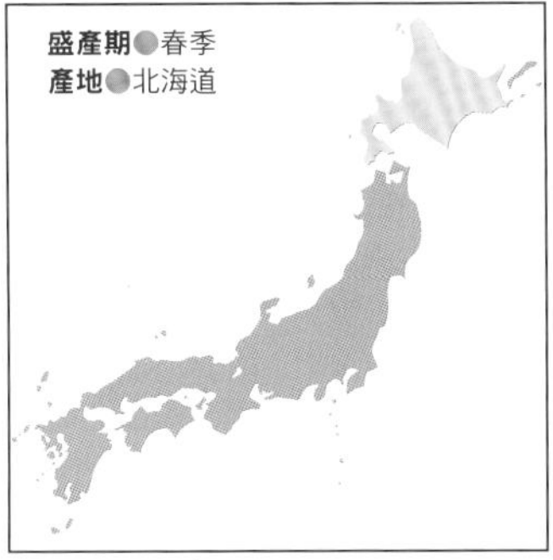

※千島玉螺的產地

異足目玉螺科

佛徒玉螺

埼黑玉津免多貝 Euspira fortunei

棲息地●原本棲息在有明海、瀨戶內海。和進口蛤蠣一起引進至瀨戶內海、東京灣、福島縣等，棲息海域逐漸擴展。漁獲●腰卷漁※

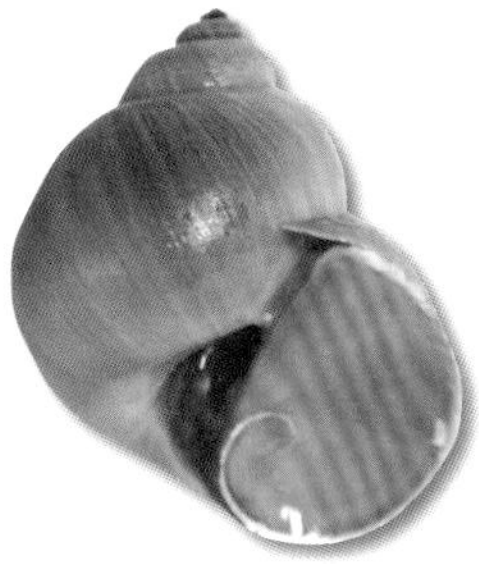

殼長約7cm

次要魚類的實力

次要魚類珍稀度	★★★☆☆
美味程度	★★★★☆
價格	★★☆☆☆

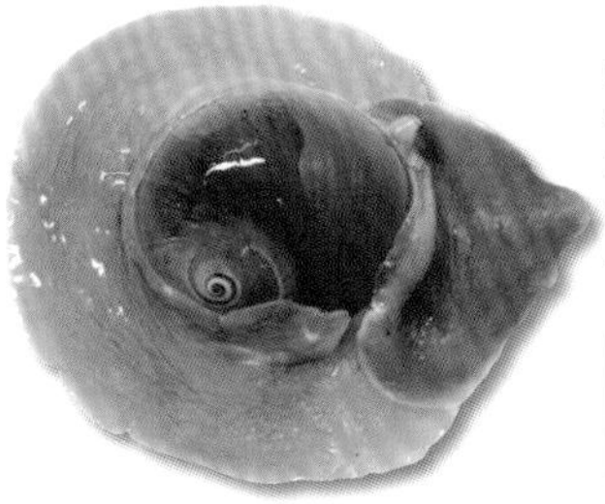

殼長約7cm

異足目玉螺科

扁玉螺

津免多貝 Glossaulax didyma

棲息地●北海道南部～九州的灘地等。漁獲●腰卷漁、鋤簾拖漁法。別名●草莓、饅頭、麥蟲、丸貝

次要魚類的實力

次要魚類珍稀度	★★★☆☆
美味程度	★★★☆☆
價格	★★☆☆☆

捕食蛤蠣或北寄貝棲息在灘地的兇猛貝類

玉螺科是灘地至近海泥底中的常見貝類。貝殼美麗的品種，也是貝類蒐集的對象。

食用品種有瑞氏閃光玉螺，以及會攻擊灘地中蛤蠣的扁玉螺、佛徒玉螺等。還有體型較大，幾乎不會流通於市場上的千島玉螺。千島玉螺會混雜在北寄貝或是蛤蠣中，屬於極為次要的存在。

體型較大，而且生食也非常美味卻極少流通於市面上

大片的腹足會包覆著貝殼，為玉螺科的特徵。腹足部分煮熟後，扁玉螺的肉質雖然會變硬，不過千島玉螺則仍然柔軟。風味也不會輸給在瀨戶內海作為食用的瑞氏閃光玉螺。

加上體型較大，因此可以生吃。相較於會大量產生黏液，處理非常辛苦的峨螺，千島玉螺的黏液較少。加上肉質柔軟，非常易入口。問題出在於缺少了貝類特有的海岸香氣。

另外用鹽水煮過，再串上竹籤燒烤也很可口。是非常棒的下酒菜。或是將水煮過的螺肉，用奶油香煎也不錯。

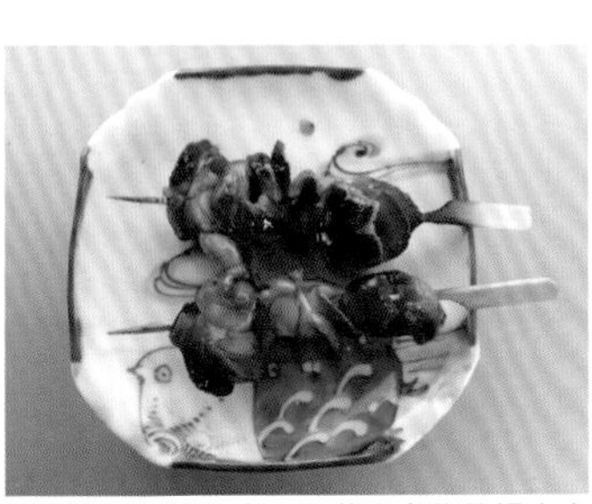

基本上是用鹽水煮。再將水煮後的螺肉串燒。塗上甜鹹風味的醬汁燒烤，雖然肉質稍硬，不過越嚼越香。

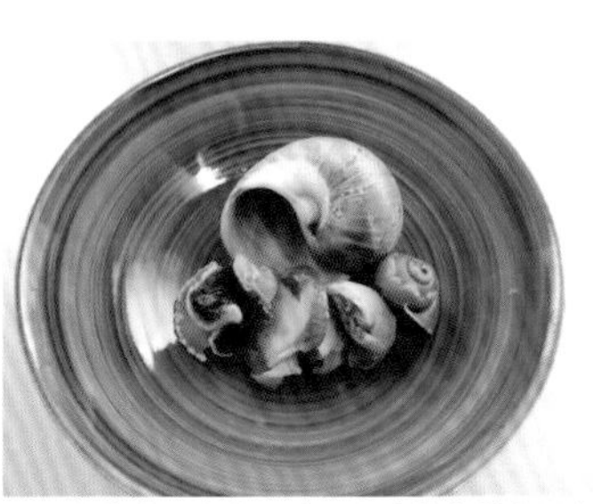

加入少許鹽巴水煮而成。水煮後肉質也不會變硬，可以沾醋味噌等一起享用，帶有強烈的甜味。內臟也不帶苦味，非常可口。

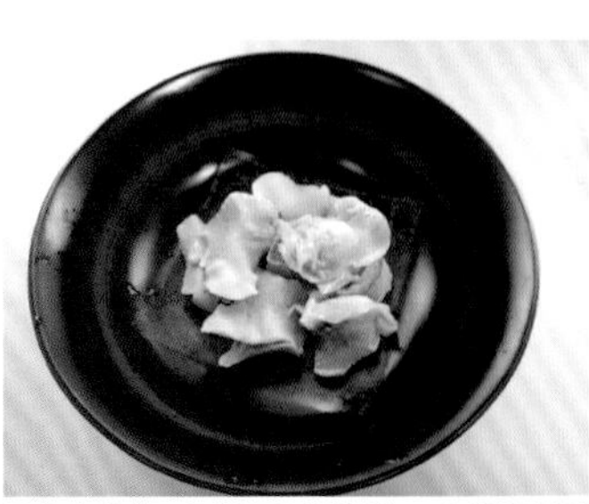

貝殼非常薄，因此可以剝開後，去除腹足部分的黏液。抹上一些鹽，就能當作生魚片享用。雖然缺少海的香氣，但肉質甘甜美味。

協助／士佐的廣丸（永野昌枝、廣）

※腰卷漁：人站在水深及腰的海中，用網子撈取的捕獲蛤蠣方法。

水字螺

水字貝 Lambis chiragra

形狀特異的貝類，經常用來當作符咒使用。用來祛除邪氣，使鬼怪遠離。這種用來驅魔的貝類，肉質風味如何？當然要品嚐看看。

中腹足目鳳凰螺科

蜘蛛螺 蜘蛛貝 Lambis lambis

棲息地●紀伊半島以南。漁獲●採集。別名●破取

次 要魚類的實力

次要魚類珍稀度	★★★★★
美味程度	★★★★☆
價格	★★★★☆

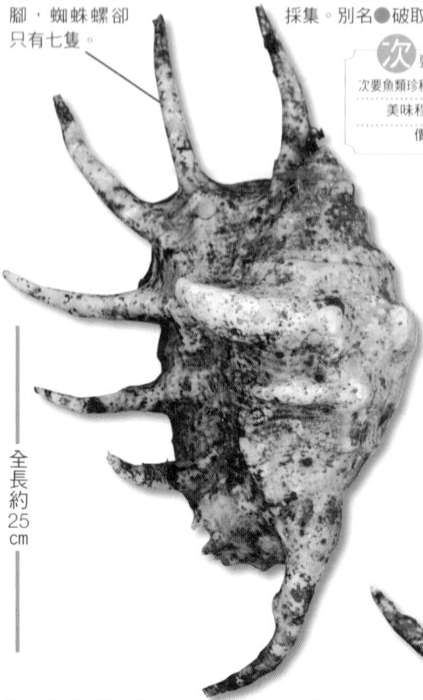

貝殼有如角狀延伸，彷彿蜘蛛的腳般。不過蜘蛛有八隻腳，蜘蛛螺卻只有七隻。
全長約25cm

中腹足目鳳凰螺科

水字螺

水字貝 Lambis chiragra

棲息地●紀伊半島以南。漁獲●採集。別名●破取、皺口貝

次 要魚類的實力

次要魚類珍稀度	★★★★★
美味程度	★★★★☆
價格	★★★★☆

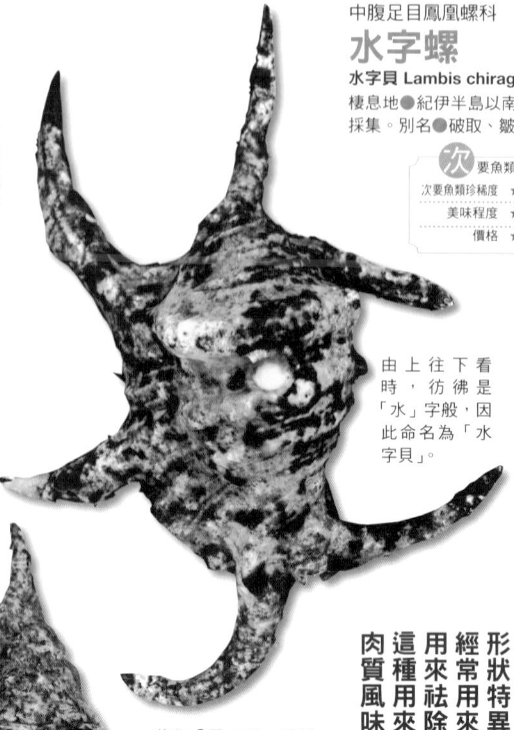

全長約30cm
由上往下看時，彷彿是「水」字般，因此命名為「水字貝」。

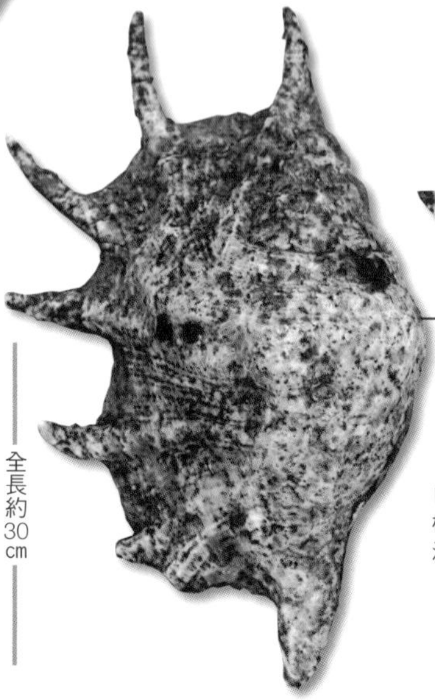

著作『目八譜』的江戶中期本草學家一武藏石壽，覺得這部份很像駱駝的駝峰。
全長約30cm

中腹足目鳳凰螺科

駱駝螺

駱駝貝

Lambis truncata sebae

棲息地●九州南部以南。漁獲●採集。

次 要魚類的實力

次要魚類珍稀度	★★★★★
美味程度	★★★★☆
價格	★★★★☆

盛產期●冬～春季

產地●鹿兒島縣奄美大島附近、沖繩縣

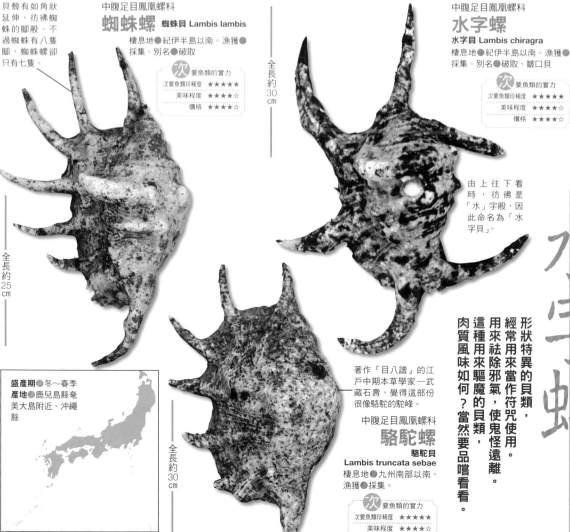

※3種貝類的產地

棲息在珊瑚礁等海域中，擁有彷彿蝸牛般的觸角

鳳凰螺科多分布於熱帶中，大多棲息在珊瑚礁等砂地中。口蓋為爪型，以便抓住海底部分移動。腹足上方為帶有長柄、看起來像蝸牛般的眼睛。軟體（身體部分）則有如卷紙般蜷曲。

在鳳凰螺科屬於較大型的種類，為本種等蜘蛛螺屬的特徵。大型且擁有奇異的外觀，因此在沖繩縣會吊在門口用來驅魔。

分布於熱帶的鳳凰螺科為世界各地的重要食用貝類

在佛羅里達州或是墨西哥等地區，將鳳凰螺科作為食用貝，為世界各地的重要食用貝類。其中分布於熱帶的大型種「三角鳳凰螺」，也非常知名。

在沖繩縣也會食用蜘蛛螺、水字螺，以及駱駝螺，不過因為貝殼較硬，加上可食用部分和貝殼相較之下較少，因此幾乎沒有流通於市場上。

一個就重達1kg，貝殼具有厚度而且非常硬。料理時，必須先將殼敲開。訣竅是用槌子等，集中於同一個位置小心敲開。如果敲太大力，可能會因為碎片而劃傷。

敲開後的螺肉可以先生吃。帶有海的香氣，口感滑脆。帶有長柄的眼睛部分，口感尤其美味。

水煮後甜味更加明顯。試著將水煮後的螺肉，沾醋味噌或美乃滋享用，仍然能品嚐到貝類的風味，十分可口。

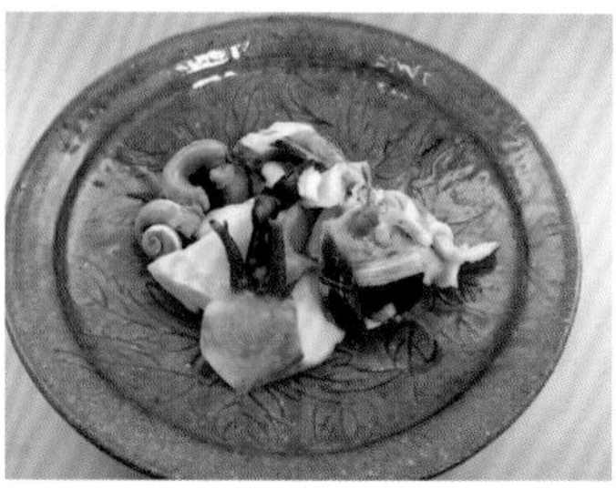

將硬殼敲開後，取出螺肉水煮而成。水煮過久可能會使肉質太硬，因此要注意水煮時間。有如卷紙狀的軟體帶有甜味，風味極佳。

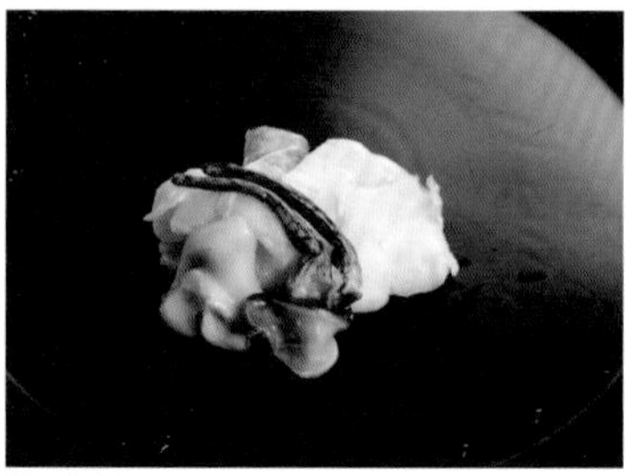

將硬殼剝開後取出螺肉，並將腹足部分料理成生魚片。帶有貝類特有的海岸香氣，口感柔軟。帶有長柄的眼睛部分尤其美味。

●注／部分地區禁止採取海邊生物。請事先詢問漁協等相關單位。

鏘巴拉貝 代表性的名稱

中腹足目鳳凰螺科

紅嬌鳳凰螺

籬貝 Strombus luhuanus

棲息地●房總半島以南。漁獲●採集。別名●舍人、品品貝、釜鯔、鏘巴拉貝、爪貝

次要魚類的實力

次要魚類珍稀度	★★★★★
美味程度	★★★☆☆
價格	★★★★☆

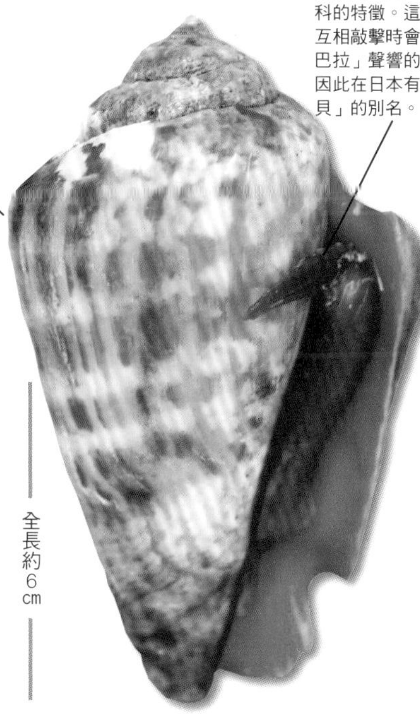

貝殼的花紋就像用竹子製作的圍籬般，因此和名為「籬貝」。

爪狀的口蓋，為鳳凰螺科的特徵。這部分有如互相敲擊時會發出「鏘巴拉」聲響的長劍般，因此在日本有「鏘巴拉貝」的別名。

全長約6㎝

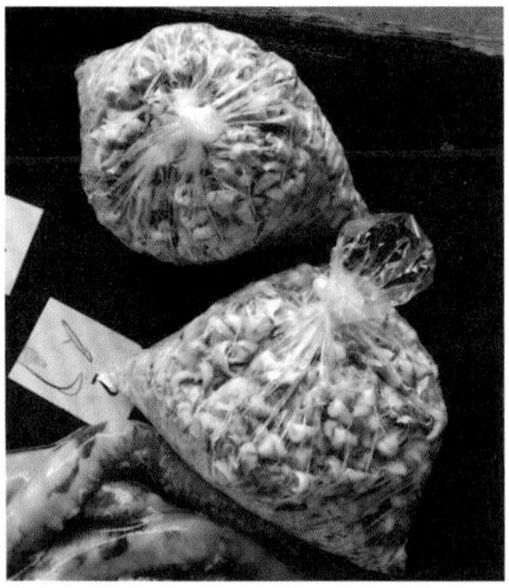

沖繩縣能大量捕獲。採集後立刻將螺肉取出，貝殼總覺得有點浪費。

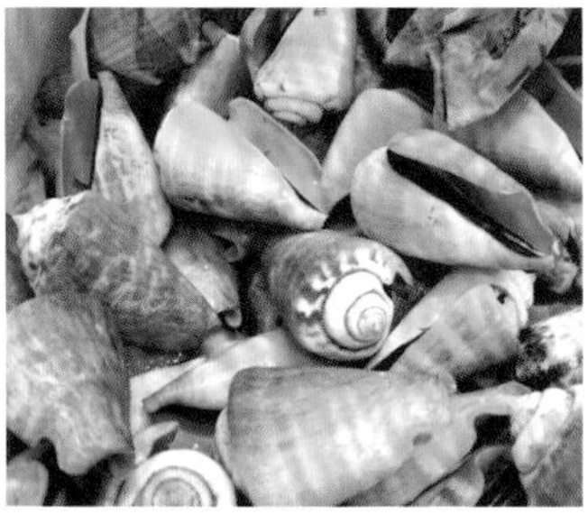

由菲律賓空運進口的紅嬌鳳凰螺。比日本國產的稍大且美麗，很受歡迎。

紅嬌鳳凰螺

籬貝 Strombus luhuanus

主要分布於熱帶岩礁區的卷貝。在高知縣等地區，為食用卷貝類中的頂級存在，味道可口而廣受歡迎。英文名意指「擁有妖豔草莓色軸唇的卷貝」※。

分布於黑潮等溫暖海域，以及熱帶礁岩區的美麗貝類

分布在日本國內的伊豆半島至九州、沖繩縣等溫暖海域，以及熱帶海域中的美麗卷貝。棲息在淺潮間帶的岩礁區，於春至夏季產卵。擁有眼睛和觸角，在海水中看到時，也會覺得十分可愛。

雖然幾乎無毒性，不過外觀和毫無近親之緣的芋螺科很像。外觀和帶有毒性的織錦芋螺及地紋芋螺相似，據說是因為避免遭天敵捕食的關係。

在北邊界限的伊豆半島，以前曾是極受歡迎的食用貝類，近年來卻越來越少見。在和歌山縣、高知縣、宮崎縣及鹿兒島縣，也是同樣的狀況。因此開始從菲律賓進口，在沖繩縣等地也開始研究繁殖和養殖技術。

風味極佳，不過日本國產逐漸成為珍貴的種類

在高知縣等地區是重要的觀光資源，餐廳中絕對會有「鏘巴拉貝」料理。在伊豆半島西岸有「舍人」別稱，受到當地的歡迎。不過近年來逐漸供不應求。日本國內主要是沖繩縣產，另外也會從東南亞地區進口。在東南亞一帶，是極具人氣的貝類。

基本上是水煮後直接食用，風味極佳。許多卷貝會用醬油味醂來調味水煮，不過紅嬌鳳凰螺建議用鹽水煮即可。煮好的貝類，開口部分可以看到爪狀的口蓋。抓住口蓋慢慢拉出後，就能將有如卷紙般的螺肉取出。肉質甘甜，內臟帶有豐富的鮮味，絕對勝過其他卷貝類。

海岸線的水產生物，有逐漸減少的傾向。如果在沿岸或是珊瑚礁等看到此貝類時，也注意不要採取過量。

盛產期●冬～春季
產地●東京都（諸島部）、靜岡縣、三重縣、和歌山縣、德島縣、高知縣、愛媛縣、九州、沖繩縣

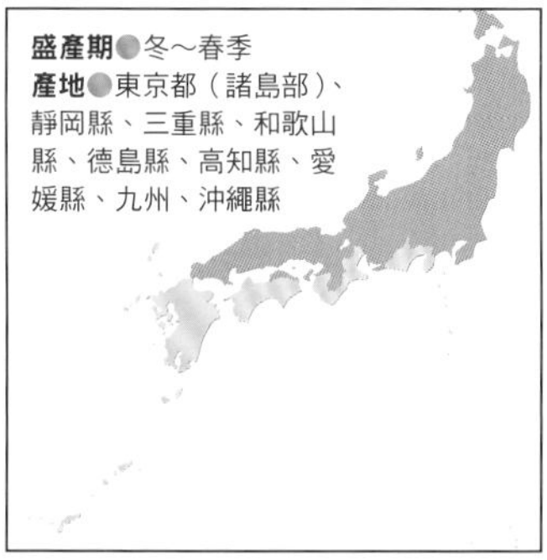

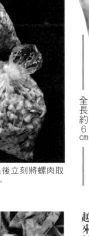

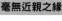

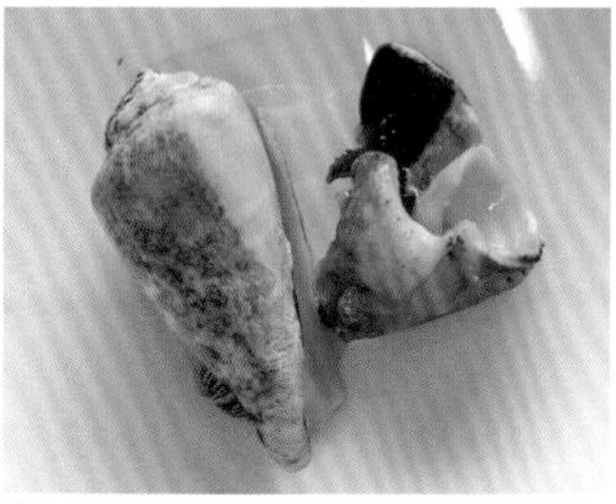

抓住腹足前端的細爪，慢慢拉出後，就能將有如卷紙般的螺肉取出。最尾端為內臟，風味極佳！

毫無近親之緣

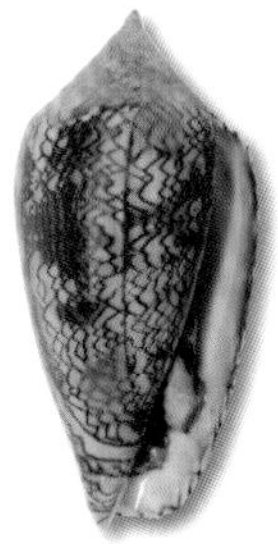

新腹足目芋螺科

織錦芋螺 鉄刀木身無

Conus textile

屬於芋螺科的織錦芋螺及地紋芋螺等，帶有強烈的毒性。會用長柄攻擊其他生物，注入毒液直到死亡後，再將其食用。曾經也有人因此而死亡的危險卷貝。紅嬌鳳凰螺藉由和織錦芋螺類似的外型來迴避危險，免遭捕食。

※英文名為「Strawberry Lipped Conch」。

●注／部分地區禁止採取海邊生物。請事先詢問漁協等相關單位。

多型海蜷

海蜷 Batillaria multiformis

「泥納（nina）」在日文中代表卷貝，也有「米納（mina）」之別名。在卷貝類中，擁有較瘦長的外觀，可以在沙灘或礁岩區輕易採集，從古代就有食用的習慣。

中腹足目海蜷科

瘦海蜷 細海蜷 Batillaria cumingii

棲息地●北海道～九州。漁獲●採集。別名●中螺、長泥納、泥納、米納、螺子

次 要魚類的實力

次要魚類珍稀度	★★★★☆
美味程度	★★★★☆
價格	★★★☆☆

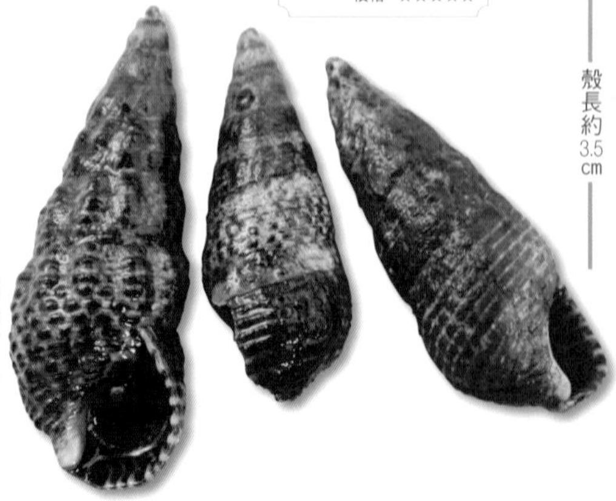

殼長約3cm

中腹足目海蜷科

多型海蜷

海蜷 Batillaria multiformis

棲息地●北海道南部～九州海灣的灘地。漁獲●採集。別名●海蜷、法者、磯物、米納

次 要魚類的實力

次要魚類珍稀度	★★★★☆
美味程度	★★★★☆
價格	★★★☆☆

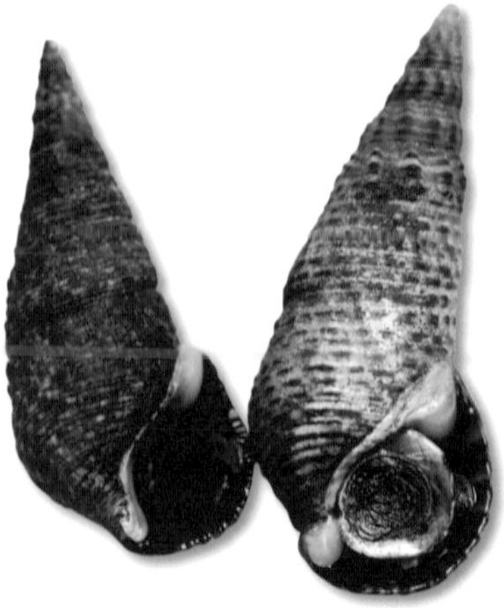

殼長約3.5cm

中腹足目海蜷螺科

網目海蜷

太甲香 Cerithidea rhizophorarum

棲息地●東京灣以南的灘地。漁獲●採集。別名●阿茂名、尻切甲

次 要魚類的實力

次要魚類珍稀度	★★★★★
美味程度	★★★★☆
價格	★★★★☆

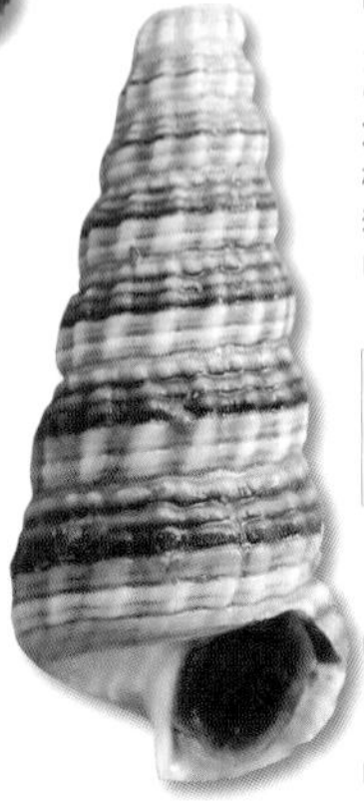

殼長約4cm

中腹足目海蜷螺科

栓海蜷

甲香 Cerithidea cingulata

棲息地●房總半島、山口縣以南。漁獲●採集。別名●阿茂名、粒、泥納、米納

次 要魚類的實力

次要魚類珍稀度	★★★★★
美味程度	★★★★☆
價格	★★★★☆

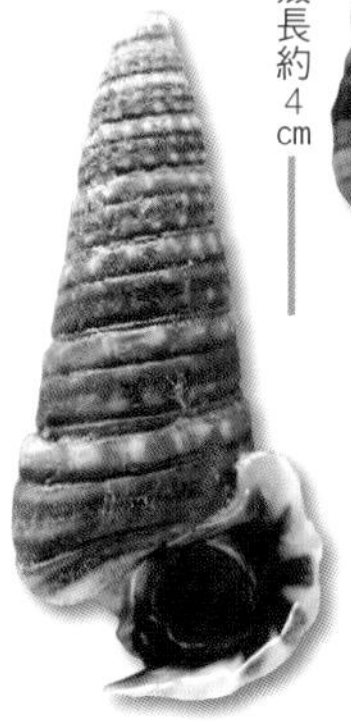

殼長約3cm

盛產期●春～夏季
產地●大分縣、福岡縣、有明海附近（佐賀縣、長崎縣、熊本縣）

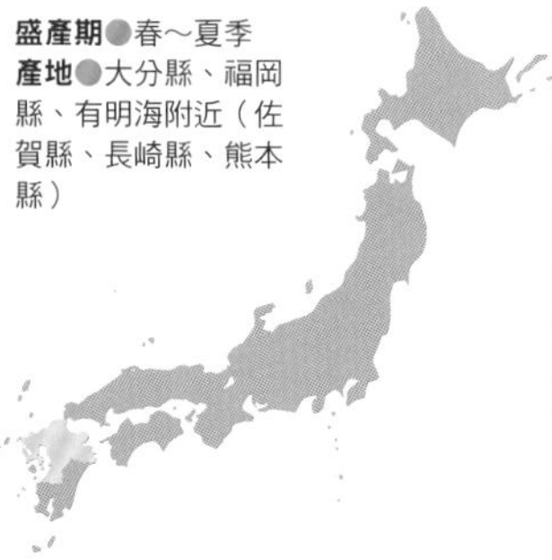

※4種貝類的產地

小而細長型的卷貝 多產於日本國內的灘地

和名中的「蜷」，是指細長型的卷貝類，在淡水域河川中的稱為「川蜷」，河口域沙灘或是岩礁區則稱為「海蜷」。

棲息在沙灘或沿岸的「蜷」，是以碎屑（Detritus，生物的碎片或屍骸）或藻類維生。也許是因為這個原因，因此大多生長在自然生態指標——大葉藻的沙灘，或是沿岸附近棲息。

自繩文時代以來便有食用的習慣。位於千葉縣內房，面向東京灣地區的笹木澤遺跡和中野台遺跡，就曾出土過人為割開的貝殼遺跡。在繩文時代中，連同文蛤、中國蛤蜊及鍊珠蛸螺，都曾是重要的蛋白質來源。

在沿岸或是內灣的灘地、汽水域等常見的小型細長型「蜷」，不單單只有一種，而有中腹足目海蜷科的多型海蜷、瘦海蜷、燒酒海蜷，以及海蜷螺科的網目海蜷、栓海蜷、鐵尖海蜷等。

隨著灘地的生態破壞而減少 食用文化也可能隨之消失

擁有廣大灘地的大分縣等地區，如今仍有食用「海蜷」類的習慣。而且經常將栓海蜷、網目海蜷、多型海蜷，以及瘦海蜷等四種混雜著料理，風味也幾乎相同。

最美味的吃法是鹽水煮。雖然味噌湯也很可口，不過仍不敵鹽水煮的魅力。

要吃螺肉時，可用五圓硬幣（日幣）將殼頂部分折斷，再取出螺肉，接著從切斷部分吸取精華或湯汁。鮮味豐富，帶有強烈的貝類風味。

給孩子五圓硬幣，當作幫忙折斷殼頂的報酬，也充滿趣味性。

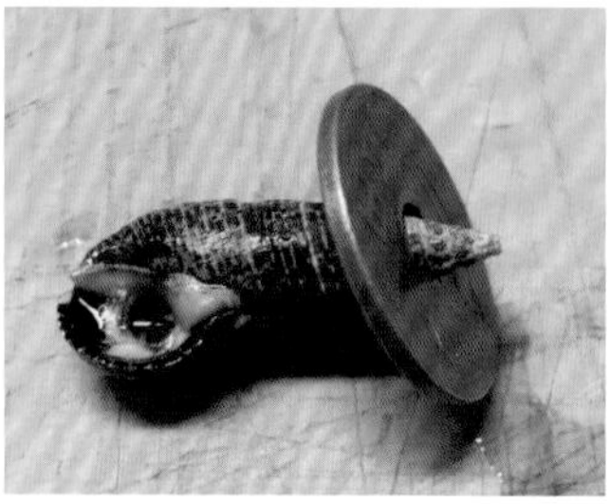

由於貝殼細長，因此無法輕易取出螺肉。可以用五圓硬幣將頂端部分折斷，就能輕鬆取出螺肉，還能吸到美味的湯汁。

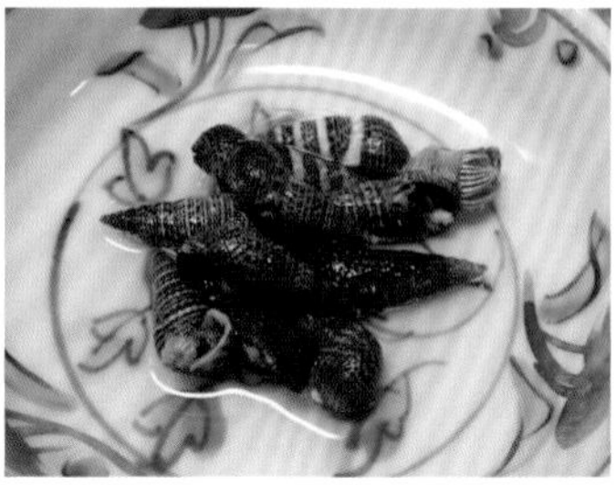

大分縣產的「蜷」。混雜著海蜷、瘦海蜷及栓海蜷等種類。最美味的吃法就是鹽水煮。雖然簡單，卻最能品嚐到本身風味。

●注／部分地區禁止採取海邊生物。請事先詢問漁協等相關單位。

川蜷

川蜷 Semisulcospira libertina

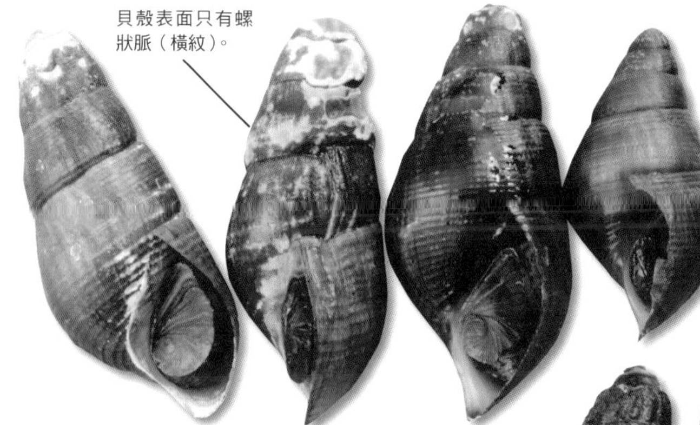
貝殼表面只有螺狀脈（橫紋）。
殼長約5cm

中腹足目川蜷科

川蜷

川蜷 *Semisulcospira libertina*

棲息地●日本全國的河川、水路、池沼。漁獲●採集。別名●越名、蜷、法者、蛍貝、尾鯔

次要魚類的實力

次要魚類珍稀度	★★★★★
美味程度	★★★★☆
價格	☆☆☆☆☆

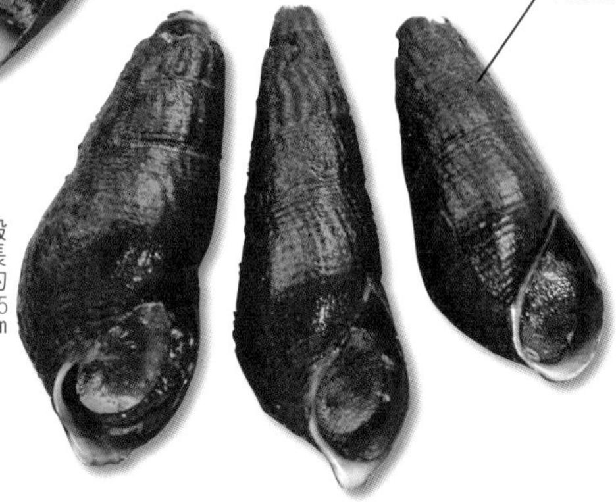
貝殼表現隆起縱向的皺摺。
殼長約4.5cm

中腹足目川蜷科

瑞氏川蜷

縮緬川蜷

Semisulcospira reiniana

棲息地●本州、四國、九州的河川、水路、池沼。漁獲●採集。別名●蜷、川蜷

次要魚類的實力

次要魚類珍稀度	★★★★★
美味程度	★★★★☆
價格	☆☆☆☆☆

棲息在田間的為「田螺」，因此在河川的就稱為「川蜷」。雖然在日本各地未受汙染或是開發的河川中隨處可見，不過食用的地區卻相當有限。

比起食用，以作為螢火蟲的飼料而受到矚目

川蜷大多棲息在有流動的河川或水路，而瑞氏川蜷則棲息在幾乎不太流動的水路或池塘中。兩者皆以藻類及有機物質為食。

以作為源氏螢火蟲的飼料而知名，如今大量移植至各地，重新受到重視。不過本種的地域變異較大且多種。如果未經思考而貿然引進，反而會失去當地的特徵和豐富性。原則上仍不建議任意引進。另外，自然界的川蜷有逐漸減少的傾向，而抗污染較強的瑞氏川蜷，則逐漸增加中。

在古代的本草學中曾經被當作藥材

兩種貝類皆可作為食用。過去在江戶時代的本草學中，也被認為有強肝及利尿的作用，以藥材的形式廣泛流傳於日本各地。在秋田縣也會加入水慢煎，當作降低血糖值的藥材飲用等，如今仍作為藥材食用。最基本的吃法是味噌湯。可將螺肉取出來享用，湯頭或肉質都很美味。

其他像是用鹽水燙過之後，再用牙籤將螺肉取出，配酒一起享用，是九州筑後川附近的初夏風情。水煮後，再浸漬於醬油和砂糖中，成為受到大眾歡迎的風味。

在日本國內的河川中，這種卷貝其實意外地少。隨著河川混濁、生物無法棲息的護岸工程，以及種類不明的卷貝大量繁殖等。淡水的環境正在逐年惡化中。

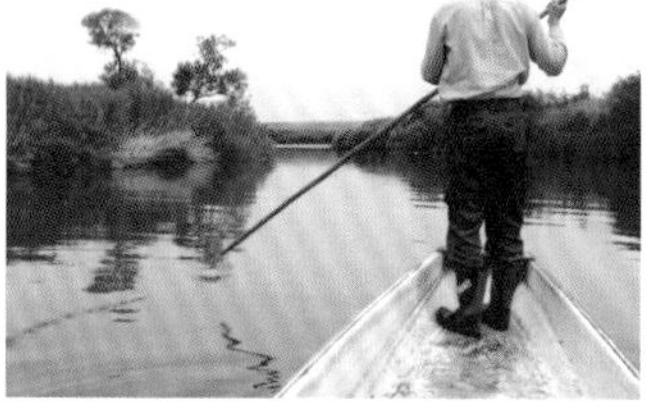

在筑後川一帶，於插秧前會用水路用的掃水器來打掃田間。這時候便會撈取「越名（川蜷）」，料理成下酒菜。另外，沒有下酒菜時，也會到筑後川撈取「越名（川蜷）」。聽說不僅能強健身體，也是相當美味的下酒菜。

盛產期●晚春～夏季

產地●北海道、本州、四國、九州。只能自己採集食用

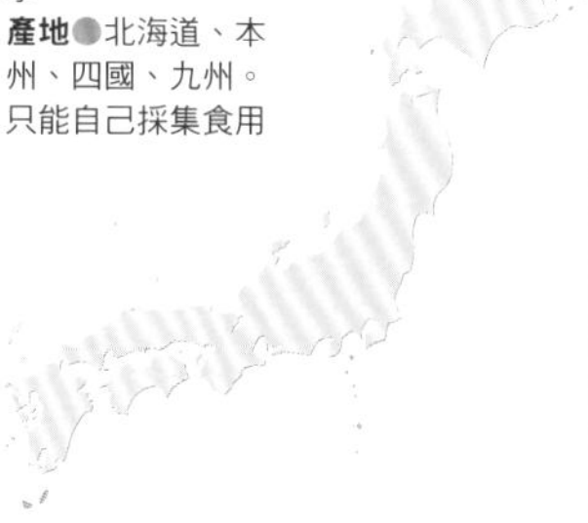

※川蜷的產地

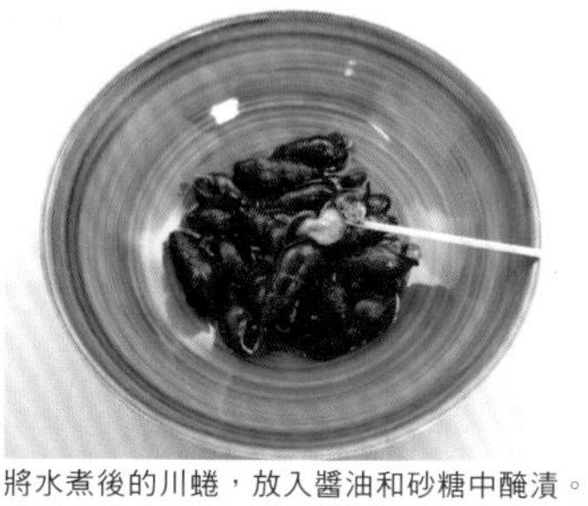

將水煮後的川蜷，放入醬油和砂糖中醃漬。還可以放入一些生薑去除臭味。在清流中的川蜷不帶臭味，是非常棒的下酒菜。

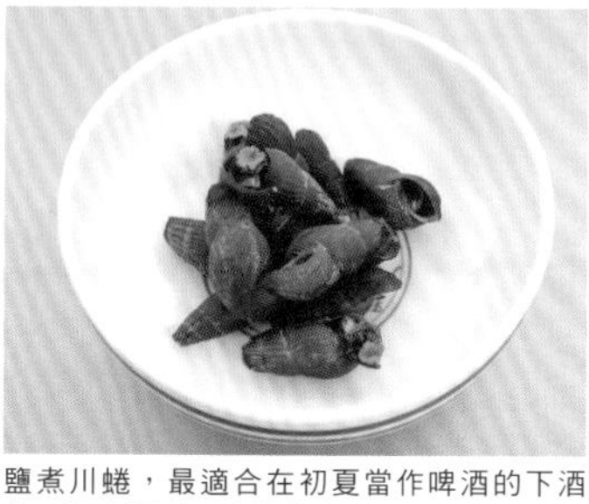

鹽煮川蜷，最適合在初夏當作啤酒的下酒菜。沒有腥味且味道豐富。由於寄生蟲的問題，建議確實煮熟後再享用。

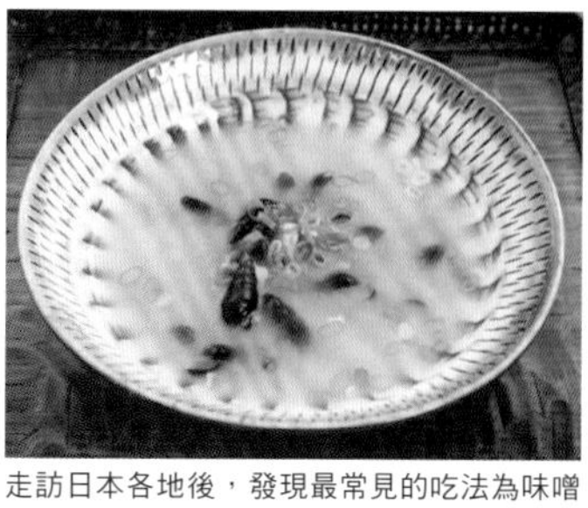

走訪日本各地後，發現最常見的吃法為味噌湯。雖然湯頭味道稍淡，不過將螺肉取出享用，十分美味。

●注／本種為橫川吸蟲、衛氏肺吸蟲等寄生蟲的宿主。因此必須要煮熟後才能食用。

田螺

田螺 Viviparidae

棲息在淡水的可食用卷貝類，只有田螺類和川蜷類。其中只有田螺流通於市面上。充滿鄉村情懷的風味，自古以來便有食用的習慣。

主扭舌目田螺科

大田螺 大田螺

Cipangopaludina japonica

棲息地●北海道～九州。漁獲●採集。別名●田主、壺鈍

次要魚類的實力

次要魚類珍稀度	★★★★★
美味程度	★★★★★
價格	☆☆☆☆☆

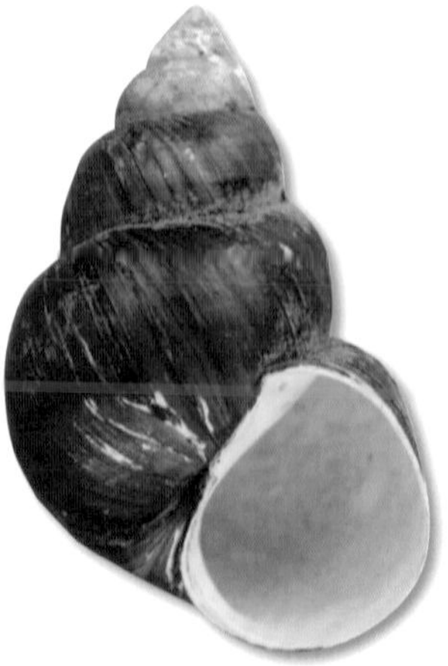

殼長約7cm

主扭舌目田螺科

長田螺

長田螺 Heterogen longispira

棲息地●琵琶湖固有種。漁獲●捕撈瀨田蜆的特製網。別名●壺

次要魚類的實力

次要魚類珍稀度	★★★★★
美味程度	★★★★★
價格	★★★☆☆

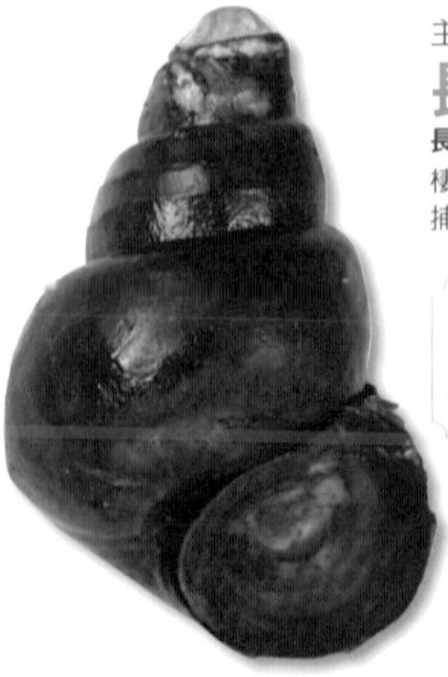

殼長約6cm

主扭舌目田螺科

姬田螺 姫田螺

Sinotaia quadrata histrica

棲息地●本州、四國、九州。別名●壺、田主

次要魚類的實力

次要魚類珍稀度	★★★★★
美味程度	★★★☆☆
價格	☆☆☆☆☆

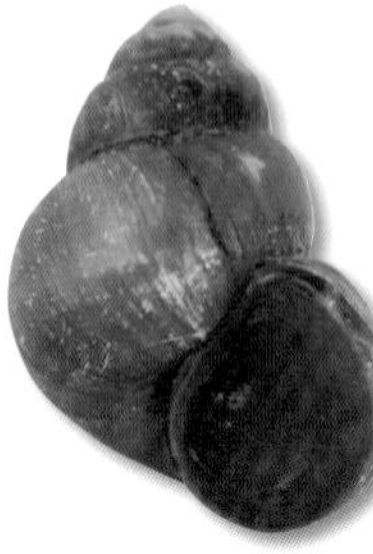

殼長約3cm

主扭舌目田螺科

圓田螺 丸田螺

Cipangopaludina chinensis

棲息地●日本全國。漁獲●養殖。別名●田螺、石螺、螺、壺、田主

次要魚類的實力

次要魚類珍稀度	★★★★☆
美味程度	★★★★☆
價格	★★★★☆

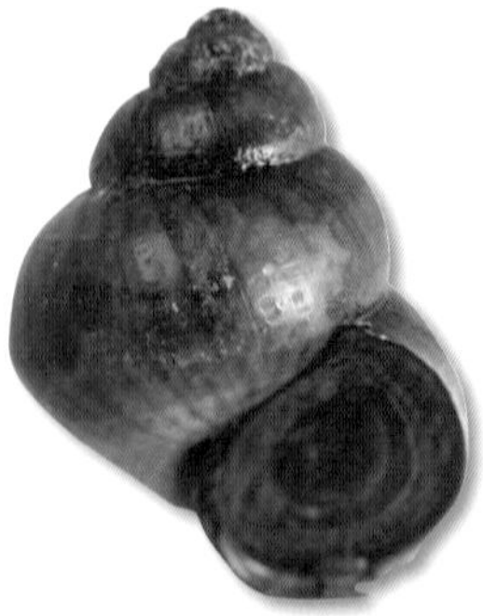

殼長約4cm

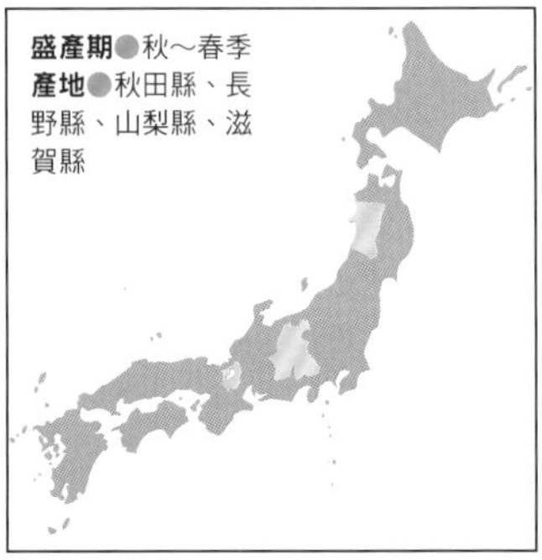

盛產期●秋～春季

產地●秋田縣、長野縣、山梨縣、滋賀縣

※田螺的產地

進入秋天，開始將稻田的水放流之後，便能發現大量的田螺。放入乾淨的水中吐沙後，再開始料理。過去曾是山中居民的重要蛋白質來源。

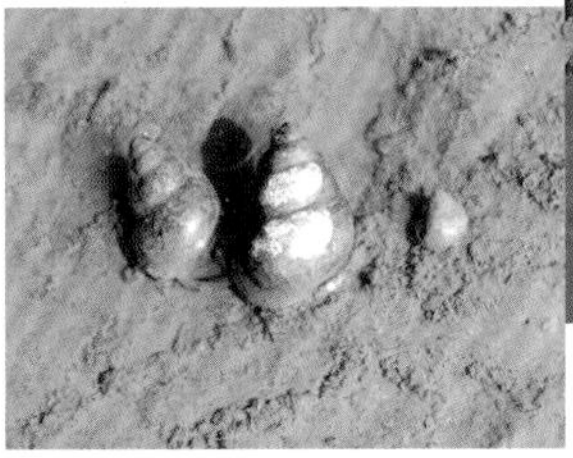

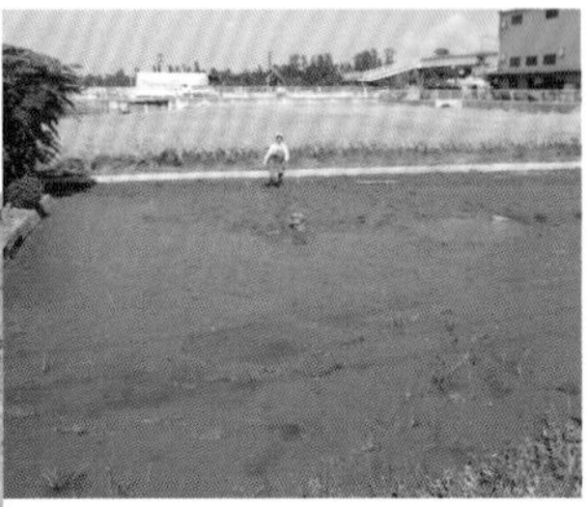

隨著日本的原始風景保留至今，非常樸實的生物

由於棲息在稻田間，因此被稱為「田螺」，從以前就有食用的習慣。在水稻田、池塘，以及河川等隨處可見，曾經是眾所熟悉的生物。不過近年來因為河川的整修，或是水路的水泥化而逐漸失去蹤影。

這種令人上癮的美味，品嚐後就知道

日本國內的田螺類有圓田螺、大田螺、姬田螺，以及長田螺四種。其中最常作為食用的種類為圓田螺，甚至也有養殖業以高價格買賣。長田螺是琵琶湖特產，雖然如今數量較少，在過去曾是知名的美味螺類。其他田螺類也都能食用。所有的田螺類都不能生吃。

一般是水煮後，將螺肉取出沾山椒味噌享用。或是燉煮成山椒風味。味道可口，充滿了鄉村的美味，受到大眾的喜愛。

在山梨縣、長野縣等地區經常料理成味噌湯，味道極為豐富可口。將琵琶湖特產的長田螺，像海螺一樣製作成壺燒（烤田螺）也很美味。

如此美味的淡水恩惠，希望能受到更多人的重視。

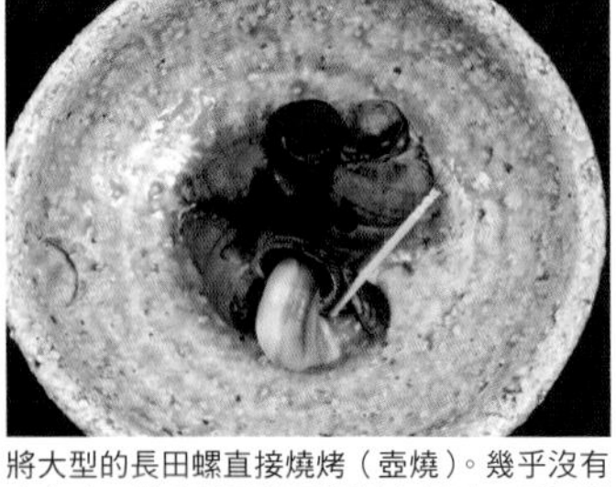

將大型的長田螺直接燒烤（壺燒）。幾乎沒有土臭味，帶有強烈的貝類特有風味。長田螺煮成味噌湯也很好喝。

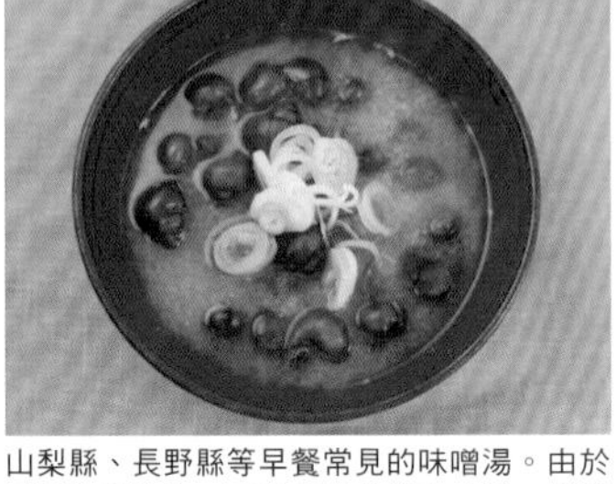

山梨縣、長野縣等早餐常見的味噌湯。由於田螺為卵胎生，因此貝殼中帶有小貝，能享受到當地特有的口感。滋味豐富可口。

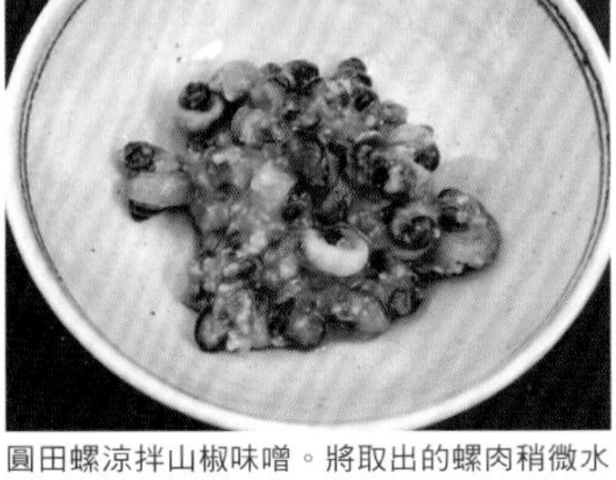

圓田螺涼拌山椒味噌。將取出的螺肉稍微水煮後，剝掉口蓋拌入山椒味噌。能享受田螺的獨特風味，非常美味可口。

●注／本種為橫川吸蟲、衛氏肺吸蟲等寄生蟲的宿主。因此必須要煮熟後才能食用。

黃口鶉螺

八代貝
Tonna luteostoma

中腹足目鶉螺科
黃口鶉螺
八代貝 Tonna luteostoma
棲息地●北海道南部以南，水深10～200m的沙質地。漁獲●底拖網、流刺網。別名●素貝、蓋無、山取、鶉貝，乙女貝

次要魚類的實力

次要魚類珍稀度	★★★☆☆
美味程度	★★★☆☆
價格	★★★☆☆

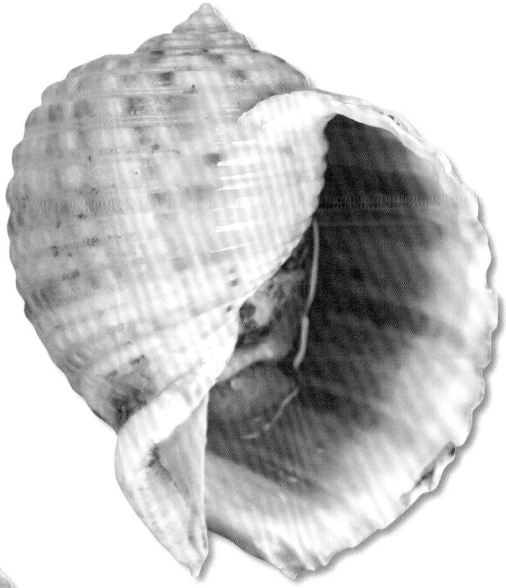
殼長約10cm

中腹足目鶉螺科
栗色鶉螺
筋鶉貝 Tonna olearium
棲息地●房總半島以南、遍布於熱帶太平洋。漁獲●底拖網。別名●素貝、烏盤貝

次要魚類的實力

次要魚類珍稀度	★★★★☆
美味程度	★★☆☆☆
價格	★★☆☆☆

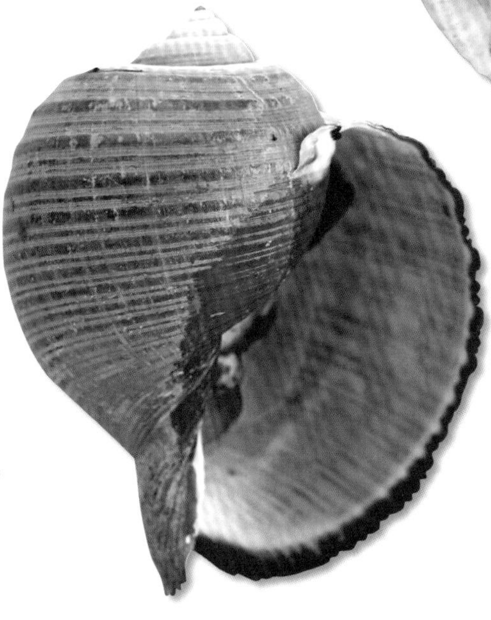
殼長約15cm

大量分布於有如八代海般的淺海，偶爾能大量捕獲，不過卻鮮為人知。味道其實非常可口。美麗的外殼也引人注目。

盛產期●春～夏季
產地●千葉縣、靜岡縣、愛知縣、三重縣、和歌山縣、德島縣、愛媛縣、大分縣、福岡縣、佐賀縣、長崎縣、熊本縣

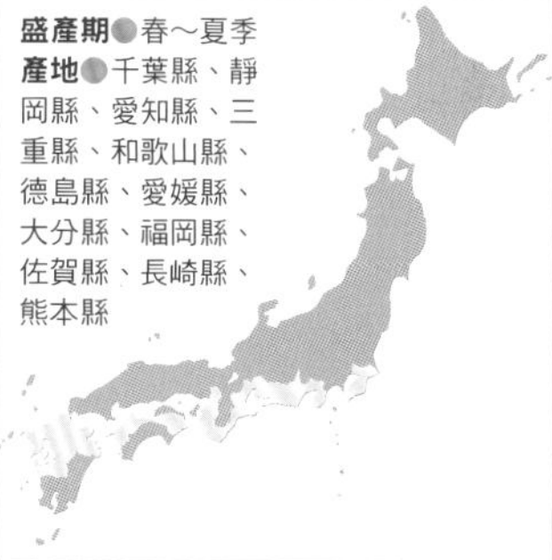
※黃口鶉螺的產地

常見於溫暖海域中，以獵捕棘皮動物為食

排列在流通市場時，美麗的外觀非常醒目，為鶉螺科的特徵。貝殼也經常用來當作裝飾品。多分布於溫暖海域的淺沙地中，會獵捕海膽、海星等，屬於兇猛的肉食性貝類。也許是性格兇猛的關係，因此沒有卷貝類常見的口蓋，所以在東京灣內房有「蓋無」、「戶無貝」等別稱。

雖然能大量捕獲 卻是極為次要的存在

可藉由底拖網或流刺網大量捕獲。可惜的是和蛤蠣相較之下，漁獲量比較不穩定。

在東京灣千葉縣內房等地區，經常會生吃此貝類。沒有臭味或腥味，不過也缺少鮮味及貝類特有的風味。雖然生魚片不難吃，卻稍嫌平淡。在產地則是會和味噌、蔥花、青紫蘇，以及生薑等各種辛香類蔬菜，用菜刀剁成泥狀成為「蓋無的滑郎」，極受歡迎。

單純水煮後沾醋味噌也很美味。將水煮過後的貝類冷凍，可以隨時淋上醋享用。

味道雖然較平凡，不過貝殼卻相當美麗。是貝類蒐集家絕對會擁有的種類。而同一科的栗色鶉螺較大，既特別又能拿來裝小東西。

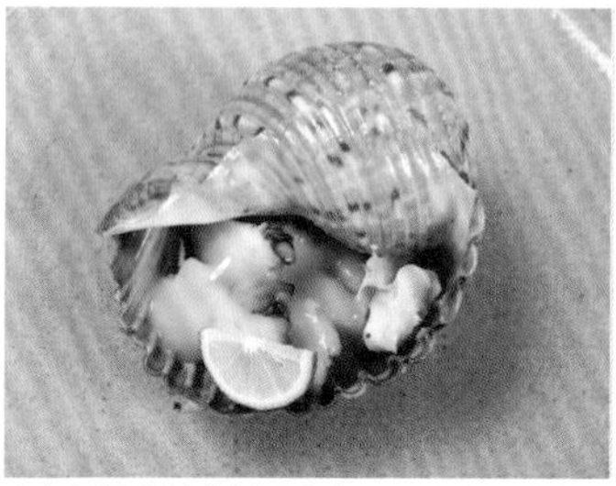
水煮是最常見的料理方式。可以大量水煮後冷凍保存。沾生薑醬油或是醋味噌都非常美味。

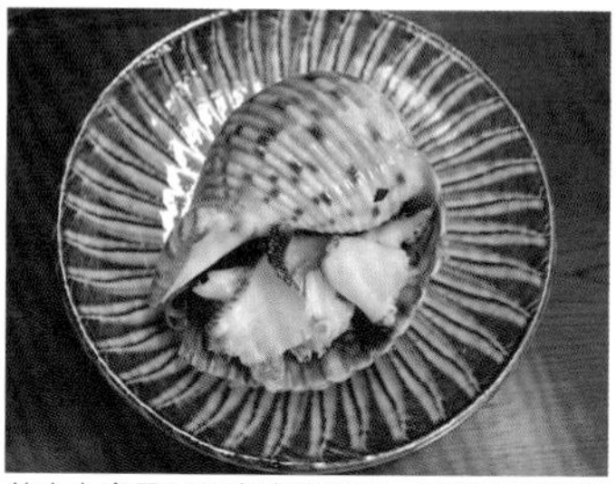
基本上會用貝殼來盛裝料理。生螺肉不帶腥味。不過也有人認為缺少貝類特有的風味和鮮甜。

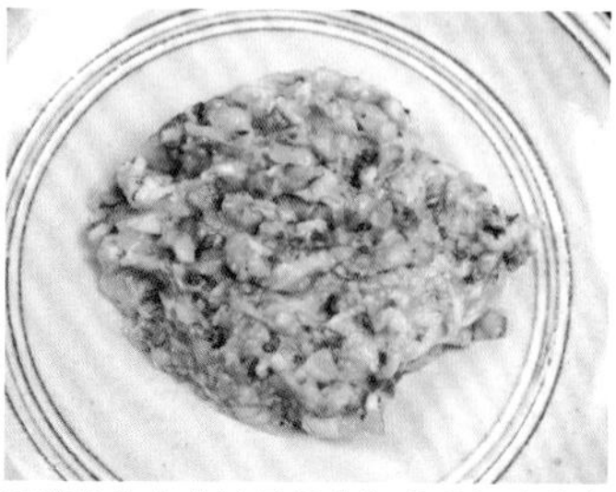
千葉縣也有些地區稱之為「滑郎（拌魚末）」、「味噌魚末」。將蔥花、生薑，以及季節性的辛香類蔬菜攪拌而成。也是非常下酒的佳餚。

千手螺

千手擬 Chicoreus torrefactus

千手螺等骨螺科的貝類，廣泛分布於溫帶至熱帶海域中。擁有各種大小及形狀。棲息於本州的小型骨螺類也能食用，不過熱帶海域的骨螺不但龐大而且外型華麗。

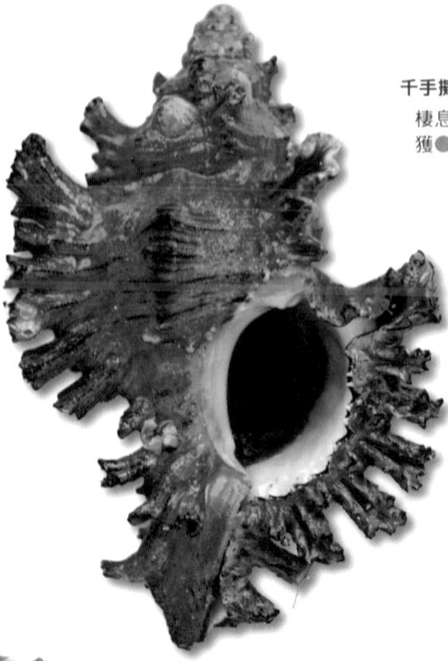

新腹足目骨螺科

千手螺

千手擬 Chicoreus torrefactus

棲息地●紀伊半島以南。漁獲●流刺網。別名●薔薇貝

次要魚類的實力

次要魚類珍稀度	★★★★☆
美味程度	★★★★☆
價格	★★★☆☆

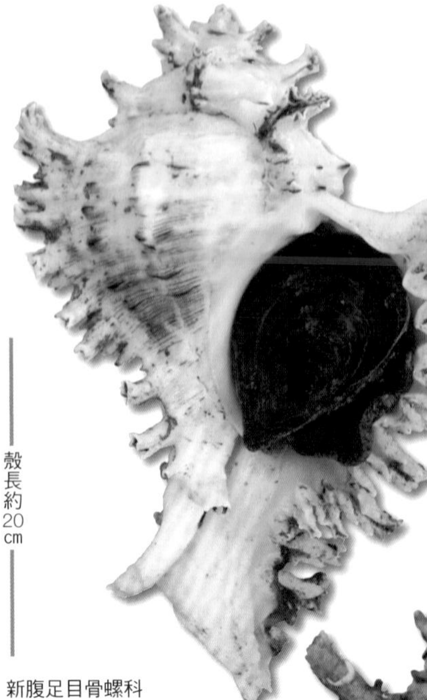

新腹足目骨螺科

大千手螺

天狗貝 Chicoreus ramosus

棲息地●紀伊半島以南。漁獲●自由潛水採取。別名●鬼貝、角蠑、法螺貝

次要魚類的實力

次要魚類珍稀度	★★★★☆
美味程度	★★★★☆
價格	★★★☆☆

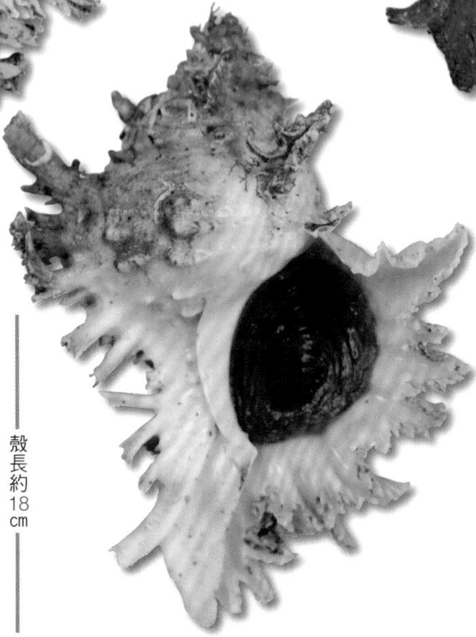

新腹足目骨螺科

亞洲千手螺

鬼栄螺 Chicoreus asianus

棲息地●房總半島、能登半島以南。漁獲●流刺網、潛水採取。別名●鬼貝、角蠑、角西、刺貝

次要魚類的實力

次要魚類珍稀度	★★★★☆
美味程度	★★★★☆
價格	★★★☆☆

有如白瓷般的貝殼 也受到貝類蒐藏家的歡迎

骨螺科在日文中，若以漢字表示則為「惡鬼貝」，想必更容易聯想其外觀。貝殼上帶有許多有如角或是刺狀的突起物。貝殼本身長達20cm，外型有如陶器般。比起恐怖，更令人覺得美麗，在貝類蒐藏家之間，也是極具人氣的種類。

在這裡列出分布於四國、九州等地區的千手螺、亞洲千手螺，以及大千手螺三種，不過越往熱帶海域，可食用的種類也越豐富。在沖繩縣等市場中若找到類似的貝類，有可能是別種。如果有機會帶回家的話，建議可以查詢圖鑑確認種類。

主要棲息在熱帶海域的珊瑚礁，會攻擊雙殼貝類為食，屬於肉食性貝類。

捕獲量較少的美味貝類 大多為漁夫自家料理

千手螺和亞洲千手螺雖然可以在四國、九州等地區用流刺網捕獲，不過由於量少，因此主要是漁夫自家料理食用。可以說是漁業的副產物、漁夫們的小菜。

貝殼非常硬，而且無法剝開，因此基本上是水煮後將螺肉取出。水煮後就能輕鬆將螺肉取出來。肉質的硬度恰到好處，剛煮好的螺肉帶有強烈的甜味。想必沒有比千手螺更美味的水煮卷貝。

另外還可以生吃。帶有貝類特有的鮮味，加上滑脆的口感極為可口。味道絕對不會輸給海螺或是染料骨螺。品嚐螺肉之後，貝殼也能當作裝飾品，不過由於捕獲量少，因此沒有在市場上流通。如果在旅行時能品嚐到此貝類，是非常幸運的事情。

盛產期●春～初夏
產地●德島縣、高知縣、九州、沖繩縣

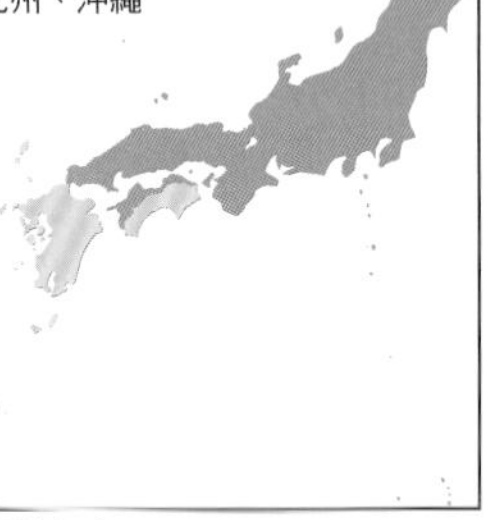

※3種貝類的產地

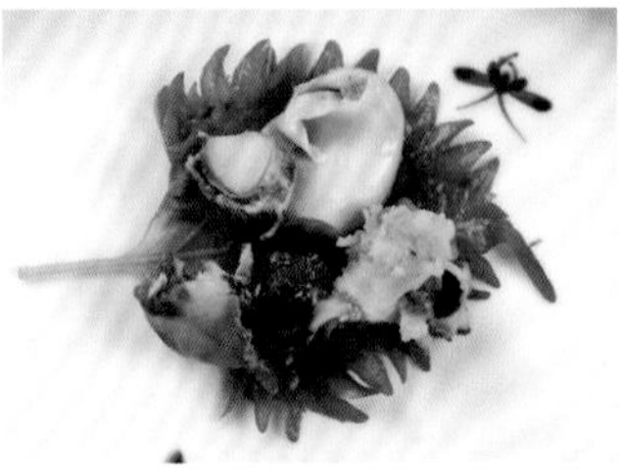

用鹽水水煮，是熊本縣天草的漁夫所建議的料理方式。剛煮好的熱騰騰螺肉，帶有強烈的甜味，肉質軟硬適中，沒有任何苦味或腥味，美味可口。

協助／出口典彥（熊本縣）宍喰漁業協同組合（德島縣）

軟帽峨螺

三繰貝 Siphonalia cassidariaeformis

殼長約5cm

●所有品種大小相同

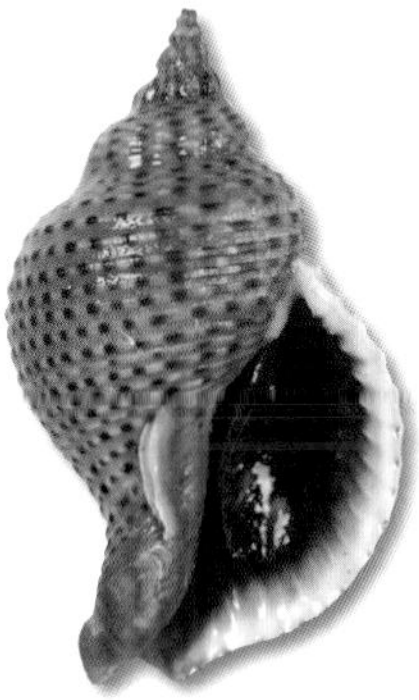

新腹足目峨螺科

斑紋峨螺

縞霞三繰 Siphonalia pfefferi

棲息地●紀伊半島至九州。漁獲●底拖網、漁籠。別名●涎貝

次要魚類的實力

次要魚類珍稀度	★★★★★
美味程度	★★★★★
價格	★★★☆☆

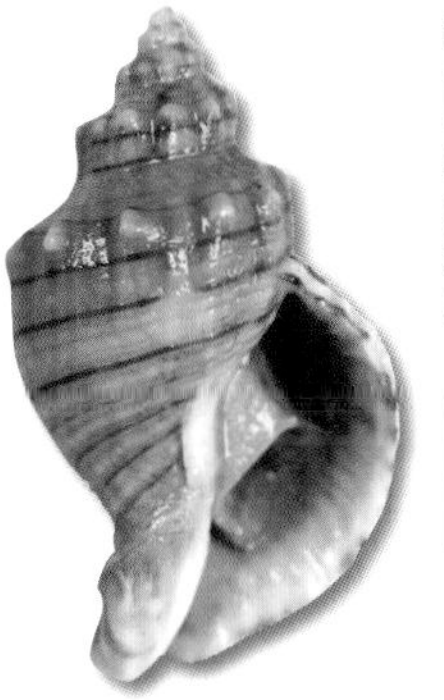

新腹足目峨螺科

軟帽峨螺

三繰貝 Siphonalia cassidariaeformis

棲息地●本州至九州的淺沙地。漁獲●底拖網、漁籠。別名●涎貝、油台貝

次要魚類的實力

次要魚類珍稀度	★★★★☆
美味程度	★★★★★
價格	★★★☆☆

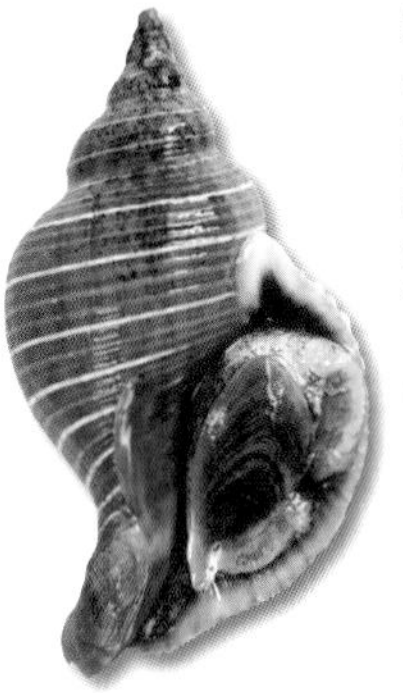

新腹足目峨螺科

細紋峨螺

澪標 Siphonalia trochula

棲息地●北海道南部～九州的淺沙地。漁獲●底拖網、漁籠。別名●角無三繰、殼桝貝

次要魚類的實力

次要魚類珍稀度	★★★★☆
美味程度	★★★★★
價格	★★★☆☆

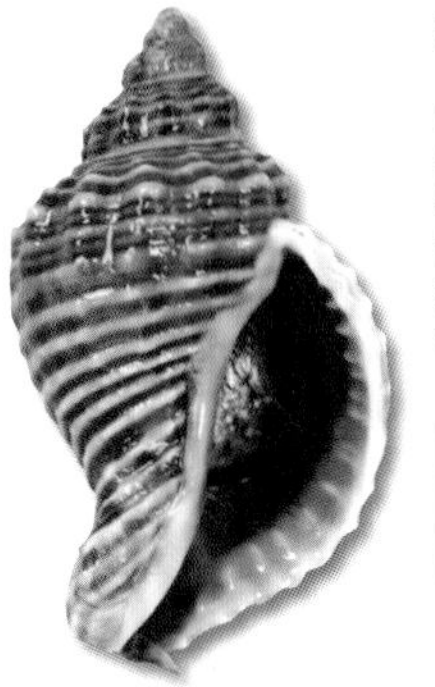

新腹足目峨螺科

黑線軟帽峨螺

黑筋三繰

Siphonalia cassidariaeformis funerea

棲息地●鹿兒島縣西岸的淺沙地。漁獲●底拖網。別名●gomina（ごみな）

次要魚類的實力

次要魚類珍稀度	★★★★☆
美味程度	★★★★★
價格	★★★☆☆

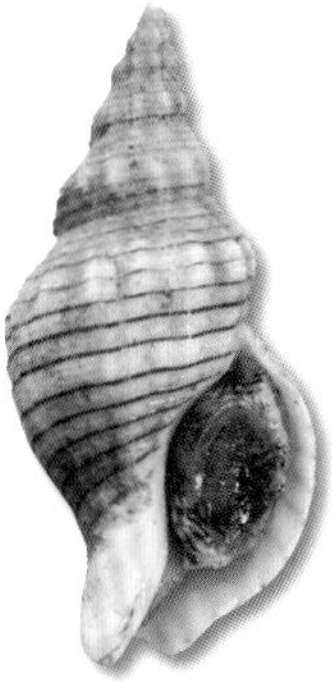

新腹足目峨螺科

正紡錘峨螺

唐糸貝 Siphonalia fusoides

棲息地●北海道南部～九州。漁獲●底拖網、漁籠。別名●眠貝

次要魚類的實力

次要魚類珍稀度	★★★★☆
美味程度	★★★★★
價格	★★★☆☆

「涎貝」為高知縣的名產，不過這並非一種貝類，而是峨螺屬小型卷貝類的總稱。可於日本各地捕獲，不過只有在產地附近消費食用。

深受江戶時代風雅人士喜愛的小巧美麗貝類

峨螺類是棲息在日本內灣淺沙地的美麗小型卷貝類。雖然外型小巧，而且擁有各種豐富的顏色和花紋，不過味道幾乎都相同。由於風味相同，因此漁夫或是流通市場的工作人員們，都不會刻意區分開來。

回溯到中國秦漢時代的學問中，有所謂的本草學。也就是調查對人體有益的植物等各種生物的學問。並將各種生物的名字印刷成文字。而江戶時代的風雅人士，連同無法食用的生物，以本草學為基礎製作成各種圖譜（圖鑑）。其中在貝類世界佔了重要角色、由非本草學者們所製作的書籍有武藏石壽的『目八譜』、畦田伴存的『介至』，以及著者不詳的『六百介品』等。而「三繰貝（也可以稱為栗貝）」、「縞霞三繰」、「繭作」、「澪標」等和名，也是由這些圖譜而來。

不論是水煮或燉煮，無疑是貝類中的頂級美味

在高知縣稱之為「涎貝」。這個別名是因為生鮮的峨螺，會分泌出大量的黏液而來。看到這些有如唾液般的黏液，並覺得「看起來真好吃啊」的人，絕對是「貝類達人」。

最美味的料理方式是最簡單的鹽水煮貝。雖然也可以加入少量的酒和水來蒸煮，或是用酒和醬油來燉煮，不過螺肉本身帶有強烈的甜味，以及黏潤的內臟釋放出的濃醇鮮味，因此酒和醬油反而變得多餘。

在小型的卷貝類中，風味堪稱頂級。一旦開始品嚐便停不下來。可惜的是無法大量捕獲。

※5種峨螺的產地

盛產期●冬～春季。不過一整年幾乎都很美味

產地●千葉縣、靜岡縣、愛知縣、島根縣、高知縣、熊本縣、鹿兒島縣

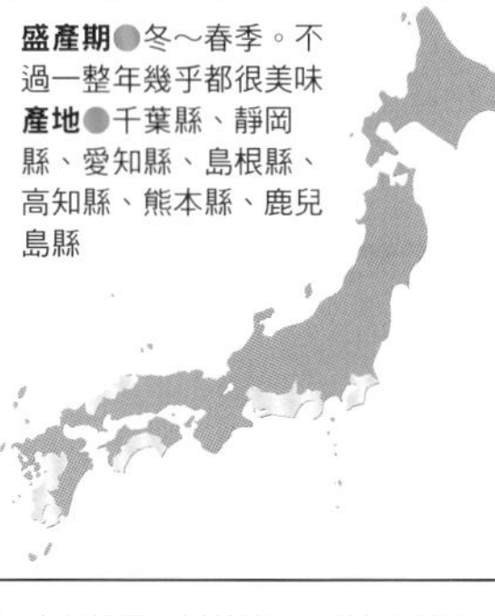

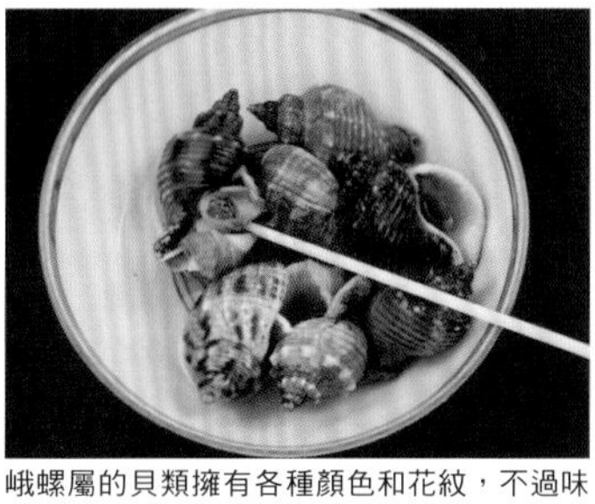

峨螺屬的貝類擁有各種顏色和花紋，不過味道幾乎一樣，都非常美味。不論是鹽水煮或煮成醬油風味，都是貝類中的頂級風味。

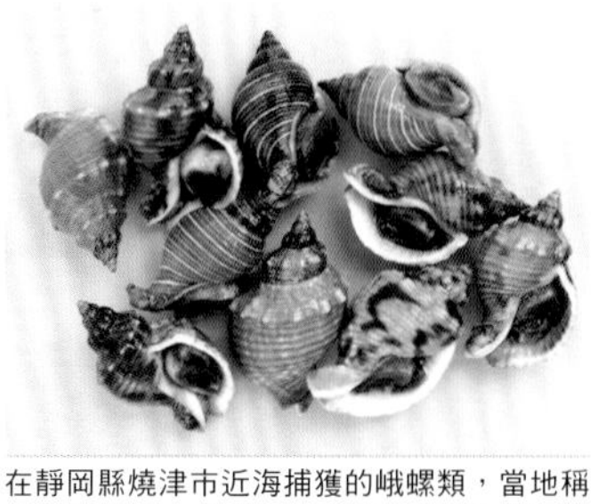

在靜岡縣燒津市近海捕獲的峨螺類，當地稱為「殼桝貝」。雖然只有細紋峨螺和軟帽峨螺兩種，不過當地應該有更多種類。

燈台峨螺

灯台螺 Buccinum

無法用標準和名來說明。而且種類的鑑定也非常困難。就算是專家，也必須要知道捕獲位置才能判定種名，是種麻煩的貝類。因此在這裡用別名「燈台螺」來統稱，並代替標準和名說明。

新腹足目峨螺科

瀧庸峨螺

白糸卷貝 Buccinum isaotakii

棲息地●茨城縣鹿島灘以北。漁獲●漁籠。別名●卷螺

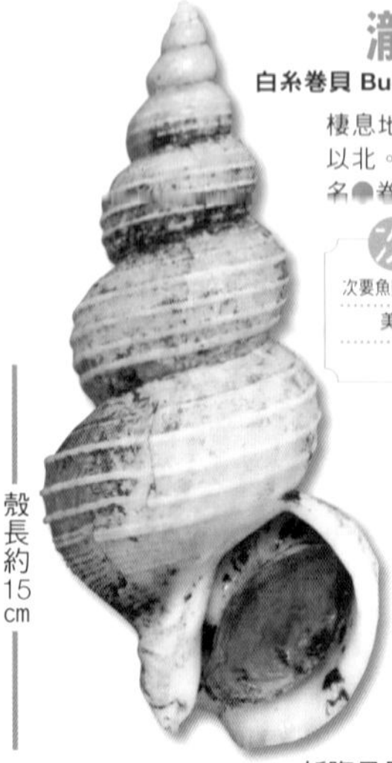

殼長約15cm

次要魚類的實力

次要魚類珍稀度	★★★☆☆
美味程度	★★★★☆
價格	★★★☆☆

新腹足目峨螺科

紐卷峨螺

紐卷貝 Buccinum inclytum

棲息地●東北～千島列島的淺海。漁獲●漁籠

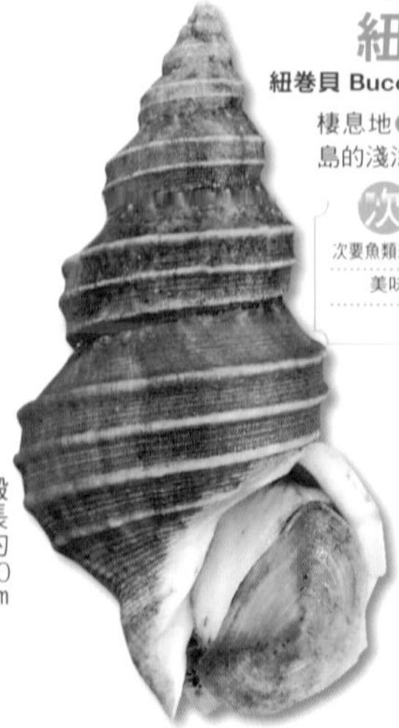

殼長約10cm

次要魚類的實力

次要魚類珍稀度	★★★★☆
美味程度	★★★★☆
價格	★★★★☆

新腹足目峨螺科

威克峨螺

大樺太貝 Buccinum verkruzeni

棲息地●北海道東北、西北沿岸。漁獲●漁籠。

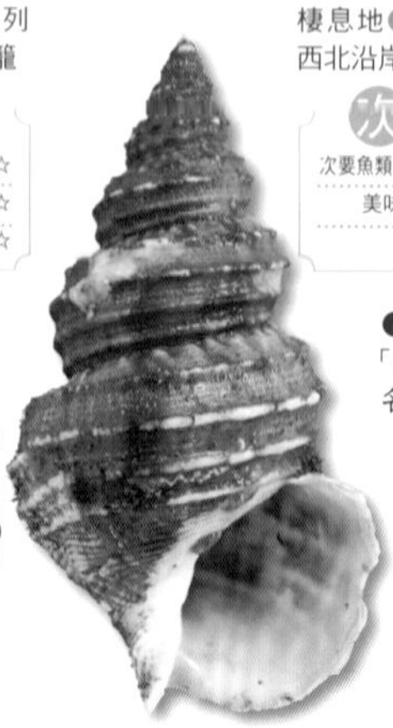

殼長約10cm

次要魚類的實力

次要魚類珍稀度	★★☆☆☆
美味程度	★★★★☆
價格	★★★☆☆

●只記載地方名「燈台螺」以外的名稱。

新腹足目峨螺科

白口峨螺

駿河貝 Buccinum leucostoma

棲息地●房總半島～土佐灣的深海。漁獲●漁籠、底托網。別名●螺

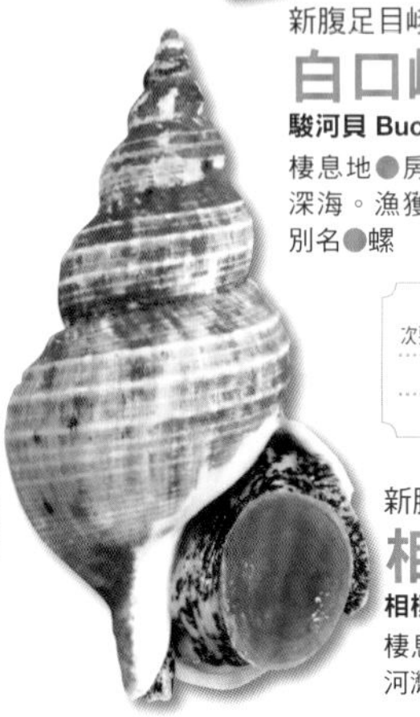

殼長約10cm

次要魚類的實力

次要魚類珍稀度	★★★★★
美味程度	★★★☆☆
價格	★★★★☆

「燈台螺」的共通點並非外觀，而是腹足（生吃時的螺肉部分）都帶有黑色斑紋。在流通市場中，比起種名，味道及外觀更加重要。

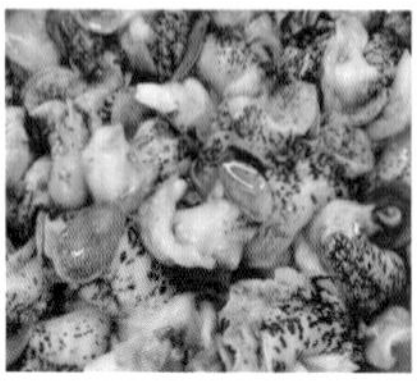

新腹足目峨螺科

相模峨螺

相模貝 Buccinum sagamianum

棲息地●東京灣、相模灣、駿河灣的深海。漁獲●漁籠。

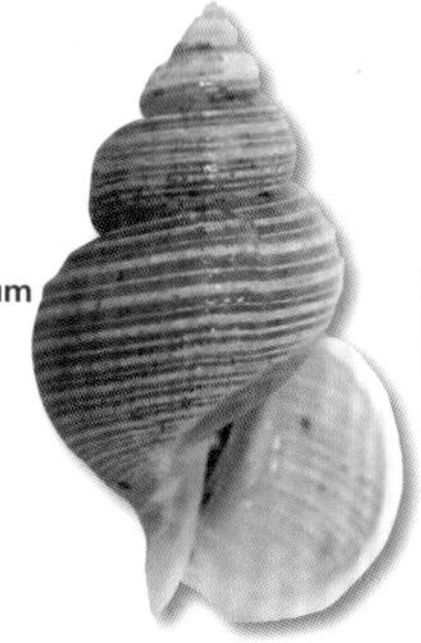

殼長約5cm

次要魚類的實力

次要魚類珍稀度	★★★★★
美味程度	★★★★☆
價格	★★★☆☆

★從棲息於北邊寒冷海域的威克峨螺，到白口峨螺為止，試著以北到南列出。最南邊的白口峨螺，也棲息在土佐灣的深海海域中。

廣泛分布於土佐灣、山陰以北的細長型卷貝

由於貝殼和螺肉顏色有共通點，因此貝類專家在峨螺屬之下，成立一個紐卷峨螺（紐卷貝）組（group）。寒冷海域中棲息在淺海，而越往南邊就越能在深海處捕獲。越往南體型也越小。

在北海道及東太平洋側能夠大量捕獲，但東京灣、相模灣、駿河灣，以及山陰等地區捕獲的白口峨螺、相模峨螺和後旋峨螺則是數量稀少，在貝類蒐藏家間很受歡迎。

料理方式和風味都相同 價格便宜，能輕鬆品嚐

漁夫推薦的料理，是將螺肉用竹籤串起炭烤。醬油的微焦香氣，和螺肉的甜味絕妙搭配。大蒜風味的奶油燒烤，在北海道也很受歡迎。

水煮貝不帶腥味，美味而易入口。不含四甲胺（Tatramine）等貝類毒性，也是魅力之處。不過，也有不少人認為缺少貝類特有的鮮味。大型峨螺的生魚片柔軟，擁有貝類的口感，雖然風味較淡薄，也令人不忍丟棄。

在東北、北海道及關東地區，都能經常見到此貝類，不過卻鮮為人知。近在眼前卻視而不見，消費者的想法真是難以理解。

盛產期●秋～春季

產地●北海道、青森縣、岩手縣、宮城縣、福島縣、茨城縣、神奈川縣、靜岡縣、愛知縣、三重縣、島根縣、高知縣

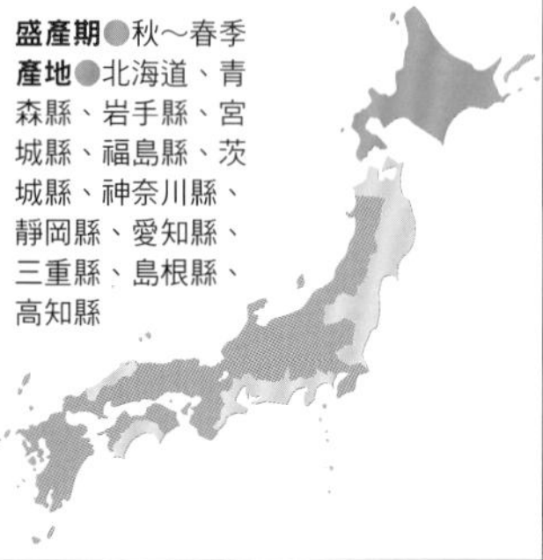

※5種貝類的產地

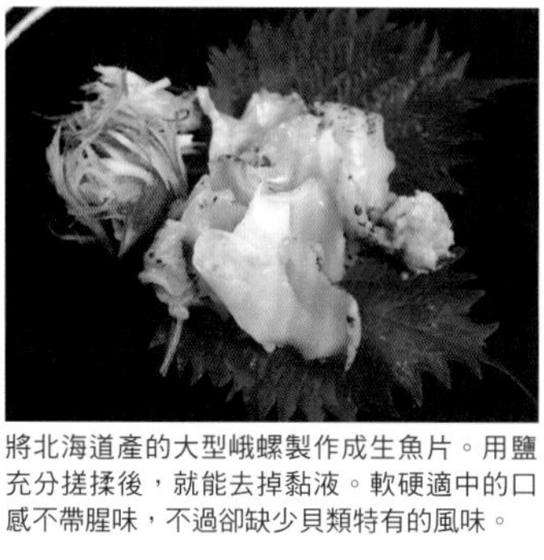

將北海道產的大型峨螺製作成生魚片。用鹽充分搓揉後，就能去掉黏液。軟硬適中的口感不帶腥味，不過卻缺少貝類特有的風味。

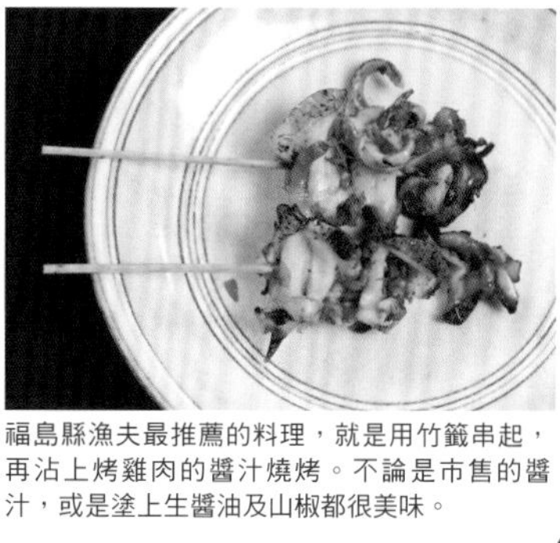

福島縣漁夫最推薦的料理，就是用竹籤串起，再沾上烤雞肉的醬汁燒烤。不論是市售的醬汁，或是塗上生醬油及山椒都很美味。

團栗峨螺

団栗貝 Buccinum bombycinum

日本海峨螺是能在日本海大量捕獲的貝類。日本海峨螺的外觀雖相同，不過卻有各種大小不同的種類。其中最大種為最稀有。最小種也相當少見。

新腹足目峨螺科

長川峨螺 長川貝 Buccinum osagawai

棲息地●鄂霍次克海的深海海域。漁獲●漁籠

次要魚類的實力

次要魚類珍稀度	★★★★★
美味程度	★★★★☆
價格	★★★☆☆

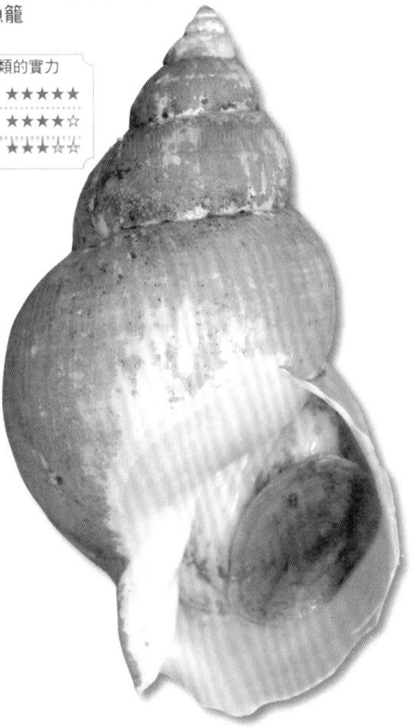

殼長約17cm

日本國內產「貝」的最大種類之一。

新腹足目峨螺科

團栗峨螺 栗貝 Buccinum bombycinum

棲息地●庫頁島～駿河灣的深海。漁獲●漁籠

次要魚類的實力

次要魚類珍稀度	★★★★★
美味程度	★★★★☆
價格	★★☆☆☆

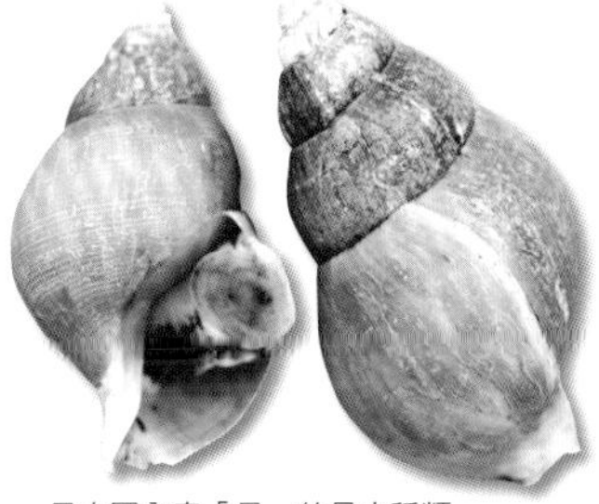

殼長約4cm

日本國內產「貝」的最小種類。

新腹足目峨螺科

日本海大峨螺 大越中貝 Buccinum tenuissimum

棲息地●日本海中部以北的深海。漁獲●漁籠。別名●大貝、真貝

次要魚類的實力

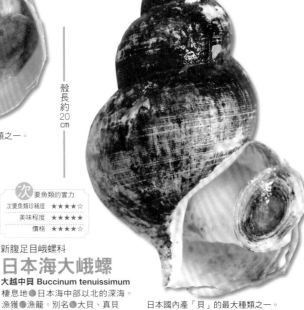

次要魚類珍稀度	★★★★☆
美味程度	★★★★★
價格	★★★★☆

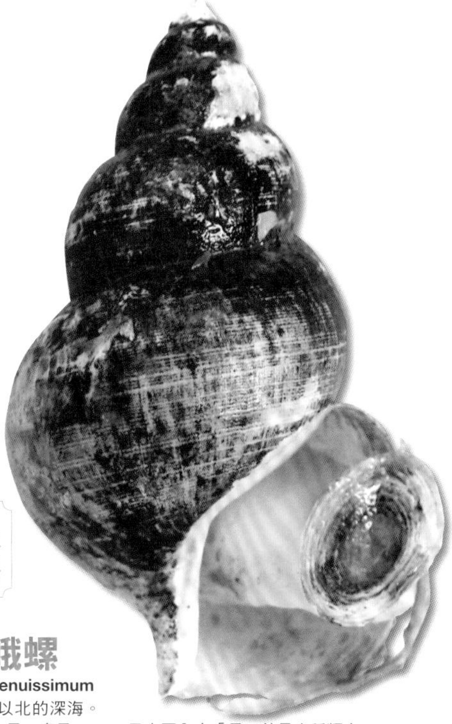

殼長約20cm

日本國內產「貝」的最大種類之一。

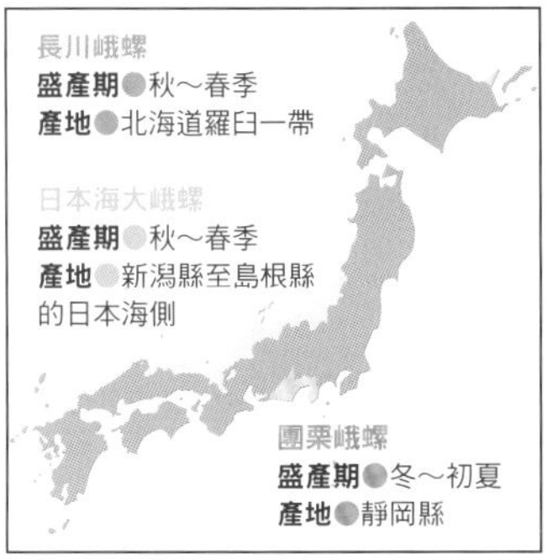
長川峨螺
盛產期●秋～春季
產地●北海道羅臼一帶
日本海大峨螺
盛產期●秋～春季
產地●新潟縣至島根縣的日本海側
團栗峨螺
盛產期●冬～初夏
產地●靜岡縣

※團栗峨螺的產地

分布於越深海域的卷貝，貝殼越薄且更多變化

貝殼薄而且白色的卷貝類，在日本被分類成亞庭峨螺（亞庭貝）類，一般稱之為「貝」。最具代表性的貝類，有能在日本海、山陰一帶大量捕獲的日本海峨螺。

在日本列島的另外一側，也就是棲息在太平洋深海的團栗峨螺，則是日本國內最小的「貝」。比起食用，更多人將其當作貝殼蒐集的對象，目前只能在駿河灣一帶捕獲。

而體型最大的種類，則是棲息在日本海深海的日本海大峨螺，以及只棲息在鄂霍克次海的長川峨螺，也是極為珍稀且次要的存在。

比手掌還大，肉質柔軟甘甜，極為奢華的風味

一般稱為「貝」的卷貝類，最常見的料理方式為水煮貝。水煮以免蓋住貝類特有的清爽風味，滋味可口。柔軟的肉質也是魅力之處。

大型峨螺的生魚片堪稱一絕。新潟縣重視日本海大峨螺的程度更甚鮑魚，北海道的鄂霍次克海一帶，則是非常喜愛長川峨螺。肉質柔軟，味道富含層次感。

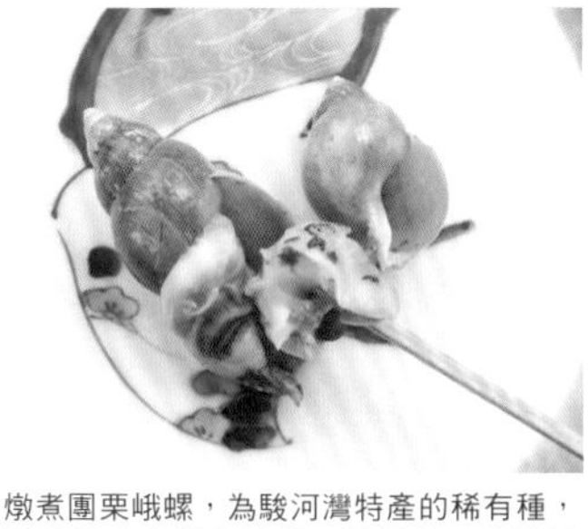

燉煮團栗峨螺，為駿河灣特產的稀有種，因此很少有機會品嚐。貝殼薄，肉質柔軟，是絕品中的絕品。

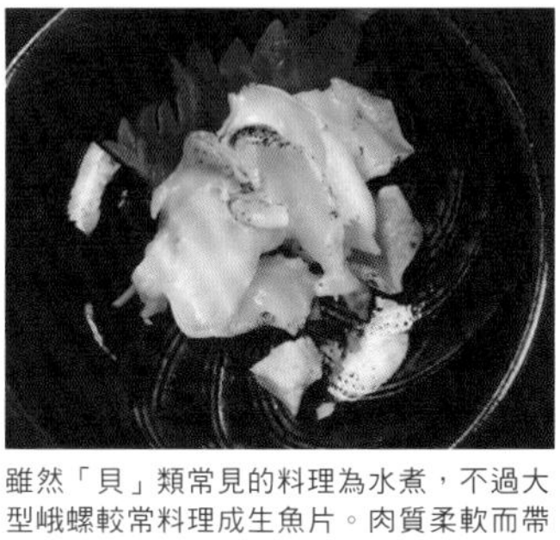

雖然「貝」類常見的料理為水煮，不過大型峨螺較常料理成生魚片。肉質柔軟而帶有甜味，風味充滿層次感。

擁有近親之緣

新腹足目峨螺科 **日本海峨螺**

越中貝 Buccinum striatissimum

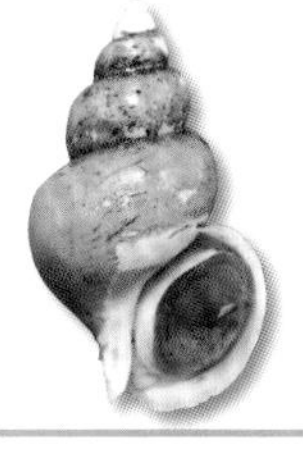

在山陰等地區能夠大量捕獲。一般所稱的「貝」，就是指這種。主要棲息在水深200～300m左右的海域，越深體型越膨脹，貝殼也越薄。最極端的外型為日本海大峨螺，和日本海峨螺屬於不同種。

協助／長兼丸 長谷川久志（靜岡縣燒津市）

夜泣貝 代表性的稱呼

新腹足目旋螺科
小鐵銹長旋螺
小長辛螺 Fusinus ferrugineus

棲息地●陸奧灣～九州的日本海沿岸。漁獲●底拖網、漁籠。別名●赤貝、赤螺

次要魚類的實力

次要魚類珍稀度	★★★☆☆
美味程度	★★★★★
價格	★★★★☆

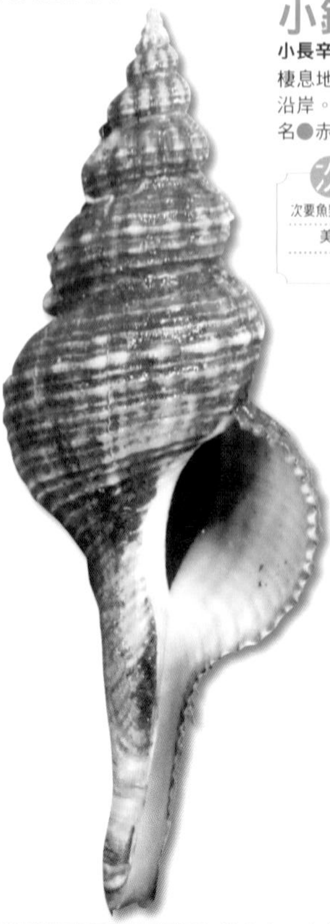

殼長約10cm

新腹足目旋螺科
鐵銹長旋螺
長辛螺 Fusinus perplexus

棲息地●北海道南部～九州的淺海泥沙地。漁獲●流刺網、底拖網。別名●赤貝、赤螺、瀨戶貝　煙草螺

次要魚類的實力

次要魚類珍稀度	★★★★☆
美味程度	★★★★★
價格	★★★★☆

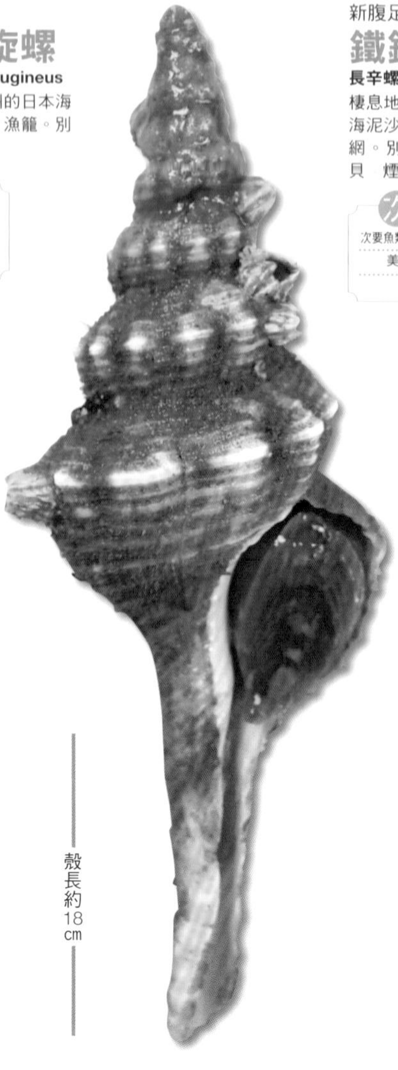

殼長約18cm

鐵銹長旋螺
長辛螺 Fusinus perplexus

於江戶時代的『和漢三才圖會』一書中登場的「夜泣貝」。在日本各地皆能捕獲，不過喜愛食用這種貝類的地區，僅限於北陸，以及瀨戶內海的廣島縣一帶。

出現於江戶時代之前的本草學中

鐵銹長旋螺是分布於較淺海域的卷貝，在江戶時代曾經以「夜泣貝(或是夜啼貝)」之名登場。將螺肉餵給夜晚哭泣的小孩吃，或是將其放在發生痙攣的嬰兒枕邊。外型和古時候的線卷相似，因此也有因為受到夜晚哭泣小孩之擾，而在夜裡織布的女性之意。

標準和名是由江戶時代，小野蘭山所著『本草綱目啟蒙』中的漢字「長辛螺」而來。內臟的苦味會刺激舌頭的難受感，因此名稱中有個「辛」字。鐵銹長旋螺的種類繁多，在北海道至熱帶海域中，棲息著無數種類。

而小鐵銹長旋螺只棲息在日本海。可用底拖網或是漁籠大量捕獲。貝殼包覆著大量的海綿，極為奇特。

食用地區極少，是因為內臟帶有刺激性的苦味

分成食用地區，以及完全沒有食用習慣的地區兩種。最常食用的地區為廣島縣。由於是大量分布於瀨戶內海的卷貝類，因此也可謂是當地的靈魂食物。近年來瀨戶內海的鐵銹長旋螺數量急遽減少，並且以高價購買日本海的近緣種小鐵銹長旋螺。

吃法只有生吃一種。將螺肉取出後，再以最快速度，去除帶有強烈苦味的內臟。接著將腹足部分的黏液清乾淨後，切成適當大小品嚐。鮮味濃厚，而且後味也相當清爽。鮮美的風味，讓人以為是江戶前壽司經常使用的血貝(毛蚶)。

味道可口，因此自古以來江戶(東京)就有食用的習慣。這麼美味的貝類，為何食用地區如此稀少，令人匪夷所思。

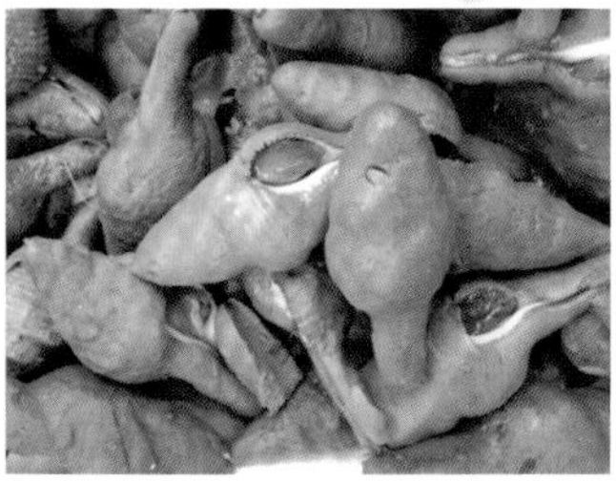

棲息在日本海稍深海域的小鐵銹長旋螺，由一層奇妙的海綿包覆著貝殼。原本是日本海各地的平民食物，因為瀨戶內海的鐵銹長旋螺減少，而開始出貨至廣島縣。

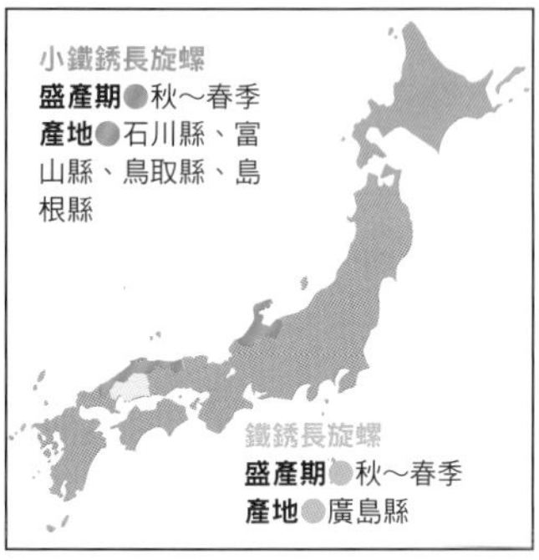
小鐵銹長旋螺
盛產期●秋～春季
產地●石川縣、富山縣、鳥取縣、島根縣
鐵銹長旋螺
盛產期●秋～春季
產地●廣島縣

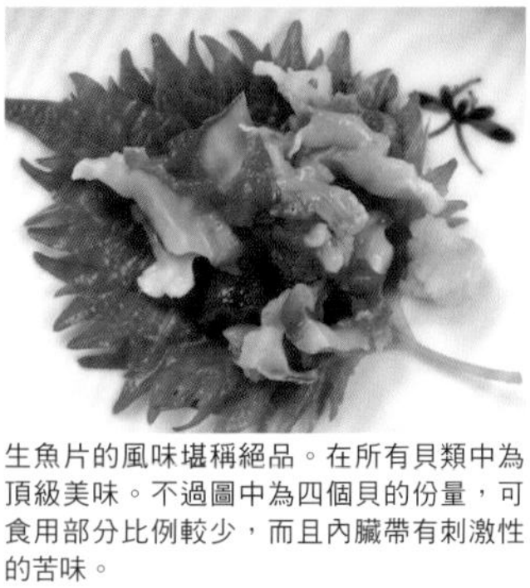

生魚片的風味堪稱絕品。在所有貝類中為頂級美味。不過圖中為四個貝的份量，可食用部分比例較少，而且內臟帶有刺激性的苦味。

大海鹿
雨降 Aplysia kurodai

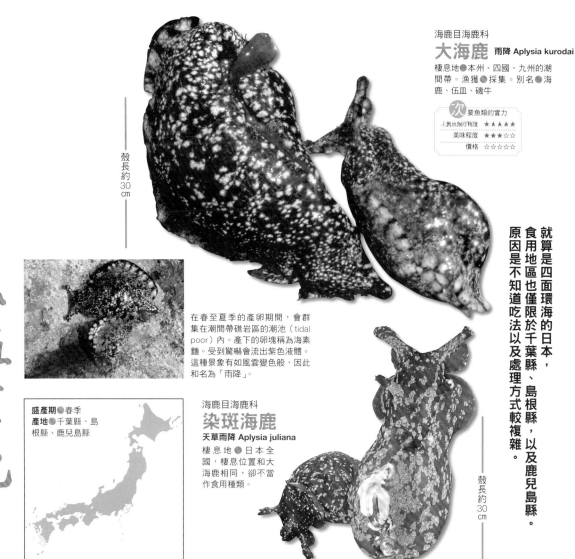

海鹿目海鹿科

大海鹿 雨降 *Aplysia kurodai*

棲息地●本州、四國、九州的潮間帶。漁獲●採集。別名●海鹿、伍皿、磯牛

次要魚類的實力

[illegible]	★★★★★
美味程度	★★★☆☆
價格	☆☆☆☆☆

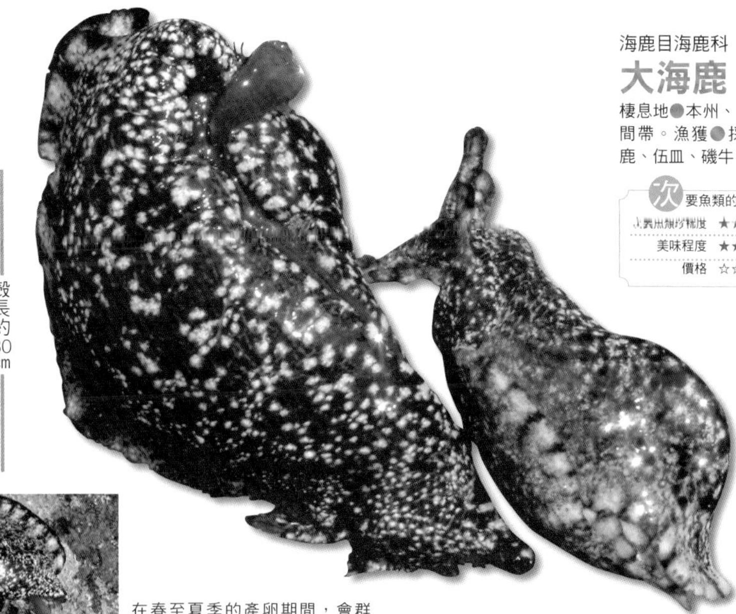

就算是四面環海的日本，食用地區也僅限於千葉縣、島根縣，以及鹿兒島縣。原因是不知道吃法以及處理方式較複雜。

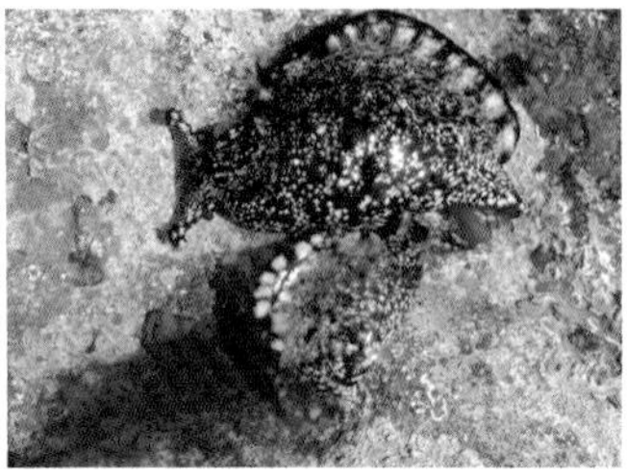

在春至夏季的產卵期間，會群集在潮間帶礁岩區的潮池（tidal poor）內。產下的卵塊稱為海素麵。受到驚嚇會流出紫色液體。這種景象有如風雲變色般，因此和名為「雨降」。

盛產期●春季
產地●千葉縣、島根縣、鹿兒島縣

※大海鹿的產地

海鹿目海鹿科

染斑海鹿

天草雨降 *Aplysia juliana*

棲息地●日本全國，棲息位置和大海鹿相同，卻不當作食用種類。

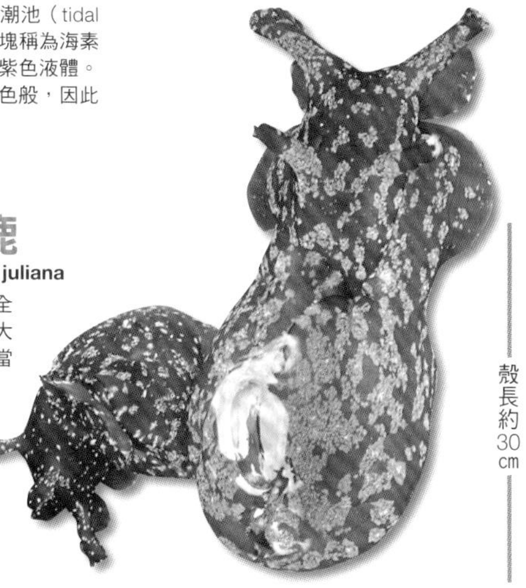

在日本國內的礁岩區隨處可見毫無防備的大型海蛞蝓

卷貝呼吸的鰓位於前方，而海鹿科或是海蛞蝓類則位於後方。因此和有流冰的天使之稱的裸海蝶一樣，都屬於後鰓類。其中較大型的有海鹿科的大海鹿以及染斑海鹿，兩者都是海邊潮間帶經常可見的種類。

大海鹿是以海藻類為食的草食性軟體類，因為外型的關係，在日本也有「beko（在島根縣是牛的意思）」、「海鹿」等別稱。在春天來到海邊的人就算靠近，也完全無動於衷，悠哉地趴在岩石上。唯一的武器是紫色的色素，含有體內的苦性成分。也就是說，不論是魚類或人，因為這種無防備的生物帶有苦味，所以也不會想要去攻擊。

食用地區非常有限是因為不知道如何料理

四面環海的日本，食用的水產生物種類位居世界第一。種類雖然多達兩千種，不過食用海鹿的地區卻非常之少。原因是不論生吃或煮熟，都無法食用的關係。

我曾試著水煮後切塊享用。毫無防備地送入口中咀嚼，苦味突然在口中散開，就算稍微用水漱口，也無法消去口中的苦味。

也許是相當飢餓的人，想吃這個大型的生物時，不斷水煮以及清洗，才發現能消去苦味。苦味消去後不論是燉煮，或是直接沾醬油、醋味噌等都很美味。

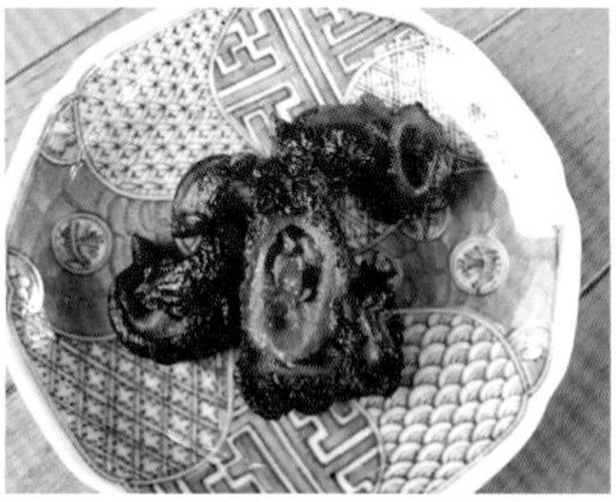

在四周環繞日本海，位於島根縣隱岐的島町津度所製作的「燉煮beko（大海鹿）」。仔細處理後，煮成鹹甜風味。比想像的還要好吃。

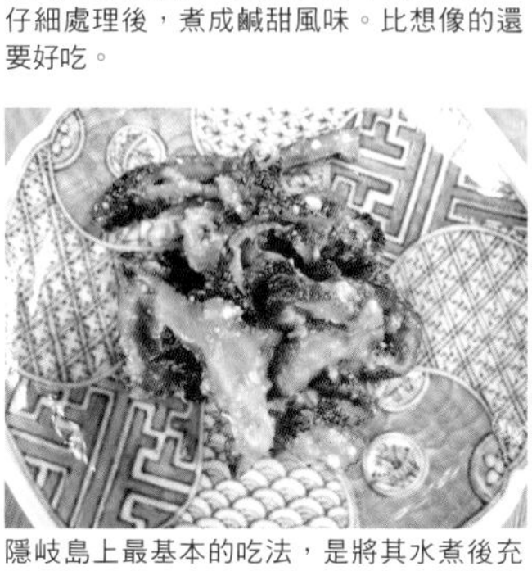

隱岐島上最基本的吃法，是將其水煮後充分揉出苦味，再沾醋味噌享用。口感獨特而可口。

●注／食用本種等地區限定的水產生物時，請務必詢問當地的飲食文化，或是生物的有毒相關資訊。

毛蚶

猿頰貝 Scapharca kagoshimensis

雖然血貝（毛蛤）很有名，卻有許多人不知道血貝的同種貝類。如今有許多種類只能在有明海附近捕獲，而且數量稀少。

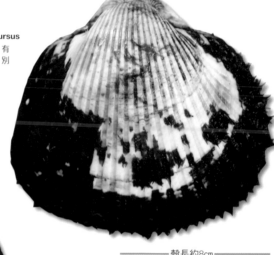

殼長約8cm

魁蛤目魁蛤科

圓毛蚶

熊猿頰 Scapharca globosa ursus

棲息地●瀨戶內海、大村灣、有明海。漁獲●底拖網、採集。別名●三郎貝、布貝

次要魚類的實力

次要魚類珍稀度	★★★★★
美味程度	★★★☆☆
價格	★★☆☆☆

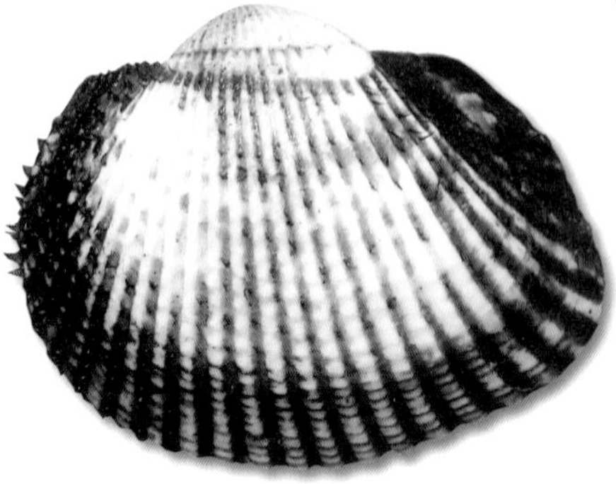

殼長約6cm

魁蛤目魁蛤科

不等殼毛蚶

食違猿頰 Scapharca inaequivalvis

棲息地●房總半島～九州的淺沙地。漁獲●底拖網

次要魚類的實力

次要魚類珍稀度	★★★★★
美味程度	★★★☆☆
價格	★★★★☆

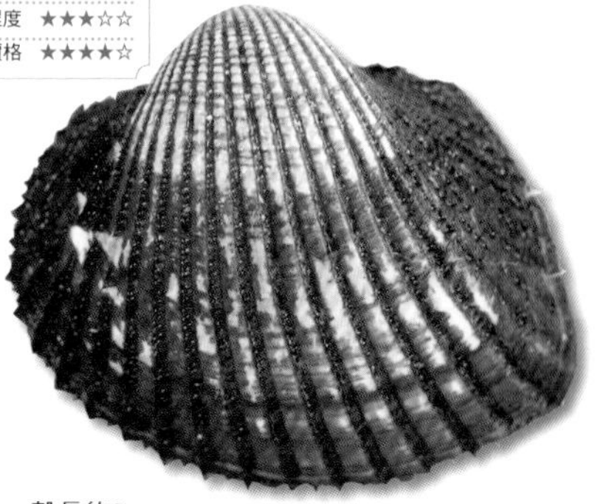

殼長約8cm

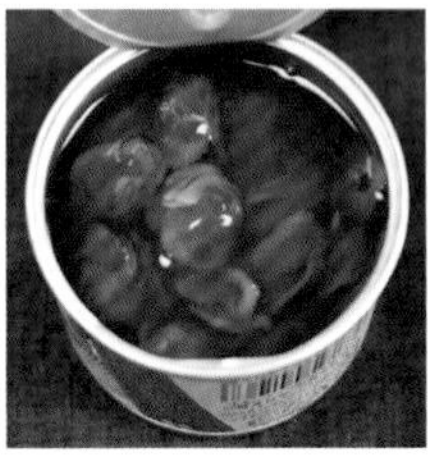

「赤貝罐頭」的材料就是本種。雖然是一般的罐頭，種類卻鮮為人知。

魁蛤目魁蛤科

毛蚶

猿頰貝 Scapharca kagoshimensis

棲息地●東京灣～有明海。漁獲●貝桁網漁、腰卷漁。別名●赤貝、毛貝、小赤、血赤、彌勒貝

次要魚類的實力

次要魚類珍稀度	★★★☆☆
美味程度	★★★★☆
價格	★★★☆☆

棲息在沙灘及淺沙地，屬於血貝的同類，因為開發而減少

大多數的人都只知道血貝（毛蛤），卻對於本種非常陌生。過去在關東地區，血貝為相當高級的貝類，而本種則是價格低廉。原因是本種能在東京灣大量捕獲的關係。不過現在的狀況完全相反。因為血貝能賣到好價錢，因此大量從外國進口，在流通上完全沒有數量的困擾，不過原本價格低廉的本種，卻因為被當成罐頭的原料，捕獲數量也逐年減少中。

再加上灘地等自然海岸線，因為開發而急速減少。使得原本大量棲息在有明海的毛蚶，也面臨著嚴重的危機。

雖然外觀不顯眼，卻非常美味。當然，價格也極為低廉

那麼毛蚶的味道是否平淡無奇？絕對沒有這回事。聽東京灣捕獲血貝的漁夫說，本種的生魚片極為可口。其實本種生魚片的味道極佳，因此過去還會將東京灣產的毛蚶，運送至山梨縣等地區。同屬的不等殼毛蚶屬於稀有種，生吃也一樣美味。圓毛蚶雖然不適合生吃，不過燉煮或是和白飯一起炊煮都很好吃。

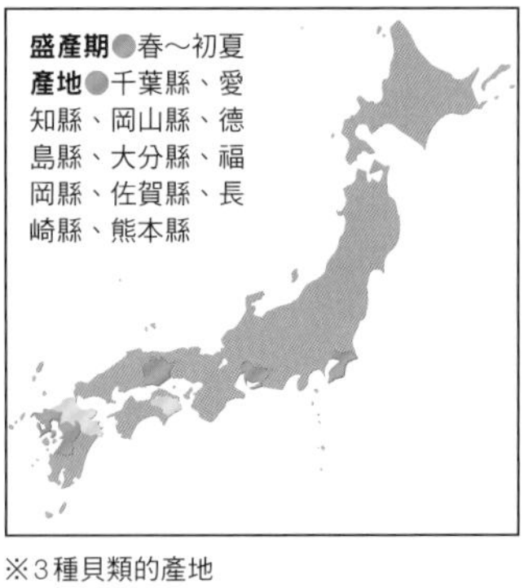

盛產期●春～初夏

產地●千葉縣、愛知縣、岡山縣、德島縣、大分縣、福岡縣、佐賀縣、長崎縣、熊本縣

※3種貝類的產地

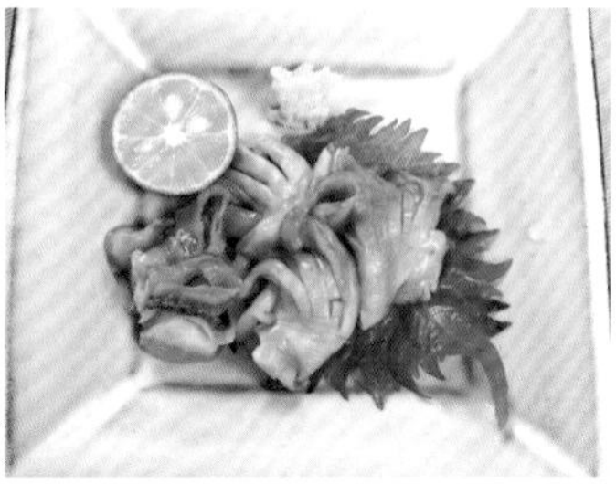

毛蚶類中較稀有的不等殼毛蚶生魚片。外觀和血貝（毛蛤）極為相似，味道很也像。毛蚶類生吃都很美味。

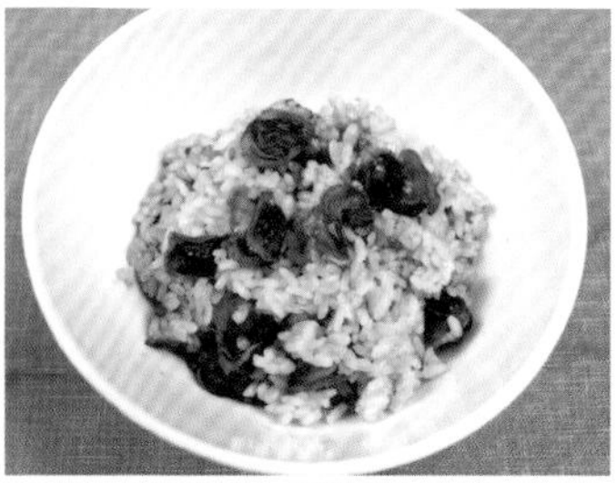

島根縣、鳥取縣的有名料理「赤貝飯」，是由毛蚶製作而成。大多使用糯米來炊煮。白飯充滿了貝類的鮮美，相當可口。

貽貝目殼菜蛤科

澎湖殼菜蛤

蝦夷雲雀貝 Modiolus kurilensis

棲息地●日本海、東京灣以北。漁獲●採集。別名●昼貝、烏貝、日和貝

次要魚類的實力
次要魚類珍稀度 ★★★★☆
美味程度 ★★★☆☆
價格 ★★☆☆☆

澎湖殼菜蛤
蝦夷雲雀貝
Modiolus kurilensis

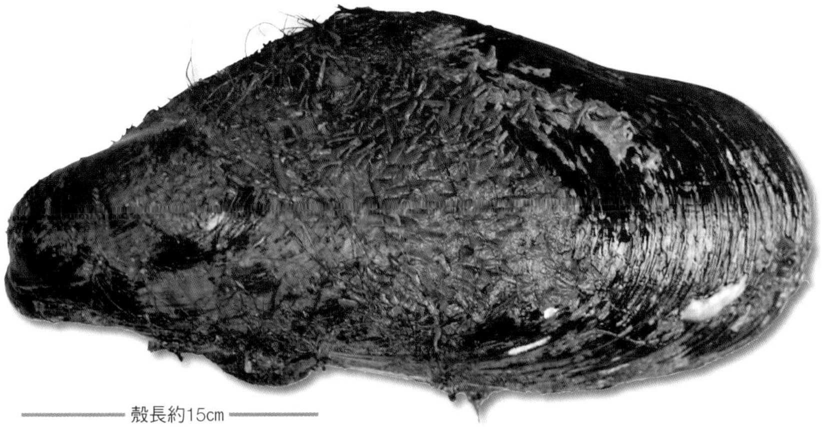

殼長約15cm

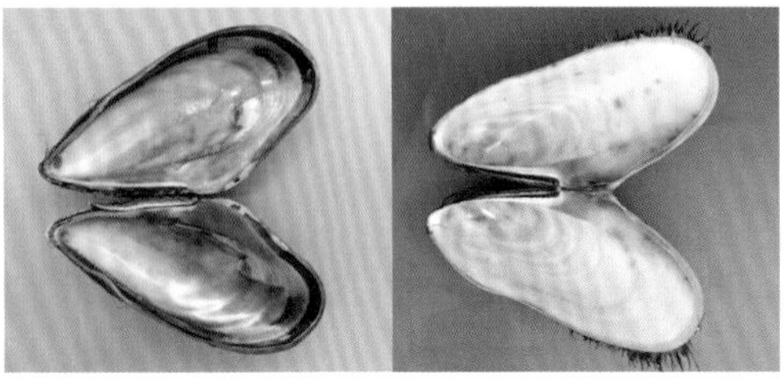

（右）澎湖殼菜蛤內側有如白色的陶器般。
（左）紫貽貝的內側有一層珍珠層。

盛產期●冬～春季
產地●北海道

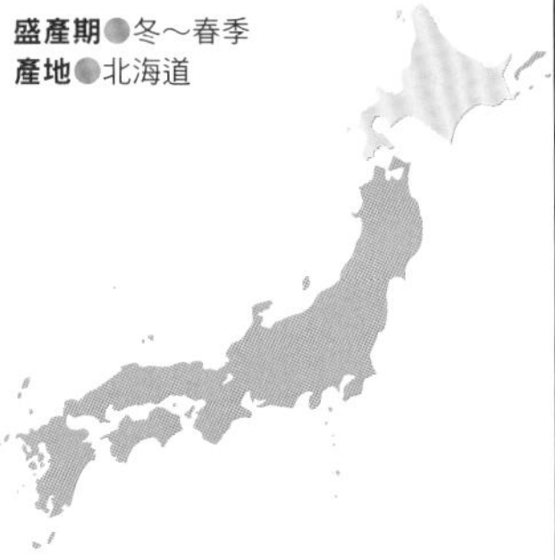

淡菜為眾人所知，原本棲息於日本國內、屬於淡菜的同種貝類，卻逐漸遭人遺忘，不知不覺間竟以「淡菜」名稱流通於市場上。

和法國的淡菜，是不同屬的雙殼貝類

相對於棲息在沙灘或是淺沙地的蛤蠣及文蛤，殼菜蛤科的雙殼貝類，則是附著在岩石、支柱或是護岸的水泥上。密集地生長於牡蠣和海藻之間，令養殖業者相當頭疼。

原本在日本國內作為食用的「瀨戶貝」，是指貽貝屬的絲綢殼菜蛤，而本種為偏頂蛤屬的雙殼貝類，在日本國內屬於非常次要的貝類。加上從歐洲進口的淡菜（紫貽貝）大量繁殖。使得原本捕獲量就少的澎湖殼菜蛤，成為更加次要的存在。

缺點是和貝殼相較之下，可食用部位較小

和在超市販售的淡菜（紫貽貝）相較之下，雖然貝殼較大，不過貝殼總是呈現微開的狀態，而且重量非常輕。附著在岩石的部分為毛髮狀，需要將此部分拔除後再料理。

貝殼非常大，食用部分（蛤肉）相較之下較小。無法生吃。

味道和紫貽貝或絲綢殼菜蛤差不多。帶有豐富的鮮味，以及強烈的貝類風味。也許是因為風味類似，因此被統稱為「淡菜」。

用白酒蒸煮後，蛤肉會稍微縮小，但是仍飄著獨特的海岸香氣，能品嚐到濃醇的鮮味，相當可口。

也可以將蛤肉和白米一起炊煮。米粒中充滿了貝類特有的風味和鮮味，層次相當豐富。

放上蒜香奶油及麵包粉，再放入烤箱中熱烤也相當美味。

或是將蛤肉稍微切塊後，煮成味噌湯也不錯。

殼菜蛤科雙殼貝的和名雖然逐漸被遺忘，而且以「淡菜」通稱，不免覺得有些寞落，不過若因此而讓更多人能品嚐到此貝類，又未嘗不可。

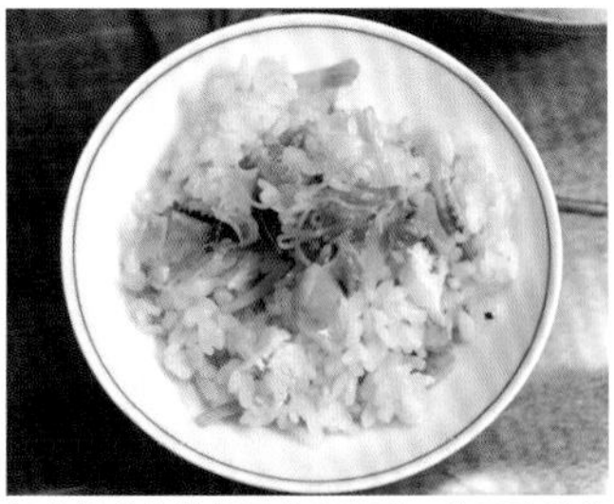

殼菜蛤科的雙殼貝的共通點，就是強烈的鮮味，以及貝類獨特的豐富風味。米粒吸收了鮮味及香氣，味道極具層次感。

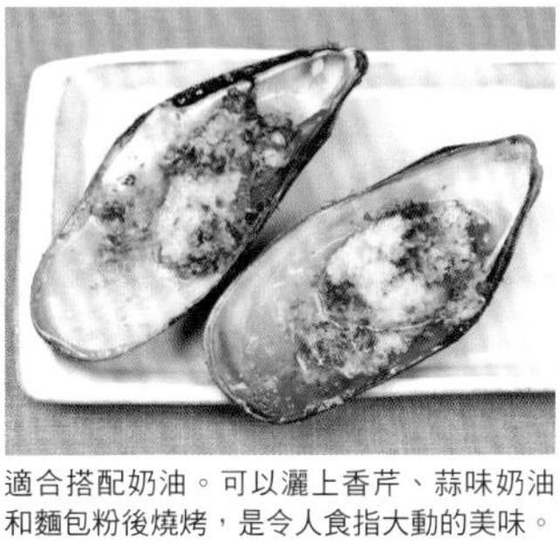

適合搭配奶油。可以灑上香芹、蒜味奶油和麵包粉後燒烤，是令人食指大動的美味。

這才是原本的淡菜

貽貝目殼菜蛤科

地中海貽貝

紫貽貝 Mytilus galloprovincialis

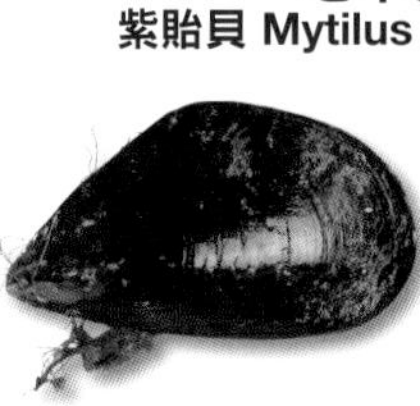

於大正時代隨著船隻的壓艙水（穩定船隻的海水）引進日本。並於極短的期間內，遍布於日本各地和全世界。此為歐洲極具人氣的淡菜。比起日本原生種，此種反而更常見。

●注／食用前，請充分確認捕獲海域是否有發生過貝毒等資訊。

馬氏珠母貝

阿古屋貝 Pinctada martensii

能採集珍珠的雙殼貝類，大部分都能食用。尤其是在本州也有養殖的馬氏珠母貝，於西日本也能輕易購買。越往熱帶種類也越多。

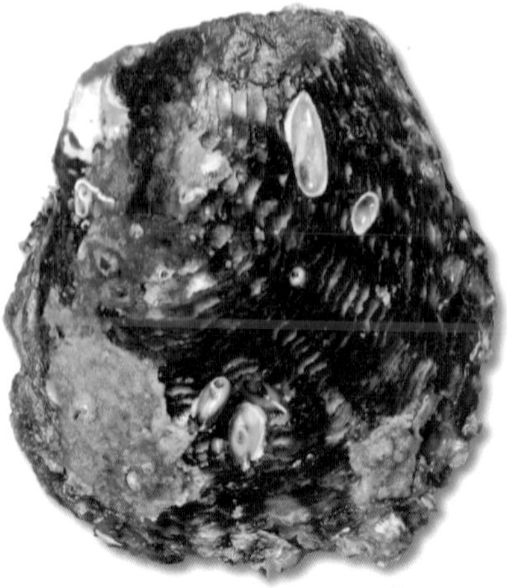

殼長約15cm

鶯蛤目鶯蛤科

黑蝶真珠蛤

蝶貝 *Pinctada margaritifera*

棲息地●紀伊半島以南。漁獲●採集。別名●bi-nuku（びーぬく）

次要魚類的實力

次要魚類珍稀度	★★★★☆
美味程度	★★★☆☆
價格	★★★★☆

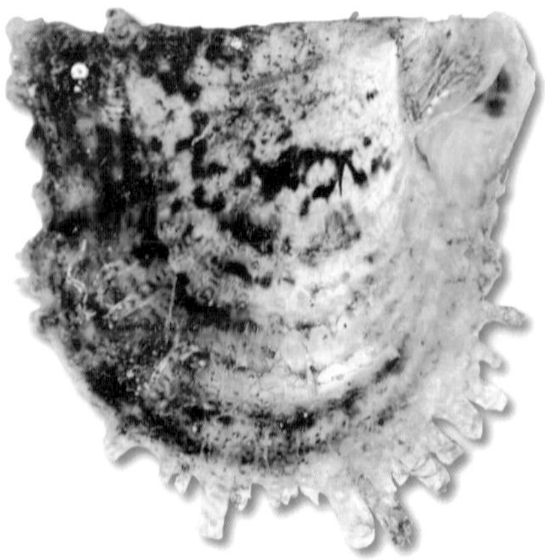

殼長約8cm

鶯蛤目鶯蛤科

馬氏珠母貝

阿古屋貝 *Pinctada martensii*

棲息地●房總半島、男鹿半島以南。漁獲●養殖。別名●珍珠貝、玉貝、蝶貝

次要魚類的實力

次要魚類珍稀度	★★★★☆
美味程度	★★★★☆
價格	★★★☆☆

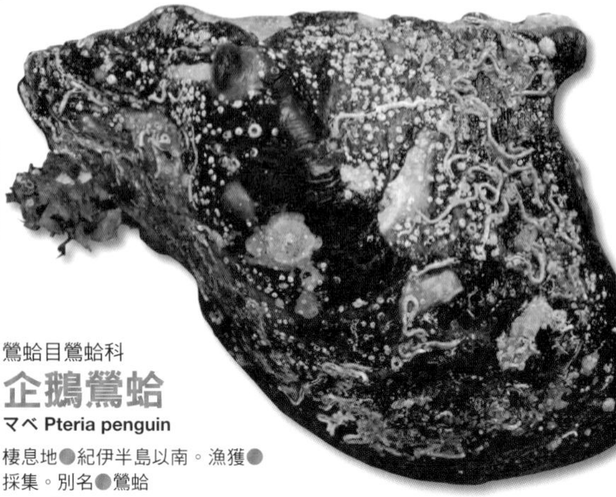

殼長約20cm

鶯蛤目鶯蛤科

企鵝鶯蛤

マベ *Pteria penguin*

棲息地●紀伊半島以南。漁獲●採集。別名●鶯蛤

次要魚類的實力

次要魚類珍稀度	★★★★☆
美味程度	★★☆☆☆
價格	★★★★☆

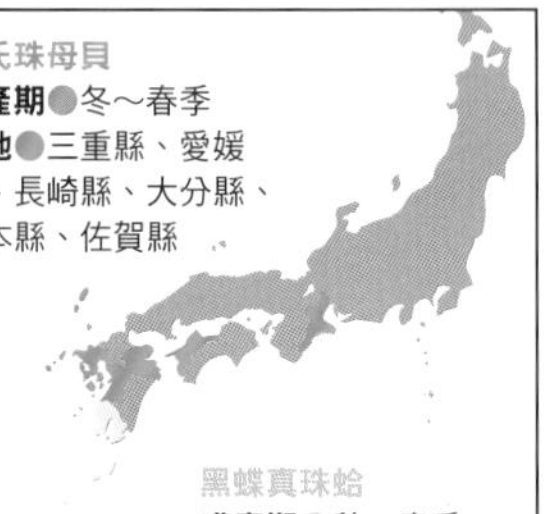

馬氏珠母貝

盛產期●冬～春季

產地●三重縣、愛媛縣、長崎縣、大分縣、熊本縣、佐賀縣

黑蝶真珠蛤

盛產期●秋～春季

產地●鹿兒島縣、沖繩縣

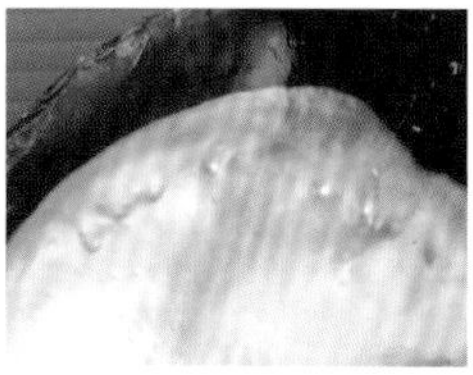

企鵝鶯蛤和其他珍珠貝的差異。不會在軟體中產生珍珠，而是從貝殼內側膨脹而形成珍珠。

過去的珍珠皆為野生產。藉由養殖而更加平易近人

日本國內能產出珍珠的雙殼貝類，有最常見的馬氏珠母貝，以及分布於熱帶的企鵝鶯蛤及黑蝶真珠蛤。三種皆棲息在淺岩礁或珊瑚礁區。如今仍有養殖產業。

馬氏珠母貝的和名「阿古屋」，為愛知縣半田市的地名，過去也有人將珍珠稱為「阿古屋玉」。於明治時期發展出用馬氏珠母貝，以人工產出珍珠的技術，使珍珠不再是自然界的稀有產物。隨著大正、昭和時期，在西日本珍珠養殖業的盛行，除了珍珠之外，美味的干貝也逐漸成為美食。而熱帶的兩種珍珠貝也都能食用。

不僅是生產珍珠。貝肉部分也要好好利用

在西日本較常流通於市面上的，是馬氏珠母貝的干貝。和中國蛤蜊相較之下肉質稍硬，不過也相當美味。不論生吃或油炸都很可口，可惜關東無法品嚐到。

企鵝鶯蛤及黑蝶真珠蛤用奶油燒烤，或是酒蒸都很好吃。

享用珍珠貝時，不殘留，不浪費，並且品嚐各種貝類，才是對大自然最友善的方式。

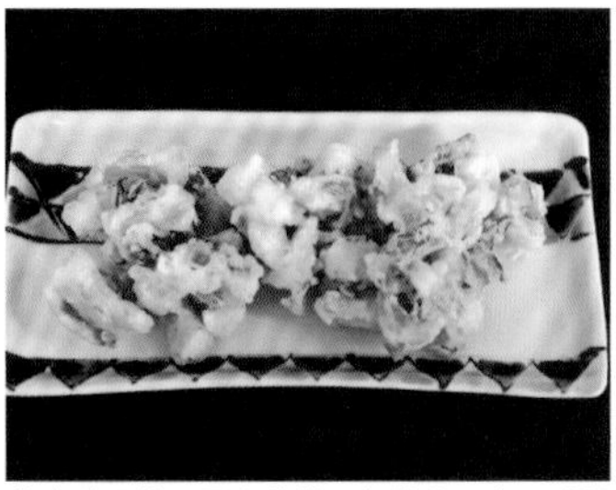

將珍珠貝的干貝和蔬菜一起油炸。在三重縣是極受歡迎的家常菜。和中國蛤蜊相較之下苦味及風味較淡，反而更容易入口。

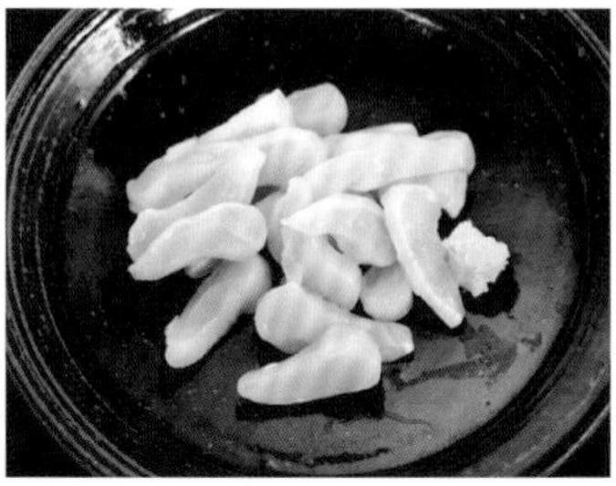

西日本常見的珍珠貝干貝。和帆立貝相較之下價格較便宜，而且更加美味。鮮味、甜味和口感都很棒。

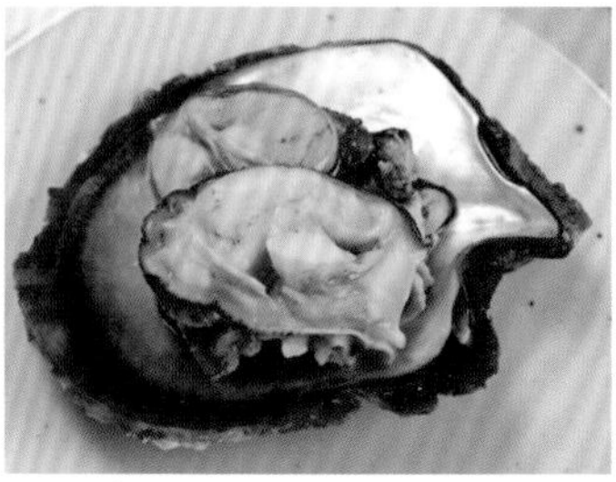

將黑蝶真珠蛤製作成酒蒸料理。干貝鮮甜，貝肉帶有彷彿牡蠣般的微微苦味，以及強烈的鮮味。超高級珍珠的母貝也超級美味。

日月蛤

月日貝 *Amusium japonicum japonicum*

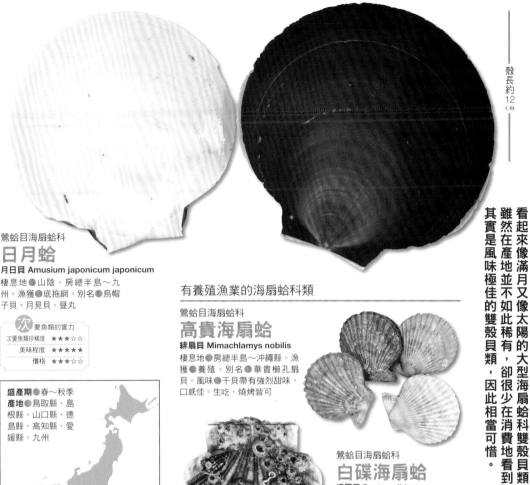

殼長約12㎝

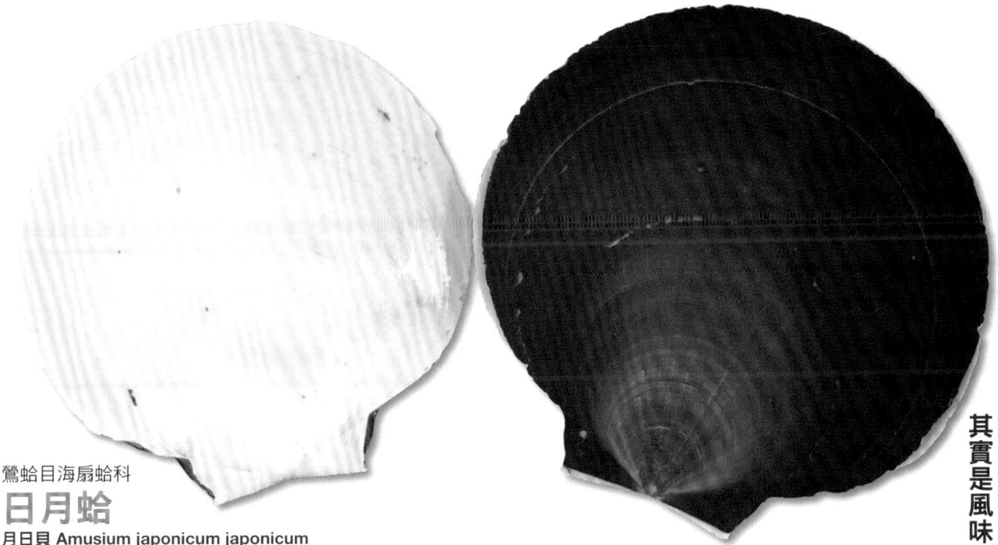

看起來像滿月又像太陽的大型海扇蛤科雙殼貝類。雖然在產地並不如此稀有，卻很少在消費地看到。其實是風味極佳的雙殼貝類，因此相當可惜。

鶯蛤目海扇蛤科

日月蛤

月日貝 Amusium japonicum japonicum

棲息地●山陰、房總半島～九州。漁獲●底拖網。別名●烏帽子貝、月見貝、昼丸

次要魚類的實力

次要魚類珍稀度	★★★☆☆
美味程度	★★★★★
價格	★★★☆☆

盛產期●春～秋季
產地●鳥取縣、島根縣、山口縣、德島縣、高知縣、愛媛縣、九州

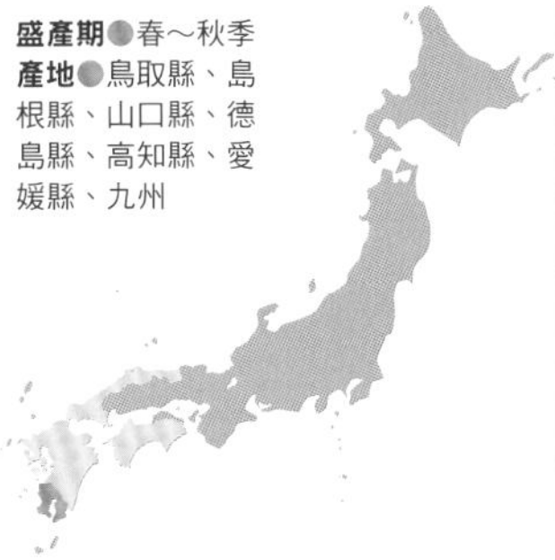

※3種貝類的產地

有養殖漁業的海扇蛤科類

鶯蛤目海扇蛤科

高貴海扇蛤

緋扇貝 Mimachlamys nobilis

棲息地●房總半島～沖繩縣。漁獲●養殖。別名●華貴櫛孔扇貝。風味●干貝帶有強烈甜味，口感佳。生吃、燒烤皆可

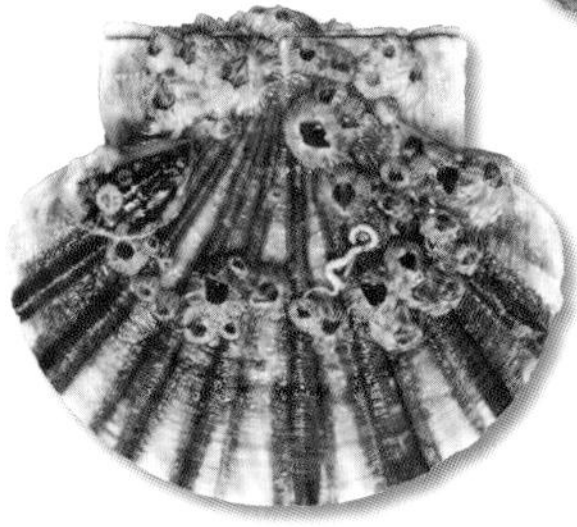

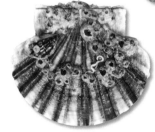

鶯蛤目海扇蛤科

白碟海扇蛤

板屋貝 Pecten albican

棲息地●北海道南部～九州。漁獲●底拖網。別名●嵌條扇貝、杓子貝、板貝。風味●干貝相當美味。可生吃、水煮或燒烤

在產地偶爾能捕獲到堆成山的薄殼雙殼貝

棲息在淺沙地中，擁有能夠感光的器官（眼睛），為海扇蛤科的特徵。發現敵人後，會立刻開闔貝殼逃走。最常見的是帆立貝。

可在較溫暖的海域中捕獲，並作為食用的海扇蛤科雙殼貝，有白碟海扇蛤、高貴海扇蛤及本種。其中只有本種沒有養殖產業。

和名中的「月日」是指貝殼的顏色，正面像是夜晚，而背面則像是白天。

風味更勝帆立貝。品嚐之後絕對令人驚豔

基本上和帆立貝一樣，較大型的會生吃干貝。北邊的帆立貝肉質較柔軟，甜味恰到好處，而日月蛤則能感受到更強烈的甜味和鮮味。雖然干貝較小，不過在雙殼貝生食料理中，可謂頂級風味。

在產地會當作家常菜，並製作成各式料理。最美味的料理為沾粉油炸。比起油炸的香氣，干貝的鮮味更令人驚艷。

其他像是燒烤或熬煮都很美味。

雖然棲息在較溫暖的海域中，但是漁獲量比較不穩定。因此無法廣泛流通於市場上。不過如果能在產地品嚐到此貝類，就代表非常幸運。

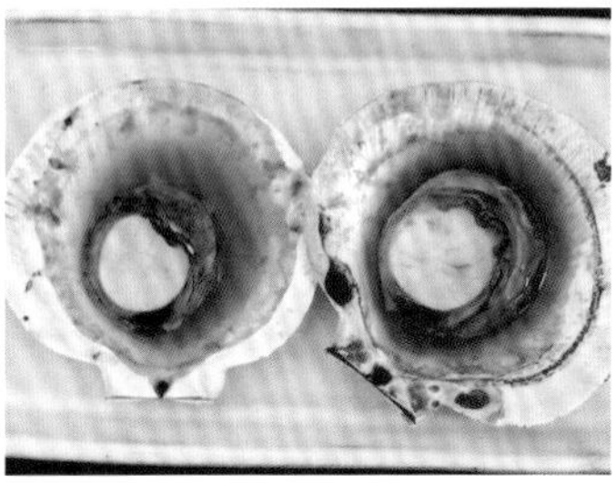

將大量捕獲的日月蛤，在海邊燒烤享用。我在家裡也試著料理，味道堪稱一絕。醬油的香氣中帶著濃醇的甜味。

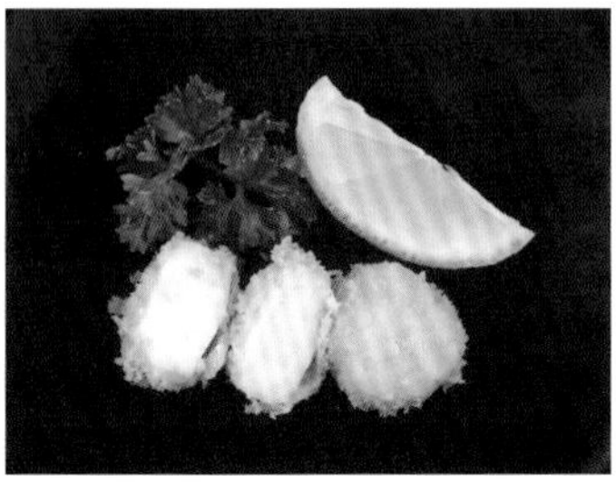

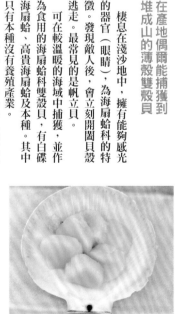

在產地會將干貝油炸後，當作便當的配菜。煮熟後美味濃縮其中，彷彿像在吃鮮美的高湯塊般可口。

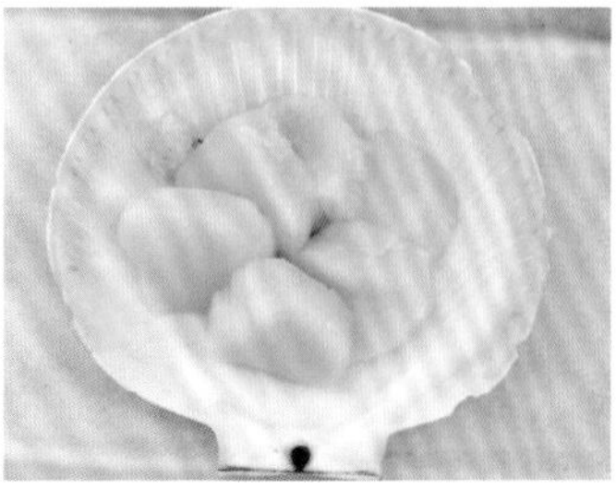

和貝殼相對之下干貝較小，不過強烈的甜味和鮮味，讓人一點都不在意大小。試著品嚐後，會因為太過於鮮美而感動不已。

北海道海扇蛤

蝦夷巾着貝 Swiftopecten swiftii

過去在北海道經常可見，令人懷念的貝類。近年來捕獲量減少，加上帆立貝的養殖業興盛，而逐漸遭人淡忘。

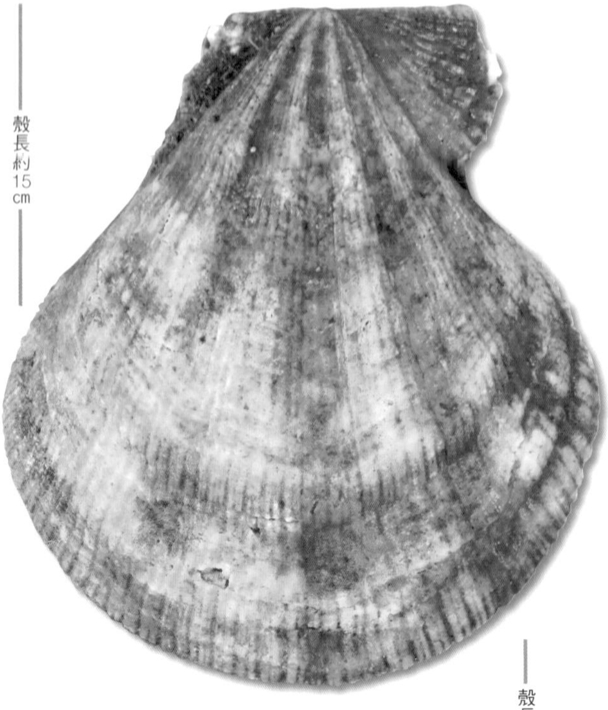

殼長約15cm

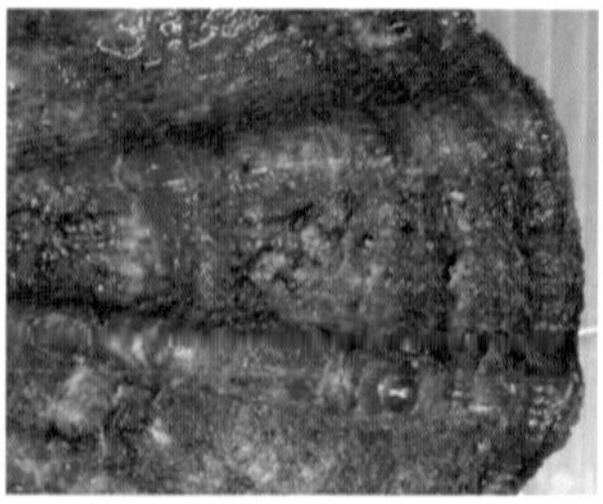

在北海道佐呂間町剛捕撈上岸的北海道海扇蛤。北海道有「婆之手」、「母貝」之別稱。因為貝殼崎嶇的表面，有如母親或祖母因為做家事而變得粗糙的雙手。同時也會令人想起為家事操勞的母親或祖母。

鶯蛤目海扇蛤科

北海道海扇蛤

蝦夷巾着貝 Swiftopecten swiftii

棲息地●東北以北。漁獲●底拖網。別名●婆之手、婆貝、母貝、手貝

次要魚類的實力

次要魚類珍稀度	★★★★☆
美味程度	★★★★☆
價格	★★★☆☆

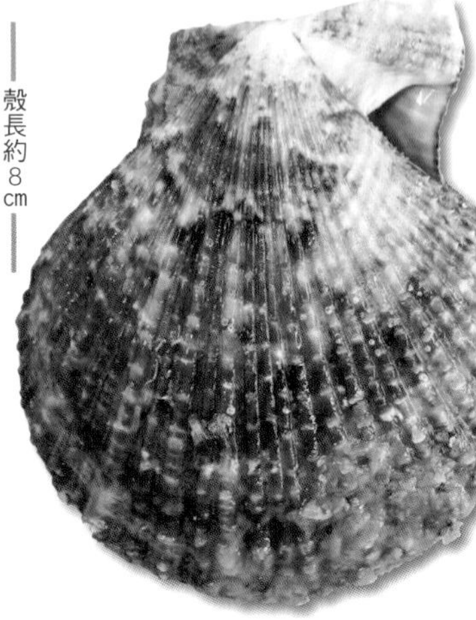

殼長約8cm

鶯蛤目海扇蛤科

赤皿海扇蛤

赤皿貝

Chlamys farreri akazara

棲息地●北海道南部～東北。漁獲●養殖。別名●赤皿、皿貝

次要魚類的實力

次要魚類珍稀度	★★★★☆
美味程度	★★★★☆
價格	★★★☆☆

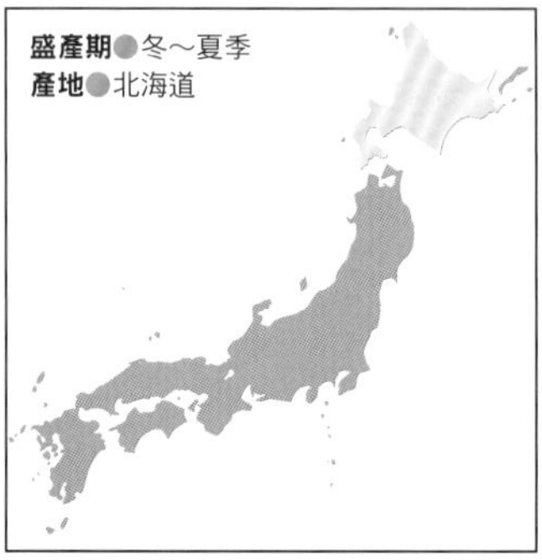

盛產期●冬～夏季
產地●北海道

※北海道海扇蛤的產地

在北邊海域的海扇蛤科中三種皆屬珍稀貝類

主要棲息在北海道淺海中，屬於海扇蛤科的雙殼貝類。能在北邊捕獲的海扇蛤科貝類，有本種、帆立貝，以及赤皿海扇蛤三種。

稚貝時期有附著習性，成長後便會自由移動。比起帆立貝，在過去北海道海扇蛤更為人所知。

和名「蝦夷巾着貝」，是因為外型有如穿和服所提的袋子般，加上是在北國所捕獲的種類而來。在較溫暖的海域也有條紋海扇蛤（和名為巾着貝），但並非食用貝類。

原本是價格親民的扇貝，近年來卻比帆立貝還要貴

帆立貝在養殖漁業興起之前，曾經非常高價。而北海道海扇蛤的價格則相當便宜且親民。不過現在已經比養殖帆立貝更加稀有，並且逐漸成為價格高昂的貝類。

味道和帆立貝相似。不過也許是因為野生的關係，北海道海扇蛤的干貝口感較佳。用北海道產的優質奶油來香煎，美味到無話可說。

另外在北海道地區，偶爾也會被當作壽司的食材。在北海道也算是稀有的壽司食材。北海道海扇蛤的捕獲量非常不穩定，因此在產地也不一定能看到。如果有機會找到的話，絕對要品嚐看看。

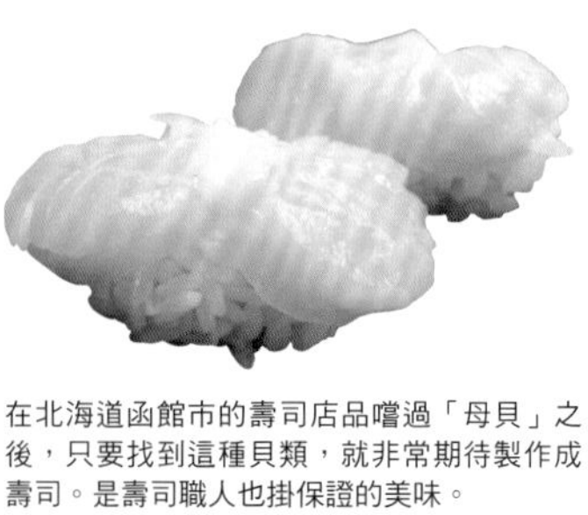

在北海道函館市的壽司店品嚐過「母貝」之後，只要找到這種貝類，就非常期待製作成壽司。是壽司職人也掛保證的美味。

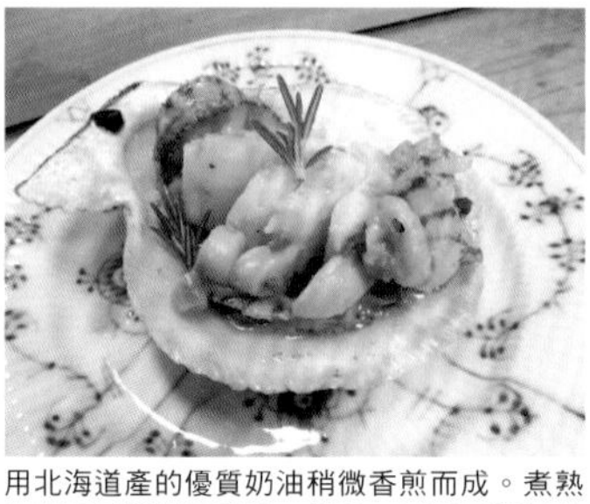

用北海道產的優質奶油稍微香煎而成。煮熟後的干貝濃縮了甜味、鮮味，以及貝類特有的風味。是層次豐富的奢華美食。

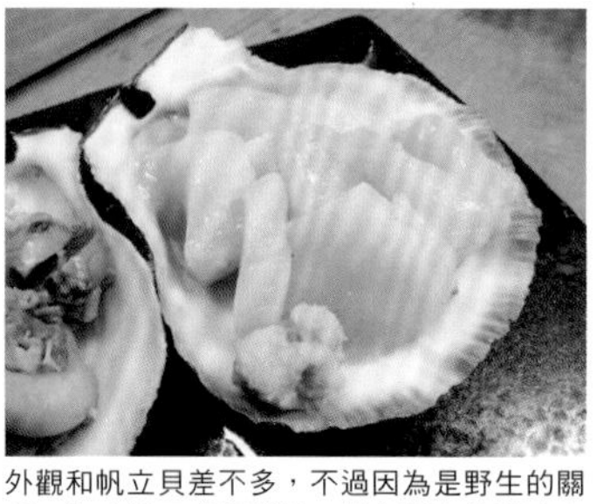

外觀和帆立貝差不多，不過因為是野生的關係，生吃的口感相當棒。帶有豐富的甜味和鮮味，層次豐富。

拖鞋牡蠣

板甫牡蛎 *Ostrea denselamellosa*

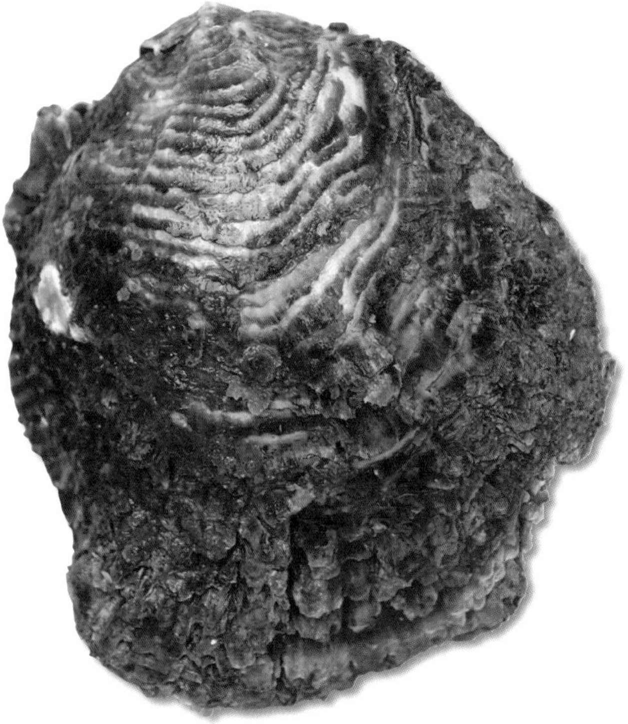

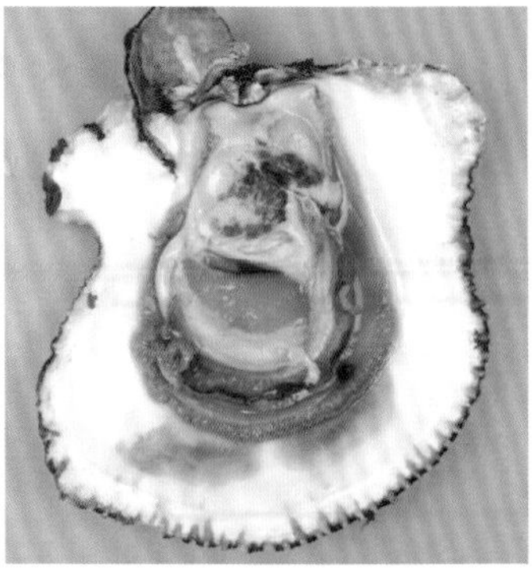
貝殼內側遍布著有如海水染到的塊狀淺漬。除此之外和岩牡蠣非常相似。

鶯蛤目牡蠣科

拖鞋牡蠣

板甫牡 *Ostrea denselamellosa*

棲息地●房總半島以南。漁獲●底拖網。別名●密鱗牡蠣、牡丹牡蠣、婆牡蠣

次 要魚類的實力

次要魚類珍稀度	★★★★★
美味程度	★★★★★
價格	★★★★☆

在江戶灣的捕獲量曾經多到滿出來。如今在東京灣已經消失蹤跡？無法確認其生息。在日本國內已成為屈指可數的夢幻美食。

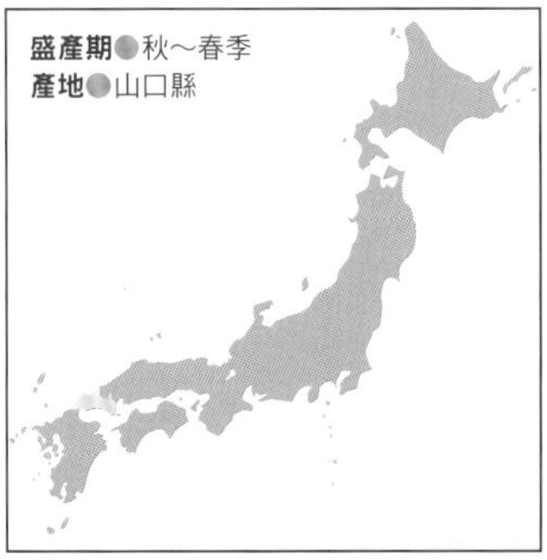

過去在內灣的淺海中相當常見。如今卻已面臨絕種

貝殼大小約20㎝左右，屬於大型的牡蠣。長牡蠣棲息在退潮潮線下方的淺海，岩牡蠣棲息在稍微深海處，而棲息在最深海域的則是拖鞋牡蠣。和長牡蠣及岩牡蠣為不同屬，較接近地中海的歐洲牡蠣，以及奧林匹亞牡蠣。

生命力極強，以前甚至會在捕獲之後，放入農用的小屋中，春天再拿出來享用。

因為外型很像牡丹花，加上體積較大，而有別名「牡丹牡蠣」。而標準和名則是因為貝殼呈現板狀，看起來就像木板鋪設的屋頂般。

品嚐後絕對是牡蠣的味道。但苦味和貝類的風味較強烈

歐洲牡蠣世界聞名，不過同屬的拖鞋牡蠣也相當美味。在日本國內捕獲的牡蠣中，可謂頂級的美味。和一般的牡蠣（長牡蠣）相較之下，帶有強烈的貝類風味和苦味，味道相當醇厚。基本上是生吃。貝殼很厚重，因此會覺得牡蠣肉較少，不過帶有獨特的苦味和鮮味等，味道的層次極為豐富。

在瀨戶內海地區，會於寒冷季節之前捕獲本種，並養在農用小屋當中，等食糧不夠的時候拿出來吃。據說能存活一個月以上，而且用本種製作的壽喜燒非常美味。

其他像是清蒸或燒烤都很好吃。

如今棲息數量非常少。曾經試過養殖，但是卻沒有成功。比起養殖，更應該致力於恢復正常的海洋生態。

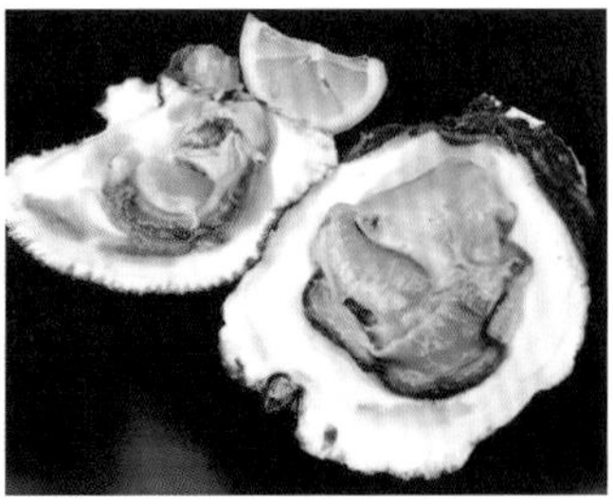
生牡蠣超級美味。不過和一般的牡蠣（長牡蠣）相較之下，獨特的苦味和牡蠣風味較強烈，因此喜好各異。

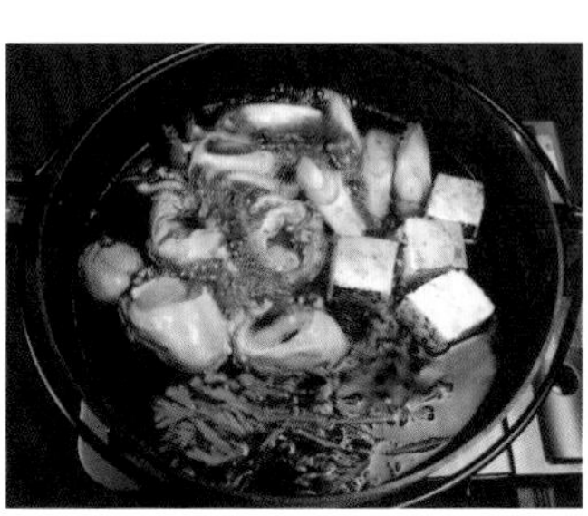
在兵庫縣等瀨戶內海地區，會於寒冷季節製作成壽喜燒享用，味道堪稱一絕。煮熟後百吃不膩，忍不住一口接一口。

長牡蠣以外的牡蠣科食用牡蠣

日本國內流通的牡蠣共有三種。一般在市面上販售的「牡蠣」，為世界各地都有養殖漁業的長牡蠣。其他還有近年在超市販售，而且也有養殖漁業的岩牡蠣，以及只能在有明海捕獲的近江牡蠣等。近江牡蠣是僅次於拖鞋牡蠣稀有的種類。

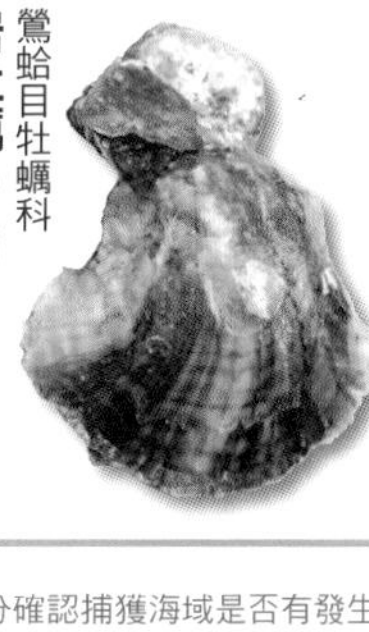
鶯蛤目牡蠣科
近江牡蠣 住ノ江牡蛎
Crassostrea ariakensis

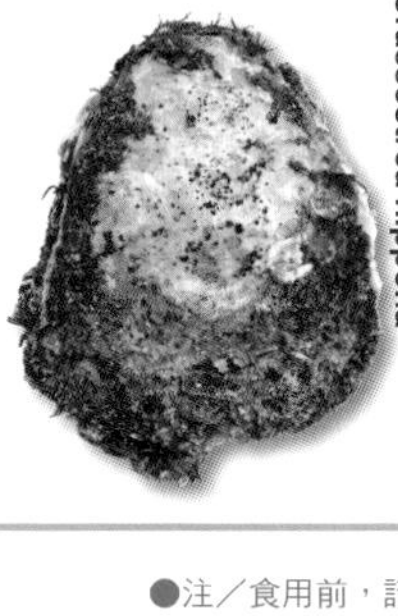
鶯蛤目牡蠣科
岩牡蠣 岩牡蛎
Crassostrea nippona

●注／食用前，請充分確認捕獲海域是否有發生過貝毒等資訊。部分地區禁止採集。

硨磲蛤

硨磲貝
Tridacna

在珊瑚礁中有如花朵般張開貝殼。
藉由體內共生的藻類進行光合作用。
甚至有貝殼超過1m大小的種類，屬於熱帶的雙殼貝

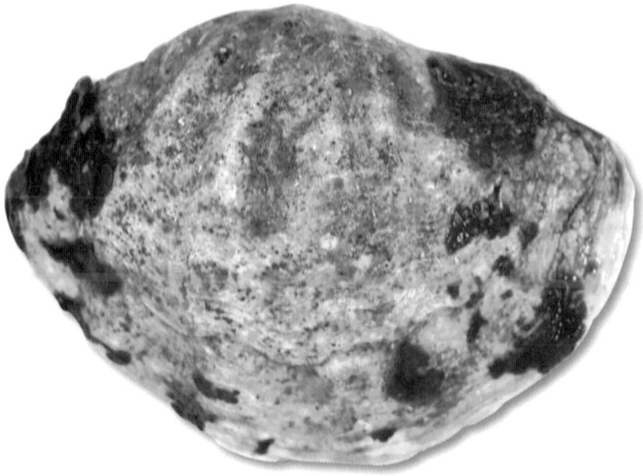

全長約50cm

簾蛤目硨磲蛤科

扇硨磲蛤

鰭無硨磲貝Tridacna derasa

棲息地●沖繩縣以南。漁獲●自由潛水採集。別名●magi-ra（まぎーら）

次要魚類的實力	
次要魚類珍稀度	★★★★☆
美味程度	★★★★☆
價格	★★★★☆

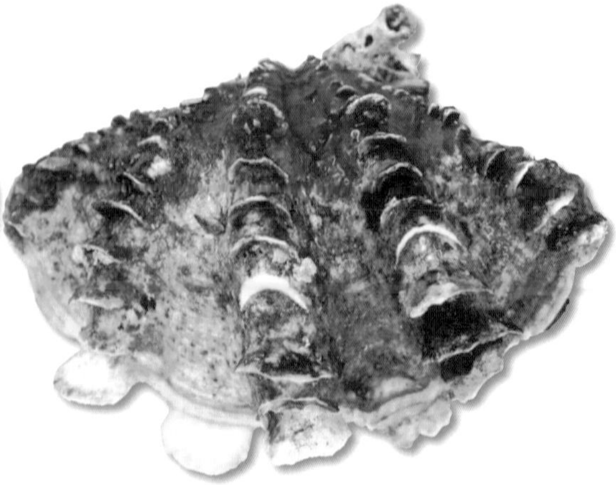

全長約32cm

簾蛤目硨磲蛤科

鱗硨磲蛤

鰭硨磲貝 Tridacna squamosa

棲息地●奄美大島以南。漁獲●自由潛水採集。別名●座、ajike-（あじけー）

次要魚類的實力	
次要魚類珍稀度	★★★★☆
美味程度	★★★★☆
價格	★★★★☆

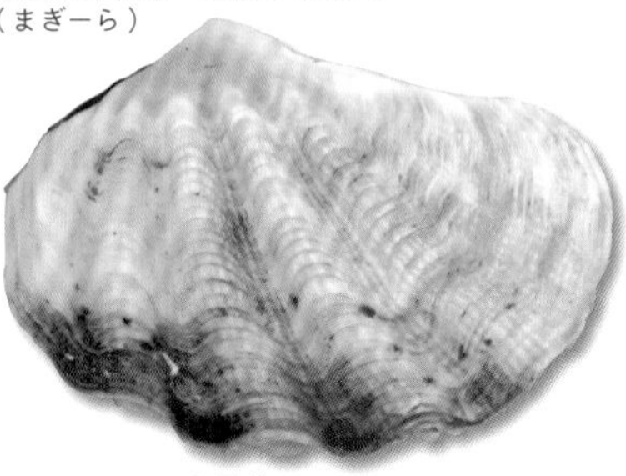

全長約15cm

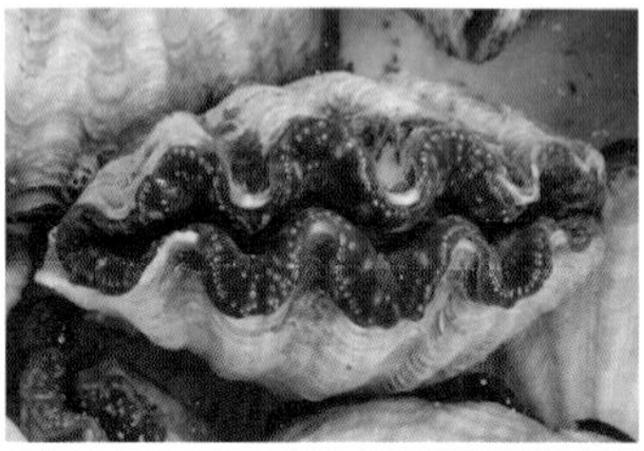

貝殼呈現半開狀態的鱗硨磲蛤。邊緣部分為碧綠色，並且閃亮發光。為共生藻類的顏色。

簾蛤目硨磲蛤科

圓硨磲蛤

姬硨磲貝Tridacna crocea

棲息地●紀伊半島以南。漁獲●自由潛水採集。別名●ajike-（あじけー）、gi-ra（ぎーら）

次要魚類的實力	
次要魚類珍稀度	★★★☆☆
美味程度	★★★☆☆
價格	★★★☆☆

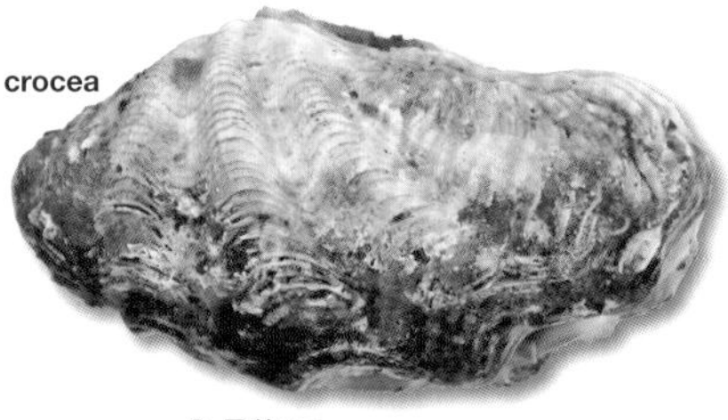

全長約17cm

簾蛤目硨磲蛤科

長硨磲蛤

白波貝 Tridacna maxima

棲息地●紀伊半島以南。漁獲●自由潛水採集。別名●ajike-（あじけー）、gi-ra（ぎーら）

次要魚類的實力	
次要魚類珍稀度	★★★★☆
美味程度	★★★☆☆
價格	★★★★☆

在半開的貝殼中，和大量的藻類共生

硨磲蛤是棲息在熱帶海域珊瑚礁中的大型雙殼貝類。緊貼在岩礁或珊瑚礁之間，將貝殼向上張開，由共生藻吸收太陽光線，進行光合作用。在日本國內共有六種硨磲蛤科貝類，其中可作為食用的種類，除了越漸稀少且頻臨滅絕的大硨磲蛤之外，共有五種可供食用。

熱帶特有的風味具有強烈的海邊香氣和貝類風味

食用地區主要在奄美大島以南。最常見的是圓硨磲蛤，以及長硨磲蛤這兩種小型種。扇硨磲蛤和鱗硨磲蛤重達1kg，而且價格不斐。味道雖然美味，但是和貝殼相較之下，可食用部分較少。不過美麗的貝殼也可以多加利用。

基本吃法為生吃。邊緣部分、干貝，以及蛤肉。帶有強烈的海岸香氣，以及貝類的特有鮮味。

其他像是奶油香煎也很美味。

在沖繩縣的價格高昂，也許是因為量少的關係。品嚐熱帶海鮮的同時，希望也能多加思考珊瑚礁的生態危機。

盛產期●一整年都很美味
產地●鹿兒島縣奄美大島、沖繩縣

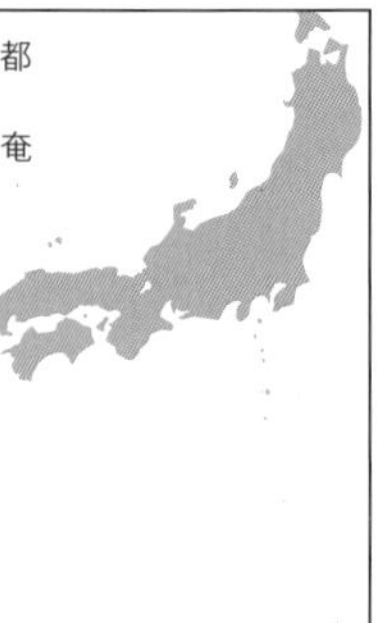

※4種貝類的產地

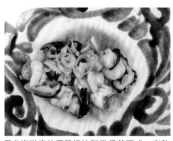

用北海道產的優質奶油稍微香煎而成。煮熟後的干貝濃縮了甜味、鮮味，以及貝類特有的風味。是層次豐富的奢華美食。

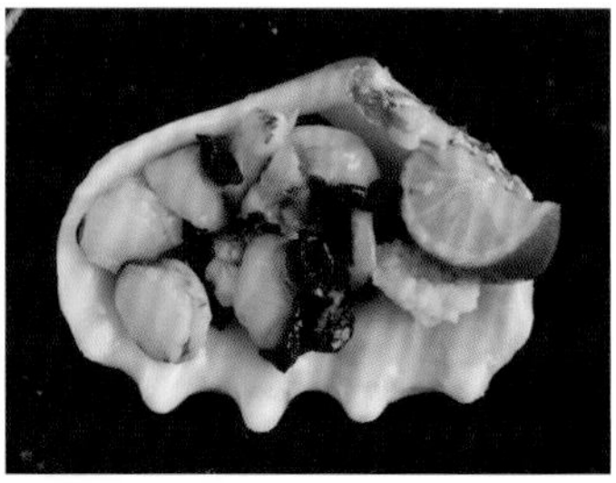

看起來和帆立貝很像，不過野生的貝類口感較佳。擁有豐富的甜味和鮮味，希望有幸還能品嚐到此美味。

簾蛤目刀蟶科

刀蟶 大溝貝 *Siliqua alta*

棲息地●東北以北的淺沙地。漁獲●北寄貝桁網

次要魚類的實力

次要魚類珍稀度	★★★☆☆
美味程度	★★★★★
價格	★★★☆☆

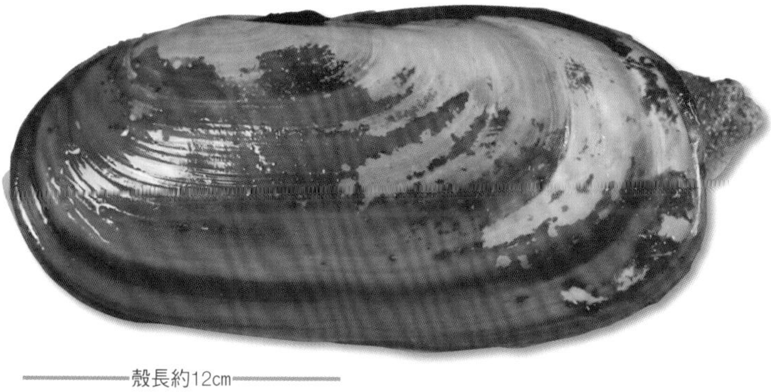

殼長約12cm

刀蟶

大溝貝 *Siliqua alta*

盛產期●秋～春季
產地●北海道

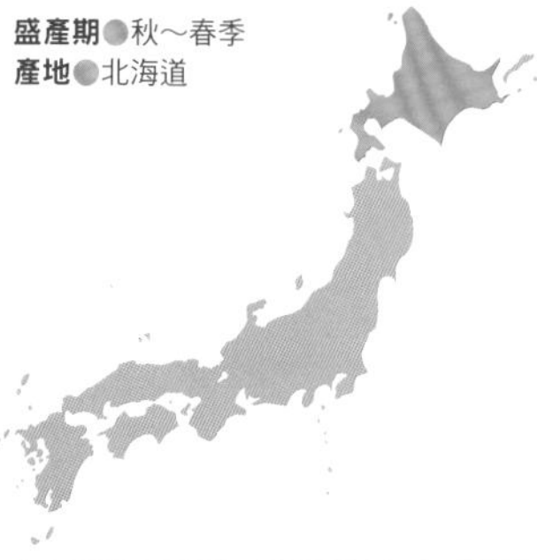

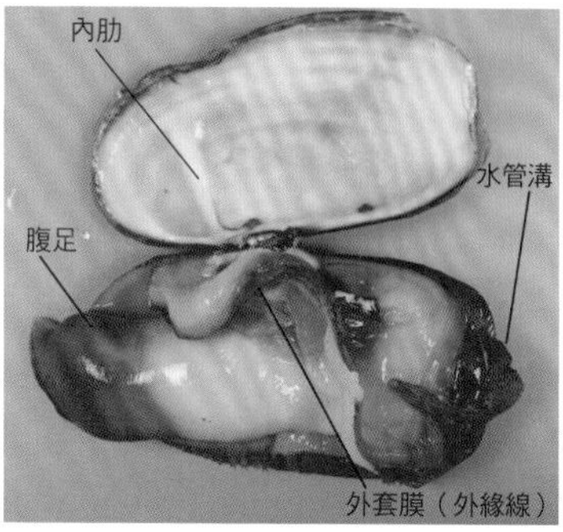

貝殼較薄，而且蛤肉都能使用。左側有如鳥嘴狀的部分為腹足及外套膜，右邊內側為水管溝，味道不盡相同。和名「大溝貝」是因為內殼有彷彿隔間的內肋，由表面看起來就像溝狀般。

有許多海產是只有漁夫或是產地才知道的隱藏美食。如此美味的貝類竟然如此鮮為人知。

在刀蟶科中為最大型而且唯一的食用種

主要棲息在北海道的沙質地，屬於大型的雙殼貝。貝殼薄，而且包覆著一層茶褐色的皮膜，因此外觀非常不起眼。在日本國內捕獲的刀蟶科中，屬於最大種。像是同科的小豆蟶等，貝殼僅有3㎝大小。同科的食用種類，在北大西洋還有紅斑竹蟶，不過日本只有刀蟶一種。

標準和名「大溝貝」，是因為外型和棲息在較溫暖海域的小豆蟶（溝貝）類似。「溝」則是因為貝殼內側有隆起的內肋，從表面看起來彷彿像是溝狀的關係。

美味令人驚豔的貝類目前價格低廉，將來也許會價格翻漲

在捕獲北寄貝時，會連同本種一起打撈上岸。主要是漁夫或在產地附近食用，味道非常可口，因此在當地極具人氣。因為貝殼較薄，容易破裂，因此無法出貨至全國各地。我第一次看到刀蟶時，是在北海道的室蘭市。在端詳外觀時，貝殼便啪地一聲裂開了。就算打撈上岸時仍完好無缺，在裝箱之後貝殼也會自己裂開，相當令人頭疼。因此有時候也會用蛤肉出貨。

除了貝殼以外的部分都能食用。將蛤肉分成水管、腹足，以及外套膜部分。可以直接生吃，不過稍微汆燙的半熟狀態帶有強烈的甜味，極為美味。每個部份的不同口感，也是魅力之處。同時也是很棒的壽司食材。在產地還會製作成味噌湯、炒蔬菜、奶油香煎，以及咖哩等料理，每種都相當可口。

水管部分帶有強烈的鮮味，因此乾蛤肉的風味極富層次。

雖然目前的價格還算親切，不過近年來有逐漸上漲的趨勢，但味道鮮美還算物超所值。如果不趁現在品嚐，將來也許會變成遙不可及的昂貴食物。

北寄貝漁獲的主角

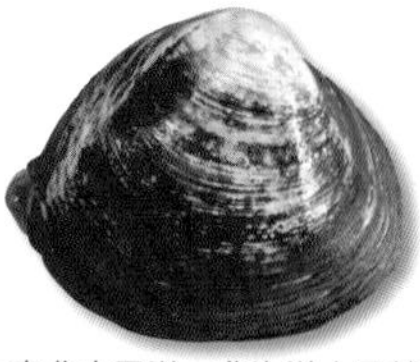

簾蛤目馬珂蛤科

庫頁島馬珂蛤
雨波貝
Pseudocardium sachalinense

在東北太平洋、北海道大量捕獲，如今仍流通於日本全國的「北寄貝」，標準和名為雨波貝。用一種稱為桁網的底拖網來捕獲，而同時也或捕撈到刀蟶。其他還有大型櫻蛤、荒筋櫻蛤等貝類，也會混雜在北寄貝的漁獲中。

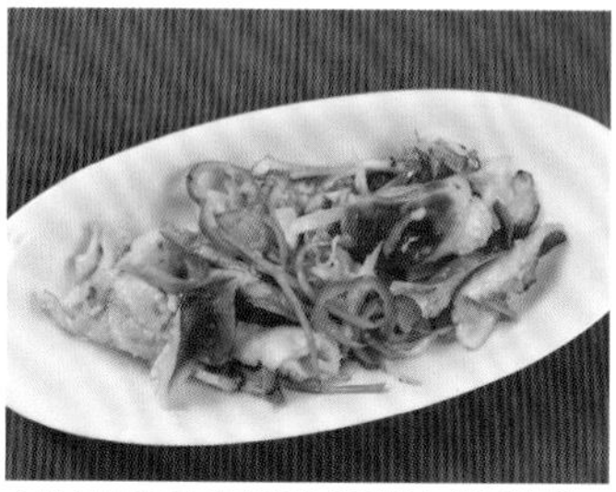

由於是北寄貝（庫頁島馬珂蛤）的副產物，因此價格較便宜。和肉比起來價格低廉，和蔬菜、奶油一起熱炒。每天品嚐也不會膩。

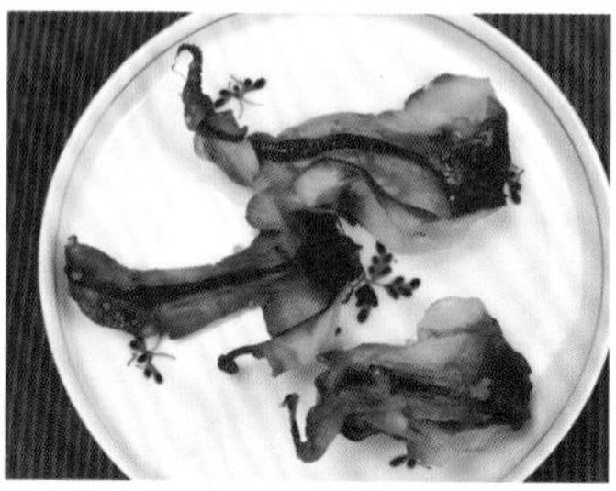

取出蛤肉後，將外套膜的部分曬乾而成。可以稍微烤過後享用。充滿了濃醇的貝類鮮味和甜味，相當美味。

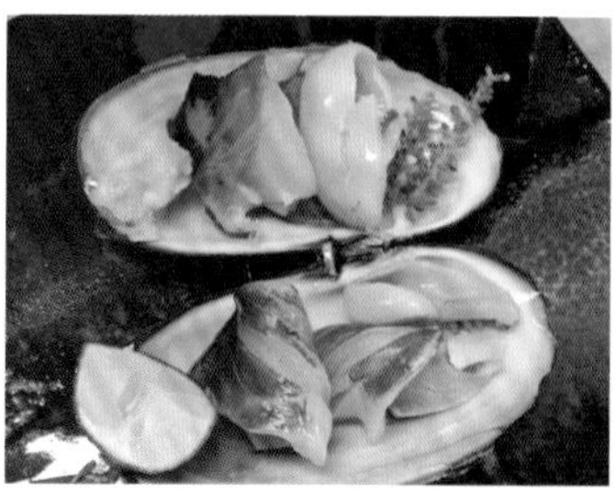

取出蛤肉之後，將水管部分稍微汆燙後擦去水分，製作成涼拌料理。帶有強烈的甜味，口感也非常棒。

簾蛤目船蛤科

紫斑船蛤

畝無苫屋貝 Trapezium liratum

棲息地●津輕半島以南的汽水域等淺海。漁獲●採集。別名●横貝、牡蠣枕姬貝、岩貝、王子枕

次要魚類的實力

次要魚類珍稀度	★★★★☆
美味程度	★★★★★
價格	★★★★☆

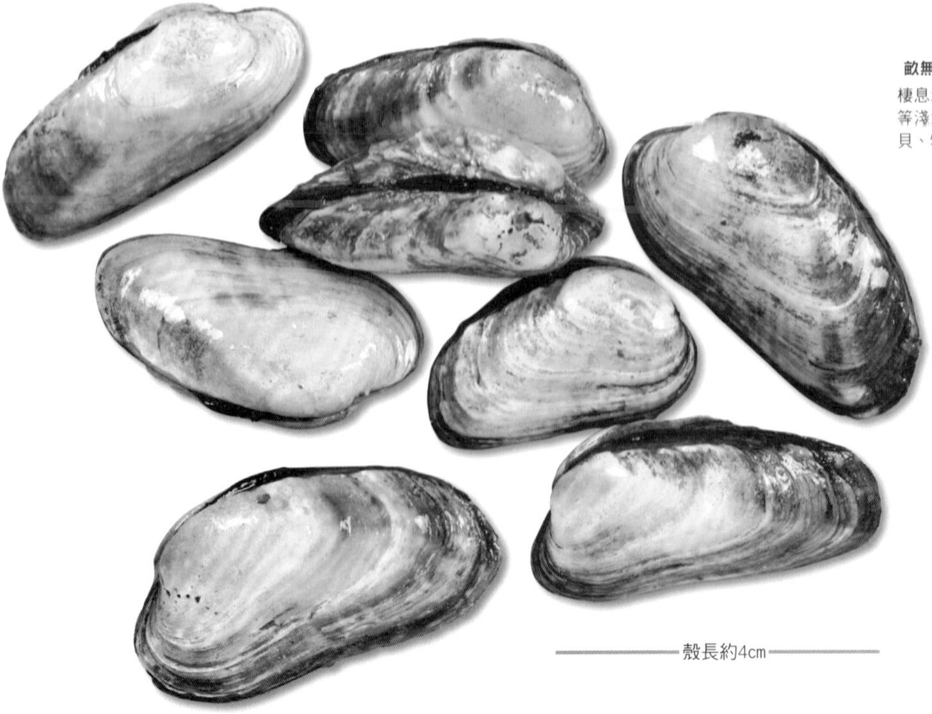

紫斑船蛤

畝無苫屋貝 Trapezium liratum

分布在河川與海水混合的位置，也就是最容易遭破壞或汙染的環境。因此即使美味，食用地區也逐漸減少。

在本州以南的內灣經常可見的不起眼貝類

棲息在本州以南的內灣、河川等河流匯集，鹽分濃度較低的場所。像這樣的場所並不適合海水浴，因此一般人也比較不會前往遊玩，不過其實是生物種類最豐富的地方。紫斑船蛤就附著在這種環境的岩石上棲息。在相同地方也能發現牡蠣，因此也有「牡蠣枕」之別名。

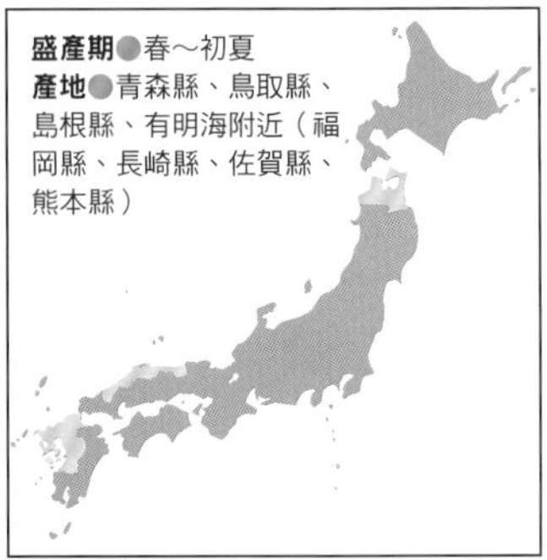

盛產期●春～初夏
產地●青森縣、鳥取縣、島根縣、有明海附近（福岡縣、長崎縣、佐賀縣、熊本縣）

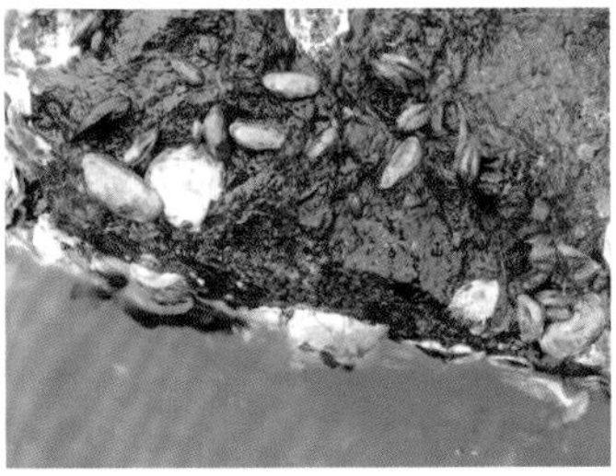

分布於島根、鳥取兩縣中海的紫斑船蛤。和牡蠣一樣附著在潮間帶的岩石上。

一旦品嚐後便會上癮的美味

像是文蛤等棲息在內灣的雙殼貝類，因為過度開發和汙染而造成數量急速減少。本種也絕非例外，甚至有些地區將其視為瀕臨絕種物種。由於味道可口，因此島根縣正在進行養殖和繁殖的研究。

而喜愛吃這種貝類的地區，僅有青森縣的尾駮沼、橫跨島根縣及鳥取縣的中海附近，以及有明海一帶。

以前曾在島根縣品嚐過湯品，由於味道太過於驚人，還因此而喝了第二碗。這就是由本種「横貝」所製作的湯品。味道醇厚，後味也相當可口鮮美。貝殼中的蛤肉也超級好吃。

其他像是用白葡萄酒或是白酒來酒蒸，或是像蛤蠣一樣製作成炒蛤蠣義大利麵都很美味。

捕獲量和食用的人都有逐年減少的傾向。這是因為對於住在內灣及汽水域一帶的人而言，距離變得更遙遠的關係。希望大家都能走訪內灣，品嚐內灣的美味海產。

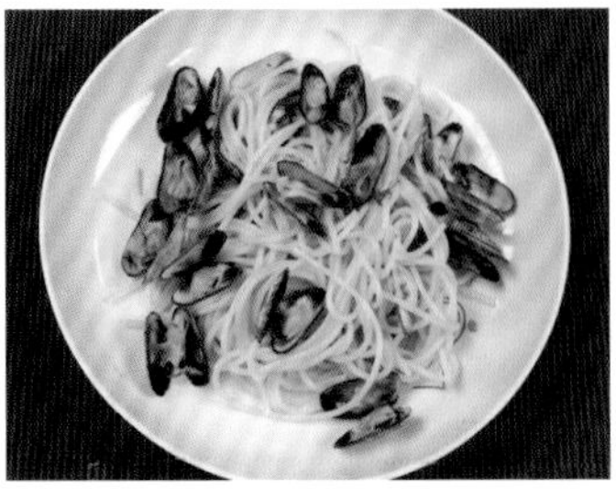

用紫斑船蛤及黑胡椒製作成義大利麵。不需要其他任何食材。沾滿濃醇鮮美風味的義大利麵超級美味！

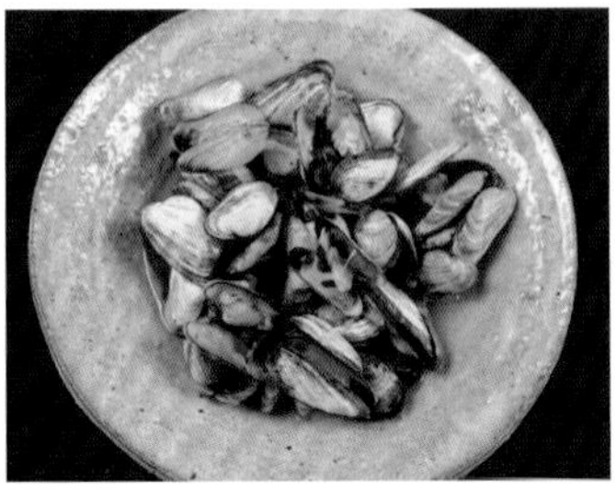

用少量的白酒蒸煮到貝殼打開為止。風味濃醇鮮美，還有微微的鹽味，因此可以減少鹽巴的用量。蛤肉本身的風味令人印象深刻。

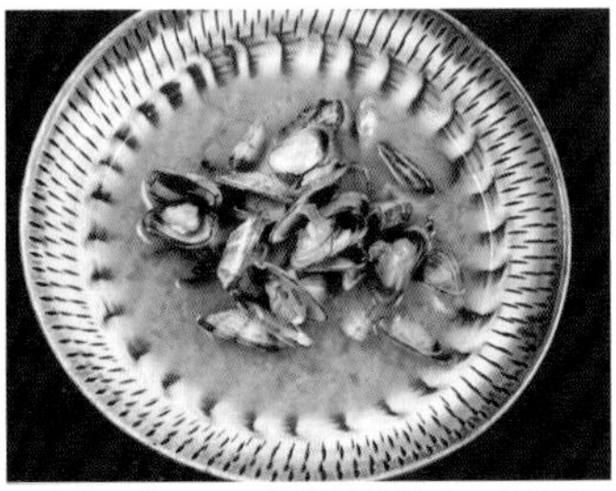

在島根及鳥取兩縣最常見的料理，味噌湯。味道比蛤蠣濃郁，後味清爽。是一旦品嚐後就無法忘懷的美味。

協助／島根縣水產技術中心

●注／部分地區禁止採取海邊生物。請事先詢問漁協等相關單位。

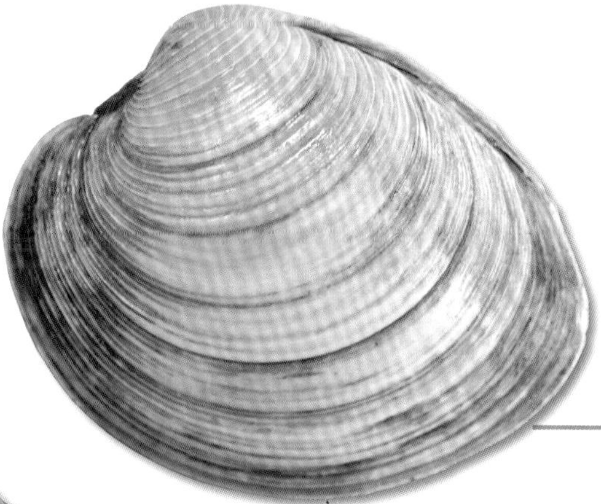

簾蛤目簾蛤科

櫻桃寶石簾蛤

本美之主貝 *Mercenaria mercenaria*

棲息地●東京灣內側。原產於北美大陸東岸。漁獲●腰卷漁。別名●白文蛤

次要魚類的實力

次要魚類珍稀度	★★★☆☆
美味程度	★★★★☆
價格	★★★☆☆

殼長約10cm

簾蛤目簾蛤科

美之主貝

美之主貝 *Mercenaria stimpsoni*

棲息地●東北以北。漁獲●桁網漁。別名●殼卷、菸草貝

次要魚類的實力

次要魚類珍稀度	★★★★☆
美味程度	★☆☆☆☆
價格	★☆☆☆☆

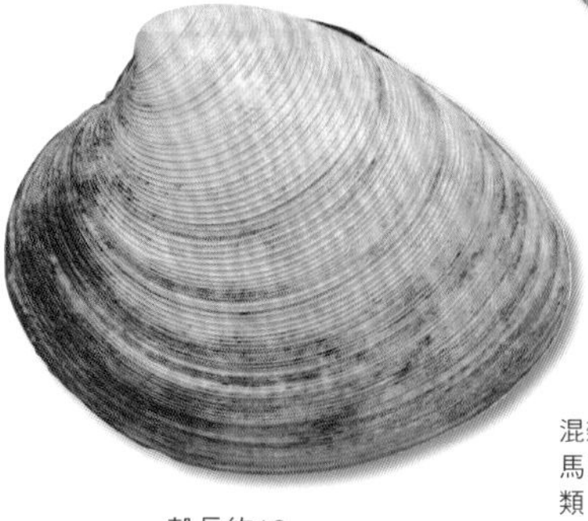

殼長約10cm

●注／食用前，請充分確認捕獲海域是否有發生過貝毒等資訊。

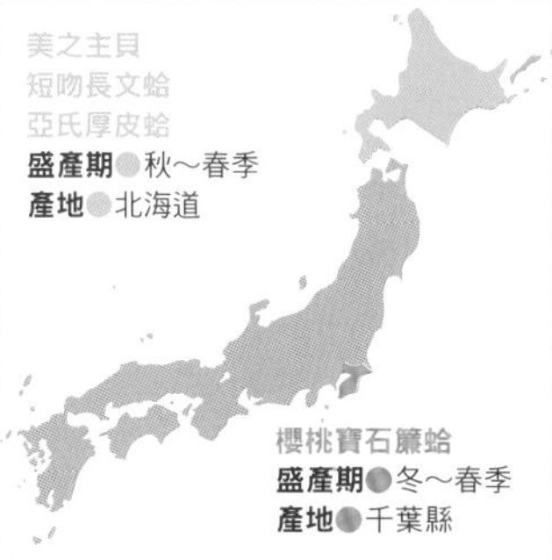

美之主貝
短吻長文蛤
亞氏厚皮蛤
盛產期●秋～春季
產地●北海道
櫻桃寶石簾蛤
盛產期●冬～春季
產地●千葉縣

簾蛤目簾蛤科

短吻長文蛤

蛃蝦夷忘 *Callista brevisiphonata*

棲息地●東北以北。漁獲●桁網漁。別名●油貝

次要魚類的實力

次要魚類珍稀度	★★★★☆
美味程度	★★☆☆☆
價格	★★☆☆☆

混雜在北海道的北寄貝（庫頁島馬珂蛤）漁獲中的大型雙殼貝類，有美之主貝、短吻長文蛤，以及亞氏厚皮蛤三種。美之主貝帶有澀味，亞氏厚皮蛤煮熟之後肉質會變硬。短吻長文蛤的生魚片雖然美味，不過夏季的卵巢帶有毒性等，每個種類都有各自的缺點。

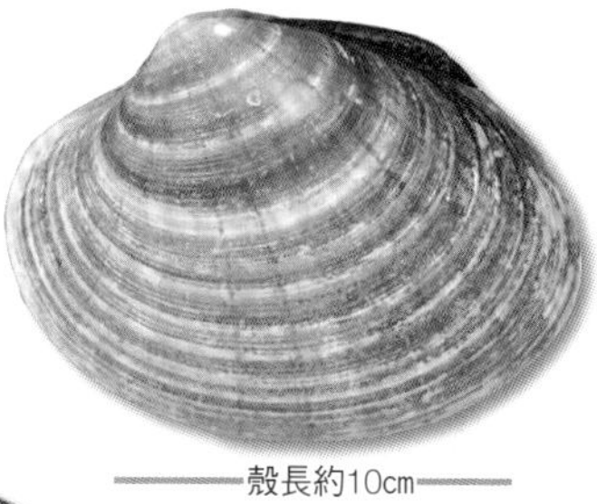

殼長約10cm

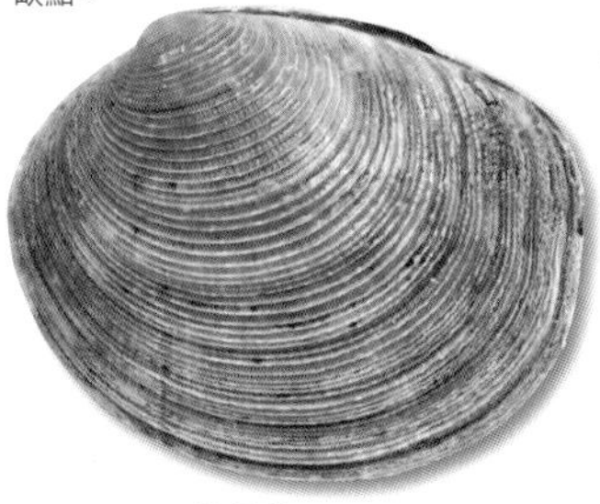

殼長約8cm

簾蛤目簾蛤科

亞氏厚皮蛤

蝦夷布目淺蜊 *Callithaca adamsi*

棲息地●日本海沿岸、鹿島灘以北的太平洋。漁獲●桁網漁

次要魚類的實力

次要魚類珍稀度	★★★★☆
美味程度	★★☆☆☆
價格	★☆☆☆☆

櫻桃寶石簾蛤

本美之主貝 Mercenaria mercenaria

原本分布於北美大陸的加拿大、美國等地區。不知道為何引進日本而開始棲息。在日本國產的大型雙殼貝類中也相當美味。如此美食希望能更加廣為人知。

棲息在日本各地的淺沙地。和蛤蠣的不同在蛤肉的顏色

此貝類是在90年代中期，於東京灣內側發現。貝類學家發現稚貝，並且調查之下，才知道其為原本棲息在北美等地區的Venus屬（如今為蚌蠣屬）貝類。日本國內也有近緣種，由於和這個外來種非常相似，因此在20世紀初期，將日本國內的近緣種命名為美之主貝。在60年代時，為了使分類學更加國際化，便將原產於北美的貝類加了個「本」字，成為櫻桃寶石簾蛤的和名「本美之主貝」。

為世界的重要食用貝類。在日本卻鮮為人知，實為可惜

日本國產的美之主貝，也有「菸草貝」之別稱。帶有獨特的澀味，而且也不好吃。而櫻桃寶石簾蛤在北美則是重要的食用貝類。在紐約等地區會將櫻桃寶石簾蛤的貝殼剝除，並淋上檸檬生吃。生吃固然美味，不過現階段仍無法確認貝毒的汙染，因此目前並不會以生吃的方式出貨。在北美除了生吃之外，還會製作成蛤蠣濃湯。其他像是燒烤、燉煮或是湯品等都很可口。

櫻桃寶石簾蛤是近年來在東京灣內側捕獲的貝類中，捕獲量最穩定的雙殼貝類，因此也是江戶前佃煮的人氣食材。

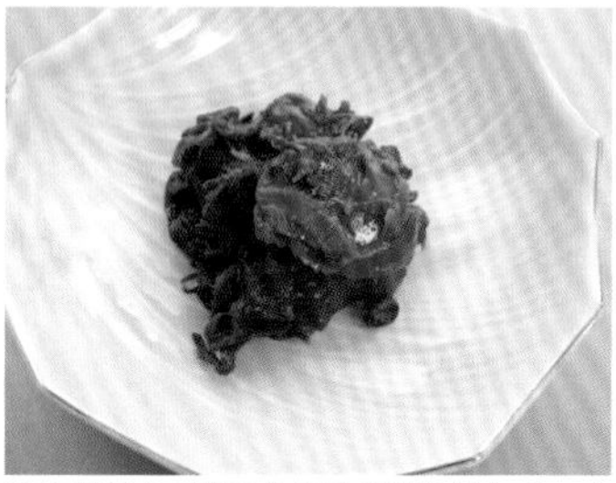

用千葉縣東京灣產的原料所製作的佃煮。由東京產的食材所製作的佃煮都非常受歡迎，而本種的風味更是充滿魅力。

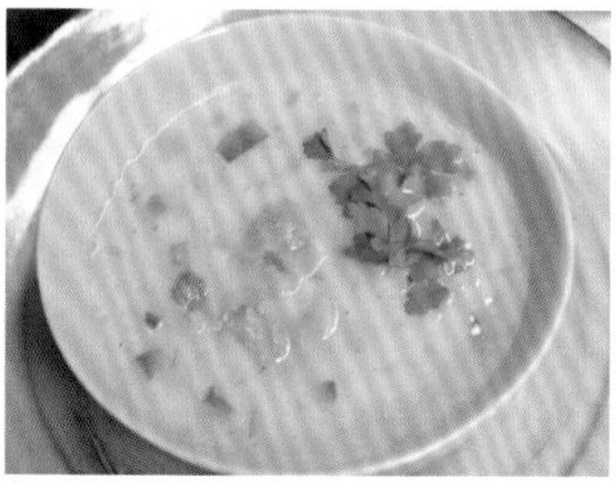

美國的蛤蠣濃湯原本使用的貝類就是本種。分成番茄醬和白醬兩種，兩種都很美味。

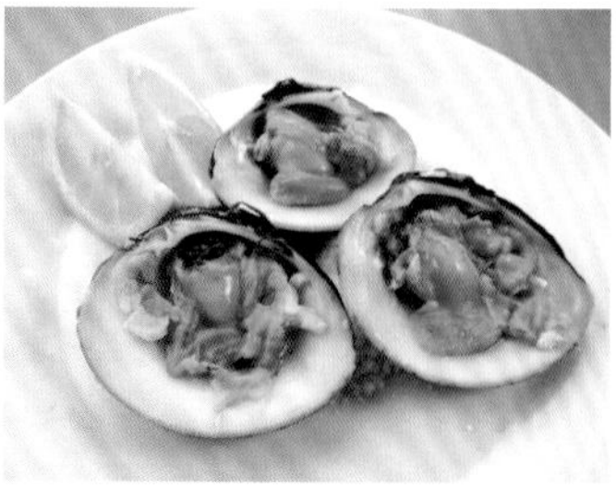

在美國生吃很常見，不過日本國內的貝毒及細菌問題，目前仍是未知數，味道絕對不差，不過只能等目前問題解決後再品嚐。

協助／遠忠食品

簾蛤目斧蛤科

楔型斧蛤

波子貝 Latona cuneata

棲息地●房總半島以南。漁獲●採集。別名●波貝、作間貝

次要魚類的實力

次要魚類珍稀度	★★★★★
美味程度	★★★★★
價格	★★★☆☆

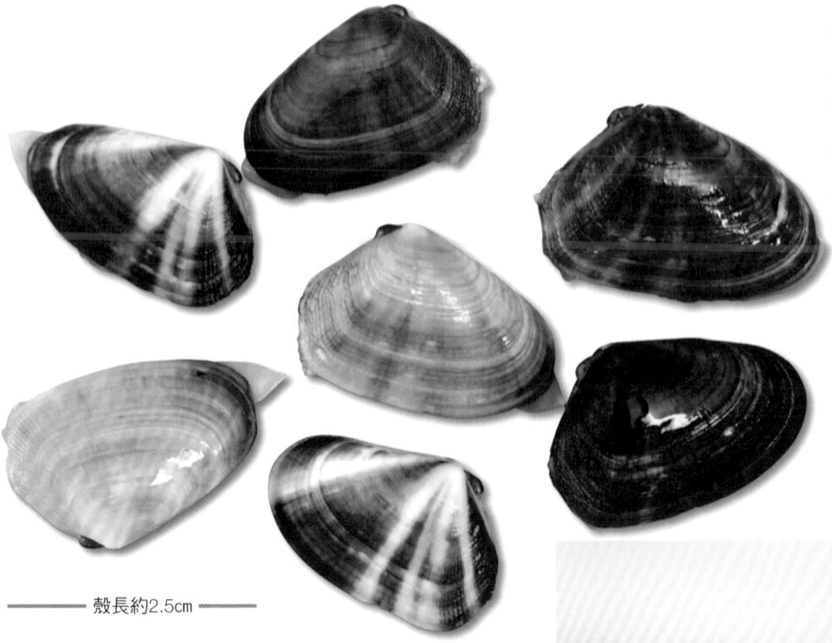

殼長約2.5㎝

楔型斧蛤

波子貝 Latona cuneata

望向沙灘至近海，衝浪者乘著海浪，往腳下一看，則是小巧的雙殼貝類和海浪嬉戲遊玩。只棲息在乾淨沙灘的美麗雙殼貝類。

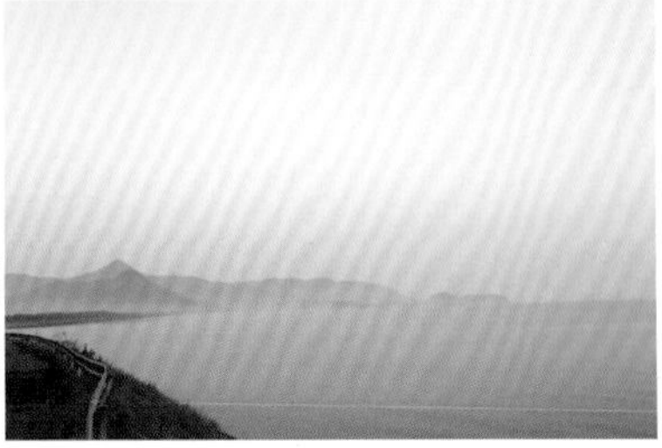

在鹿兒島縣東岸的吹上濱，可以捕獲到楔型斧蛤。大量的楔型斧蛤在美麗的沙灘上隨著波浪流轉。

盛產期●春～初夏
產地●鹿兒島縣（諸島部除外）

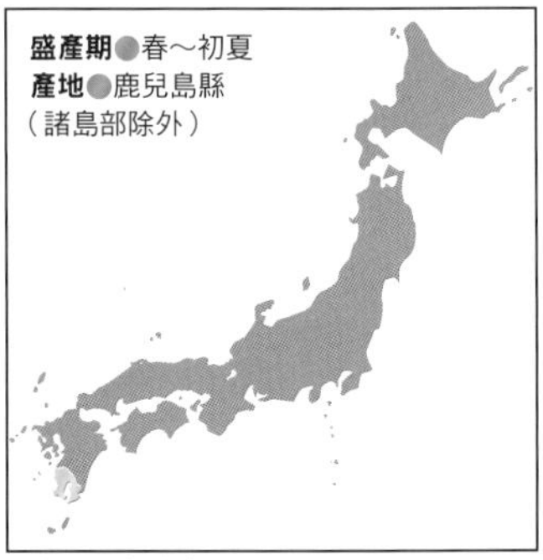

※楔型斧蛤的產地

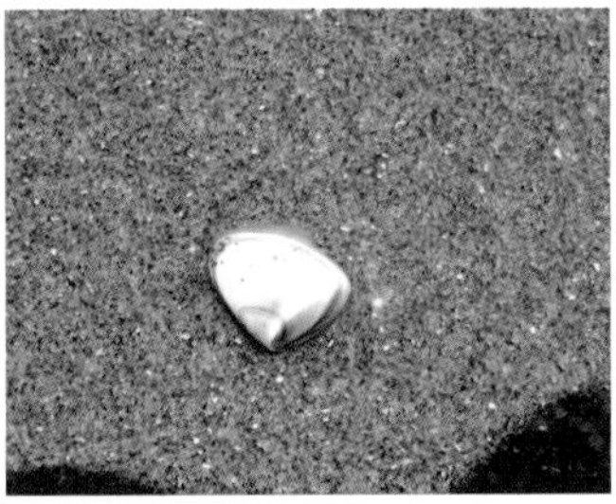

簾蛤目斧蛤科

半紋斧蛤

藤花貝 Donax semigranosus

棲息地●九十九里濱以南。漁獲●採集。別名●波遊、波之子

在九十九里濱乘著浪的半紋斧蛤。隨著波浪打上沙灘，又隨著波浪回到海中。偶爾會埋入沙灘中，看起來就像散落在沙灘上的寶石般。

仔細觀察其樣子，有如踏浪的孩子般

棲息在面向外洋的乾淨沙灘，為大小不到3㎝的貝類。貝殼有如藤花般，因此在日本分類為藤花貝科。會隨著波浪遊玩，藉由太陽光線反射且嵌在沙灘中，所以便命名為「波子貝」。

只棲息在美麗的沙灘中，因此日本國內的產地相當少

目前楔型斧蛤和半紋斧蛤兩種，為已確定的食用種。不過半紋斧蛤是過去在九十九里濱經常食用的種類。實際上流通於市面上的，應該算是只有楔型斧蛤一種。

雖然是小巧的雙殼貝類，卻帶有強烈的鮮味和微微的甜味。不帶腥味，是非常受歡迎的味道。

基本的吃法是湯品。在九州會和蛤蠣一樣煮成味噌湯，是每天都會出現的日常料理。鮮味強烈，因此湯頭非常鮮美可口。

在產地聽說製作成炊飯相當美味，試著料理後果然堪稱絕品。其他像是和蛤蠣一樣料理成炒蛤蠣義大利麵，或是酒蒸蛤蠣也不錯。

當浪花打在美麗的沙灘上時，雖然能大量捕獲，不過這種產地極為稀少。這或許也是日本國內的美麗沙灘，正在逐漸減少的證明。

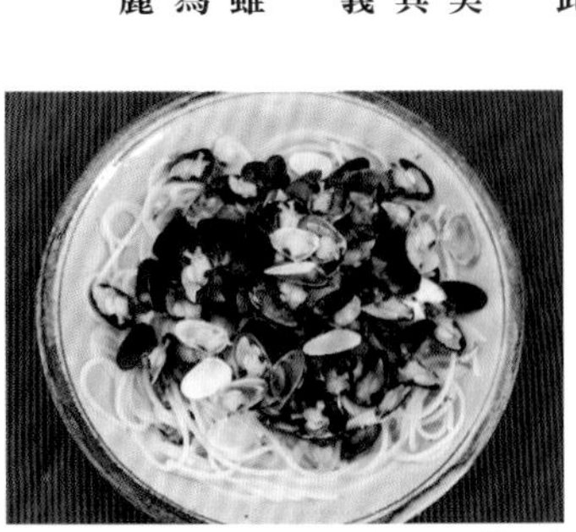

在歐洲等地也會食用楔型斧蛤類的貝類。試著料理成蛤蠣義大利麵後，味道絕對不輸給蛤蠣。

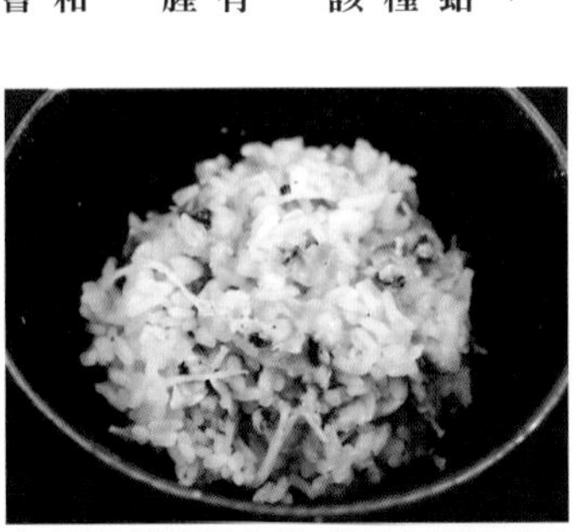

產地居民所傳授的炊飯。將其水煮後取出蛤肉，加入調味湯汁、醬油和酒，以及白米一起炊煮。相當美味。

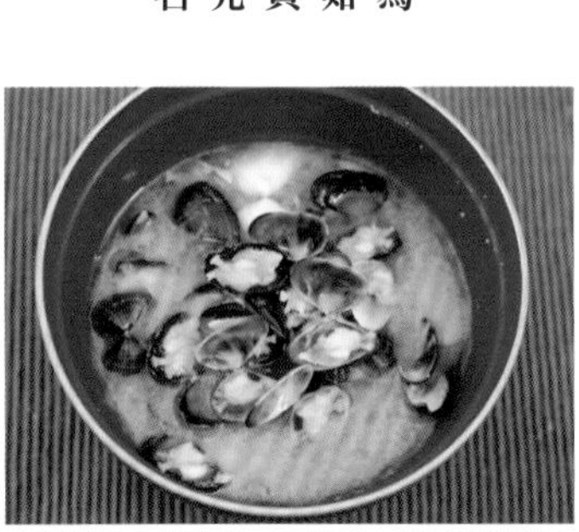

本種最基本的料理，味噌湯。和貝殼相較之下蛤肉較大，湯頭也很鮮美。味道絕對在蛤蠣之上。

簾蛤目簾蛤科

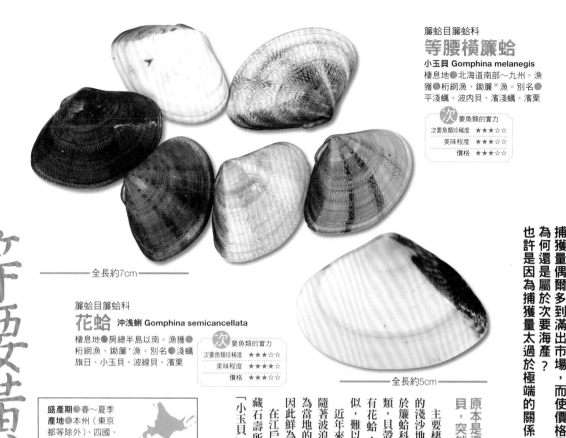

等腰橫簾蛤

小玉貝 Gomphina melanegis

棲息地●北海道南部～九州。漁獲●桁網漁、鋤簾※漁。別名●平淺蝲、波內貝、濱淺蝲、濱栗

次要魚類的實力

次要魚類珍稀度	★★★☆☆
美味程度	★★★☆☆
價格	★★★☆☆

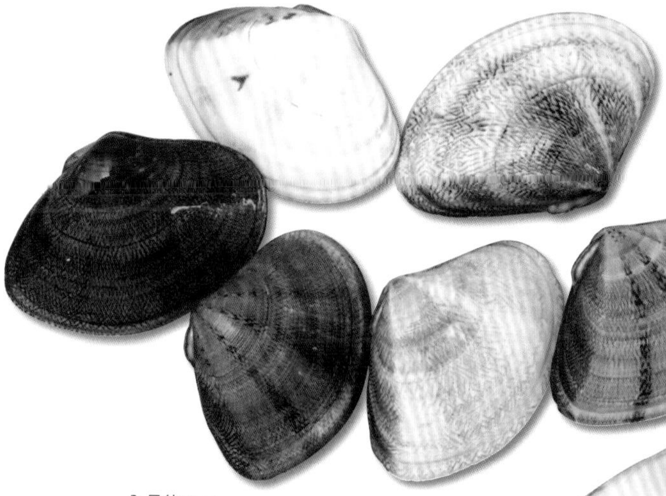

全長約7cm

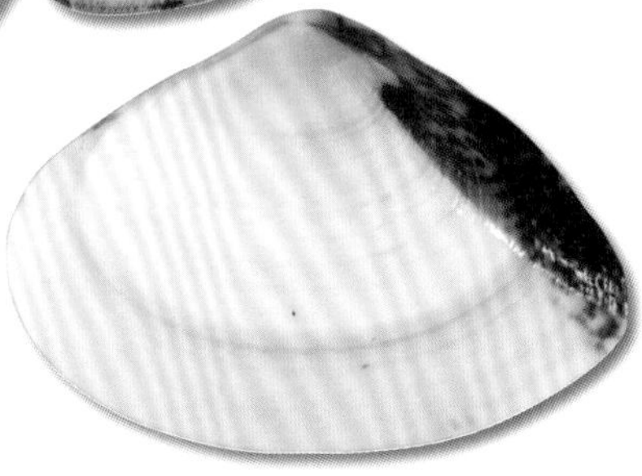

全長約5cm

簾蛤目簾蛤科

花蛤

沖浅蜊 Gomphina semicancellata

棲息地●房總半島以南。漁獲●桁網漁、鋤簾※漁。別名●淺蝲旗日、小玉貝、波線貝、濱栗

次要魚類的實力

次要魚類珍稀度	★★★☆☆
美味程度	★★★★☆
價格	★★★☆☆

等腰橫簾蛤

小玉貝 Gomphina melanegis

捕獲量偶爾多到滿出市場，而使價格暴跌，為何還是屬於次要海產？也許是因為捕獲量太過於極端的關係。

原本是遍布於日本各地的雙殼貝，突然間捕獲量急速減少

主要棲息在本州以南，面向外洋的淺沙地中。和蛤蠣及文蛤一樣屬於簾蛤科，在同科中屬於大型的貝類，貝殼大小可達5㎝。同屬中還有花蛤，兩種貝類的外觀極為相似，難以分辨。

近年來捕獲量極少，不過偶爾會隨著波浪而大量出現於沙灘上，成為當地的新聞等，漁獲量不穩定，因此鮮為人知。

在江戶時代的貝類圖鑑中，由武藏石壽所著的『目八譜』中就有「小玉貝」，標準和名也由此而來。

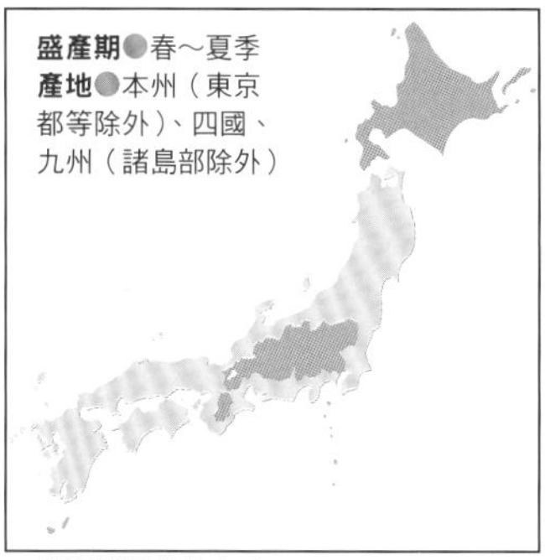
盛產期●春～夏季
產地●本州（東京都等除外）、四國、九州（諸島部除外）

※等腰橫簾蛤的產地

貝殼雖然美麗，卻會因為加熱而變色

陳列在鮮魚店或是超市等架上時，外觀非常美麗，不過在料理界的知名度也非常低。原因是出貨量相當不穩定。偶爾能連續好幾天出貨，又會因為捕獲量過少而無法出貨。

風味類似蛤蠣。雖然煮熟之後會變硬，不過鮮味相當強烈，也沒有任何腥味。可惜的是加熱之後，美麗的貝殼會變成茶褐色。

偶爾能大量捕獲，因此許多人會和蛤蠣一樣製作成味噌湯。充滿貝類特有的鮮味，後味也非常清爽。肉質的口感恰到好處，相當美味。

漁夫所傳授的料理方式為香炒後的燉煮料理。將蛤肉和菠菜等炒香之後，再加入酒和少量的水，並放入鹽及胡椒調味燉煮。味道相當富有層次感，可以淋在白飯上享用。

其他像是酒蒸料理也很可口。

有許多海鮮類雖然經常在超市販售，卻仍然鮮為人知。盡量選擇各式各樣的食物，才是對大自然友善的方式，因此到超市等購物時，也建議養成仔細觀察每種海產的習慣。

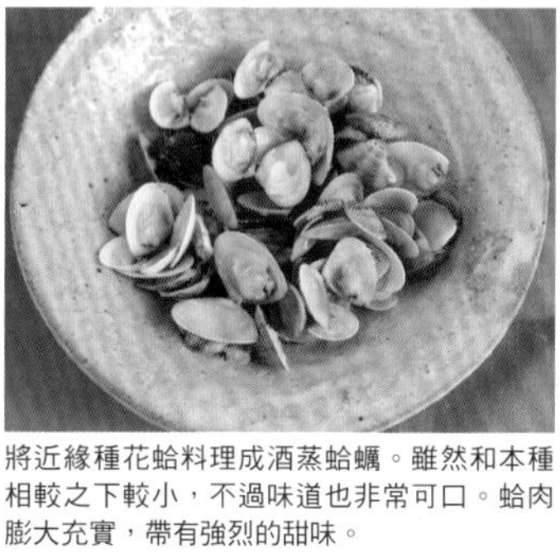

將近緣種花蛤料理成酒蒸蛤蠣。雖然和本種相較之下較小，不過味道也非常可口。蛤肉膨大充實，帶有強烈的甜味。

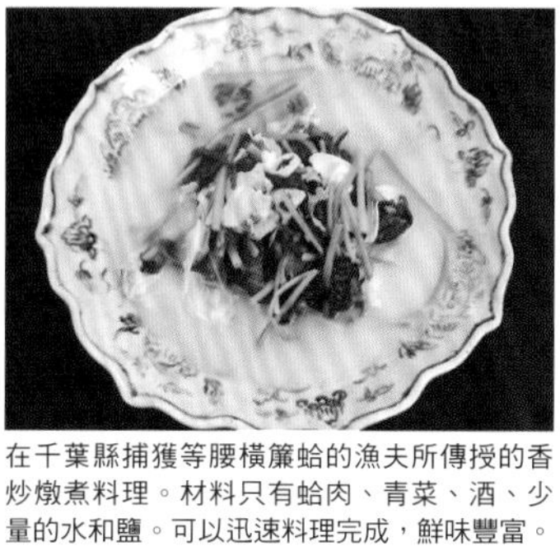

在千葉縣捕獲等腰橫簾蛤的漁夫所傳授的香炒燉煮料理。材料只有蛤肉、青菜、酒、少量的水和鹽。可以迅速料理完成，鮮味豐富。

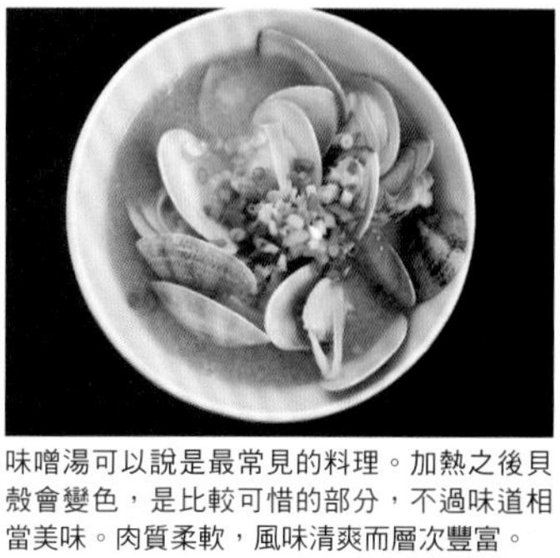

味噌湯可以說是最常見的料理。加熱之後貝殼會變色，是比較可惜的部分，不過味道相當美味。肉質柔軟，風味清爽而層次豐富。

※鋤簾：專門捕獲貝類的特製細網道具。

白貝 代表性的稱呼

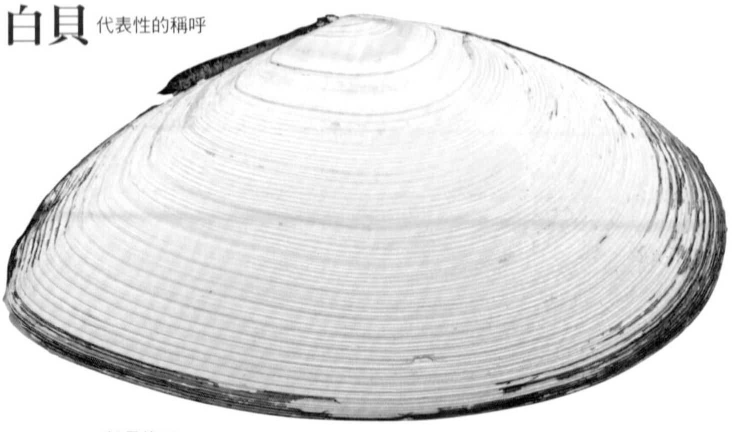

殼長約12cm

簾蛤目櫻蛤科

大型櫻蛤 皿貝 Megangulus venulosa

棲息地●千葉縣銚子市、北陸以北的淺沙地。漁獲●貝桁網漁。
別名●饅頭貝、白貝

次要魚類的實力

次要魚類珍稀度	★★★★★
美味程度	★★★☆☆
價格	★★★★☆

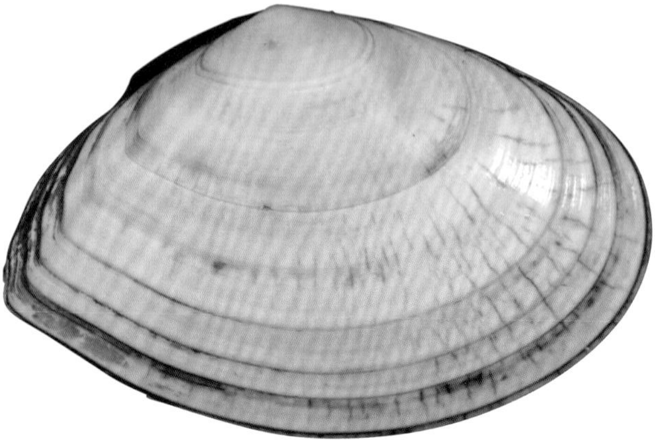

殼長約10cm

簾蛤目櫻蛤科

荒筋櫻蛤

荒筋皿貝 Megangulus zyonoensis

棲息地●鳥取縣、千葉縣外房以北的淺沙地。漁獲●桁網漁。別名●饅頭貝、白貝、板貝、女郎貝、柾貝

次要魚類的實力

次要魚類珍稀度	★★★☆☆
美味程度	★★★★☆
價格	★★★☆☆

盛產期●初夏～秋季
產地●北海道

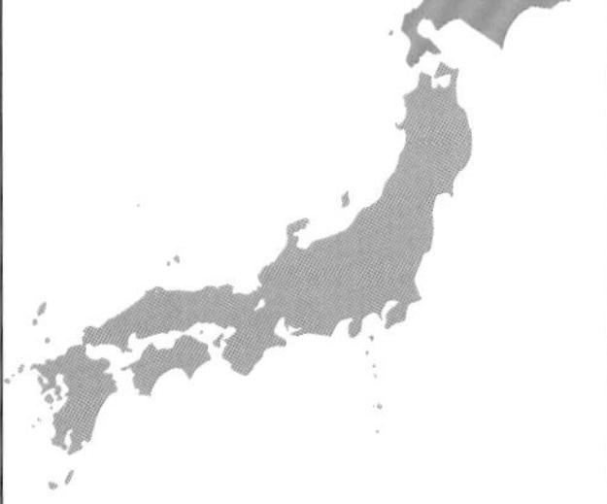

※2種貝類的產地

大型櫻蛤

皿貝 Megangulus venulosa

在北陸及東北日本海側極具人氣，不過在北海道可連同北寄貝一同捕獲，因此從以前就是只有在產地消費的純白貝類。

彷彿白瓷般的貝殼過去也經常當作扮家家酒的盤子

棲息在較寒冷水域的沙地中，貝殼有如白色的陶器。在海邊隨處可見其貝殼，類似櫻蛤的雙殼貝類。貝殼帶有厚度，以前也常被拿來當作扮家家酒的盤子。

從前只在產地食用，最近逐漸成為全國性的海產

由於大型櫻蛤會混雜在北海道的北寄貝漁獲中，直到90年代為止，都是屬於地區限定的雙殼貝。像是北寄貝漁業盛行的苫小牧市、白老町等地區，因為價格便宜，因此也會加入咖哩、炒青菜，或是味噌湯中，成為日常料理中的食材。北陸地區也非常喜愛食用此貝類。在2000年之後，也開始出現於關東地區的餐廳。

最推薦的吃法是炒蔬菜。可代替肉類和蔬菜一起快炒，味道非常鮮美可口。其他像是常見的奶油香煎，或是常見的味噌湯都很美味。

原本只有在產地一帶消費的海產，逐漸流通至各地，是因為產地的水產生物整體漁獲量減少的關係。如今應該在產地努力找尋其他新的海產類，才能為當地帶來商機。

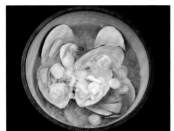

最常見的料理──味噌湯。風味清爽，鮮味接著從口中逐漸散開。每天品嚐也不會膩，滋味豐富。

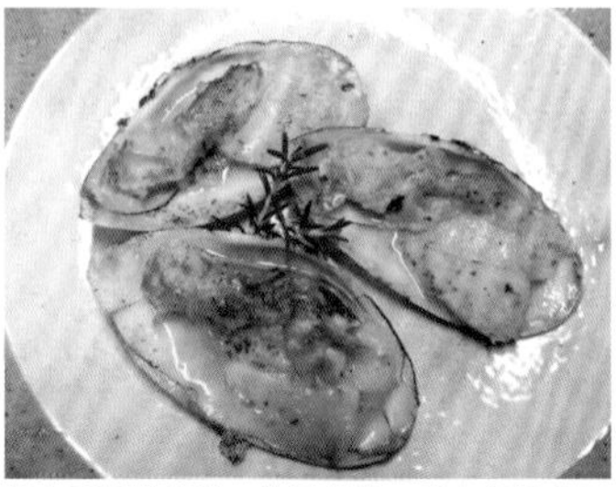

將大型櫻蛤剝掉一片貝殼後，灑上麵粉並且用奶油香烤而成。貝類的鮮味和奶油融合，極為可口。

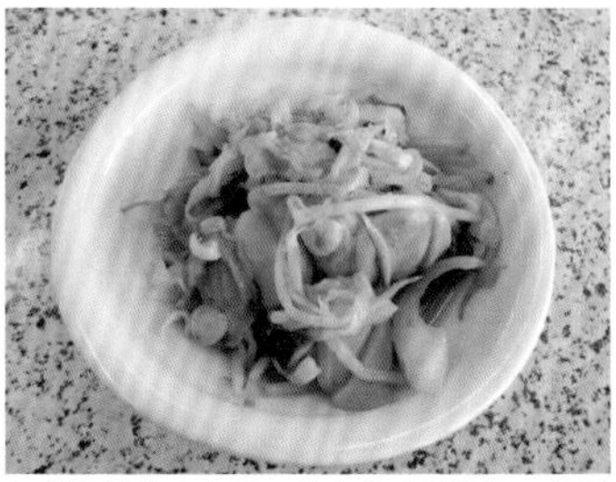

在北海道的白老町、苫小牧市等地區，經常可以吃到蔬菜炒蛤肉。只是和蔬菜一起熱炒，就能讓蔬菜充滿鮮味。鹽分建議減量。

巨柱濾管蛤
筒牡蠣 Nipponoclava gigantea

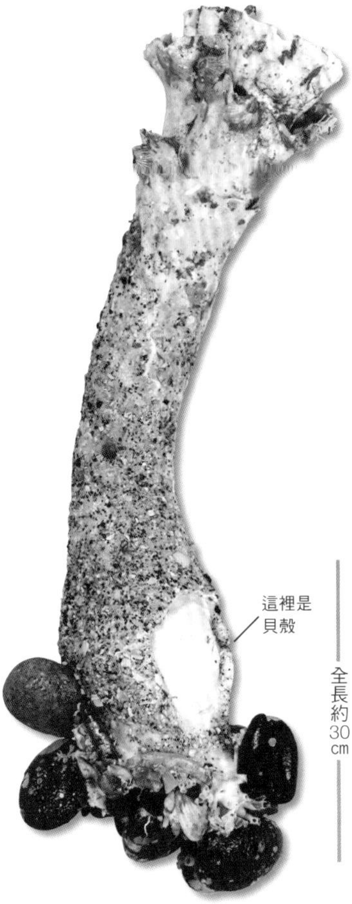

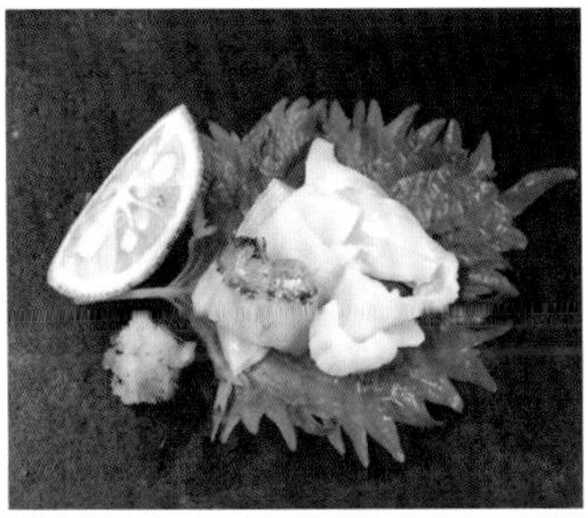
相對於貝殼，可食用的部分非常少。不過汆燙之後味道相當可口。

盛產期●春～秋季
產地●熊本縣

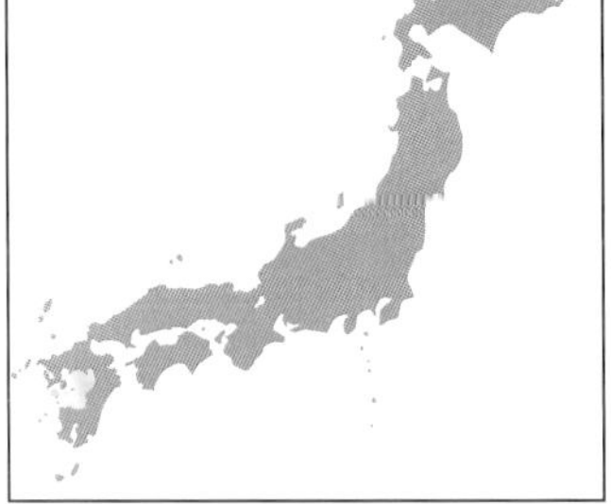

筍螂目濾管蛤科

巨柱濾管蛤

筒牡蠣 Nipponoclava gigantea

棲息地●房總半島～九州的水深5～40m處左右。漁獲●流刺網。別名●getta（げった）

次要魚類的實力
次要魚類珍稀度 ★★★★★
美味程度 ★★★★☆
價格 ★★★★★

只憑外觀完全看不出來是貝類。知道其為雙殼貝類的人更是少之又少。

有如簫般的筒狀底部，隱藏著小巧的雙殼貝類

管蛤科的貝類，會在貝殼上方製作筒狀的物體。雙殼貝的部分隱藏在沙地當中，因此憑外表完全看不出來是貝類。筒狀物體會由海底冒出來，在日本各地都可由流刺網捕獲，不過幾乎沒有地區食用。

從天草的漁夫那裡收到這個貝類時，也因為不知道該吃哪裡而令人困擾。將筒狀部分割開之後，就能看到隱藏在其中的雙殼貝。之後只要和象拔蚌一樣，將水管和軟體部分稍微汆燙後即可食用。帶有強烈的甜味，口感也非常棒。屬於較稀有的貝類，因此可遇不可求。

協助／出口典彥（熊本縣）

寬殼全海筍
海筍 Barnea dilatata

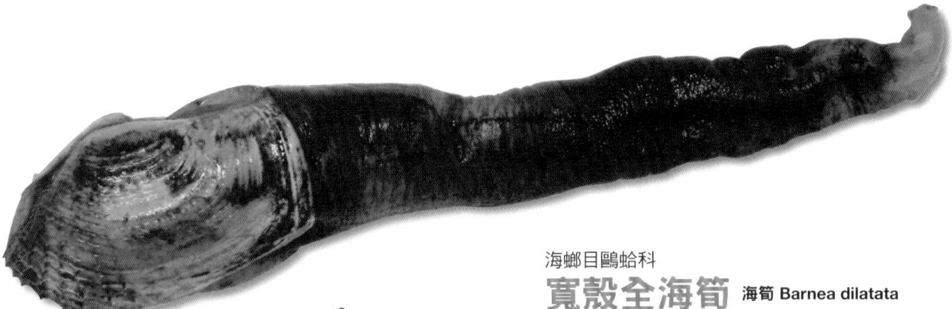

海螂目鷗蛤科

寬殼全海筍

海筍 Barnea dilatata

棲息地●房總半島、男鹿半島以南的灘地等。漁獲●用裝上特殊金屬的長棒來捕獲

次要魚類的實力
次要魚類珍稀度 ★★★★★
美味程度 ★★★★☆
價格 ★★★★☆

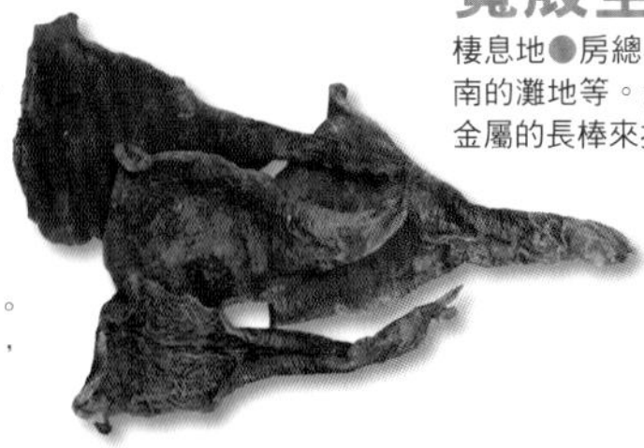
燒烤後的「海筍乾」香氣誘人。帶有濃醇的鮮味和貝類的風味，美味至極。

以前在有明海一帶經常食用的奇妙貝類。如今已成為非常稀有的生物。

幾乎都從中國進口，如今日本國產的海筍已成為珍貴的貝類

原本棲息在房總半島以南的寬廣灘地上，不過現在僅於有明海一帶出現蹤跡。從薄而且脆弱的貝殼中，伸出巨大的水管，不過看起來比較像水管上附屬著貝殼。水管有如竹筍（也很像菇類）般，因此標準和名為「海筍」。日本國產的海筍，如今已成為夢幻般的稀有生物。所以也有從中國進口而來。

將水煮後的蛤肉加入醋涼拌，在有明海也會和白米一起炊煮成海筍飯。也有人為了提升保存性而曬成乾，可將蛤肉乾燒烤，香氣四溢，充滿可口的鮮味。

盛產期●春～初秋
產地●有明海一帶（佐賀縣、福岡縣、長崎縣、熊本縣）

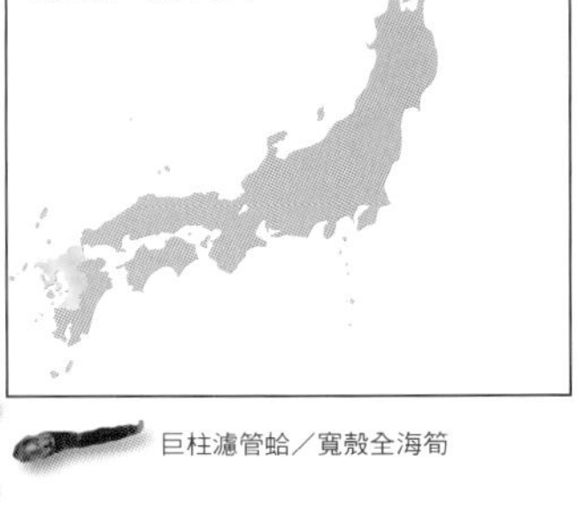

蚌目蚌科

日本石蚌 石貝

Unio douglasiae nipponensis

棲息地●北海道、本州、四國、九州。漁獲●採集。別名●烏鴉貝、硬貝、立烏帽子

次要魚類的實力

次要魚類珍稀度	★★★★★
美味程度	★★★☆☆
價格	☆☆☆☆☆

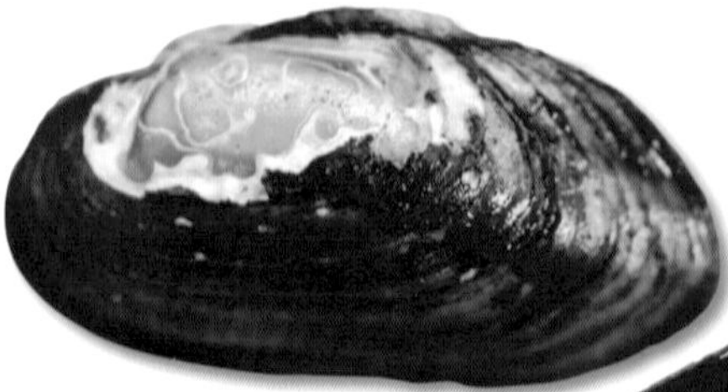

殼長約5cm

蚌目蚌科

立烏帽子石蚌

立烏帽子貝 Unio douglasiae biwae

棲息地●琵琶湖特有種。漁獲●撈貝網漁。別名●石貝、立烏帽子

次要魚類的實力

次要魚類珍稀度	★★★★☆
美味程度	★★★★☆
價格	★★★☆☆

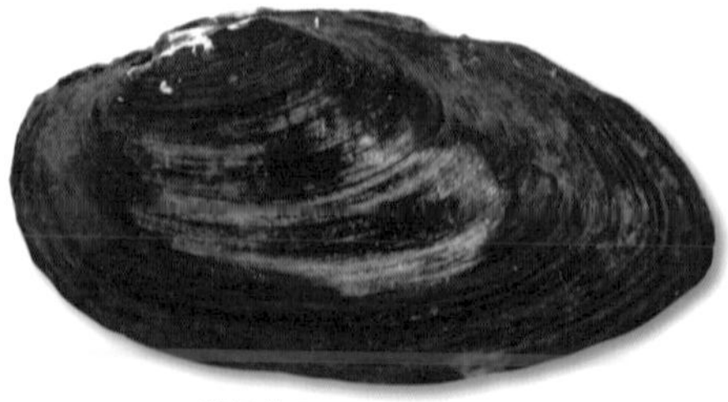

殼長約5cm

蚌目蚌科

短褶毛蚌

笹葉貝 Lanceolaria oxyrhyncha

棲息地●琵琶湖特有種。漁獲●撈貝網漁。別名●鹽條子、長蚌、長立、長烏帽子

次要魚類的實力

次要魚類珍稀度	★★★★☆
美味程度	★★★★☆
價格	★★★☆☆

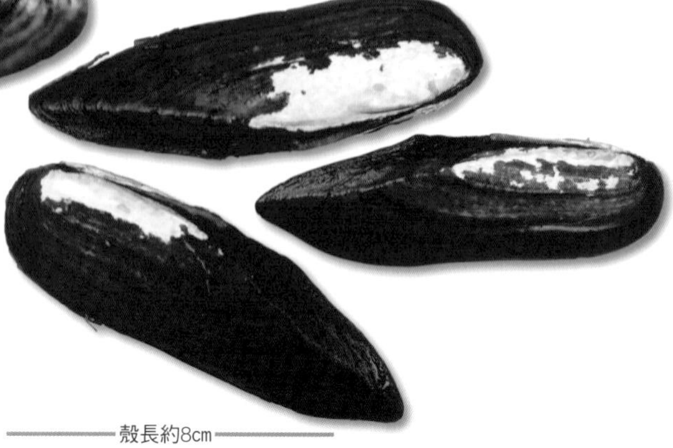

殼長約8cm

日本石蚌

石貝 Unio douglasiae nipponensis

棲息於日本各地淡水中的雙殼貝——石蚌類，理所當然成為各地的食用貝類，不過近年來卻急速減少。如今只有在琵琶湖一帶，將其當作日常中的食材享用。

盛產期●秋～春季
產地●滋賀縣

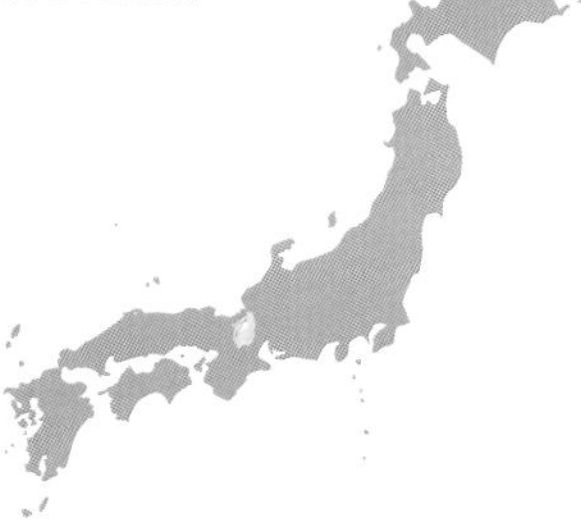

※3種貝類的產地

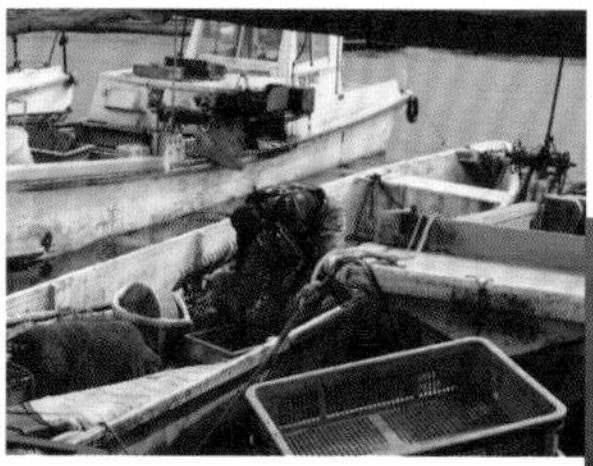

在琵琶湖的漁港捕撈瀨田蜆。其中混雜著立烏帽子石蚌和短褶毛蚌。將瀨田蜆挑出來後，直接把其他兩種貝類水煮後流通於市場上。

雖然沒有瀨田蜆般起眼，不過「石貝佃煮」可是琵琶湖的名產。和蜆仔相較之下份量較少，可以說是琵琶湖的特有風味。

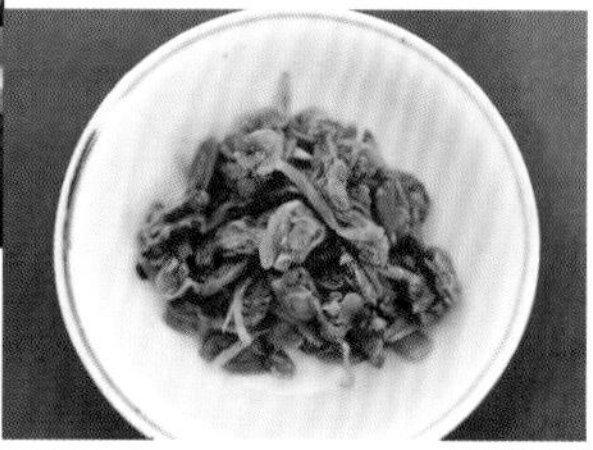

遍布於日本各地的石蚌類，如今已成為稀有生物

蚌科的雙殼貝類分布於日本全國。像是水田的灌溉用水、池子、河川等地區，曾經是隨處可見的生物。卻隨著護岸工程的進行，以及農藥和汙染而急速減少。首當其衝的就是淡水的雙殼貝類。淡水雙殼貝類的減少，也間接使原本產卵在貝類上的淡水魚鱊類加速減少。

日本國內的淡水存在著外來魚種問題，以及物種多樣性減少等各種令人頭疼的問題。

可食用的石蚌類 僅有琵琶湖的特有種兩種

可作為食用的石蚌類，僅有琵琶湖一帶的種類。其中又以立烏帽子石蚌和短褶毛蚌為主流。兩種都不帶腥味，而且能煮出鮮美的湯頭，在當地擁有相當的人氣。

兩種貝類都是在漁港水煮後流通。可以直接和冬蔥一起沾醋味噌享用。另外也會料理成佃煮。和黃豆一起煮成地方料理「石貝豆」。吸收了貝類鮮味的黃豆，極為鮮美可口。

能取得生鮮貝類的漁夫們，會製作成味噌湯享用。和蜆相較之下更加清爽可口。是每天都吃不膩的美味。

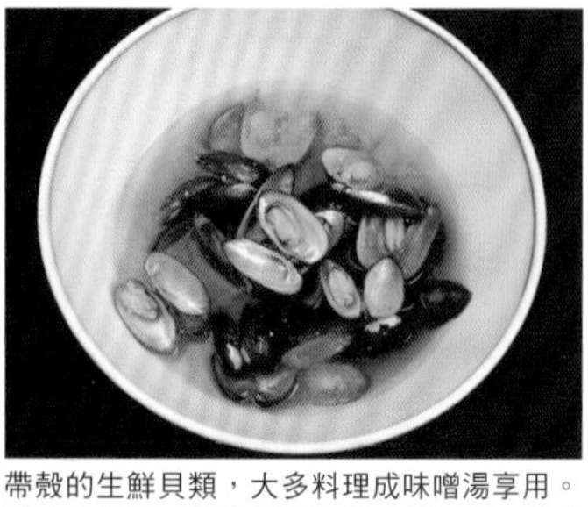

帶殼的生鮮貝類，大多料理成味噌湯享用。將立烏帽子石蚌混雜著短褶毛蚌料理，除了美味之外也充滿樂趣。

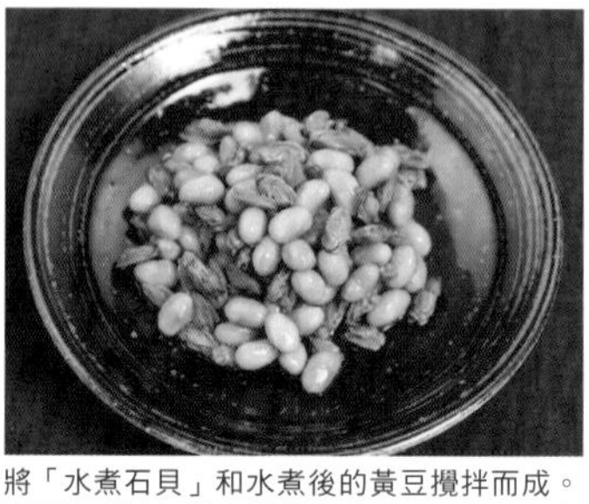

將「水煮石貝」和水煮後的黃豆攪拌而成。琵琶湖附近經常會將湖產的貝類、蝦類及小魚等和黃豆混合，較少用「石貝」來製作。

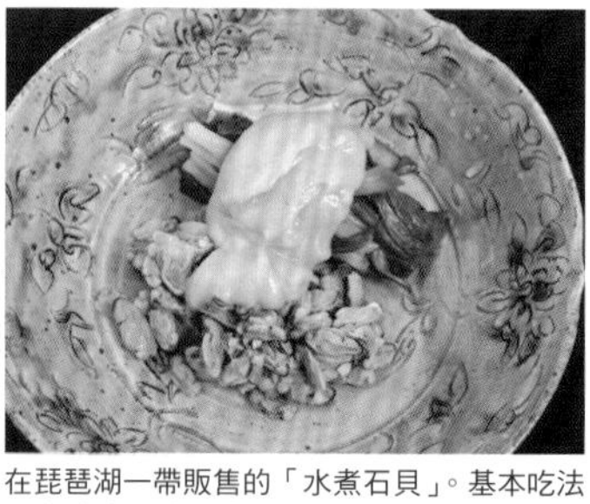

在琵琶湖一帶販售的「水煮石貝」。基本吃法是直接沾醋味噌享用。也可以和蔬菜類一起燉煮，或是加入白米中炊煮。

池蝶蚌

池蝶貝 *Hyriopsis schlegeli*

大型的蚌科貝類曾是日本各地的重要蛋白質來源。不過卻隨著淡水域的汙染及過度開發而急速減少。如今已成為超級稀有的次要貝類。

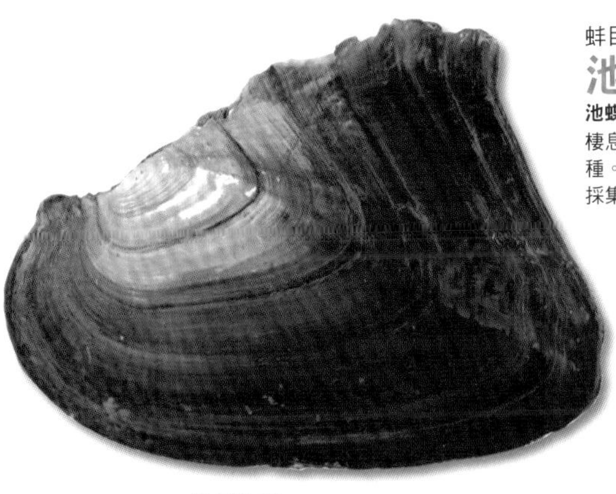

殼長約20cm

蚌目蚌科

池蝶蚌

池蝶貝 *Hyriopsis schlegeli*

棲息地●琵琶湖、淀川水系特有種。已移植到日本各地。漁獲●採集。別名●繪描貝、温貝

次要魚類的實力	
次要魚類珍稀度	★★★★★
美味程度	★★★☆☆
價格	★★★☆☆

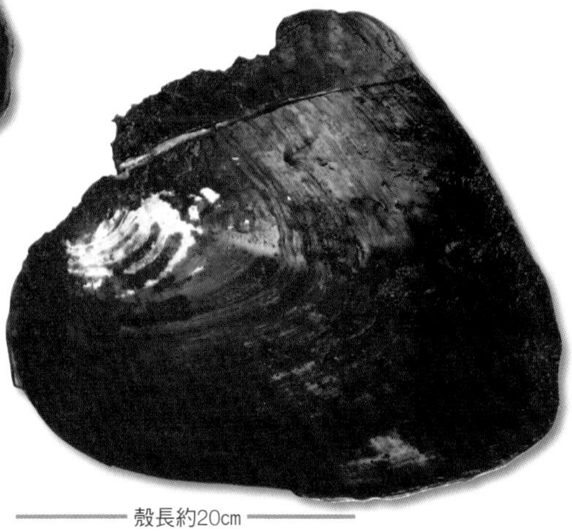

殼長約20cm

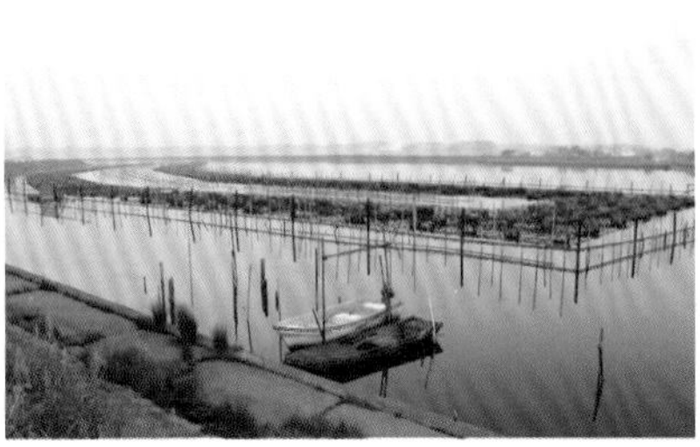

茨城縣霞之浦的淡水珍珠養殖場。珍珠取出來之後，將蛤肉冷凍保存，當作佃煮的材料。

蚌目蚌科

三角帆蚌

鰭池蝶貝 *Hyriopsis cumingii*

棲息地●中國原產。為了採集珍珠而在霞之浦及琵琶湖等地方養殖。別名●珍珠貝

次要魚類的實力	
次要魚類珍稀度	★★★★★
美味程度	★★★☆☆
價格	★★★★☆

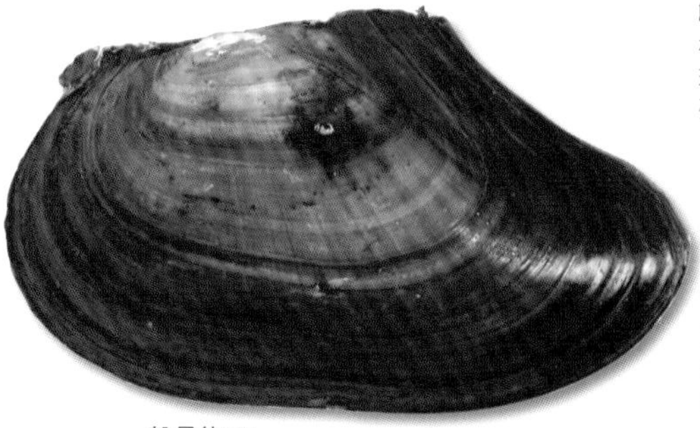

殼長約20cm

蚌目蚌科

褶紋冠蚌

面烏貝 *Cristaria plicata*

棲息地●琵琶湖特有種。漁獲●採集。別名●雌貝、面貝

次要魚類的實力	
次要魚類珍稀度	★★★★★
美味程度	★★★☆☆
價格	★★★☆☆

盛產期●春季
產地●茨城縣霞之浦一帶、滋賀縣琵琶湖一帶

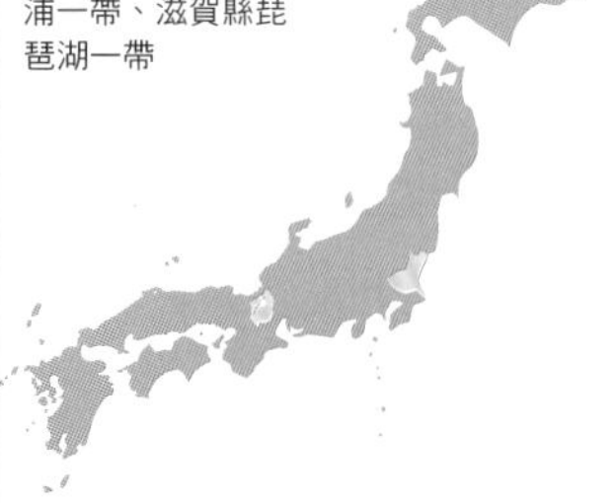

※3種貝類的產地

為淡水生物提供了重要的繁殖環境

日本國內淡水區的大型雙殼貝類，大多棲息在湖沼，以及流動較緩慢的河川中。其中池蝶蚌類由於能採取淡水珍珠，因此也有養殖漁業。孵化後的幼生（glochidium）會離開母貝。並附著於鰕虎類的魚鰭上成長。形成貝類形狀後，便會開始底生生活。另外黑腹鱊等魚類也會產卵在外套膜上等，在淡水生物中擔任了重要的角色。

意外地沒有土臭味，屬於大型貝類，蛤肉肥美

別名「淡貝」，可以在池塘或河川等輕鬆採集，於日本各地都有食用的習慣。不過現在顯著減少，飲食文化也面臨消失的危機。唯一能購買到的地方只有淡水珍珠的養殖場，或是琵琶湖附近。

基本的料理方式為燉煮。在琵琶湖附近也會加入當地的特色食材——關東煮的材料。能熬煮出鮮美的湯頭，也可以藉由長時間燉煮，讓肉質變得較柔軟。另外和白蘿蔔一起煮成甜鹹風味也很好吃。

其他像是褶紋冠蚌或三角帆蚌，也是能食用的貝類。希望在品嚐的同時，也能衷心期望大自然早日恢復至正常的生態。

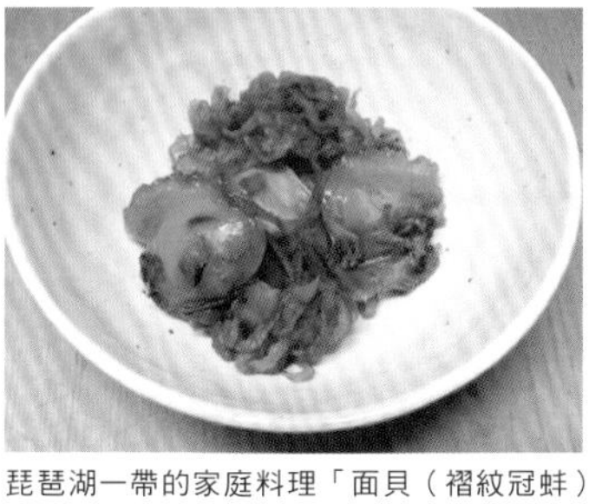

琵琶湖一帶的家庭料理「面貝（褶紋冠蚌）和蘿蔔乾的燉煮料理」。蘿蔔乾充分吸收了貝類的鮮味，適合當作配飯的小菜。

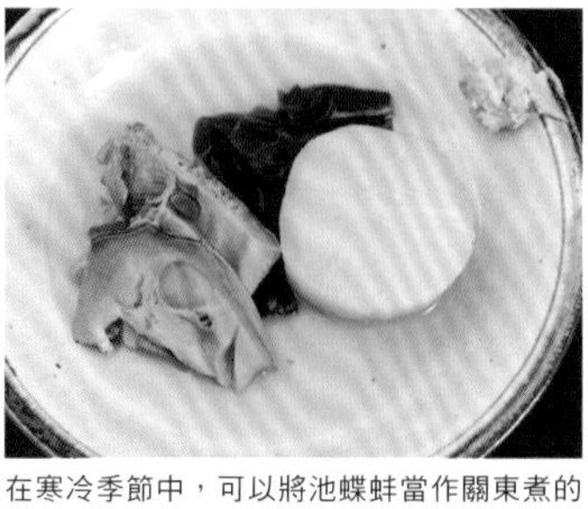

在寒冷季節中，可以將池蝶蚌當作關東煮的食材。長時間熬煮肉質可變軟，相當美味。大型的蚌科大部分都能食用。

白斑烏賊

瘤 *Sepia latimanus*

主要棲息於奄美大島、沖繩縣等地區的珊瑚礁中。在身體內帶有內殼的烏賊中，屬於最大型的種類。味道可謂熱帶海域中的頂級美味。

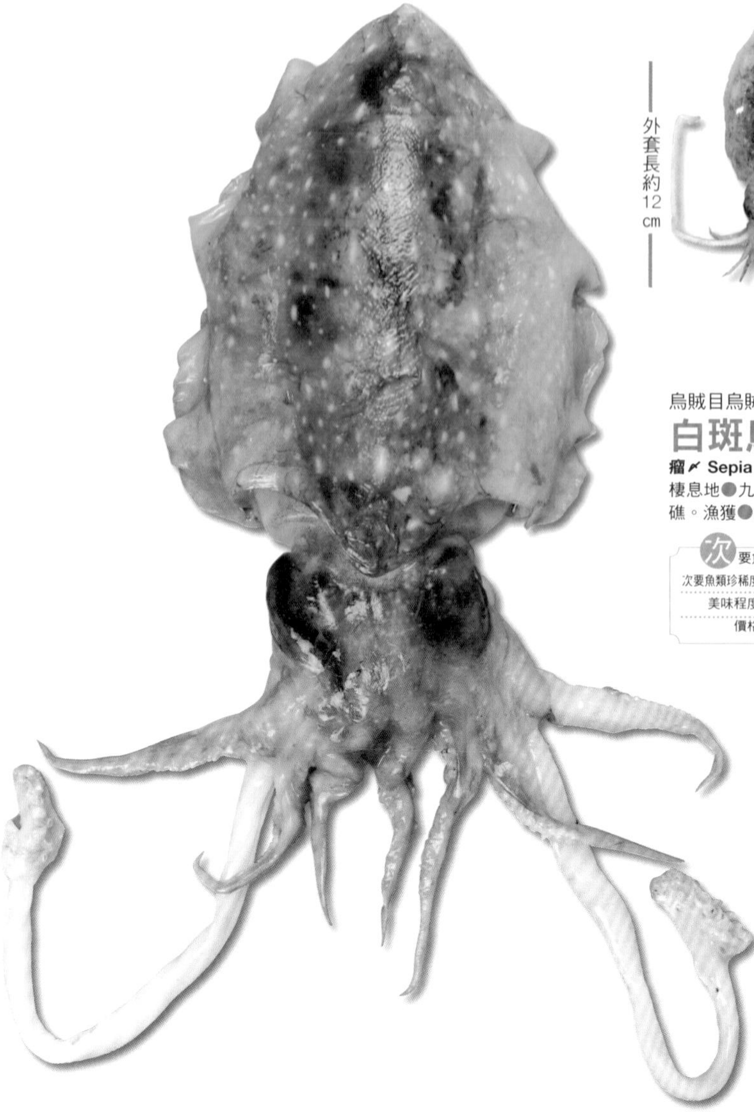

外套長約40cm

烏賊目烏賊科
白斑烏賊
瘤 Sepia latimanus
棲息地●九州～琉球列島的珊瑚礁。漁獲●鏢魚。別名●花斑墨

次要魚類的實力
- 次要魚類珍稀度 ★★★★☆
- 美味程度 ★★★★★
- 價格 ★★★★☆

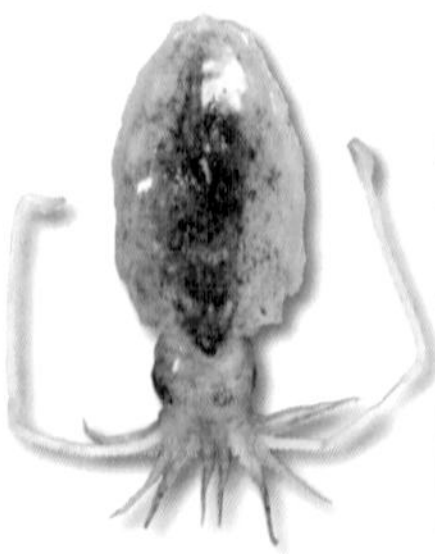

外套長約12cm

烏賊目烏賊科
長腕針烏賊
蝦夷針烏賊 Sepia andreana
棲息地●北海道南部～相模灣、日本海～黃海。漁獲●底拖網。別名●針烏賊

次要魚類的實力
- 次要魚類珍稀度 ★★★☆☆
- 美味程度 ★★★☆☆
- 價格 ★★★☆☆

日本國內可食用的烏賊中，最小種位於北邊，最大種則在南邊

烏賊類的體內帶有內殼。在日本國內捕獲的食用烏賊類中，大多棲息於東北及日本海的長腕針烏賊，外套膜長度（身體部分長度）僅有10cm，屬於體型最小的種類，位於熱帶的白斑烏賊全長40cm，是最大種類。

白斑烏賊主要棲息在熱帶的珊瑚礁海域中，以獵捕小魚為食。

和熱帶海域的軟絲並列兩大高級烏賊

槍烏賊科的萊氏擬烏賊（軟絲）和本種，是沖繩縣的兩大高級烏賊。可作為生魚片的外套部分，厚度可達3cm，不但是豪華的生魚片，在沖繩縣的宮廷料理中，還會將身體部分上色，再細雕成「花烏賊」也很美麗。

盛產期●夏～秋季，不過整年都很美味
產地●鹿兒島縣、沖繩縣

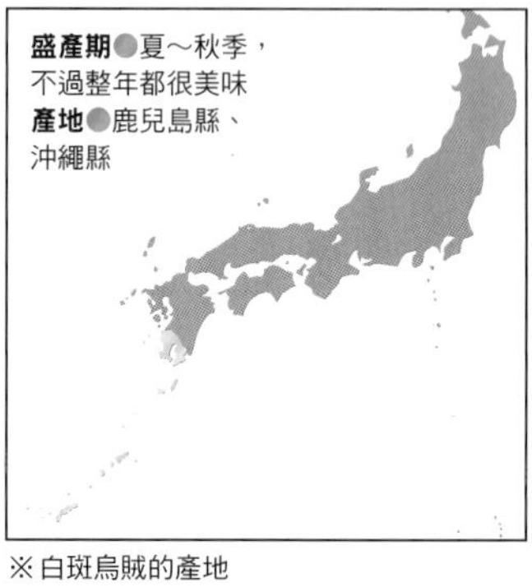

※白斑烏賊的產地

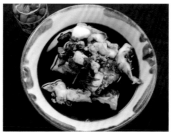

本種的墨袋非常龐大。將墨汁融入水中，用來煮烏賊，最後撒上沖繩地方蔬菜一齒葉苦蕒菜。和豬肉高湯或是豬肉混合也很美味。

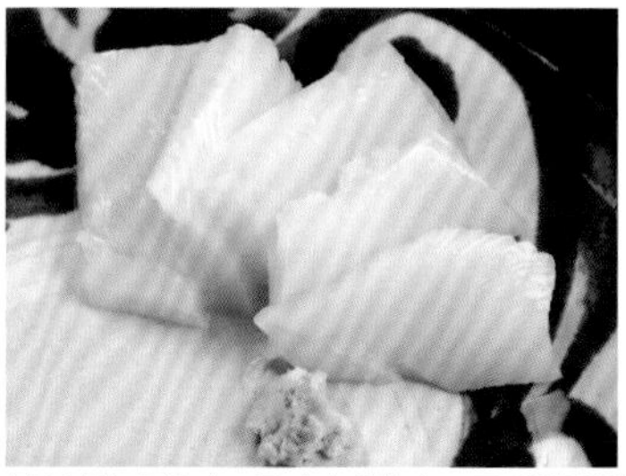

料理成生魚片時，厚度十分驚人。而且體型雖然龐大，也擁有強烈的甜味，口感也很棒。完全生吃或是稍微汆燙後食用都很美味。

極厚的身體部分，料理成生魚片時擁有強烈的甜味，口感也恰到好處，十分美味。

體內帶有大量的墨汁，因此可製作成沖繩縣的地方料理「烏賊墨汁」，滋味豐富且帶有層次感。非常適合搭配沖繩蔬菜——艾草。

其他像是裹上沖繩風味的麵衣，並炸成天婦羅，或是製作成香炒料理都很美味。

耳烏賊

団子烏賊 Sepiolidae

烏賊目耳烏賊科

銀帶耳烏賊

銀帶烏賊 Sepiolina nipponensis

棲息地●駿河灣以南。漁獲●底拖網

次要魚類的實力

次要魚類珍稀度	★★★★★
美味程度	★★★☆☆
價格	★★★★☆

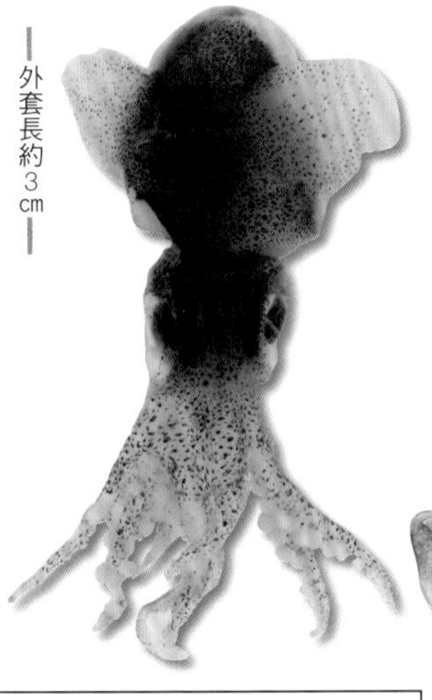

外套長約3cm

烏賊目耳烏賊科

耳烏賊

耳烏賊 Euprymna morsei

棲息地●北海道南部～九州。漁獲●底拖網。別名●團子烏賊

次要魚類的實力

次要魚類珍稀度	★★★☆☆
美味程度	★★★☆☆
價格	★★★☆☆

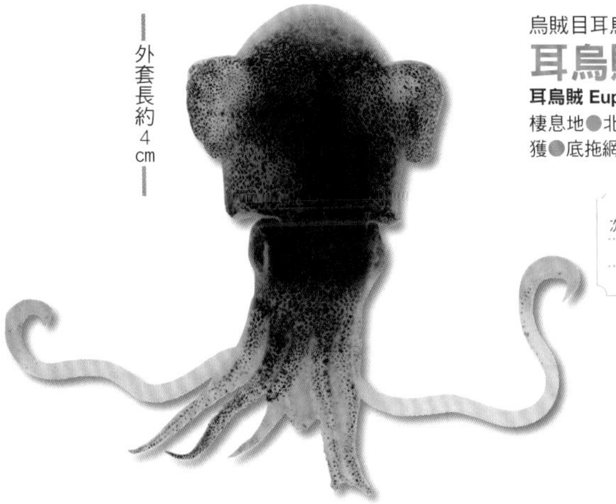

外套長約4cm

外套長約7cm

烏賊目耳烏賊科

太平洋僧頭烏賊

坊主烏賊 Rossia pacifica

棲息地●島根縣、常磐以北。漁獲●底拖網。別名●瓶章魚、耳章魚

次要魚類的實力

次要魚類珍稀度	★★★★☆
美味程度	★★★☆☆
價格	★★☆☆☆

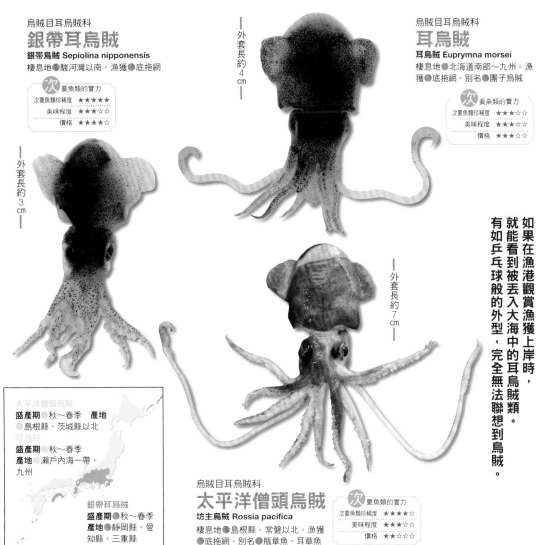

太平洋僧頭烏賊
盛產期●秋～春季 產地●島根縣、茨城縣以北
耳烏賊
盛產期●秋～春季
產地●瀨戶內海一帶、九州
銀帶耳烏賊
盛產期●秋～春季
產地●靜岡縣、愛知縣、三重縣

如果在漁港觀賞漁獲上岸時，就能看到被丟入大海中的耳烏賊類。有如乒乓球般的外型，完全無法聯想到烏賊。

章魚或是烏賊，根據地區而有不同稱呼的超小型生物

耳烏賊科乍看之下難以區別是烏賊或章魚，不過仔細觀察，耳烏賊其實擁有八隻腳加上兩隻觸角，加起來共十隻，因此屬於烏賊類。分布於潮間帶至水深兩百米以上的深海，棲息範圍極廣。

可藉由底拖網捕獲，只有在產地附近食用

分布於東北及日本海的太平洋僧頭烏賊，瀨戶內海的耳烏賊，以及深海性的銀帶耳烏賊等，均為身體部分僅有乒乓球大小的小型烏賊。雖然可藉由底拖網捕獲，不過由於體型過小，因此價格低廉，主要僅流通於產地附近。

基本吃法是熬煮或水煮後享用。熬煮成有如佃煮般的甜鹹濃厚風味，最適合當作小菜品嚐。

雖然有點麻煩，不過將皮剝除料理成生魚片，味道非常可口。辛苦處理大量耳烏賊，能吃的部分也非常少，就算製作一人份都很辛苦。

在兵庫縣姬路市家島諸島的坊勢島有鹽漬烏賊。製作成鹽漬料理時，烏賊肉會稍微融化，也會因為墨汁而變成黑色，並且散發出強烈的臭味。但味道其實很美味。

另外在瀨戶內海一帶，還會將耳烏賊當作魚餌，專門用來釣鯛魚。

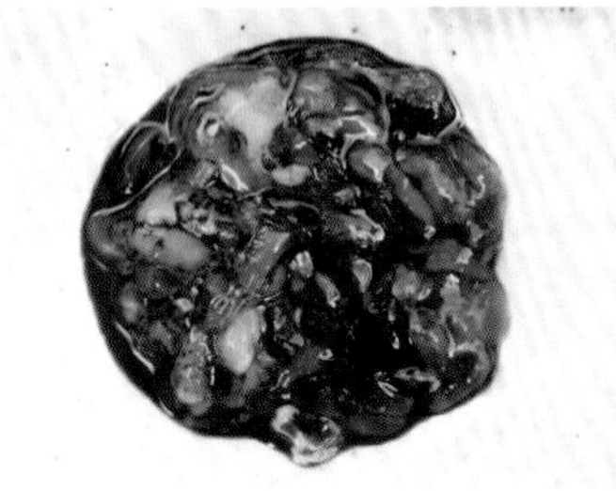

兵庫縣姬路市家島諸島坊勢島產的鹽漬烏賊。將帶卵的耳烏賊連同內臟一起醃漬，雖有臭味，但味道鮮美。是一道很棒的下酒菜。

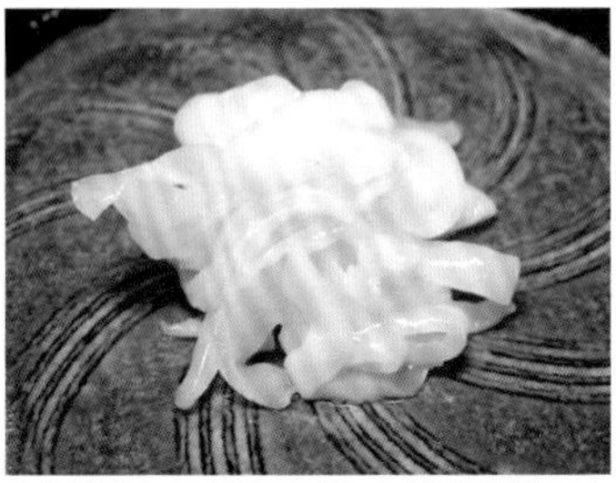

雖然體型小而麻煩，不過可以將新鮮的耳烏賊製作成生魚片。一人份的生魚片需要大約10隻耳烏賊。但是味道非常鮮美可口。

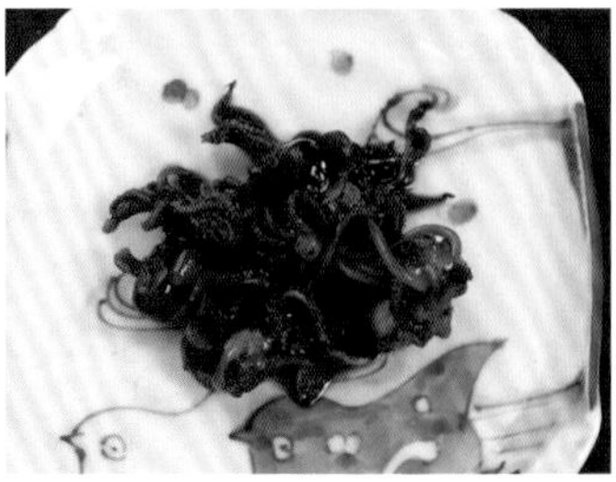

料理成濃醇甜鹹風味的佃煮。比起清爽風味，耳烏賊更適合調味成濃醇風味。

管魷目柔魚科

發光魷魚 筋烏賊 Eucleoteuthis Luminosa

棲息地●北海道東部近海～太平洋高知縣近海。漁獲●漁釣、定置網。別名●平長

次要魚類的實力

次要魚類珍稀度	★★★☆☆
美味程度	★★★☆☆
價格	★★☆☆☆

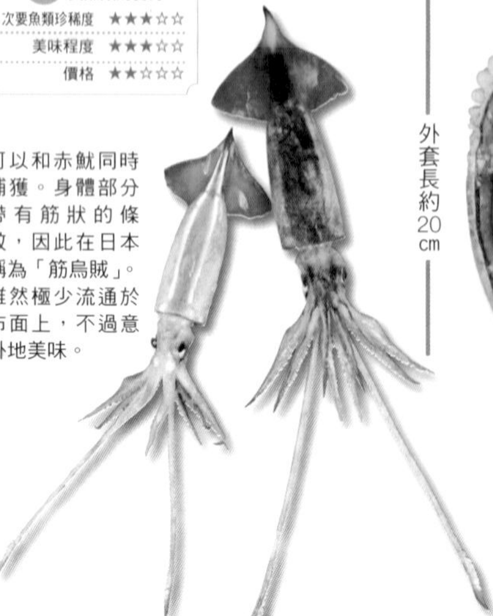

可以和赤魷同時捕獲。身體部分帶有筋狀的條紋，因此在日本稱為「筋烏賊」。雖然極少流通於市面上，不過意外地美味。

管魷目柔魚科

赤魷

赤烏賊 Ommastrephes bartramii

棲息地●除了赤道附近以外，分布於世界各地的溫、熱帶海域中。漁獲●烏賊流刺網、漁釣。別名●巴氏狹烏賊、巴氏柔魚、巴特柔魚、紫烏賊

次要魚類的實力

次要魚類珍稀度	★★★☆☆
美味程度	★★★☆☆
價格	★★☆☆☆

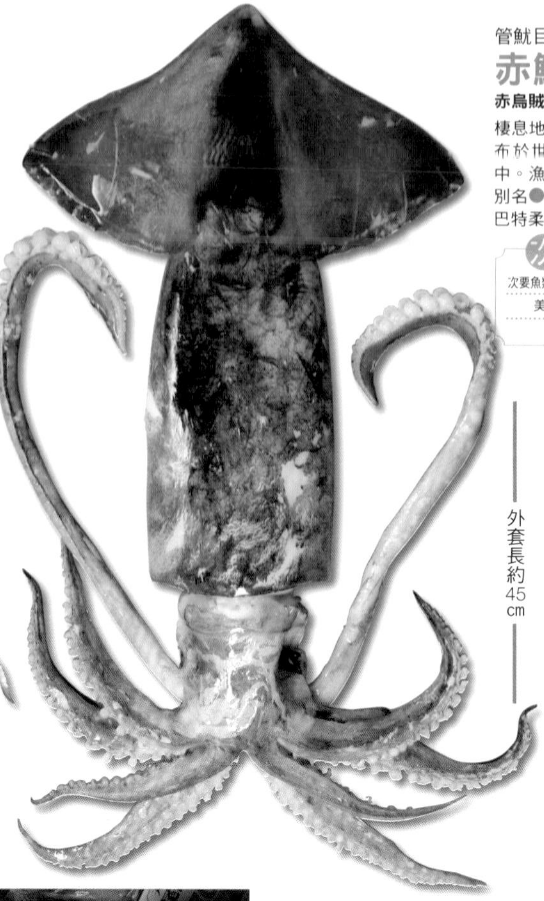

赤魷

赤烏賊 Ommastrephes bartramii

一般人所稱的「赤烏賊」，其實是指飛魷。關東所稱的「赤烏賊」則是指劍尖槍烏賊。雖然標準和名為赤烏賊，不過也有「紫烏賊」之別名。

盛產期●秋～春季
產地●青森縣、岩手縣、宮城縣、福島縣、茨城縣、千葉縣、東京都諸島部、神奈川縣、靜岡縣

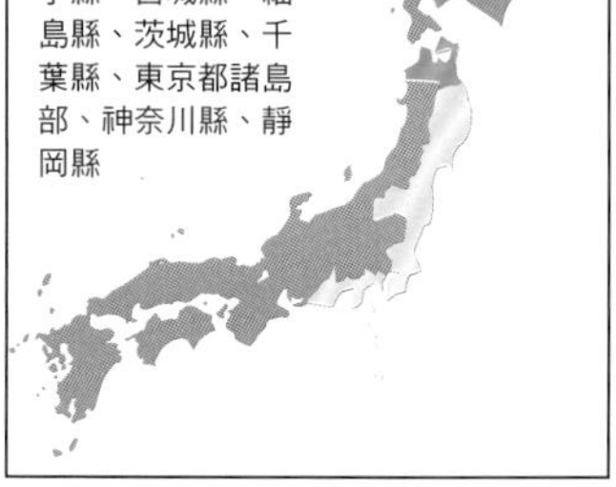

※赤魷的產地

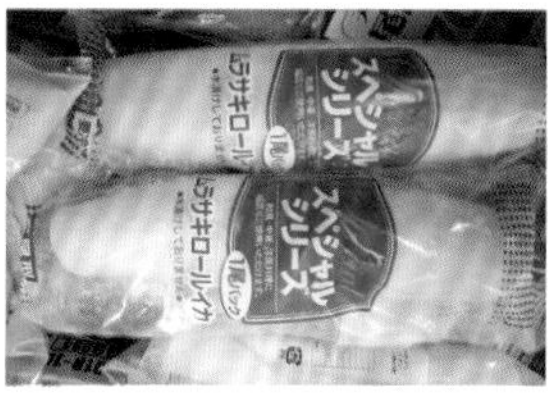

中式餐廳經常使用的冷凍魷魚。只有身體部分是去皮的狀態。只要解凍後就能立刻料理，一般家庭也能輕鬆使用。不過品名經常標示為「紫烏賊」。

體型非常龐大，會在外洋大量群生

雖然標準和名為赤烏賊，不過平常不會以生鮮的狀態出貨，因此標準名稱較鮮為人知。外套長（身體部分）接近50cm，有如嬰兒般的大型魷魚。會在太平洋的近海一帶，和近緣種發光魷魚群游，所以能大量捕獲。

過去能大量捕獲 因此多用來加工成魷魚絲

可以分成在近海大量捕獲，以及在沿岸設置定置網捕獲兩種。近海的赤魷主要會加工成魷魚絲或煙燻魷魚等零食。在沿岸捕獲的赤魷，幾乎都僅限於產地附近食用。兩種方式所捕獲的赤魷，都不會特別標示名稱，因此屬於次要的海產。不過近年來卻因為價格提高，在當作加工原料時出現成本問題。

雖然有人覺得味道平淡，不過生鮮品的風味意外地鮮美。生魚片帶有厚度，以及微微的甜味和鮮味。

在神奈川縣真鶴町等地區所製作的一夜乾，也堪稱絕品。

用本種所製作的零食或料理用的冷凍魷魚，原材料不單單只是「魷魚」而已。就算近在身邊也不知其名，因此在某種意義上也算是次要海產。

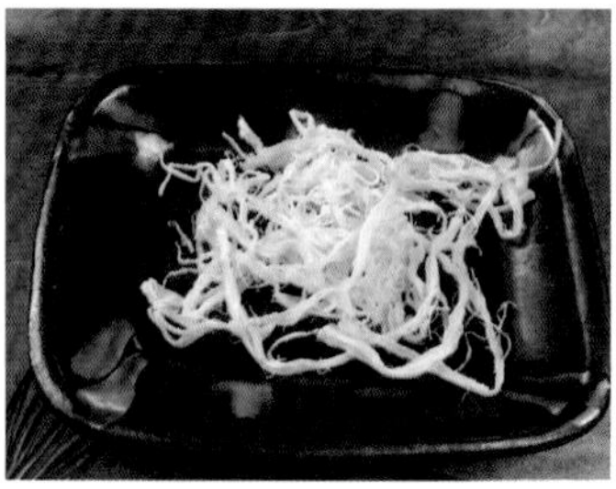

以前曾大量用赤魷製作成「魷魚絲」或是「煙燻魷魚」等加工食品。不過近年來捕獲量銳減，因此逐漸成為昂貴的高級品。

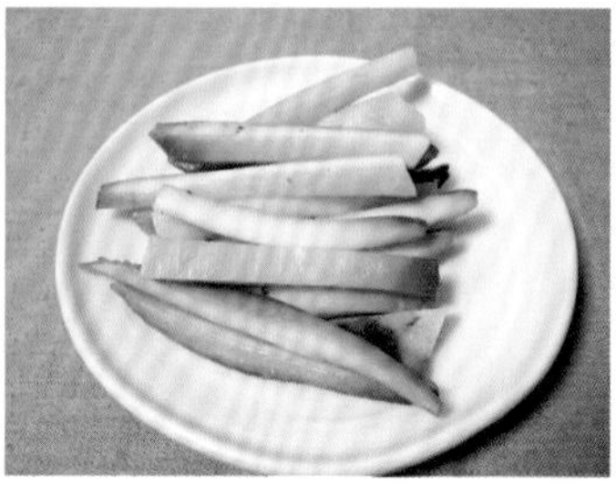

於神奈川縣真鶴町製作的一夜乾。只有在捕獲時製作，因此量少稀有，而且能享受到柔軟的肉質和魷魚的風味。

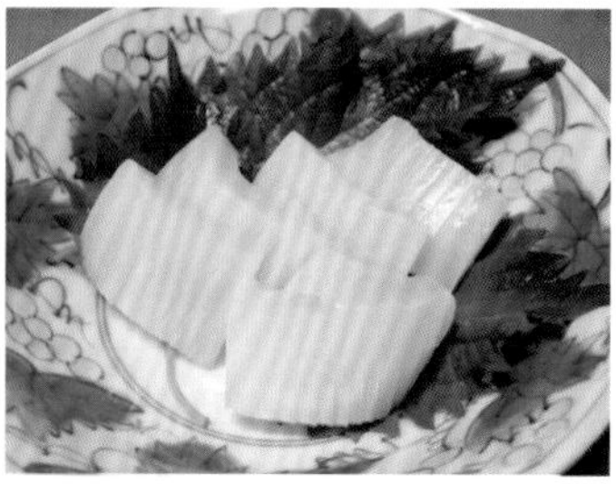

定置網的漁夫大力推薦，因此將新鮮的赤魷料理成生魚片品嚐。意外地美味。具有厚度，而且能感受到甜味。

管魷目飛魷科

飛魷

袖烏賊 Thysanoteuthis rhombus

棲息地●世界各地的溫帶、熱帶海域。漁獲●樽流漁。別名●袖魷、赤烏賊、樽烏賊

次 要魚類的實力

次要魚類珍稀度	★★★☆☆
美味程度	★★★★☆
價格	★★★★☆

飛魷

袖烏賊 Thysanoteuthis rhombus

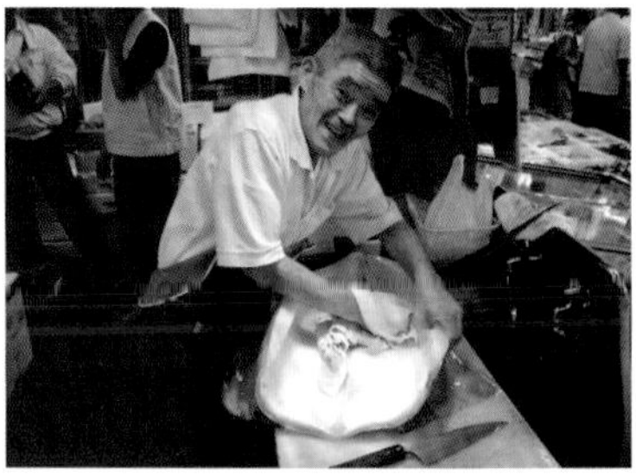

就算小型的飛魷也重達10kg。體型相當巨大，處理時彷彿就像在格鬪般。如果直接料理，肉質很硬而無味。冷凍後可以讓肉質變軟，增添風味。

從熱帶海域隨著黑潮北上至日本海、太平洋等海域。為全長1m，重達30kg的龐大魷魚。外觀有如怪物般，一般人幾乎沒有看過其完整的樣貌。

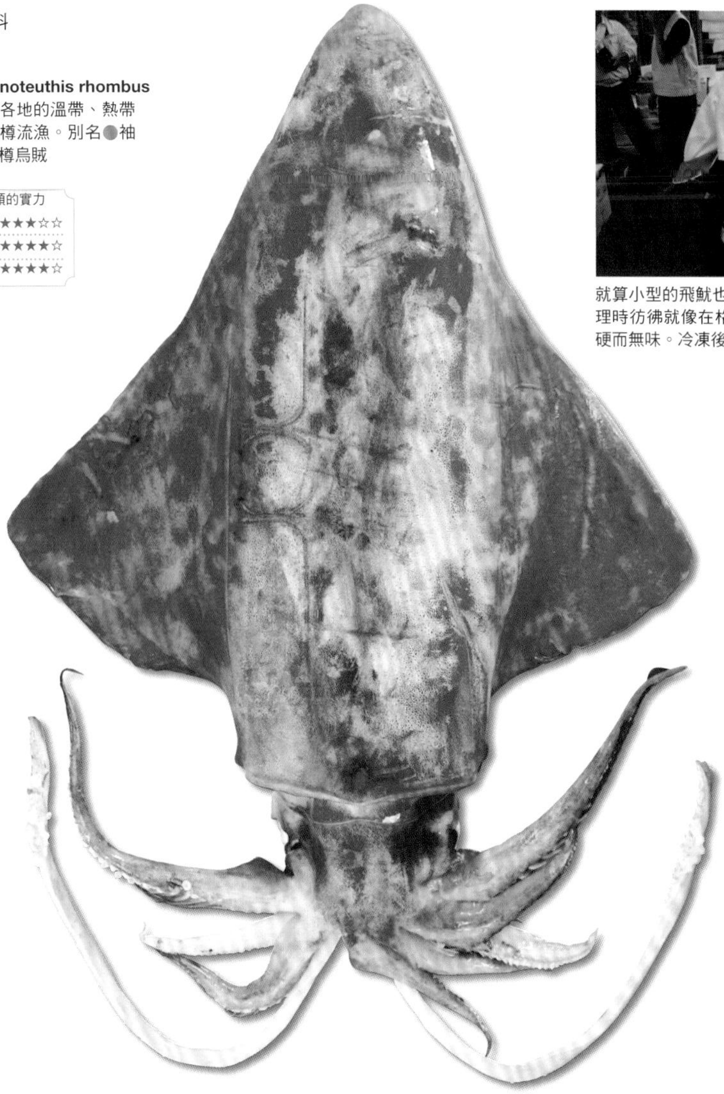

外套長約80cm

隨著天氣回暖而沿著日本列島沿岸北上，變冷之後則南下

飛魷會在沖繩縣至本州的近海中，隨著海流移動。在溫暖的夏季往北上，水溫下降時則會南下至溫暖的海域中。鰭部彷彿衣服的袖子般，因此日本稱之為「袖烏賊」。另外也因為尾部的形狀，還有「火箭」之別名。

在流通市場上，因為體色而稱為「赤烏賊」，容易和標準和名的赤烏賊（赤魷），以及在關東有赤烏賊之稱的劍尖槍烏賊混淆。

冷凍之後才會好吃 令人感到不可思議

可以在沖繩縣至日本海域中，用大桶子（樽）綁上帶有細針的線來釣飛魷，這種漁獲方式稱為「樽流漁」。雖然會以鮮魚方式流通，不過大多是專業料理人會購買，處理之後原則上會先冷凍。

生吃不但肉質硬，而且淡而無味。如果將其冷凍之後，肉質會變得較軟且有味道。在日本海一帶等產地，會將冷凍加工之後剩下的鰭部和魷魚腳，長時間熬煮後享用。肉質柔軟而美味。

可惜的是出現在超市的飛魷，多半是已處理好的塊狀，無法想像原來的樣貌。不過基本上，生魚片所使用的「赤烏賊」，大多是指本種。

盛產期●一整年
產地●本州（瀨戶內海以外）、德島縣、高知縣、愛媛縣、九州、沖繩縣

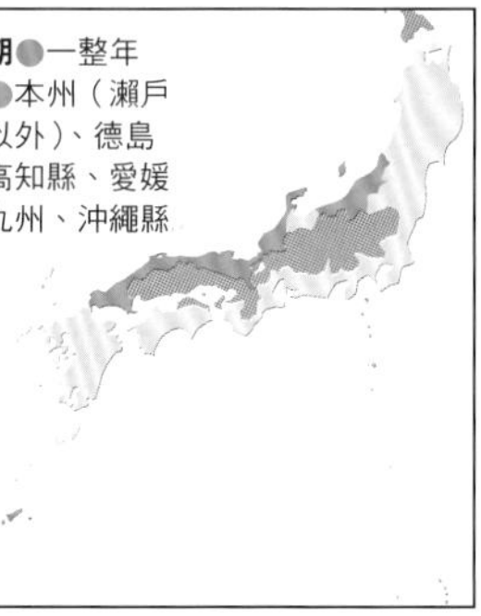

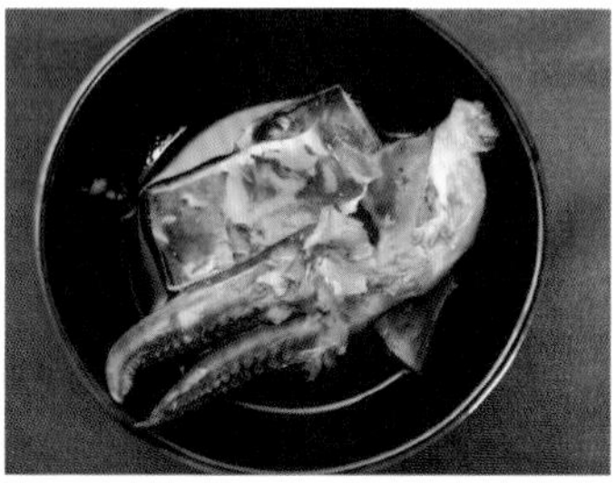

在產地（日本海一帶）能買到冷凍加工後剩下的鰭部和魷魚腳。可以將其長時間熬煮成甜鹹風味的料理，相當可口。

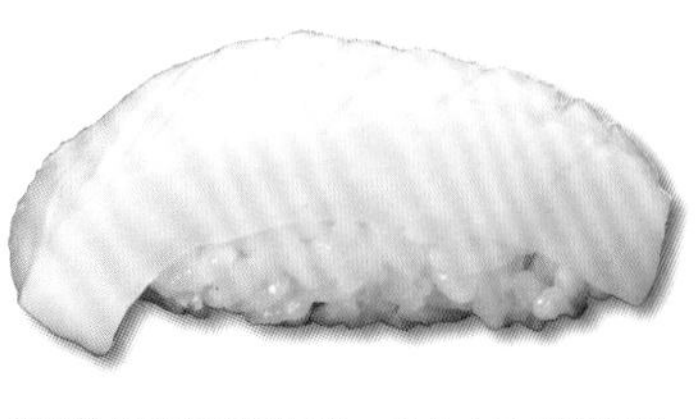

冷凍後的飛魷價格昂貴。因此大多出貨至料理店或壽司店。飛魷是壽司食材中的高級品，很少在平價的迴轉壽司中出現。

章魚目章魚科

加那勒深海蛸

千尋鮹 Benthoctopus profundorum

棲息地●九州以北。漁獲●底拖網

次要魚類的實力

次要魚類珍稀度	★★★★★
美味程度	★★★☆☆
價格	★★★☆☆

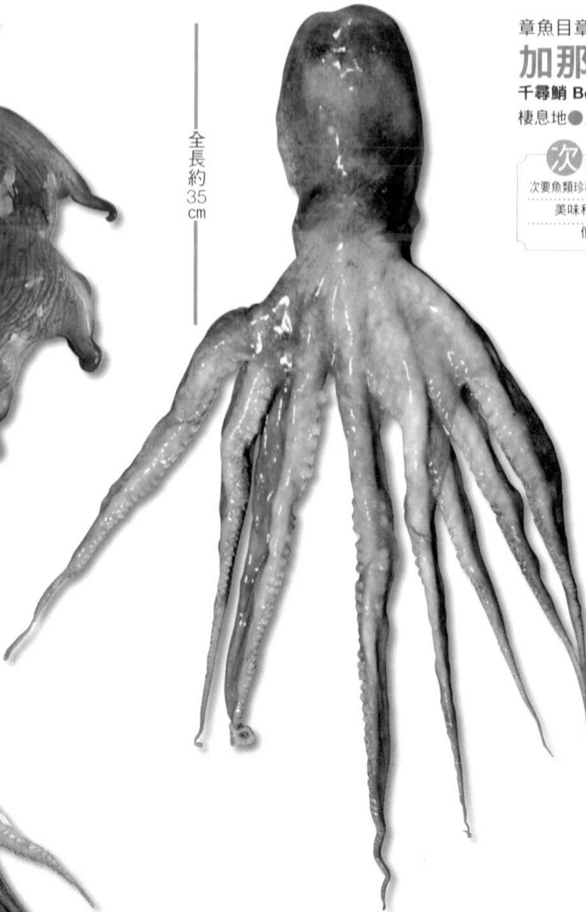
全長約35cm

加那勒深海蛸

千尋鮹 Benthoctopus profundorum

一般所謂的「章魚」，是指棲息在水深數十米的淺海章魚，而加那勒深海蛸則是棲息在水深200米以上，也就深達千人兩手張開並列的深海處。

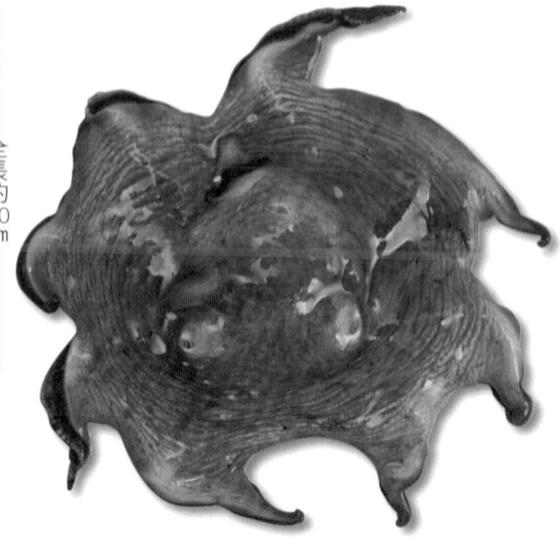
全長約20cm

無法食用的深海章魚

章魚目面蛸科

扁面蛸

面蛸 Opisthoteuthis depressa

棲息地●相模灣～九州。漁獲●底拖網。照片為雌章魚，雄章魚體型相當小，大約僅有3cm左右。

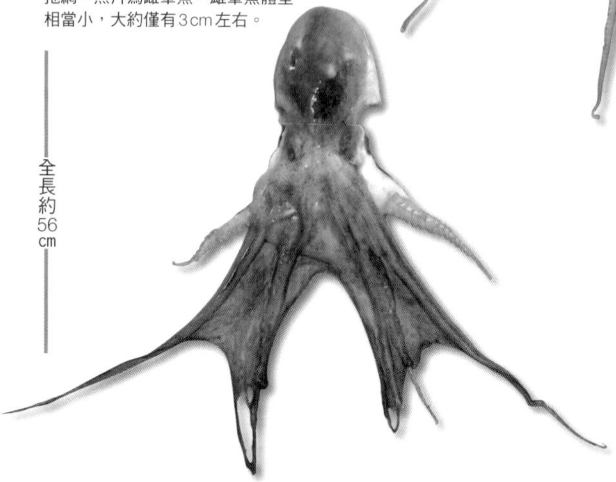
全長約56cm

無法食用的深海章魚

章魚目水孔蛸科

印太水孔蛸

紫鮹 Tremoctopus violaceus gracilis

棲息地●日本周圍的溫暖海域。漁獲●底拖網

章魚的種類相當難以辨認

擁有八隻腳的章魚類，從退潮時露出海面的潮間帶，至水深數千米的深海中，棲息著各式各樣的種類。全身柔軟沒有定形，因此相當難以辨認，這也可以說是章魚類的特徵。

大多數為肉食性，也有像大藍環章魚等帶有毒性的章魚。

雖然章魚種類繁多，不過只有章魚科中的章魚能食用

一般人所謂的「章魚」屬於章魚目，其中可食用的有章魚科中的普通章魚、北太平洋巨型章魚、柳蛸、短爪章魚、藍章、長腕小章魚、麗蛸，以及本種等。辨認極為困難，因此有許多人在食用章魚時，也不知道確切的名稱。

加那勒深海蛸大多棲息在水深300m以上的深海中，藉由深海底拖網捕獲，因此幾乎沒有流通於市面上。

在靜岡縣及愛知縣等產地，因為章魚難以分辨種類，因此除了普通章魚外，其他都當作雜章魚處理。其中深海章魚的水分較多，一般認為味道平淡，所以價格低廉。

捕獲上岸之後，基本上會先水煮。水分多而柔軟，水煮後身體會縮小，因帶有章魚特有的風味。可以和普通章魚一樣涼拌醋，或是當成壽司食材享用，都很美味。在產地會將加那勒深海蛸當作普通章魚的替代品，如果喜愛柔軟一點的肉質，會覺得比普通章魚容易入口。

深海底拖網能捕獲各式各樣的章魚，不過章魚科以外的章魚幾乎無法食用。尤其是水族館極具人氣的扁面蛸，或是外觀嚇人的印太水孔蛸等，由於身體幾乎都是水分，因此無法食用。

盛產期●秋～春季
產地●石川縣、福井縣、京都府、兵庫縣、鳥取縣、靜岡縣、愛知縣、三重縣

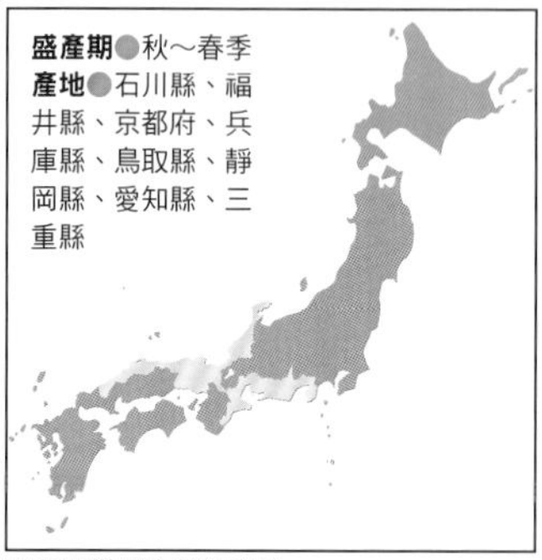
※加那勒深海蛸的產地

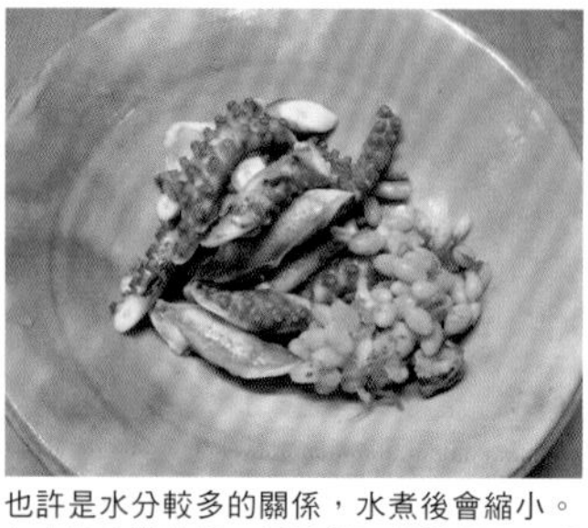
也許是水分較多的關係，水煮後會縮小。加上章魚腳較細，是比較可惜的部分。雖然可食用部位很少，但是味道絕對不差。

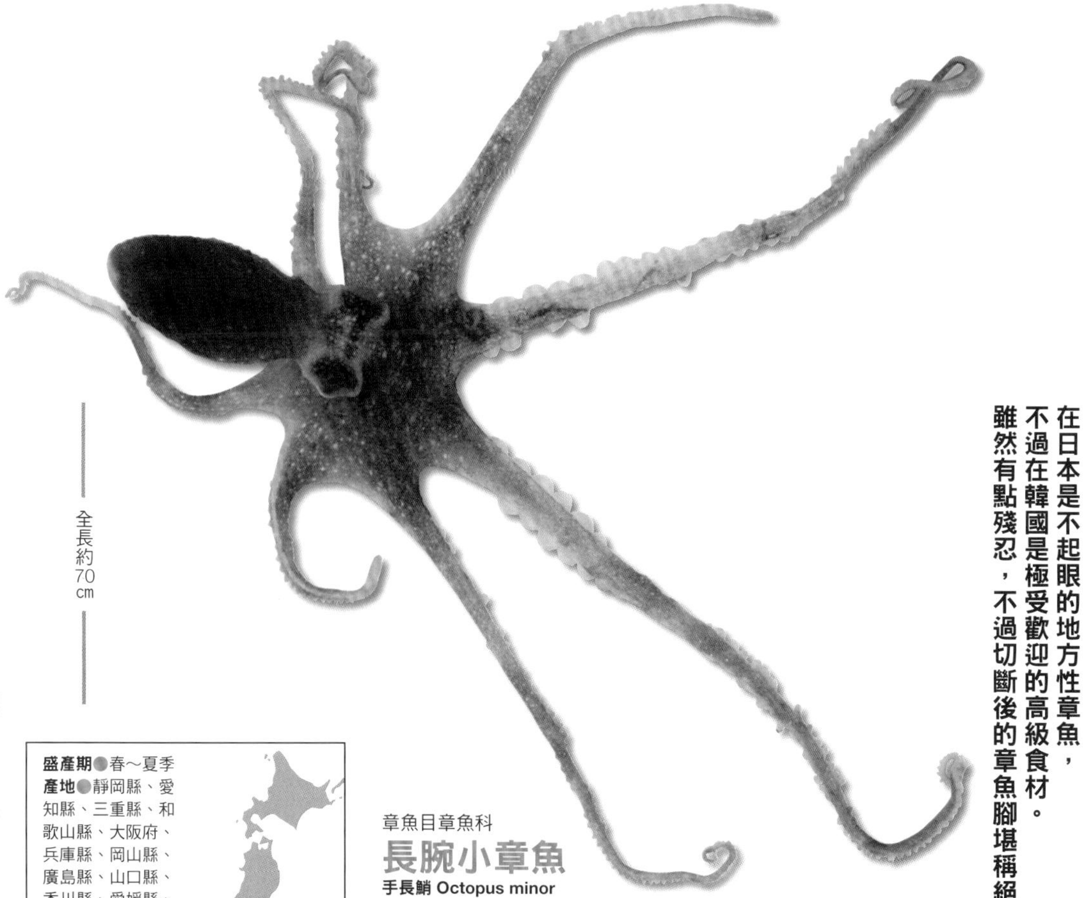

在日本是不起眼的地方性章魚，
不過在韓國是極受歡迎的高級食材。
雖然有點殘忍，不過切斷後的章魚腳堪稱絕品。

長腕小章魚

手長鮹 Octopus minor

全長約70cm

盛產期●春～夏季
產地●靜岡縣、愛知縣、三重縣、和歌山縣、大阪府、兵庫縣、岡山縣、廣島縣、山口縣、香川縣、愛媛縣、九州

章魚目章魚科

長腕小章魚

手長鮹 Octopus minor

棲息地●日本各地。漁獲●底拖網。別名●足長鮹

次要魚類的實力

次要魚類珍稀度	★★★★★
美味程度	★★★☆☆
價格	★★★★☆

在泥沙質地的淺海中挖洞棲息

本種多於沿岸的潮間帶至水深400m的海域間群生，觸手（足部）極長的章魚。會在泥質地面挖洞穴，並伸出觸手。雖然在日本各地都可以見到這種章魚，不過以內灣或瀨戶內海等地區為多。

在日本屬於地方性食材。因為韓式活章魚逐漸受歡迎

過去僅在產地一帶消費，是屬於地方性的章魚。不過近年來價格增加，逐漸受到大眾的歡迎。本來這種章魚大多是水煮後食用，因為韓國料理中的生吃活章魚，以及熱炒料理的普及，吃法也越來越豐富。

將活章魚的章魚腳切成小段，再沾苦椒醬（韓式辣醬）及芝麻油，便是韓國的生魚片吃法「韓式活章魚」，此道料理也充滿了魅力。將仍在蠕動的章魚腳放入口中，越嚼越能感受到鮮味。在瀨戶內海一帶，基本上會製作成燉煮料理。肉質比普通章魚或是短爪章魚還柔軟，意外地受到歡迎。

水煮後沾醋味噌享用也很美味。也可以油炸成天婦羅。水煮後再稍微油炸，可呈現出完全不同的風味。原本多分布於西日本，但是近年來也經常可在關東看到此種章魚。加上價格便宜，請絕對要品嚐看看。

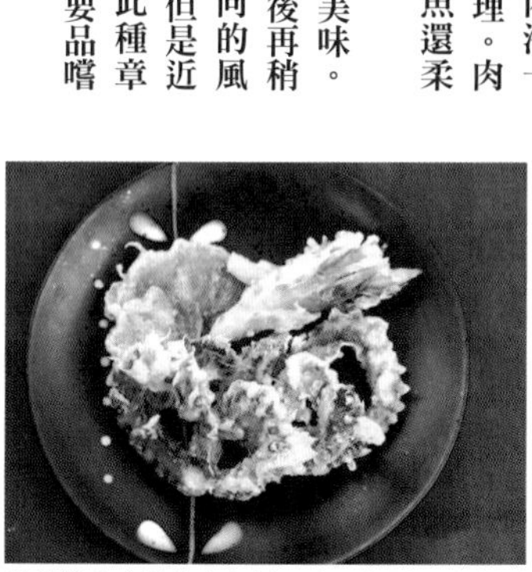

將稍微水煮後的章魚料理成天婦羅。在瀨戶內海，是很有人氣的便當配菜。恰到好處的軟硬度，加上章魚特有的鮮味，滋味可口。

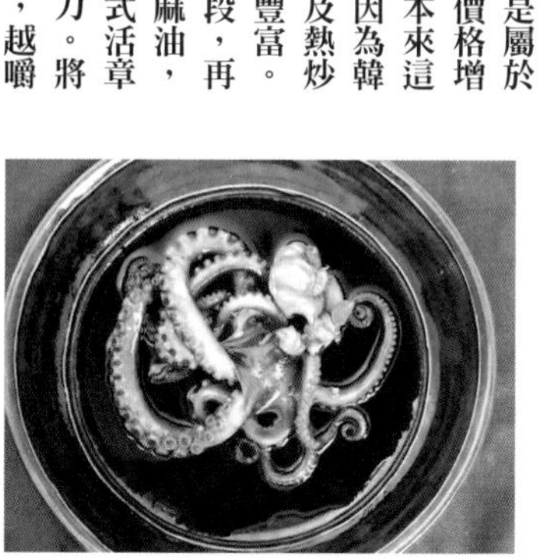

在瀨戶內海是熬煮成甜鹹風味。肉質比普通章魚軟，能充分感受到章魚的鮮味。也可以將熬煮章魚切成小塊，拌入白飯中享用。

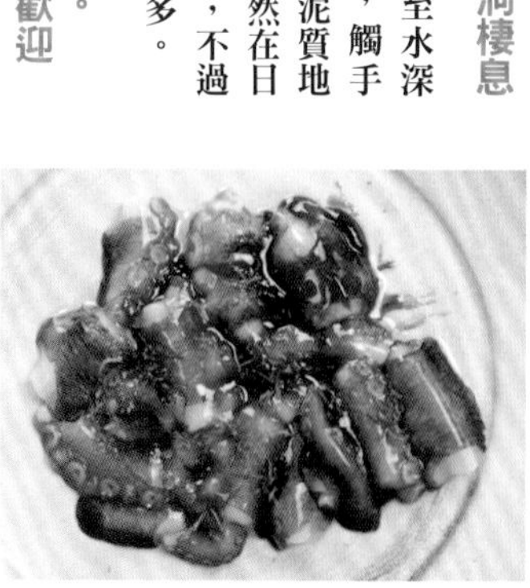

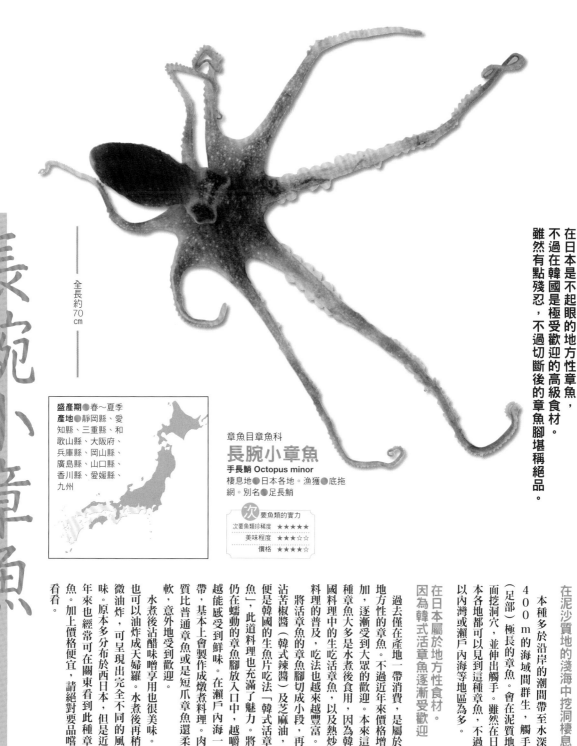

將活章魚放在砧板上，用菜刀切成小段之後，將仍然蠕動的章魚腳放入盤中。可以沾韓式辣醬和芝麻油享用，味道非常可口。

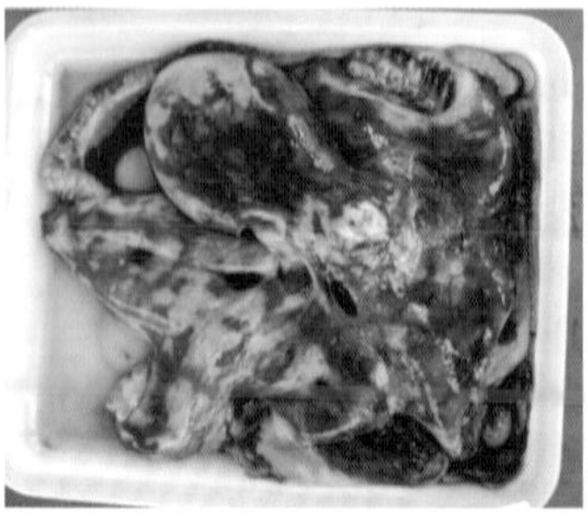

在活體狀態時，會由體內呈現出白色的輪狀紋路。一段時間之後便會消失。

章魚目章魚科

藍章 輪紋鮹 Octopus cyanea

棲息地●八丈島、四國以南。漁獲●鏢魚。別名●taku（たく）

次要魚類的實力

次要魚類珍稀度	★★★★★
美味程度	★★★☆☆
價格	★★★★☆

藍章

輪紋鮹 Octopus cyanea

沖繩縣沒有普通章魚。取而代之的是將本種稱為「taku（章魚）」。體型比普通章魚大，水煮之後完全無法辨認兩種章魚的差別。

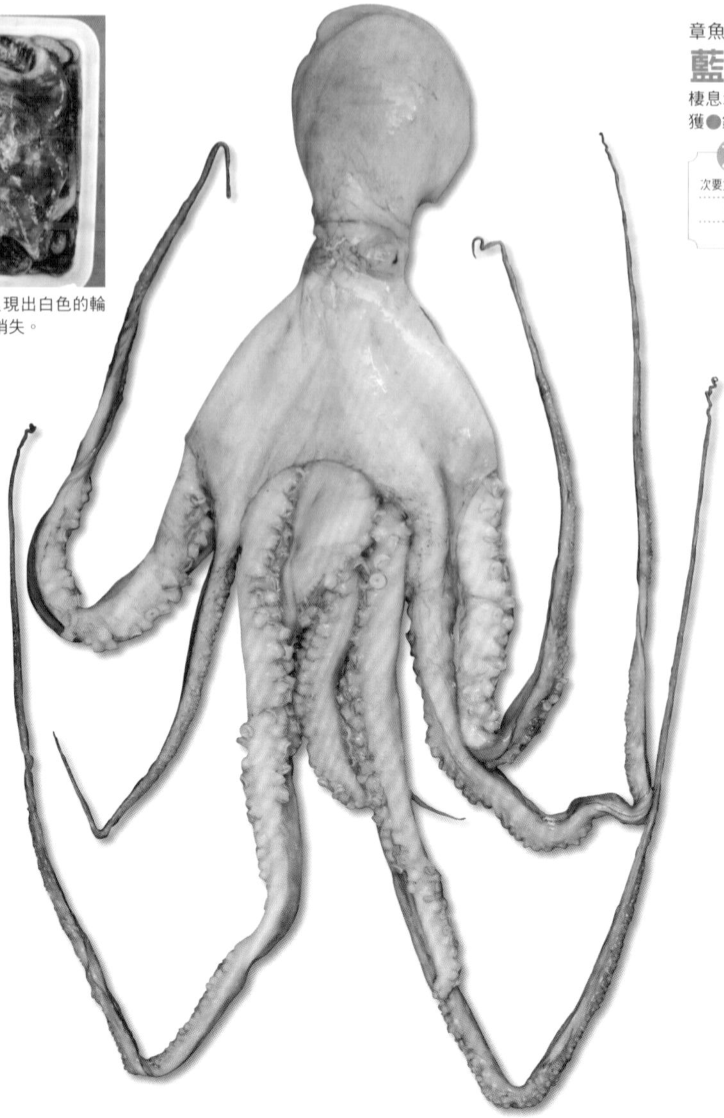

沖繩縣是章魚天國。棲息著各式各樣的章魚

熱帶海域中雖然有很多種章魚，不過漁獲量較少。而其中也有豹斑章魚及大藍環章魚等，唾液中含有河豚毒素的危險種類，因此要特別注意。

有「島章魚」之稱的藍章，為沖繩縣的代表性章魚

沖繩縣主要的食用章魚種類，有別名為「島章魚」的本種、斑紋章魚，以及紅章這三種。另外還有當地人會在沿岸捕捉的奧氏蛸，和刺斷腕蛸等種類。近年來這些小型章魚的分類學逐漸發展，也陸續發現新品種。當然，在沖繩縣等地區的食用章魚，在分類學上也許會漸漸增多。吃法基本上都是水煮。在關東會將水煮過後的章魚稱為生魚片（刺身）。口感極佳，非常美味。

盛產期●一整年都很美味
產地●鹿兒島縣奄美大島、沖繩縣

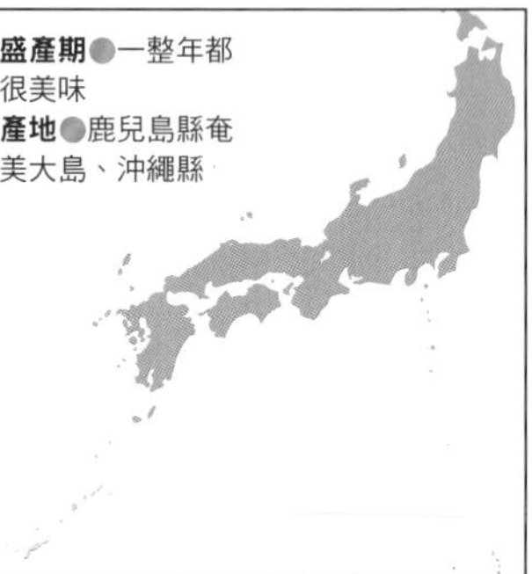

煮成濃郁口味的甜鹹風味也很可口。長時間燉煮後，肉質會變得柔軟，也能同時感受到章魚的風味。

另外也可以將水煮過的章魚，製作成什錦熱炒料理（Champuru）。

可惜的是餐廳料理中的章魚料理，很少會特別標註種類。因此如果到了沖繩縣或是鹿兒島縣諸島部時，建議到漁港拍賣場或是魚販商店走一走。絕對能看到許多種類的章魚。

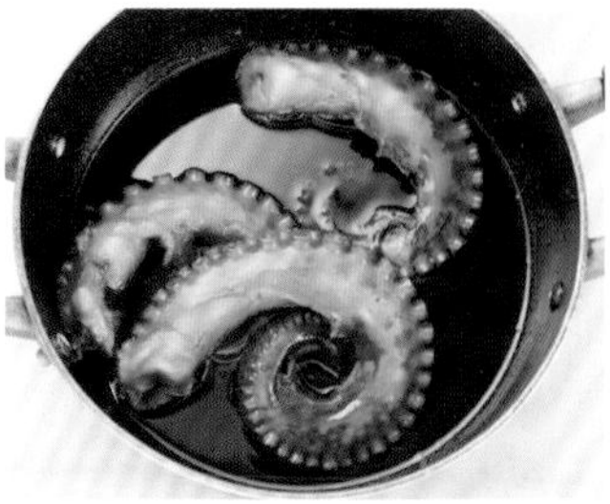

將大型「島章魚」的章魚腳燉煮成濃醇的甜鹹風味。長時間燉煮後可讓肉質變軟，並且增添章魚的風味。

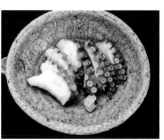

沖繩縣的超市或魚販商店，基本上都是販售水煮過的章魚。外觀和普通章魚幾乎一樣，味道也都差不多。

扁船蛸

葵貝

Argonauta argo

有如塑膠般的淡藍色貝殼居住著章魚。雖然貝殼極為美麗，卻因為進入定置網的量，多到可以裝成一卡車而困擾不已。

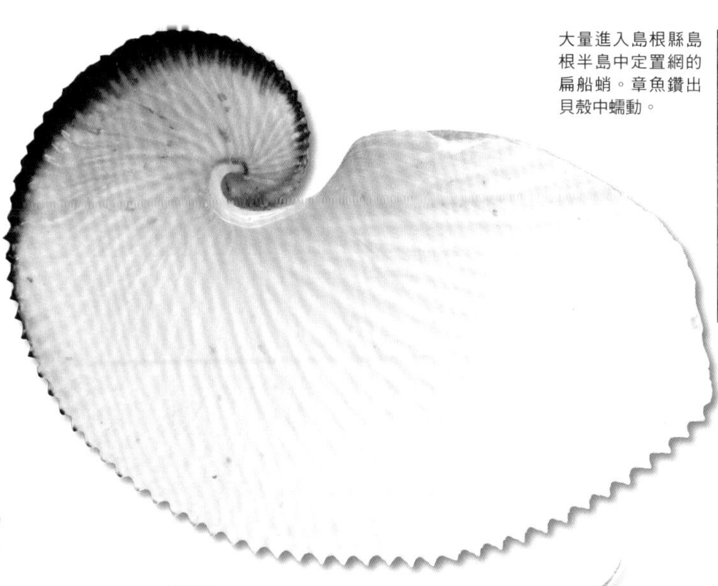

殼長約27cm

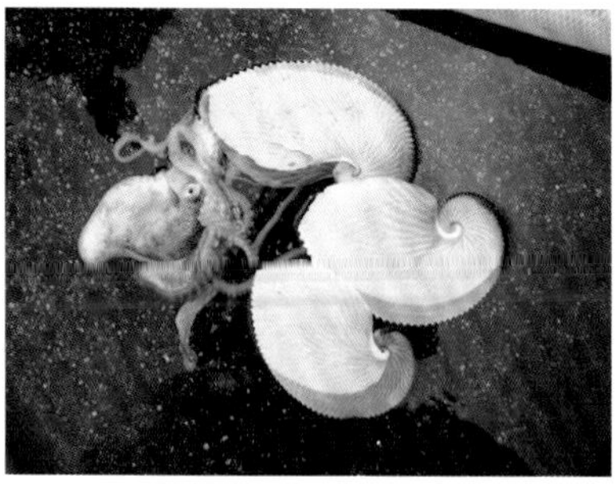

大量進入島根縣島根半島中定置網的扁船蛸。章魚鑽出貝殼中蠕動。

章魚目船蛸科

扁船蛸

葵貝 Argonauta argo

棲息地●世界各地的溫帶、熱帶海域。漁獲●定置網。別名●蛸貝、蛸船、紙鸚鵡螺

次要魚類的實力

次要魚類珍稀度	★★★★☆
美味程度	★★☆☆☆
價格	☆☆☆☆☆

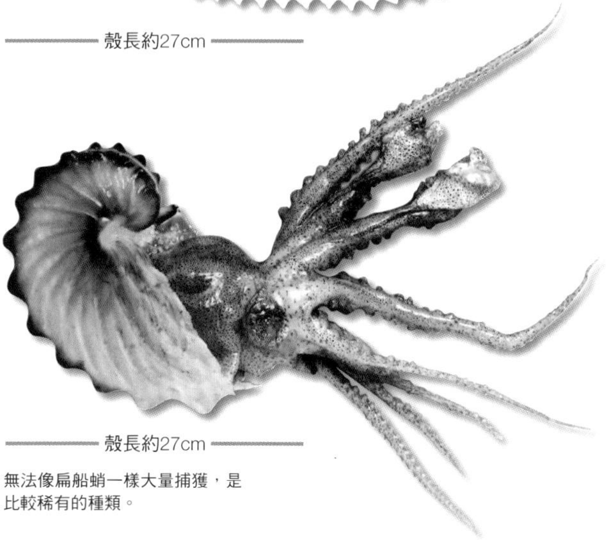

殼長約27cm

無法像扁船蛸一樣大量捕獲，是比較稀有的種類。

章魚目船蛸科

闊船蛸

鮹船 Argonauta hians

棲息地●漂流於太平洋、日本海的表層。漁獲●定置網。別名●錦葵船蛸、貝蛸

次要魚類的實力

次要魚類珍稀度	★★★★★
美味程度	★★☆☆☆
價格	☆☆☆☆☆

成群漂浮在大海中，偶爾會大量游近岸邊

扁船蛸會乘著25cm以上的白色薄貝殼，漂浮在世界各地的海洋中。雖然擁有貝殼，不過卻是屬於章魚類。偶爾會大量漂向山陰等地區的海岸。有時候則是毫無所獲，是非常隨心所欲的生物。

在島根縣的島根半島，也曾看過有人將這種美麗的貝殼，裝飾在日式建築中的壁龕中。

看在美麗貝殼的份上 希望能接受其平凡的風味

雖然是看似可食用的章魚類，不過在產地卻是乏人問津。而且還因為大量進入定置網中而令人困擾，連同貝殼一起丟棄。

極大的貝殼中，可食用的部分非常少，加上水分很多，是無法流通於市場上的原因。水煮後身體會縮小，且淡而無味。比起水煮，用奶油香煎比較美味。

雖然味道平淡無奇，不過貝殼卻相當美麗。比起將貝殼當成廢棄物處理，不如把章魚肉加工，貝殼則當作餐具或是裝飾品販賣。將燈泡放入貝殼中，就能變身為華麗的照明燈具。

盛產期●夏～秋天

產地●石川縣、福井縣、京都府、兵庫縣、鳥取縣、山口縣、福岡縣、佐賀縣、長崎縣

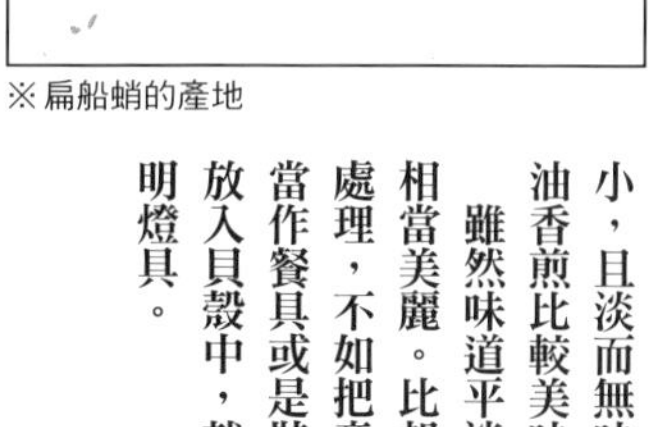

※扁船蛸的產地

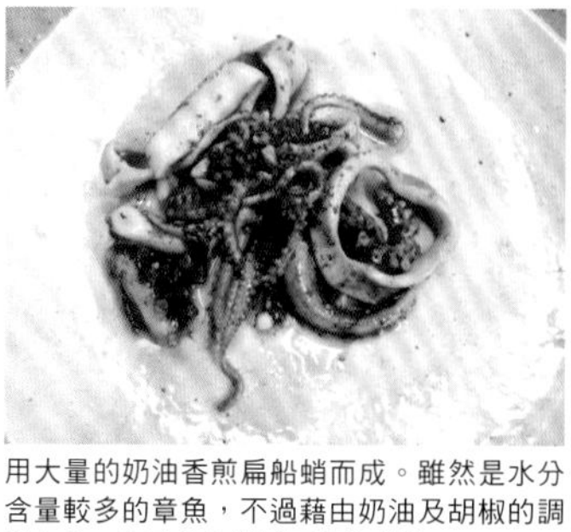

用大量的奶油香煎扁船蛸而成。雖然是水分含量較多的章魚，不過藉由奶油及胡椒的調味之後，也是令人難以丟棄的味道。

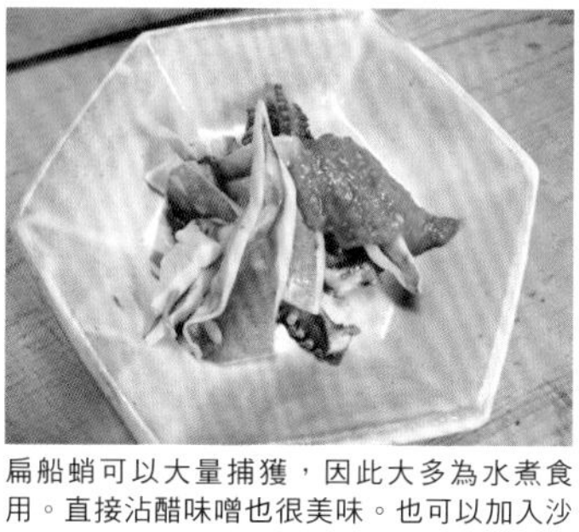

扁船蛸可以大量捕獲，因此大多為水煮食用。直接沾醋味噌也很美味。也可以加入沙拉，或是味噌湯中享用。

簡單明瞭 軟體類的分類與進化

到底是雙殼貝類比較原始，還是卷貝比較原始。
雖然不清楚也沒關係，不過記住位置就能幫助辨別種類。

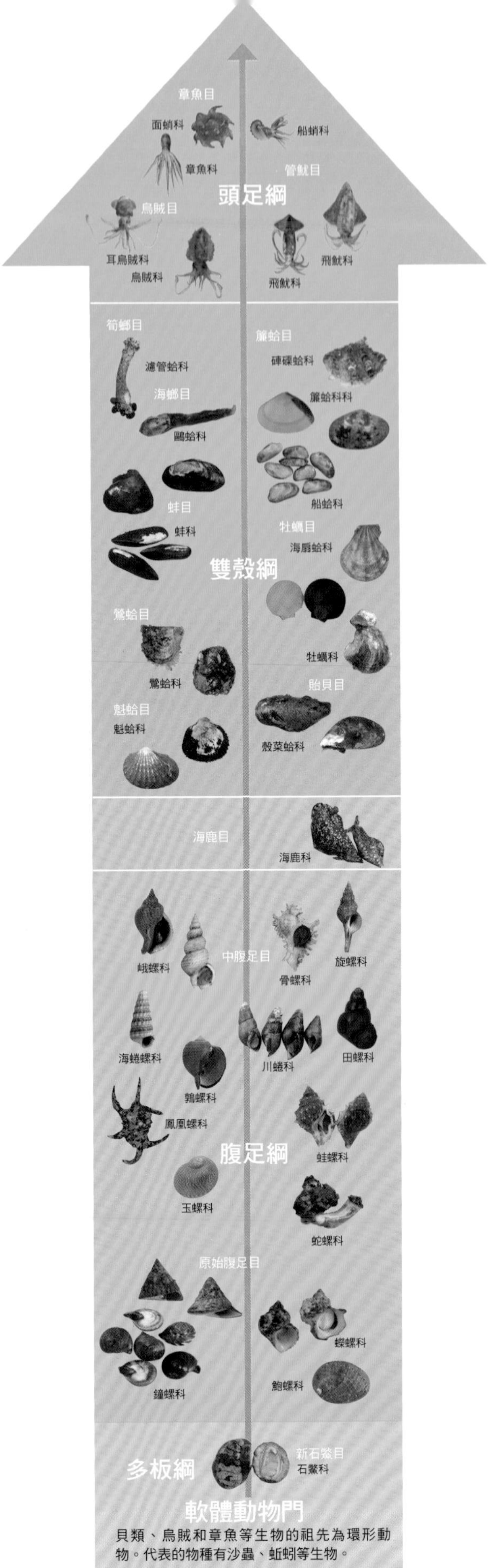
章魚目
面蛸科
船蛸科
章魚科
管魷目
頭足綱
烏賊目
耳烏賊科
烏賊科
飛魷科
飛魷科
筍螂目
濾管蛤科
海螂目
鷗蛤科
簾蛤目
硨磲蛤科
簾蛤科
蚌目
蚌科
船蛤科
牡蠣目
海扇蛤科
雙殼綱
鶯蛤目
鶯蛤科
牡蠣科
胎貝目
魁蛤目
魁蛤科
殼菜蛤科
海鹿目
海鹿科
峨螺科
中腹足目
骨螺科
旋螺科
海蜷螺科
川蜷科
田螺科
鶉螺科
鳳凰螺科
腹足綱
蛙螺科
玉螺科
蛇螺科
原始腹足目
蠑螺科
鐘螺科
鮑螺科
新石鱉目
石鱉科
多板綱
軟體動物門
貝類、烏賊和章魚等生物的祖先為環形動物。代表的物種有沙蟲、蚯蚓等生物。

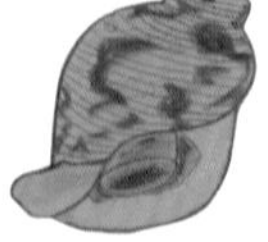

卷貝、雙殼貝、海蛞蝓、海鹿、烏賊及章魚等類型的生物，通稱為軟體動物。身體柔軟，基本上身上都帶有貝殼。或是過去曾經擁有過貝殼。

我將軟體類從比較原始的種類，依照進化來排列，不過近年來隨著研究的發展，在分類學上也出現許多變更的部分。雖然本書採用最新的分類方式，若將進化的方向由下往上看，想必就能輕鬆理解。

軟體類是由蚯蚓及沙蟲等環形動物進化而來。其實最原始的軟體動物，也就是無板綱，和環形動物極為相似。不過只憑外觀，絕對令人難以想像環形動物竟然是軟體類及貝類的祖先。

目前軟體類的大部分祖先為單板綱，只擁有一片貝殼。這也是如今在海岸常見的多板綱，也就是石鱉等生物的祖先。石鱉類擁有看似像鮑魚的軟體，並且背著許多片狀的貝殼。而且沒有明顯的觸角或眼睛。

接下來出現的則是腹足綱。可分成前方擁有鰓、通稱為卷貝的前鰓亞綱，以及像海鹿等鰓位於後方的後鰓亞綱。

卷貝的種類極為豐富，從沙子般的大小，到人可以雙手環抱的巨大類型。棲息範圍也從淡水遍佈至海水，甚至是深海中。

雙殼貝從外觀便能簡單辨認出來。兩片貝殼位於左右，中間則藏著軟體部分。大部分的種類，都是用水管吸取水中所含有的胺基酸及蛋白質為生。較原始的雙殼貝類，大多附著在岩石或砂地上。逐漸進化成自由生活、潛入沙質地當中，或是在海浪間滾動。

烏賊、章魚等生物稱為頭足類。由頭部，或者說是眼睛或腦的部分長出足部，看似頭部的部分同時也算是身體。

最原始的墨魚類，在體內殘留著進化前的貝殼。像是烏賊類身體中有如塑膠條的物體，難以想像是貝殼的退化痕跡。

這個貝殼的證據完全消失後就是章魚目，也就是各種章魚的種類。

另外雖然和章魚相似，卻擁有貝殼的種類，則有船蛸科的扁船蛸等生物。不過這個殼是由特化的第一腕所分泌的物質而來。和雙殼貝或卷貝的貝殼有所不同。

●本書內容並非最新資訊，大多是參考『日本近海產貝類圖鑑』（東海大學出版會）一書為準。

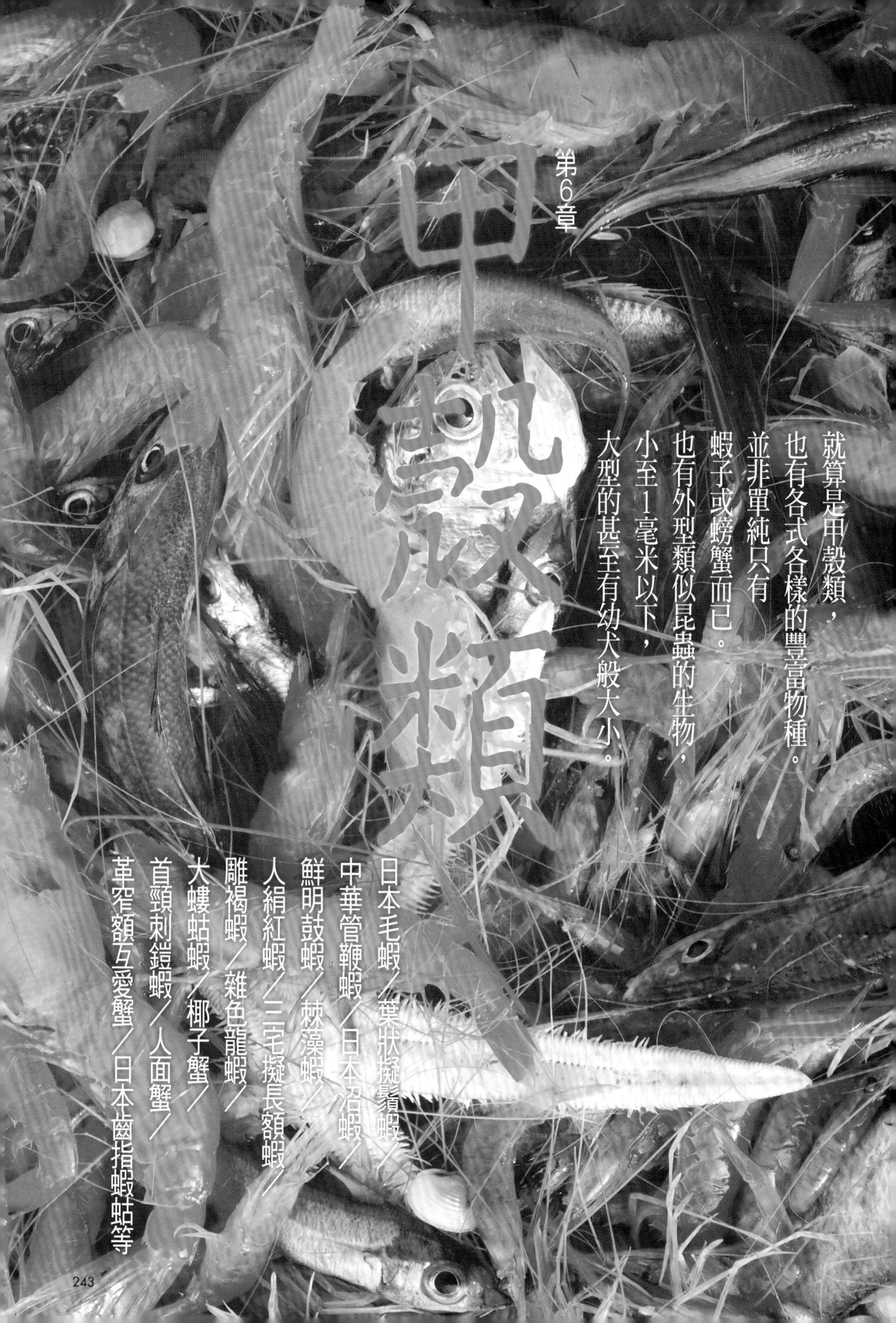

第6章 甲殼類

就算是甲殼類，
也有各式各樣的豐富物種。
並非單純只有
蝦子或螃蟹而已。
也有外型類似昆蟲的生物，
小至1毫米以下，
大型的甚至有幼犬般大小。

日本毛蝦／葉狀擬鬚蝦／
中華管鞭蝦／日本沼蝦／
鮮明鼓蝦／棘藻蝦／
人絹紅蝦／三宅擬長額蝦／
雕褐蝦／雜色龍蝦／
大螻蛄蝦／椰子蟹／
首頸刺鎧蝦／人面蟹／
革窄額互愛蟹／日本齒指蝦蛄等

糠蝦

醬蝦 Mysidacea

河川匯集至大海處，也就是淡水和海水混和的地方稱為汽水域。在這裡棲息的糠蝦（醬蝦）共有兩種。近年因為日本國內汽水域的過度開發而逐漸減少。

糠蝦目糠蝦科

黑褐新糠蝦

魦醬蝦 Neomysis awatschensis

棲息地●日本各地。漁獲●船曳網、定置網。別名●醬蝦、魦甲

次要魚類的實力

次要魚類珍稀度	★★★★☆
美味程度	★★★☆☆
價格	★★★☆☆

十足目櫻蝦科

日本毛蝦

秋醬蝦 Acetes japonicus

棲息地●日本全國。漁獲●網撈。別名●醬蝦、赤鬚

次要魚類的實力

次要魚類珍稀度	★★★☆☆
美味程度	★★★☆☆
價格	★★★☆☆

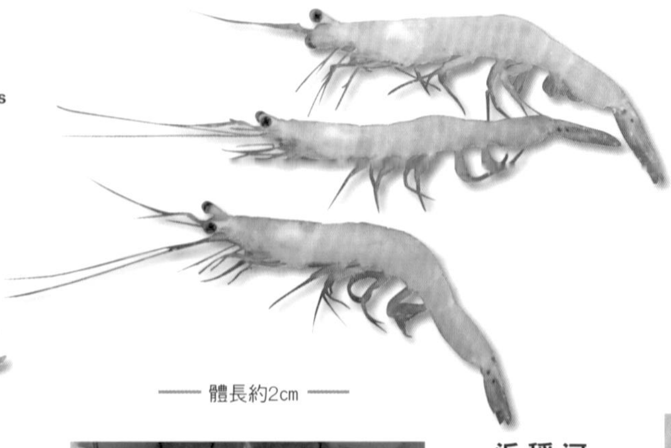

體長約2cm

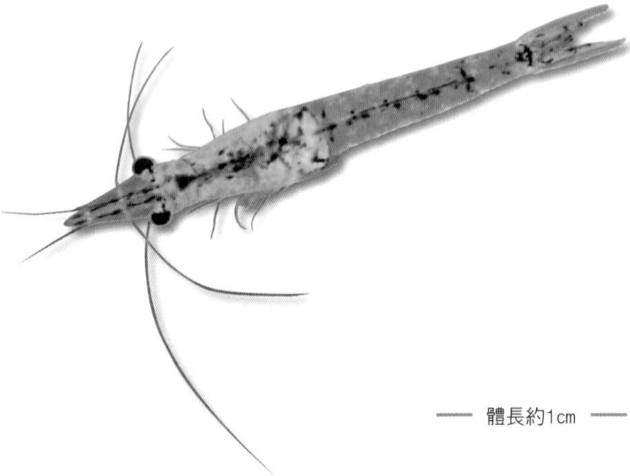

體長約1cm

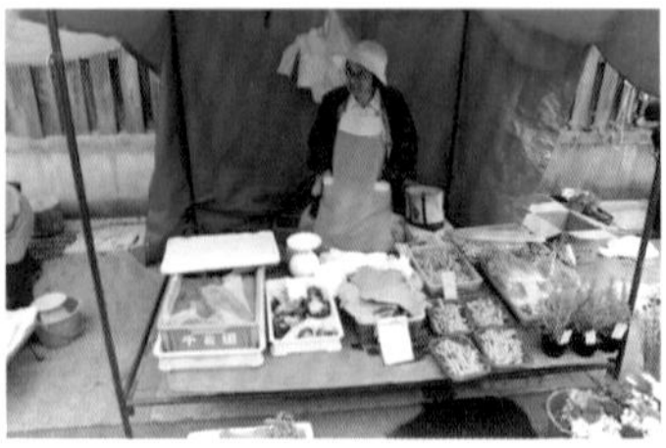

秋田縣五城目的早晨市場中販售的「鹽漬魦醬蝦」。其他像是島根縣中海等擁有汽水湖的地區，也會販售佃煮及鹽漬等料理。

盛產期●春秋兩季
產地●北海道、本州、四國、九州（大部分離島除外）

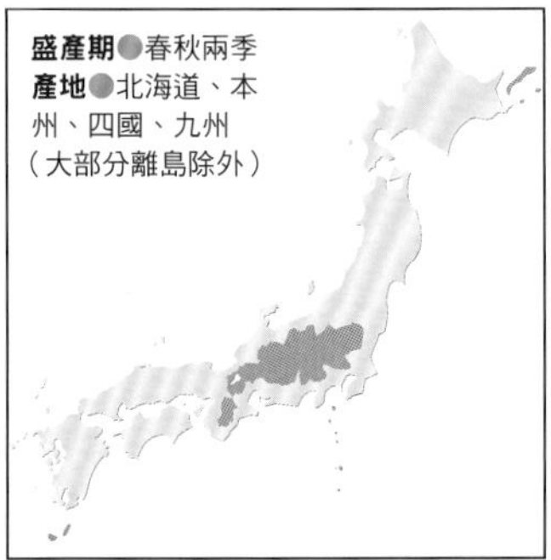

※2種蝦類的產地

「醬蝦」包含兩種分類系統完全不同的生物

一般在日本有「醬蝦」之稱的蝦類，有和櫻花蝦同科的日本毛蝦，以及屬於不同分類系統的甲殼類，而且在日本國內汽水域中經常可見的黑褐新糠蝦。

黑褐新糠蝦的別名為「糠蝦」。捕獲之後放入濾網中，看起來就像米糠般細小。黑褐新糠蝦就是如此小巧的蝦類。日本毛蝦的體型稍大，仔細觀察就能辨別出其為蝦子的種類。兩種都棲息在河口或是汽水湖等地區，從前就當作食用蝦類。除此之外，也是棲息在河口海域魚類的重要食物來源。

可以醃漬成泡菜口味，或是製作成日式佃煮及鹽漬料理

於春至初夏能購買到新鮮的黑褐新糠蝦。在產地會將新鮮的糠蝦製作成鹽漬料理。體型極為細小，鹽漬後會呈現黑色。帶有強烈的風味及特殊苦味。

另外也可以用平底鍋熱炒，並加入醬油或酒調味成春季的料理。日本毛蝦一般多以鹽漬的形式流通於市面上。可以直接享用，韓國在製作泡菜時，會將鹽漬毛蝦放入泡菜中一起醃漬。日本國內則經常用來和白蘿蔔一起熬煮。

生鮮品僅限於產地一帶，製作成佃煮極為美味。

隨著汽水域的汙染，兩種蝦類都逐年減少中。加上這種細小蝦類的專門業者幾乎後繼無人。雖然是不起眼的蝦類，但是也希望這種美味不要消失。

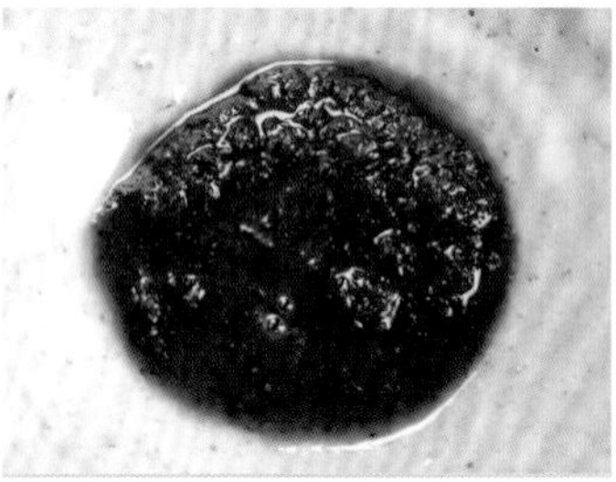

在秋田縣五城目的市場販售的「鹽漬魦醬蝦」。味道強烈，風味也非常獨特，適合搭配日本燒酒。希望這道傳統食物不要消失。

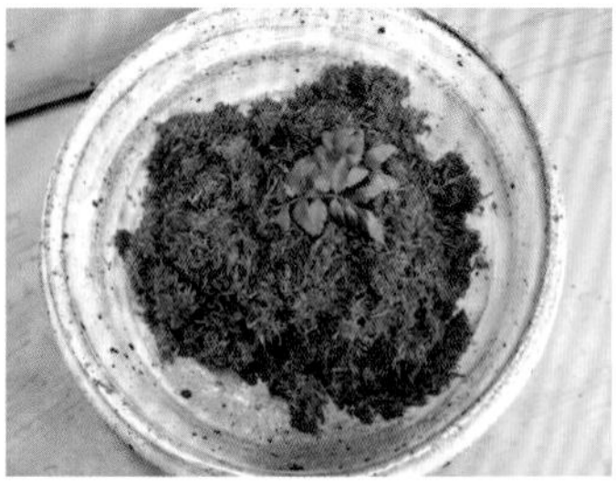

島根縣松江市宍道湖一帶製作的「醬蝦炒醬油」。用平底鍋熱炒之後，加入醬油和酒調味而成。充滿糠蝦的香氣，相當可口。

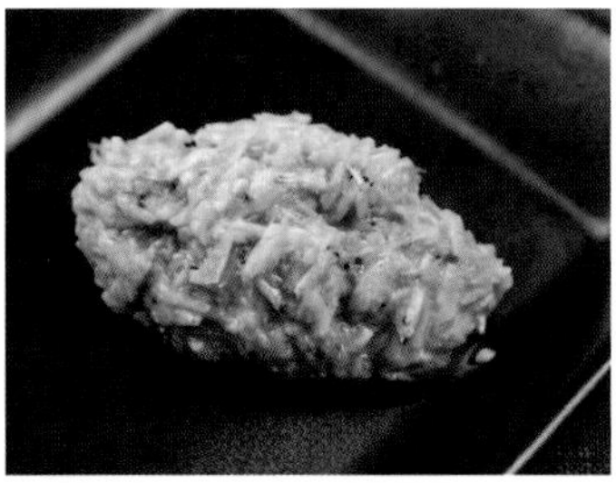

在佐賀縣鹿島市購買的「鹽漬醬蝦」。由漁夫的太太所醃漬，味道清爽，意外地好入口。也可以當作湯品或燉煮料理的調味料。

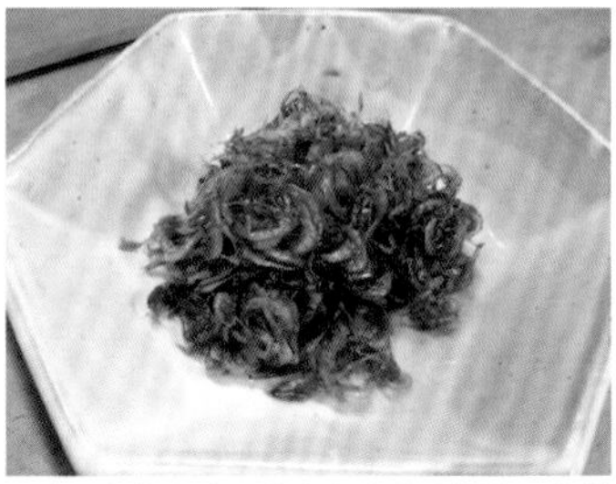

日本毛蝦的佃煮。東京都有許多製作佃煮的專門店，不過「醬蝦佃煮」是最基本的種類。近年來似乎因為原料減少而困擾不已。

長鬚蝦

千尋蝦
Aristeidae

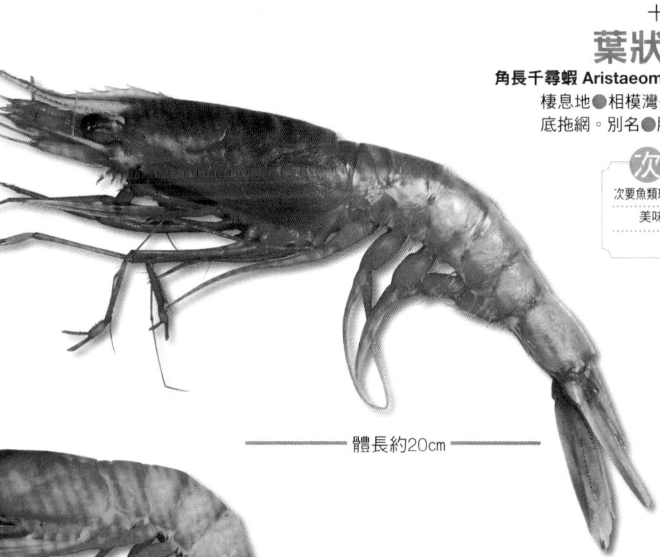

體長約20cm

十足目長鬚蝦科

葉狀擬鬚蝦

角長千尋蝦 Aristaeomorpha foliacea

棲息地●相模灣～九州。漁獲●底拖網。別名●胭脂蝦、文蝦

次要魚類的實力

次要魚類珍稀度	★★★★☆
美味程度	★★★★☆
價格	★★★☆☆

有種叫做「千尋」，而且棲息在深海的中型蝦類。深紅色，擁有發光器，外觀也相當獨特。帶有油脂的蝦類風味，吃過才能明白其美味之處。

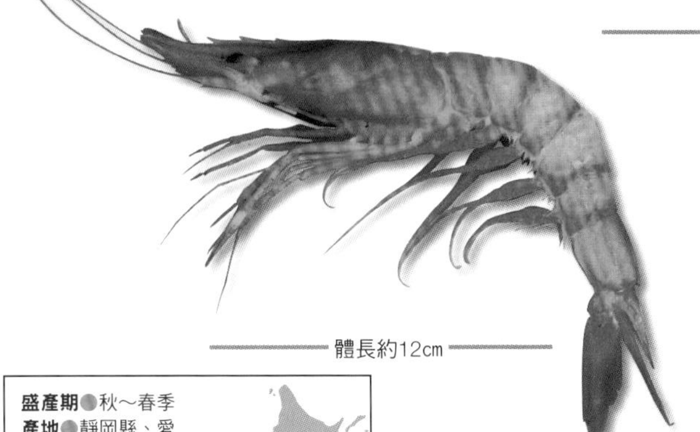

體長約12cm

十足目長鬚蝦科

雄壯鬚蝦

光千尋蝦 Aristeus virilis

棲息地●駿河灣～九州。漁獲●底拖網。別名●密毛鬚蝦、胭脂蝦、文蝦

次要魚類的實力

次要魚類珍稀度	★★★★★
美味程度	★★★☆☆
價格	★★★☆☆

盛產期●秋～春季
產地●靜岡縣、愛知縣、三重縣、高知縣、宮崎縣、鹿兒島縣

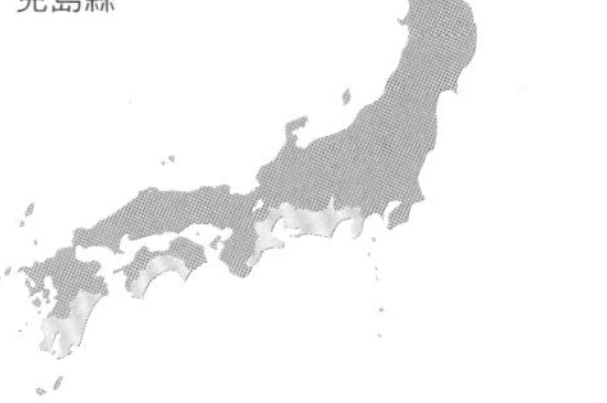

※2種蝦類的產地

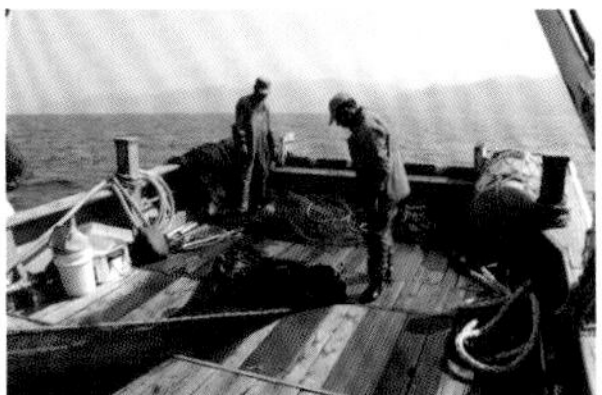

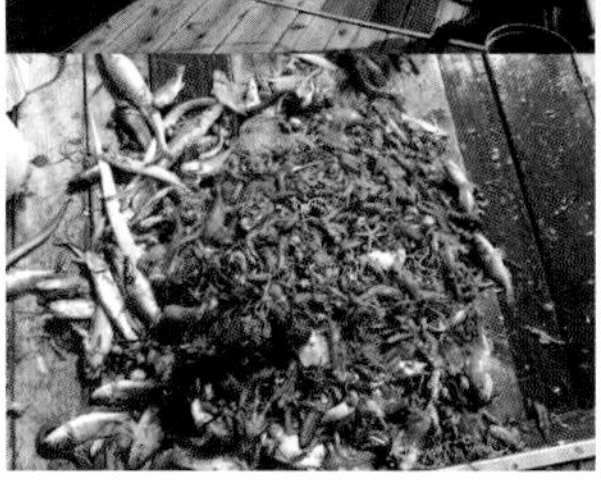

在靜岡縣沼津市的底拖網中，最能賣出好價錢的是蝦類。由於水深達300m以上，因此能捕獲到許多長鬚蝦科等深海蝦類。

棲息在深海的國際型蝦種。雖然棲息海域相當寬廣⋯

在日本，棲息於駿河灣、遠州灘、熊野灘，以及土佐灣等水深300m以上的深海型蝦類。標準和名「千尋」中的「尋」，是指成人雙手張開時的距離，意指棲息在千倍深度海域的蝦類。

因為是深海蝦類的關係，葉狀擬鬚蝦帶有獨特的油脂，雄壯鬚蝦則擁有許多發光器。

擁有濃醇的風味，極為美味的深海型蝦類

兩種蝦類都會混雜在深海底拖網中，無法大量捕獲。由於知名度低，因此僅在產地附近買賣。

帶有獨特的油脂，基本上不會生吃。

最美味的吃法是味噌湯。底拖網的漁夫們在船上用餐時，絕對會加入味噌湯享用。不但能煮出濃醇的湯頭，蝦肉也是絕品食材。

製作成燉煮料理時，特有的油脂能感受到甜味，加入醬油也可以提升風味，相當可口。

其他像是製作成天婦羅也很好吃。很可惜無法大量捕獲。生吃味道雖然不差，但還是煮熟之後比較美味。品嚐後絕對能發現不一樣的蝦子風味。

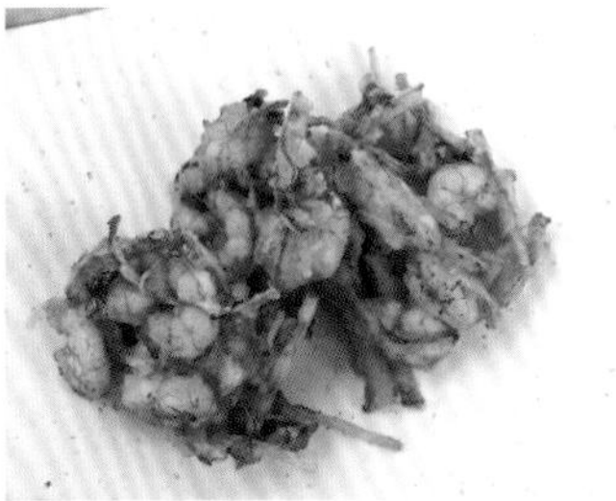

雄壯鬚蝦的肉質較結實，煮熟之後也不會縮水。可以製作成天婦羅、炸蝦，或是水煮後加入沙拉都很美味。

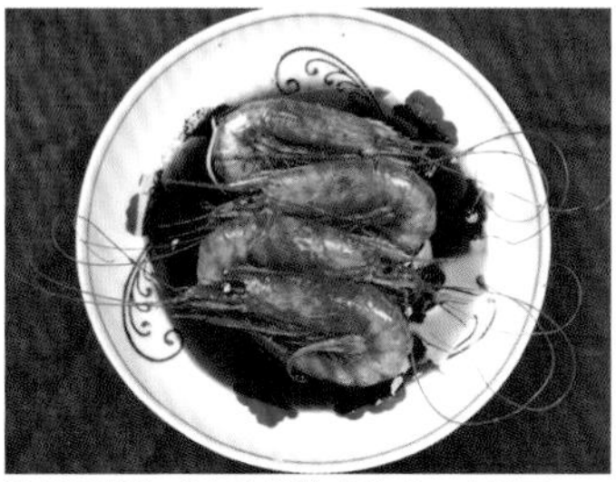

將蝦子製作成少見的燉煮料理，味道可口。雖然手會變得黏膩，卻是無法停下來的美味。享用後就能體會到深海型蝦類的價值。

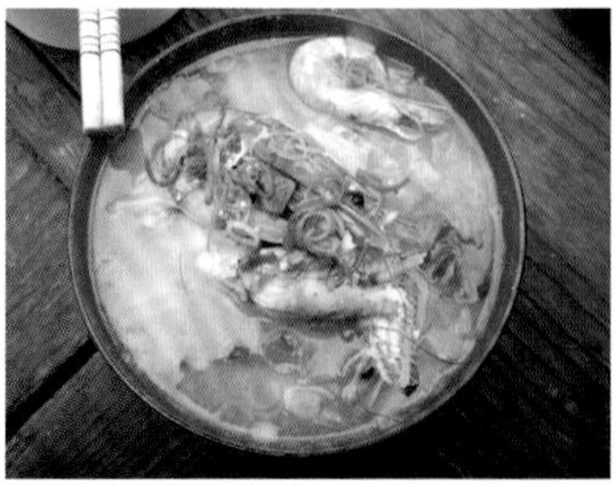

在底拖網漁船上享用的超好吃味噌湯。湯頭鮮味主要是來自於葉狀擬鬚蝦。美味到令人一碗接著一碗。

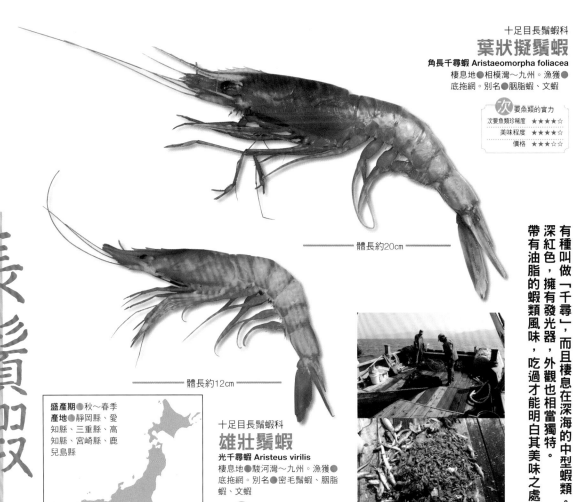

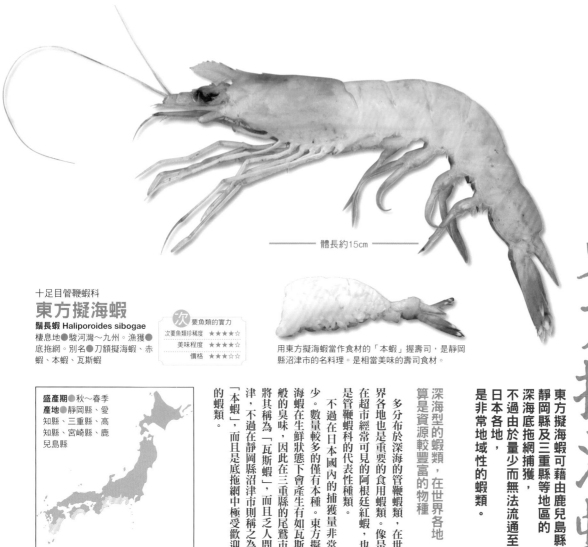

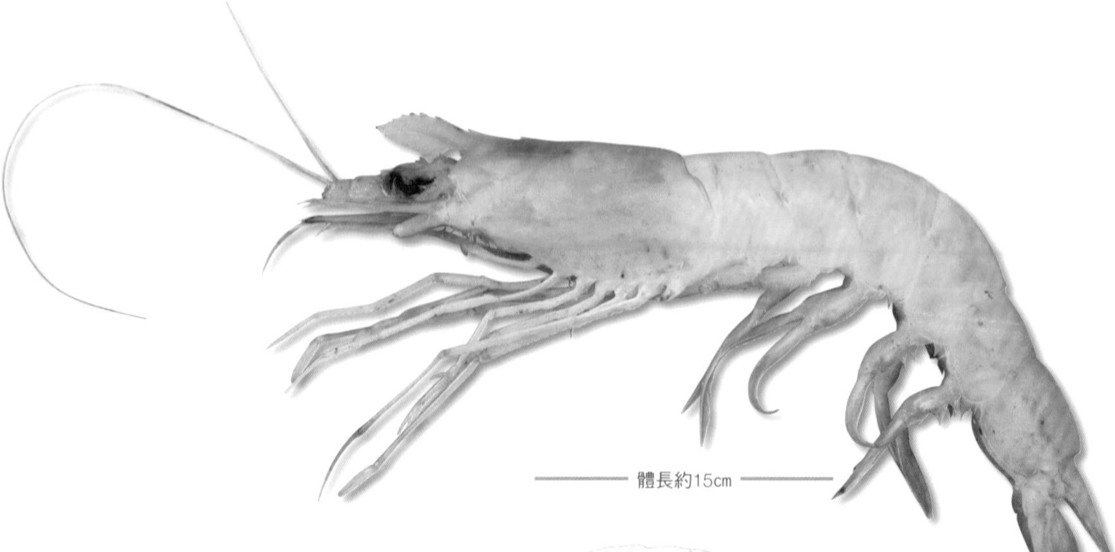

東方擬海蝦

鬚長蝦 Haliporoides sibogae

十足目管鞭蝦科
東方擬海蝦
鬚長蝦 Haliporoides sibogae
棲息地●駿河灣～九州。漁獲●底拖網。別名●刀額擬海蝦、赤蝦、本蝦、瓦斯蝦

次要魚類的實力
次要魚類珍稀度 ★★★★☆
美味程度 ★★★★☆
價格 ★★★☆☆

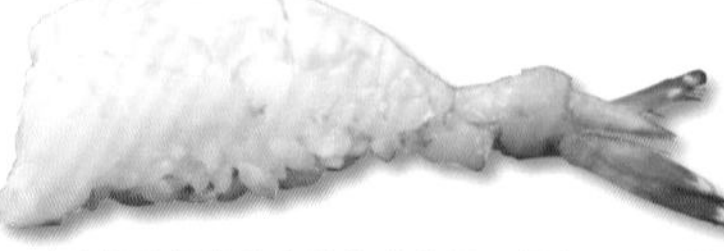
用東方擬海蝦當作食材的「本蝦」握壽司，是靜岡縣沼津市的名料理。是相當美味的壽司食材。

東方擬海蝦可藉由鹿兒島縣、靜岡縣及三重縣等地區的深海底拖網捕獲，不過由於量少而無法流通至日本各地，是非常地域性的蝦類。

盛產期●秋～春季
產地●靜岡縣、愛知縣、三重縣、高知縣、宮崎縣、鹿兒島縣

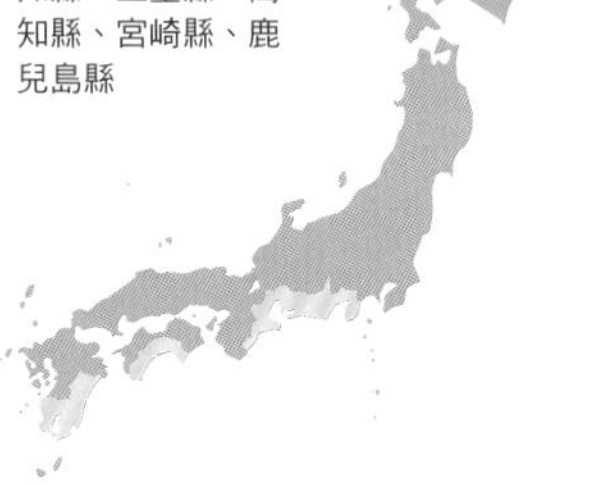

深海型的蝦類，在世界各地算是資源較豐富的物種

多分布於深海的管鞭蝦類，在世界各地也是重要的食用蝦類。像是在超市經常可見的阿根廷紅蝦，也是管鞭蝦科的代表性種類。

不過在日本國內的捕獲量非常少。數量較多的僅有本種。東方擬海蝦在生鮮狀態下會產生有如瓦斯般的臭味，因此在三重縣的尾鷲市將其稱為「瓦斯蝦」，而且乏人問津，不過在靜岡縣沼津市則稱之為「本蝦」，而且是底拖網中極受歡迎的蝦類。

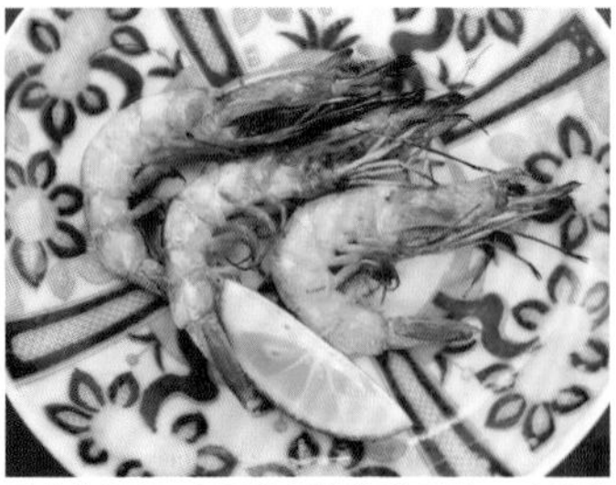
柔軟的蝦殼，是深海型蝦類的特徵。手掌般大小的體型，價格也比較親民合理。燒烤後可連蝦殼一起享用，還能感受到蝦肉的甜味。

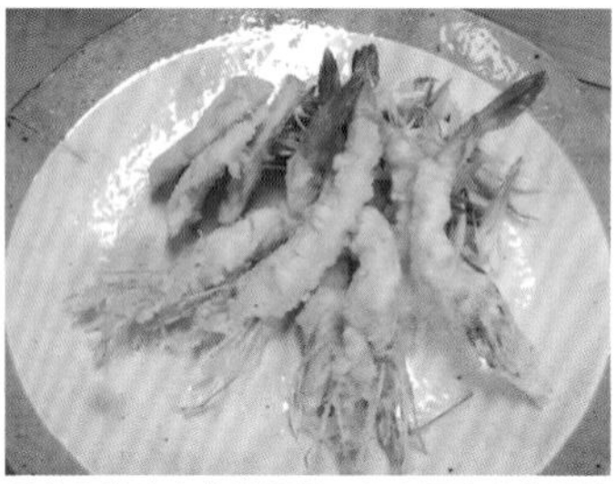
屬於非常地方性的蝦類，在有深海底拖網漁業的鎮上，多半會料理成天婦羅販售。帶有蝦子的風味和甜味，蝦腳也香脆可口。

產地在靜岡縣以西。也是產地一帶的名產

東方擬海蝦在靜岡縣的漁港一帶，被視為重要的觀光資源。在鹿兒島縣也是很受歡迎的蝦類。

蝦肉水分少，帶有甜味。不論生吃或煮熟都可以。

基本吃法為天婦羅。肉質結實，因此煮熟後也不會縮水，油炸之後更增甜味。體型較大的蝦子適合料理成天婦羅。

生魚片的味道清爽淡薄。雖然沒有強烈的甜味，不過帶有蝦子的風味和飽滿的口感，極為可口。是極佳的壽司食材，阿根廷紅蝦就是最好的證明。

在鹿兒島縣會製作成烤蝦，可以在居酒屋等品嚐到此料理，香氣四溢且美味。

可惜的是這種美味蝦類，只能在有深海底拖網漁業的產地附近吃到。如果旅行時遇到這種蝦子，絕對要品嚐看看。

擁有近親之緣

十足目管鞭蝦科 **阿根廷紅蝦**
アルゼンチンアカエビ Pleoticus muelleri

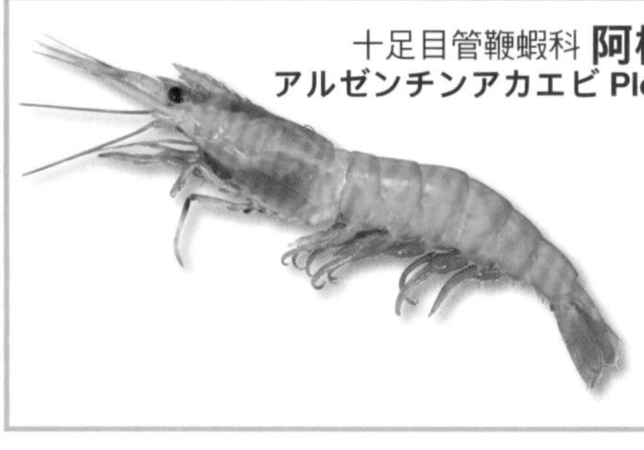
可在南半球、阿根廷一帶大量捕獲的管鞭蝦科蝦類。1990年開始進口日本，如今也是重要的國產蝦類替代品。

管鞭蝦

管髭蝦 Solenocera

十足目管鞭蝦科

大管鞭蝦

並管鬚蝦 **Solenocera melantho**

棲息地●相模灣以南。漁獲●底拖網。別名●憂鬱管鞭蝦、高蝦

次要魚類的實力
次要魚類珍稀度 ★★★★☆
美味程度 ★★★★☆
價格 ★★★★☆

體長約15cm

體長約8cm

十足目管鞭蝦科

中華管鞭蝦

髭長管髭蝦 **Solenocera koelbeli**

棲息地●熊野灘、若峽灣、土佐灣。漁獲●混雜在底拖網中

次要魚類的實力
次要魚類珍稀度 ★★★★★
美味程度 ★★★★☆
價格 ☆☆☆☆☆

白天會將鞭狀的長鬚合併成管狀，潛藏在沙子中吸取海水。因此命名為「管鬚蝦」。雖然是中型且美味的蝦類，不過因為捕獲量少而珍貴。

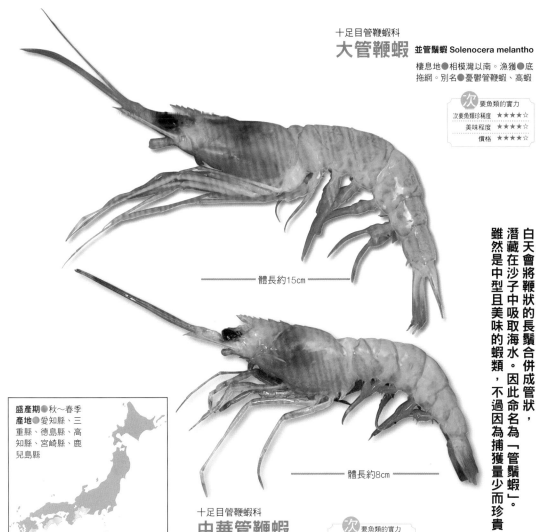

盛產期●秋～春季
產地●愛知縣、三重縣、德島縣、高知縣、宮崎縣、鹿兒島縣

※大管鞭蝦的產地

棲息於深海的中型蝦類，生態習性仍然在研究階段

棲息在水深200m以上深海的中型蝦，會潛藏在沙地中，將長鬚合併成管狀呼吸，因此日本命名為「管髭蝦」。雖然可藉由底拖網捕獲，不過大管鞭蝦以外的種類，比起食用更是研究的重要物種。生態和棲息海域都仍未確切掌握。

主要可在溫暖海域捕獲，不論生吃或熬煮燒烤都很美味

由於是深海型蝦類，因此全身柔軟，不過肉質意外地結實，不論是生吃、熬煮或是燒烤都很好吃。如果夠新鮮的話，生魚片是最美味的吃法。帶有強烈的甜味及蝦類特有的風味，口感也恰到好處。

煮熟之後也不會縮水，因此適合製作成炸天婦羅。能享受到甜味和彈嫩的口感。

在鹿兒島縣會製作成烤蝦享用，味道堪稱一絕。而燉煮蝦可以充分感受到蝦子的甜味。其他像是味噌湯也很美味。

在愛知縣、三重縣、德島縣及高知縣也能捕獲此蝦類，捕獲量最多的莫過於鹿兒島縣。既美味賣相又佳，也許能成為當地的觀光資源。

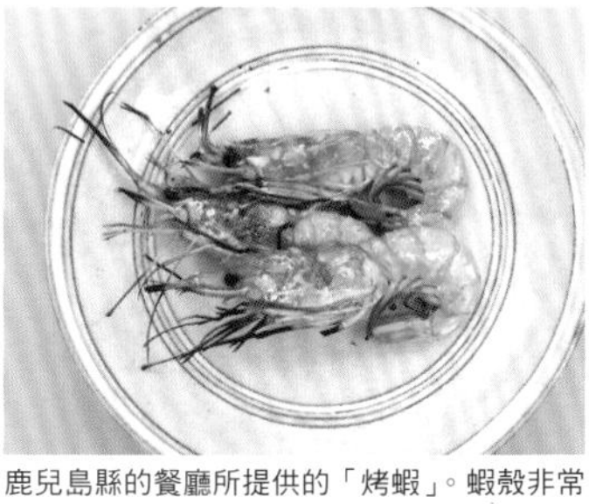

鹿兒島縣的餐廳所提供的「烤蝦」。蝦殼非常柔軟，因此能帶殼享用。蝦殼香氣四溢，蝦肉則充滿甜味，是最高級的享受。

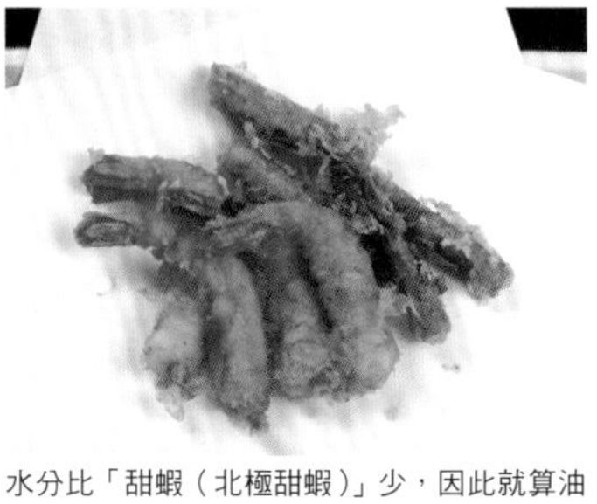

水分比「甜蝦（北極甜蝦）」少，因此就算油炸之後也不會縮水。和超高級的日本對蝦比起來，肉質較柔軟且帶有強烈的甜味。

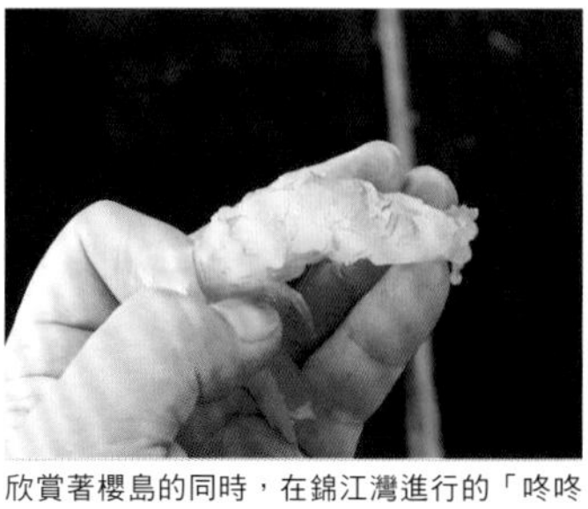

欣賞著櫻島的同時，在錦江灣進行的「咚咚漁網」。深海魚及深海型蝦類為主要漁獲。剛捕上岸的蝦子超級美味。

小蝦

小蝦 shrimp

到了西日本的競標市場，可以在水箱中看到活蹦亂跳的小蝦。其中有許多都是鬚赤蝦的同類。味道也十分可口。

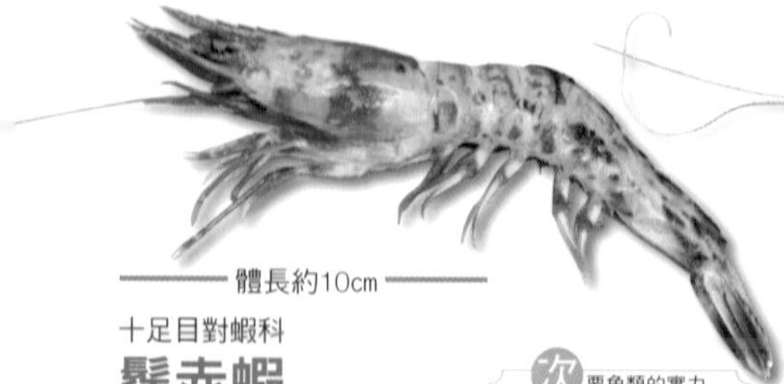

體長約10cm

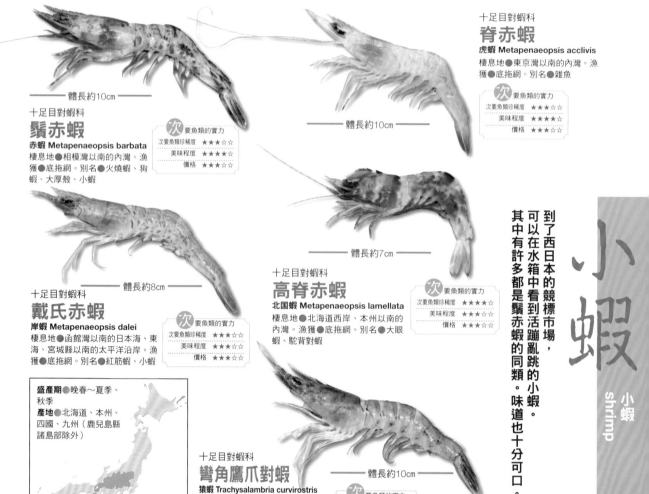

十足目對蝦科
鬚赤蝦
赤蝦 Metapenaeopsis barbata
棲息地●相模灣以南的內灣。漁獲●底拖網。別名●火燒蝦、狗蝦、大厚殼、小蝦

次要魚類的實力

次要魚類珍稀度	★★★☆☆
美味程度	★★★★☆
價格	★★★☆☆

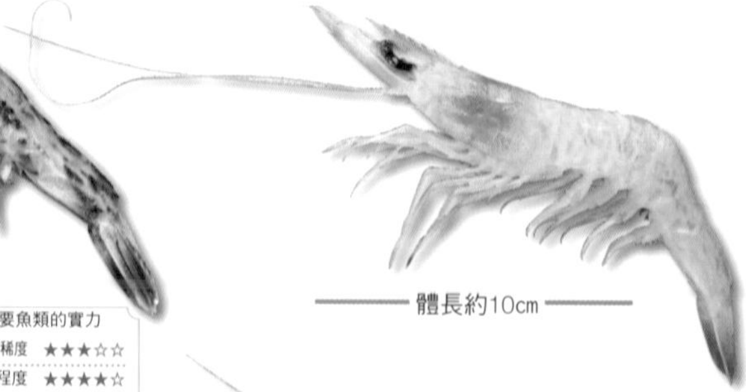

體長約10cm

十足目對蝦科
脊赤蝦
虎蝦 Metapenaeopsis acclivis
棲息地●東京灣以南的內灣。漁獲●底拖網。別名●雜魚

次要魚類的實力

次要魚類珍稀度	★★★☆☆
美味程度	★★★★☆
價格	★★★☆☆

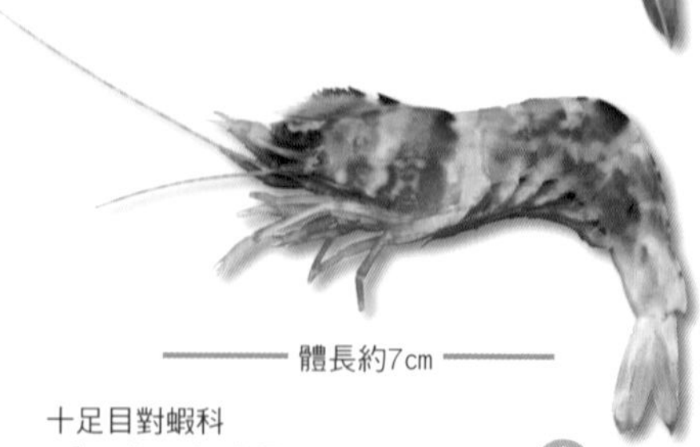

體長約7cm

十足目對蝦科
高脊赤蝦
北国蝦 Metapenaeopsis lamellata
棲息地●北海道西岸、本州以南的內灣。漁獲●底拖網。別名●大眼蝦、駝背對蝦

次要魚類的實力

次要魚類珍稀度	★★★★☆
美味程度	★★★☆☆
價格	★★★☆☆

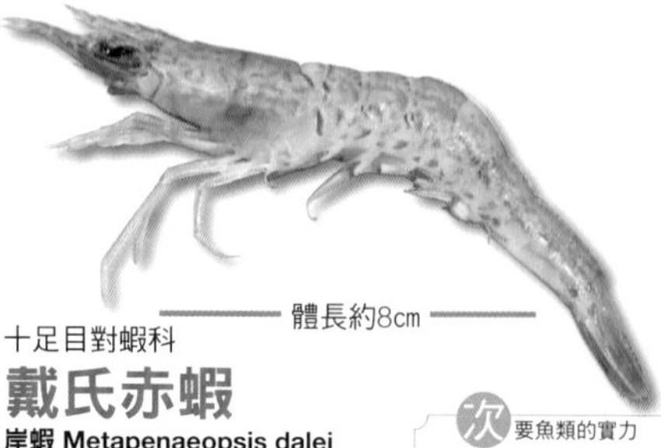

體長約8cm

十足目對蝦科
戴氏赤蝦
岸蝦 Metapenaeopsis dalei
棲息地●函館灣以南的日本海、東海、宮城縣以南的太平洋沿岸。漁獲●底拖網。別名●紅筋蝦、小蝦

次要魚類的實力

次要魚類珍稀度	★★★☆☆
美味程度	★★★☆☆
價格	★★★☆☆

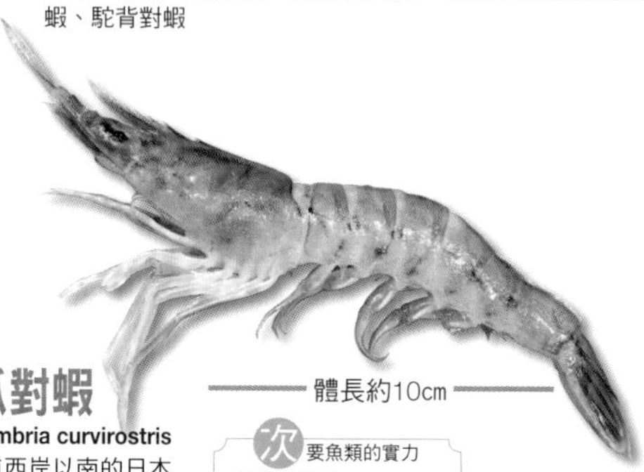

體長約10cm

十足目對蝦科
彎角鷹爪對蝦
猿蝦 Trachysalambria curvirostris
棲息地●北海道西岸以南的日本海、東海、三陸以南的太平洋沿岸、瀨戶內海。漁獲●底拖網。別名●赤者蝦

次要魚類的實力

次要魚類珍稀度	★★★☆☆
美味程度	★★★★☆
價格	★★★☆☆

盛產期●晚春～夏季、秋季
產地●北海道、本州、四國、九州（鹿兒島縣諸島部除外）

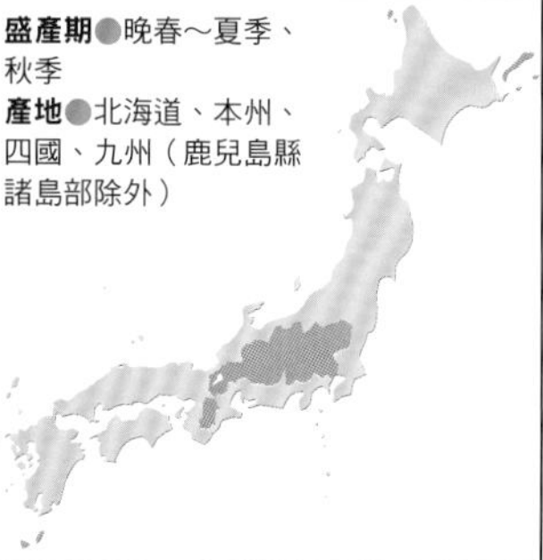

※5種蝦類的產地

只被當作小蝦來利用，知道和名的人少之又少

對蝦科赤蝦屬的鬚赤蝦、脊赤蝦、高脊赤蝦、戴氏赤蝦，以及鷹爪蝦屬的彎角鷹爪對蝦，在日本皆以「小蝦」的名稱捕獲。會在較平穩的內灣繁殖，曾經捕獲量極多，近年來卻有逐漸減少的傾向，在主要產地東京灣等地區，已經漸漸消聲匿跡。

在日本各地都能捕獲 過去是整箱買來吃

雖然在日本全國各地都能捕獲，不過主要產地在三河灣以西。過去多到曾經好幾個木箱並列在漁港中，而且是一箱僅數百日圓的便宜價格。但是，現在價格卻逐年攀升。在產地經常將這種蝦類製作成天婦羅。帶有強烈的蝦子風味，而且味道鮮甜。

體型較大的蝦子可以用來燒烤，香氣四溢，也能充分享受到蝦子的濃醇風味。

在瀨戶內海及九州等地區，會將這種蝦子曬乾。曬乾後的蝦子可以當作麵線的高湯，或是散壽司的材料等，味道十分可口。

在各地均以「小蝦」之名稱販售，知道實際種名的人少之又少。也因此而歸類成次要蝦類。

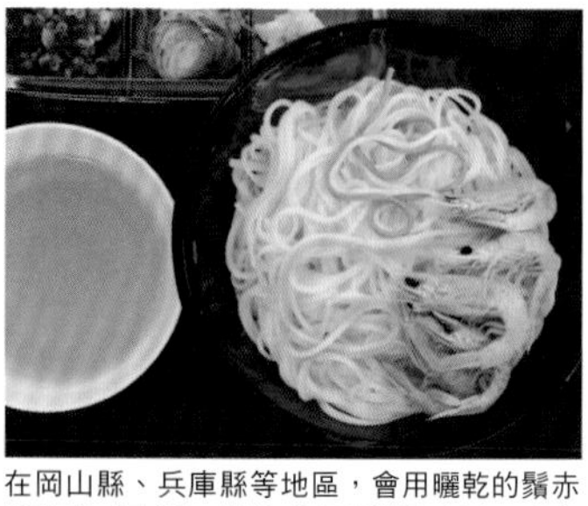

在岡山縣、兵庫縣等地區，會用曬乾的鬚赤蝦熬煮成高湯，製作成麵線醬油享用。煮完高湯的蝦子也可以當成食材品嚐。

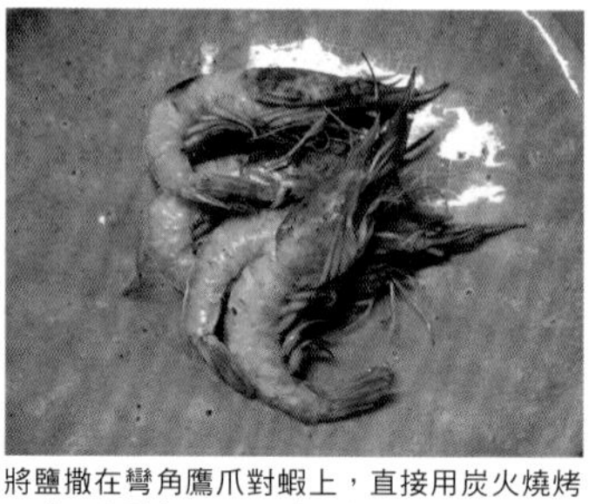

將鹽撒在彎角鷹爪對蝦上，直接用炭火燒烤而成。身體部分可以連殼享用，能品嚐到蝦子特有的鹽味和甜味。

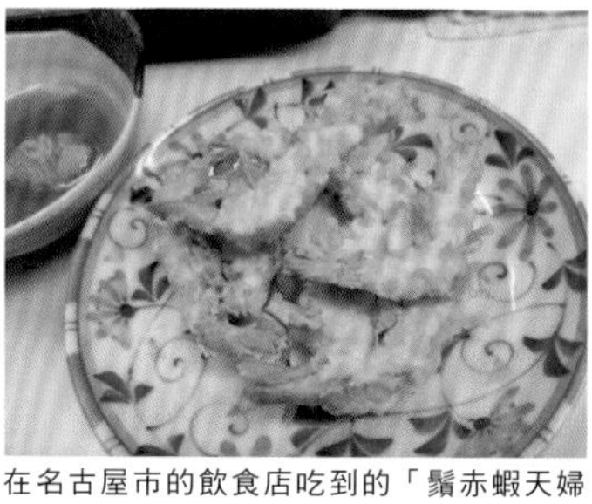

在名古屋市的飲食店吃到的「鬚赤蝦天婦羅」。口感香脆，富有強烈的蝦子風味。在愛知縣經常可以享受到美味的天婦羅料理。

刀額新對蝦

葦蝦 Metapenaeus ensis

新對蝦類大多棲息在較淺的內灣。尤其是刀額新對蝦，其風味深受西日本的喜愛。如今已成為稀少的夢幻蝦類。

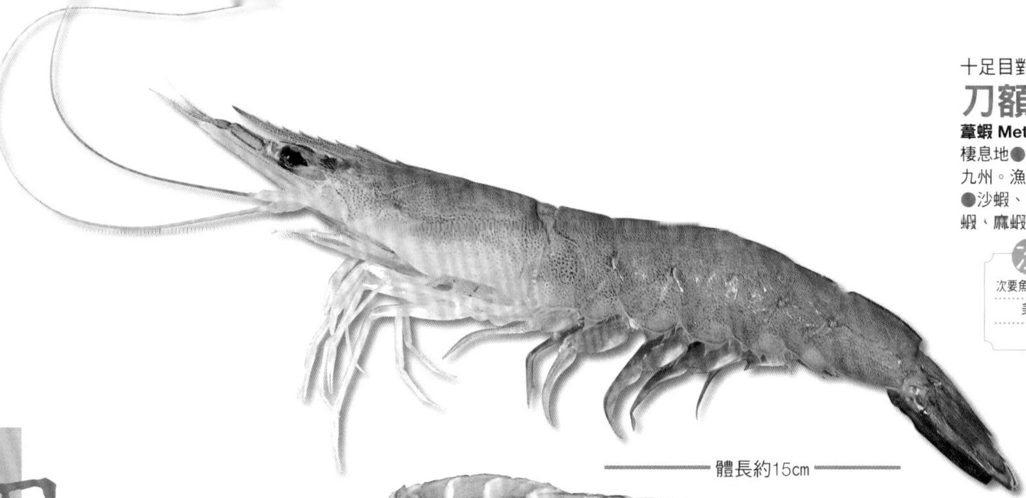

十足目對蝦科

刀額新對蝦

葦蝦 Metapenaeus ensis

棲息地●東京灣、富山灣～九州。漁獲●底拖網。別名●沙蝦、蘆蝦、中蝦、海蘆蝦、麻蝦、泥蝦、土蝦

次要魚類的實力	
次要魚類珍稀度	★★★★☆
美味程度	★★★★★
價格	★★★★☆

體長約15cm

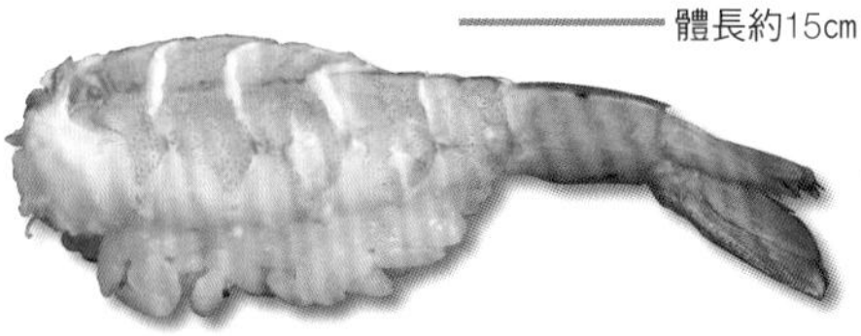

在大阪等地區曾是平價握壽司的食材，極受歡迎，如今已成為高級品。

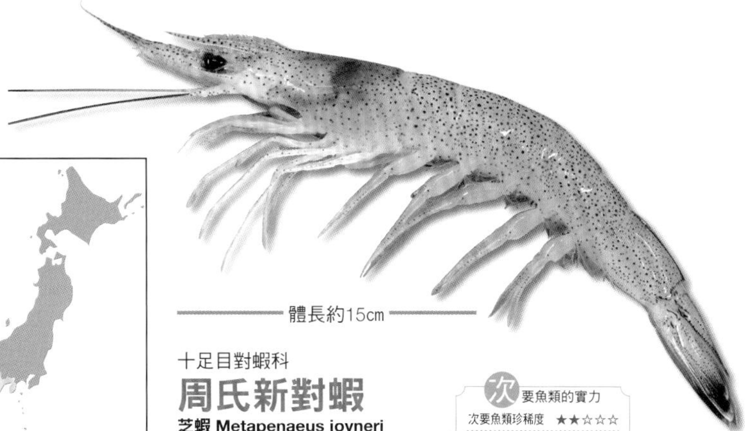

體長約15cm

十足目對蝦科

周氏新對蝦

芝蝦 Metapenaeus joyneri

棲息地●東京灣～九州。漁獲●底拖網。別名●白蝦、真蝦、赤蝦

次要魚類的實力	
次要魚類珍稀度	★★☆☆☆
美味程度	★★★★★
價格	★★★★☆

盛產期●秋～春季

產地●靜岡縣、愛知縣、三重縣、和歌山縣、大阪府、兵庫縣、岡山縣、山口縣、四國、大分縣、福岡縣、佐賀縣、長崎縣

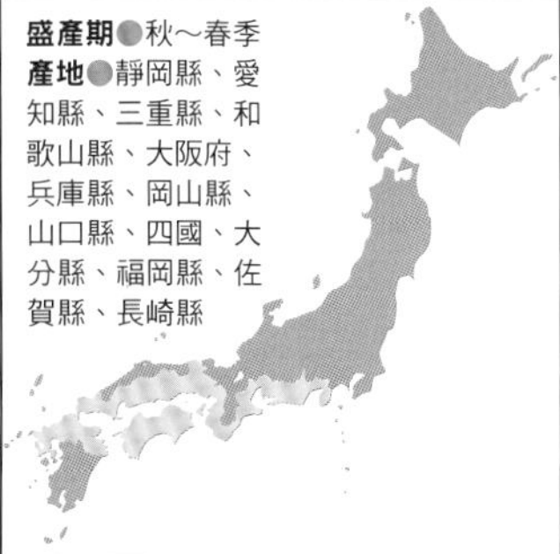

※刀額新對蝦的產地

代表內灣的中型蝦類 最近幾乎已消失蹤影

對蝦科新對蝦屬有許多美味的蝦類。像是較具代表性的刀額新對蝦、周氏新對蝦，以及沙棲新對蝦。周氏新對蝦大多為小型蝦，而刀額新對蝦則成為非常稀有高貴的蝦類。多分布於接近都市的大型內灣中，在過去能大量捕獲。隨著內灣的汙染嚴重化，加上護岸工程使得自然海岸逐漸消失，因此數量也急遽減少。

在瀨戶內海捕獲的蝦類中 屬於最美味的種類

雖然本種分布於東京灣以西，不過在濱名湖以西，及有明海等九州沿岸較常見。在大阪和短溝對蝦同樣屬於代表性的中型蝦類。「江戶的周氏新對蝦，大阪的刀額新對蝦」這樣子區分便簡單明瞭。

如今在西日本地區，「木蝦（刀額新對蝦）」的天婦羅仍然受到歡迎。中型蝦容易捕獲，味道也鮮美可口。將活跳蝦撒上鹽巴之後燒烤，能充分感受到蝦肉的甜味和蝦子的風味。在大阪也是重要的壽司食材。製作成握壽司時賣相極佳。

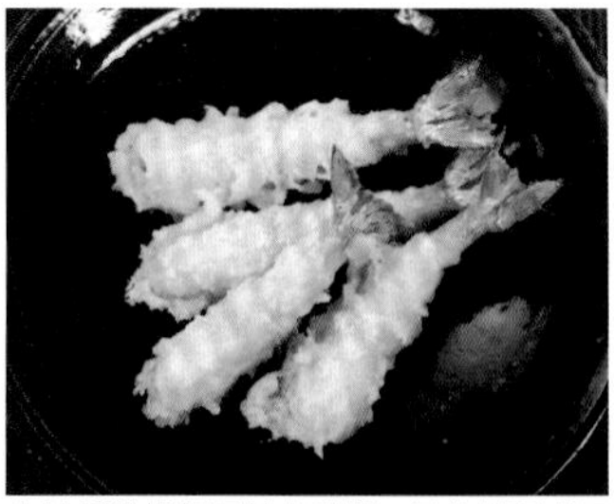

由於新對蝦類屬於中型蝦，因此料理成天婦羅時非常華麗。偶爾也會出現在宴會上使用。帶有甜味，十分可口。

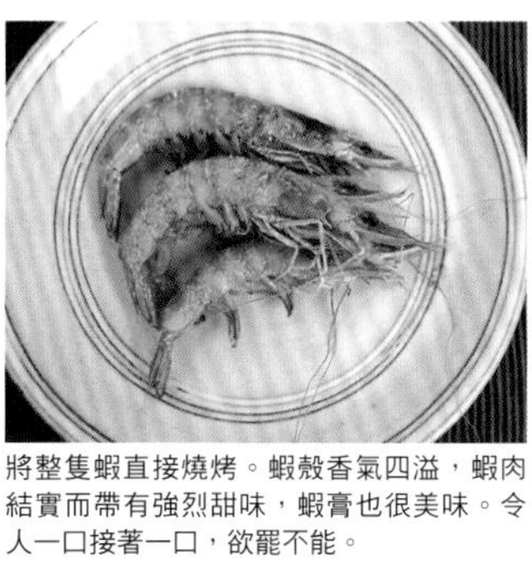

將整隻蝦直接燒烤。蝦殼香氣四溢，蝦肉結實而帶有強烈甜味，蝦膏也很美味。令人一口接著一口，欲罷不能。

毫無近親之緣

十足目對蝦科 **白蝦**

白脚蝦 Litopenaeus vannamei

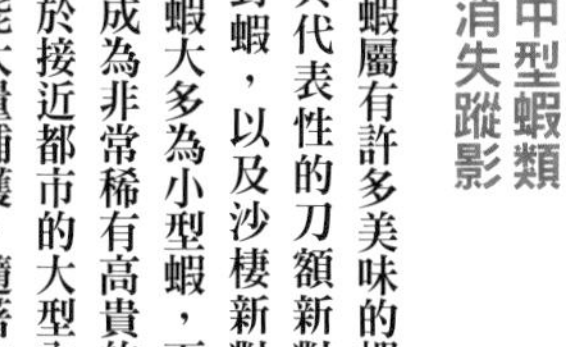

因為假冒事件而知名的白蝦，原產於中南美，並改良成養殖用的品種。從以前便冷凍進口至日本，並以刀額新對蝦的名稱流通於市場上。這也是因為周氏新對蝦等沿岸型的中型、小型蝦的捕獲量減少，因此而開始進口。

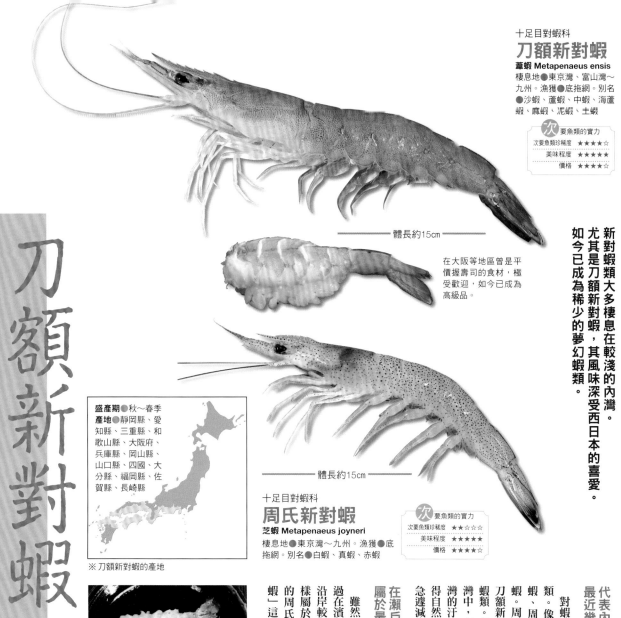

白蝦 代表性的名稱

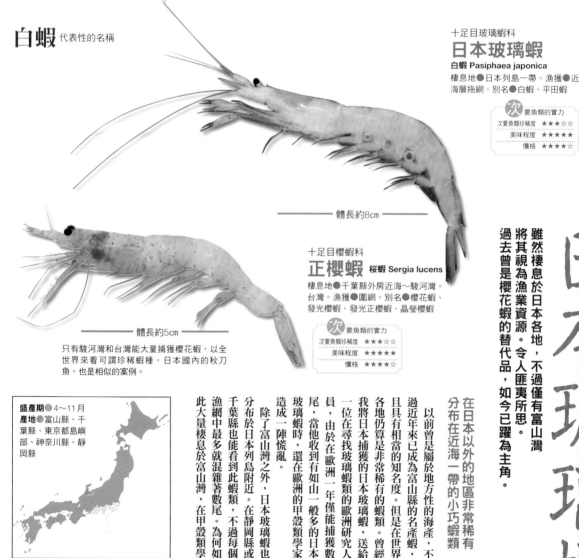

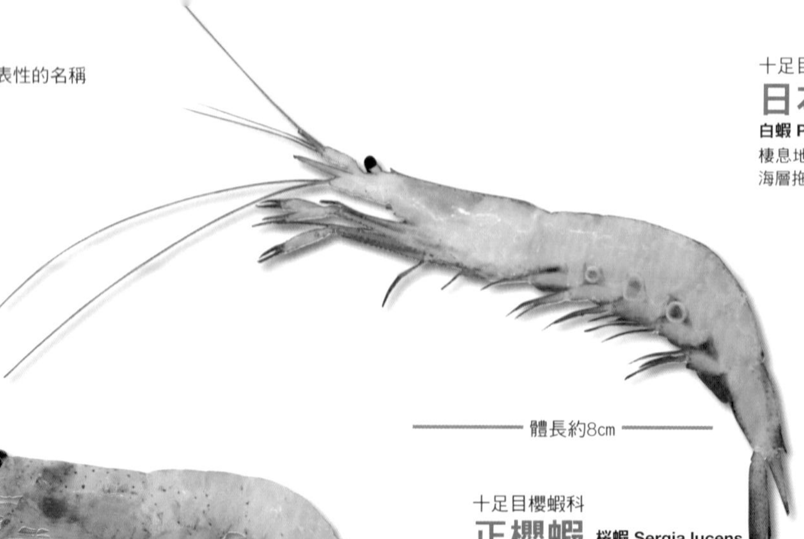

十足目玻璃蝦科

日本玻璃蝦

白蝦 Pasiphaea japonica

棲息地●日本列島一帶。漁獲●近海層拖網。別名●白蝦、平田蝦

次要魚類的實力

次要魚類珍稀度 ★★★☆☆

美味程度 ★★★★★

價格 ★★★★☆

體長約8cm

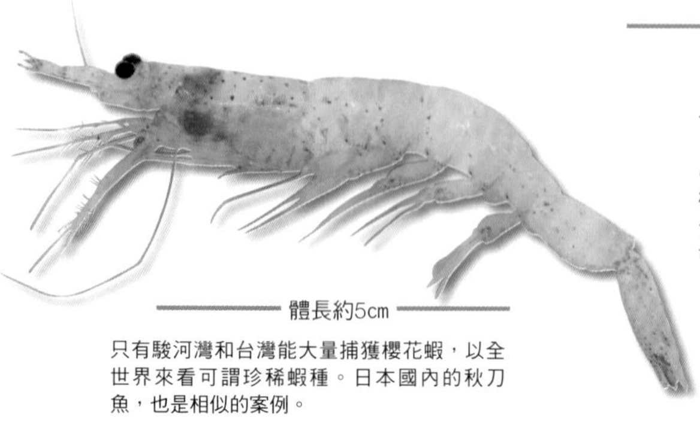

體長約5cm

十足目櫻蝦科

正櫻蝦

桜蝦 Sergia lucens

棲息地●千葉縣外房近海～駿河灣。台灣。漁獲●圍網。別名●櫻花蝦、發光櫻蝦、發光正櫻蝦、晶瑩櫻蝦

次要魚類的實力

次要魚類珍稀度 ★★★☆☆

美味程度 ★★★★★

價格 ★★★★☆

只有駿河灣和台灣能大量捕獲櫻花蝦，以全世界來看可謂珍稀蝦種。日本國內的秋刀魚，也是相似的案例。

日本玻璃蝦

白蝦 Pasiphaea japonica

雖然棲息於日本各地，不過僅有富山灣將其視為漁業資源。令人匪夷所思。過去曾是櫻花蝦的替代品，如今已躍為主角。

在日本以外的地區非常稀有分布在近海一帶的小巧蝦類

以前曾是屬於地方性的海產，不過近年來已成為富山縣的名產蝦，且具有相當的知名度。但是在世界各地仍算是非常稀有的蝦類。曾經我將日本捕獲的日本玻璃蝦，送給一位在尋找玻璃蝦類的歐洲研究人員，由於在歐洲一年僅能捕獲數尾，當他收到有如山一般多的日本玻璃蝦時，還在歐洲的甲殼類學家造成一陣慌亂。

除了富山灣之外，日本玻璃蝦也分布於日本列島附近。在靜岡縣或千葉縣也能看到此蝦類，不過每個漁網中最多就混雜著數尾。為何如此大量棲息於富山灣，在甲殼類學中仍是個未解之謎。

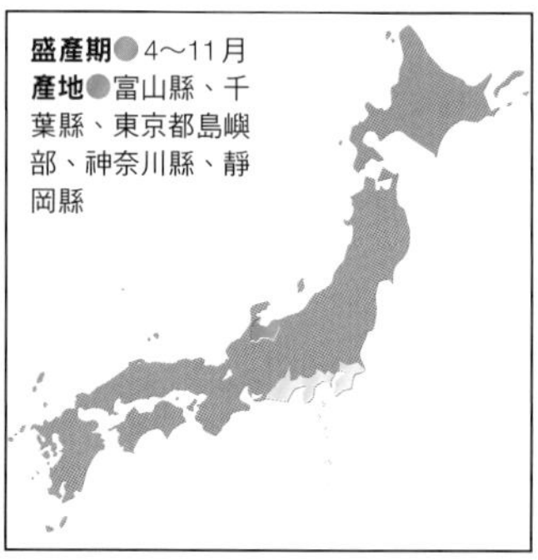
盛產期●4～11月
產地●富山縣、千葉縣、東京都島嶼部、神奈川縣、靜岡縣

※日本玻璃蝦的產地

過去曾是櫻花蝦的替代品。如今已成為富山縣的名產

知名度較低的時候，會將其染成紅色再曬乾，當成櫻花蝦（正櫻蝦）的替代品流通於市場上。如今已知道日本玻璃蝦的味道並不輸給櫻花蝦，價格也不相上下，也許還更高。其他像是川燙蝦等也很受歡迎，加工品甚至供不應求。

新鮮的活蝦大多用來製作成蔬菜什錦油炸料理，香脆可口，帶有強烈的蝦子風味，美味到令人讚不絕口。

雖然有點麻煩，鮮度夠的蝦子可以剝皮後生吃。近年來也成為熱門的壽司食材。

僅有一縣的珍稀特產，也許可以發展成當地的「白蝦多吃」。

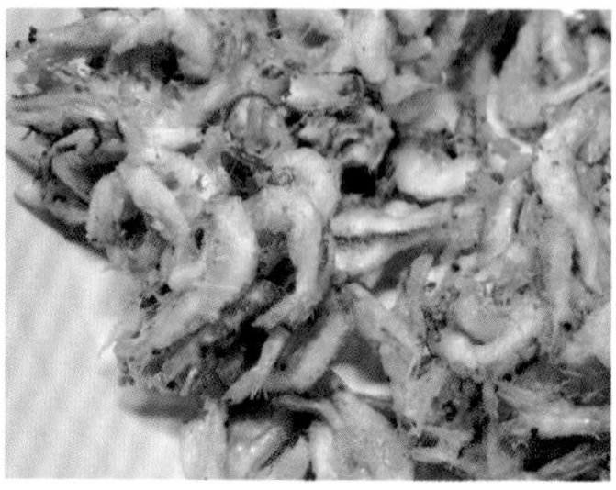

如果能購買到新鮮的蝦子，建議料理成油炸什錦。能帶殼享用也是魅力之處。蝦殼香氣四溢，蝦肉也非常鮮甜可口。

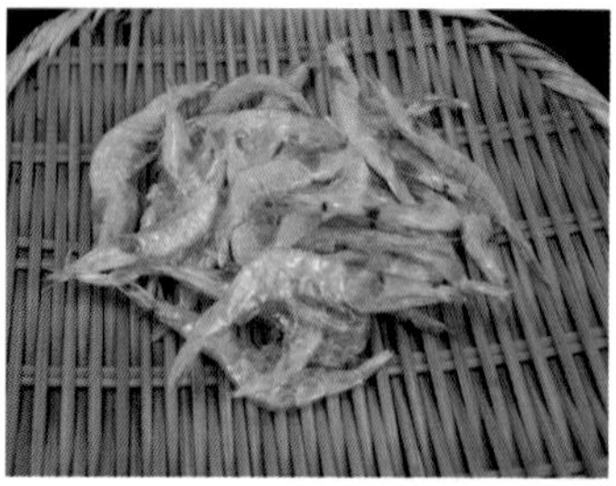

在乾燥蝦子中是最難購買到的種類。直接品嚐也很美味，還可以加入沙拉或是涼拌中享用。或是奢侈的加入大阪燒中料理。

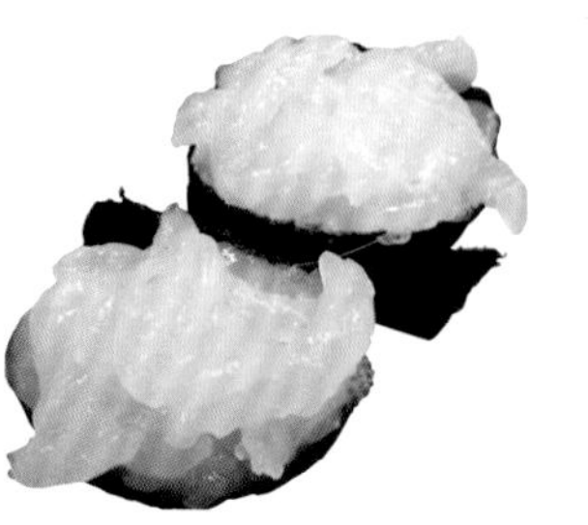

近年來流行的「生白蝦軍艦卷」。雖然是生食，卻能感受到蝦子的風味和甜味，口感也恰到好處。料理職人們也心儀不已的食材。

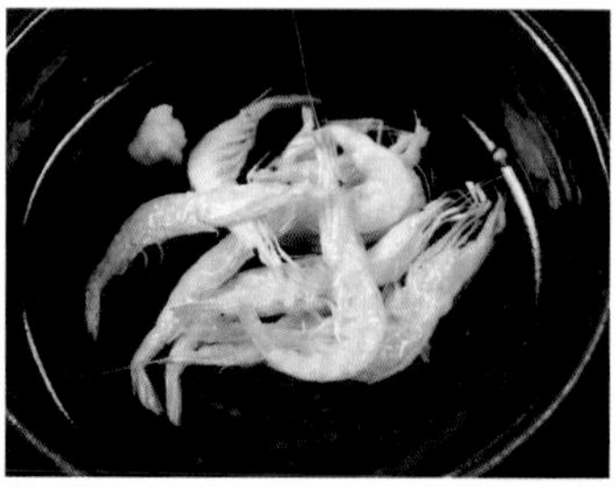

釜揚料理（川燙）是用鹽水燙過之後，再將冷卻享用。能充分感受到蝦肉的甜味和鮮味。

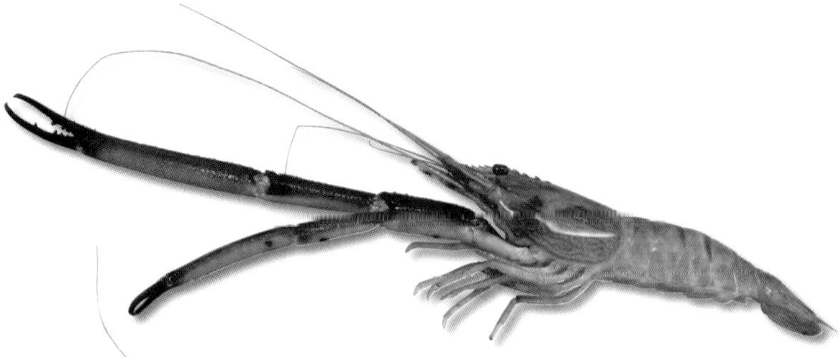

體長約9cm

十足目長臂蝦科

日本沼蝦

手長蝦 Macrobrachium nipponense

棲息地●本州、四國、九州的河川及湖泊。漁獲●筌、漁網。別名●大蝦、中蝦、川蝦

次要魚類的實力	
次要魚類珍稀度	★★★★☆
美味程度	★★★★☆
價格	★★★★☆

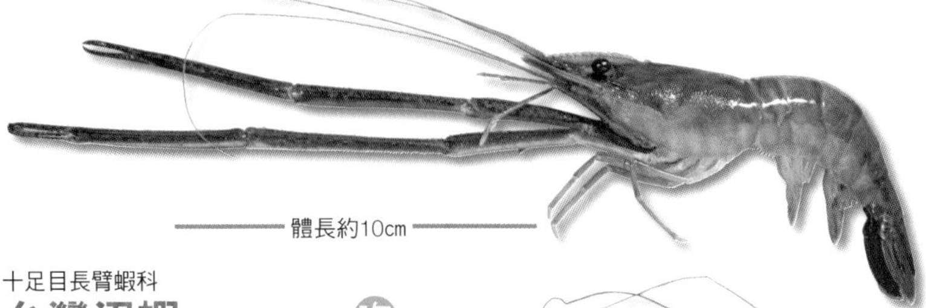

體長約10cm

十足目長臂蝦科

台灣沼蝦 南手長蝦

Macrobrachium formosense

棲息地●島根縣、神奈川縣以南的河川、湖泊。漁獲●筌、漁網。別名●濁間蝦

次要魚類的實力	
次要魚類珍稀度	★★★★★
美味程度	★★★★☆
價格	★★★★☆

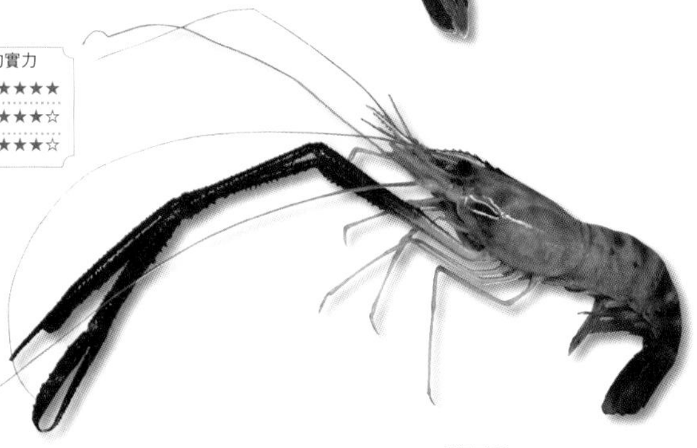

體長約30cm

十足目長臂蝦科

淡水長臂大蝦

鬼手長蝦 Macrobrachium rosenbergii

棲息地●東南亞。也有引進至沖繩縣。漁獲●漁網。別名●Giant river prawn、泰國蝦、泰國長臂大蝦、羅氏沼蝦、羅氏蝦

次要魚類的實力	
次要魚類珍稀度	★★★★☆
美味程度	★★★☆☆
價格	★★★★☆

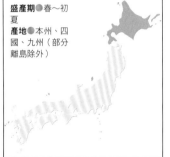

盛產期●春～初夏
產地●本州、四國、九州（部分離島除外）

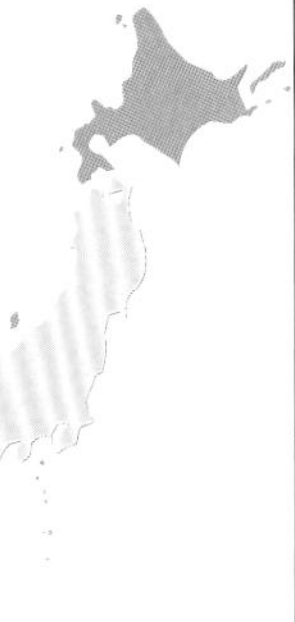

※3種蝦類的任意一種產地

日本沼蝦

手長蝦 Macrobrachium nipponense

一說到「長臂蝦」，就有人會聯想到「法國貨」。其為進口的鐵甲蝦，是一種海水型的蝦類。而棲息在河川、湖泊等淡水蝦——日本沼蝦，如今已成為稀有種類。

在淡水型的蝦類中 體型可以長成最大的種類

日本沼蝦為淡水型的蝦類，棲息地區由北海道遍及四國、九州。而台灣沼蝦則是分布於本州的南部、四國及九州。棲息於沖繩縣的淡水長臂大蝦，則是由東南亞引進而來。淡水型蝦類還有條蝦等小型蝦類，不過體型都不及日本沼蝦。日本沼蝦如今仍是河川、湖沼等地區的漁業對象。

曾經是隨處可見的蝦類 如今價格突然飆漲

在東京市場內可以買到日本各地，甚至世界各地的海產類，不過日本國產的日本沼蝦，在這裡也算是相當稀有的蝦類。當然，價格也非常昂貴。走在市場中的時候，甚至會因為國產的價格太高，而選擇進口蝦類。最受歡迎的吃法是直接油炸，或是沾粉油炸。能充分享受到蝦子的風味和香氣。體型較大的蝦子，也可以用竹籤串起來燒烤享用。燒烤後比較能感受到蝦子特有的風味，以及蝦肉的甜味。

較小的蝦子則建議製作成佃煮，或是滋賀縣的地方料理「蝦子豆」。

棲息量一旦減少，河川漁夫也會急速減少。雖然生態保護也很重要，河川漁夫的減少也是一項必須重視的課題。

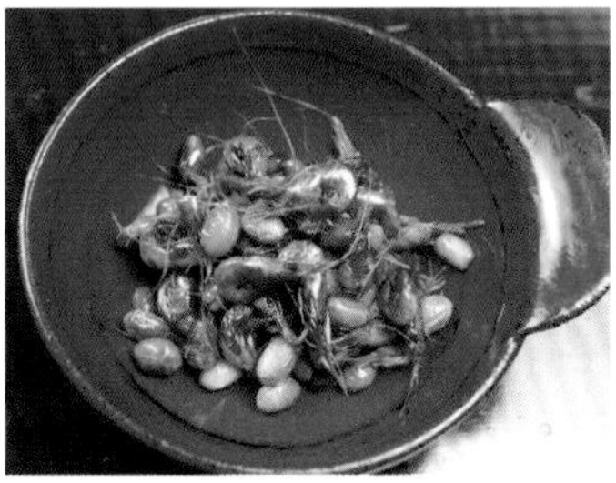

琵琶湖一帶或是秋田縣八郎潟等地區，會將其製作成佃煮。或是把蝦子和黃豆一起燉煮，黃豆能充分吸收蝦子的鮮味，相當可口。

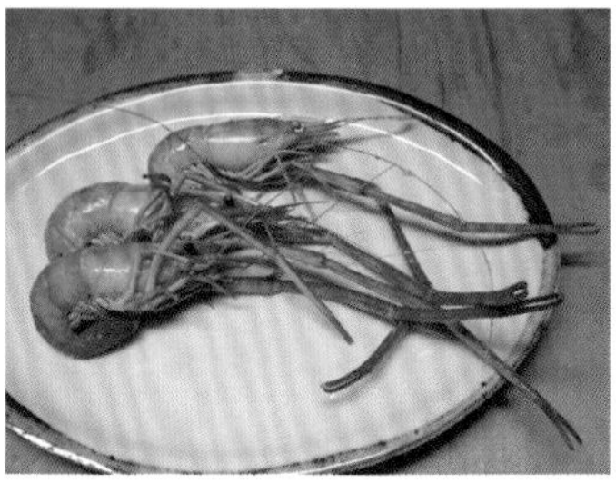

「最近很少能捕到可以料理成烤蝦的大小」高知縣的漁夫也為此困擾。和油炸蝦不同，可以感受到蝦肉的鮮甜。

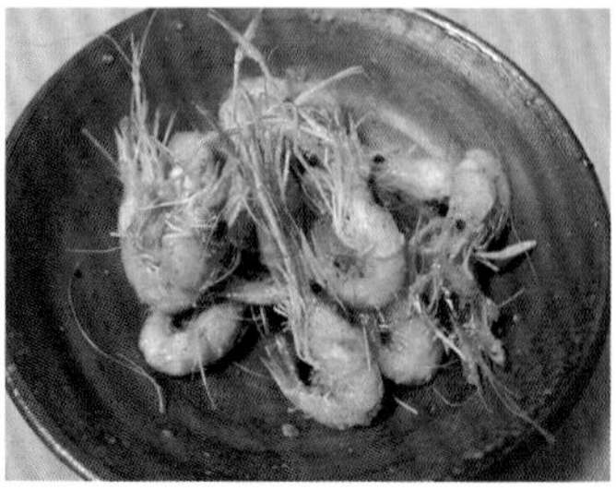

體型較小的蝦子可以直接油炸。在居酒屋或是飲食店都能看到此料理，不過要價相當昂貴。能充分享受到蝦子特有的風味和甜味。

鼓蝦（槍蝦）

鉄砲蝦 Alpheus

在接近近海處成群棲息的小型蝦類。蝦爪強力開闔時會發出喀擦的聲音，因此在香川縣觀音寺則稱之為「喀擦蝦」。

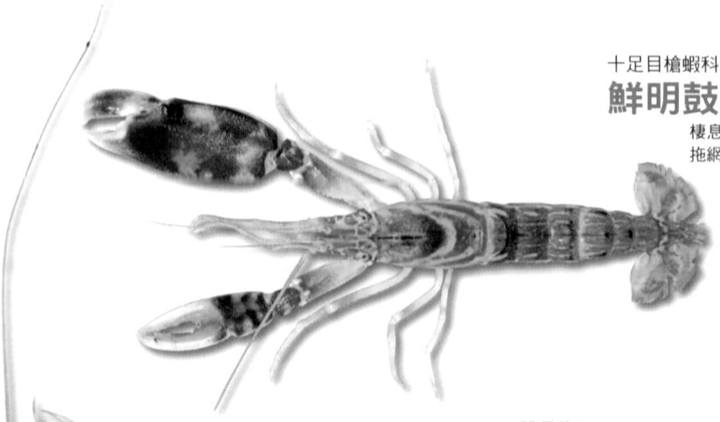

十足目槍蝦科（鼓蝦科）

鮮明鼓蝦 **鬼鉄砲蝦 Alpheus digitalis**

棲息地●陸奧灣以南。漁獲●底拖網。別名●喀擦蝦

次要魚類的實力
次要魚類珍稀度 ★★★★☆
美味程度 ★★★★☆
價格 ★★★☆☆

體長約7cm

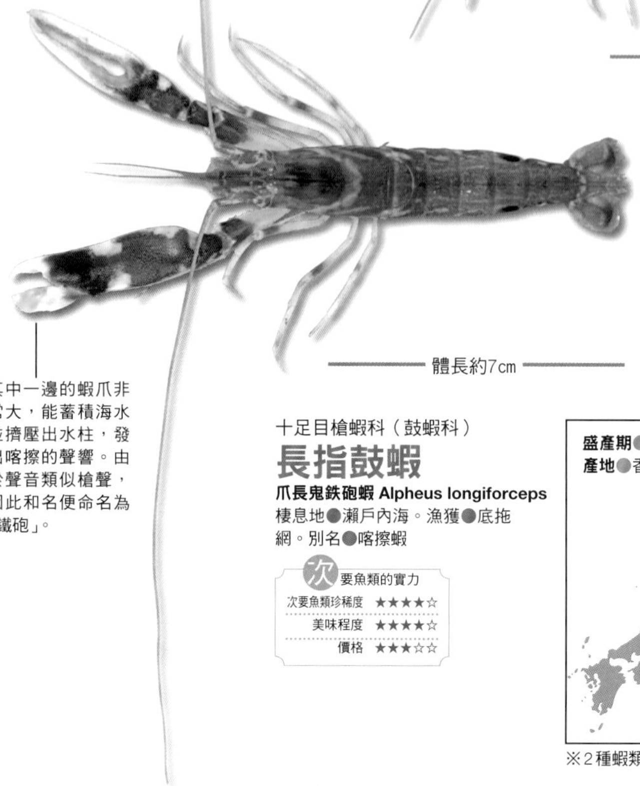

體長約7cm

其中一邊的蝦爪非常大，能蓄積海水並擠壓出水柱，發出喀擦的聲響。由於聲音類似槍聲，因此和名便命名為「鐵砲」。

十足目槍蝦科（鼓蝦科）

長指鼓蝦

爪長鬼鉄砲蝦 Alpheus longiforceps

棲息地●瀨戶內海。漁獲●底拖網。別名●喀擦蝦

次要魚類的實力
次要魚類珍稀度 ★★★★☆
美味程度 ★★★★☆
價格 ★★★☆☆

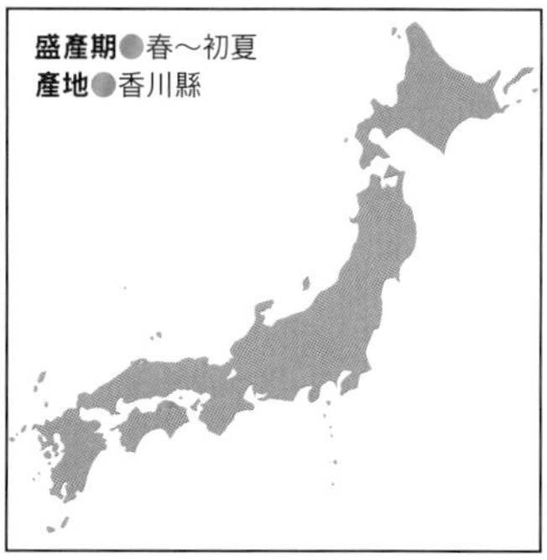

※2種蝦類的產地

這種蝦類的「水槍」威力在自然界中也不可小覷

鼓蝦（槍蝦）是棲息在沿岸淺海中的小型蝦類。左右其中一側的蝦爪極為龐大，帶有強力的肌肉，會將蓄積在鉗爪中的海水瞬間噴出，打出衝擊波。並且藉此攻擊小魚來捕食。另外遭到其他魚類襲擊時，也會使用此方法來防衛。

雖然可由小型底拖網捕獲 喜愛食用此蝦的地區卻很少

將鼓蝦類當作食用海產的地區，就目前確認的僅有瀨戶內海的香川縣一帶。由於鼓蝦棲息在較淺的近海中，因此可由底拖網捕獲。

基本吃法為水煮，或是煮成甜鹹口味的燉煮料理。體型約為手掌般大小，可以邊剝殼邊享用，是很棒的下酒菜。也曾經是許多人小時候的零食，蝦肉的甜味對於小孩而言也充滿魅力。

另外，直接水煮也能熬出鮮美的湯頭，因此可以用來當作味噌湯或是海鮮湯的食材。煮熟之後會變成美麗的紅色，呈現出豪華感。在淺海用底拖網捕獲的魚類非常多，不能因為捕獲量少就廢棄不用，還有許多美味食材仍待發掘。

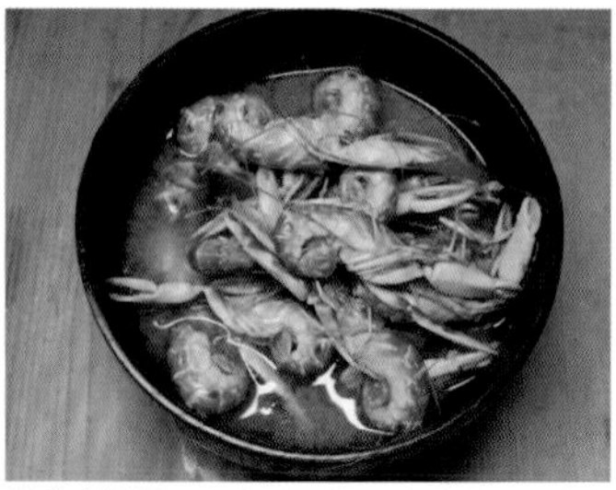

將「喀擦蝦」水煮後，放入味噌即可。湯頭濃醇且鮮美。雖然有點麻煩，不過將蝦子剝殼後享用也很美味。

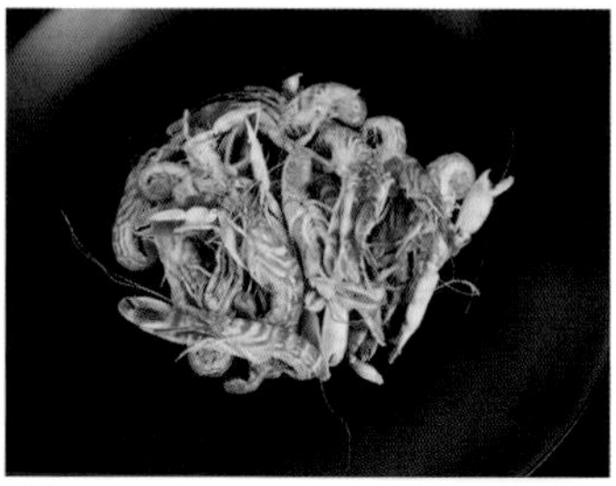

最常見的料理，鹽水煮蝦。用較鹹的鹽水以短時間水煮，接著再放涼享用。鹽味能增添蝦子的甜味，一旦開始享用便停不下來。

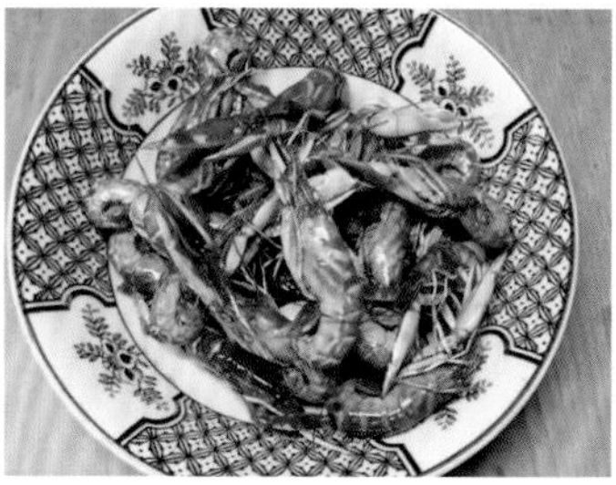

將醬油、酒和味醂調成甜鹹風味的湯汁，再加入蝦子以短時間水煮的超簡單料理。蝦肉和湯汁的甜味美味到令人驚豔。

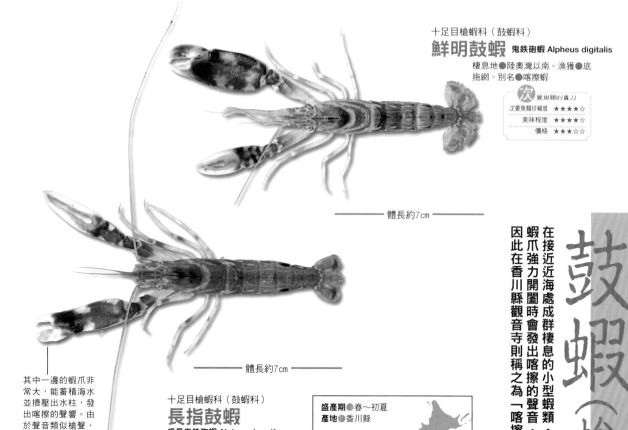

哥吉拉蝦 產地的名稱

十足目藻蝦科

棘藻蝦

棘藻蝦 Lebbeus groenlandicus

棲息地●島根縣以北的日本海、北海道鄂霍次克海。漁獲●漁籠、底拖網。別名●某萊伯蝦、鬼蝦

次要魚類的實力

次要魚類珍稀度	★★★★☆
美味程度	★★★★★
價格	★★★★★

棘藻蝦

棘藻蝦 Lebbeus groenlandicus

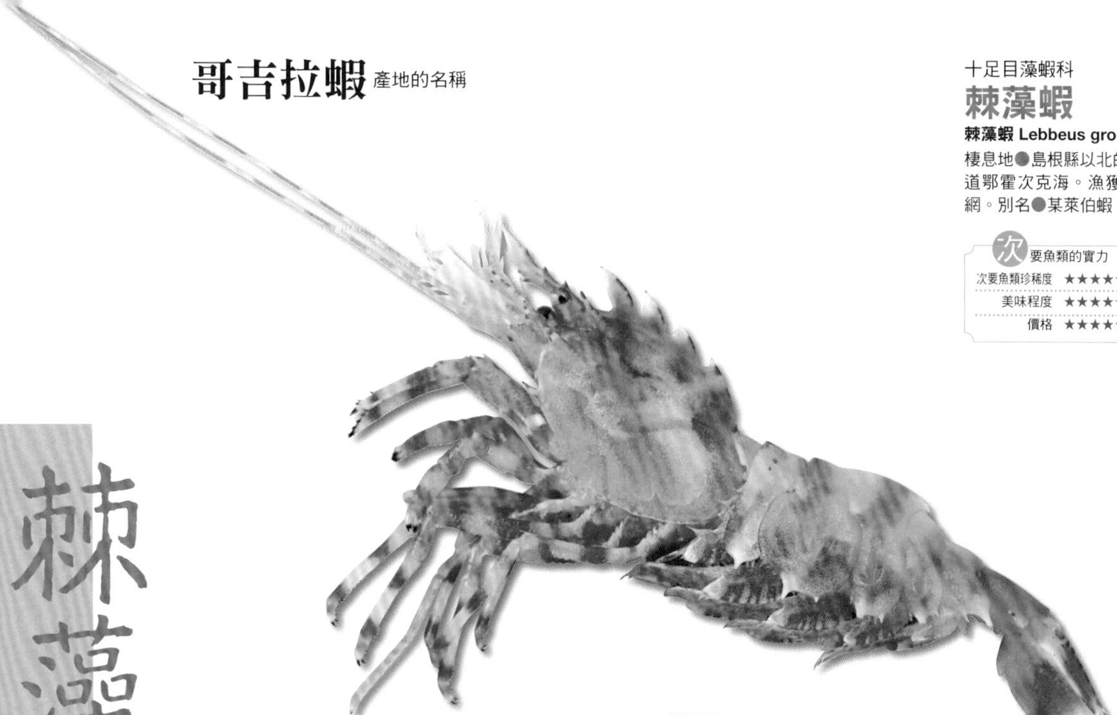

體長約18cm

混雜在日本海的底拖網或螃蟹籠中。雖然主角是松葉蟹（越前蟹），但偶爾價格甚至高於主角。如今已是日本海最具人氣的蝦類。

平凡無奇的藻蝦類中唯一大型且擁有華麗外觀的種類

標準和名中的「藻」，是指海藻以及大葉藻等海草。而「藻蝦」則意指棲息在淺海海藻間的小型蝦類。全長約為1cm，超過10cm的種類少之又少。

在熱帶及溫帶海域中棲息的種類相當豐富。從棲息在珊瑚礁的華麗外觀，到和大葉藻極為相似的綠色細長種，外型也多彩多姿。

可食用的種類非常少，在瀨戶內海所捕獲的種類，大多當成普通的「小蝦」來販售。

在這當中，棘藻蝦可以算是較奇特的種類。

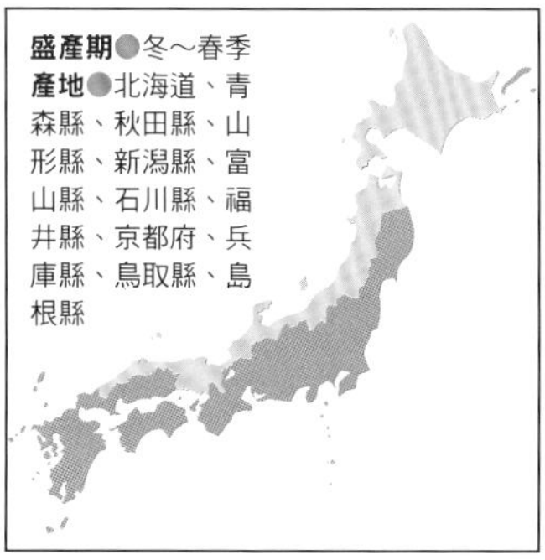
盛產期●冬～春季
產地●北海道、青森縣、秋田縣、山形縣、新潟縣、富山縣、石川縣、福井縣、京都府、兵庫縣、鳥取縣、島根縣

全長將近20cm，蝦殼非常硬，而且佈滿全身的刺棘相當銳利堅硬。而且並非分布於淺海，而是棲息在水深超過200m的深海中。棲息海域為寒冷的北太平洋，在藻蝦類當中也非常稀奇。

日本海的主角——松葉蟹以外的實力派海鮮

在近海底拖網捕獲的蝦類中，本種屬於價格最高的種類。雖然以前曾經是極為不起眼，而後逐漸因為其美味度而廣為人知。不過捕獲量非常少，可謂夢幻的蝦類。

新鮮的蝦子建議直接生吃。由於蝦殼非常硬且帶有尖銳的刺棘，因此必須剝除後再享用。蝦肉帶有甜味，蝦膏的風味也相當濃郁。是「甜蝦」所沒有的完美口感，加上豐富的甜味和鮮味。可謂生吃蝦類中的頂級。

在產地建議的料理為「鹽烤」。肉質較紮實，因此燒烤之後也不會縮水。趁熱享用，在舌頭上就能感受到強烈的甜味。蝦頭中的蝦膏也極為美味。

漁夫料理則會製作成味噌湯。能煮出濃醇鮮美的湯頭。

冬天的日本海不是只有松葉蟹。除了主角以外，本種也是個不容忽視的美味配角。

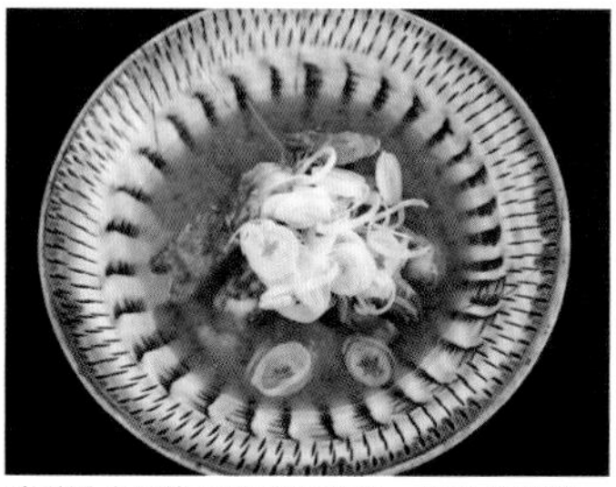

味噌湯也是漁夫的必吃料理。用水煮之後，加入味噌溶解即可。湯頭鮮美，蝦肉也很可口。堪稱味噌湯中的絕品。

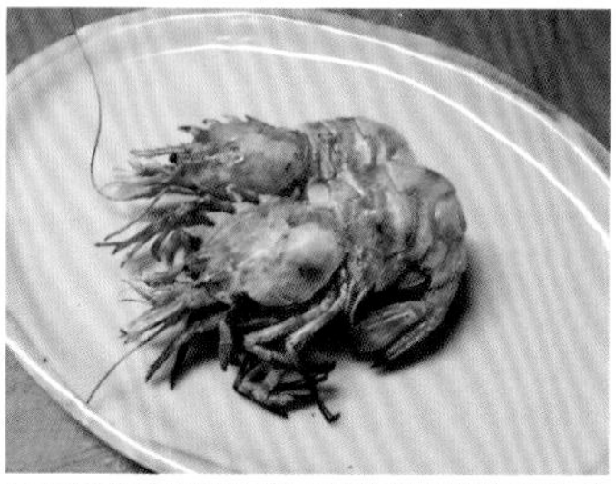

在海邊會將瑕疵海產（無法出貨的海產）放入柴火中燒烤。剛烤好的蝦肉趁熱享用，甜味在舌尖上散開，極為美味。

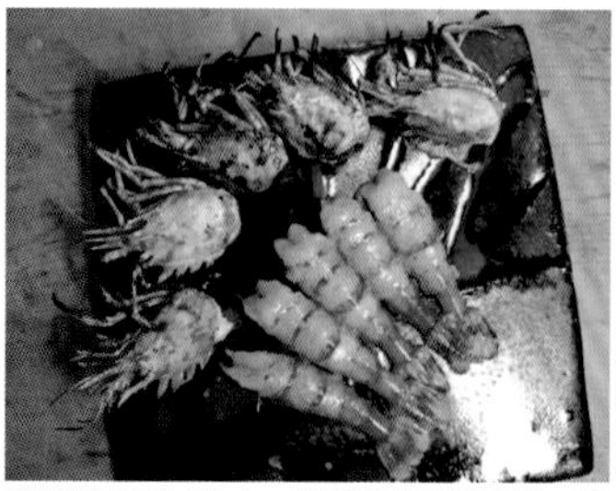

身體部分可以生吃，蝦頭則燒烤後享用。不論是將蝦肉沾著蝦頭中的蝦膏，或是分開享用，都是極為美味。可謂生蝦中的最頂點。

藻蝦

藻蝦 Hippolytidae

棲息在有大葉藻及褐藻等藻類大量生長的內灣中，屬於小型蝦類，因為棲息環境而通稱為「藻蝦」。因為體型小巧而被當作雜蝦處理，味道其實超級美味。

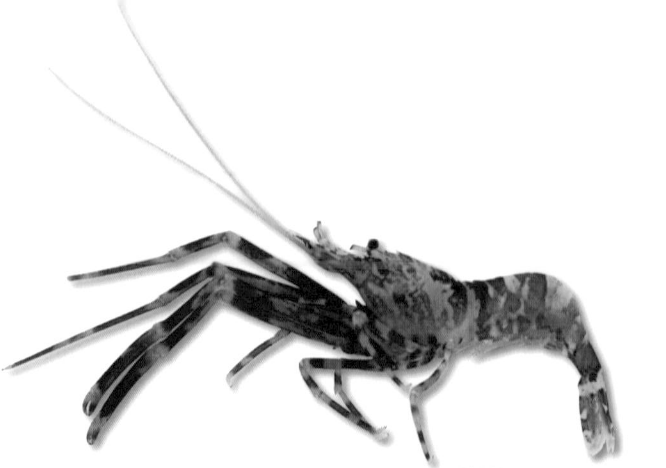

體長約7㎝

十足目藻蝦科

長足七腕蝦

長藻蝦 Heptacarpus futilirostris

棲息地●北海道函館市～九州南部。漁獲●底拖網。別名●餅蝦

次要魚類的實力

次要魚類珍稀度	★★★★☆
美味程度	★★★★☆
價格	★★★☆☆

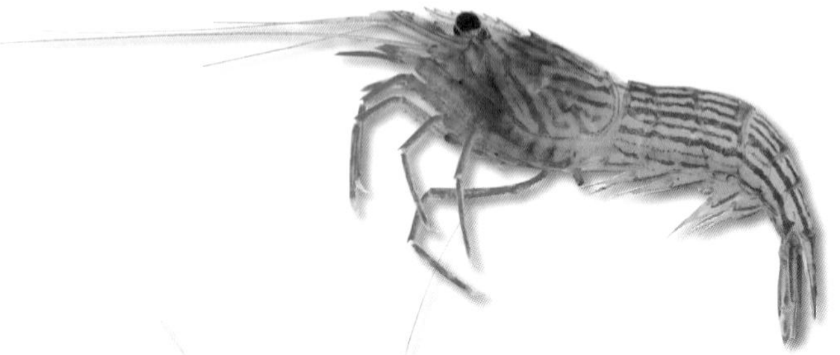

體長約5㎝

十足目藻蝦科

紅條鞭腕蝦

赤縞藻蝦 Lysmata vittata

棲息地●千葉縣～九州。漁獲●底拖網。別名●餅蝦

次要魚類的實力

次要魚類珍稀度	★★★★★
美味程度	★★★★☆
價格	★★★☆☆

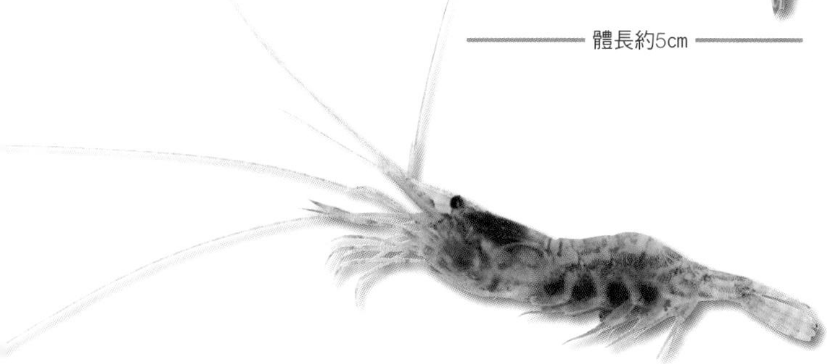

體長約5㎝

十足目長臂蝦科

葛氏長臂蝦

海筋蝦 Palaemon gravieri

棲息地●南日本的內灣。漁獲●底拖網。別名●桃紅蝦、餅蝦

次要魚類的實力

次要魚類珍稀度	★★★★☆
美味程度	★★★★☆
價格	★★★☆☆

被當作一般的小蝦 體型比周氏新對蝦還要小

藻蝦是棲息在淺內灣水藻區的小型蝦類。體長大約僅有5㎝左右。在瀨戶內海所販售的小蝦中，就可以看出來有哪些種類。其中大部分都是藻蝦科及長臂蝦科的蝦類。

在瀨戶內海一帶 有許多小蝦的知名料理

在瀨戶內海附近，會販售大量的超小型蝦類。實際上調查之後，發現大多都是長足七腕蝦、紅條鞭腕蝦，以及葛氏長臂蝦。雖然會隨著季節或是捕獲場所不同，三種蝦類的數量比例也會有所差異，不過在市場上都是以小蝦流通。

這種超小型的蝦類其實非常好吃。在兵庫縣明石市會將其當作食材，製作成豆腐渣料理。蝦子的甜味和風味融入豆腐渣中，極為美味。

地方常見的料理為天婦羅，以及油炸蝦等。油炸蝦充滿蝦類的香氣，香脆可口。

其他像是麵線的高湯，或是和蔬菜一起燉煮都很美味。

在九州北部、瀨戶內海附近，將這種小蝦運用地淋漓盡致。希望大家到瀨戶內海旅行時，也能品嚐到小蝦、小魚的鮮美風味。

盛產期●春～初夏
產地●兵庫縣、岡山縣、廣島縣、山口縣、香川縣、愛媛縣

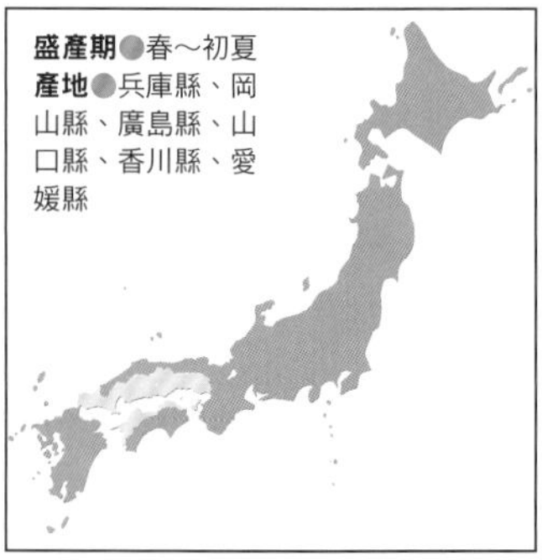

※3種蝦類的產地

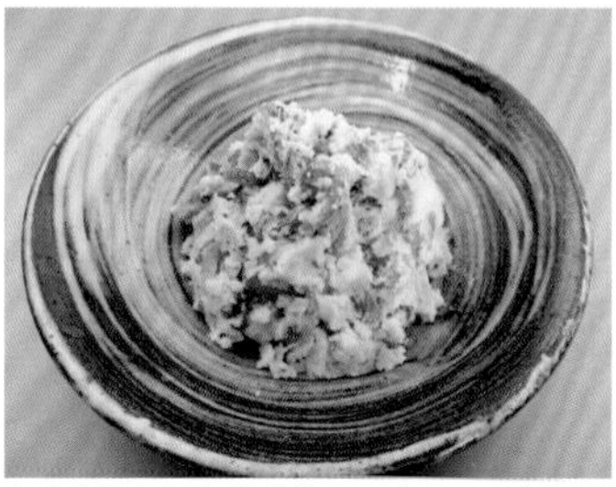

在兵庫縣明石市的『井野豆腐店』所製作的名料理「餅蝦豆腐渣」。蝦子的香氣和鮮味融入豆腐渣中，非常美味。

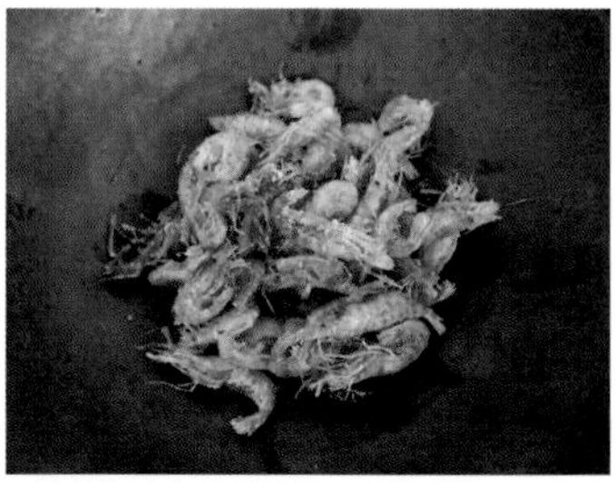

不沾任何東西直接油炸。香氣四溢，酥脆的口感也很美味。而且還能充分享受到蝦子原本的甜味和鮮味。

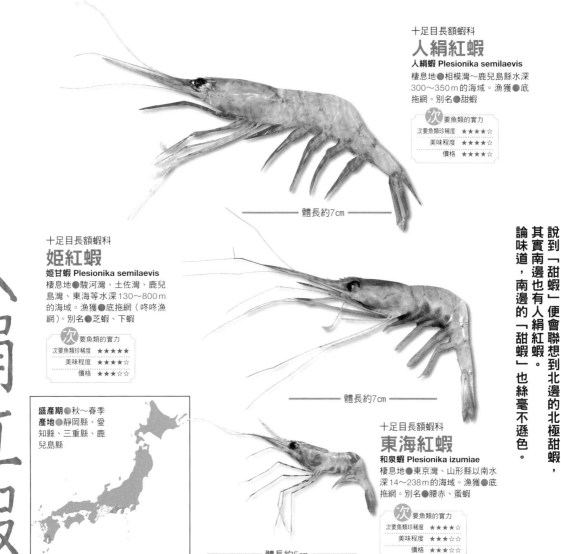

人絹紅蝦

人絹蝦 Plesionika semilaevis

說到「甜蝦」便會聯想到北邊的北極甜蝦，其實南邊也有人絹紅蝦。論味道，南邊的「甜蝦」也絲毫不遜色。

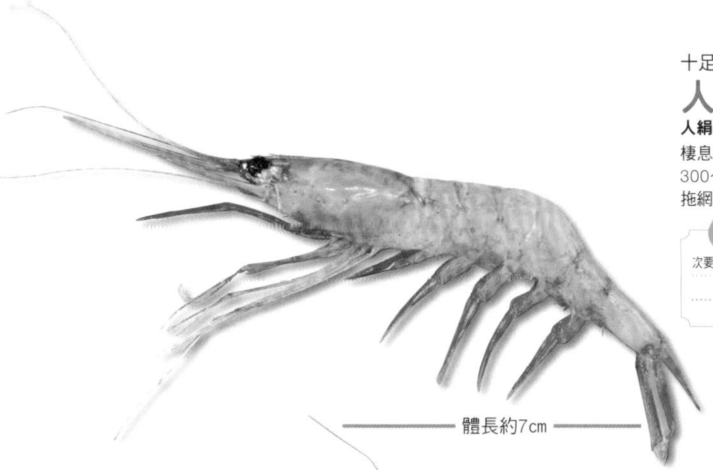

十足目長額蝦科

人絹紅蝦

人絹蝦 Plesionika semilaevis

棲息地●相模灣～鹿兒島縣水深300～350m的海域。漁獲●底拖網。別名●甜蝦

次要魚類的實力

次要魚類珍稀度	★★★★☆
美味程度	★★★★☆
價格	★★★★☆

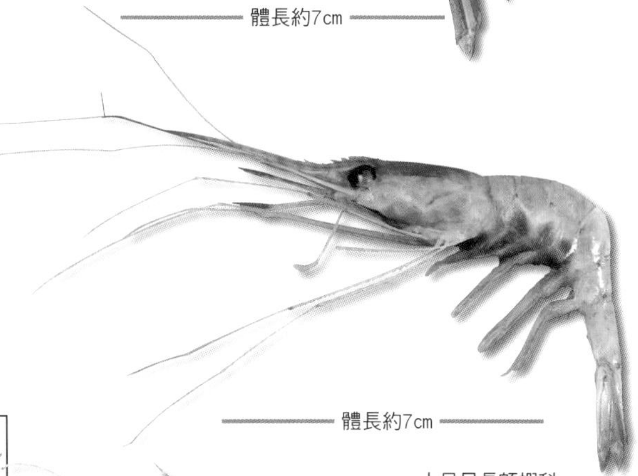

十足目長額蝦科

姬紅蝦

姬甘蝦 Plesionika semilaevis

棲息地●駿河灣、土佐灣、鹿兒島灣、東海等水深130～800m的海域。漁獲●底拖網（咚咚漁網）。別名●芝蝦、下蝦

次要魚類的實力

次要魚類珍稀度	★★★★★
美味程度	★★★★☆
價格	★★★☆☆

盛產期●秋～春季
產地●靜岡縣、愛知縣、三重縣、鹿兒島縣

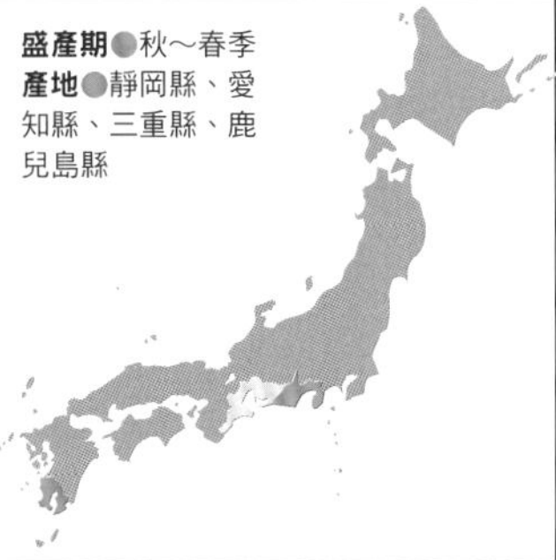

※3種蝦類的其中任一產地

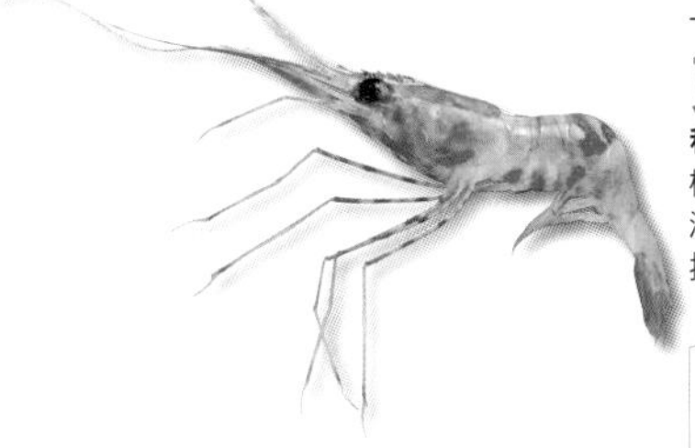

十足目長額蝦科

東海紅蝦

和泉蝦 Plesionika izumiae

棲息地●東京灣、山形縣以南水深14～238m的海域。漁獲●底拖網。別名●腰赤、蚤蝦

次要魚類的實力

次要魚類珍稀度	★★★★☆
美味程度	★★★☆☆
價格	★★★☆☆

長額蝦科的深海型蝦類非常柔軟而脆弱

本種所屬的長額蝦科中，還有經常在超市中出現，可以在日本海及北海道的深海捕獲的「甜蝦（北極甜蝦）」。而人絹紅蝦則是同樣屬於深海性，並且主要棲息在太平洋沿岸的長額蝦類。因為有如過去的合成纖維般脆弱，因此而有「人絹」之名稱。蝦殼和蝦肉都非常柔軟而易碎。

只有在產地才能品嚐到這種甜味強烈的美味蝦類

由於人絹紅蝦只能藉由深海的底拖網捕獲，加上很容易就失去鮮度，因此只能在產地吃到這種蝦類。在產地捕撈上岸時，大多會立刻將腐壞的蝦頭去除，並剝掉蝦殼。剛剝殼的蝦仁，口感彈潤而鮮甜。令人不禁一口接著一口享用。同時也是很棒的下酒菜。

在產地也會製作成油炸蝦或什錦蔬菜油炸，當作啤酒的良伴。能充分享受到蝦子的鮮美風味。

東海紅蝦及小型的人絹紅蝦，則是水煮過後曬乾，便能用來熬煮高湯，味道極為鮮美可口。

像這樣保存性較差的蝦類，在產地品嚐才有其意義。假如到鹿兒島縣旅行時，可別傻傻地特別去找北邊的「甜蝦」享用。

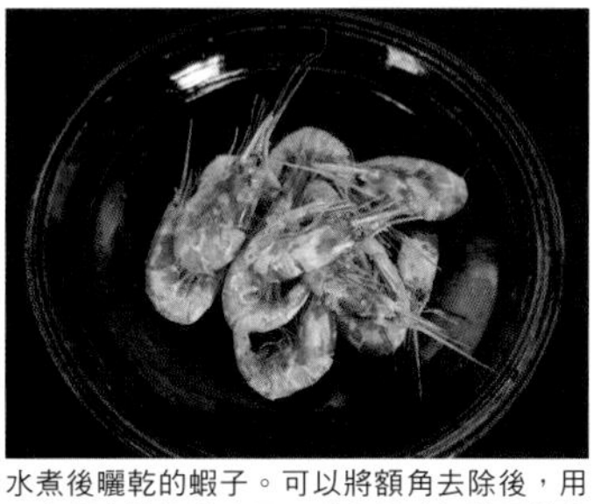

水煮後曬乾的蝦子。可以將額角去除後，用平底鍋直接乾煎享用，或是熬成麵線用的高湯都很可口。

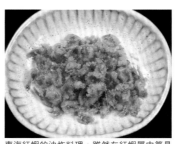

東海紅蝦的油炸料理。雖然在紅蝦屬中算是體型較小的種類，不過味道香脆可口。美味令人欲罷不能。

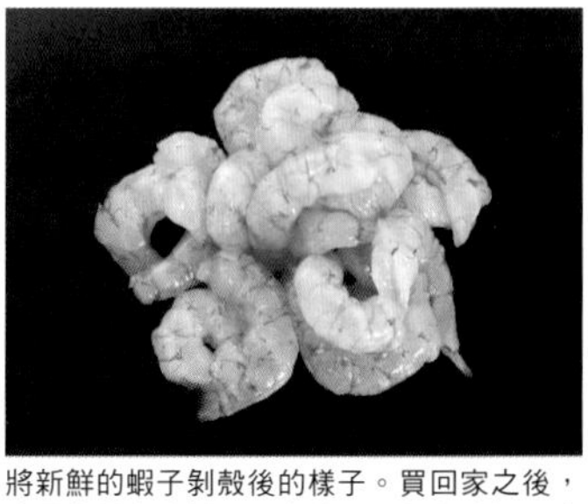

將新鮮的蝦子剝殼後的樣子。買回家之後，盡量趁早去除蝦頭。之後可以在水中加入少許醬油川燙享用。風味鮮甜可口。

十足目長額蝦科

三宅擬長額蝦

葡萄蝦 Pandalopsis miyakei

棲息地●相模灣以南的太平洋。
漁獲●螃蟹漁網

次要魚類的實力

次要魚類珍稀度	★★★★★
美味程度	★★★★★
價格	☆☆☆☆☆

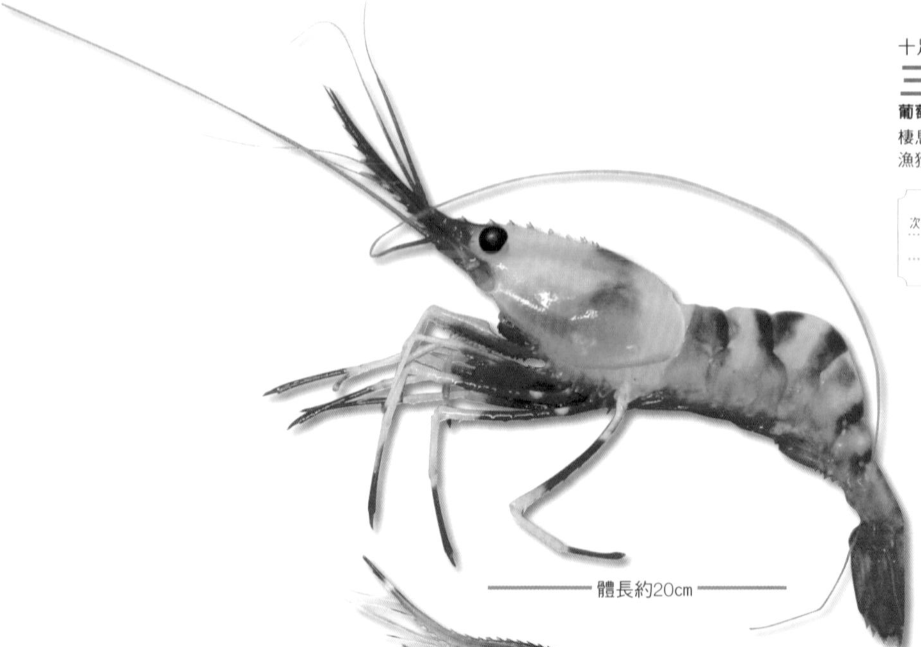

體長約20cm

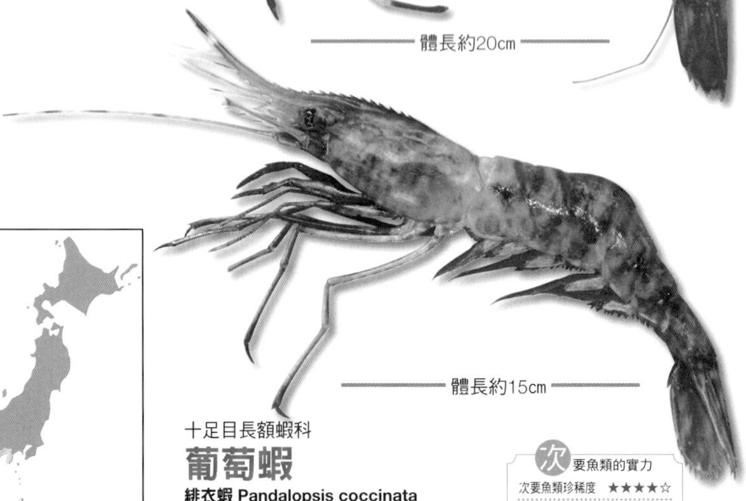

體長約15cm

十足目長額蝦科

葡萄蝦

緋衣蝦 Pandalopsis coccinata

棲息地●千葉縣子銚子市以北的太平洋。
漁獲●底拖網。別名●紫蝦、緋衣海老

次要魚類的實力

次要魚類珍稀度	★★★★☆
美味程度	★★★★★
價格	★★★★★

盛產期●秋～初夏
產地●靜岡縣

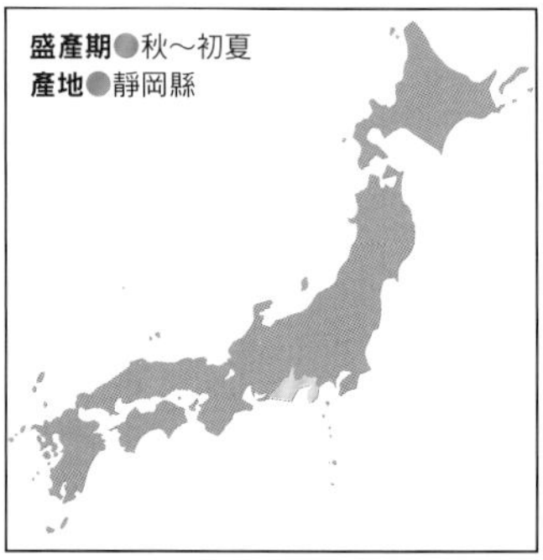

※三宅擬長額蝦的產地

三宅擬長額蝦

葡萄蝦 Pandalopsis miyakei

一般而言，生物的食物名並非圖鑑上的標準和名。像是常聽到的「葡萄蝦」，和標準和名葡萄蝦不同種，正式名稱為緋衣蝦。

由於相當稀有少見因此生態習性仍有許多不明之處

棲息在水深300m以上的深海中，在駿河灣以外的地區，每年僅能捕獲數尾。在流通市場上有「葡萄蝦」之稱的緋衣蝦，死亡之後會呈現有如葡萄般的顏色，不過三宅擬長額蝦在生鮮狀態下，也擁有葡萄色的外觀。

在長額蝦科中屬於大型種 過去完全沒有流通於市場上

長額蝦科的蝦類大多為深海性。在70年代，於新潟縣及北海道食用的「甜蝦（北極甜蝦）」受到歡迎後，「牡丹蝦（富山蝦）」、「縞蝦（日本仿長額蝦）」，以及標準和名為牡丹蝦的日本長額蝦，也跟著開始出現在餐桌上。其中葡萄蝦（緋衣蝦）算是非常珍稀的種類，而本種則更加稀有。即使捕獲之後也不會拿來料理，而是送到博物館收藏。當然，也幾乎沒有人吃過這種蝦類。

在小型蝦類居多的長額蝦科中，屬於大型種類，體長可達20cm。在活體狀態下身體為葡萄色，煮熟之後則會變成紅色，是一般蝦子的特徵。

由於極為稀少，因此在漁船靠岸之前，船員們就會在船上享用完畢。生蝦帶有強烈的甜味，而且口感也恰到好處。風味完全不會輸給長額蝦科的牡丹蝦和葡萄蝦。

水煮後蝦肉可以變得更紮實，也更加鮮甜。

想要品嚐這種蝦子，只能跟著漁船一起出海，而且還要靠運氣才能有幸品嚐到。

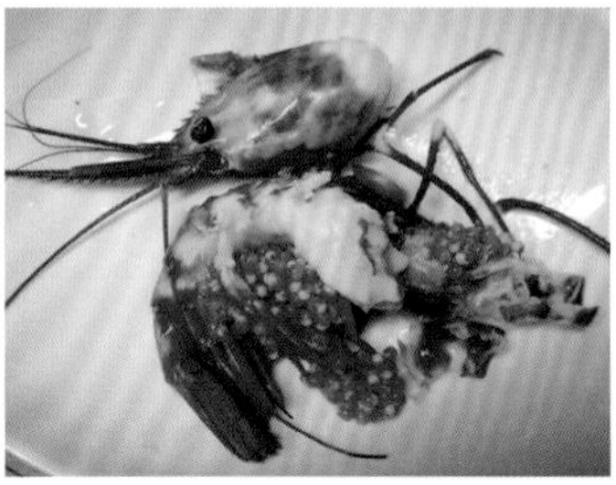

和「甜蝦（北極甜蝦）」相較之下水分較少，肉質比較紮實，因此水煮之後也很美味。和生吃比較之下更加鮮甜。

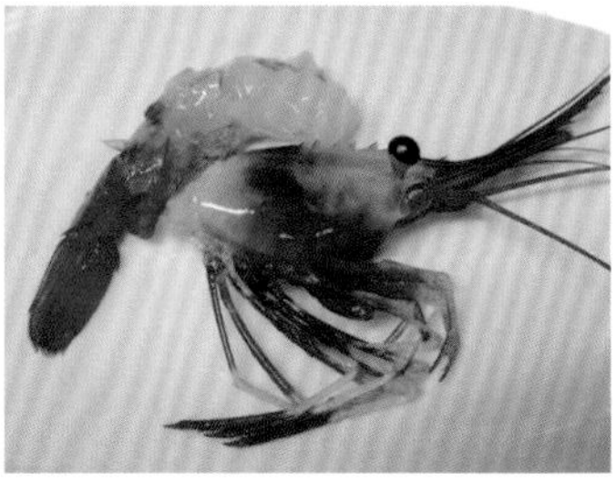

基本上每次捕魚時僅能捕獲1～2尾，因此只能在博物館看到，或是漁船上的船員們才能品嚐到。如此美味的蝦類幾乎無人知曉。

十足目長額蝦科

日本長額蝦

牡丹蝦 Pandalus nipponensis

棲息地●北海道噴火灣～土佐灣水深300～500m的海域。漁獲●底拖網、捕蝦網

次要魚類的實力

次要魚類珍稀度	★★★★☆
美味程度	★★★★★
價格	★★★★☆

日本長額蝦

牡丹蝦 Pandalus nipponensis

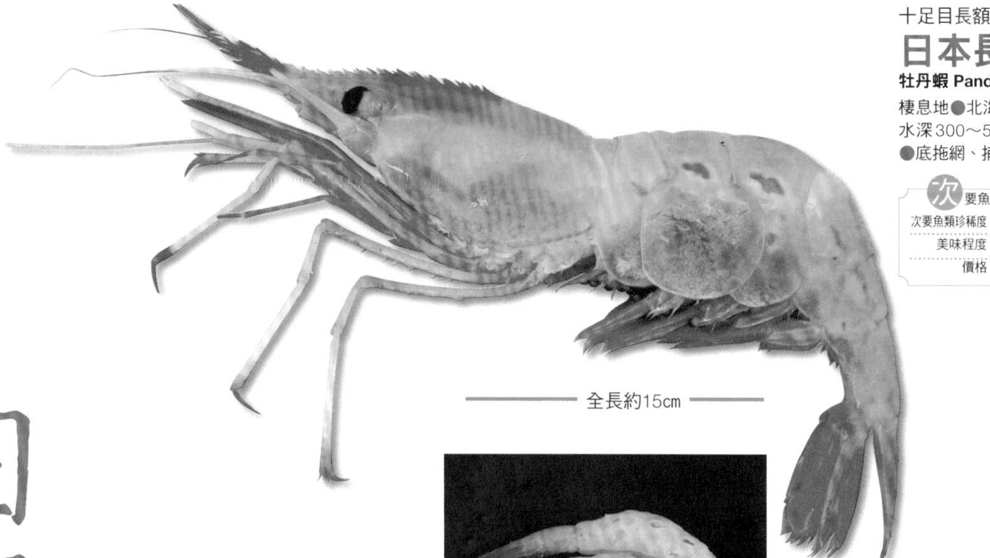

由於長期捕獲量欠收，因此連正式名稱「牡丹蝦」都被富山蝦奪走，最近也有許多完全不知道本種的專業人士。

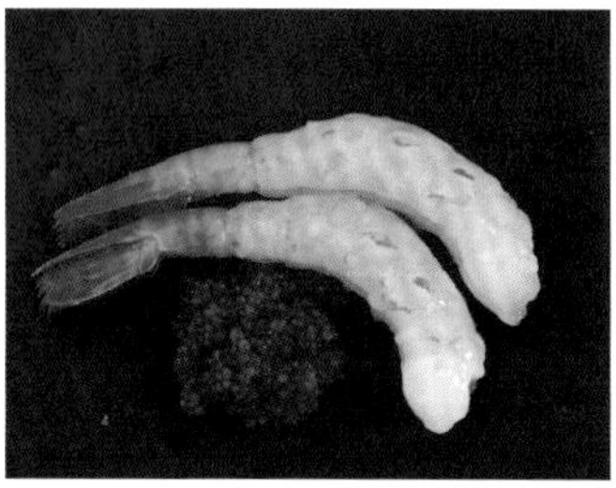

料理成生魚片時，有如花瓣的斑紋，散落在帶有透明感的蝦肉上。在蝦類的生魚片中非常美麗。

盛產期●秋～春季
產地●宮城縣、福島縣、茨城縣、千葉縣、神奈川縣、靜岡縣、愛知縣、三重縣、高知縣、鹿兒島縣

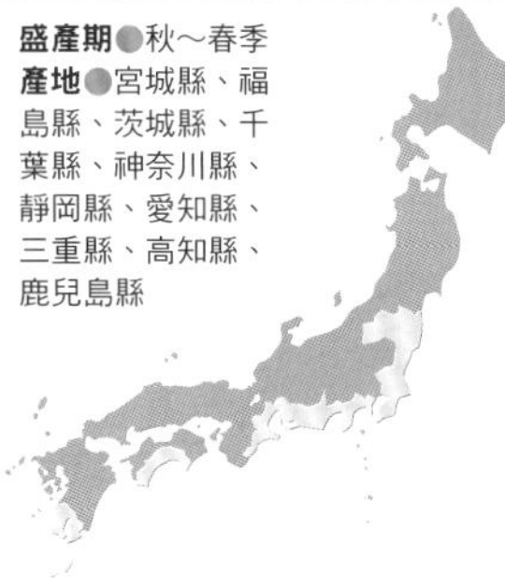

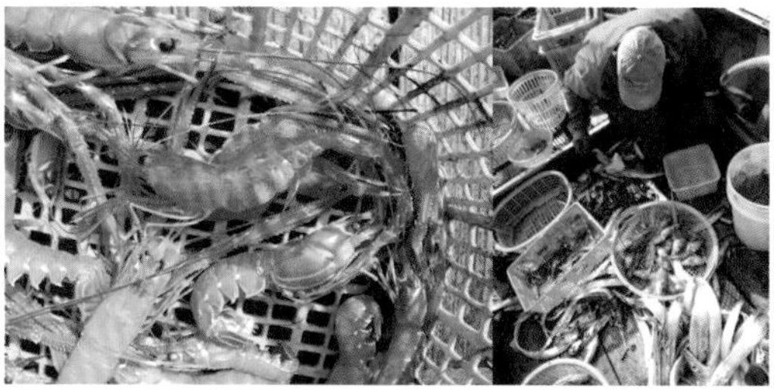

靜岡縣沼津市戶田深海底拖網的海產分類。比起條狀窄顱帶魚、赫氏無鰾鮋等深海魚，漁民反而會更慎重地區分日本後海螯蝦、日本長額蝦及人絹紅蝦。所有蝦類中本種的價格最高。

活體時擁有鮮紅的外觀 令人聯想到牡丹花

日本長額蝦屬於長額蝦科的深海性蝦類，體型較大。豐收和歉收期較極端，連續歉收時，在市場上甚至會遭人遺忘。

而過去可以在北海道大量捕獲，而且被稱為「牡丹蝦」的，其標準和名為富山蝦。如今提到「牡丹蝦」時，大部分仍然是指富山蝦。

富山蝦可在日本海捕獲 而本種則是在太平洋捕獲

日本長額蝦可以在三重縣至福島縣的太平洋沿岸捕獲。沒有分布於日本海中，因此和富山蝦的產地完全相反。富山蝦死亡之後會帶有紅色，而本種則會略呈現出黃色。

生吃最為美味。帶有強烈的甜味，而且還能享受到蝦子特有的彈潤口感。蝦膏也帶有濃醇的鮮味。

漁夫們會將受損的鮮蝦製作成味噌湯享用。湯頭極為濃醇，熱騰騰的蝦肉一碰到舌尖，便能感受到強烈的甜味。在船上將味噌湯淋上白飯上享用，美味無法言喻。

過度捕獲可能又會使棲息數量大為減少。必須要珍惜自然資源，才能繼續保留如此美味。

十足目長額蝦科中，有「牡丹蝦」之稱的蝦類

大多為進口

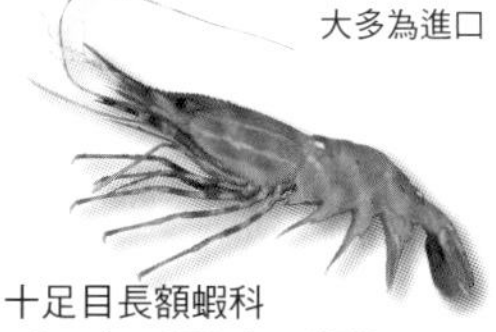

十足目長額蝦科

寬角長額蝦

スポットエビ Pandalus Platyceros

棲息地●北美大陸太平洋沿岸。漁獲●漁網。別名●斑點蝦、加拿大牡丹蝦。英文名●Spot prawn

大多為日本國產

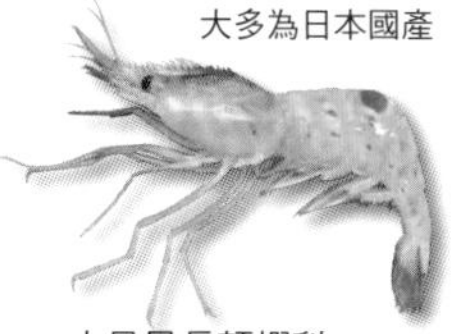

十足目長額蝦科

寺尾長額蝦

寺尾牡丹蝦 Pandalus teraoi

棲息地●福島縣～琉球列島的深海。漁獲●漁網、底拖網

國產和進口皆有

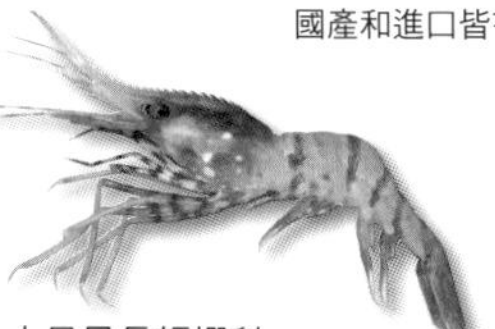

十足目長額蝦科

高背長額蝦

富山蝦 Pandalus hypsinotus

棲息地●島根縣以北的日本海、北海道以北。漁獲●漁網、底拖網

流通於市場上的蝦類，其名稱極為複雜。在這裡舉出三種目前以「牡丹蝦」之名稱流通於市場的蝦類。其他還有許多種類，不過流通量最多的是高背長額蝦（富山蝦），棲息在日本海及北海道以北等海域，同時也會從俄羅斯進口。數量第二多的是由加拿大等地區進口的寬角長額蝦（斑點蝦）。主要以這兩種為大宗，不過棲息在三陸或是相模灣等地區的寺尾長額蝦，偶爾也會流通於市場上。

林氏異腕蝦

蓑蝦
Heterocarpus hayashii

棲息在水深200m以上的深海中，外型非常可愛的蝦類。形狀有如披上蓑衣般，因此而得其名。雖然味道可口，可惜捕獲量極為稀少。

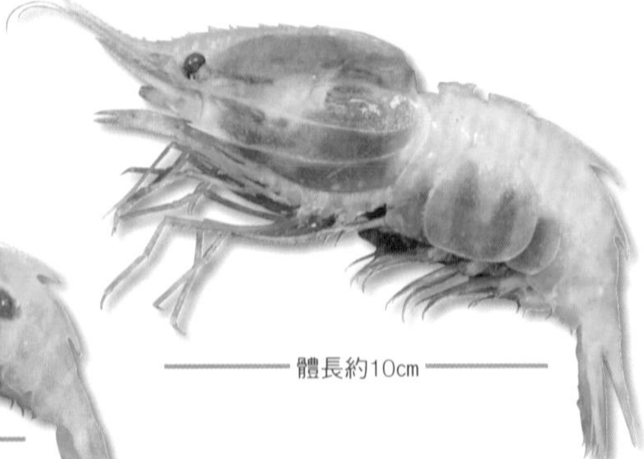

體長約10cm

十足目長額蝦科
林氏異腕蝦
蓑蝦 Heterocarpus hayashii
棲息地●千葉縣～鹿兒島縣的近海。漁獲●底拖網。別名●鬼蝦、柄蝦

次要魚類的實力
次要魚類珍稀度 ★★★★☆
美味程度 ★★★★☆
價格 ★★☆☆☆

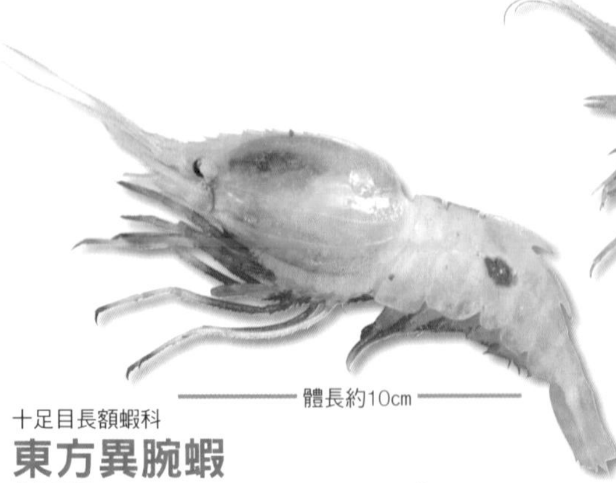

體長約10cm

十足目長額蝦科
東方異腕蝦
赤紋蓑蝦 Heterocarpus sibogae
棲息地●相模灣～日向灘、鹿兒島縣、東海。漁獲●底拖網。別名●鬼蝦

次要魚類的實力
次要魚類珍稀度 ★★★★☆
美味程度 ★★★★☆
價格 ★★☆☆☆

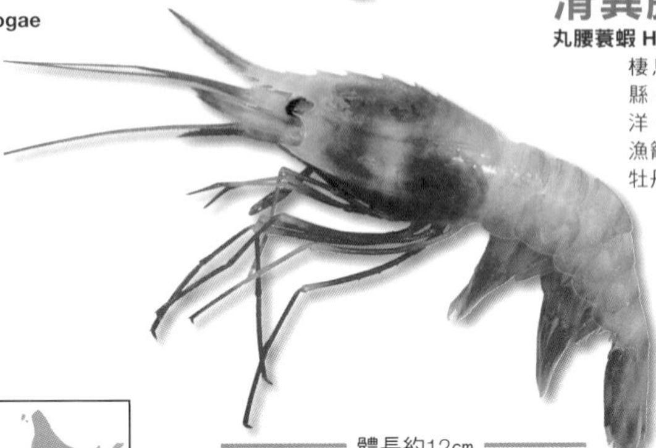

體長約12cm

十足目長額蝦科
滑異腕蝦
丸腰蓑蝦 Heterocarpus laevigatus
棲息地●鹿兒島縣、沖繩縣。也分布於太平洋、印度洋、大西洋等海域。漁獲●漁籠。別名●商品名「櫻花牡丹」

次要魚類的實力
次要魚類珍稀度 ★★★★★
美味程度 ★★★★☆
價格 ★★★★☆

盛產期●秋～春季
產地●靜岡縣、愛知縣、三重縣、高知縣、宮崎縣、鹿兒島縣

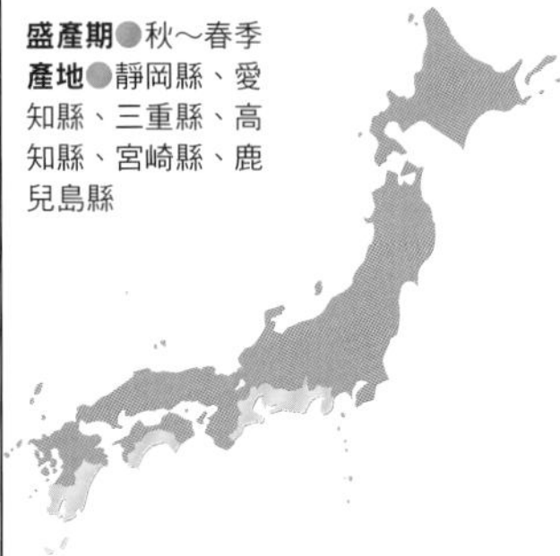

※3種蝦類的其中任一產地

進口蝦類

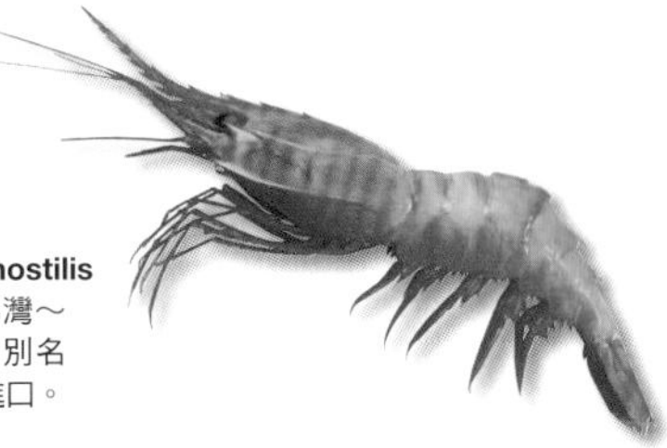

十足目長額蝦科
巴拿馬蓑蝦
巴拿馬蓑蝦 Heterocarpus hostilis
棲息地●廣泛分布於巴拿馬灣～南美海域。漁獲●底拖網。別名●商品名「紅牡丹」●冷凍進口。

小型的深海性蝦類，還有會吐出發光液體的種類

異腕蝦屬的蝦類為深海型蝦，特徵為銳利的棘部和較大的蝦頭。在日本國內中，林氏異腕蝦和東方異腕蝦從以前就為大眾所知，最近在鹿兒島縣的與論島，開始捕獲較大型的滑異腕蝦，並當作漁獲捕撈對象之一。

由於滑異腕蝦會吐出青白色的發光液體，因此而逐漸為人所知。

在深海漁業的漁獲當中，也因味道鮮美而知名

異腕蝦屬於小型蝦類，蝦肉非常少。而且棘部很容易勾到漁網，對於漁夫們而言是個麻煩的存在。不過其味到極為鮮美，因此在產地的漁夫及水產業者之間非常有名。有時候還會因為太受歡迎，在競標市場中造成互相搶標的狀況。

漁夫們會在捕魚期間或是家中，料理成味噌湯享用。味道相當鮮美可口。滑異腕蝦或是大蝦的刺身帶有強烈的甜味，非常美味。在生食用的蝦類中，風味堪稱一絕。

蝦膏極為鮮美，因此可以用炭火燒烤後享用。

一旦品嚐過如此美味之後，就算捕獲量非常稀少，還是希望能流通於市場上。

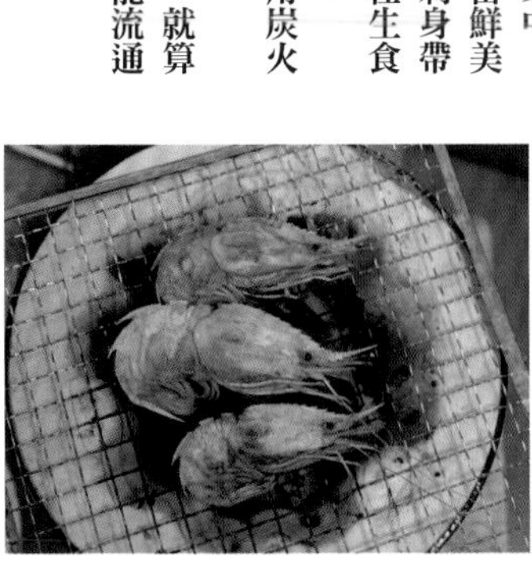

以前在產地市場等待競標的同時，用小火爐來炭烤享用。由於太過於可口，因此又試著於家中用炭火燒烤，重現美味。

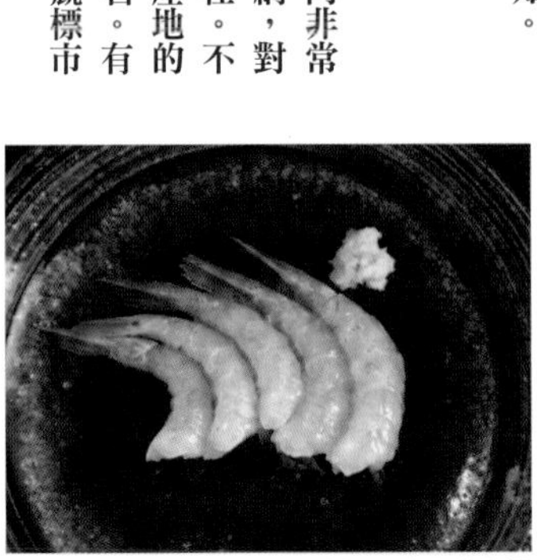

挑選出體型較大的林氏異腕蝦，料理成生蝦刺身。強烈的甜味，更突顯蝦子的風味。在生食用的長額蝦科當中，味道堪稱頂級。

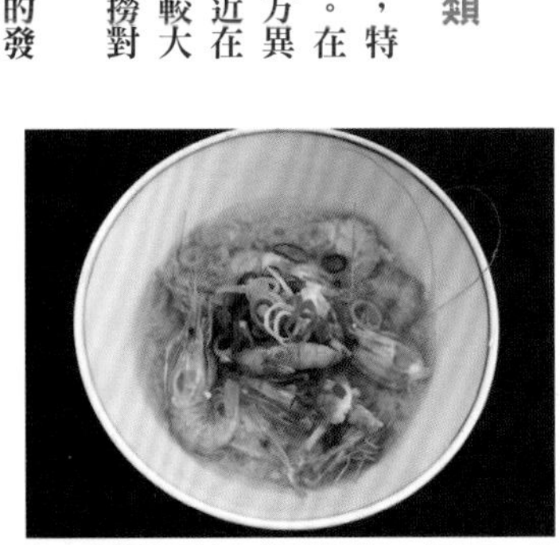

漁夫會將蝦頭缺失或是體型過小的蝦子，帶回自家料理成味噌湯享用，湯頭濃醇，蝦肉帶有甜味。是一道極為奢侈的味噌湯。

阿穆爾褐蝦

アムール蝦雑魚 Crangon amurensis

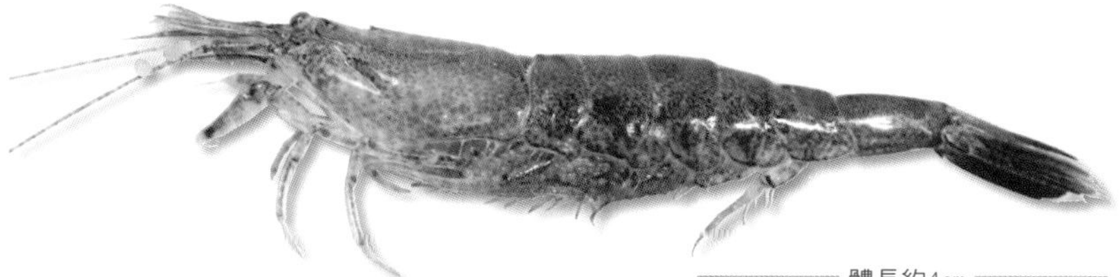

體長約4cm

十足目褐蝦科

阿穆爾褐蝦

アムール蝦雑魚 Crangon amurensis

棲息地●北海道沿岸以北。漁獲●底拖網。別名●砂蝦

次要魚類的實力

次要魚類珍稀度	★★★★☆
美味程度	★★★☆☆
價格	★★☆☆☆

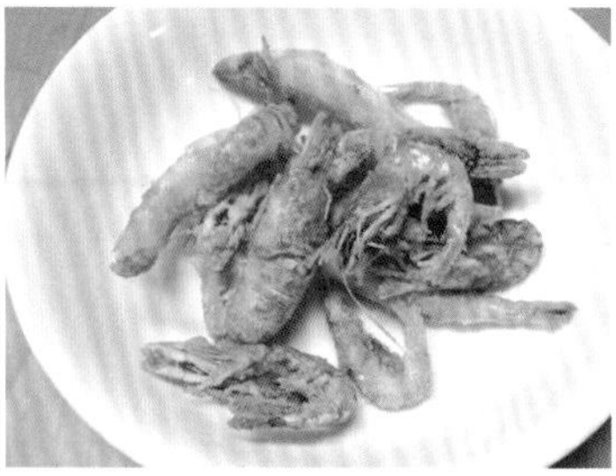

在褐蝦類中捕獲量較多而價廉。基本上會用來煮湯或是油炸。最常見的則是直接油炸。酥脆的口感有如零食般，香脆可口。

標準和名的漢字為「雜蝦魚」。並非捕撈的主要對象，總是混雜在漁獲中，外觀漆黑而細小，賣相不佳所以價格低廉。

雖然可以在日本各地捕獲，不過食用的地區卻相當少

最大的體型不到5cm，整體呈現出暗灰色，外觀非常不起眼。這種顏色是因為褐蝦會擬態成海底的砂子所致。在挖蛤蠣的灘地中，經常可見其棲息在水深數公分的位置，不過卻沒有人想要捕捉。

從世界各地來看，棲息量相當豐富，有望成為海產資源。不過就算在日本國內捕獲之後，也很少有人加以利用。目前流通的地區僅限於道東※一帶。

由於褐蝦屬於小型蝦類，因此主要是製作成油炸料理。不沾粉直接油炸後，香脆可口，在產地多當作零食享用。

盛產期●春季
產地●北海道（離島除外）

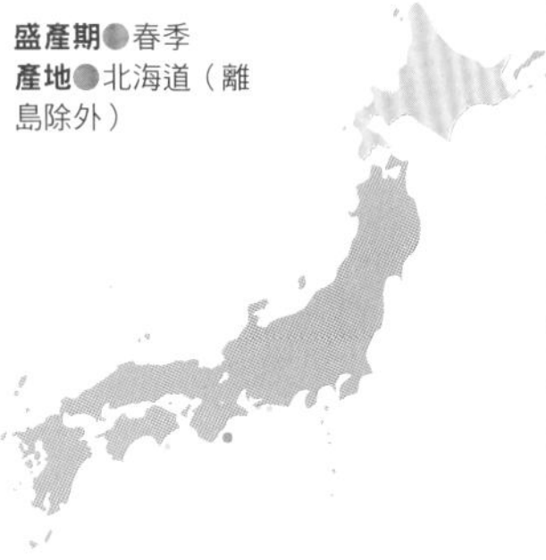

雕褐蝦

棘平田蝦 Glyphocrangon hastacauda

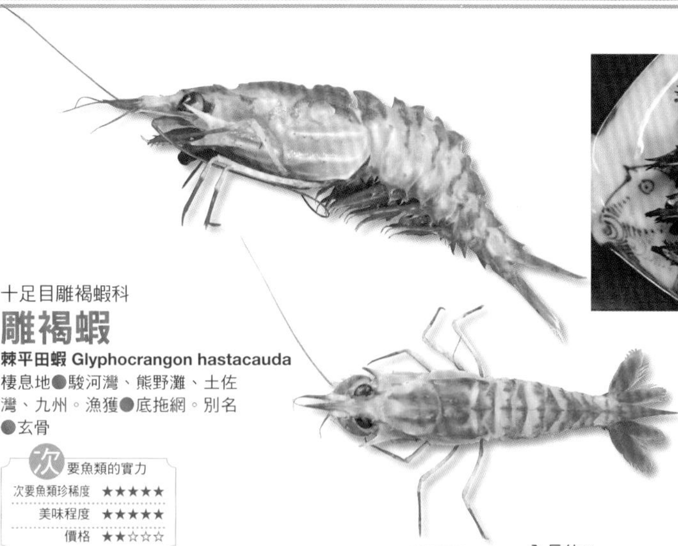

全長約8cm

十足目雕褐蝦科

雕褐蝦

棘平田蝦 Glyphocrangon hastacauda

棲息地●駿河灣、熊野灘、土佐灣、九州。漁獲●底拖網。別名●玄骨

次要魚類的實力

次要魚類珍稀度	★★★★★
美味程度	★★★★★
價格	★★☆☆☆

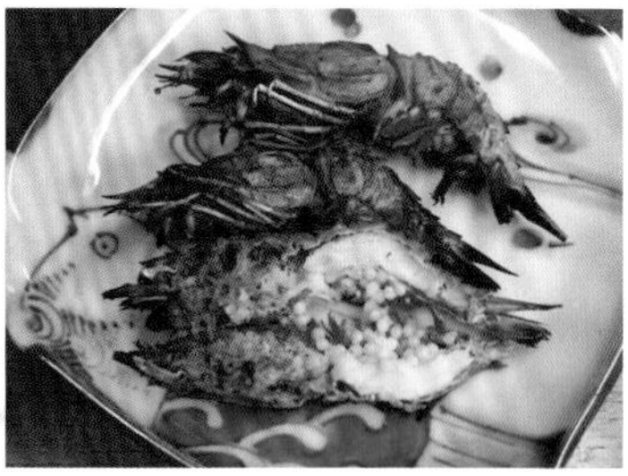

炭火燒烤後的雕褐蝦。由於蝦殼較硬，因此燒烤之後可以剖成兩半，鮮甜的香氣非常誘人。蝦肉和蝦卵都堪稱絕品。

深海底拖網的產地漁夫最推薦的美味蝦類。就算捕獲之後也是悄悄地帶回家享用，很少出現在產地附近。

蝦肉美味，蝦膏和蝦卵的風味類似海膽般可口

可在靜岡縣沼津漁港等有底拖網漁業的地區，少量捕獲上岸的深海型蝦類。全身布滿銳利的硬棘，蝦殼也非常硬。因此而缺少商品價值。味道鮮美，在挑選漁獲時，漁夫的家人們甚至會先挑出來帶回家私藏。在競標場上，就算對標到的人說「請分給我一些」，也很難購買到的搶手蝦類。

漁夫最推薦的吃法是烤蝦。蝦膏和蝦卵巢的風味很像海膽。蝦卵鮮甜，蝦肉則紮實可口。

可以用菜刀將蝦殼切開，料理成味噌湯，或是用廚房剪刀將蝦殼剪開生吃也很美味。

盛產期●秋～春季
產地●靜岡縣、愛知縣、三重縣

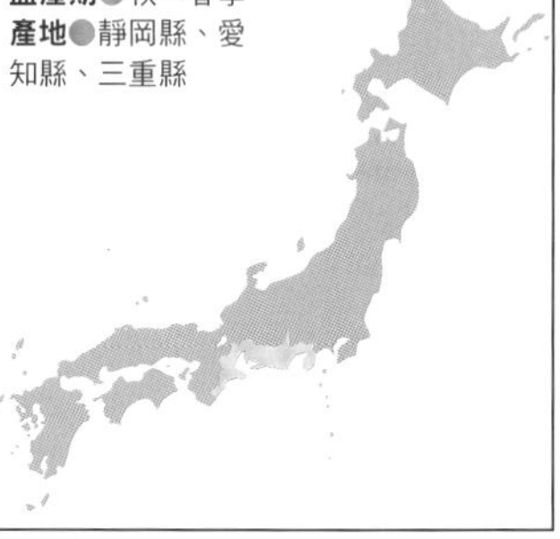

※道東：北海道東部，包含網走、十勝、釧路、根室支廳等地區。

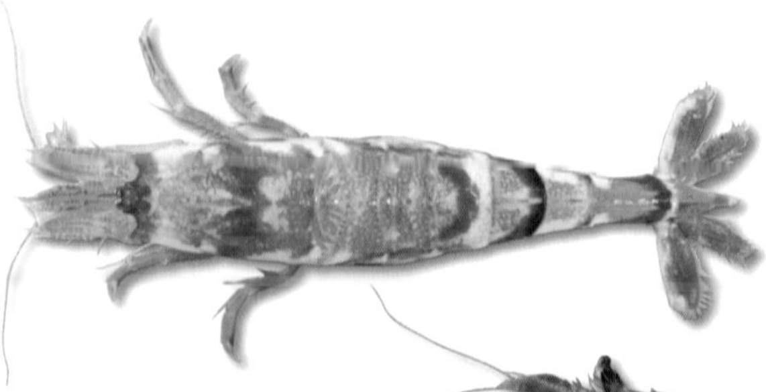

十足目褐蝦科

黑褐蝦 黑雜魚蝦 Argis lar

棲息地●日本海、鄂霍次克海、白令海。漁獲●底拖網。別名●摩砂蝦、柄蝦

次要魚類的實力

次要魚類珍稀度	★★★☆☆
美味程度	★★★★★
價格	★★★★☆

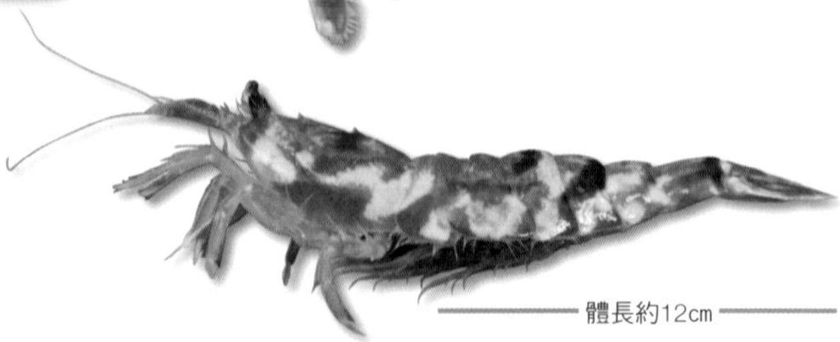

體長約12cm

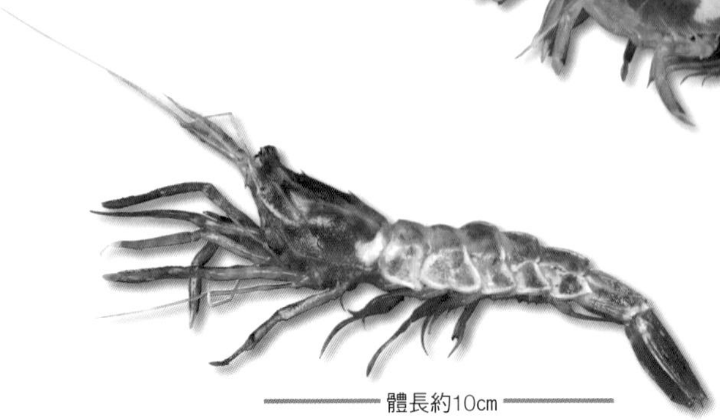

十足目褐蝦科

棘黑褐蝦

棘黑雜魚蝦 Argis toyamaensis

棲息地●日本海。漁獲●底拖網。別名●摩砂蝦、柄蝦、瓦斯蝦

次要魚類的實力

次要魚類珍稀度	★★★★★
美味程度	★★★☆☆
價格	★★★★☆

體長約10cm

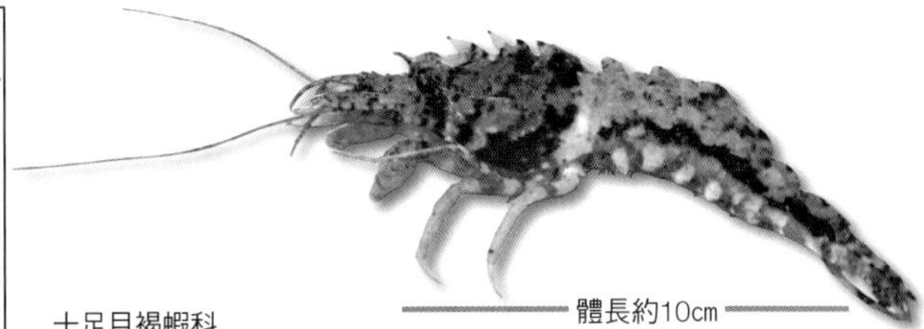

體長約10cm

十足目褐蝦科

北褐蝦

北雜魚蝦 Sclerocrangon boreas

棲息地●日本海、北海道、鄂霍次克海～北極海。漁獲●底拖網

次要魚類的實力

次要魚類珍稀度	★★★★★
美味程度	★★★☆☆
價格	★★★★☆

盛產期●秋～春季
產地●北海道～島根縣的日本海側

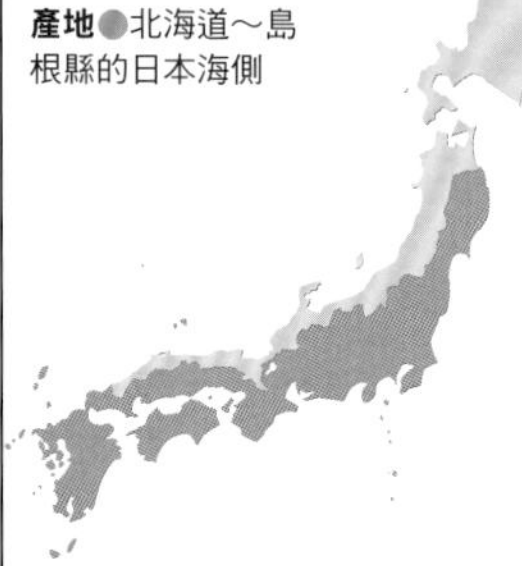

※3種蝦類的產地

黑褐蝦

黑雜魚蝦 Argis lar

秋天的松葉蟹（越前蟹）漁獲令人萬分期待。不過目標並非主角松葉蟹，而是更加平民、味道完全不輸給松葉蟹的美味蝦類。

棲息在日本海的深海，混雜於松葉蟹的漁獲中

在秋至春季之間，日本海的主角為松葉蟹。在漁港的競標價格一隻約為一萬日圓，有的甚至可高達三萬日圓。

其中也混雜著不起眼的黑褐蝦、棘黑褐蝦等蝦類。以及幾乎未經利用的北褐蝦。

體型長達10 cm，在小型蝦類居多的褐蝦科中屬於大型種。

甚至有別名「泥蝦」，過去曾是廉價的平民美食

除了日本海的產地之外，幾乎沒有機會看到這種蝦類。就算在產地一帶，也因為價格逐年上升而變得高不可攀，令人惋惜。雖然在超市中也有販售，不過數量也逐漸減少。

生蝦的風味在日本海的蝦類中，可謂頂級美味。在各地都會將黑褐蝦當作壽司食材，而且極受歡迎。

到了產地還能品嚐到炭燒蝦，此道料理也堪稱絕品。好吃到令人想繼續加點。

另外，將蝦頭去除後製作成天婦羅也很美味。將蝦頭直接油炸之後，又能享受到不同的風味。

流通的地區非常少，是因為捕獲量有限，加上深受產地喜愛的關係。到了產地絕對要一嘗其美味。

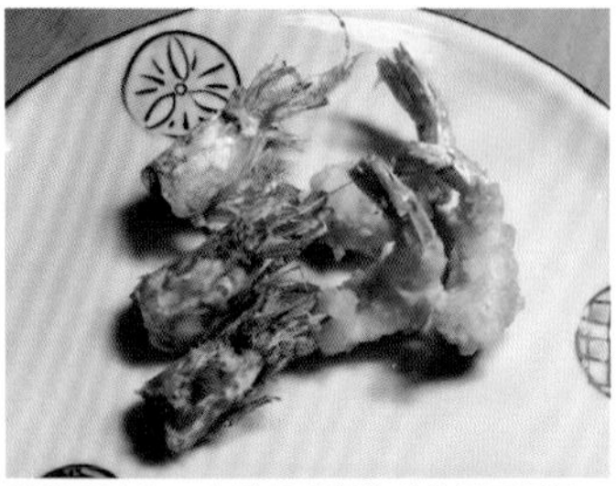

將蝦頭油炸，身體部分製作成炸蝦天婦羅。以前因為價格低廉，在產地曾是常見的家庭料理。如今已躍為高級料理。

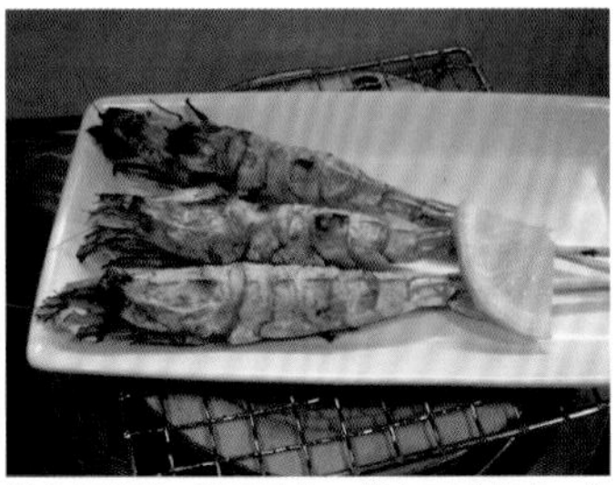

炭火燒烤蝦。蝦殼柔軟，蝦肉口感紮實，帶有強烈甜味和蝦子特有的風味。到了日本海側絕對要品嚐的美食。

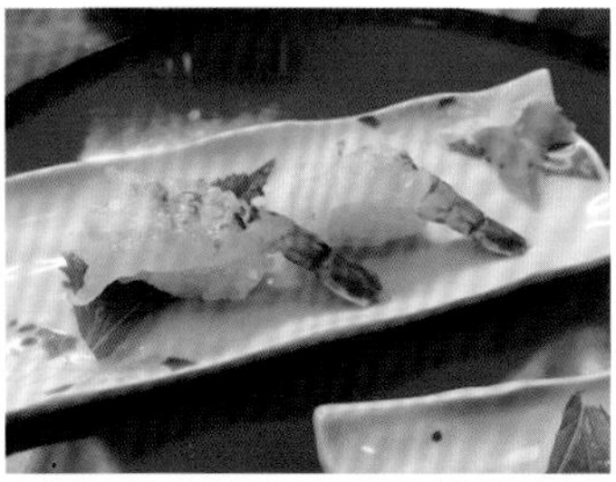

在鳥取縣享用的握壽司。在日本海各地的壽司店都能品嚐到此蝦類，而且許多壽司職人都認為風味在北極甜蝦之上。

淡水龍蝦

蝲蛄 Crayfish

淡水龍蝦（小龍蝦）曾經是棲息在東北和北海道的不起眼蝦類。在大正時期隨著克氏原螯蝦引進日本後，目前已遍布全日本。如今還因為數量過多而困擾？

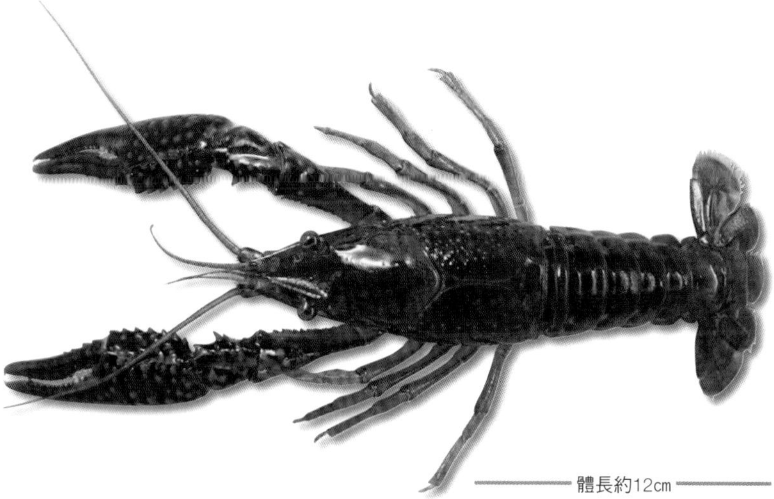

體長約12cm

十足目蝲蛄科

克氏原螯蝦

米利加蝲蛄 Procambarus clarkii

棲息地●美國原產、引進至日本各地。漁獲●定置網、漁籠。別名●美國螯蝦、路易斯安那州螯蝦、蝦蟹

次 要魚類的實力

次要魚類珍稀度	★★★☆☆
美味程度	★★★★☆
價格	★★★★☆

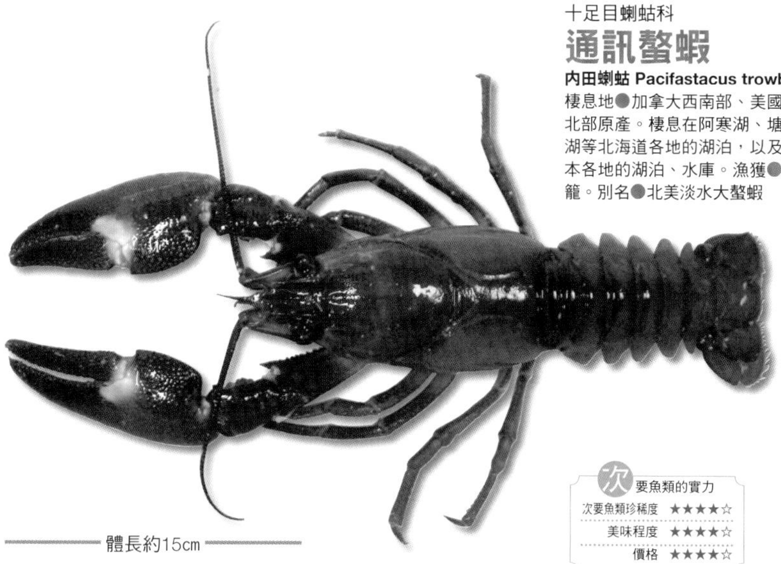

體長約15cm

十足目蝲蛄科

通訊螯蝦

內田蝲蛄 Pacifastacus trowbridgii

棲息地●加拿大西南部、美國西北部原產。棲息在阿寒湖、塘路湖等北海道各地的湖泊，以及日本各地的湖泊、水庫。漁獲●漁籠。別名●北美淡水大螯蝦

次 要魚類的實力

次要魚類珍稀度	★★★★☆
美味程度	★★★★☆
價格	★★★★☆

其實是許多日本人第一次見到的淡水龍蝦類

原本棲息在日本國內的淡水龍蝦，在東北、北海道地區是顏色樸素且不起眼的生物。在關東有「makkachin（まっかちん）」別稱，也是釣客們目標之一的克氏原螯蝦，以及在北海道的沼湖等，因為棲息數量過多而造成問題的通訊螯蝦，都是在大正及昭和時期引進的品種。通訊螯蝦是為了當作食用水產，而克氏原螯蝦則是為了當作食用蛙類（牛蛙）的餌料而引進。

比起辛苦驅除，不如藉由食用來減少數量

雖然外來種是重要課題之一，不過淡水龍蝦的數量似乎沒有減少的傾向。到底該如何做才好，我認為答案是「確實管理的同時，由於味道可口，因此也可以當作食用水產，以削減數量」。

在千葉縣和茨城縣的餐廳，會將克氏原螯蝦用鹽水燙過當作料理，法式料理也經常使用此螯蝦。而通訊螯蝦也一樣。

一般而言不可生吃。基本的吃法是水煮，或是製作成湯品。放在清水中一段期間使其吐沙後，風味鮮美，蟹膏和肉質也帶有甜味。就算當成主菜也絕對能端得上餐桌。

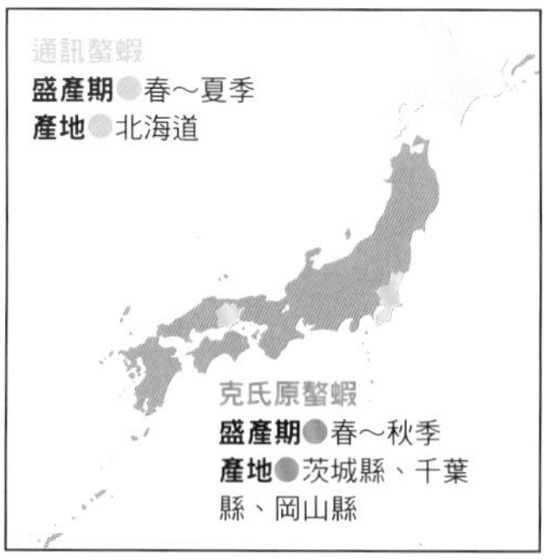
通訊螯蝦
盛產期●春～夏季
產地●北海道
克氏原螯蝦
盛產期●春～秋季
產地●茨城縣、千葉縣、岡山縣

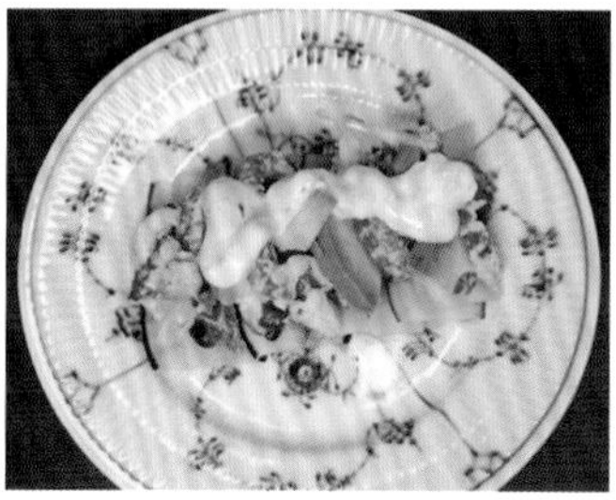

通訊螯蝦的酪梨沙拉。水煮後美味而且不會變硬。如果只是單純當作外來種驅除，不免浪費了這種美味。

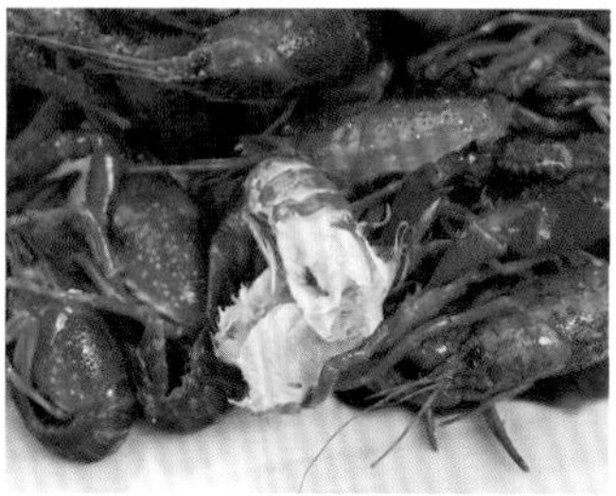

茨城縣產的鹽水煮淡水龍蝦。在產地的餐廳中，淡水龍蝦多到可堆成小山。肉質紮實，帶有豐富的蝦類甜味，非常可口。

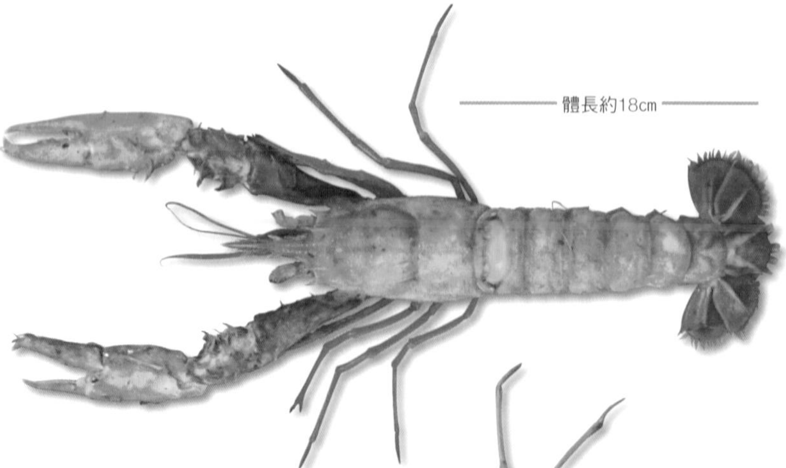

十足目海螯蝦科

史氏擬海螯蝦

翁蝦 **Nephropsis stewarti**

棲息地●相模灣、駿河灣、遠州灘、熊野灘、日向灘。漁獲●底拖網

次要魚類的實力

次要魚類珍稀度	★★★★★
美味程度	★★★★☆
價格	☆☆☆☆☆

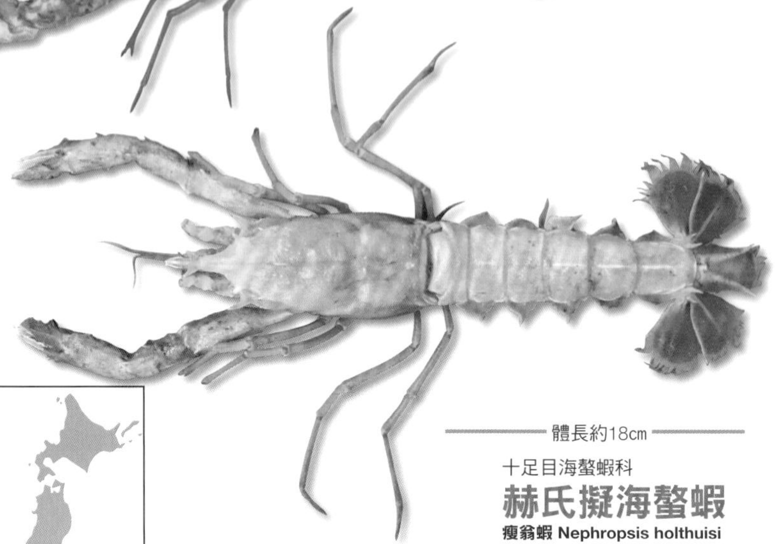

十足目海螯蝦科

赫氏擬海螯蝦

瘦翁蝦 **Nephropsis holthuisi**

棲息地●相模灣、駿河灣、東海。漁獲●底拖網

次要魚類的實力

次要魚類珍稀度	★★★★★
美味程度	★★★★☆
價格	☆☆☆☆☆

盛產期●秋～春季
產地●靜岡縣、愛知縣、三重縣、鹿兒島縣諸島部除外

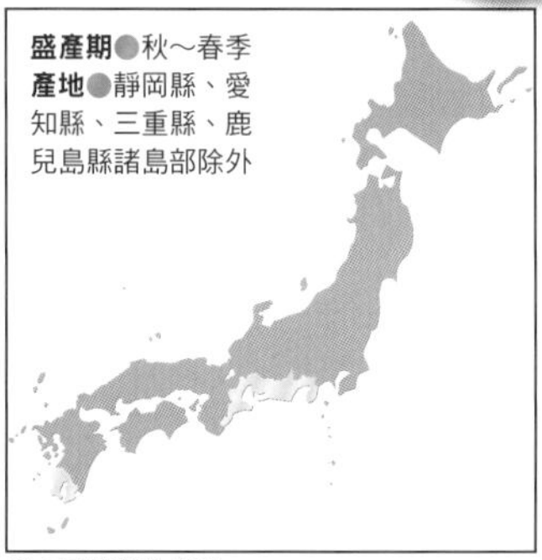

※2種蝦類的產地

史氏擬海螯蝦

翁蝦 **Nephropsis stewarti**

身體覆蓋著一層細軟的毛，眼睛已退化。看起來就像「老翁（老爺爺）」般，標準和名便由此而來。棲息在深海的砂地中，偶爾會進入底拖網的珍稀種類。

和伊勢龍蝦一樣棲息在深海中的匍匐型蝦類

本種等擬海螯蝦屬的蝦類，棲息在水深400m以上、光線無法到達的漆黑海底中。因此眼睛呈現退化狀態，腳部非常美麗。體長可達約20cm，剛捕上岸後因為紅色的外觀而非常顯眼。

蝦類可分成小而輕的「游泳型」，以及喪失游泳能力、棲息在海底的「匍匐型」。後者外殼堅硬而體型較大。本種為已適應為深海環境的「匍匐型」。

在深海底拖網的漁獲中，屬於捕獲量最少的類型

兩種海螯蝦都屬於中型，不論生吃或加熱都很美味。如果本種能夠大量捕獲，絕對會大受歡迎。不過一艘底拖網船僅能捕獲一尾，由於數量過少而無法流通於市場。

水分稍多，帶有強烈的甜味，味道極為鮮美。卵巢和蝦卵也很美味。

如果購買到體型較大的鮮蝦時，也可以料理成天婦羅。油炸後肉質會變得較紮實，不僅口感變佳，也會更加鮮甜。

其他像是鹽烤也很美味。

漁夫們也會在船上料理成味噌湯，湯頭鮮美，蝦肉也相當可口。

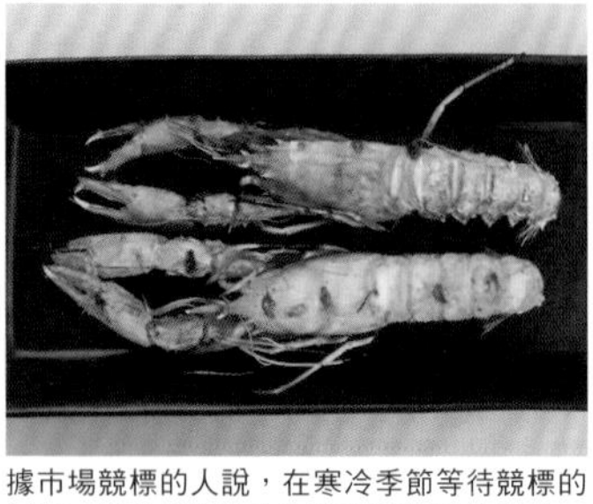

據市場競標的人說，在寒冷季節等待競標的同時，炭火燒烤的史氏擬海螯蝦極為美味。在自家也能輕鬆料理。

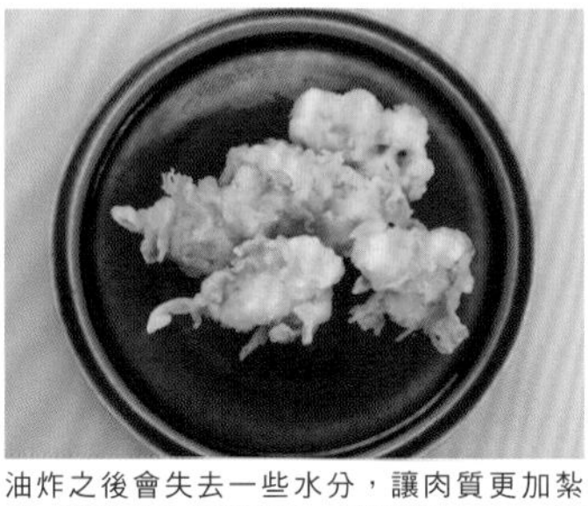

油炸之後會失去一些水分，讓肉質更加紮實。還能藉此提升甜味，味道豐富可口。甚至能顛覆對蝦天婦羅的美味。

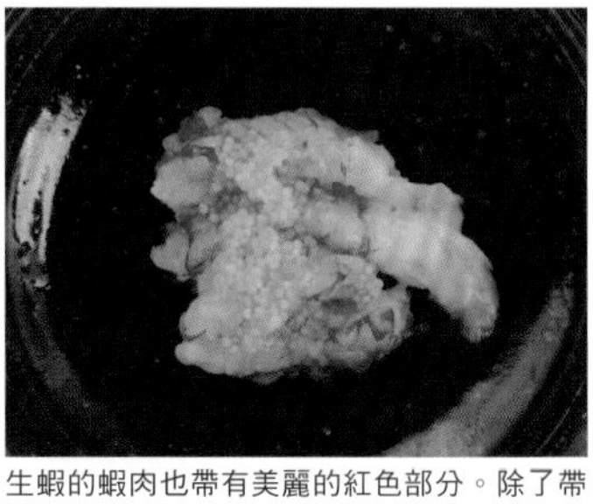

生蝦的蝦肉也帶有美麗的紅色部分。除了帶有強烈的甜味之外，蝦肉的口感也恰到好處。蝦卵也很美味。

日本後海螯蝦

藜蝦 Metanephrops japonicus

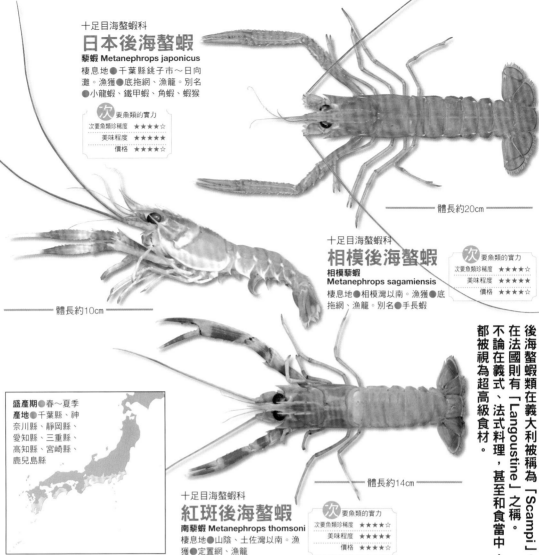

十足目海螯蝦科

日本後海螯蝦

藜蝦 Metanephrops japonicus

棲息地●千葉縣銚子市～日向灘。漁獲●底拖網、漁籠。別名●小龍蝦、鐵甲蝦、角蝦、蝦猴

次要魚類的實力
- 次要魚類珍稀度 ★★★★☆
- 美味程度 ★★★★★
- 價格 ★★★★☆

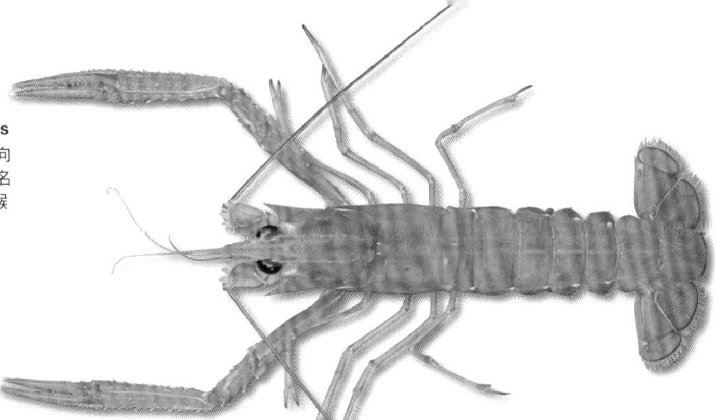

體長約20cm

體長約10cm

十足目海螯蝦科

相模後海螯蝦

相模藜蝦
Metanephrops sagamiensis

棲息地●相模灣以南。漁獲●底拖網、漁籠。別名●手長蝦

次要魚類的實力
- 次要魚類珍稀度 ★★★★☆
- 美味程度 ★★★★★
- 價格 ★★★★☆

體長約14cm

十足目海螯蝦科

紅斑後海螯蝦

南藜蝦 Metanephrops thomsoni

棲息地●山陰、土佐灣以南。漁獲●定置網、漁籠

次要魚類的實力
- 次要魚類珍稀度 ★★★★☆
- 美味程度 ★★★★★
- 價格 ★★★★☆

盛產期●春～夏季
產地●千葉縣、神奈川縣、靜岡縣、愛知縣、三重縣、高知縣、宮崎縣、鹿兒島縣

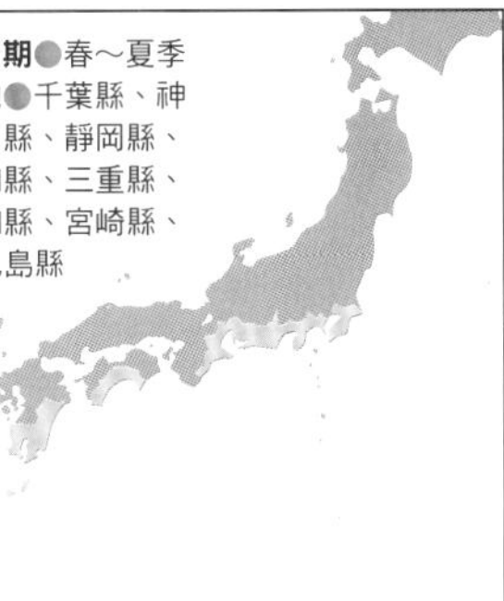

※3種蝦類的其中任一產地

後海螯蝦類在義大利被稱為「Scampi」，在法國則有「Langoustine」之稱。不論在義式、法式料理，甚至和食當中，都被視為超高級食材。

棲息在水深200m以上的深海型蝦類。近緣種遍布全世界

淡紅色的蝦殼有如植物「藜麥」般，因此標準和名為「藜蝦」。棲息在水深200m以上的海底，屬於中型蝦類。不具游泳機能，帶有堅硬的蝦殼。

不論在歐美、南半球或日本國內都是昂貴的蝦類

在南半球及大西洋也有海螯蝦科的蝦類，其美味為世界所知。地中海附近或是北歐等地區，也都有用本種製作的知名料理。在日本國內也不例外，從江戶前東京灣到相模灣等，在首都圈也能捕獲此蝦類，於專業職人之間具有極高的知名度。一般人對於本種較陌生，是因為價格的關係。千葉縣產的日本後海螯蝦，一尾的批價可以高達2000日圓。用生鮮後海螯蝦所製作的握壽司，想當然一貫（一個）便要價數千日圓，極為昂貴。除了壽司食材之外，生蝦刺身也非常美味。

不過最美味的料理莫屬油炸。是花大把鈔票也值得的人間美味。其他像是漁夫推薦的味噌湯也很可口。單純水煮也很美味。雖然也有從北歐、紐西蘭等地區進口，不過絕對要嚐嚐看新鮮的日本產美味。

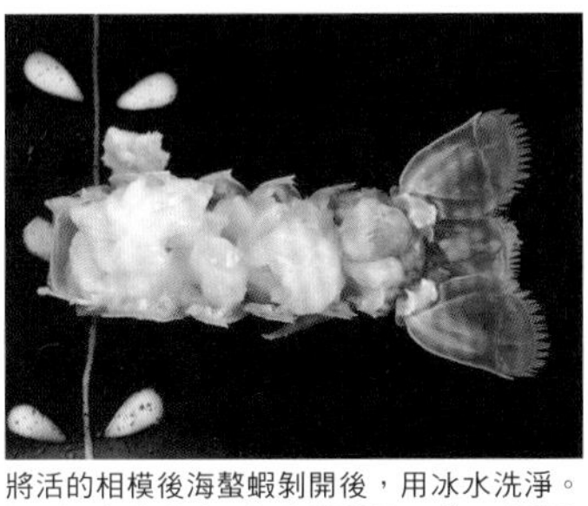

將活的相模後海螯蝦剝開後，用冰水洗淨。恰到好處的甜味，加上彈潤的口感，味覺和口感都令人滿足。

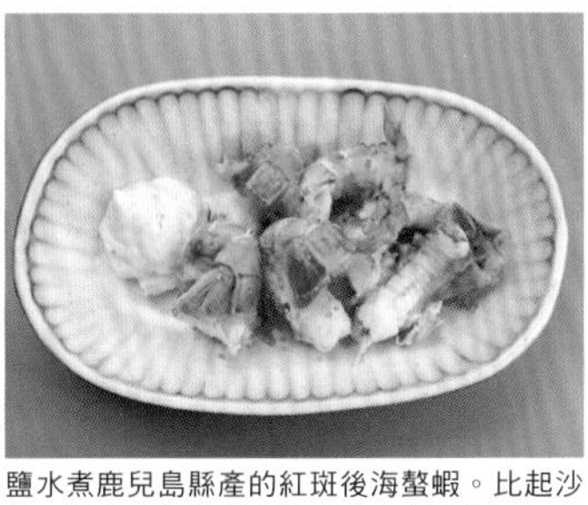

鹽水煮鹿兒島縣產的紅斑後海螯蝦。比起沙拉，將水煮後的蝦肉沾黃芥末美乃滋更加美味，令人充滿幸福的滋味。

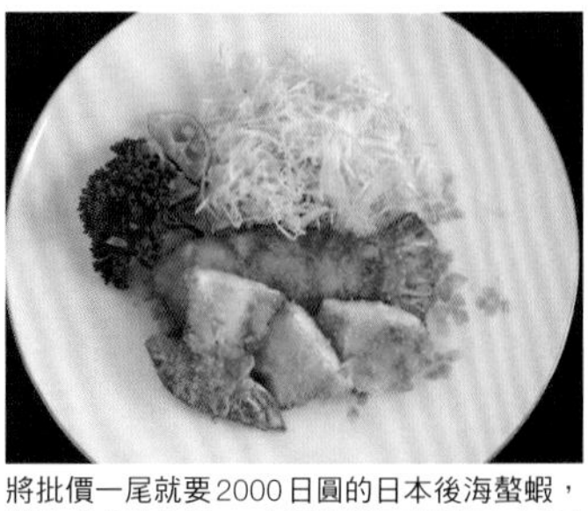

將批價一尾就要2000日圓的日本後海螯蝦，製作成「油炸蝦」。肉質蓬鬆不會過硬，而且帶有強烈的甜味。餐廳一盤要價多少呢？

Spear lobster 英文名

脊龍蝦屬的「spear」是指槍枝。
英文名則有「帶有槍形觸角的蝦類」之意。

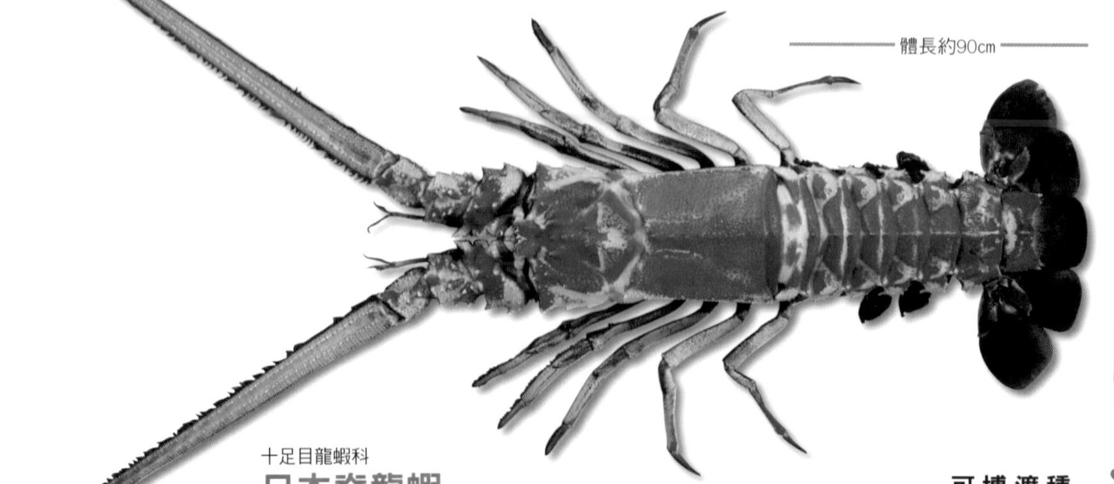

體長約90cm

日本脊龍蝦

箱蝦 Linuparus trigonus

種名由江戶時代後期渡日的醫學家兼博物學家——馮·西博德所記載。可謂西博德的重要足跡之一。

十足目龍蝦科

日本脊龍蝦

箱蝦 Linuparus trigonus

棲息地●千葉縣、島根縣以南。漁獲●流刺網、底拖網。別名●大龍蝦、函蝦

次要魚類的實力

次要魚類珍稀度	★★★★☆
美味程度	★★★★☆
價格	★★★☆☆

盛產期●秋～冬季
產地●靜岡縣、愛知縣、三重縣、和歌山縣、德島縣、高知縣、愛媛縣、山口縣、九州

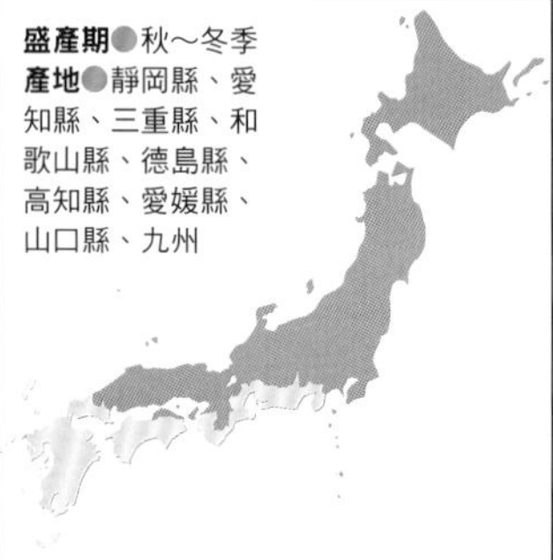

伊勢龍蝦的同科不同屬，棲息地和外型也大不相同

棲息在較溫暖的沿岸海域，屬於大型的龍蝦科蝦類。一般常見的伊勢龍蝦（日本龍蝦）為龍蝦科龍蝦屬，而本種則為脊龍蝦屬。和其他彷彿披上鎧甲的龍蝦相較之下，本種簡單的外型就像是玩具般。標準和名「箱蝦」，也十分令人玩味。日本脊龍蝦的近親種類遍布於世界各地，不過每種都極為相似。

伊勢龍蝦棲息在海浪波動的淺海處，而本種則步行於較深海域的泥質海底中。

雖然可以藉由沿岸的底拖網、流刺網捕獲，不過因為數量極少，因此幾乎沒有流通於日本各地。在產地也算是非常少見的蝦類。我為了找這種龍蝦而花了好幾個月，就是最佳的證明。

價格比較親民 是漁夫們最愛的家常菜

在龍蝦科中算是水分較多的種類，所以在產地能以較親民的價格購買。也因此經常是漁夫們家中常見的料理。

漁夫們最推薦的料理是味噌湯。在四國等地區，會將其剖成兩半後，放入較深的碗中享用。用筷子夾取蝦肉的同時，也能享受鮮美的湯頭。

也可以單純水煮後享用，紅色的蝦肉味道極為鮮甜。

其他像是將水煮或燒烤龍蝦腳都很美味。

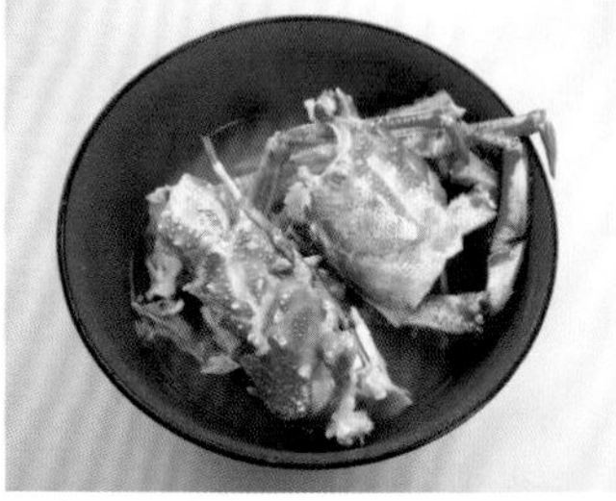

不論是鹽水煮或生吃都很美味，不過漁夫最推薦的料理為味噌湯。湯頭鮮美，蝦肉也充滿甜味。

英文名為Rock lobster，南半球的龍蝦類

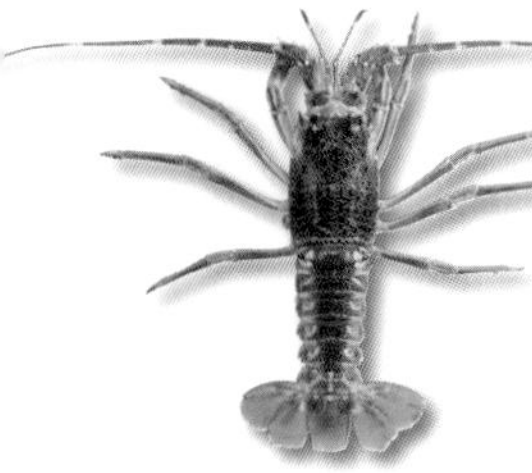

十足目龍蝦科

南非靜龍蝦

阿弗利加南伊勢蝦 Jasus lalandii

龍蝦類的英文名為「Lobster」。而南非靜龍蝦的英文則是「Rock lobster」，為岩龍蝦屬，由南非、澳洲等地區進口。價格較便宜，因此經常使用於法式料理，或是結婚宴會中。

龍蝦科的代表

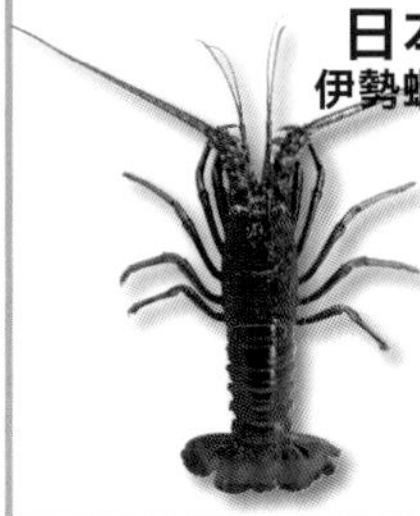

日本龍蝦（伊勢龍蝦）

伊勢蝦 Panulirus japonicus

可謂蝦類的代表。在慶典或是新年料理中都會使用。「蝦（ebi）」的由來，是因為日本龍蝦和植物「桑葉葡萄（蝦蔓，ebiduru）」（葡萄的一種）的果實顏色相似的關係。另外也有別名「鎌倉蝦」。

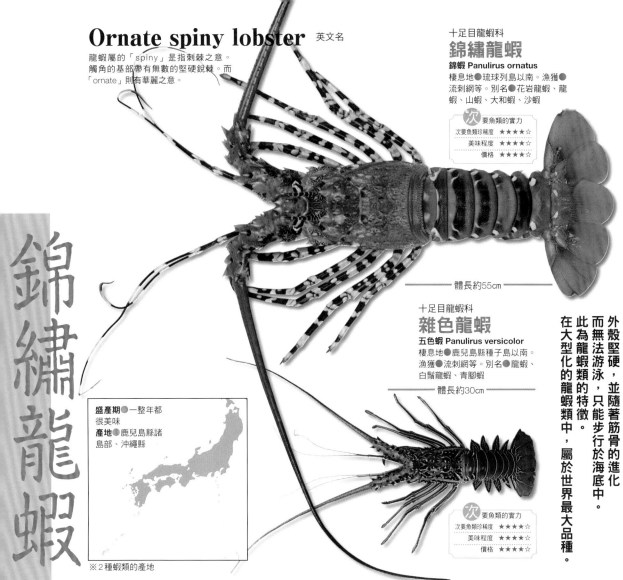

Ornate spiny lobster 英文名

龍蝦屬的「spiny」是指刺棘之意。觸角的基部帶有無數的堅硬銳棘。而「ornate」則有華麗之意。

十足目龍蝦科

錦繡龍蝦

錦蝦 Panulirus ornatus

棲息地●琉球列島以南。漁獲●流刺網等。別名●花岩龍蝦、龍蝦、山蝦、大和蝦、沙蝦

次 要魚類的實力

次要魚類珍稀度	★★★★☆
美味程度	★★★★☆
價格	★★★★☆

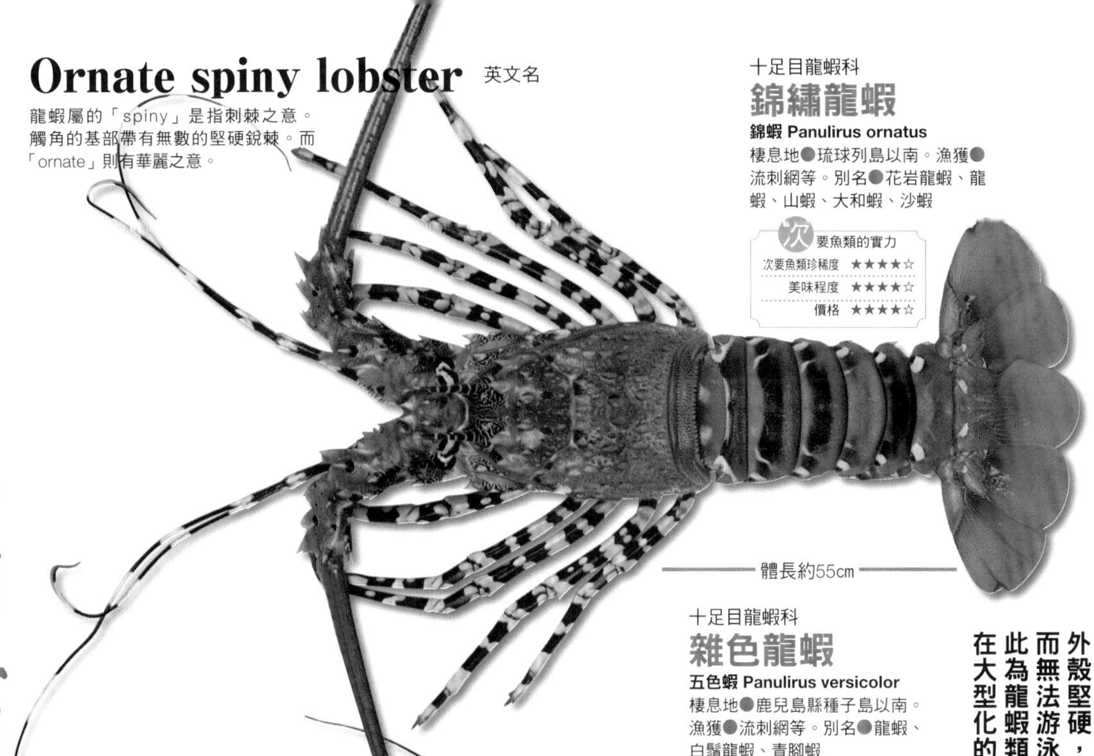

體長約55cm

錦繡龍蝦

錦蝦 Panulirus ornatus

外殼堅硬，並隨著筋骨的進化而無法游泳，只能步行於海底中。此為龍蝦類的特徵。在大型化的龍蝦類中，屬於世界最大品種。

十足目龍蝦科

雜色龍蝦

五色蝦 Panulirus versicolor

棲息地●鹿兒島縣種子島以南。漁獲●流刺網等。別名●龍蝦、白鬚龍蝦、青腳蝦

體長約30cm

次 要魚類的實力

次要魚類珍稀度	★★★★☆
美味程度	★★★★☆
價格	★★★★☆

盛產期●一整年都很美味
產地●鹿兒島縣諸島部、沖繩縣

※2種蝦類的產地

日本為棲息海域的北邊界線 食用龍蝦在日本算是稀有種

於新年裝飾中常見的伊勢龍蝦，最大僅有1kg左右，而本種則重達4kg，為世界最大的龍蝦類。廣布於紅海、南非～台灣、波利尼西亞等太平洋及印度洋的熱帶海域，日本為棲息海域的北邊界線。

體型大且捕獲數量極少，常用來當作節慶料理

雜色龍蝦棲息在沖繩縣等珊瑚礁，偶爾能和錦繡龍蝦一起捕獲，不過數量非常少。因此大多用來當作婚喪喜慶等節慶料理。

代表性的料理為龍蝦刺身。將蝦殼剝去，用冰水冰鎮之後放入蝦殼中端上桌。巨大的蝦頭可製作成龍蝦湯（味噌湯），味道十分可口。

雜色龍蝦並非日常料理，而是屬於特別日子的食材。是美味更勝「鯛魚」※的「蝦類」。

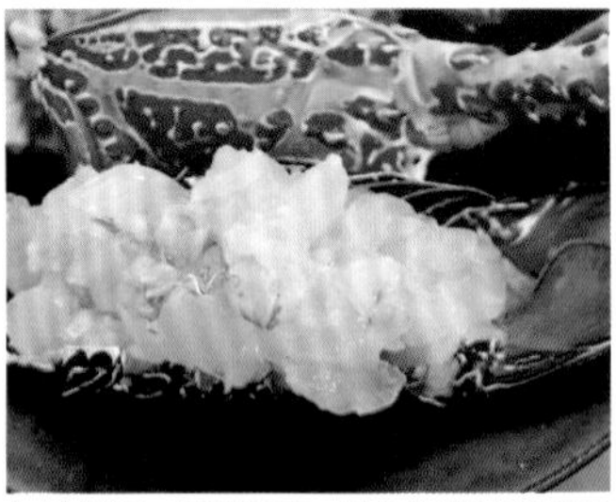

在沖繩縣，錦繡龍蝦、雜色龍蝦是祝賀場合不可或缺的蝦類。節慶料理的中心便是龍蝦刺身，是豪華料理之最。

龍蝦類的基本知識

英文名為Spiny lobster的龍蝦類

可在日本國內捕獲的龍蝦科龍蝦屬類。英文名為「Spiny lobster」，意指帶有尖棘的龍蝦。除了左邊列出的三種之外，還有條紋龍蝦、中國龍蝦等種類。另外也有許多以活體或是冷凍進口的種類。進口龍蝦和伊勢龍蝦極為相似，因此也非常昂貴。

十足目龍蝦科
長足龍蝦
鹿子伊勢蝦 Panulirus longipes

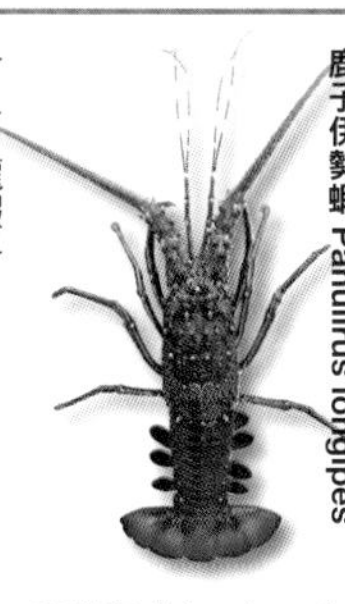

十足目龍蝦科
密毛龍蝦
縞伊勢蝦 Panulirus penicillatus

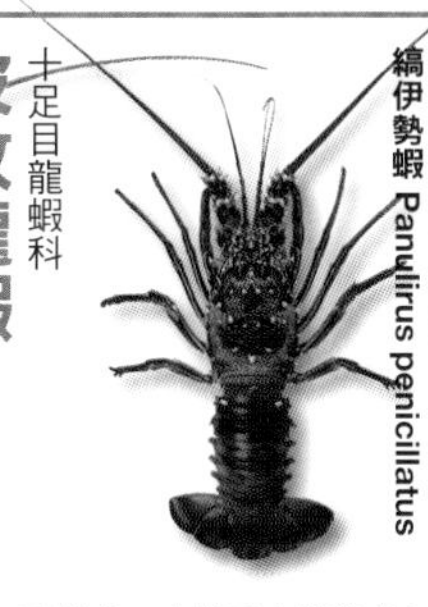

十足目龍蝦科
波紋龍蝦
毛深伊勢蝦 Panulirus homarus

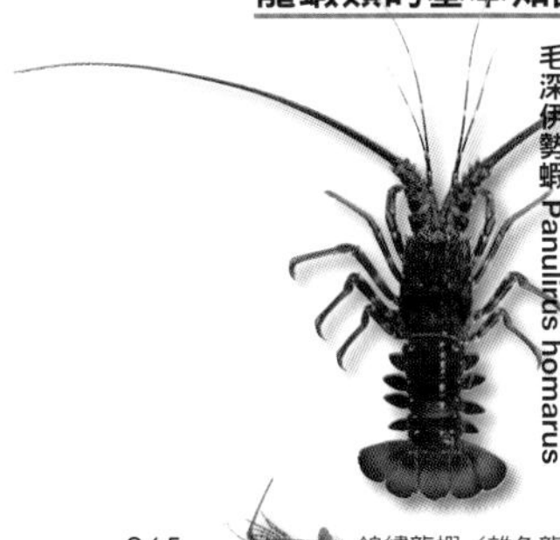

※鯛魚：由於日文發音「たい（tai）」和恭喜「めでたい（medetai）」相似，因此在日本經常用來當作祝賀場合的料理。

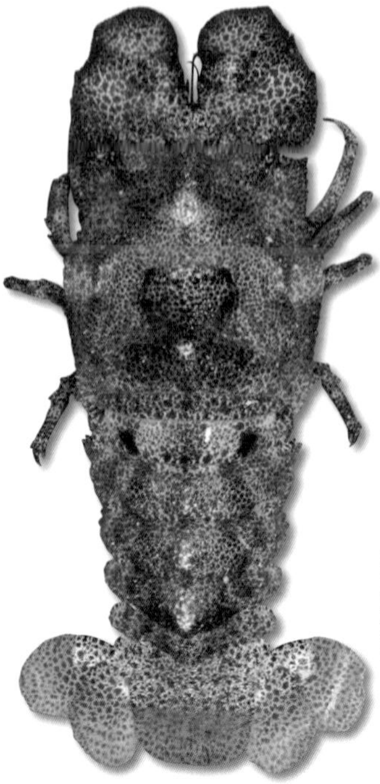

十足目蟬蝦科
韓氏擬蟬蝦
瘤蟬蝦 Scyllarides haani
棲息地●相模灣～九州、琉球列島。印度洋、太平洋海域。漁獲●流刺網

次要魚類的實力

次要魚類珍稀度	★★★★★
美味程度	★★★★★
價格	★★★★☆

體長約30cm

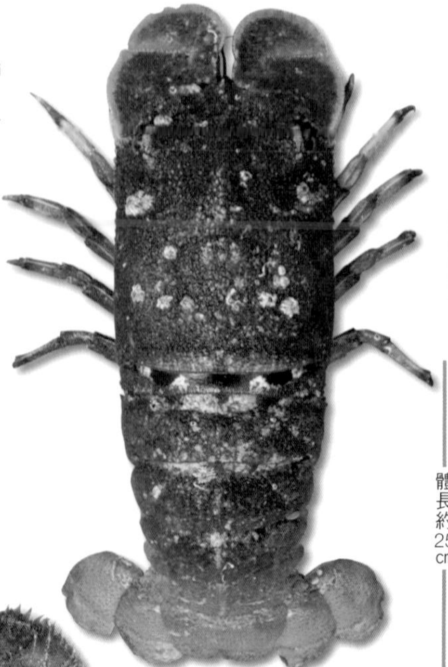

十足目蟬蝦科
鱗突擬蟬蝦
蟬蝦 Scyllarides squammos
棲息地●千葉縣～九州、琉球列島。印度洋、太平洋海域。漁獲●流刺網。別名●蝦姑頭、戰車龍蝦

次要魚類的實力

次要魚類珍稀度	★★★★☆
美味程度	★★★★★
價格	★★★★☆

體長約25cm

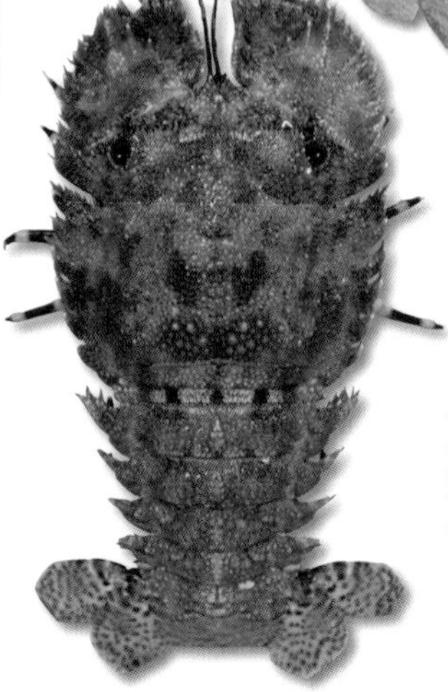

十足目蟬蝦科
日本岩礁扇蝦
草履蝦 Parribacus japonicus
棲息地●千葉縣～九州、奄美大島。台灣。漁獲●流刺網。別名●蝦姑拍仔、黑排、海戰車

次要魚類的實力

次要魚類珍稀度	★★★☆☆
美味程度	★★★★☆
價格	★★★☆☆

體長約15cm

盛產期●秋～春季
產地●靜岡縣、愛知縣、三重縣、和歌山縣、德島縣、高知縣、愛媛縣、九州、沖繩縣

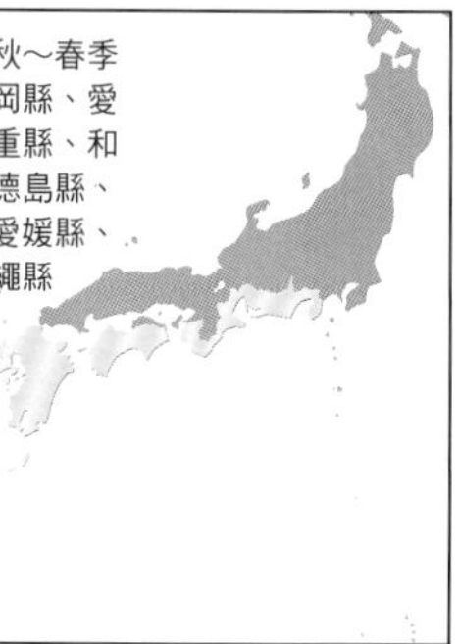

※3種蝦類的產地

鱗突擬蟬蝦
蟬蝦 Scyllarides squammosus

日本人認為這種蝦類就像附著在樹幹上的蟬一樣，不過澳洲人卻覺得外型像拖鞋般。其實蟬蝦也是所謂「龍蝦」的一種。

外型完全看不出來是蝦子的種類

由正上方往下看就像是蟬、鞋子或是草鞋、拖鞋般，即使陳列在鮮魚店中，也看不出來是「蝦類」。和伊勢龍蝦一樣棲息在淺岩礁區。日本國內的蟬蝦科，除了上記的三種以外，還有南極岩礁扇蝦、毛緣扇蝦兩種，以及九齒扇蝦等共七種。

漁獲量少，味道鮮美。人氣逐年漸升，價格也隨之上漲

無法大量捕獲，主要在產地一帶食用。在靠近北邊界線的千葉縣及神奈川縣中，偶爾會混進伊勢龍蝦的漁獲中，在過去多為漁夫們的家庭料理。

雖然外表不甚美觀，味道卻一點也不會輸給伊勢龍蝦。堅硬的蝦殼之下，是紮實美味的蝦肉。

原則上是將活體拿來料理。基本吃法為生蝦刺身。將蝦殼剝開後，用來裝料理好的刺身。蝦肉充滿甜味和鮮味，肉質彈潤，極為鮮美奢華。

其他像是水煮，或是奢侈地煮成味噌湯都很美味。

本來是僅限於地方的平價美食，不過近年來價格卻逐漸攀升。即將成為高不可攀的高級食材。

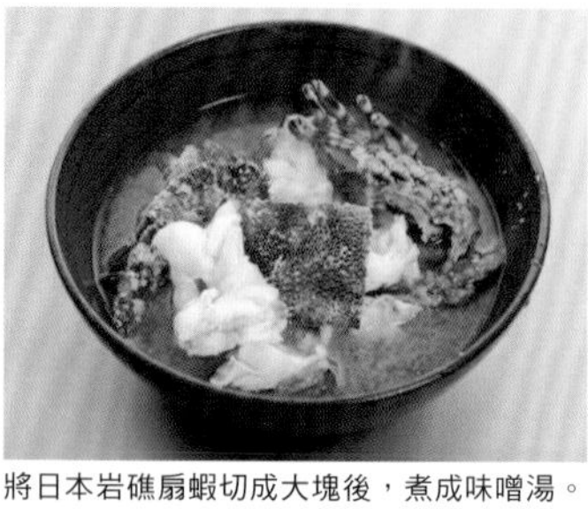

將日本岩礁扇蝦切成大塊後，煮成味噌湯。龍蝦類的蝦子因為體型較大，只用蝦頭就能煮出味噌湯。湯頭濃郁，蝦肉味美。

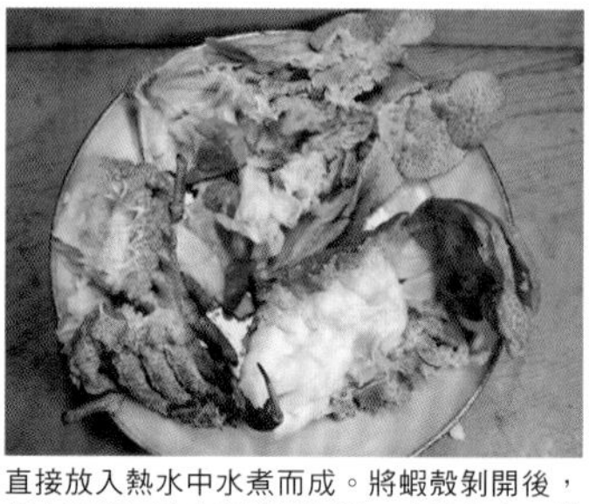

直接放入熱水中水煮而成。將蝦殼剝開後，蝦肉膨脹而流出鮮美的湯汁。肉質紮實，帶有蝦子的風味和甜味。

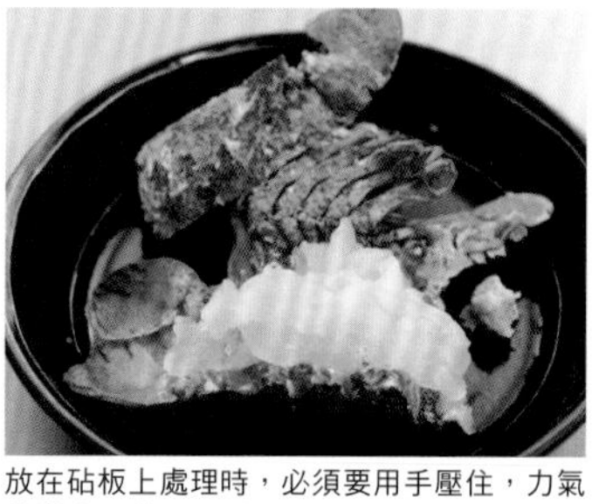

放在砧板上處理時，必須要用手壓住，力氣非常大。將活體料理成生蝦刺身，稍微淋上一點酸橙，能感受到豐富的甜味。

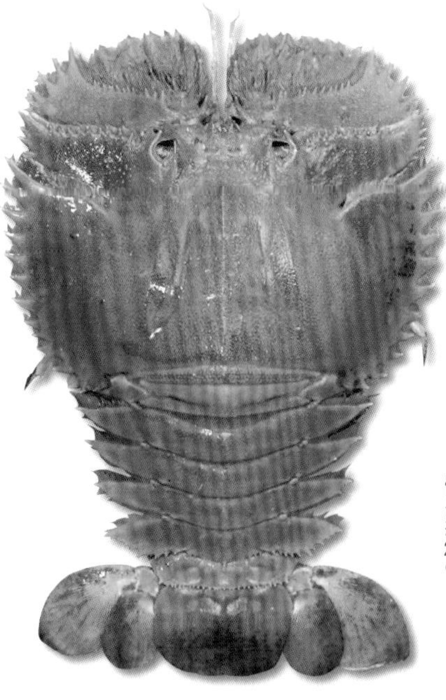

體長約20㎝

十足目蟬蝦科

毛緣扇蝦 団扇蝦 Ibacus ciliatus

棲息地●千葉縣及山陰以南。南至澳洲海域。漁獲●流刺網、底拖網。別名●蝦姑頭、蝦姑、蝦姑拍

次 要魚類的實力
次要魚類珍稀度 ★★★☆☆
美味程度 ★★★★★
價格 ★★★★☆

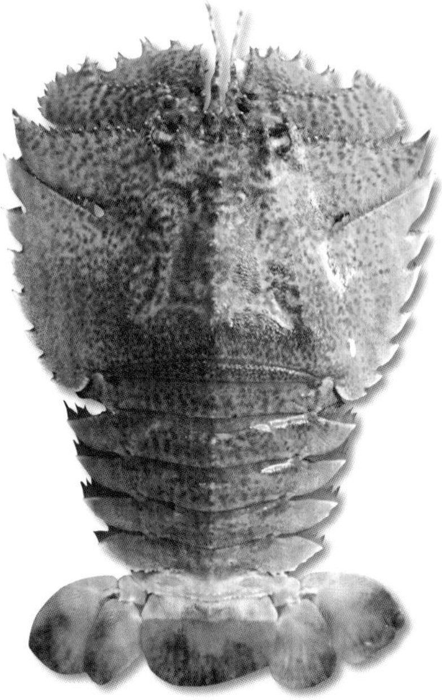

體長約20㎝

在漁港中不斷發出喀噠喀噠、啪噠啪噠的聲響，將其放在地板上，用雨靴將殼踩裂。從裂掉的蝦殼中跑出來的蝦肉，美味到令人驚訝不已。

毛緣扇蝦

団扇蝦 Ibacus ciliatus

盛產期●秋～春季
產地●靜岡縣、愛知縣、三重縣、和歌山縣、德島縣、高知縣、愛媛縣、島根縣、山口縣、九州、沖繩縣

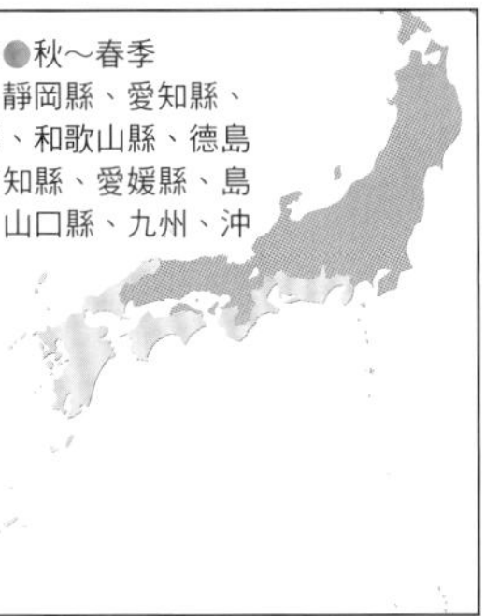

※2種蝦類的其中任一產地

十足目蟬蝦科

九齒扇蝦

大齒団扇蝦 Ibacus novemdentatus

棲息地●駿河灣及山陰以南。香港、非洲東岸。漁獲●流刺網、底拖網。別名●蝦姑拍仔、蝦姑頭、蝦姑排、扇蝦

次 要魚類的實力
次要魚類珍稀度 ★★★☆☆
美味程度 ★★★★★
價格 ★★★★☆

「團扇蝦」在日本國內共有兩種。同時也是龍蝦的一種

日本國內共有兩種扇蝦類。不過在漁獲及流通市場上，幾乎不會將兩種區分開來。同時也是被稱為龍蝦的種類之一。大多棲息在近海水深30～300 m的沙質地中，因此英文名稱為「Sand lobster」。

體長為20㎝左右，大約是成人的手掌大小。力氣相當大，可將身體彎曲伸展扭動，難以用雙手制伏。因此也有「蝦姑拍仔（台灣）」、「啪噠啪噠（日本）」等別名。

在過去商品價值極低甚至被稱為「虱」

過去的捕獲量非常多，在山陰等地區甚至有「虱」的別稱。幾乎都只有在產地消費食用，美味廣為當地所知。

雖然身體很扁，不過蝦肉卻非常多。將生鮮的扇蝦切開後，蝦肉甚至會彈出來。用冰水沖過之後，能讓肉質更加紮實美味。

最簡單的料理方式為鹽水煮，不過產地的漁夫們通常是燒烤後享用。帶有強烈的蝦子特有風味及豐富甜味，極為可口。不論用鹽水煮或味噌湯都很美味。一旦開始品嚐後便欲罷不能。也因為其鮮美的風味，而使近年來的價格不斷上漲。

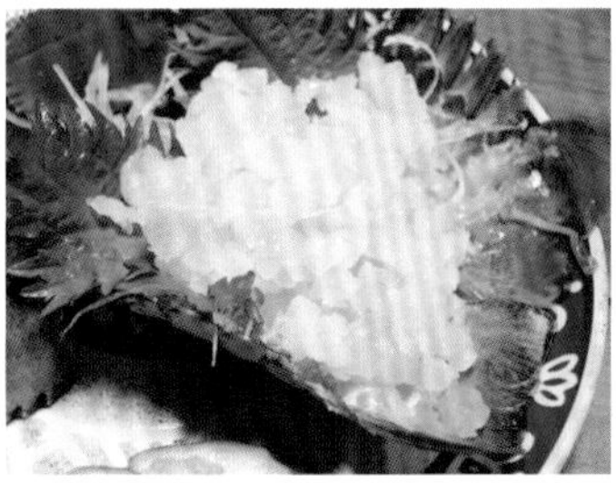

將活體的蝦殼剝開後，迅速切開肌肉部分，再用冰水冰鎮成刺身料理。肉質紮實，還帶有微微的甜味，極為美味。

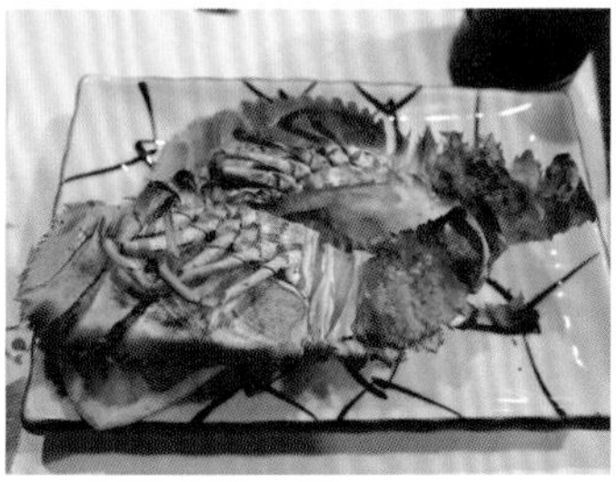

在山口縣下關市品嚐的「烤蝦」。帶有蝦子的風味和豐富甜味，堪稱蝦中絕品。蝦卵彈脆的口感也很可口。

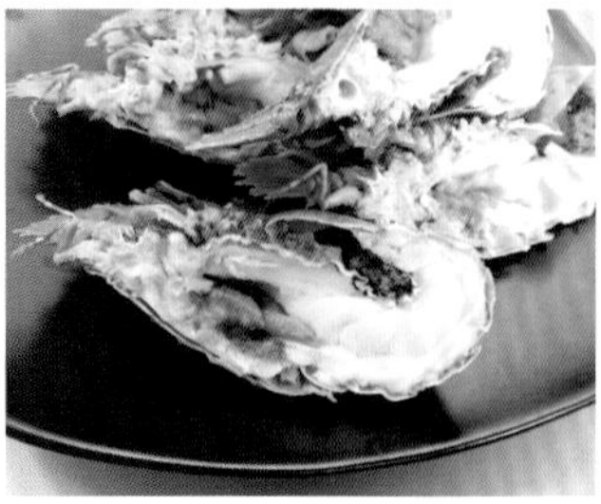

水煮是最簡單的料理。產地的扇蝦多到能堆成小山。剛煮好的扇蝦極為鮮甜，很快就吃個精光。

十足目蟬蝦科

東方扁蝦

団扁蝦擬 Thenus orientalis

棲息地●琉球列島以南。印度洋、西太平洋海域、北澳。漁獲●流刺網。別名●琵琶蝦、拖鞋龍蝦、蝦姑拍仔

次要魚類的實力

次要魚類珍稀度	★★★★★
美味程度	★★★★☆
價格	★★★☆☆

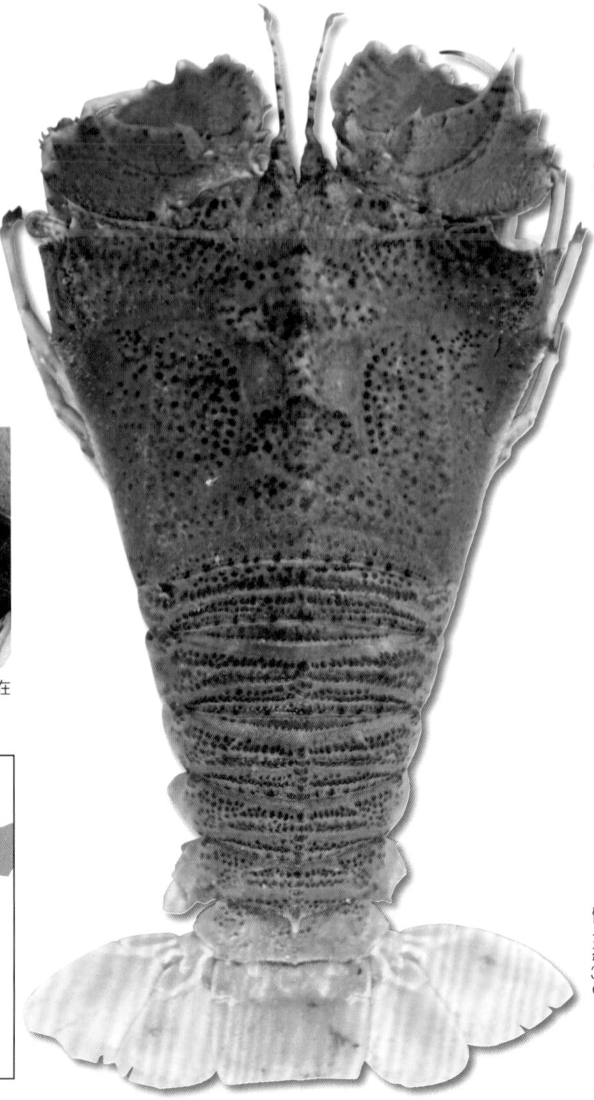

體長約30cm

東方扁蝦

団扁蝦擬 Thenus orientalis

屬於無法游泳的蝦類之一，蝦腳尤其脆弱無力。蝦殼也偏柔軟。在世界各地都紛紛認為其外型就像海中的「臭蟲」一樣。

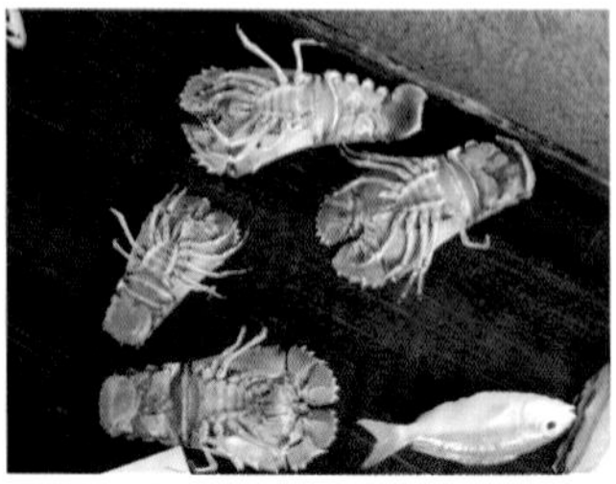

由沖繩縣與那城漁協捕獲的東方扁蝦。在沖繩的蝦類中算是較便宜的種類。

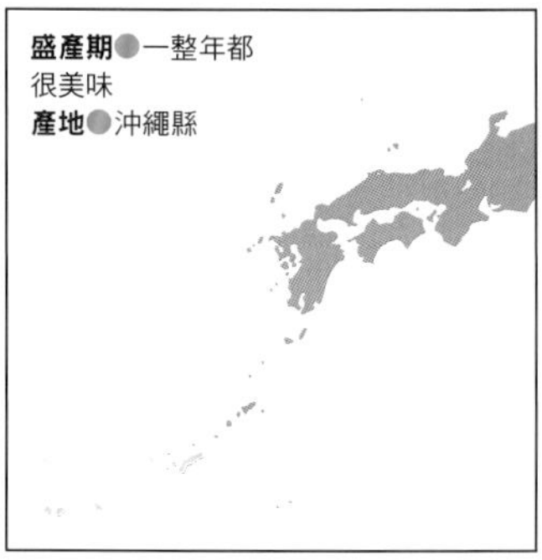

僅棲息在琉球列島 令人不禁聯想到昆蟲的蝦類

日本國內僅棲息在琉球列島一帶，為體型超過30cm的大型蝦類。分布於熱帶內灣的泥沙地中，可由流刺網捕獲。由於捕獲量少，就算在沖繩縣也很難遇到。

雖然外觀醜陋卻很美味。可惜捕獲量太少

目前也有從東南亞及澳洲等地區進口，但是若想吃活跳跳的鮮蝦，必須要到沖繩縣才能一飽口福。由於外觀醜陋，因此和其他龍蝦類相較之下價格便宜，加上味道鮮美，在沖繩縣的海鮮達人之間，具有極高的人氣。

基本上不太會生吃。在漁港時，漁夫所傳授的料理方式為「水煮後就能吃了」。和其他龍蝦類比起來水分較多，因此煮熟後肉質仍柔軟易入口。肌肉的纖維質恰到好處，而且富有甜味。這種強烈的甜味和豐富鮮味，在蝦類中可以說是屈指可數的美味。

體型較小的鮮蝦可以用來油炸，或是製作成味噌湯享用。最近也開始用來當作壽司的食材。

一旦品嚐過這種美味之後，絕對會令人上癮。

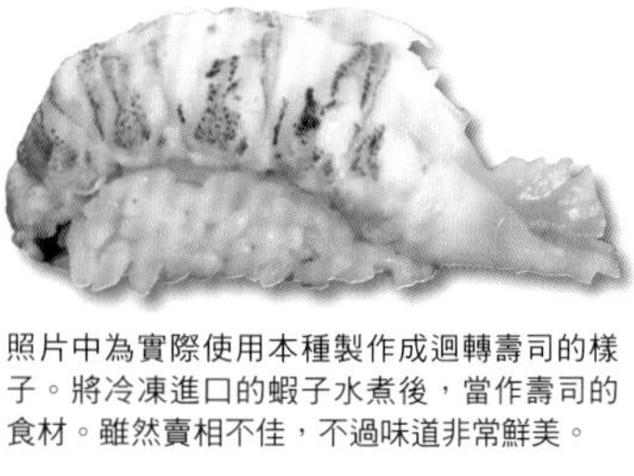

照片中為實際使用本種製作成迴轉壽司的樣子。將冷凍進口的蝦子水煮後，當作壽司的食材。雖然賣相不佳，不過味道非常鮮美。

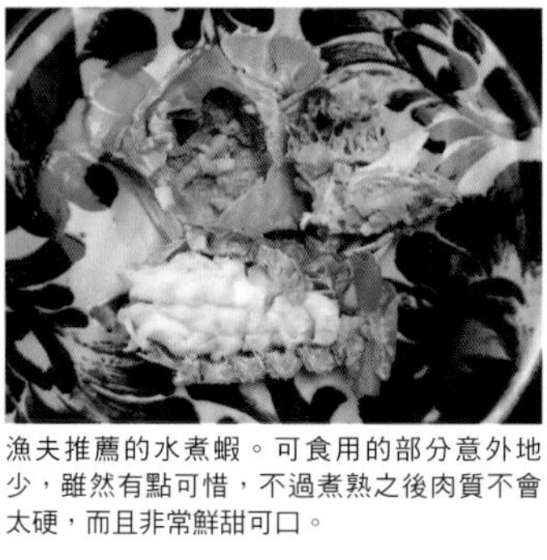

漁夫推薦的水煮蝦。可食用的部分意外地少，雖然有點可惜，不過煮熟之後肉質不會太硬，而且非常鮮甜可口。

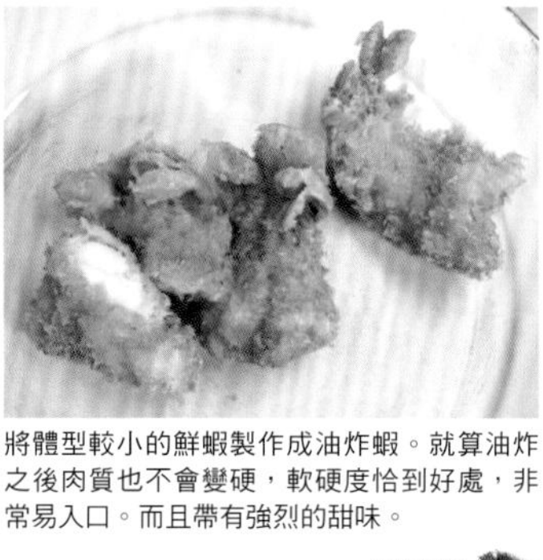

將體型較小的鮮蝦製作成油炸蝦。就算油炸之後肉質也不會變硬，軟硬度恰到好處，非常易入口。而且帶有強烈的甜味。

大螻蛄蝦

穴蝦蛄 Upogebia major

並非蝦類，也不屬於寄居蟹類，棲息在灘地的洞穴中。不知道為何能用沒有誘餌的毛筆釣起來。在寬廣的沙灘上，是春至夏天的季節風情。

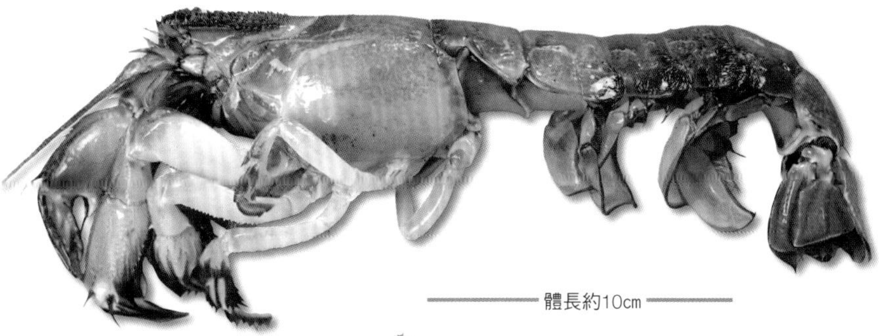

體長約10cm

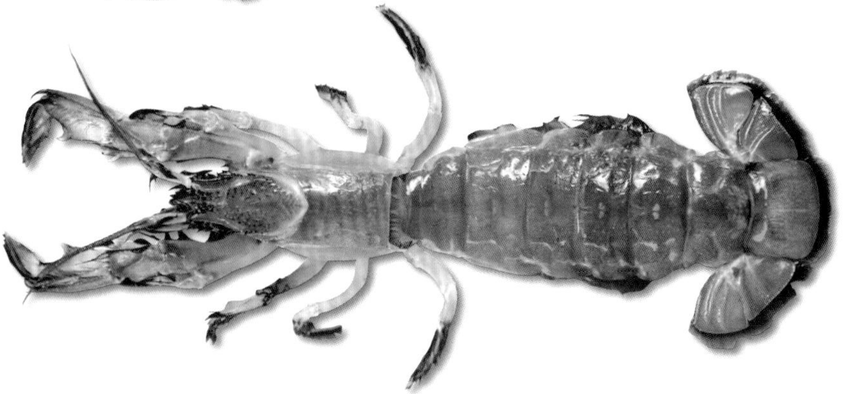

十足目螻蛄蝦科

大螻蛄蝦

穴蝦蛄 Upogebia major

棲息地●北海道～九州的灘地。漁獲●大螻蛄蝦釣法（用毛筆釣）。別名●螻蛄蝦

次要魚類的實力

次要魚類珍稀度	★★★★☆
美味程度	★★★★★
價格	★★★★☆

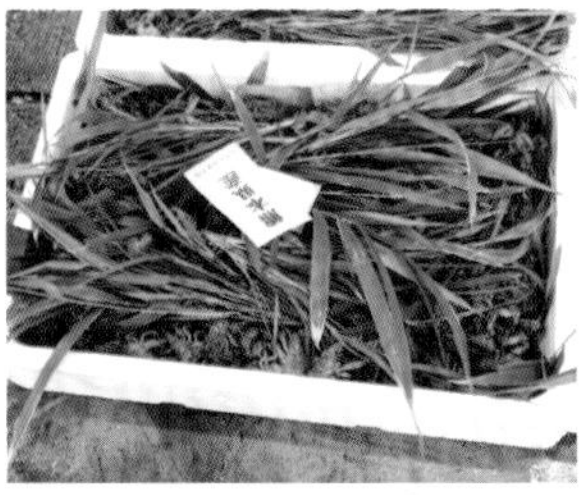

在熊本縣的魚市場販售的「螻蛄蝦」。由於捕獲量漸少，因此價格也逐漸攀升。

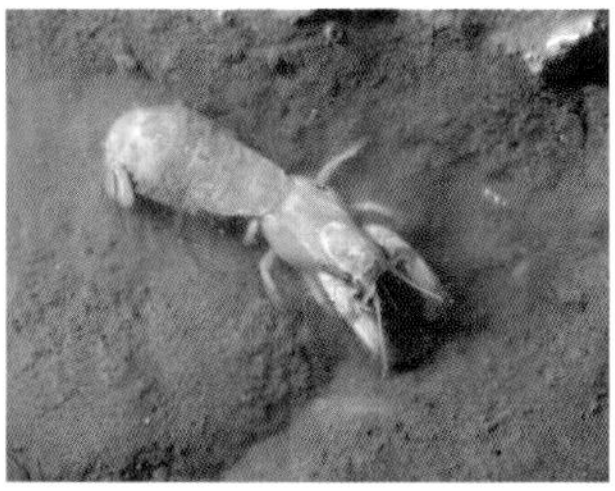

在東京灣多摩川河口看到的大螻蛄蝦。東京灣的沙灘上偶爾也能見到其蹤影。

分布於北海道至九州，不過專門捕獲的地區卻非常少

分布在北海道至九州的灘地，並且會挖洞棲息。挖出的洞穴可深達1m。以灘地的有機物或微生物為食，藉由嘴巴附近的纖毛過濾吸食。

以前就算在都市旁東京灣中，也能隨處可見，隨著灘地逐漸消失，如今棲息的地區也越來越少。

外殼柔軟，能連殼一起享用 春至夏季的卵巢堪稱絕品！

當巢穴有異物進入時，有將其搬出巢穴外的習性。因此便利用此習性，將毛筆插入巢穴中。當大螻蛄蝦抓住毛筆時，瞬間拔出毛筆將其捕獲。雖然不會整年進行捕獲，不過盛產期大約在漲退潮明顯，而且帶有卵的春至夏季。由於大螻蛄蝦棲息在泥沙中，所以建議吐沙後再料理。

在有明海一帶，能購買到生鮮及水煮後的大螻蛄蝦。

剛煮好的大螻蛄蝦非常鮮美可口。在福岡縣有人吃到帶卵的雌蝦時，甚至還說了「中獎了」，我非常了解這種感受。蝦卵就是如此地美味。

另外還可以帶殼直接油炸，相當可口。蝦殼香脆而且能帶殼享用，也是其魅力之處。

盛產期●一整年都能享用，不過春～初夏更美味
產地●岡山縣、福岡縣、長崎縣、佐賀縣、熊本縣

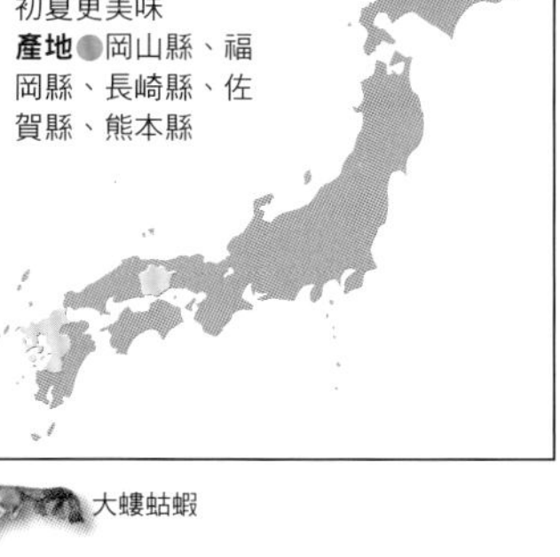

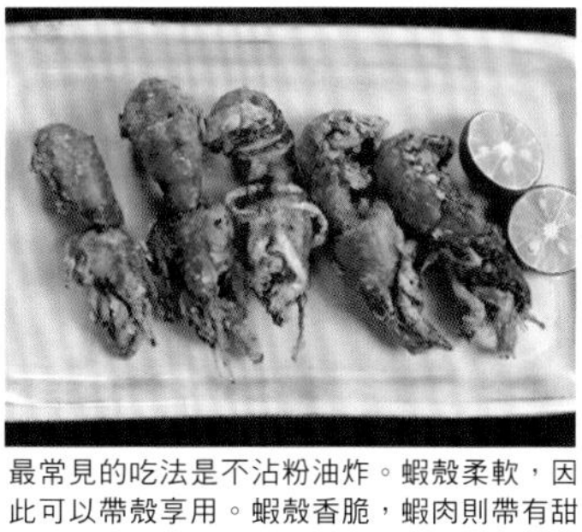

最常見的吃法是不沾粉油炸。蝦殼柔軟，因此可以帶殼享用。蝦殼香脆，蝦肉則帶有甜味。吃到帶有美味蝦卵巢便是「中獎」。

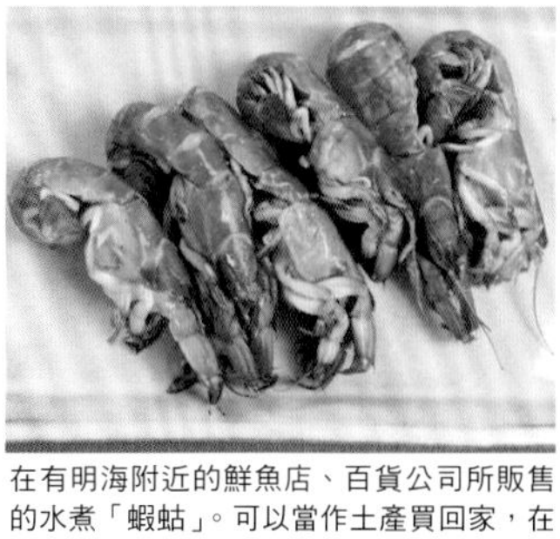

在有明海附近的鮮魚店、百貨公司所販售的水煮「蝦蛄」。可以當作土產買回家，在家便能輕鬆享受到有明海的美味。

寄居蟹

宿借 Hermit crab

曾經游泳或步行的蝦類，進入海綿、火山石及卷貝類中，並將其背負起來步行，便成為寄居蟹。總是在海岸可見的生物，想必很少人會嘗試料理食用。

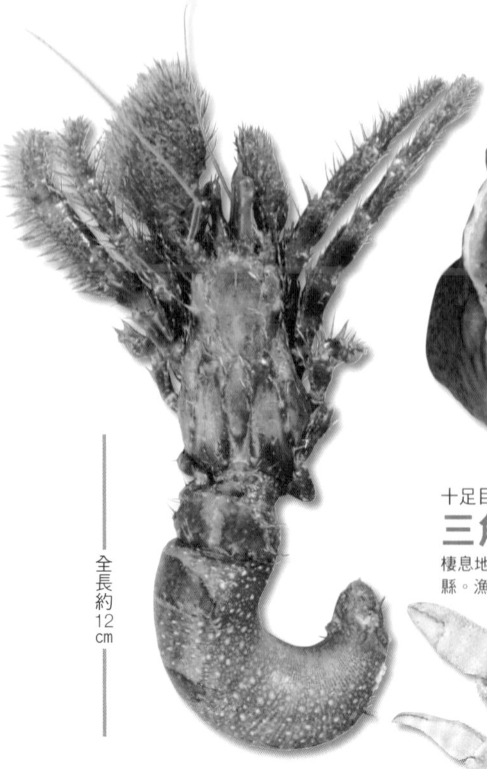

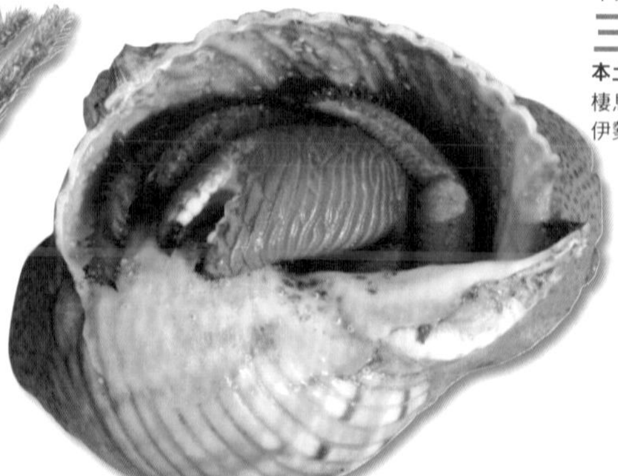

十足目活額寄居蟹科

三宅紋寄居蟹

本土鬼宿借 *Aniculus miyakei*

棲息地●東京灣～九州。漁獲●伊勢龍蝦流刺網。別名●蟹持

次要魚類的實力

次要魚類珍稀度	★★★★☆
美味程度	★★★★☆
價格	★★★★☆

全長約12cm

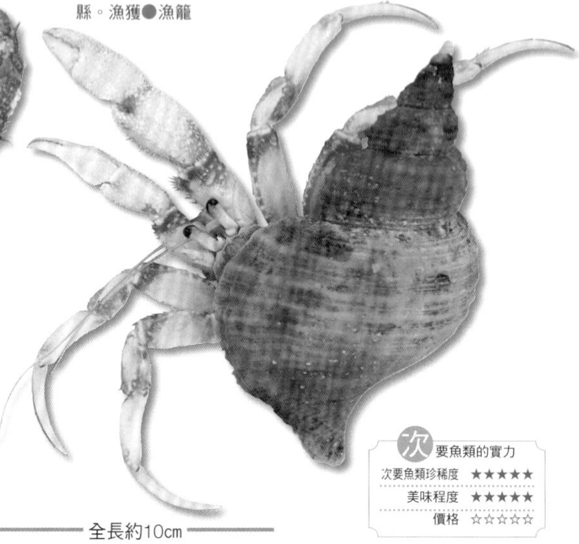

十足目活額寄居蟹科

三角掌寄居蟹

三角本宿借 *Pagurus trigonocheirus*

棲息地●北海道～長崎縣、千葉縣。漁獲●漁籠

次要魚類的實力

次要魚類珍稀度	★★★★★
美味程度	★★★★★
價格	☆☆☆☆☆

全長約10cm

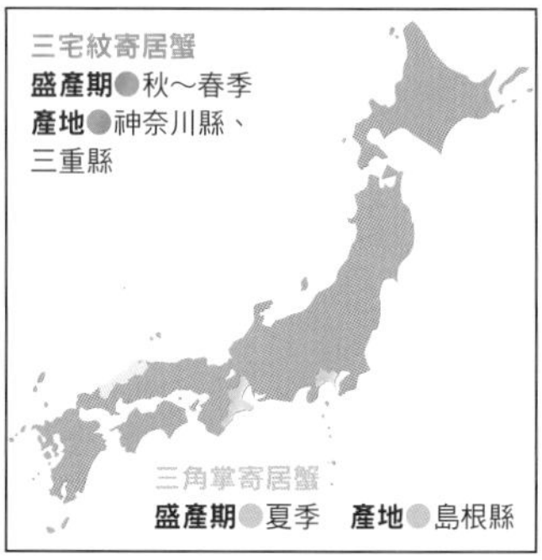
三宅紋寄居蟹
盛產期●秋～春季
產地●神奈川縣、三重縣
三角掌寄居蟹
盛產期●夏季　產地●島根縣

暫借貝殼為家。抱卵於腹中，介於蝦子和螃蟹之間。

寄居蟹類的分布極廣，從淺岩岸至水深數百米的深海中。借住「家」的種類也相當豐富，像是竹子、火山石、海綿，刺胞動物水螅，以及貝殼等。

古代的日本曾將寄居蟹稱為「kamina（かみな）」、「gouna（ごうな）」等，漢字為「蟹蜷」，也就是蜷（卷貝）中住著蟹類之意。

以前曾是平安貴族所享用的高級料理

過去在平安時代中，會將寄居蟹製作成鹽漬料理享用。不過如今幾乎沒有這種吃法。目前在日本各地食用寄居蟹時，並非繼承傳統作法，而是新發展出來的料理方式。

在島根縣等山陰地區，會將混雜在「貝籠」漁獲中的大型三角掌寄居蟹，製作成鹽漬寄居蟹享用，味道令人驚豔。

另外，漁業相關業者們則是會將其水煮，或是燒烤後享用。蟹殼非常柔軟，蟹肉帶有強烈的甜味，極為可口。

在三重縣紀伊長島町，則是料理成刺身享用。雖然一隻僅能取出少許的蟹肉，不過卻能享受到甜味和彈嫩的口感。其他像是料理成味噌湯也很美味。

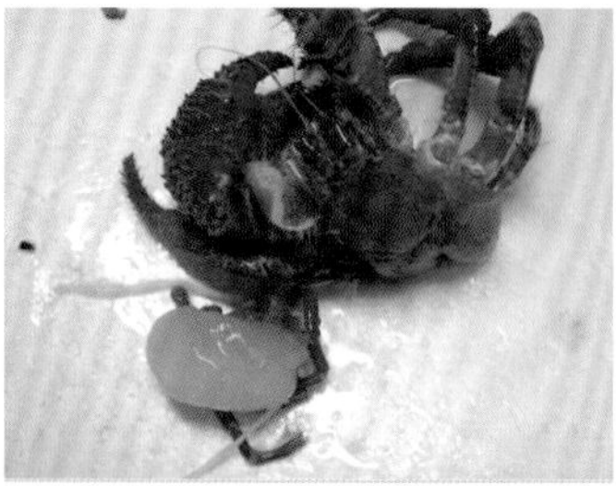

用手指按壓三宅紋寄居蟹的腹部，就能將蟹肉擠出來。蟹肉鮮甜，非常美味。製作成味噌湯也很可口。

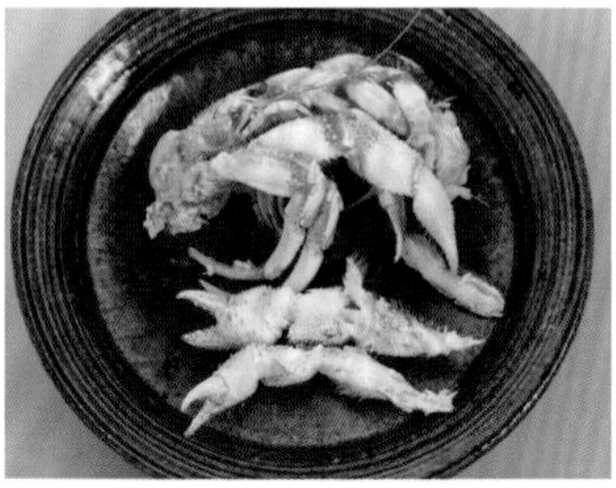

鹽煮三角掌寄居蟹。據說漁業相關業者都會當作零食享用。帶有強烈的甜味，蟹肉也比想像的還多。

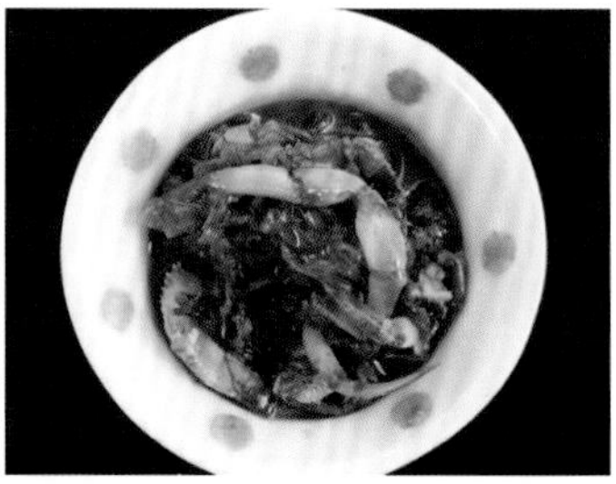

在島根縣捕獲日本海峨螺時，會將大量混入「貝籠」的三角掌寄居蟹，製作成鹽漬寄居蟹。可謂鹽漬料理中的絕品。

協助／Ohdaya（島根縣大田市）

椰子蟹

椰子蟹 Birgus latro

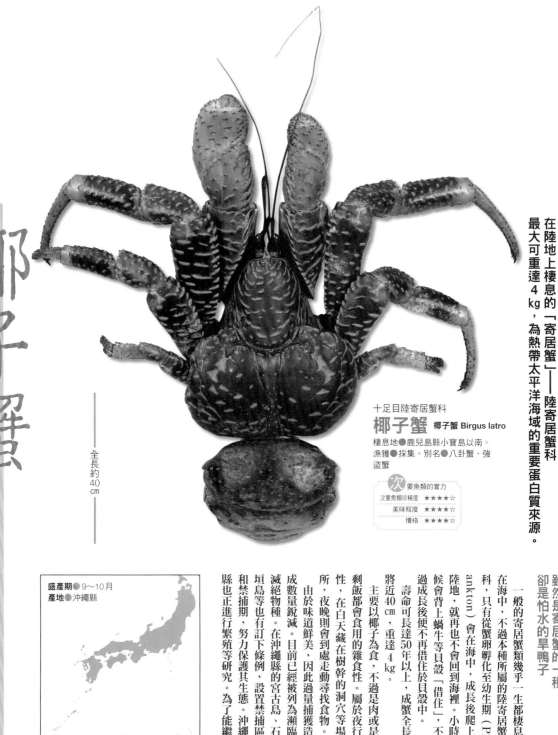

**雖然屬於「螃蟹」，卻是從小就背著貝殼，在陸地上棲息的「寄居蟹」——陸寄居蟹科
最大可重達4kg，為熱帶太平洋海域的重要蛋白質來源。**

全長約40cm

十足目陸寄居蟹科

椰子蟹 椰子蟹 Birgus latro

棲息地●鹿兒島縣小寶島以南。漁獲●採集。別名●八卦蟹、強盜蟹

次要魚類的實力

次要魚類珍稀度	★★★★☆
美味程度	★★★★☆
價格	★★★★☆

雖然是寄居蟹的一種 卻是怕水的旱鴨子

一般的寄居蟹類幾乎一生都棲息在海中，不過本種所屬的陸寄居蟹科，只有從蟹卵孵化至幼生期（Plankton）會在海中，成長後爬上陸地，就再也不會回到海裡。小時候會背上蝸牛等貝殼「借住」，不過成長後便不再借住於貝殼中。

壽命可長達50年以上，成蟹全長將近40cm，重達4kg。

主要以椰子為食，不過是肉或是剩飯都會食用的雜食性。屬於夜行性，在白天藏在樹幹的洞穴等場所，夜晚則會到處走動尋找食物。

由於味道鮮美，因此過量捕獲造成數量銳減。目前已經被列為瀕臨滅絕物種。在沖繩縣的宮古島、石垣島等也有訂下條例，設置禁捕區和禁捕期，努力保護其生態。沖繩縣也正進行繁殖等研究。為了能繼續享受熱帶的美味，也許應該訂下更嚴格的法規。

另外還會根據捕捉地區不同，而有可能引起食物中毒。基本上嚴禁擅自捕捉食用。建議到清楚中毒等相關知識的餐廳，請人料理享用。

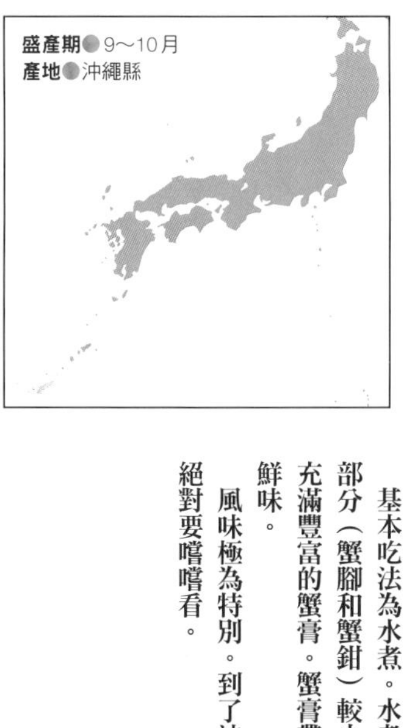

在熱帶太平洋的島嶼上，是貴重的高級美食之一

在熱帶太平洋各地，因為其鮮美的風味而被當作高級食材。

基本吃法為水煮。水煮之後蟹肉部分（蟹腳和蟹鉗）較少，腹部則充滿豐富的蟹膏。蟹膏帶有濃醇的鮮味。

風味極為特別。到了沖繩縣旅遊絕對要嚐嚐看。

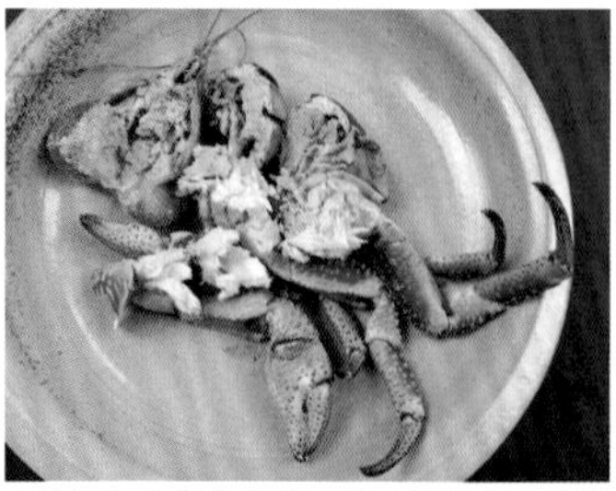

在沖繩縣的鮮魚店購買後，用鹽水水煮而成。雖然蟹腳帶有肌肉，不過可食用的部分較少。味道絕對是以蟹膏取勝。

●注／根據捕捉地區不同，有可能引起食物中毒，請特別注意。

多棘擬石蟹

蝦夷棘蟹 Paralomis multispina

棲息在水深超過600m的深海，為深海性的帝王蟹（石蟹）。由外觀明顯可見的蟹足包含蟹鉗僅有8隻。有一對極小的蟹足藏在甲殼下方，因此並非真正的螃蟹。

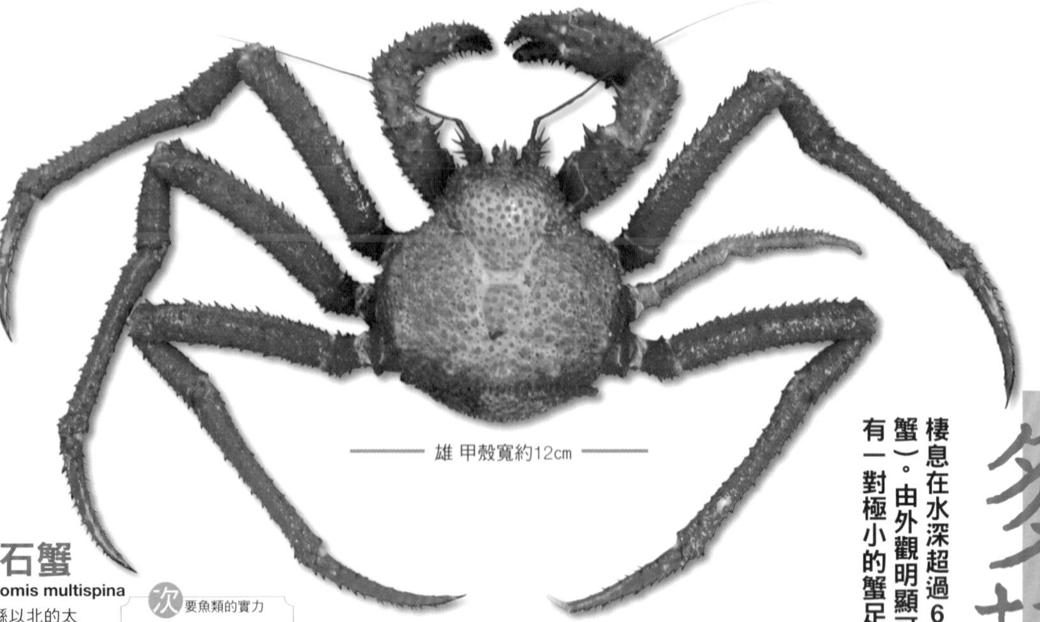

雄 甲殼寬約12cm

十足目石蟹科

多棘擬石蟹

蝦夷棘蟹 Paralomis multispina

棲息地●德島縣以北的太平洋、鄂霍次克海、白令海。漁獲●漁籠、底拖網。別名●胡桃蟹

次要魚類的實力

次要魚類珍稀度	★★★★★
美味程度	★★★★☆
價格	★★★★☆

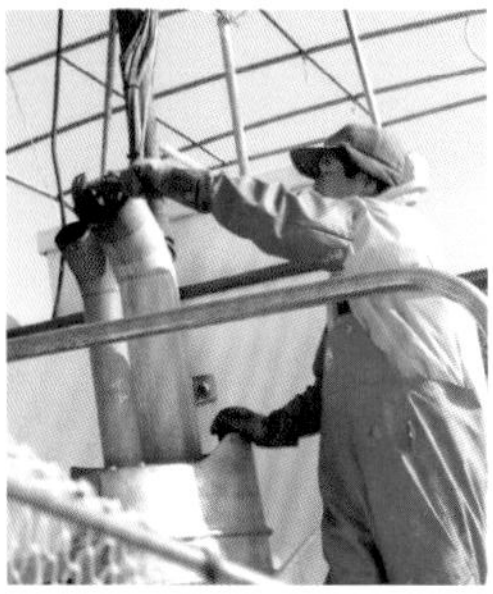

在駿河灣將捕獲的多棘擬石蟹，製作成長兼丸名料理——煙囪烤「胡桃蟹」。夢幻般的美味。

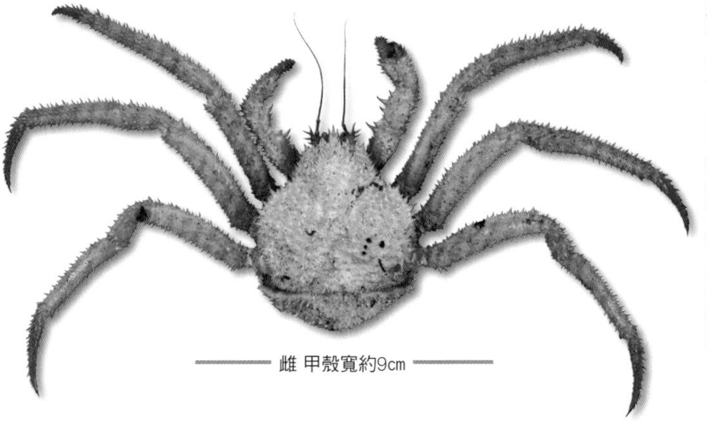

雌 甲殼寬約9cm

在帝王蟹中棲息海域雖廣，專門的捕漁業者卻很少

本種所屬的石蟹科，從外觀看起來只有八隻腳，其中有一對蟹腳藏在甲殼之下。由內側就能看出，身體呈現不對稱狀，因此較接近「異尾類」的寄居蟹，而非「短尾類」的螃蟹。

主要棲息在熊野灘以北的寬廣深海中。平常雄雌會分別群棲，到了生殖期間便會群聚並交配。雌蟹會帶卵直到成長至幼生期（Plankton）為止。

若不知道正確吃法，就無法體會到真正的美味

只有在靜岡縣燒津市中，長兼丸的船主——長谷川久至先生，將本種當作專門的捕獲對象，是極為稀少的案例。長谷川先生致力於開發本種的吃法，並將其商品化。主要可藉由漁籠捕獲，偶爾也會進入底拖網中，不過卻因為獨特的臭味而乏人問津。

基本的吃法，是將甲殼中帶有臭味的內臟去除後清蒸。蟹肉帶有甜味，而且充滿濃郁的甲殼類風味。燒烤之後也很美味。漁夫們會將其放在漁船的排氣筒上燒烤，夢幻的美味堪稱絕品。

雌蟹中的蟹黃也很可口鮮美。

盛產期●秋～春季
產地●靜岡縣

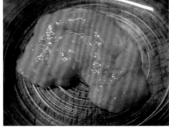

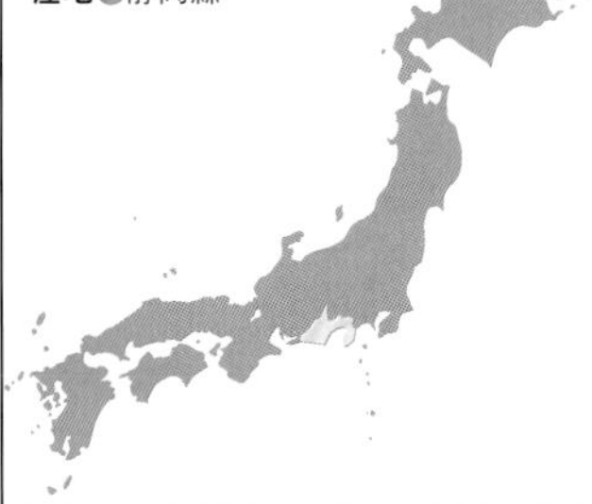

偶爾會捕到帶有蟹黃的雌蟹。蟹黃的味道是絕品中的絕品。不論是水煮或燒烤都帶有強烈甜味。生吃的味道類似海膽，別有風味。

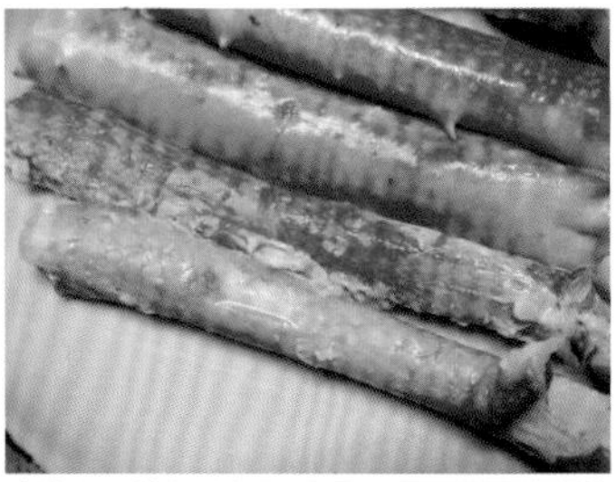

清蒸蟹。雄蟹的蟹腳較長，可以從關節中抽出享用，蟹肉富有的甜味和鮮味。味道豐富而肉質鮮嫩，非常美味。

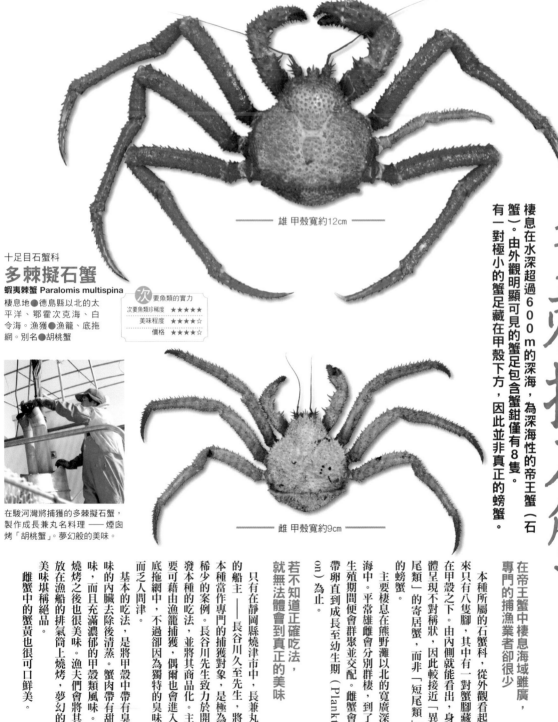

平腳多棘擬石蟹

平脚蝦夷棘蟹 Paralomis cristata

為最新記載的石蟹科種類之一。生態及棲息海域仍在研究中。雖然能在駿河灣捕獲，不過年僅1～2隻，極為稀少。

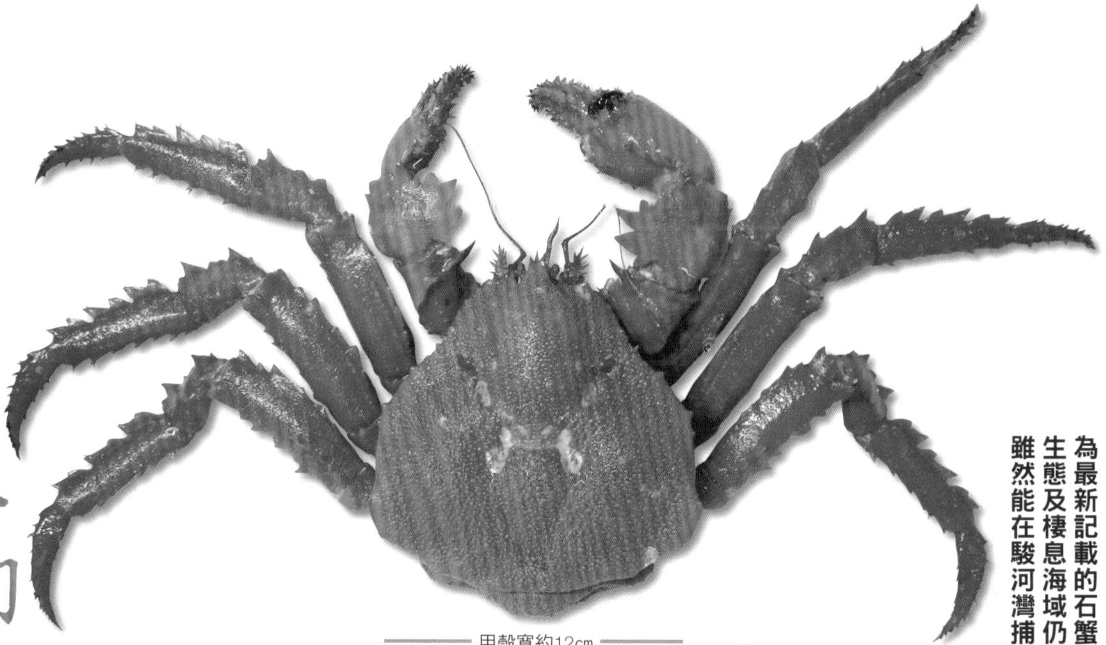

甲殼寬約12cm

十足目石蟹科

平腳多棘擬石蟹

平脚蝦夷棘蟹 Paralomis cristata

棲息地●駿河灣。漁獲●漁籠

次要魚類的實力

次要魚類珍稀度	★★★★★
美味程度	★★★★★
價格	☆☆☆☆☆

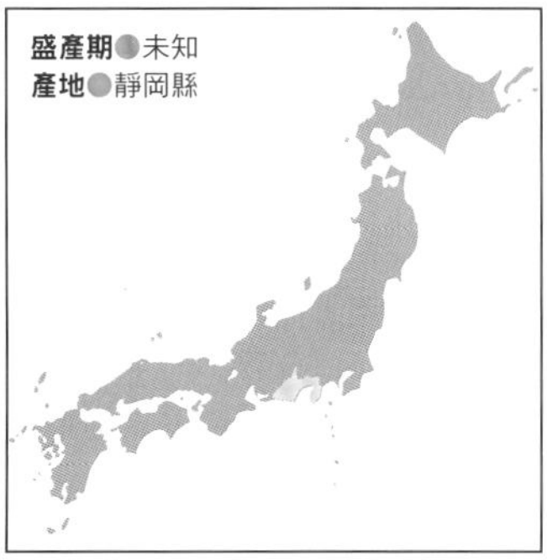

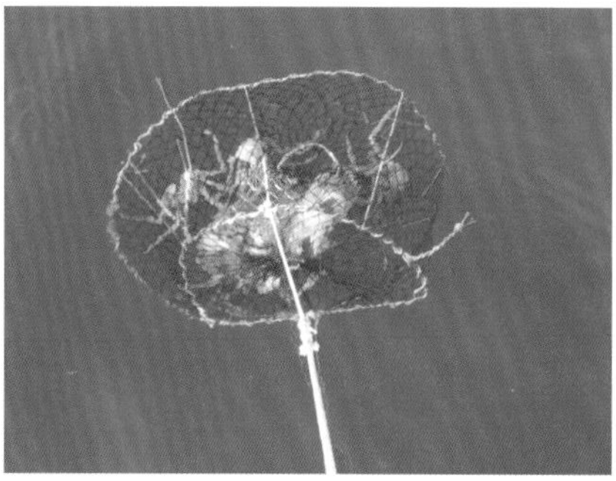

在太平洋駿河灣水深1000m的海底所撈起的漁籠。大多為多棘擬石蟹，偶爾也會捕到一些不知名生物。捕上岸的瞬間令人期待。

可謂帝王蟹中的新種。比起食用，更應該當作標本。

在大型的石蟹科中，很少能遇到新品種。而平腳多棘擬石蟹便是最新記載的品種之一。偶爾能在駿河灣水深800 m左右的海域中捕獲，生態和棲息海域仍未知。

在美味的石蟹科中是數一數二的美味

在石蟹科中屬於較大的種類之一。重量約為1kg左右。蟹殼堅硬，蟹鉗帶有硬且尖銳的棘刺。若因此而放棄，未免太過於浪費。可以事先將殼剝開後享用。

和毛蟹等真正的螃蟹有所不同，蝦膏部分較少，而且稱不上是美味。和同屬的多棘擬石蟹不同之處，在於肉質較紮實，煮熟之後也不會縮水。

基本上是將甲殼剝開後，再將沒什麼鮮味的內臟去除，接著用大火清蒸。蟹肉水分少，帶有強烈的鮮味和甜味。同時也富含甲殼類的特有風味。

燒烤後香氣四溢，也能充分感受到蟹肉的甜味。

將蟹殼剝開後淋上熱水，再用冰水冰鎮之後便成為刺身料理。味道鮮美，可謂絕品。

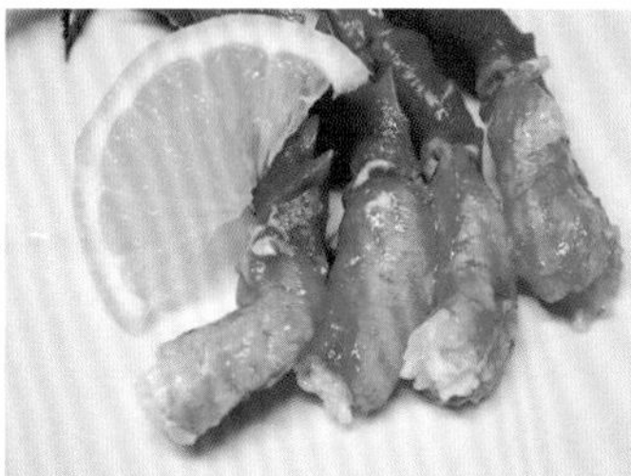

剝去蟹殼後淋上熱水，接著再用冰水冰鎮，最後擦去水分。幾乎是生食狀態的蟹肉刺身，味道鮮甜可口。

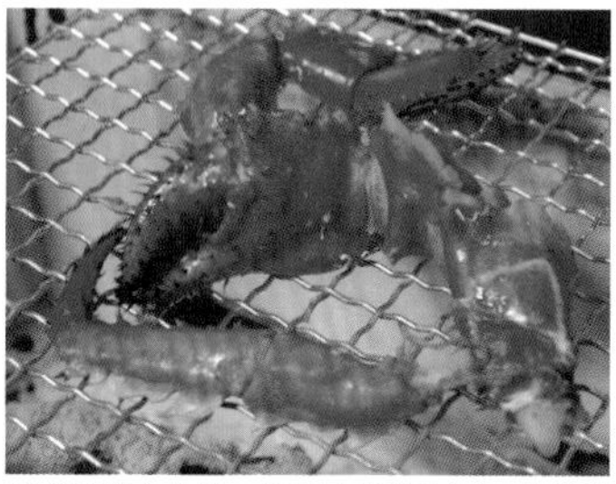

切成適當大小後，用炭火燒烤享用。由於蟹殼帶有銳棘，因此要注意別受傷。能享受到濃醇的鮮味和甜味。

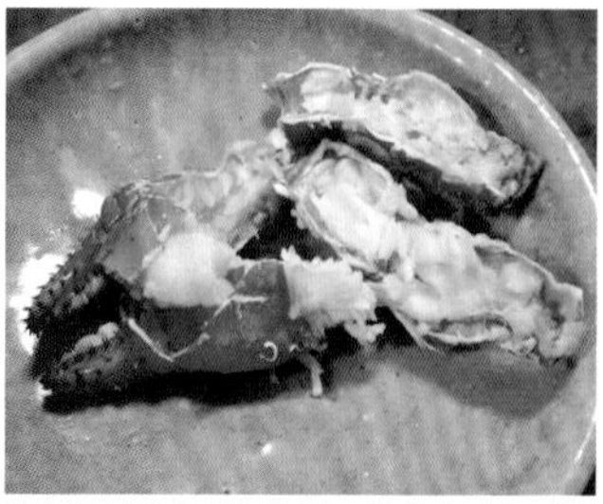

基本的料理方式為清蒸。用大火以短時間清蒸即可。蝦腳部分的肉質紮實，帶有強烈甜味。也擁有甲殼類特有的風味。

十足目石蟹科

毬栗蟹 毬栗蟹 Paralomis hystrix

棲息地●千葉縣～九州、天草灘。漁獲●底拖網、流刺網

次要魚類的實力
次要魚類珍稀度 ★★★★★
美味程度 ★★★☆☆
價格 ★★★★☆

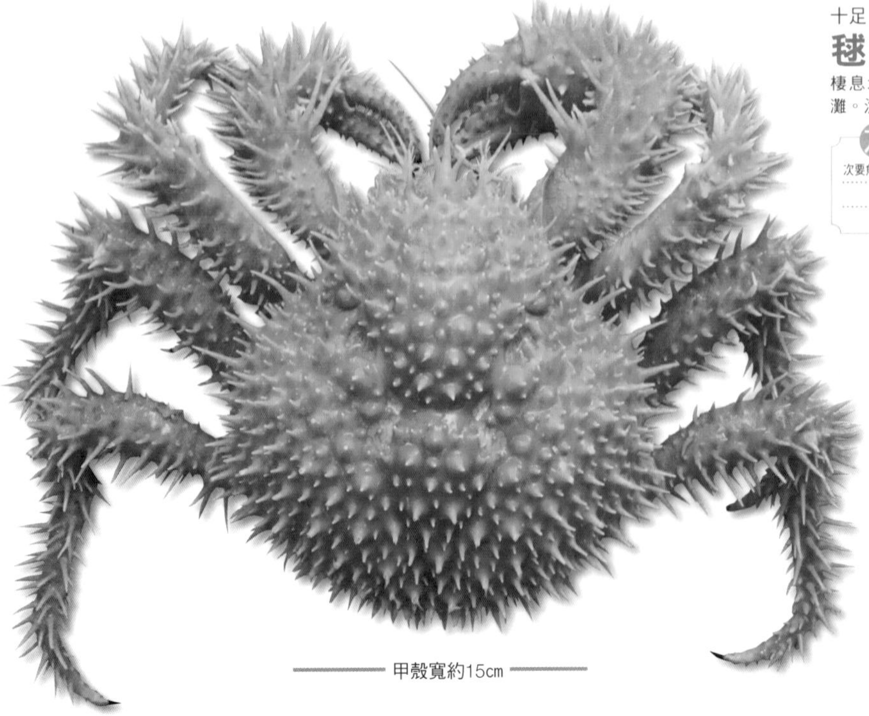

甲殼寬約15cm

毬栗蟹

毬栗蟹 Paralomis hystrix

散落在漁港中時，看起來就像玩具般，誰也沒想到竟然是帝王蟹的一種。雖然是食用蟹，不過可要小心全身的刺棘。

陳列在漁港中，誰都沒想到是帝王蟹的一種

在東京都中央市場等關東的市場中，偶爾會出現這種蟹類。第一次看到的人，絕對無法想像如此充滿刺棘的球狀物，竟然是石蟹科的生物。

而且一定更無法相信是在東京捕獲。偶爾能在千葉縣、相模灣，以及駿河灣等海域捕獲，奇異的外觀比起食用，更是水族館的人氣者。

令人感到不可思議的是，將其並列於競標場時，都是以雌雄成對居多。生態及棲息海域仍在研究中。

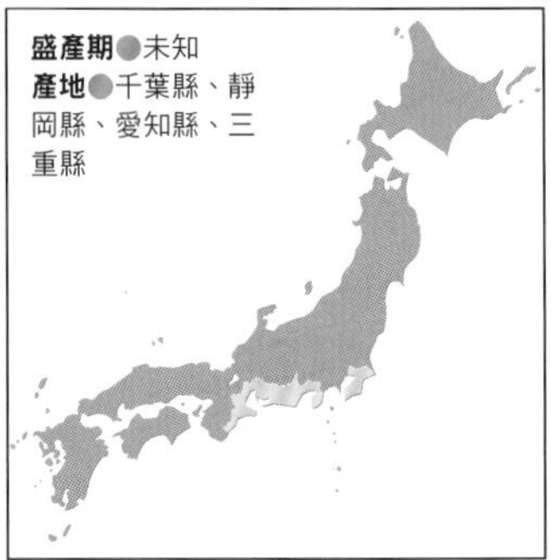

捕獲量少，體型小又充滿刺棘，卻很美味

毬栗蟹可藉由底拖網或是漁籠捕獲，卻因為全身長滿刺棘而處理困難。當然料理時也很辛苦，所以價格便宜。也因此大多是由漁夫們帶回家料理。漁夫推薦的料理為水煮，以及味噌湯。

先將整隻蟹放入鹽水中水煮。不論是水煮或燒烤，蟹殼都不會轉變成紅色。由於刺棘遍布，令人覺得難以料理，其實蟹肉口感緊實且帶有甜味，非常可口。

煮味噌湯時，可將甲殼剝開後，用菜刀切成大塊。接著放入鍋中水煮，最後加入味噌即可。不需要另外加入高湯，味道豐富鮮美。

雖然體型較小，而且處理困難，不過在石蟹科中也算是美味的種類之一。只當作漁夫們的家庭料理，不免有些可惜。

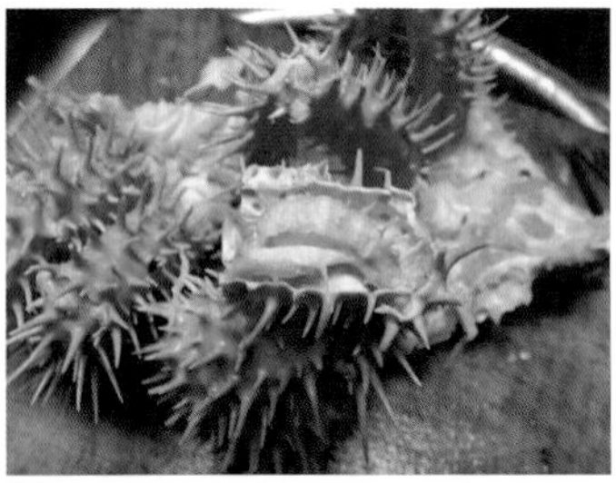

料理和食用的困難度可謂甲殼類之最。除了刺棘之外，蟹殼部分也很堅硬。雖然可食用的部分較少，不過味道極為鮮美可口。

其他十足目石蟹科的蟹類

十足目石蟹

塔形石蟹

棘蟹 Lithodes turritus

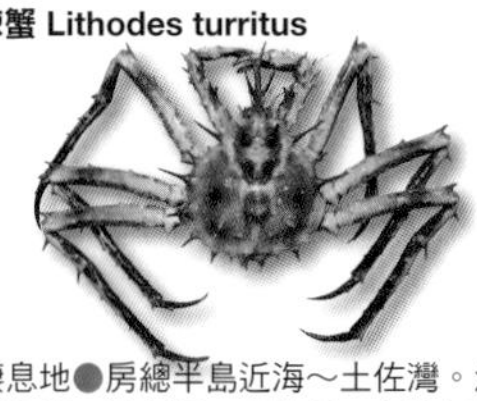

棲息地●房總半島近海～土佐灣。漁獲●漁籠、流刺網、底拖網。危險但美味

十足目石蟹

金霸王蟹

茨蟹擬 Lithodes aequispinus

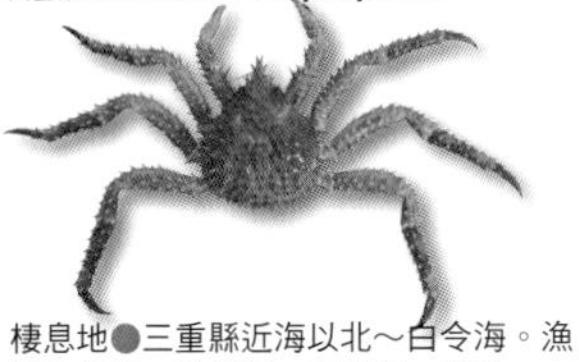

棲息地●三重縣近海以北～白令海。漁獲●漁籠、流刺網、底拖網。美味

說到石蟹科

十足目石蟹科 **堪察加擬石蟹**（帝王蟹）

鱈場蟹 Paralithodes camtschaticus

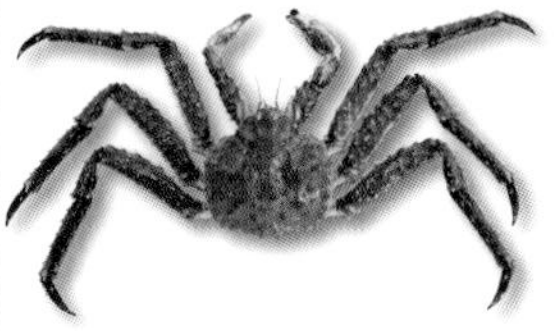

石蟹科中最重要的食用種，極受歡迎。雖然日本國內也能捕獲，不過如今大多為進口貨。並非真正的螃蟹，比較接近寄居蟹。

鎧甲蝦
腰折蝦 Galatheoidea

十足目鎧甲蝦科
首頸刺鎧蝦
大腰折蝦 *Cervimunida princeps*
棲息地●山形縣、宮城縣～九州。漁獲●底拖網。別名●漬蝦、蜘蛛蝦

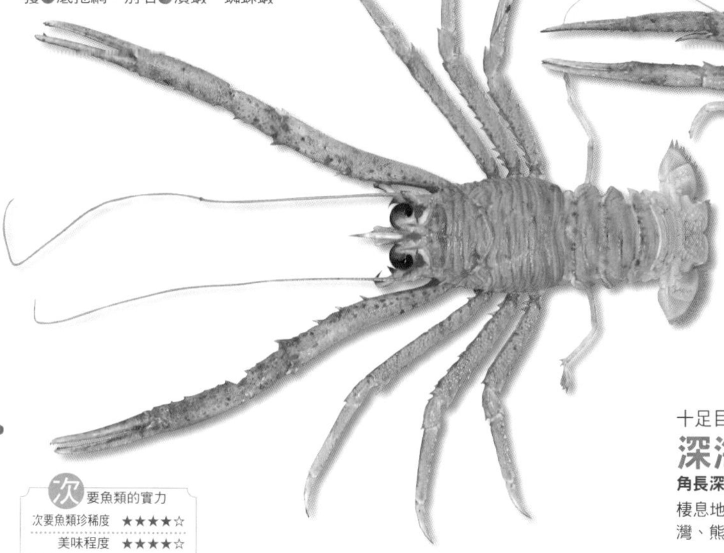

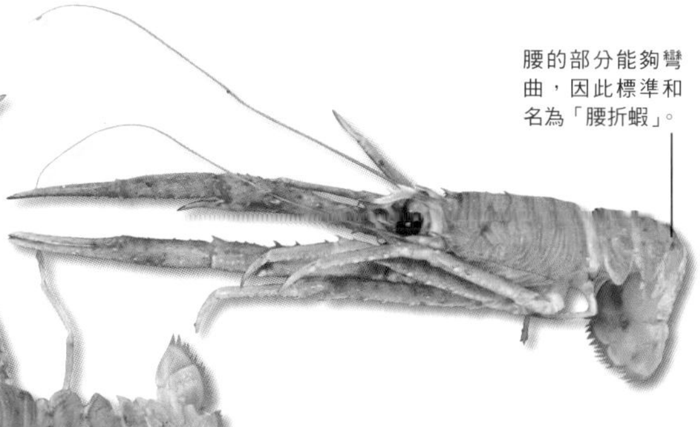

腰的部分能夠彎曲，因此標準和名為「腰折蝦」。

體長約16cm

次要魚類的實力

次要魚類珍稀度	★★★★☆
美味程度	★★★★☆
價格	★★★☆☆

在分類學上，將對蝦、寄居蟹和螃蟹都歸屬於蝦類。但是也不會明確區分。蝦子經過一段很長的時間，逐漸演化成寄居蟹、螃蟹等，而本種則是介於中間的種類。

十足目鎧甲蝦科
深海彷刺鎧蝦
角長深海腰折蝦 *Munidopsis camelus*
棲息地●東京灣、相模灣、駿河灣、熊野灘。漁獲●底拖網

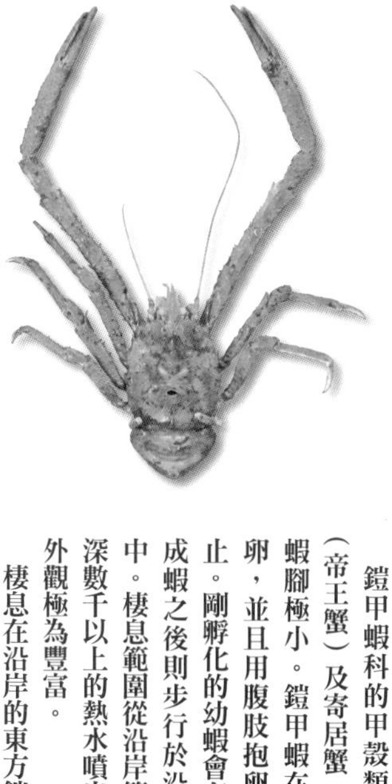

盛產期●秋～春季
產地●靜岡縣、愛知縣、三重縣

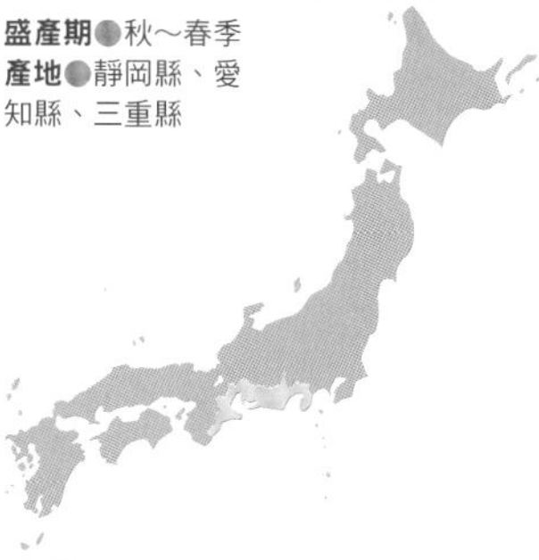

※首頸刺鎧蝦的產地

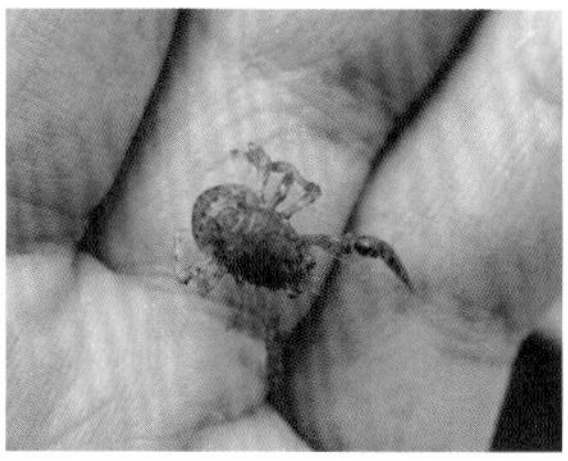

十足目鎧甲蝦科
東方鎧甲蝦
東洋腰折蝦 *Galathea orientalis*
棲息地●北海道函館市～九州的沿岸

接近寄居蟹的蝦類 遍布淺沿岸至深海中

鎧甲蝦科的甲殼類較接近石蟹（帝王蟹）及寄居蟹，其最後方的蝦腳極小。鎧甲蝦在交配之後產卵，並且用腹肢抱卵直到孵化為止。剛孵化的幼蝦會在海中游泳，成蝦之後則步行於沿岸或是海底中。棲息範圍從沿岸等淺海，到水深數千以上的熱水噴出孔，種類及外觀極為豐富。

棲息在沿岸的東方鎧甲蝦，體型非常小巧，身體長度僅有數mm至數cm。隨著棲息的海域越深，體型也就越大，蝦腳加上蝦鉗約為10cm左右，首頸刺鎧蝦甚至長達20cm。目前被當作食用的種類，僅有首頸刺鎧蝦一種。

可藉由深海底拖網捕獲，雖然味美卻幾乎沒有流通於市場

首頸刺鎧蝦可以藉由範圍在水深200m的深海底拖網捕獲。基本上並非主要的漁獲對象，而是混入蝦子或鮮魚的漁獲當中。

吃過這種蝦類的僅有當地漁夫。基本的料理方法為味噌湯。在船上料理時，直接將其放入鍋中水煮，最後再加入味噌即可。這種簡單的料理最美味。能煮出濃醇鮮美的湯頭。蝦肉意外地飽滿，而且味道可口。

其他像是鹽煮也可以。雖然有點麻煩，不過純白的蝦肉口感紮實，而且帶有甜味。

在愛知縣的魚販商店中，偶爾可以看到這種蝦類陳列於架上。由於味道可口，因此希望其他深海底拖網的產地，也能出貨到市場上。

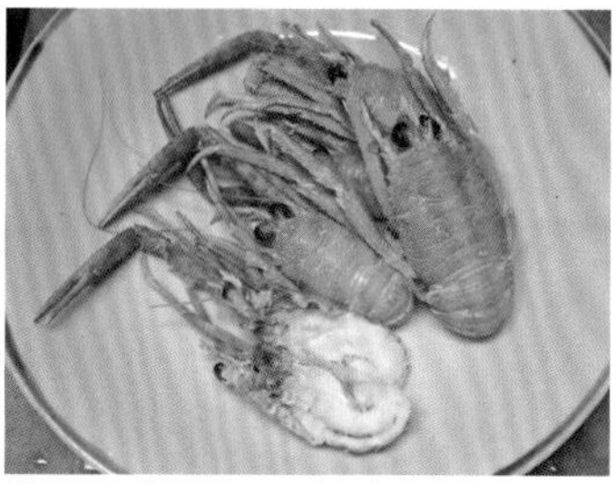

體型較大的鮮蝦，可以用鹽水煮過之後，再用手將殼剝開來享用。雖然可食用部分較少，不過味道非常可口，鮮甜美味。

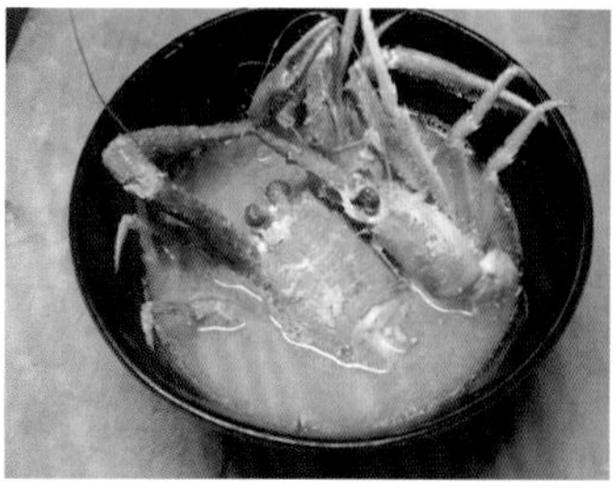

靜岡縣沼津市戶田的漁夫獨家傳授的「味噌湯」。材料只有本種、味噌和水。充滿甲殼類的風味，味到介於蝦子和螃蟹之間。

旭蟹

旭蟹 Ranina ranina

「螃蟹」並非分類學用語，因此難以區分。雖然也有「真蟹類」一說，不過這是否為「螃蟹」的定義？而本種的定位也非常模糊。

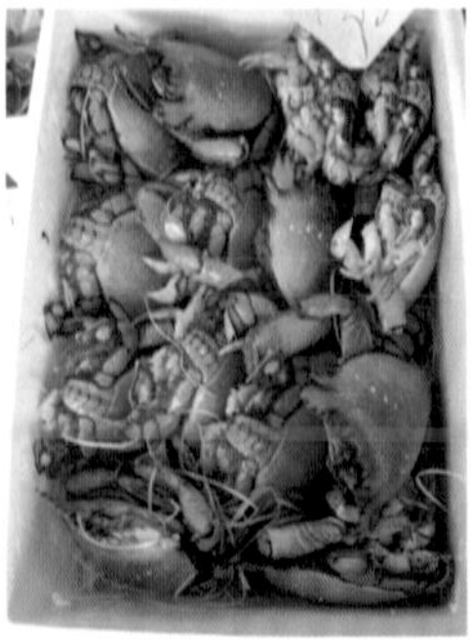

從澳洲大量進口活體旭蟹。在市場看到的旭蟹幾乎都是進口貨。

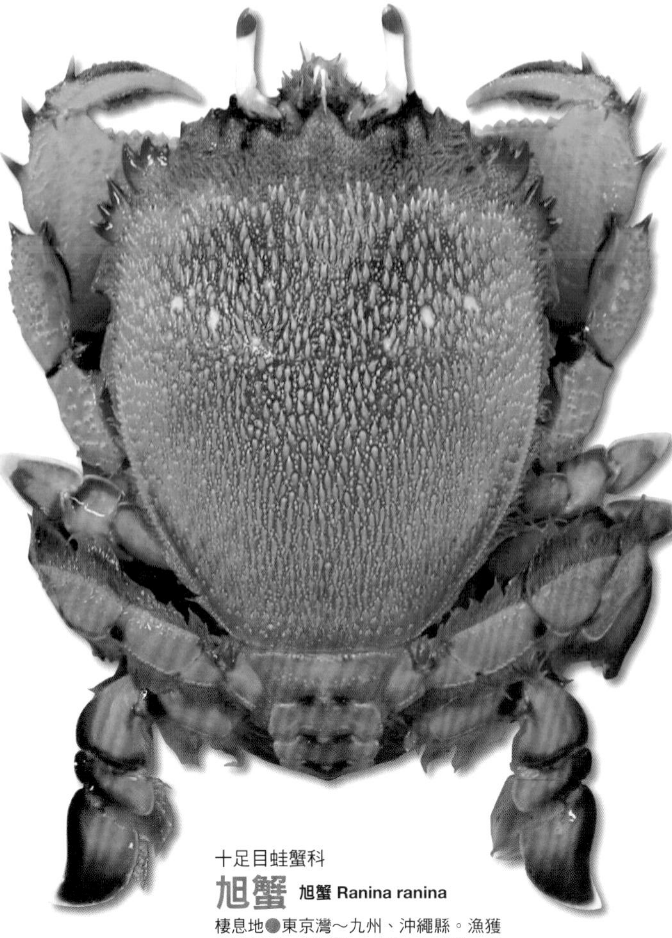

甲殼長約15cm

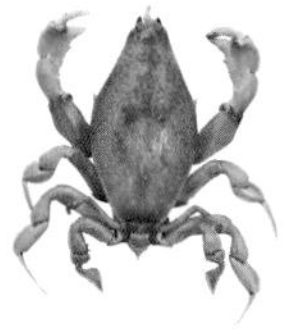

甲殼長約4cm

列出蛙蟹科的三齒琵琶蟹以便比較。本種的甲殼長約4cm，也是蛙蟹科的平均大小。

十足目蛙蟹科

旭蟹 旭蟹 *Ranina ranina*

棲息地●東京灣～九州、沖繩縣。漁獲●流刺網、定置網。別名●海臭蟲、蝦蛄頭、蛙蟹、蛙形蟹、加菲蟹、倒退嚕

次要魚類的實力

次要魚類珍稀度	★★★★☆
美味程度	★★★★★
價格	★★★★☆

能夠直線前進，也有人說旭蟹並非真正的螃蟹

在日本國內中，棲息在相模灣以南的淺沙地。於西太平洋海域中，日本為旭蟹棲息海域的最北邊，在日本，主要分布於受到黑潮影響的海域。

一般的螃蟹大多是「橫著走」，不過本種不知為何卻是前後步行。

在分類學上，「螃蟹」屬於短尾下目。而蛙蟹科以及背著貝殼的綿蟹科，則屬於較原始的「螃蟹」。並且介於異尾下目（寄居蟹等）和「螃蟹」之間。也有不少學者認為旭蟹並不屬於「真正的螃蟹（真性蟹）」。

由於味美可口，在種子島甚至成為當地的名料理

主要產地位於九州及沖繩縣。而本州、四國等地區的捕獲量非常少。甚至在關東地區看到的旭蟹，幾乎都是由澳洲進口，而非日本國產。

在鹿兒島縣的諸島部及沖繩縣，由於味道鮮美而極受歡迎，價格也非常昂貴。在種子島等地區也是當地的有名料理。

基本的料理方式為水煮或燒烤。甲殼下方可食用部位較多，可以剖半之後享受飽滿的蟹肉。

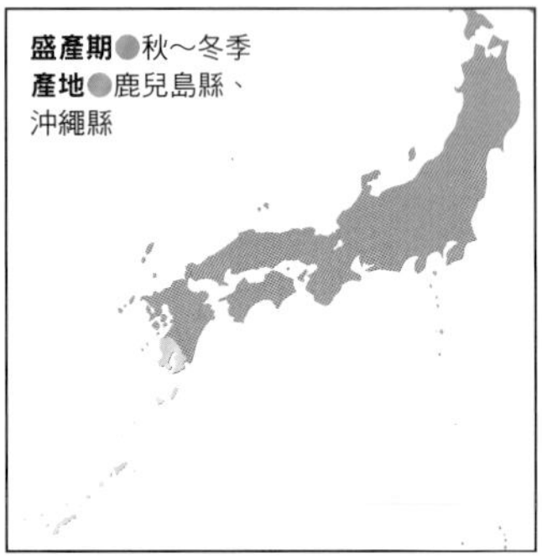

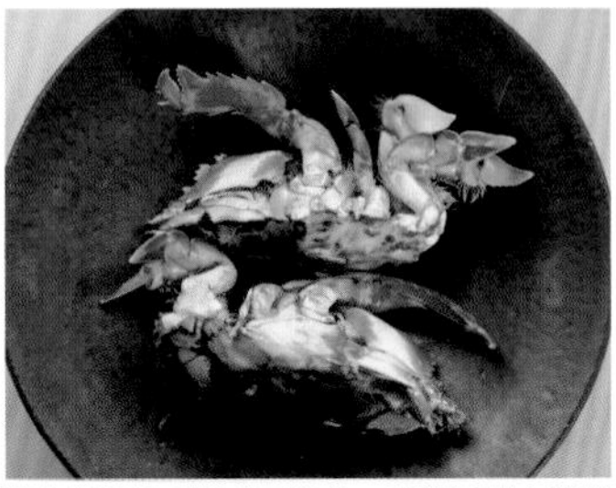

將生鮮的旭蟹切成兩半後，試著用炭火燒烤而成。帶有強烈的甲殼類風味和甜味，濃郁鮮美。吃完後的蟹殼也可以煮成味噌湯。

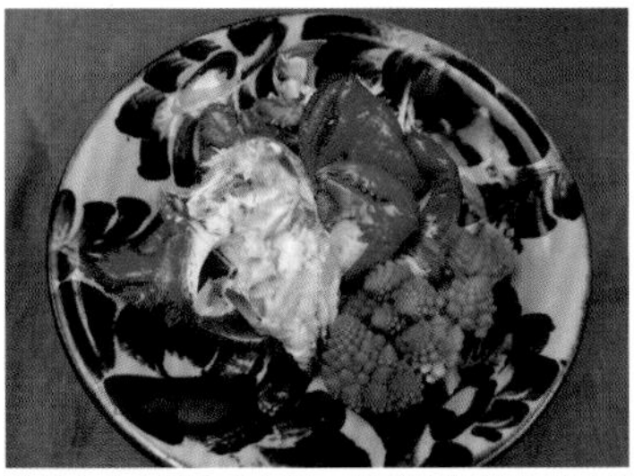

最基本的吃法為「水煮」。將剛煮好的螃蟹切成兩半，便能品嚐甲殼下方的美味蟹肉。蟹膏也鮮美可口。

人面蟹

ホモラ
Homolidae

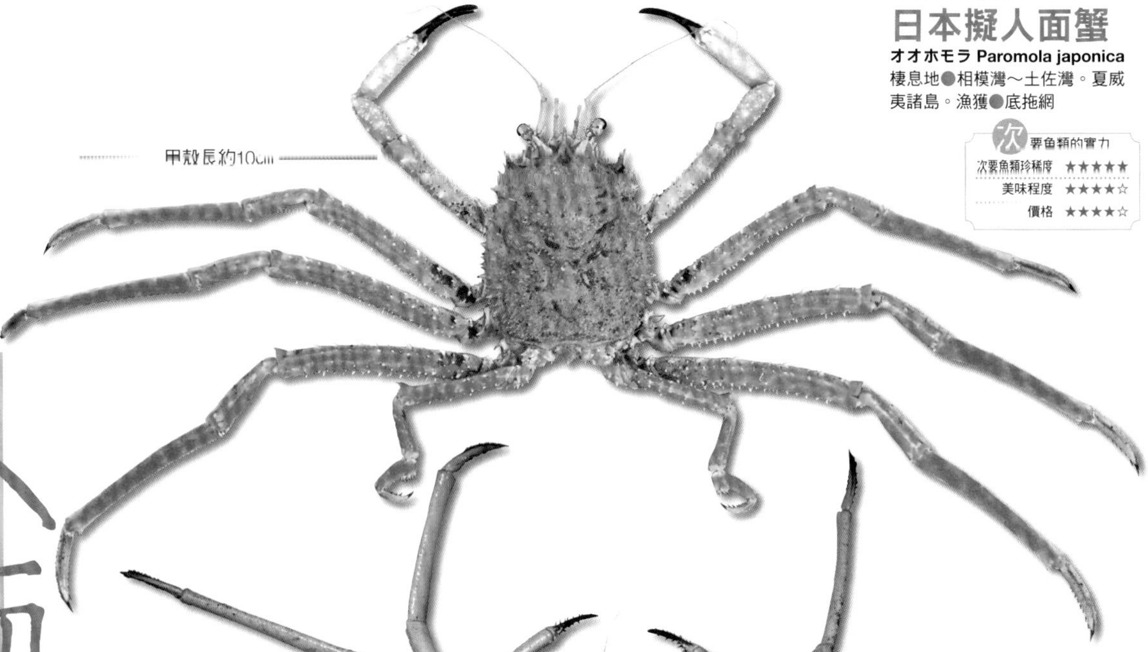

十足目人面蟹科

日本擬人面蟹

オオホモラ Paromola japonica

棲息地●相模灣～土佐灣。夏威夷諸島。漁獲●底拖網

次要魚類的實力	
次要魚類珍稀度	★★★★★
美味程度	★★★★☆
價格	★★★★☆

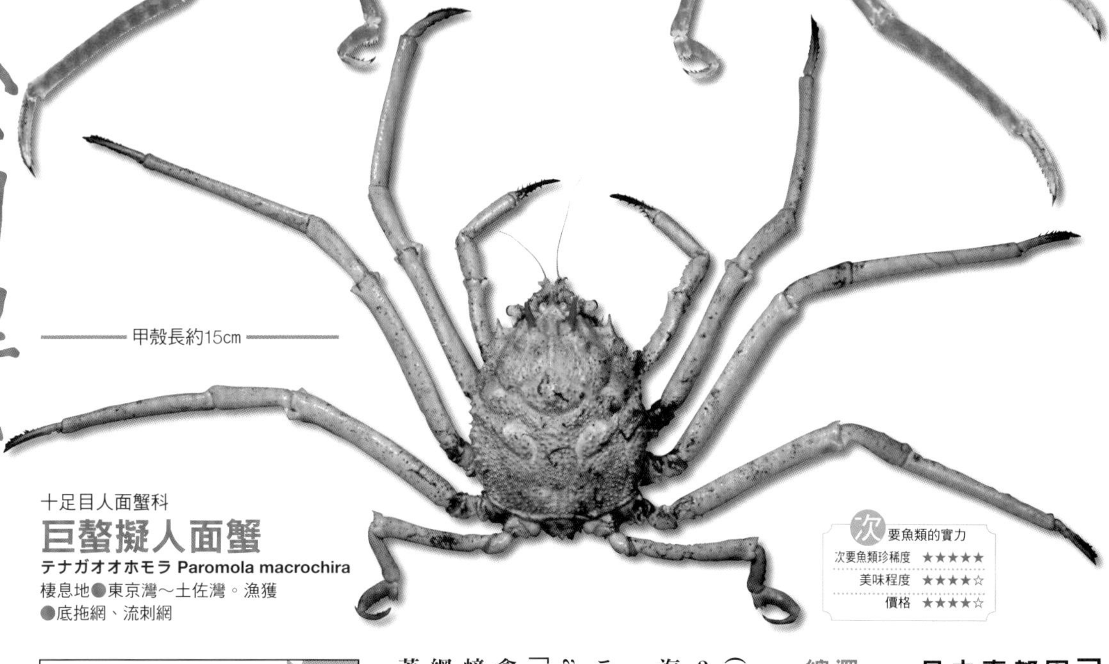

十足目人面蟹科

巨螯擬人面蟹

テナガオオホモラ Paromola macrochira

棲息地●東京灣～土佐灣。漁獲●底拖網、流刺網

次要魚類的實力	
次要魚類珍稀度	★★★★★
美味程度	★★★★☆
價格	★★★★☆

「為何沒有漢字？」因為兩種蟹類都棲息在深海中，直到20世紀才被發現。由於沒有其他別名，只好將學名當作正式和名。

深海性的螃蟹，總是會背著物品

擬人面蟹屬於非常原始的螃蟹（短尾類），兩種都棲息在水深200m至400m附近的礁岩海域中。

標準和名「Homora（ホモラ）」，是將拉丁學名Homolidae，以片假名標示而來。英文名「Carrier crab」，是因為背上總是會背著貝殼，因此有「背著物品的螃蟹」之意。本種可藉由深海底拖網捕獲，偶爾捕上岸時，背上仍背著海洋垃圾或貝殼。

盛產期●不明
產地●靜岡縣、愛知縣、三重縣、高知縣、長崎縣、鹿兒島縣

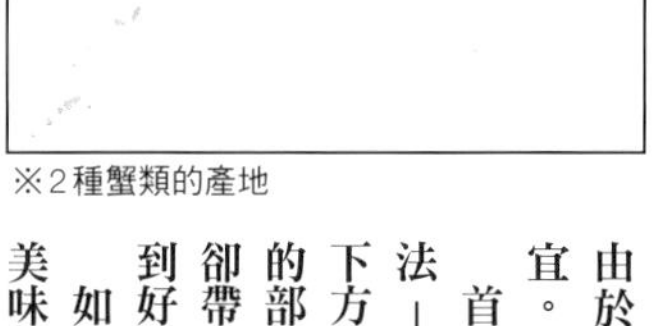

※2種蟹類的產地

雖然可藉由深海底拖網捕獲 不過每年僅捕獲數尾，非常稀有

說到深海中的螃蟹，突眼蟹科的松葉蟹最為有名，每年都能大量捕獲。而這兩種擬人面蟹，主要可以在駿河灣、土佐灣等海域捕獲，不過整年的捕獲量僅有1～2隻。當然，也不曾流通於日本各地。本書所攝的照片，是偶然在漁港遇到，由於極為稀有，因此價格也不便宜。

首先試著用螃蟹最基本的吃法——水煮。蟹腳相當細，甲殼下方也幾乎沒有蟹肉。當然，能吃的部分非常少。蟹肉雖然少，不過卻帶有甜味。加上纖維質的比例恰到好處，因此很容易和蟹殼分離。

如果只用味道來評比，可以說是美味的蟹類。

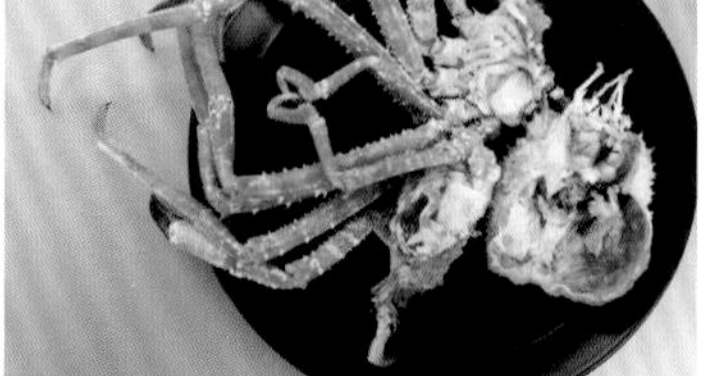

蟹殼柔軟，整體纖細，能吃的部分極少。不過蟹肉本身帶有甜味，相當美味。

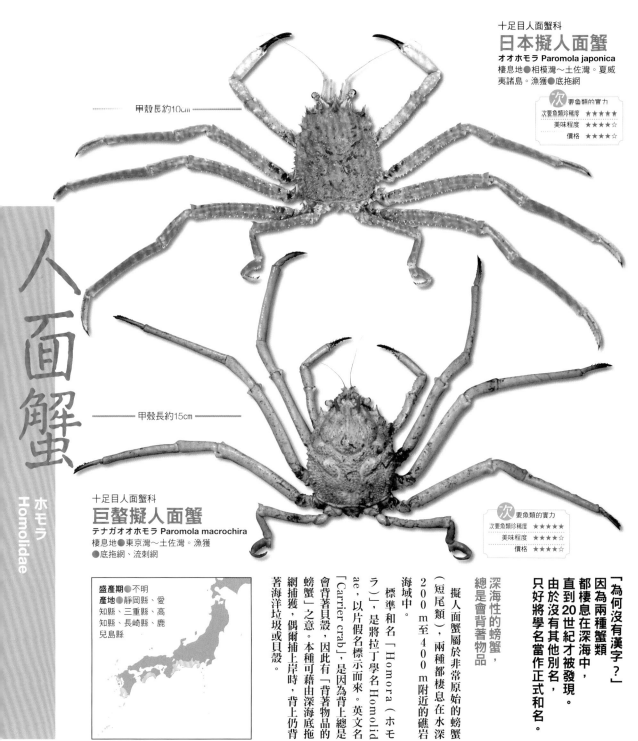

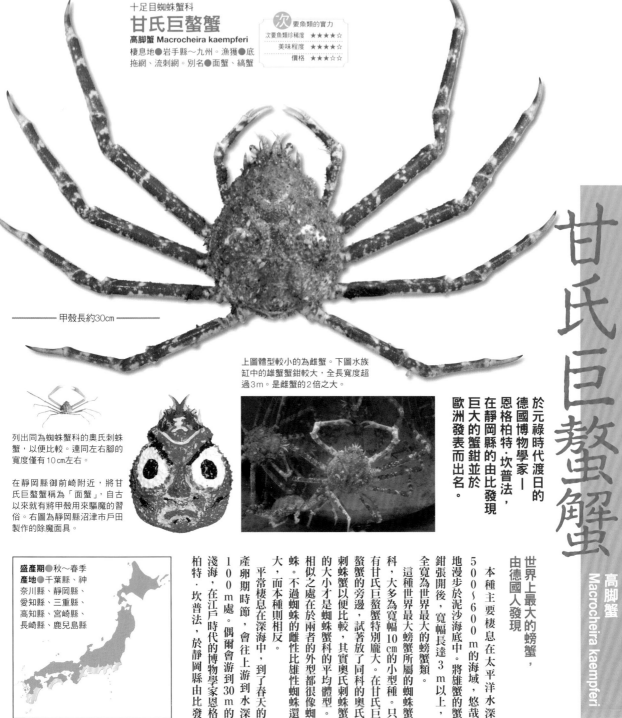

十足目蜘蛛蟹科

甘氏巨螯蟹

高腳蟹 *Macrocheira kaempferi*

棲息地●岩手縣～九州。漁獲●底拖網、流刺網。別名●面蟹、縞蟹

次要魚類的實力

次要魚類珍稀度	★★★★☆
美味程度	★★★★☆
價格	★★★☆☆

甲殼長約30cm

甘氏巨螯蟹

高腳蟹 *Macrocheira kaempferi*

於元祿時代渡日的德國博物學家—恩格柏特·坎普法，在靜岡縣的由比發現巨大的蟹鉗並於歐洲發表而出名。

列出同為蜘蛛蟹科的奧氏刺蜘蛛蟹，以便比較。連同左右腳的寬度僅有10cm左右。

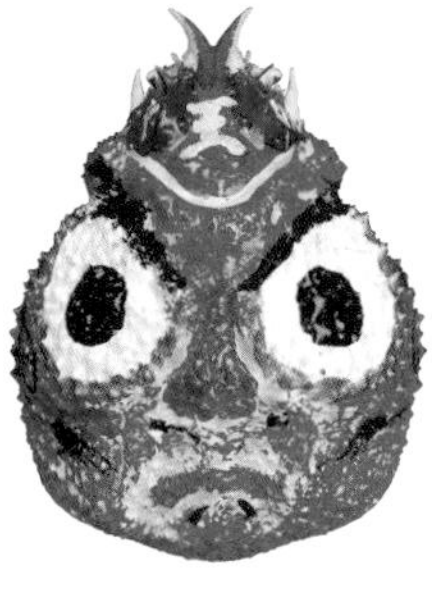

在靜岡縣御前崎附近，將甘氏巨螯蟹稱為「面蟹」，自古以來就有將甲殼用來驅魔的習俗。右圖為靜岡縣沼津市戸田製作的除魔面具。

上圖體型較小的為雌蟹。下圖水族缸中的雄蟹蟹鉗較大，全長寬度超過3m。是雌蟹的2倍之大。

世界上最大的螃蟹，由德國人發現

本種主要棲息在太平洋水深500~600m的海域，悠哉地漫步於泥沙海底中。將雄蟹的蟹鉗張開後，寬幅長達3m以上，全寬為世界最大的螃蟹類。

這種世界最大螃蟹所屬的蜘蛛蟹科，大多為寬幅10cm的小型種。只有甘氏巨螯蟹特別龐大。在甘氏巨螯蟹的旁邊，試著放了同科的奧氏刺蜘蛛蟹以便比較，其實奧氏刺蜘蛛蟹的大小才是蜘蛛蟹科的平均體型。相似之處在於兩者的外型都很像蜘蛛。不過蜘蛛的雌性比雄性蜘蛛還大，而本種則相反。

平常棲息在深海中，到了春天的產卵期時節，會往上游到水深100m處。偶爾會游到30m的淺海，在江戶時代的博物學家恩格柏特·坎普法，於靜岡縣由比發現的巨大蟹腳，有可能是在產卵期進入漁網中的雌蟹。

體型巨大，味道也非常鮮美

甘氏巨螯蟹可藉由底拖網、流刺網等捕獲。在千葉縣、神奈川縣、愛知縣、三重縣，以及長崎縣等地區，都能看見其蹤影，不過主要產地位於靜岡縣的沼津市。在戸田一帶，甚至成為當地的名料理。

最基本的吃法為清蒸。在產地還有專用的大鍋子，將巨大的螃蟹蒸好之後，提供給觀光客享用。雖然身體巨大，不過味道清淡且水分多，但是清蒸後肉質較紮實，味道也更加濃郁。剛蒸好的蟹肉帶有強烈甜味，還能享受到螃蟹特有的香味及風味，非常可口，值得一嚐。

近年來大型的甘氏巨螯蟹，有減少的趨勢。確實做好自然資源管理，才能永遠享受到如此美味。

盛產期●秋～春季
產地●千葉縣、神奈川縣、靜岡縣、愛知縣、三重縣、高知縣、宮崎縣、長崎縣、鹿兒島縣

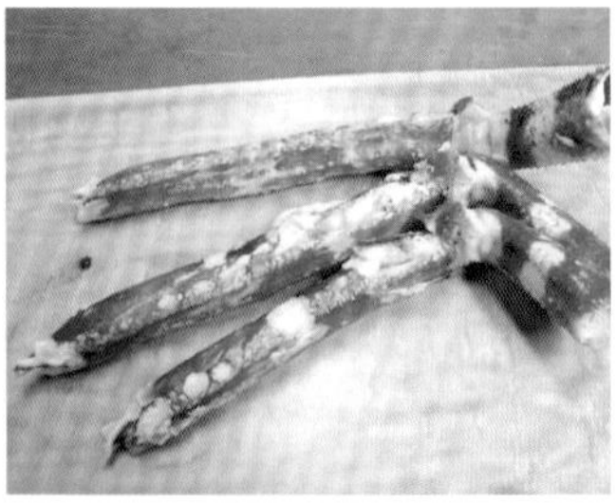

基本的料理方式為清蒸。蒸過之後的肉質較紮實，甜味更加濃縮。蟹腳非常巨大，因此品嚐2～3隻後，便十分滿足。

革窄額互愛蟹

蟇蟹 *Hynas alutaceus*

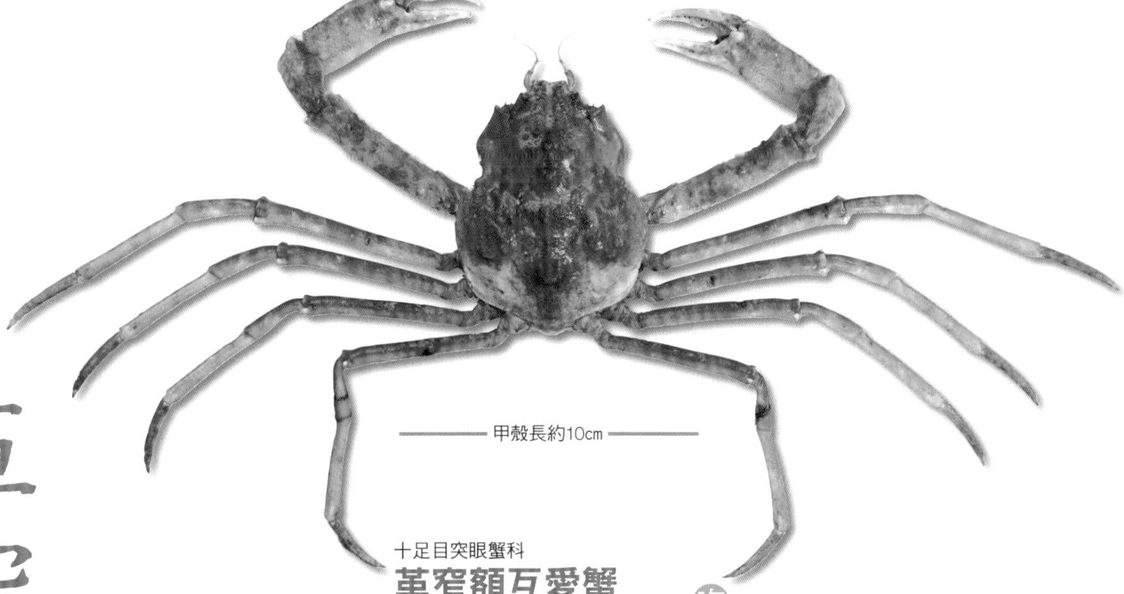

甲殼長約10cm

十足目突眼蟹科

革窄額互愛蟹

蟇蟹 Hynas alutaceus

棲息地●東海、日本海、宮城縣以北的太平洋。漁獲●底拖網、漁籠

次要魚類的實力

次要魚類珍稀度	★★★★☆
美味程度	★★☆☆☆
價格	☆☆☆☆☆

突眼蟹科中的松葉蟹類可以大量捕獲，加上價格較高，因此流通於市場上，不過本種混入松葉蟹漁獲時，因為賣不出價錢而令人困擾。

盛產期●不明

產地●北海道、青森縣、秋田縣、山形縣、新潟縣、富山縣、石川縣、福井縣、京都府、兵庫縣、鳥取縣、島根縣

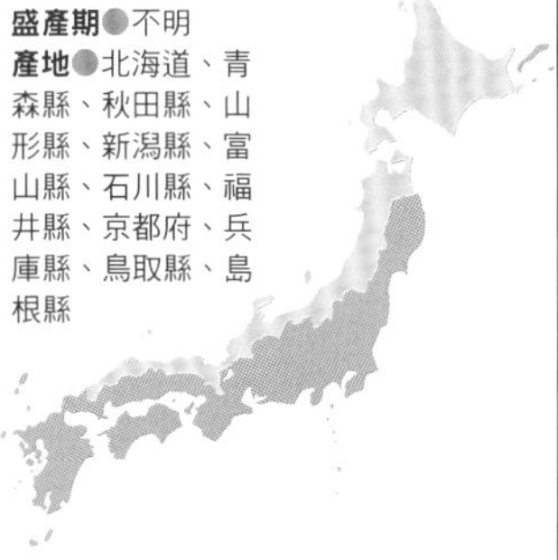

和松葉蟹同樣屬於突眼蟹科 兩者皆為深海性的螃蟹

深海雪蟹棲息在水深500m到700m的深海中，在捕獲深海雪蟹時，本種也會一起混入漁獲中。偶爾能大量捕獲，代表這兩種同科的蟹類，其棲息位置也大致相同。

深海雪蟹在鳥取縣境港市，以及福島縣等地區，除了捕獲漁業之外，也會將蟹肉加工，為當地的重要漁獲物。而隨著深海雪蟹一起捕獲上岸的本種，則是令人困擾的存在。

雖然外型和同為突眼蟹科的松葉蟹相似，不過身體前後較長，由上往下看，彷彿就像日本蟾蜍（蟇蛙）般，因此而命名為「蟇蟹」。

漁獲的主角

十足目突眼蟹科 **深海雪蟹**

紅頭矮蟹 Chionoecetes japonicus

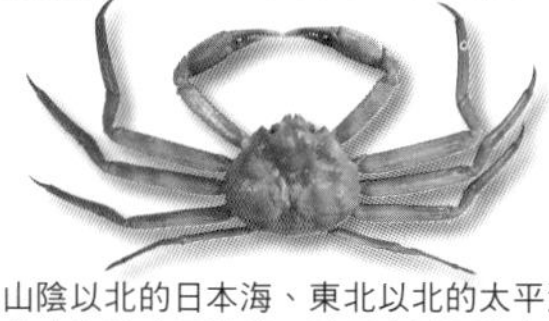

棲息在山陰以北的日本海、東北以北的太平洋等深海中。可藉由漁籠大量捕獲，除了直接販售之外，在產地也會加工成蟹肉或小菜，為重要的水產生物。

雖然可食用部分極少， 不過煮成湯時非常美味

由於革窄額互愛蟹仍屬於未知的蟹類，因此試著用最基本的料理方式「鹽煮」來品嚐。可惜的是只有蟹鉗部分帶有蟹肉。蟹肉帶有強烈的甜味，雖然美味，卻失去整隻水煮的意義。

最適合的吃法應屬味噌湯。可以煮出鮮美的湯頭。

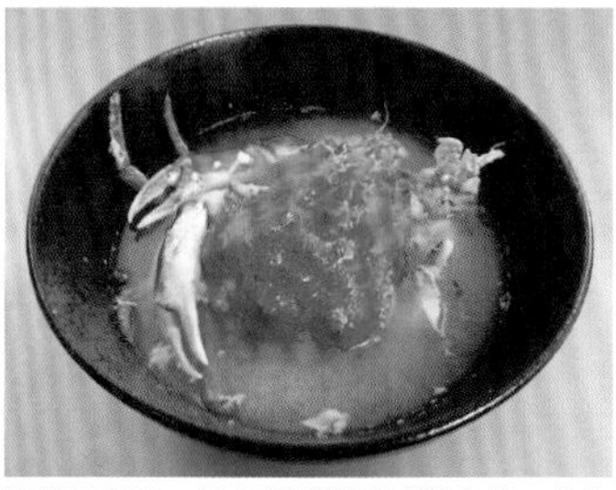

將甲殼剝除，並且把蟹腳切成段之後，放入鍋中水煮，最後溶入味噌成為「味噌湯」。比起蟹肉，蟹殼更能煮出鮮美的湯頭。

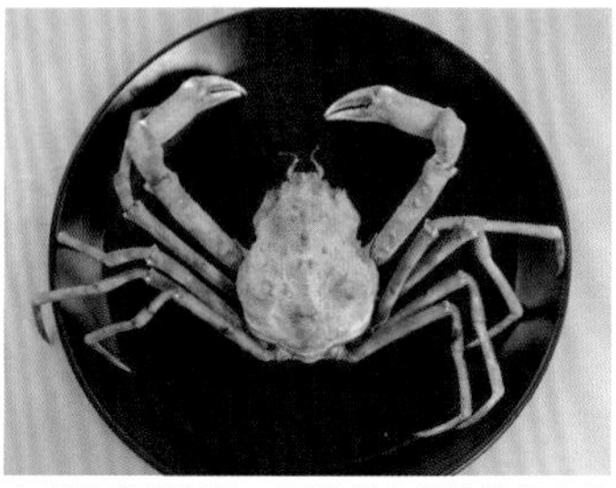

水煮後賣相極佳，不過剝去甲殼後令人失望。幾乎沒有能吃的部分。但是味道絕對不差。

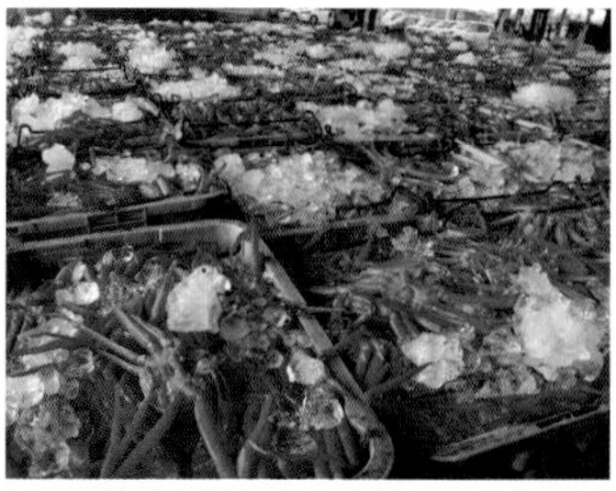

在境港漁港中陳列的大量深海雪蟹。雖然多次前往碼頭，卻都沒有實際看到本種。幾乎當場就直接被放回海中。

協助／Bokkon亭（島根縣境港市）

青蟳

鋸蝤蛑 Scylla

主要棲息在熱帶紅樹林區的大型螃蟹。而日本則是太平洋棲息海域的最北端。大小重達1kg，擁有巨大的危險蟹鉗。

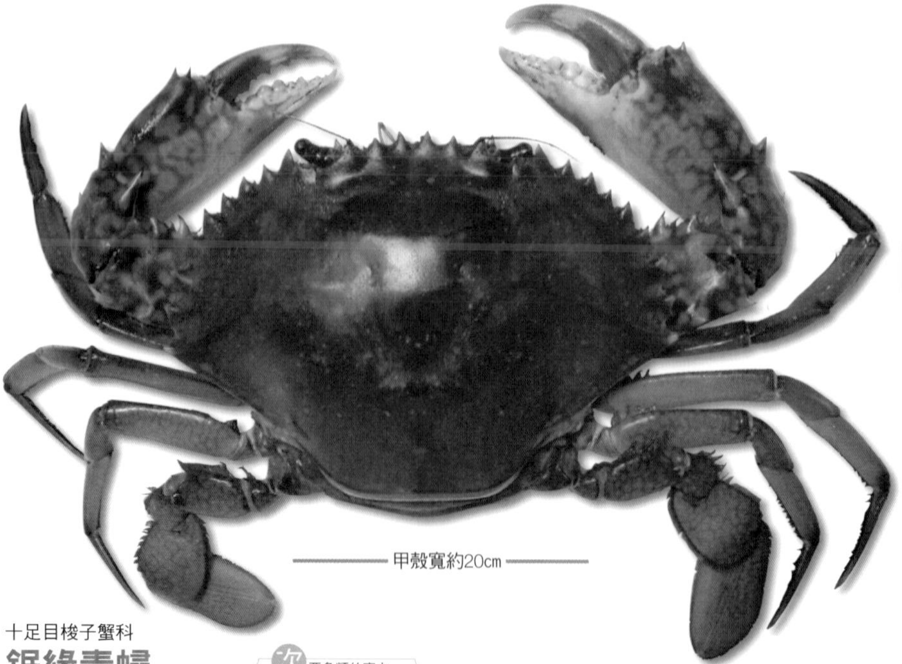

甲殼寬約20cm

十足目梭子蟹科

擬穴青蟳

棘鋸蝤蛑 Scylla paramamosain

棲息地●千葉縣以南。熱帶的太平洋海域。漁獲●流刺網。別名●粉蟳、白蟳、正蟳

次 要魚類的實力

次要魚類珍稀度	★★★★☆
美味程度	★★★★★
價格	★★★★★

十足目梭子蟹科

鋸緣青蟳

網目鋸蝤蛑 Scylla serrata

棲息地●相模灣以南。漁獲●流刺網。別名●紅蟳、菜蟳、花腳

次 要魚類的實力

次要魚類珍稀度	★★★★★
美味程度	★★★★★
價格	★★★★★

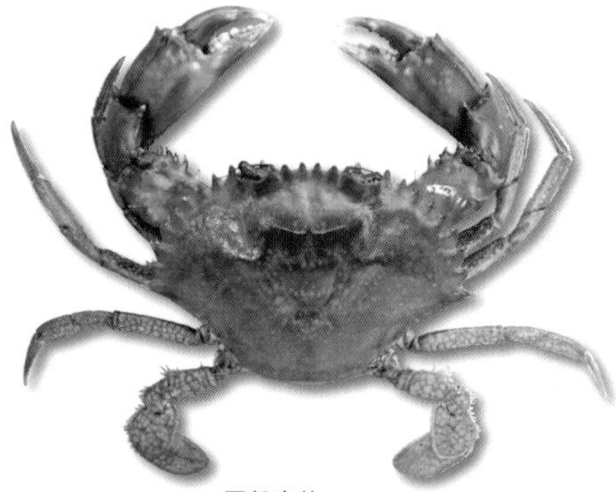

甲殼寬約25cm

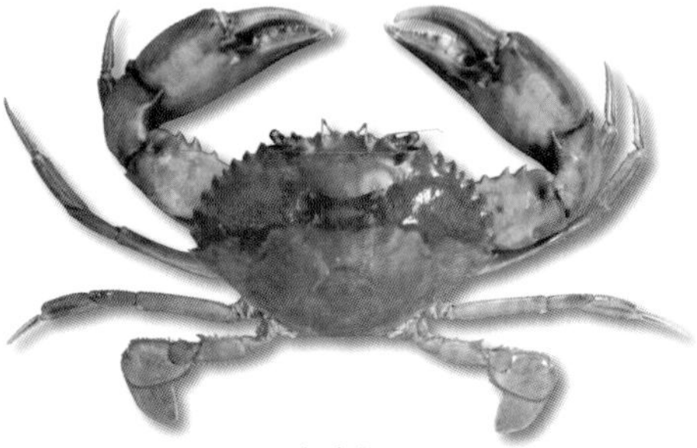

甲殼寬約15cm

十足目梭子蟹科

欖綠青蟳

赤手鋸蝤蛑 Scylla olivacea

棲息地●駿河灣以南。漁獲●流刺網。別名●紅腳蟳、紅腳仔

次 要魚類的實力

次要魚類珍稀度	★★★★☆
美味程度	★★★★☆
價格	★★★★☆

盛產期●冬季
產地●靜岡縣、愛知縣、三重縣、和歌山縣、德島縣、高知縣、愛媛縣、九州、沖繩縣

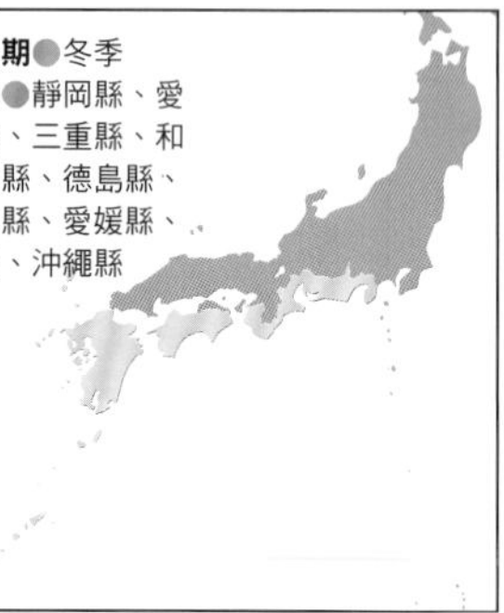

※3種蟹類的產地

多棲息在熱帶的紅樹林中 日本為棲息海域的最北端

主要棲息在熱帶紅樹林的灘地上。會在泥地挖巢穴隱藏，因此有英文名「Mud crab」。最後方的蟹腳形狀有如船槳般，屬於會游泳的梭子蟹類。

大型種鋸緣青蟳，為同科中的最大型種類。擁有強力的蟹鉗，被夾到會造成嚴重的傷害，因此處理時要特別注意。

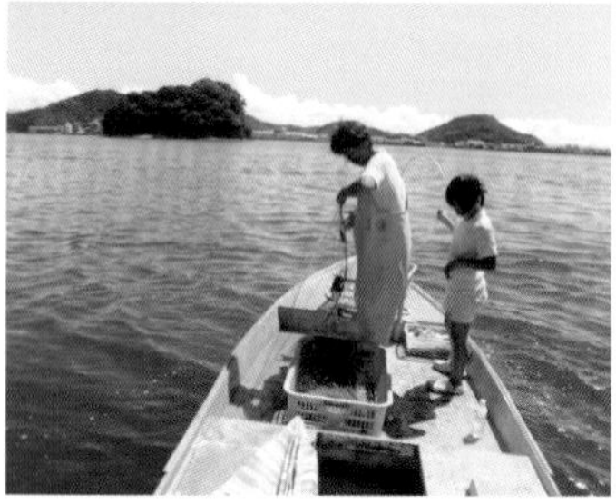

漁場位於河川匯集的汽水域。照片中為高知縣高知市浦戶灣的青蟳漁夫，永野昌枝先生。

最美味的部分為強力的蟹鉗和蟹黃

雖然有許多進口青蟳，不過在日本國內的濱名湖、高知縣的浦戶灣等地區，也是當地的名產。而沖繩縣則是日本國內的最大產地。在當地撒網，能捕到大量的青蟳。

基本的吃法為水煮。超過1kg大小的青蟳，蟹鉗的蟹肉極為飽滿。也有不少人光吃蟹鉗就能吃飽。剛煮好的蟹肉鮮甜，帶有強烈的螃蟹風味。

冬季的雌蟹因為帶有美味的蟹黃，因此非常昂貴，不過美味絕對值得。於高知縣內浦灣等地，可以在寒冷季節時，捕獲到帶有蟹黃的雌蟹。是寒冷季節中的代表性美味蟹類。

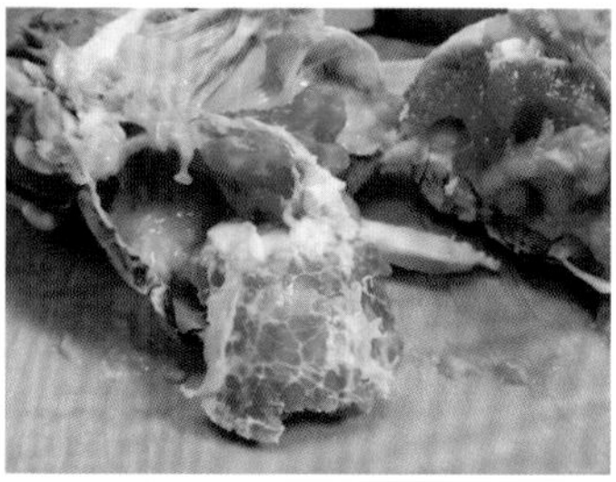

在冬天於高知市浦戶灣捕獲的雌擬穴青蟳。甲殼下方帶有豐富的蟹黃，味道鮮甜而濃醇。

鏽斑蟳

縞石蟹 Charybdis feriatus

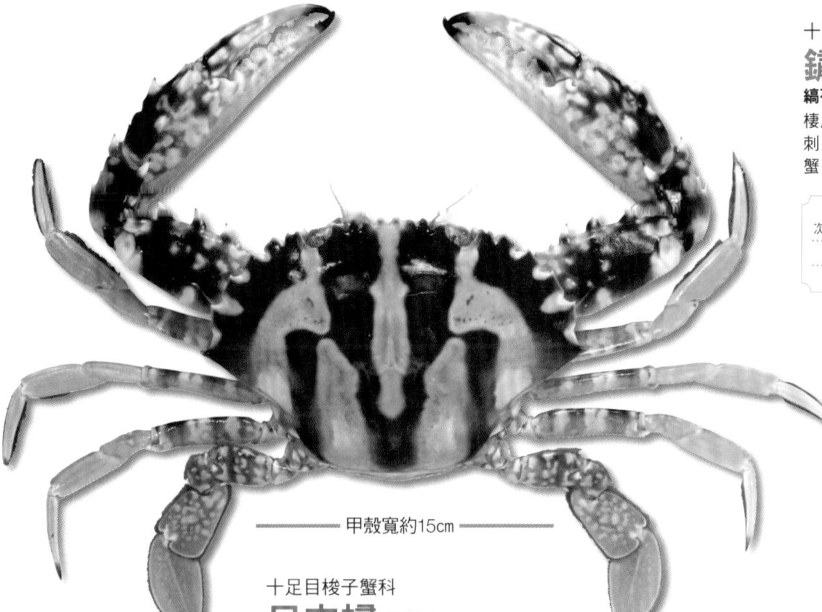

甲殼寬約15cm

十足目梭子蟹科

鏽斑蟳

縞石蟹 Charybdis feriatus

棲息地●相模灣以南。漁獲●流刺網。別名●花蠘仔、花紋石蟹、十字蟹、火燒公

次要魚類的實力

次要魚類珍稀度	★★★★☆
美味程度	★★★★☆
價格	★★★★☆

在日本國內的梭子蟹科中，最不起眼的種類，是棲息於日本的蟳類，其中鏽斑蟳則屬外觀最華麗的種類。

十足目梭子蟹科

日本蟳

石蟹 Charybdis japonica

棲息地●北海道南部以南。漁獲●流刺網。別名●石鉗爬、海鱘、石蟹、靠山紅、石雜蟹

次要魚類的實力

次要魚類珍稀度	★★★★☆
美味程度	★★★★☆
價格	★★★★☆

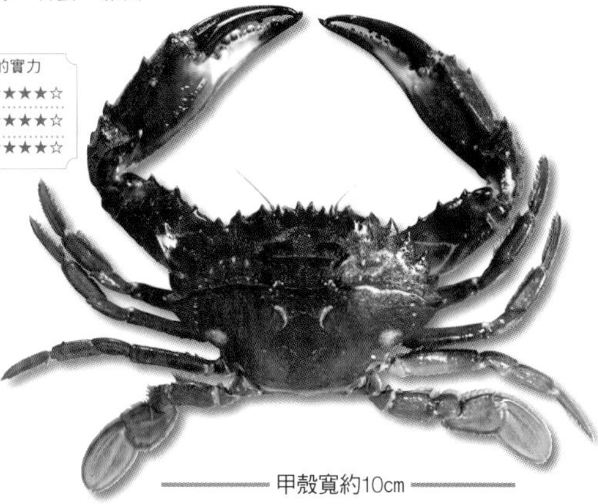

甲殼寬約10cm

盛產期●秋～春季

產地●靜岡縣、愛知縣、三重縣、和歌山縣、四國、九州、沖繩縣

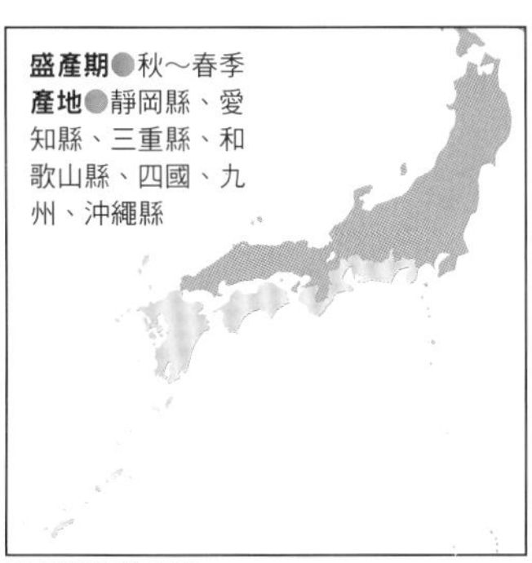

※鏽斑蟳的產地

在梭子蟹科中屬於較稀有而且華麗的種類

除了步行之外還會游泳，是梭子蟹科螃蟹的特徵。在可食用的梭子蟹科當中，可以分為圓趾蟹類、蟳類、青蟳類，以及梭子蟹類共四個系統。

在這裡介紹蟳類中的日本蟳，雖然在灘地經常可見，不過僅流通於產地一帶，幾乎沒有流通至日本全國各地。而鏽斑蟳的捕獲量則非常少，在當地因為味美而知名，卻很少能遇到。

沒有流通於市場上的最大原因為堅硬的蟹殼

蟳屬的特徵是蟹殼非常堅硬。不過缺點僅止於此。主要是水煮後食用，硬殼內為飽滿的蟹肉。帶有強烈的甜味，蟹膏的風味濃醇鮮美。另外將其炭火燒烤後，也能充分享受到甲殼類的鮮甜風氣，可謂絕品。

用菜刀將硬殼切開後，煮成味噌湯也很美味。不論是湯頭或蟹肉都非常鮮美可口。

這兩種蟹類都只能在產地品嚐到，實為可惜。

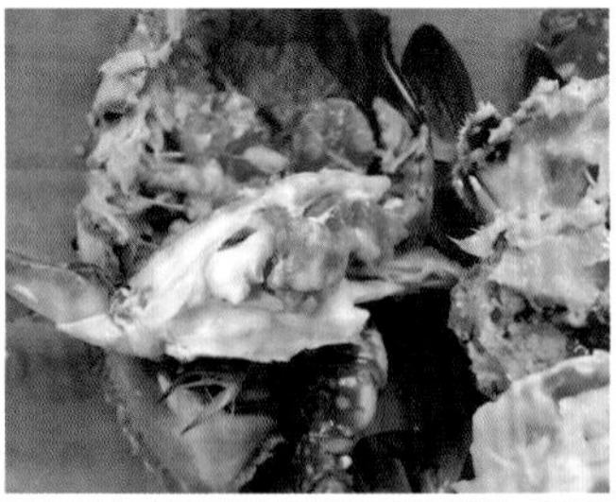

於冬季在高知縣浦戶灣捕獲的雌蟹。蟹肉極為鮮甜可口，不過蟹黃才是主角。口感濕潤而鮮味豐富。

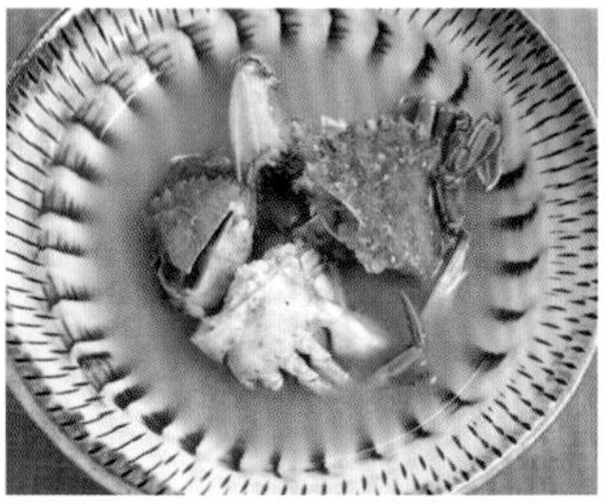

蟳屬的蟹殼非常堅硬，體型較小的螃蟹，可以直接煮成味噌湯享用。湯頭濃醇而且富有螃蟹的風味，香醇可口。

擁有近親之緣

十足目梭子蟹科 **三疣梭子蟹**

蝤蛑 Portunus trituberculatus

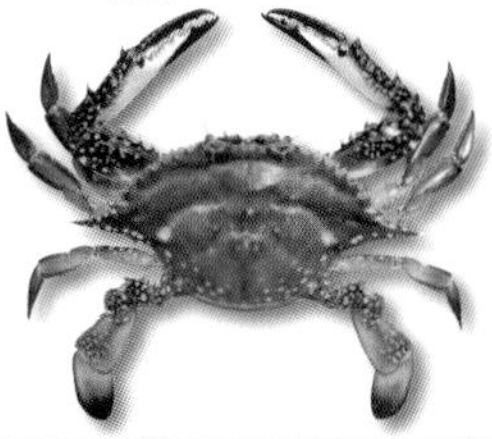

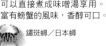

梭子蟹科的代表一三疣梭子蟹。比起標準和名「蝤蛑」，別名「渡蟹」更加廣為人知。是東京灣、三河灣，以及有明海等海域的代表蟹類。在過去曾是螃蟹中的代表。

十足目方蟹科

日本絨螯蟹

藻屑蟹 Eriocheir japonica

棲息地●日本全國的河川、汽水域。漁獲●漁網。別名●毛蟹、川蟹、鬍蟹

次要魚類的實力

次要魚類珍稀度	★★★★☆
美味程度	★★★★★
價格	★★★★☆

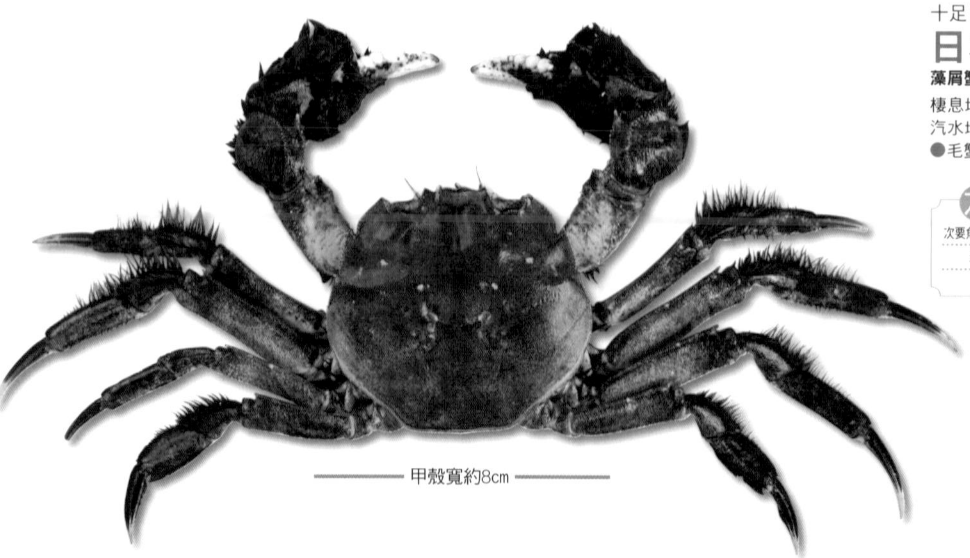

甲殼寬約8cm

日本絨螯蟹

藻屑蟹 Eriocheir japonica

往水中一看，蟹鉗上的細毛彷彿淡水藻般。因此標準和名便命名為「藻屑蟹」。屬於大閘蟹的近緣種，味美可口。

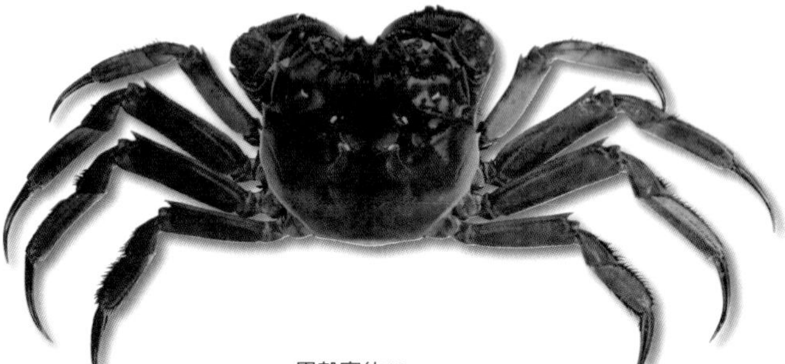

甲殼寬約10cm

十足目方蟹科

中華絨螯蟹（大閘蟹）

中国藻屑蟹（上海蟹） Eriocheir sinensis

棲息地●中國、朝鮮半島。漁獲●定置網。別名●上海毛蟹、河蟹

次要魚類的實力

次要魚類珍稀度	★★★★☆
美味程度	★★★★★
價格	★★★★☆

盛產期●秋季

產地●北海道、本州、四國、九州（所有離島除外）

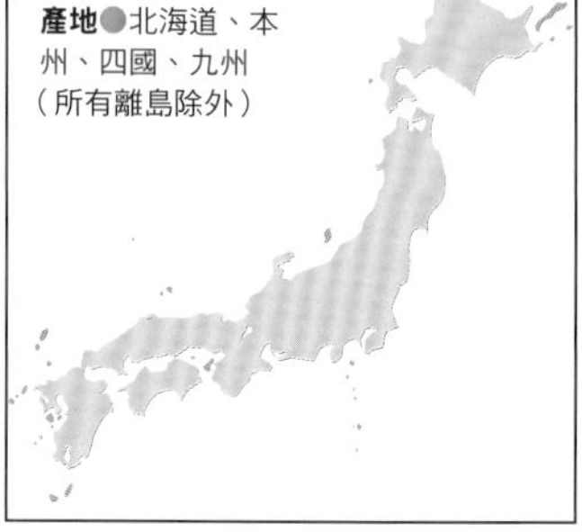

※日本絨螯蟹的產地

在日本國內河川均可見到的普通螃蟹

日本絨螯蟹棲息在日本各地的河川中，於河川成長，產卵時會移動到接近海水的汽水域。剛出生的幼蟹再尋著河川而上。從以前就是山中地區的重要蛋白質來源。

在中國有種螃蟹和日本絨螯蟹極為相似，就是俗稱「大閘蟹（上海毛蟹）」的中華絨螯蟹。風味和生態習性也和本種非常相像。相對乏人問津的日本國產毛蟹，大閘蟹卻是世界聞名的高級蟹類。

雖然屬於次要水產，在當地也非常受歡迎

說到河川料理便會想到香魚，而本種的風味則因為不同河川而異，在日本各地也是當地知名的河川料理食材。其中較有名的是高知縣仁淀川，以及佐賀縣的唐津市等地區。只要河川仍然乾淨，在日本各地捕獲的日本絨螯蟹都很美味。另外，雖然日本絨螯蟹大多是地方食材，不過最近北海道產的鮮蟹，也開始流通於市場上。

如果能夠買到鮮蟹，在自家就能料理成清蒸螃蟹、水煮螃蟹等，輕鬆享受美味料理。

其他像是切成大塊之後，和白米一起炊煮成螃蟹炊飯，或是搗碎後製作成湯品都很美味可口。

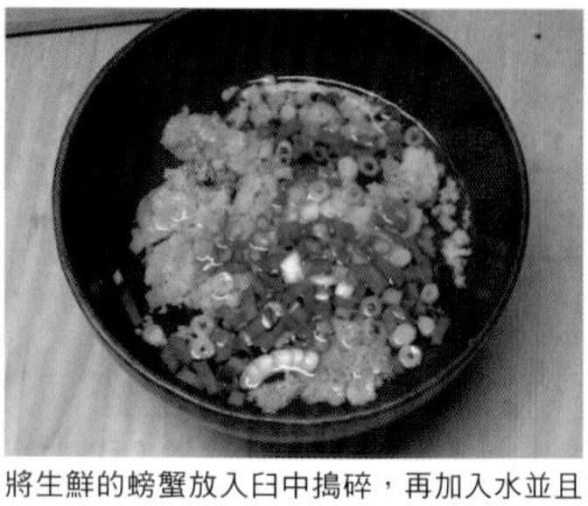

將生鮮的螃蟹放入臼中搗碎，再加入水並且濾網過濾，把濾出來的湯汁水煮後，蟹肉便會漂浮在熱湯上凝固。

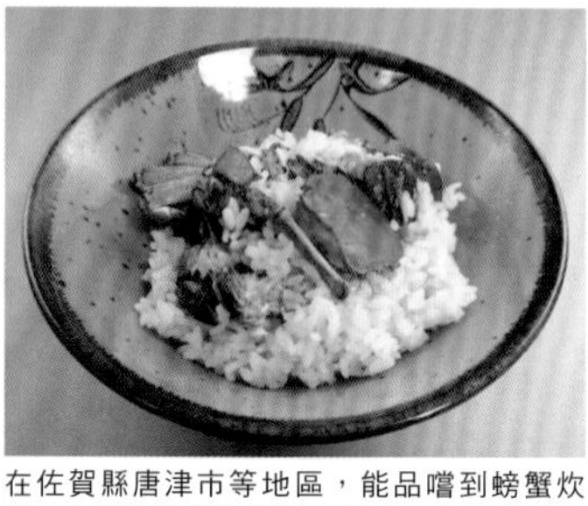

在佐賀縣唐津市等地區，能品嚐到螃蟹炊飯。本種的特徵為獨特的風味。米飯能吸收此風味，可享受豪華美味的炊飯。

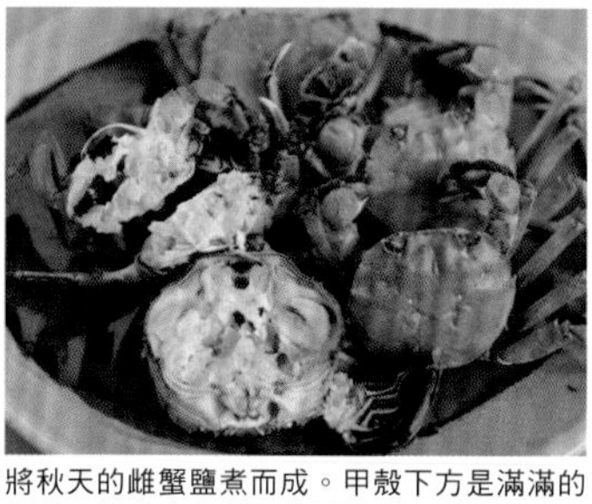

將秋天的雌蟹鹽煮而成。甲殼下方是滿滿的蟹黃。蟹肉也充滿獨特的風味和甜味。生吃會有寄生蟲問題，因此要特別注意。

日本栗蟹

栗蟹 Telmessus cheiragonus

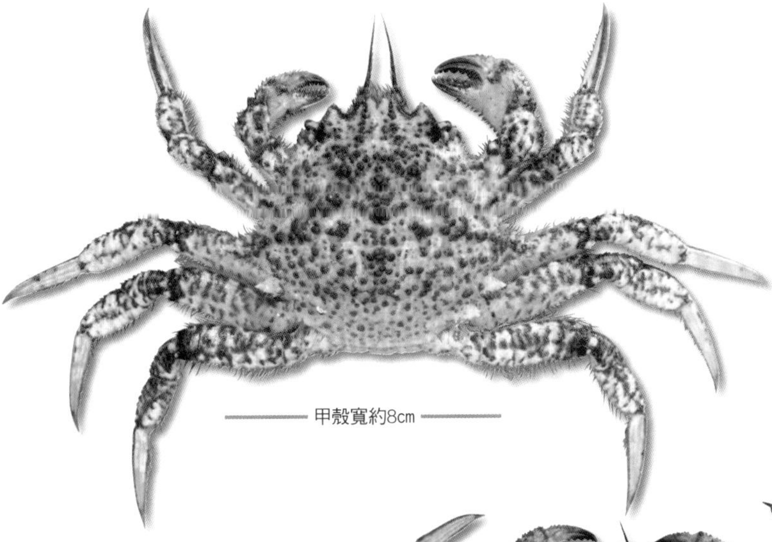

甲殼寬約8cm

十足目近圓蟹科

棘日本栗蟹

棘栗蟹 Telmessus acutidens

棲息地●北海道西岸、東北～山口縣的日海沿岸、瀨戶內海、東北太平洋沿岸～東京灣。漁獲●漁籠、流刺網。別名●灣內蟹

次要魚類的實力

次要魚類珍稀度	★★★☆☆
美味程度	★★★★★
價格	★★★☆☆

日本有這麼一首歌「無法成為毛蟹的栗蟹※」。意思是雖然無法長成像北海道毛蟹（毛蟹）般大，不過味道可一點都不會輸給北海道毛蟹。

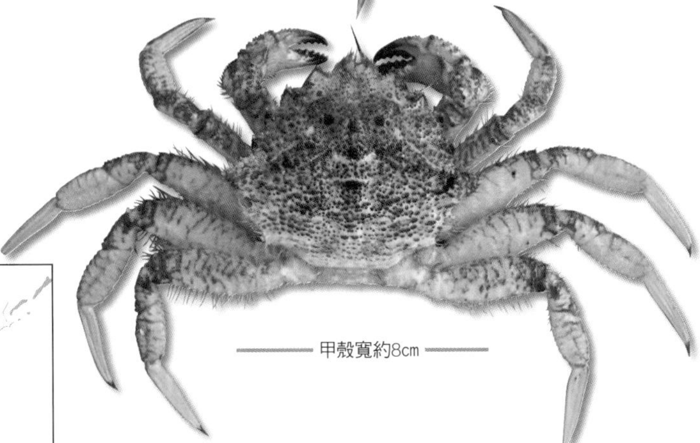

甲殼寬約8cm

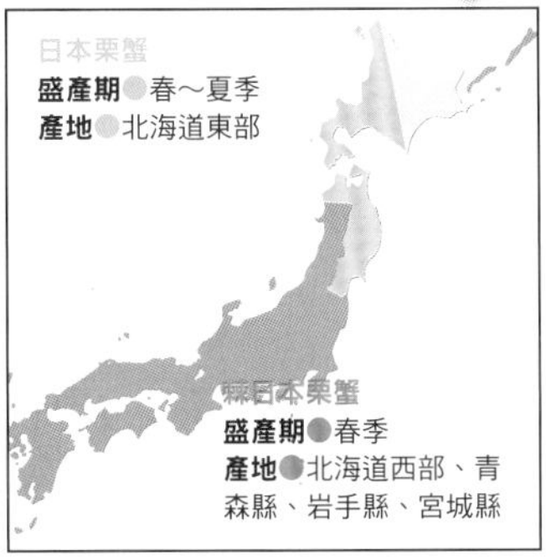
日本栗蟹
盛產期●春～夏季
產地●北海道東部
棘日本栗蟹
盛產期●春季
產地●北海道西部、青森縣、岩手縣、宮城縣

十足目近圓蟹科

日本栗蟹

栗蟹 Telmessus cheiragonus

棲息地●北海道東岸、鄂霍次克海沿岸。白令海。漁獲●漁籠、流刺網

次要魚類的實力

次要魚類珍稀度	★★★★☆
美味程度	★★★★☆
價格	★★★☆☆

兩種都和北海道毛蟹極為相似，難以區別

近圓蟹科中可食用的種類，除了本書列出的兩種之外，還有北海道毛蟹共三種。從三陸至青森縣所看到的是棘日本栗蟹。而日本栗蟹只分布於北海道。

兩種蟹類非常相似，甚至連專家都無法立刻分辨。一般人可以藉由產地來判斷。

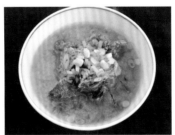

在北海道的嚴寒夜晚中，日本栗蟹的味噌湯是不可或缺的料理。湯頭鮮美，蝦黃的風味濃醇可口。熱湯讓身子都暖了起來。

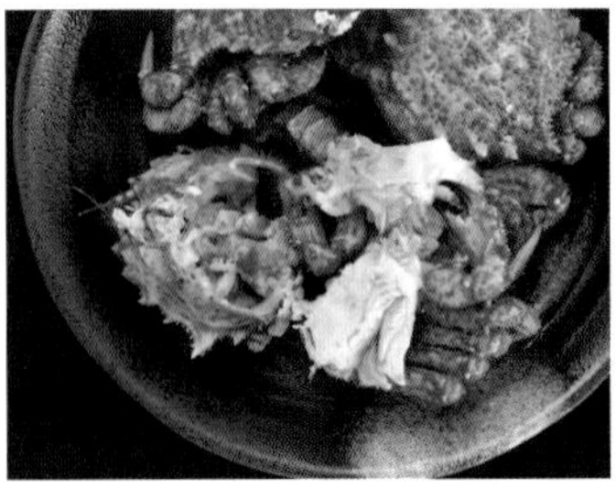

青森縣陸奧灣的「灣內蟹（棘日本栗蟹）」。蝦黃的風味在螃蟹中可謂頂級。鮮甜濃醇。可以奢侈地用蟹肉沾著享用。

一旦品嚐之後，就知道沒必要和北海道毛蟹比較

在三陸、青森及北海道地區，可透過這兩種日本栗蟹得知春天的到來。尤其是青森縣，進入春天後，當地紛紛為游進陸奧灣的棘日本栗蟹而狂熱不已。在產卵期（春天）帶有蟹黃的「灣內蟹」，就是如此美味。

最常見的吃法是水煮。將生鮮的螃蟹水煮後，會越煮越紅。由於蟹殼柔軟，因此非常好剝，蟹肉帶有豐富的甜味。主角則是蟹黃。蟹黃和蟹膏的味道，可謂螃蟹中的頂級。

其他像是味噌湯也很可口。雖然不及北海道毛蟹般受人矚目，風味絕對是超級之星。

擁有近親之緣

十足目近圓蟹科 **伊氏毛甲蟹（北海道毛蟹）**

毛蟹 Erimacrus isenbeckii

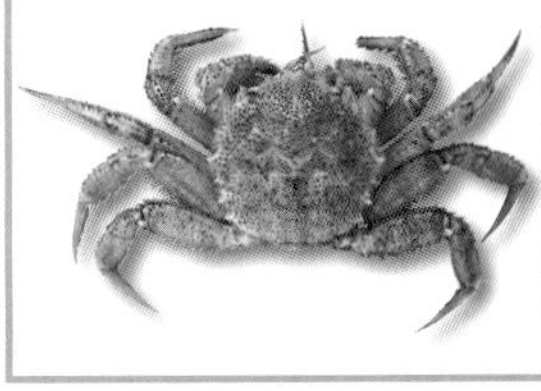

可謂日本的國民蟹。除了北海道之外，也能在三陸及日本海捕獲。由於日本國產量不足，還有從俄羅斯、美國及加拿大等地區進口。

※日本樂曲，歌名為「かにさん かにさん（螃蟹啊螃蟹）」，由日本歌手川谷拓三所演唱。

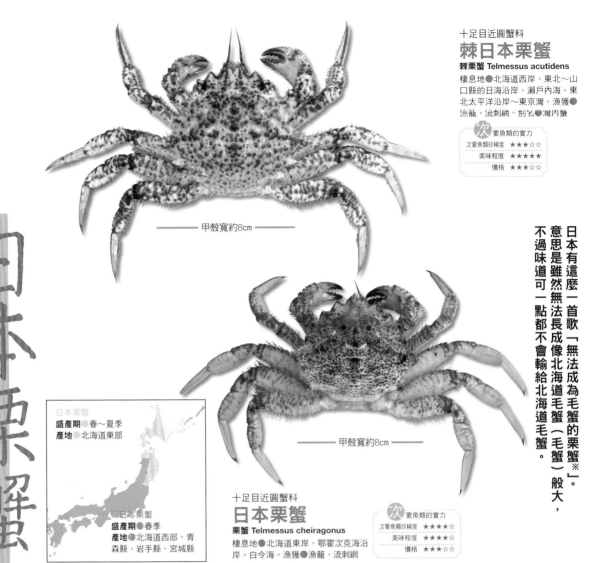

武裝深海蟹

松葉蟹 Hypothalassia armata

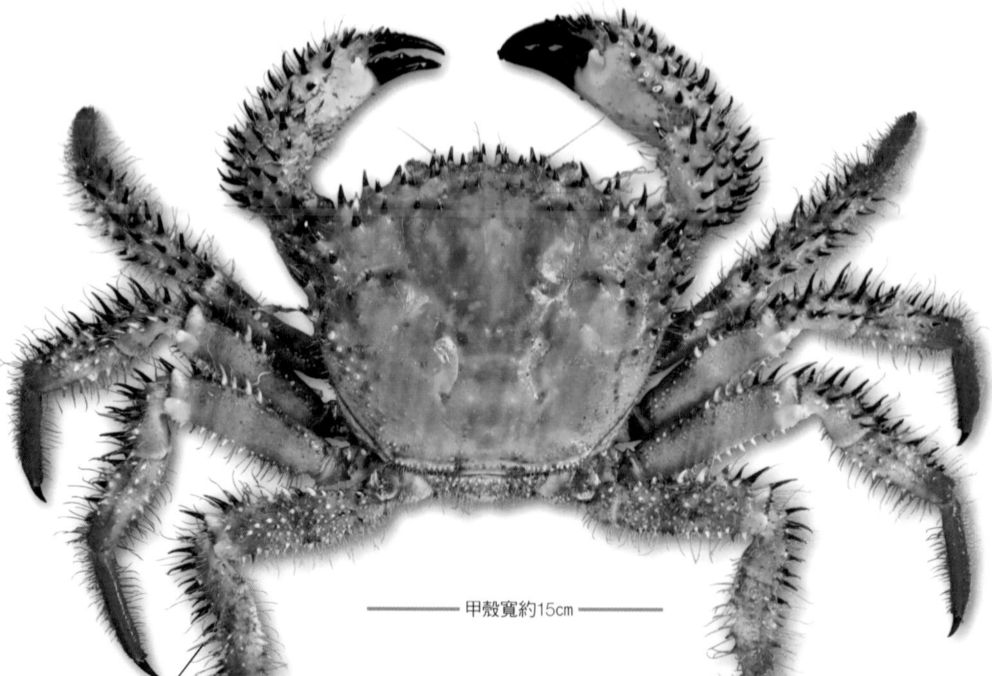

全身佈滿粗毛和銳棘。用手觸碰活體會感到疼痛。

全身堅硬而佈滿尖銳的刺棘。刺棘有如松葉般，標準和名由此而來。在日北海捕獲的而國民超人氣螃蟹——灰眼雪蟹，其別名也叫做「松葉蟹」。原本已經是捕獲量極少的稀有種類，又因為有同名的蟹類而更加鮮為人知。

十足目扇蟹科

武裝深海蟹

松葉蟹 Hypothalassia armata

棲息地●東京灣以南。漁獲●流刺網。別名●刺深海蟹

次要魚類的實力

次要魚類珍稀度	★★★★★
美味程度	★★★★☆
價格	★★★☆☆

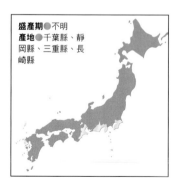

在此舉出同科的鱗形楊梅蟹以方便比較。全寬僅有3cm，此為扇蟹科的平均大小。由此可知武裝深海蟹在同科中，算是大型的種類。

在許多迷你種的扇蟹科中，屬於突出的大型蟹類

棲息在本州東京灣以南的近海溫暖海域，屬於中型的蟹類。甲殼寬為15㎝，因此整體看起來意外地大。全身覆蓋著細而尖銳的刺棘，處理時非常辛苦。

本種所屬的扇蟹科蟹類，幾乎都是小型種。大部分種類的甲殼寬度為5㎝以下，甲殼寬不到1㎝的種類也很多。有些種類甚至帶有毒性，可食用種類僅有本種。

在食用螃蟹中，最難購買到的種類

武裝深海蟹可以說是最難買到的蟹類。雖然我長年研究水產生物，到目前為止也只有看過兩次。分別是在千葉縣的東京灣以及長崎縣，而且都只有一隻。這兩個地方都只將其稱為「螃蟹」，沒有地方名稱也是稀有種的證明。

小心翼翼地水煮，也許是基本的料理方式。料理時千萬要小心銳利的刺棘，以及力道強烈的蟹鉗。

就算水煮之後，也不太會轉變成紅色，不過蟹肉和蟹膏都很美味。

盛產期●不明
產地●千葉縣、靜岡縣、三重縣、長崎縣

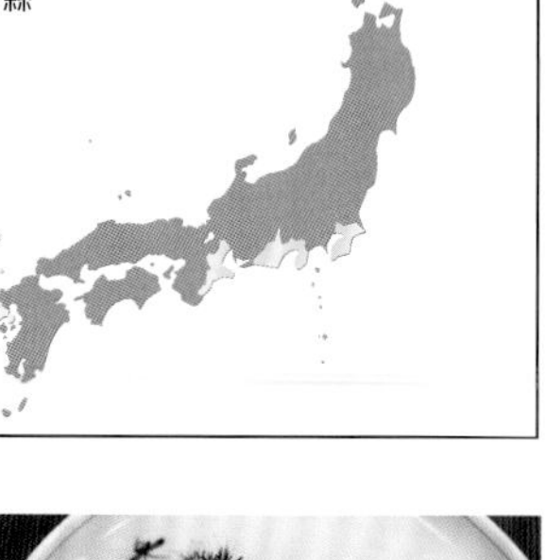

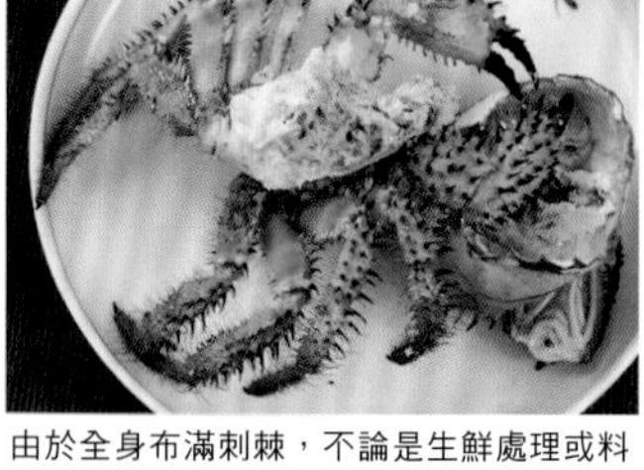

由於全身布滿刺棘，不論是生鮮處理或料理時都很辛苦。可食用的部分也很少。不過蟹肉帶有強烈的甜味。蟹膏也很鮮美。

一般所謂的「松葉蟹」

十足目突眼蟹科 **灰眼雪蟹（松葉蟹）**

楚蟹 Chionoecetes opilio

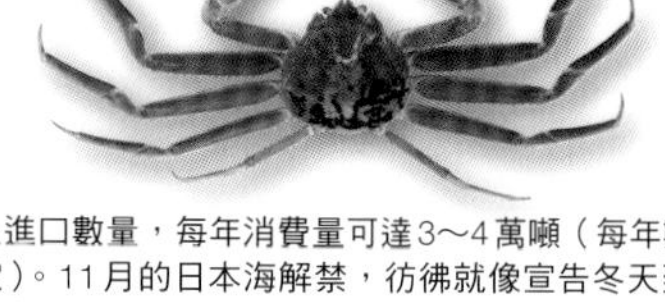

加上進口數量，每年消費量可達3～4萬噸（每年數量不定）。11月的日本海解禁，彷彿就像宣告冬天到來的祭典。在鳥取縣、兵庫縣的別稱為「松葉蟹」。

顆粒察氏蟹

大猿猴蟹
Chaceon granulatus

甲殼的形狀彷彿猴子的臉般，因而取名為「猿猴」，標準和名則帶有「像猴子般的妖怪」之意。體型非常龐大，在漁港抱起來時，看起來就像隻小狗一樣。

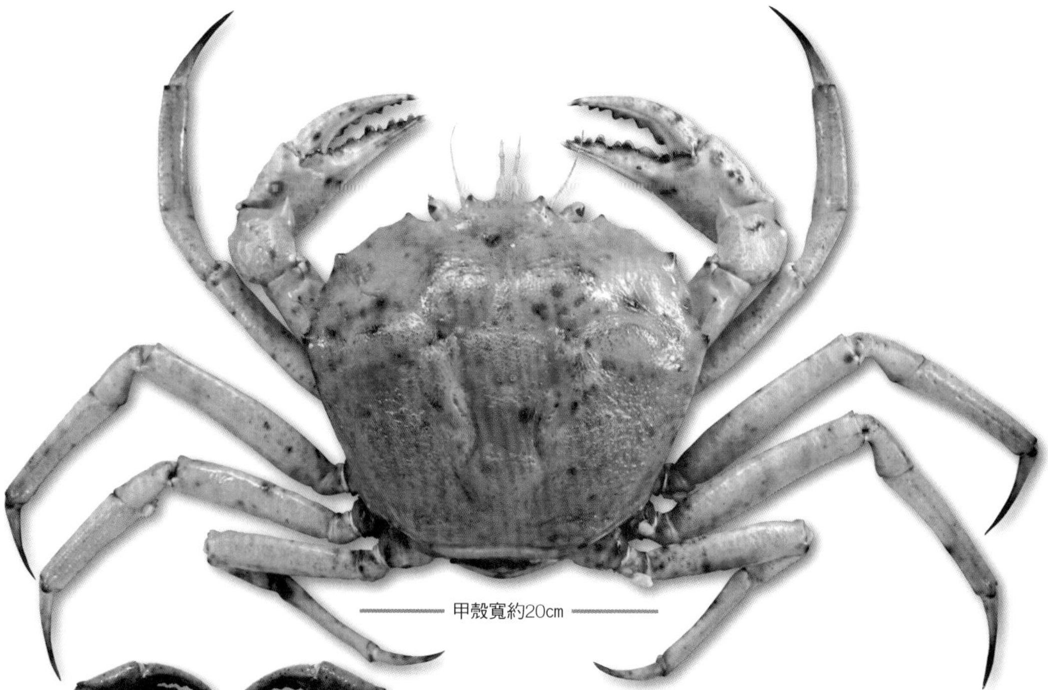
甲殼寬約20cm

十足目怪蟹科

顆粒察氏蟹

大猿猴蟹 *Chaceon granulatus*

棲息地●相模灣、駿河灣、遠州灘、熊野灘、土佐灣。漁獲●漁籠、底拖網。別名●油蟹

次要魚類的實力

次要魚類珍稀度	★★★★★
美味程度	★★★★☆
價格	★★★★☆

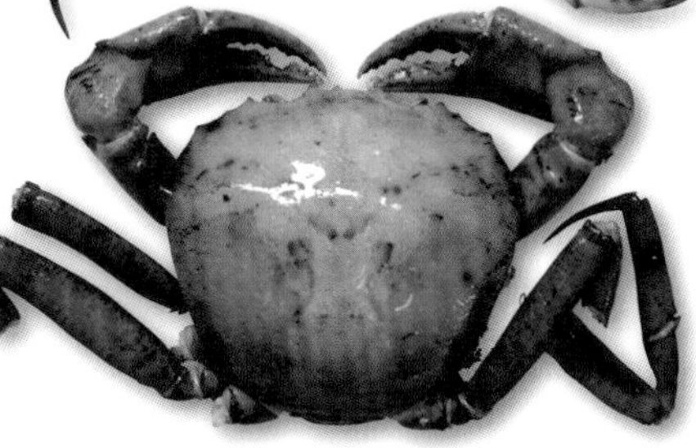

十足目怪蟹科

海洋查氏蟹

阿弗利加大猿猴蟹 *Chaceon maritae*

棲息地●東部大西洋。漁獲●漁籠。別名●丸楚

次要魚類的實力

次要魚類珍稀度	★★★★★
美味程度	★★★☆☆
價格	★★★★☆

分布於世界各地，不過在日本卻極為稀有

怪蟹科的蟹類在全世界大約有十種，而且都是棲息在深海中的大型蟹類。其中能在日本捕獲的顆粒察氏蟹，屬於較次要的種類。不過在澳洲及西南非等地區，捕獲量則多到能作為加工品。

棲息在水深500～1000m的深海中。不但個體數少，在這種深度進行捕漁的地區也比較少，因此而更加少見。

雖然蟹黃味道普通，不過蟹肉極為鮮美

在進行深海捕漁作業的地區中，像是神奈川縣、靜岡縣、愛知縣，以及三重縣等，在捕上岸時也很少看到顆粒察氏蟹。幾乎都是單獨出現，當然也只限於產地附近流通。

由於蟹腳極為纖細，因此在產地的價格也不高。可食用的部分僅有甲殼下方。令人感到不可思議的是，蟹膏的風味很像油的味道，說不上好吃。

白色的蟹肉中呈現出微微的紅色，而且帶有甜味。同時也具有螃蟹的風味，鮮美可口。

顆粒察氏蟹的同種蟹類，還有從烏拉圭等地區進口的罐頭。但是味道不如生鮮的螃蟹。

※顆粒察氏蟹的產地

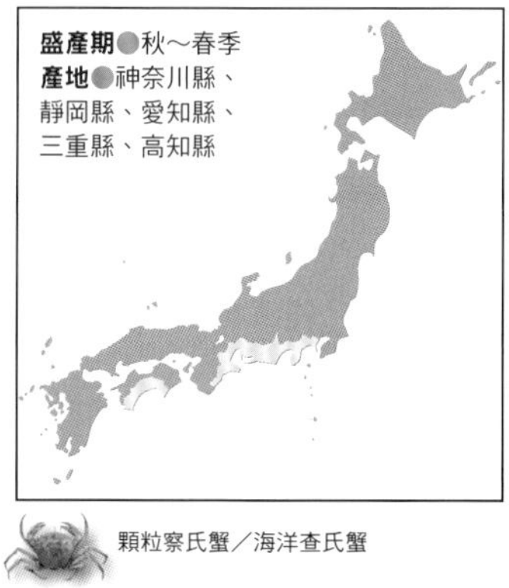
盛產期●秋～春季
產地●神奈川縣、靜岡縣、愛知縣、三重縣、高知縣

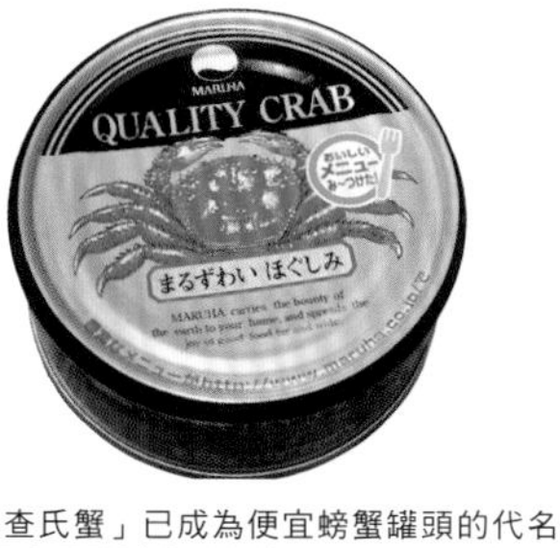
MARUHA
QUALITY CRAB
まるずわい ほぐしみ

「海洋查氏蟹」已成為便宜螃蟹罐頭的代名詞。這也是顆粒察氏蟹的同種蟹類。雖然風味不及生鮮的螃蟹，不過仍鮮甜可口。

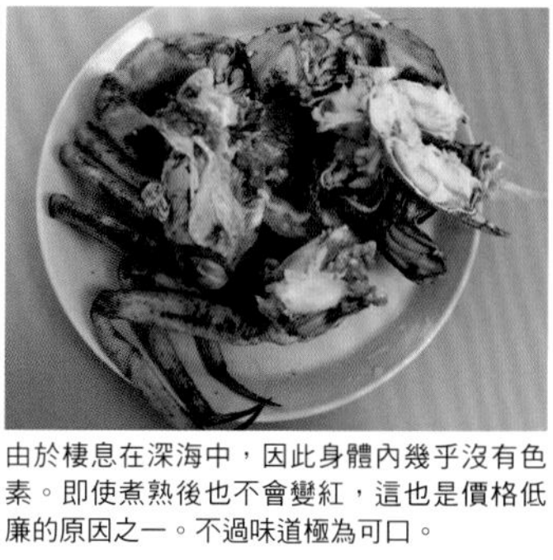

由於棲息在深海中，因此身體內幾乎沒有色素。即使煮熟後也不會變紅，這也是價格低廉的原因之一。不過味道極為可口。

道氏深水虱

大具足虫 Bathynomus doederleini

「具足」是指戰國時代的鎧甲。全身彷彿包覆著鎧甲般，腳的長度幾乎都相同，因此也稱為「等腳類（等足類）」。陸地上的親戚為潮蟲（鼠婦），這種生物真的能吃嗎？

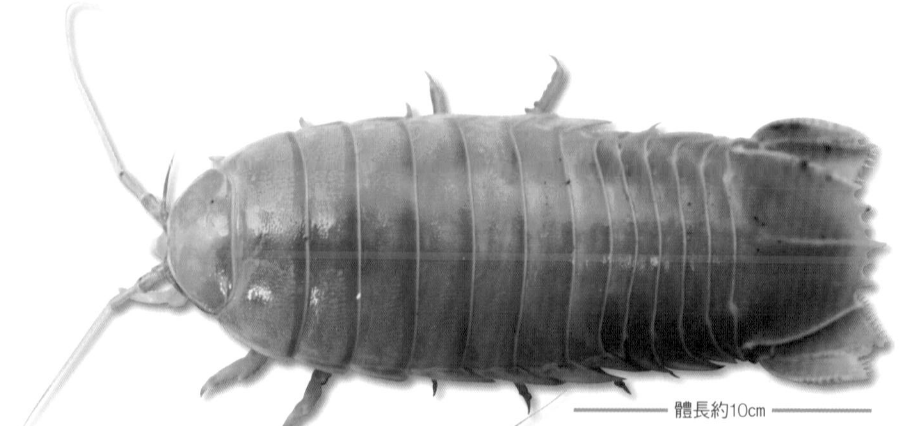

等足目漂水虱科

道氏深水虱

大具足虫 Bathynomus doederleini

棲息地●駿河灣以南。漁獲●漁籠。別名●蟲

次要魚類的實力

次要魚類珍稀度	★★★★★
美味程度	★★★☆☆
價格	☆☆☆☆☆

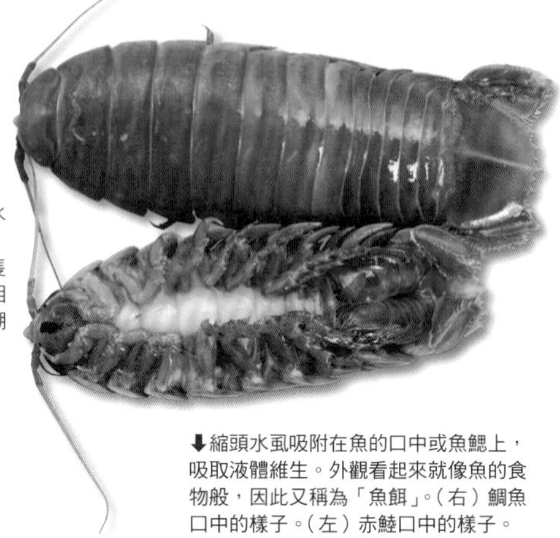

➡將道氏深水虱反過來後，可以發現每隻腳的長度都相同，而且和潮蟲非常相似。

盛產期●不明
產地●靜岡縣

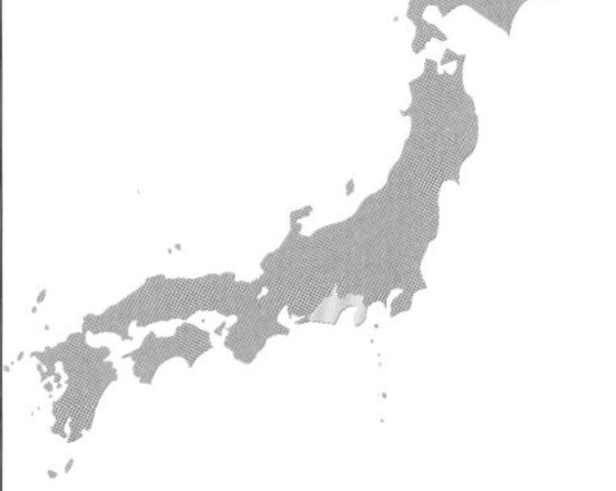

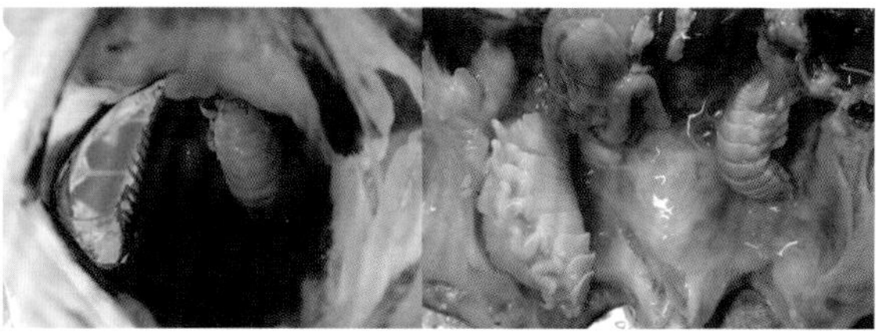

⬇縮頭水虱吸附在魚的口中或魚鰓上，吸取液體維生。外觀看起來就像魚的食物般，因此又稱為「魚餌」。（右）鯛魚口中的樣子。（左）赤鮭口中的樣子。

蝦子和螃蟹所屬的甲殼類中也有本種與潮蟲等生物

棲息在漆黑的深海海底中，遠親有陸地上的平甲鼠婦。照片中為棲息在駿河灣水深400m海底的活體。以沉澱在海底的有機物和魚的屍骸為食。

近緣種有縮頭水虱，會吸附在真鯛或正鯛等鯛科魚類，或是赤鮭、白姑魚等魚類的口中，並且吸食魚的體液。擁有許多相同長度的腳，為此類生物的特徵。

漁夫們僅止於試吃 基本上不當作食用水產

當然，沒有以捕獲本種為主的漁撈作業。偶爾進入底拖網，或是鑽入捕獲蒲氏盲鰻的筒中。

原本以為不會有人吃這種生物，沒想到我就曾經遇到靜岡縣的漁夫說「我偶爾會吃，很好吃喔」，並且分了幾隻給我。

依照漁夫的推薦將其水煮。第一口就完全失敗。將肉和內臟一起送入口中時，頓時充滿了苦味。避開內臟部分，味道是介於蝦蛄和蝦子之間。甜味也恰到好處。

其實也可以拿來油炸，不過處理內臟部分比較麻煩。

雖然不是很推薦，但是味道並不差。

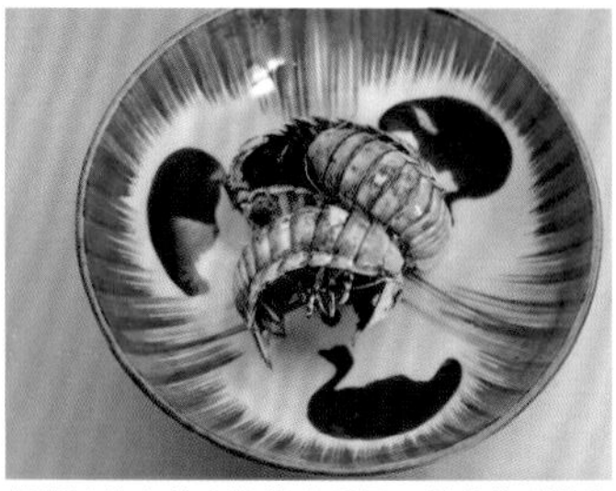

就算油炸之後也沒什麼香氣。外殼的味道和蝦子類似，不過油炸完之後，裡面幾乎沒有肉能吃。油炸後也要避開內臟食用。

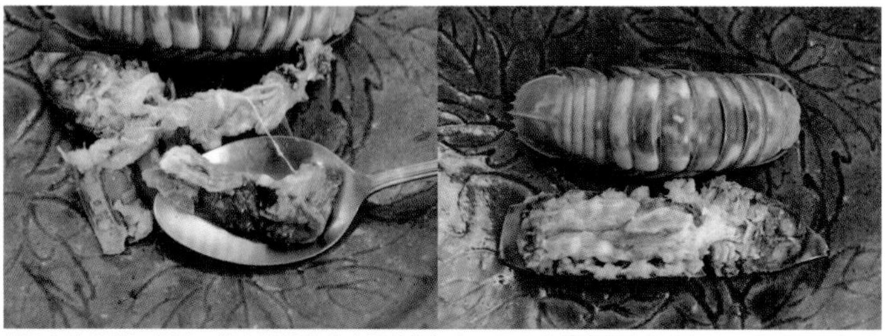

蝦子和螃蟹等甲殼類，帶有類胡蘿蔔素類的蝦紅素，因此煮熟之後會變成紅色。而本種蝦紅素的含量較少，因此煮熟後也不會呈現紅色，賣相較差。雖然外殼薄，不過可食用的部分非常少。雖然肉質帶有甜味，但是問題出在於內臟（左圖）。帶有強烈的苦味和澀味。

蝦蛄

蝦蛄 Mantis shrimp

蝦蛄是一種難以說明的生物。和蝦子、寄居蟹及螃蟹，是完全不同系統的甲殼類。外型就彷彿像陸地上的螳螂，在海底中爬行般。

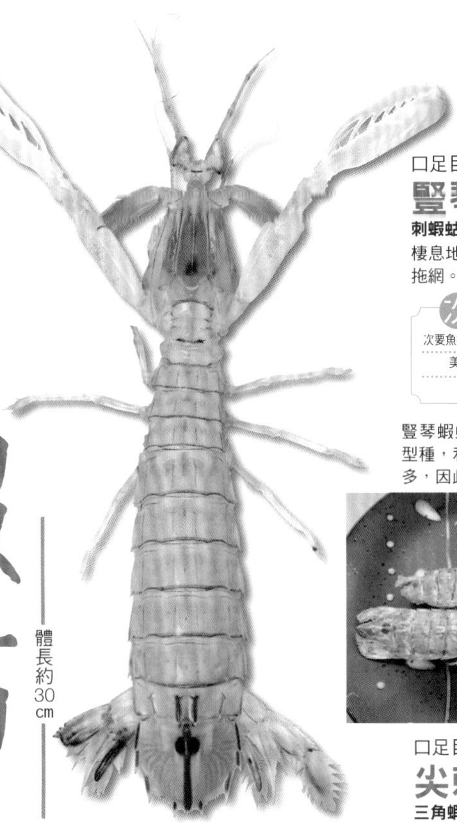

體長約30 cm

口足目蝦蛄科
豎琴蝦蛄
刺蝦蛄 ***Harpiosquilla harpax***
棲息地●相模灣以南。漁獲●底拖網。別名●水蝦蛄、馬鹿蝦蛄

次要魚類的實力

次要魚類珍稀度	★★★★★
美味程度	★★★☆☆
價格	★★★★☆

豎琴蝦蛄為體長超過30 cm的大型種，和口蝦蛄相較之下水分較多，因此油炸之後比較美味。

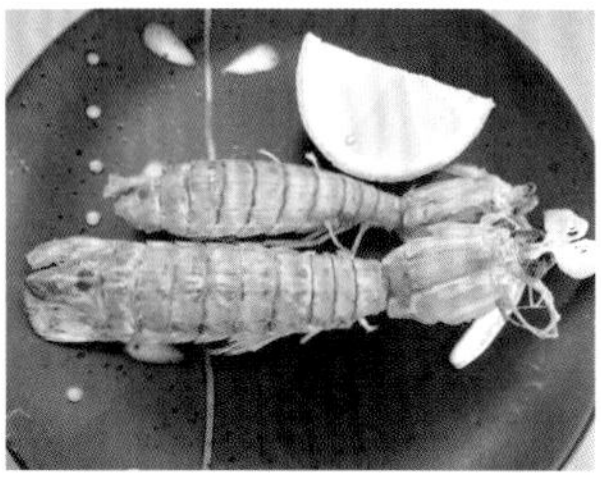

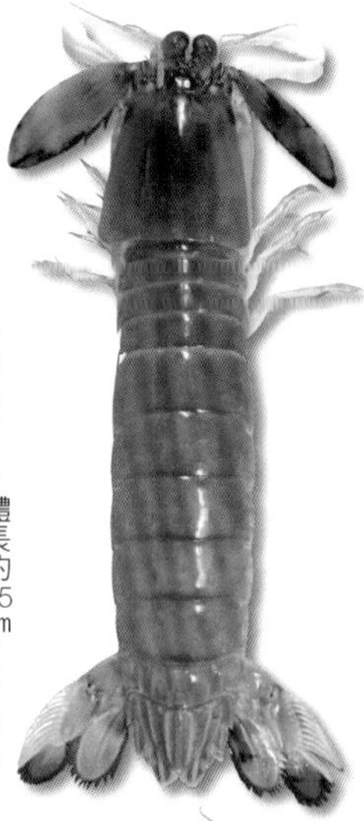

體長約15 cm

口足目齒指蝦蛄科
日本齒指蝦蛄
花蝦蛄 ***Odontodactylus japonicus***
棲息地●東京灣～南半球的澳洲。漁獲●流刺網

次要魚類的實力

次要魚類珍稀度	★★★★★
美味程度	★★★★☆
價格	★★☆☆☆

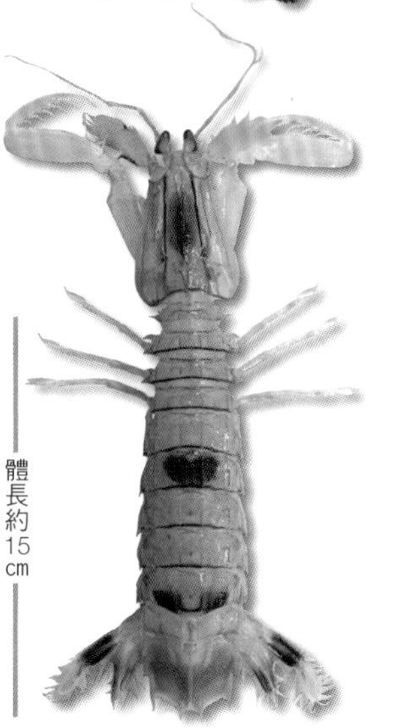

體長約15 cm

口足目蝦蛄科
尖刺糙蝦蛄
三角蝦蛄 ***Kempina mikado***
棲息地●千葉縣以南至東非海域。漁獲●底拖網

次要魚類的實力

次要魚類珍稀度	★★★★★
美味程度	★★★☆☆
價格	★★☆☆☆

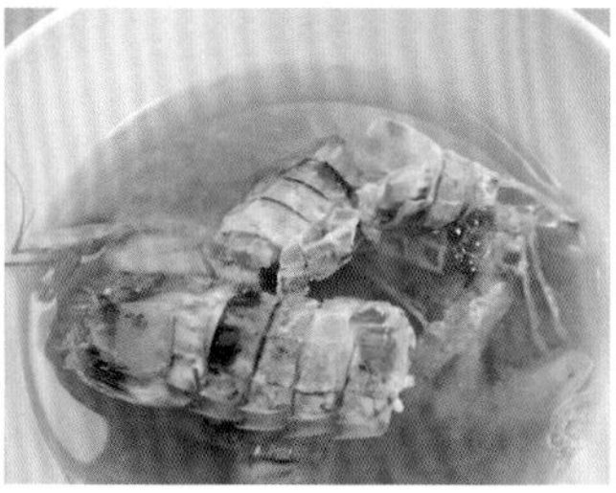

⬅尖刺糙蝦蛄雖然是混進底拖網的蝦類，不過煮成味噌湯也很美味，在接近初夏的產卵期間，還能享受到鮮甜的卵巢。

和常見的蝦類和螃蟹是完全不同系統的生物

蝦蛄類和蝦子及螃蟹的頭部、腳部構造有極大的差異。在分類學上屬於節肢動物門（包含昆蟲等）甲殼亞門軟甲綱。軟甲綱在日本也有「蝦綱」之稱，廣義上算是蝦子的一種，不過在下一層分類中，則和蝦蟹類分開，屬於掠蝦亞綱。也就是說，和蝦子和螃蟹屬於不同的系統。

擁有彷彿螳螂般的大鐮刀，在海底襲擊沙蟲等生物為食，屬於肉食性生物。

蝦蛄中只有一種較常見。其他都是超次要的種類

蝦蛄類在日本國內約有40餘種，不過一般作為食用的種類僅有一種。其他蝦蛄類幾乎都沒有人食用。在各產地確認之後，得知作為食用的種類，僅有上列三種。而藉由底拖網捕獲的蝦蛄，基本上都是遭到丟棄，因此加上漁夫或水產相關業者偶爾食用的種類，只有大約五種。

基本吃法和口蝦蛄一樣，水煮即可。藉由淺海底拖網捕獲的接近30 cm大型種，由於數量稀少的關係，在東京市場能以高價賣出。不過水分較多。藉由伊勢龍蝦流刺網捕獲的日本齒指蝦蛄，是最美味的種類。在伊豆半島的漁夫們之間，也都深悉其美味之處。

由底拖網捕獲的尖刺糙蝦蛄，則是肉質紮實可口。

盛產期●秋～春季
產地●靜岡縣、三重縣、和歌山縣、高知縣、鹿兒島縣

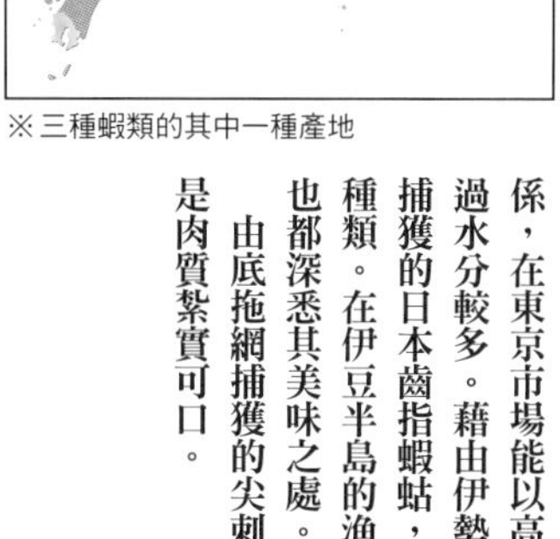

※三種蝦類的其中一種產地

擁有近親之緣

口足目蝦蛄科 **口蝦蛄**
蝦蛄 ***Oratosquilla oratoria***

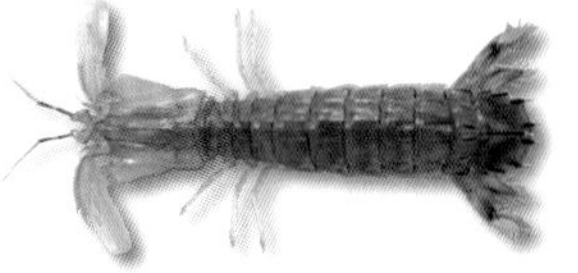

蝦子和螃蟹等十足目以外，被當作食用水產的少數例子。同時也是重要的壽司食材。棲息在內灣中，由於數量逐漸減少，價格甚至比蝦子還高。

藤壺

富士壺 Barnacle

有多少人知道，藤壺和蝦子及螃蟹都是屬於甲殼類呢？和蝦子及螃蟹一樣都是雌雄同體，經過幼生期之後便附著在岩石上。

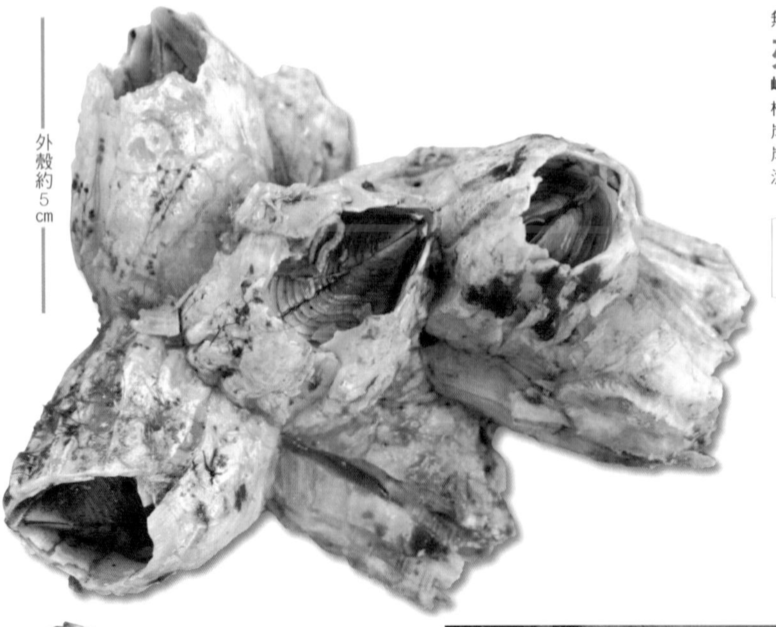
外殼約5cm

無柄目藤壺科

夾吻藤壺

峰富士壺Balanus rostratus

棲息地●對馬以北的日本海沿岸、關門海峽至北部瀨戶內海沿岸、相模灣以北的太平洋沿岸。漁獲●養殖。別名●牡蠣

次要魚類的實力	
次要魚類珍稀度	★★★☆☆
美味程度	★★★★☆
價格	★★★★☆

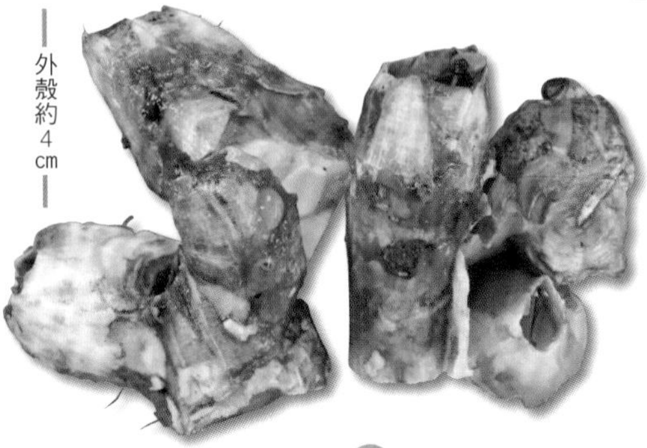
外殼約4cm

無柄目藤壺科

紅巨藤壺

赤富士壺 Megabalanus rosa

棲息地●東北地區～沖繩縣。漁獲●採集。別名●藤壺

次要魚類的實力	
次要魚類珍稀度	★★★★☆
美味程度	★★★★☆
價格	★★★★☆

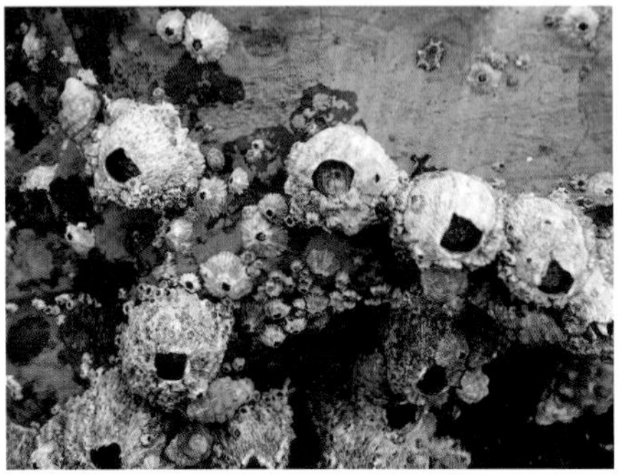

無柄目笠藤壺科

日本笠藤壺

富士壺 Tetraclita japonica

棲息地●津輕海峽以南。漁獲●採集。別名●藤壺

次要魚類的實力	
次要魚類珍稀度	★★★★☆
美味程度	★★★★☆
價格	★★★★☆

附著在岩石上，彷彿成為岩石的一部分。完全無法想像是動物。

藤壺屬於顎足綱藤壺上目，和一般大眾所熟悉的甲殼類，是不同系統的生物。由卵孵化之後，經過無節幼生期（Nauplius）、腺介幼生期（Cyprids），以及自由生活期（Plankton）之後，便會從體內分泌一種黏質，附著於岩石上。一旦附著之後，便永久固定於該處。

附著在岩石上的藤壺，擁有牽牛花藤蔓般的蔓腳，將其展開成捕蟲網狀，捕獲細小的浮游生物為食。

過去因為經常勾到漁網而令人頭疼，如今已成為超高級海產

在日本各地都有人食用這種生物。不過目前流通於市場上的，只有青森縣產的夾吻藤壺。由於價格昂貴，因此日本各地都在進行大型藤壺的養殖研究。

盛產期●春～夏季
產地●青森縣

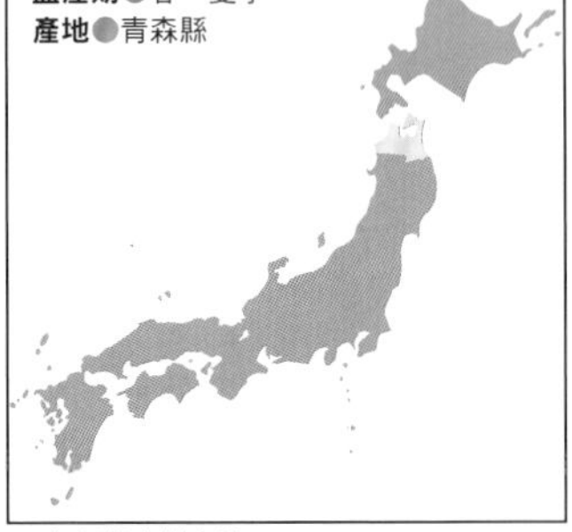

※夾吻藤壺的產地

其他經過確認的食用藤壺，還有體型較大的紅巨藤壺，以及日本笠藤壺。我在伊豆半島上的民宿，也曾經吃過日本笠藤壺和紅巨藤壺的味噌湯。

其他像是酒蒸藤壺等，也是較常見的料理方式。將爪子拔除後，就能享用基部較柔軟的部分，風味類似蝦肉。不論是酒蒸或味噌湯都非常美味。

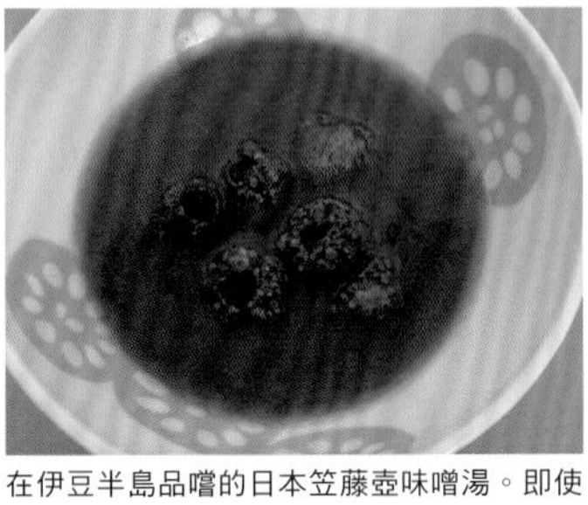

在伊豆半島品嚐的日本笠藤壺味噌湯。即使量少也能感受到濃醇的鮮味。雖然美味，不過中間的肉卻很難取出。

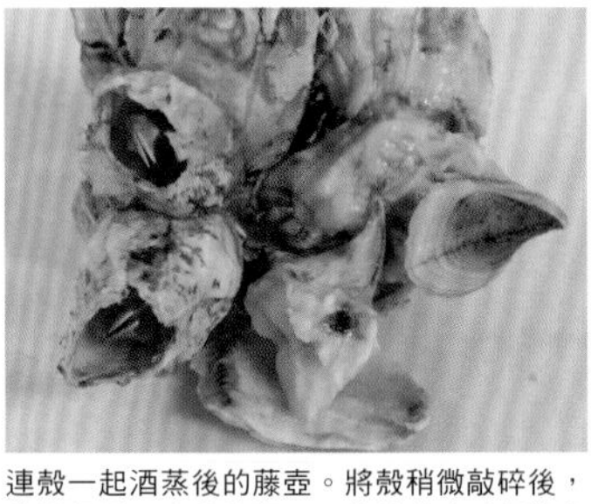

連殼一起酒蒸後的藤壺。將殼稍微敲碎後，就能輕鬆取出肉的部分。前端的尖爪很像鳥嘴，可食用的部分為基部。

●注／部分地區禁止採取海邊生物。請事先詢問漁協等相關單位。

龜足茗荷

亀手
Capitulum mitella

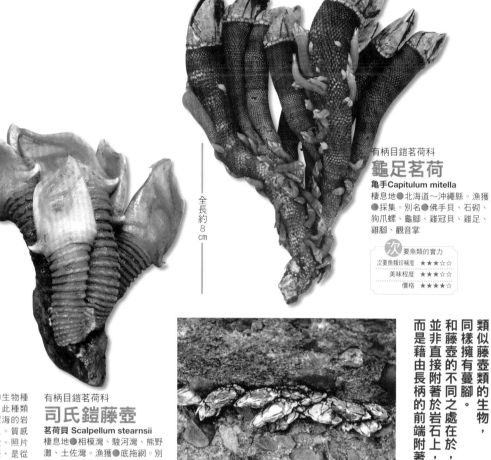

全長約8cm

有柄目鎧茗荷科

龜足茗荷

亀手Capitulum mitella

棲息地●北海道～沖繩縣。漁獲●採集。別名●佛手貝、石砌、狗爪螺、龜腳、雞冠貝、雞足、雞腳、觀音掌

次要魚類的實力

次要魚類珍稀度	★★★☆☆
美味程度	★★★☆☆
價格	★★★★☆

全長約15cm

鎧茗荷科的生物種類非常少。此種類會附著在深海的岩石或卷貝上。質感彷彿塑膠般。照片中的鎧藤壺，是從水深300m以上的深海中，藉由底拖網捕獲上岸。

有柄目鎧茗荷科

司氏鎧藤壺

茗荷貝 Scalpellum stearnsii

棲息地●相模灣、駿河灣、熊野灘、土佐灣。漁獲●底拖網。別名●司氏鎧茗荷

次要魚類的實力

次要魚類珍稀度	★★★★★
美味程度	☆☆☆☆☆
價格	☆☆☆☆☆

類似藤壺類的生物，同樣擁有蔓腳。和藤壺的不同之處在於，並非直接附著於岩石上，而是藉由長柄的前端附著。

退潮時，便能發現鎧茗荷成群附著在岩縫間。由於附著的場所有限，因此應該要更加嚴格管理自然環境。

在江戶時代被當作有滋陰補陽效果的貝類

在江戶時代曾被視為貝類。將長柄附著在岩石上，蔓腳（許多蔓狀的長條物）則包覆在貝殼外圍。外型就像烏龜的四肢般，因而得其名。生物種源較接近藤壺，同樣經過浮游時期後，便附著於岩石上，終其一生。

雌雄同體，個體間會分別排卵以進行生殖行為。

在日本各地的海邊隨處可見，不過流通量極少

經常附著在海岸線一帶，退潮時可見的岩縫間。經常成群棲息，因此方便採集。近年來在市場雖然以高價交易，不過由於繁殖速度較慢，所以應該要更加嚴格管理自然資源。春天到海邊遊玩時，應小心別破壞生態。

盛產期●春（一整年都很美味）
產地●北海道、本州、四國、九州、沖繩縣

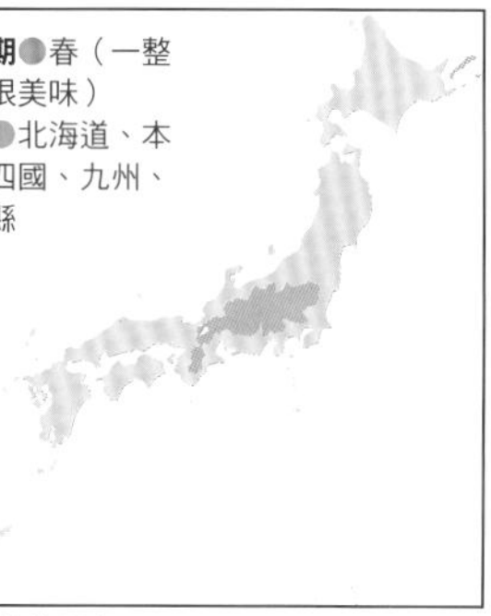

※龜足茗荷的產地

基本的吃法為味噌湯。味道類似蝦子，濃醇可口。

在日本國內，也有人會用日本酒來製作酒蒸料理，而西班牙則是用白酒來料理近緣種。在西班牙叫做「Percebes」。能享受到濃醇的甲殼類風味和甜味。白酒蒸的湯汁也非常適合沾法國麵包享用。

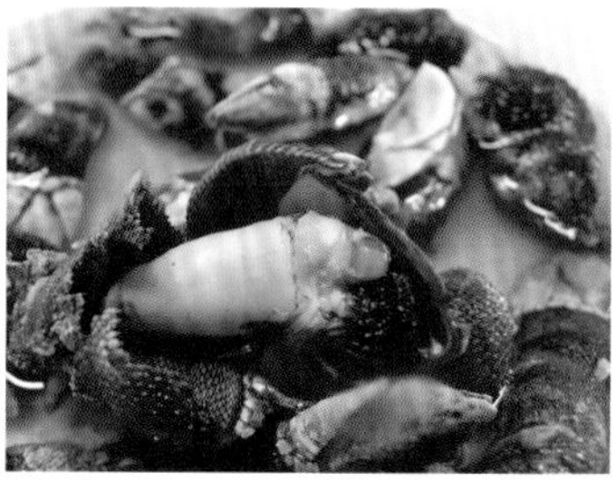

用白酒蒸成西班牙風味。湯汁濃醇，適合搭配麵包。雖然有點麻煩，不過可一邊剝殼享用裡面的肉，味道香醇鮮美。

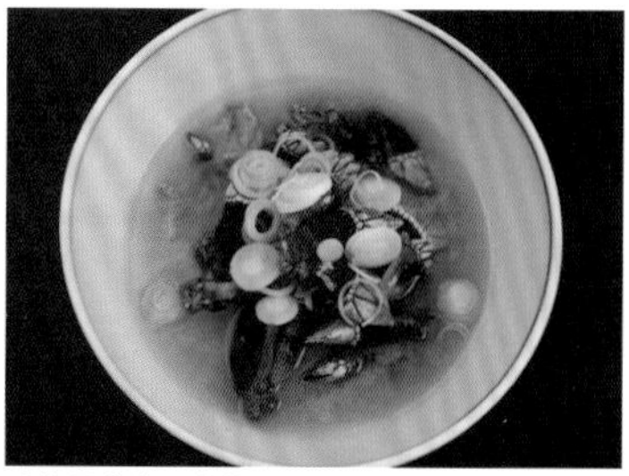

雖然是非常地方性的食材，不過在海邊一帶的居民，經常會用來當作味噌湯的食材享用。味道豐富，能享受到類似蝦子的風味。

●注／部分地區禁止採取海邊生物。請事先詢問漁協等相關單位。

簡單明瞭
甲殼類的分類與進化

了解蝦子和螃蟹等甲殼類的捷徑，就是在自己的頭腦中，列出魚類的系統樹狀圖，若覺得麻煩，可以參考看看左側的魚類地圖。

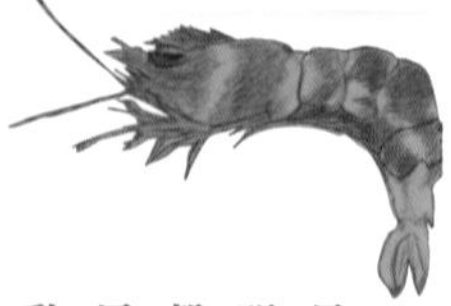

講甲殼類也許令人難以理解，說是蝦子和螃蟹的同類，就比較清楚明白。甲殼類屬於節足動物門的甲殼亞門。螞蟻、蜜蜂等有六隻腳的昆蟲類，以及蜈蚣等，都屬於節足動物類。昆蟲的成蟲較難以辨別，但是看到幼蟲的身體就知道，是以分節連接而成的形狀。

節足動物出現於寒武紀。也是地球上最大的動物群。當然，甲殼類生物種類繁多，有顯微鏡才能看到的小型種，到重達10kg的大型種等。

食用種類幾乎都在十足目中。也就是擁有十隻腳以步行、捕捉食物的甲殼類。將範圍擴及至十足目所屬的軟甲綱（日本稱蝦綱），就幾乎包含了所有食用甲殼類。

屬於不同系統的藤壺等，在分類學上為顎足綱。會經歷浮游幼生期（Plankton），成熟後便固定附著於岩石上。擁有無數的蔓腳，以水中的浮游生物為食。

在軟甲綱中，也包含了擁有許多腳的等足類，像是道氏深水虱及蝦蛄類。蝦蛄的鐮刀狀雙手，則是由腳變形而來。

在食用甲殼類最多的十足目中，最原始的種類為對蝦。對蝦屬於枝鰓亞目，是將蝦蟹類所屬的十足目，分成兩個亞目的其中之一。對蝦類以外的十足目，皆屬於抱卵亞目。

像是同樣棲息在近海的對蝦類——櫻花蝦，以及屬於抱卵亞目玻璃蝦科的日本玻璃蝦，後者在產卵後仍會抱卵，而前者則是產卵之後便置之不顧。

玻璃蝦科及褐蝦科屬於真蝦下目。雖然也有少數爬行於海底的種類，不過原則上都是游泳於水中，包覆於身體的外殼薄而脆弱。

擁有硬殼的蝦類則稱為龍蝦，並且逐漸進化成螯蝦下目、螻蛄蝦下目，以及無螯下目。擁有堅固的硬殼，取而代之的是無法游泳。

就算擁有堅固的外殼，仍然擔心外敵攻擊，因此又逐漸進化成異尾下目，像是將最脆弱部分藏在貝殼、海綿中的寄居蟹。認為這種方式並無法安心，而且笨重的貝殼反而成為負擔，便再次進化為擁有硬殼的石蟹科。雖然和大部分的螃蟹相似，不過步行腳加上蟹鉗僅有八隻，其他兩隻則退化於貝殼中。

石蟹類逐漸進化成螃蟹，有趣的是原始螃蟹也會背負著貝殼，生殖孔的位置也和寄居蟹類似。

左圖並非最新的分類學，而是盡量製作出簡明易了的分類地圖，方便一般大眾理解。若想了解動物種源間的關係，也可以試著做出屬於自己的分類地圖。

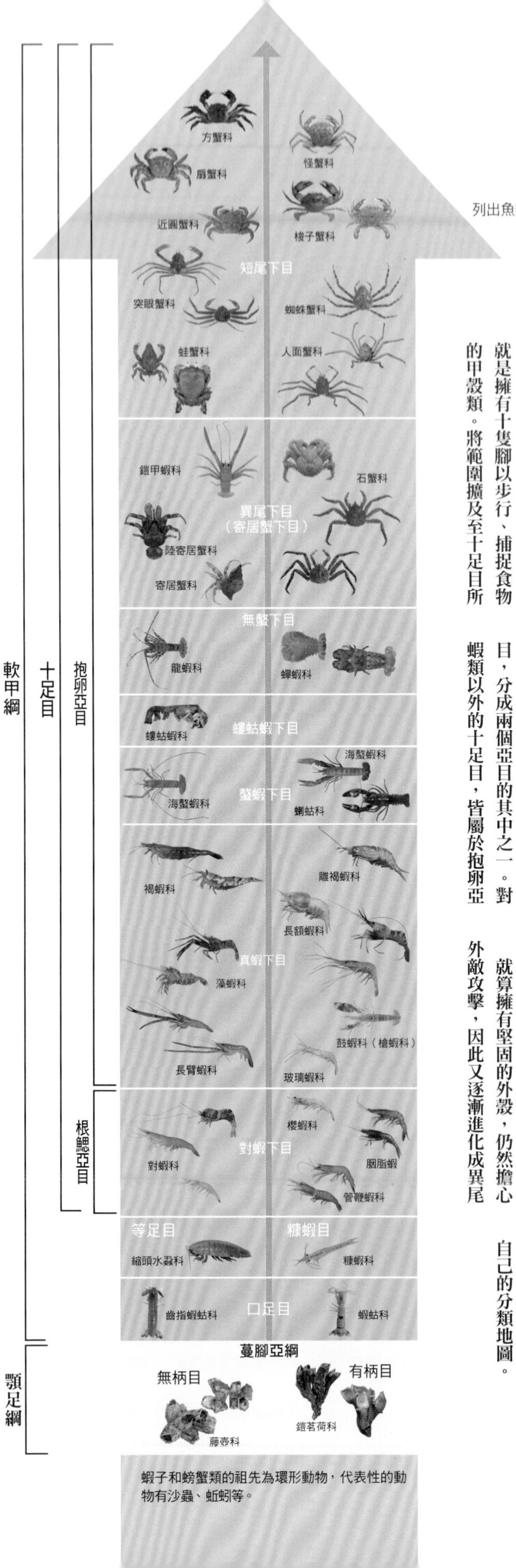
軟甲綱
十足目
抱卵亞目
根鰓亞目
顎足綱
方蟹科
怪蟹科
扇蟹科
梭子蟹科
近圓蟹科
短尾下目
突眼蟹科
蜘蛛蟹科
蛙蟹科
人面蟹科
鎧甲蝦科
石蟹科
異尾下目
（寄居蟹下目）
陸寄居蟹科
寄居蟹科
無螯下目
龍蝦科
蟬蝦科
螻蛄蝦科
螻蛄蝦下目
海螯蝦科
螯蝦下目
海螯蝦科
蝲蛄科
褐蝦科
雕褐蝦科
長額蝦科
真蝦下目
藻蝦科
鼓蝦科（槍蝦科）
長臂蝦科
玻璃蝦科
櫻蝦科
對蝦下目
胭脂蝦
對蝦科
管鞭蝦科
等足目
糠蝦目
縮頭水蝨科
糠蝦科
齒指蝦蛄科
口足目
蝦蛄科
蔓腳亞綱
無柄目
有柄目
鎧茗荷科
藤壺科
蝦子和螃蟹類的祖先為環形動物，代表性的動物有沙蟲、蚯蚓等。

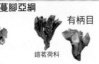

第7章

其他動物類

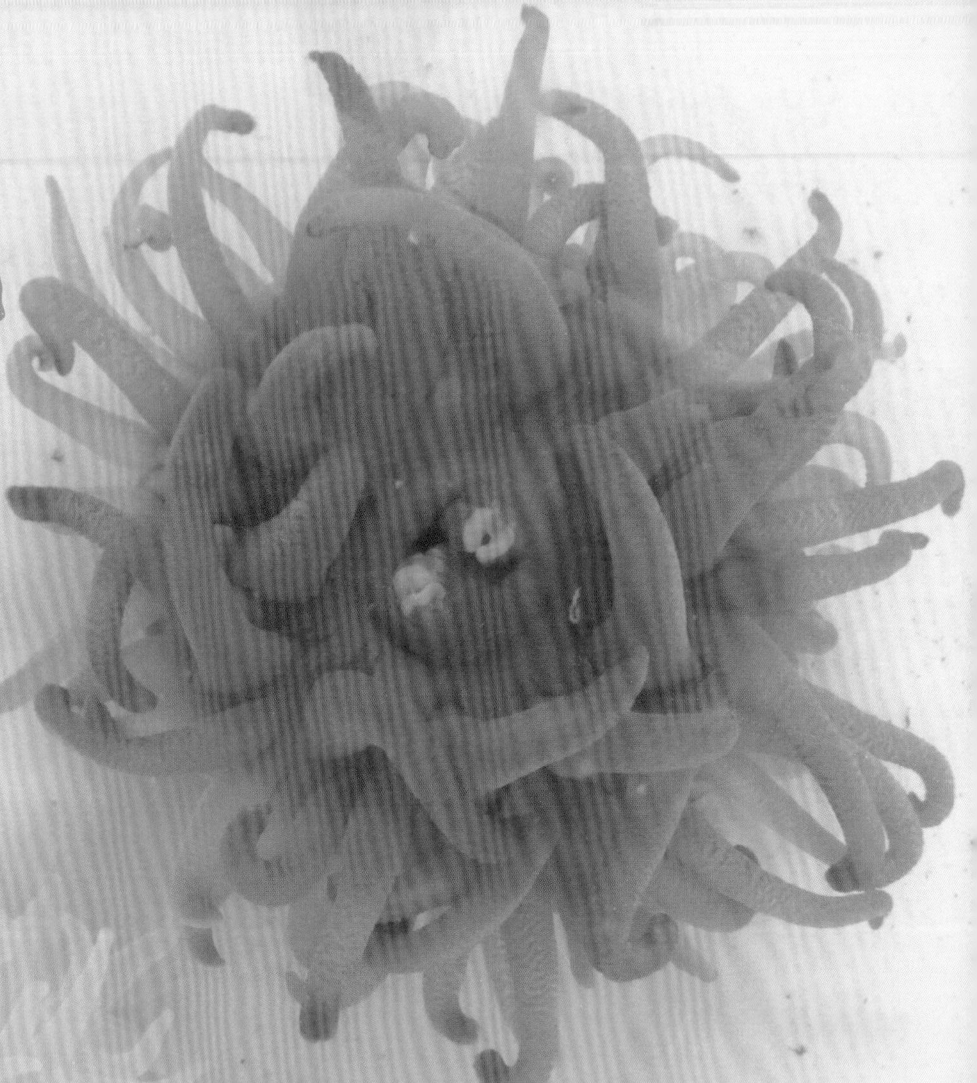

魚類、貝類、魷魚、章魚，
以及蝦子和螃蟹等甲殼類
以外的水產生物，
大部分都是次要水產。
其中也有外觀特殊，
完全看不出來是動物的種類。
接下來將介紹一些
無法想像能夠食用的
奇特種類。

深紅色海葵／
日本鈕扣海葵／
紅海鞘／皺瘤海鞘／
柄海鞘／單環刺螠／
鴨嘴海豆芽／
平底海星／刺冠海膽

海葵

磯巾着 Actiniaria

有如海邊的提袋（巾着）般，近緣生物有珊瑚和水母等，可食用的種類非常少。而且也幾乎沒有食用海葵文化的地區。

海葵目海葵科

日本鈕扣海葵 石若者磯巾着 Gyractis japonica

棲息地●東京灣以南。漁獲●用一種稱為「Wakenuki（わけぬき）」的工具挖掘。別名●年輕屁股洞（わけのしんのす）

次要魚類的實力

次要魚類珍稀度	★★★☆☆
美味程度	★★★☆☆
價格	★★★★☆

在有明海一帶的別稱「わけのしんのす（wake no shinnnosu）」中，「わけ（wake）=年輕人」，而「しんのす（shinnnosu）=屁股洞（肛門）」，因此帶有「外型和年輕人的肛門相似」之意。

海葵目海葵科

深紅色海葵 小疣磯巾着 Cribrinopsis fernaldi

棲息地●山陰以北。漁獲●底拖網、漁籠。別名●地疣

次要魚類的實力

次要魚類珍稀度	★★★★★
美味程度	★★★☆☆
價格	★★★★☆

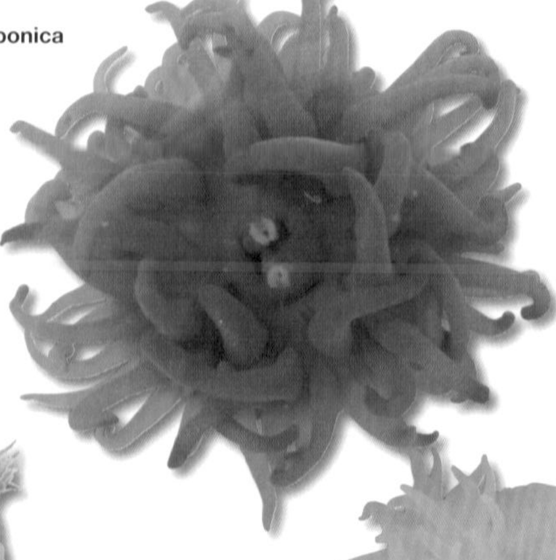

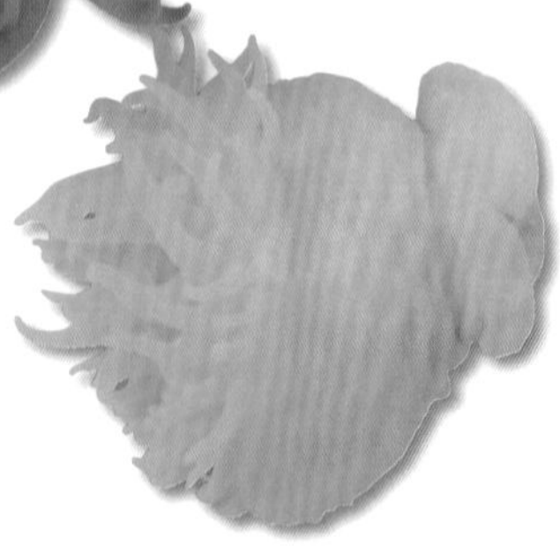

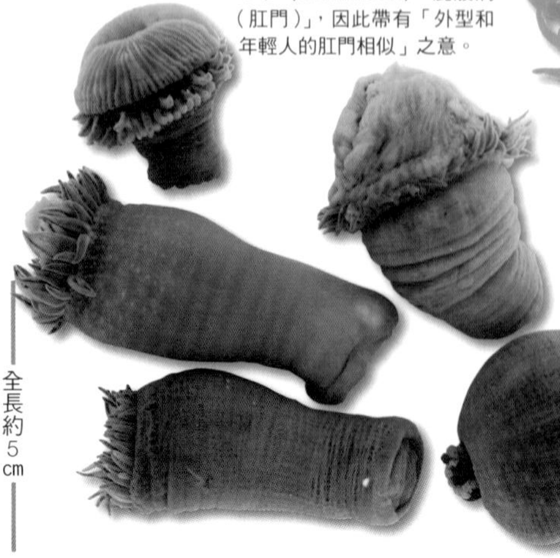

全長約5cm

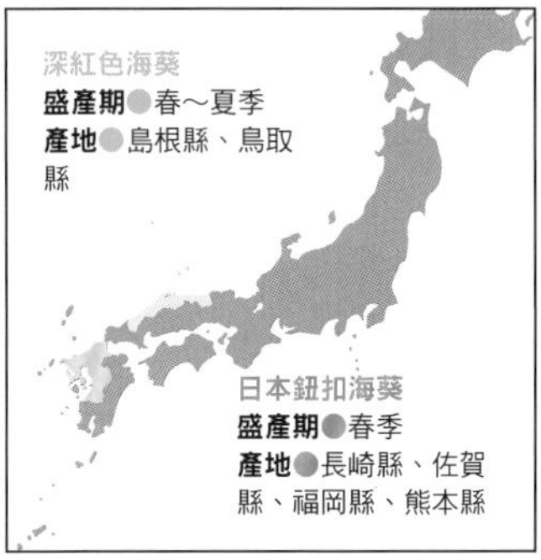
深紅色海葵
盛產期●春～夏季
產地●島根縣、鳥取縣
日本鈕扣海葵
盛產期●春季
產地●長崎縣、佐賀縣、福岡縣、熊本縣

在分類學上海葵較接近水母及珊瑚

海葵和水母都是屬於次胞動物類，而且大多都在水中棲息。水母和海葵都帶有稱為刺胞的針狀物，會攻擊其他生物，並且注入毒液後捕食。海葵在刺胞生物中，算是較接近珊瑚的生物，嘴巴位於有如花瓣排列的觸手中央。

棲息範圍非常廣，從海邊的岩礁區、沙灘的泥地、潮間帶至深海等，都可見到海葵的蹤跡。其中日本鈕扣海葵棲息沙灘，而深紅色海葵則棲息在深海中。

風味有如豬肝般，比想像中美味易入口

日本鈕扣海葵流通於有明海一帶。深紅色海葵則是在進行日本海深海漁業的港口附近，由漁夫們或漁產相關業者食用，幾乎沒有流通於市場上。

基本的吃法為燉煮或水煮。在日本海的鳥取縣岩美町，會和當地名產「石斑魚」一起燉煮，在有明海附近則是會水煮後，沾取醋味噌享用。味道會令人聯想到豬肝，後味則帶有海岸的香氣。

另外在福岡縣柳川市，還會製作成「年輕屁股洞炸唐揚」。

也許吃海葵令人感到不可思議，不過味道並不如外觀般奇異，而且比想像中容易入口。

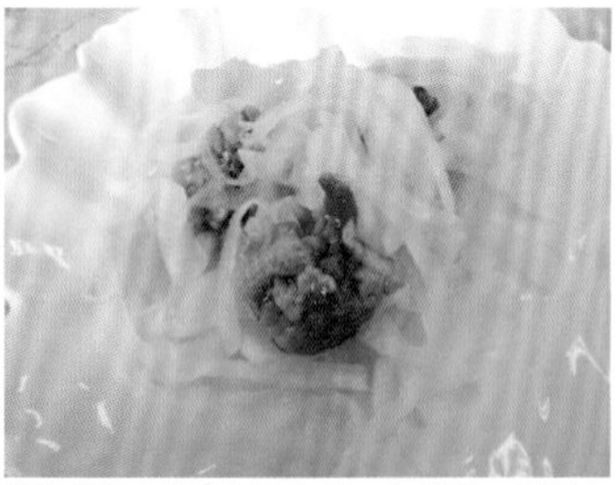

將切絲的白蘿蔔用鹽和醋一起醃漬，再放入水煮的深紅色海葵攪拌。這道料理可以在鳥取縣的網代漁港附近品嚐。風味清爽可口。

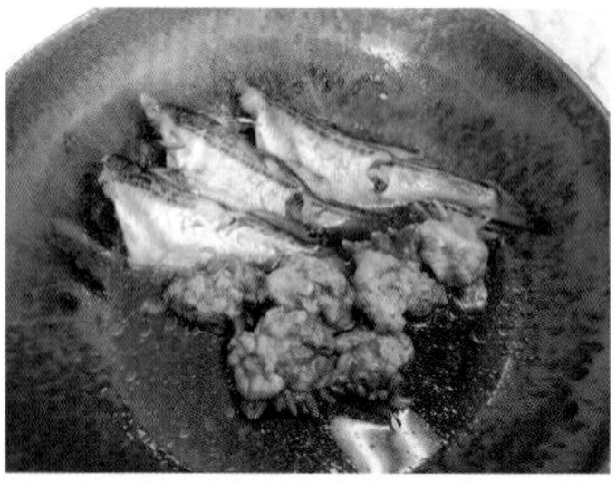

位於鳥取縣東部的網代漁港，因捕獲松葉蟹和石斑魚而知名，在此地區會將深紅色海葵和石斑魚一起熬煮。味道堪稱絕品。

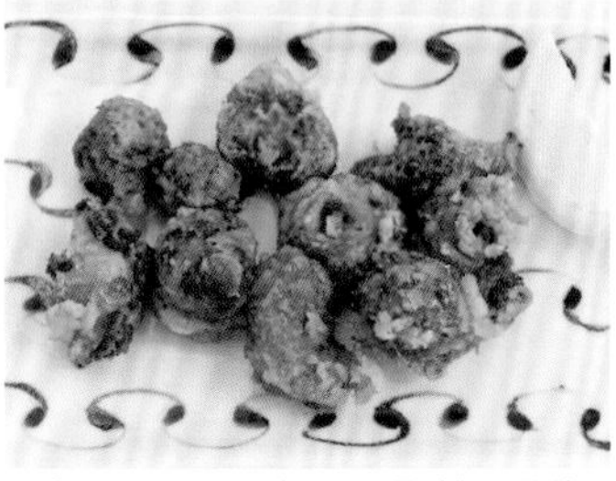

在「年輕屁股洞」料理中，最受歡迎的就是油炸海葵（炸唐揚）。表面香脆，中間肉質柔軟，越嚼越能感受到濃醇的鮮味。

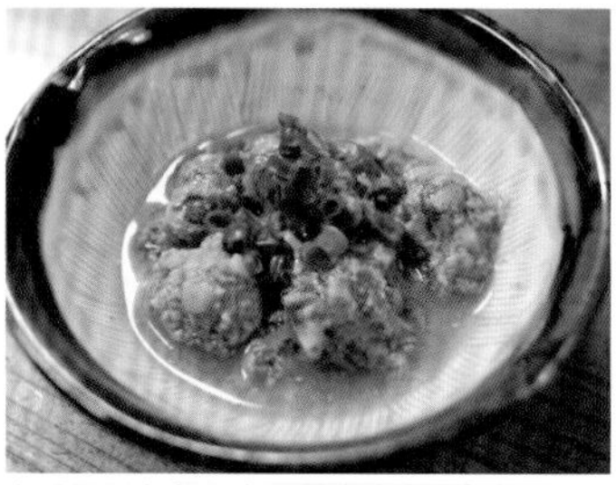

在福岡縣久留米市所品嚐的味噌煮海葵。這也是「年輕屁股洞」的常見料理。味噌可蓋過類似肝臟的味道，使味道更大眾化。

協助／濱勝商店、川上壽郎、一九百中之（つづお食品）

海鞘

海鞘 Ascidiacea

無法分辨是否為動物的外觀，想必很少人知道，和海膽及水母相較之下，海鞘其實是擁有類似人類脊索的高等生物。

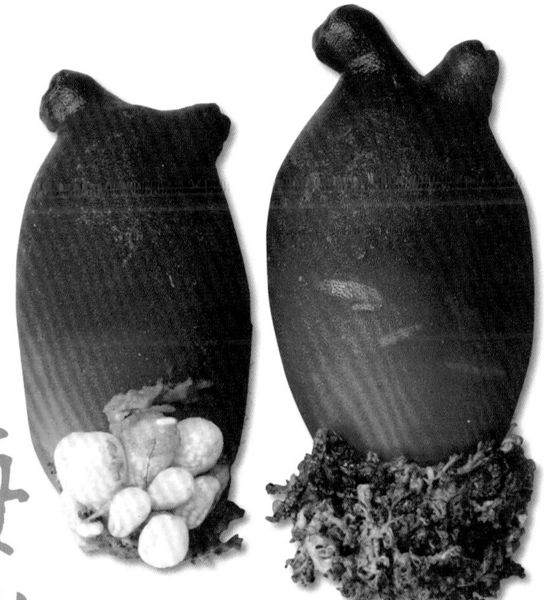

全長約15cm

側性目腕海鞘科
紅海鞘
赤海鞘 Halocynthia aurantium

棲息地●北海道的太平洋側、鄂霍次克海、白令海。漁獲●底拖網。別名●海鞘、泥海鞘

次 要魚類的實力

次要魚類珍稀度	★★★☆☆
美味程度	★★★★☆
價格	★★★★☆

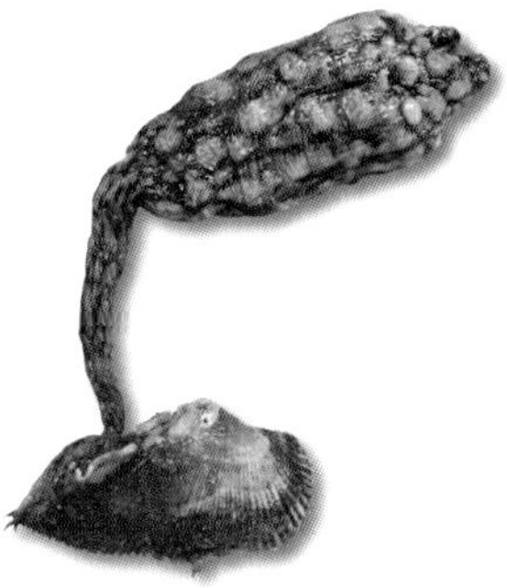

全長約5cm

側性目柄海鞘科
柄海鞘
柄海鞘 Styela clava

棲息地●北海道～九州。中國、朝鮮半島。韓國名稱●midodoku（미더덕）

次 要魚類的實力

次要魚類珍稀度	★★★★★
美味程度	★★★★☆
價格	★★★★☆

側性目柄海鞘科
皺瘤海鞘
白海鞘 Styela plicata

棲息地●北海道～九州。中國、朝鮮半島。韓國名稱●midodoku（미더덕）

次 要魚類的實力

次要魚類珍稀度	★★★★★
美味程度	★★★★☆
價格	★★★★☆

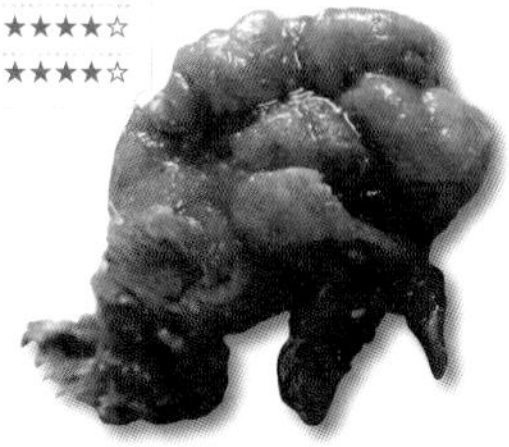

全長約4cm

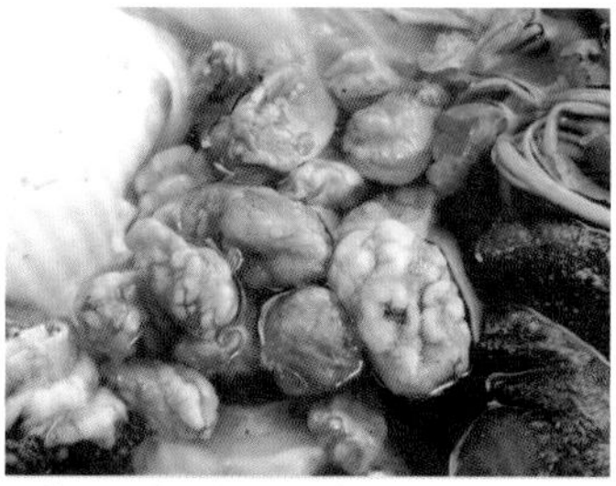

在韓國是重要的火鍋類食材。能煮出鮮美的湯頭。香味比生鮮的海鞘更強烈，一咬下去便會噴出濃郁的海鞘精華。

接近海鞘的生物

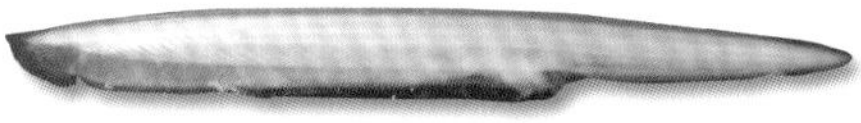

文昌魚目文昌魚科
日本文昌魚
東蛞蝓魚 Branchiostoma japonicum

棲息地●丹後半島、三陸以南～九州。

海鞘和人類（脊索動物亞門）同樣都屬於脊索動物門，下一層分類則屬於尾索動物亞門，而日本文昌魚則屬於頭索動物亞門。兩種都是進化成脊椎動物（魚類）前的動物。

比起蝦子、貝類和章魚等，更接近魚和人類

海鞘由卵孵化之後，會以有如蝌蚪般的形狀自由游動，接著附著於岩石上，外層包覆著稱為被囊的袋狀物棲息。在進入著生生活之前，擁有類似人類的脊索，因此被視為脊椎動物的祖先。頂端的兩支管子中，其中一支會吸取海水中的食物，另一支管子則是將消化後的排泄物排出。

流通於市場上的僅有真海鞘，其他都非常少見

在日本除了真海鞘以外，也會食用紅海鞘，不過在韓國也將柄海鞘及皺瘤海鞘，當作食用種類。這兩種在日本國內中，雖然可藉由定置網捕獲，不過是令人頭痛的生物，毫無食用價值。

紅海鞘的產地僅有北海道，在其他地方皆鮮為人知。主要以刺身方式享用，味道還算不錯。

柄海鞘及皺瘤海鞘在韓國為食用種，主要並非生吃，而是火鍋的人氣食材。在熱湯中煮熟後，一口咬下去便會噴出鮮美的精華。

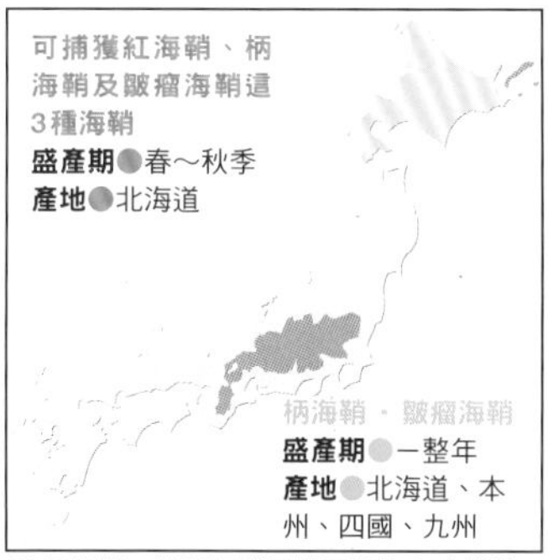

可捕獲紅海鞘、柄海鞘及皺瘤海鞘這3種海鞘
盛產期●春～秋季
產地●北海道
柄海鞘・皺瘤海鞘
盛產期●一整年
產地●北海道、本州、四國、九州

※柄海鞘、皺瘤海鞘只能用採集方式捕獲

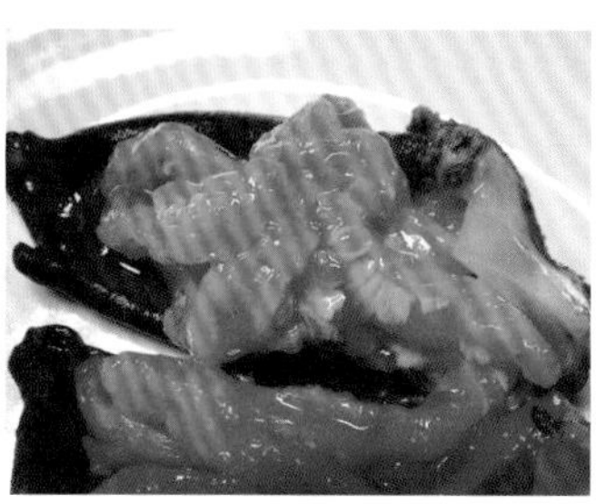

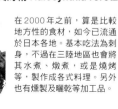

紅海鞘的刺身比真海鞘更鮮紅。口感和海鞘特有的苦味，和真海鞘非常相似。有些人喜愛，也有些人無法接受此味道。

唯一流通於日本全國的海鞘類

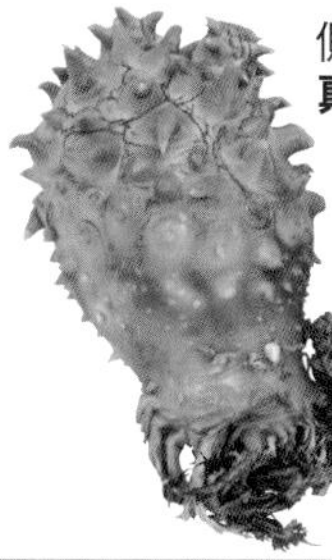

側性目腕海鞘科 **真海鞘**
真海鞘 Halocynthia roretzi

在2000年之前，算是比較地方性的食材，如今已流通於日本各地。基本吃法為刺身，不過在三陸地區也會將其水煮、燉煮，或是燒烤等，製作成各式料理。另外也有燻製及曬乾等加工品。

●注／部分地區禁止採取海邊生物。請事先詢問漁協等相關單位。

keburu（개불） 在韓國的稱呼

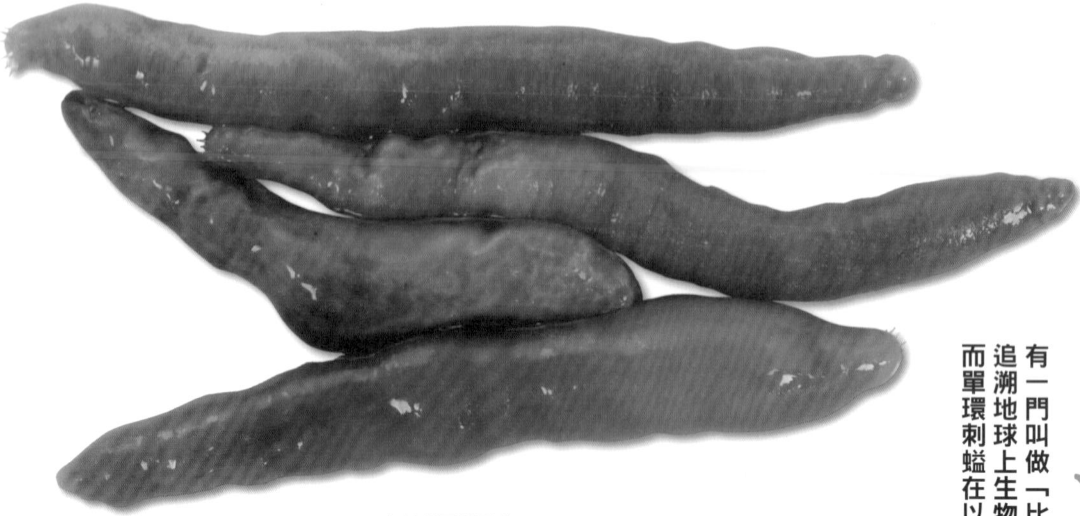

全長約20㎝

無管螠目刺螠科

單環刺螠 ゆ虫 Urechis unicinctus

棲息地●北海道～九州、黃海。漁獲●採集。
別名●海腸、海雞子。在韓國稱之為「keburu（개불，意指公狗的生殖器官）」

次要魚類的實力
次要魚類珍稀度 ★★★★★
美味程度 ★★★★★
價格 ★★★★☆

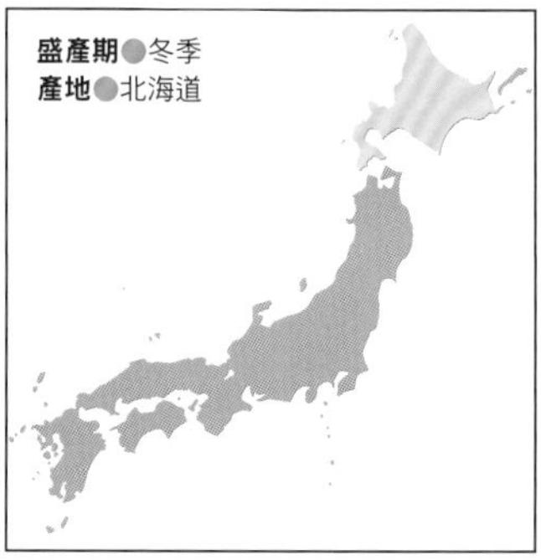

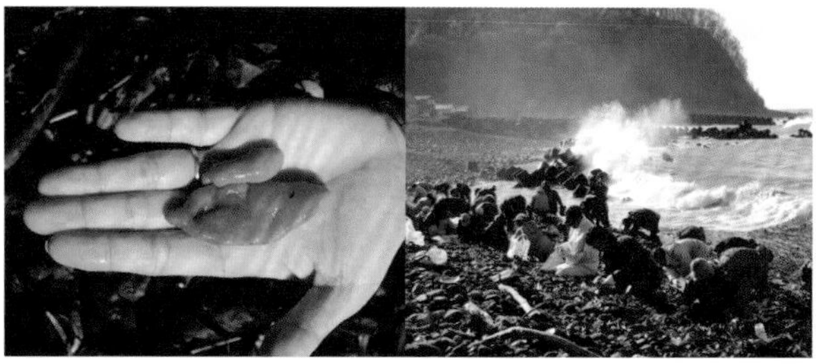

在北海道石狩市的濱益地區，會於冬天海浪較大的時候，採取經由海浪打上岸的「Lutz（海腸）」。大多是由地方居民採取後，在自家料理享用。吃法基本上是刺身。其他也會製作成燒烤、涮涮鍋等料理。另外還會用平底鍋煎過之後，沾取烤肉醬享用。

單環刺螠

ゆ虫 Urechis unicinctus

有一門叫做「比較動物學」的學問。
追溯地球上生物的歷史足跡，並且根據其歷史來分類。
而單環刺螠在以前曾被當作是海中的蚯蚓同類。

過去曾被視為蚯蚓的同類，如今已獨立成螠蟲動物

螠蟲動物為無脊椎動物中的一門，和環形動物（蚯蚓或沙蟲）及棘皮動物，屬於不同的系統。身體的外型就彷彿漏氣的氣球般。最前端擁有口部，而旁邊為生殖口，另一端則是肛門。

分布於日本各地的淺海岸，不過越往北則越多大型個體。

一般用來當作釣魚的魚餌，價格相當昂貴。

生吃時意外地鮮美而不帶腥味

僅有韓國有食用本種的習慣。日本國內則僅限於北海道石狩市的濱益地區。這個地區於數年一次大浪來襲時，單環刺螠就會被打到岸上。而此地區的居民便會到海邊採集「Lutz」，並製作成各種料理享用。而「Lutz」在阿伊努語帶有「和蚯蚓相似」之意。

基本料理為刺身。相對於蚯蚓般的外觀，不帶腥味而且味道鮮美，口感也很棒。品嚐之後便能了解住在濱益地區的居民們，為何在大浪來襲之後，要特地跑去海邊採集「Lutz」享用。

若用平底鍋乾煎、鹽烤等，會使有如血液般的特殊風味更加強烈。和刺身相較之下，反而喜好的落差會比較明顯。

其他也可以像燒肉一樣香煎後，沾烤肉醬或韓式醋味噌享用，也非常美味。另外加入涮涮鍋中享用也很可口。

由於單環刺螠非常少見，因此採集之後，也有人會用麵麴製作成鹽漬料理。這道料理可謂稀有的絕品美食。

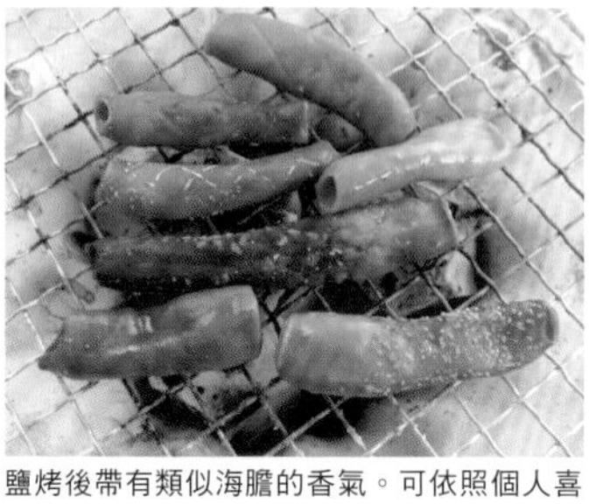

鹽烤後帶有類似海膽的香氣。可依照個人喜好調整燒烤程度，口感彈脆，風味獨特，十分美味。

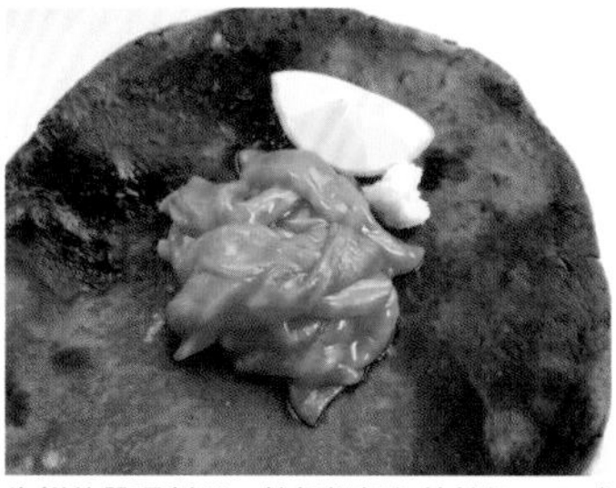

生鮮的單環刺螠，越新鮮顏色就越紅。口感極佳，帶有強烈的甜味和鮮味。是藉由外觀無法想像的美味。

照片提供／北海道石狩市濱益支所

女冠者 產地的名稱

舌形貝目舌形貝科

鴨嘴海豆芽 三味線貝 Lingula anatina

棲息地●青森縣以南，不過如今只分布於岡山縣部分地區及有明海。漁獲●女冠者引（挖掘）。別名●海豆芽、女冠者

次要魚類的實力

次要魚類珍稀度	★★★★☆
美味程度	★★★☆☆
價格	★★★★☆

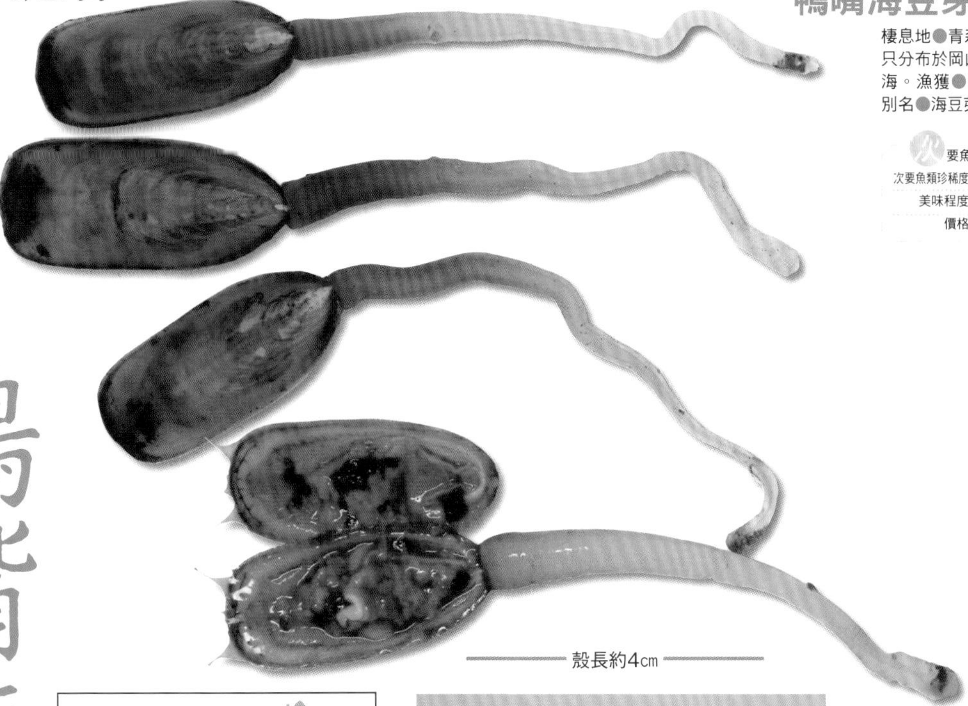

殼長約4cm

外觀看起來像雙殼貝類，其實是完全不同的生物。擁有一種稱為觸手冠的帶毛器官，雙殼貝為左右張開的貝殼，而鴨嘴海豆芽則是背部和腹部上下張開。

鴨嘴海豆芽

綠三味線貝 Lingula anatina

盛產期●春～初夏

產地●長崎縣、佐賀縣、福岡縣、熊本縣（都在有明海周圍）

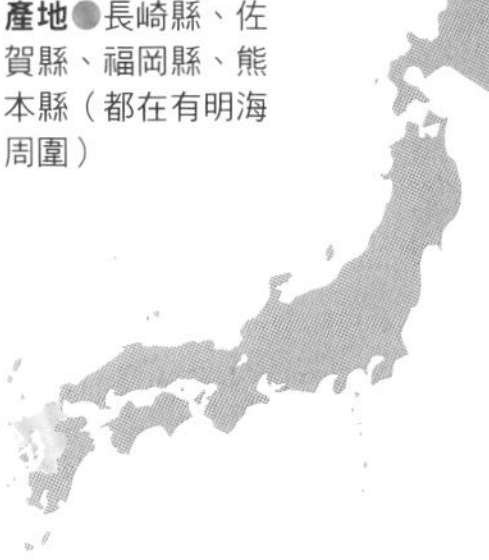

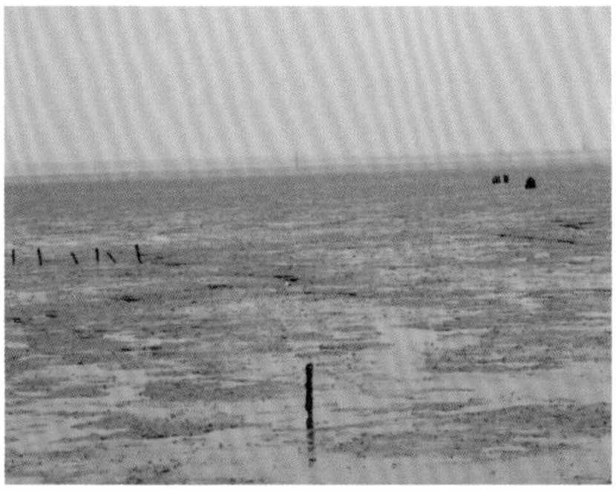

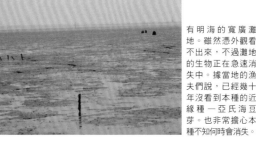

有明海的寬廣灘地。雖然憑外觀看不出來，不過灘地的生物正在急速消失中。據當地的漁夫們說，已經幾十年沒看到本種的近緣種－亞氏海豆芽。也非常擔心本種不知何時會消失。

外型像文蛤或蛤蠣等雙殼貝，其實是完全不同的生物

擁有稱為腕足的細長型管狀物，外殼位於背部和腹側。將管狀部分往前伸，就能將最尾端當作支點，使貝殼上下開闔。過去曾棲息在日本的灘地中，如今已幾乎消失蹤影。目前只有在瀨戶內海的部分有明海灘地上，找到其蹤跡。

尤其是同一科的亞氏海豆芽，根據有明海的漁夫說，已經十多年未曾看到其蹤影。

殼中的內臟和肉，充滿濃醇的風味

以前在岡山縣兒島灣等地區，也能捕捉到鴨嘴海豆芽。如今棲息地只剩下有明海一帶。由於逐年減少的關係，目前已經成為昂貴的水產類。

可食用的部分為殼中的臟器和少許肉，以及帶有細毛且質地較硬的長水管。

內臟帶有濃郁的鮮味，製作成鹽味的湯品非常美味。

在產地還會製作成燉煮及酒蒸等料理。原本曾經是便宜又美味的小菜及下酒菜。

以前聽說還會出貨到比較遠的地區。東京市場的業者中，也有人曾經買賣過這種水產。希望灘地生態不要繼續遭到破壞。

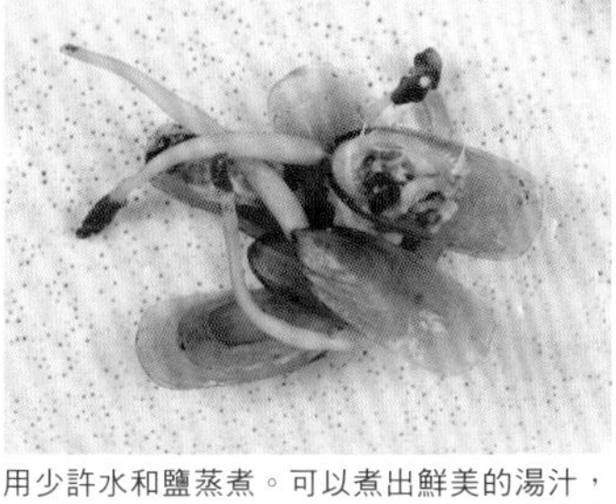

用少許水和鹽蒸煮。可以煮出鮮美的湯汁，加了醬油反而可惜，只用鹽巴才能品嚐到真正的美味。

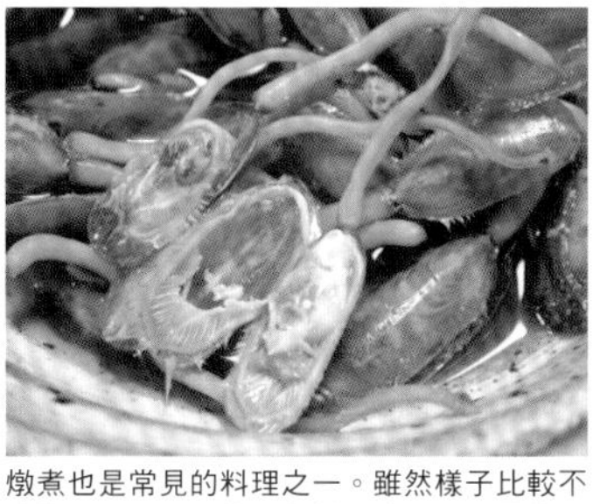

燉煮也是常見的料理之一。雖然樣子比較不美觀，不過用手將貝殼剝開享用，是最簡單快速的吃法。貝殼中的內臟帶有濃醇的鮮味。

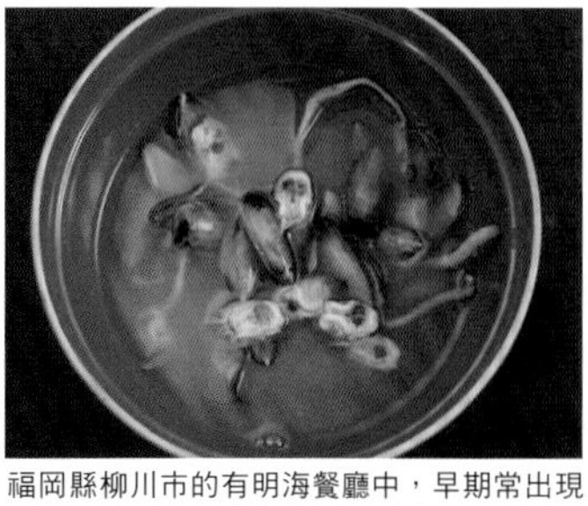

福岡縣柳川市的有明海餐廳中，早期常出現的料理就是「女冠者湯」。鮮味類似貝類，其中又帶有蝦子等甲殼類的風味。

海星

人手 Asteroidea

屬於無脊椎動物的棘皮動物中，有像是海參或海膽等美味的生物，其中絕對沒想到能夠食用的生物，絕對非海星莫屬。

五本海膽 產地的名稱

全長約20cm

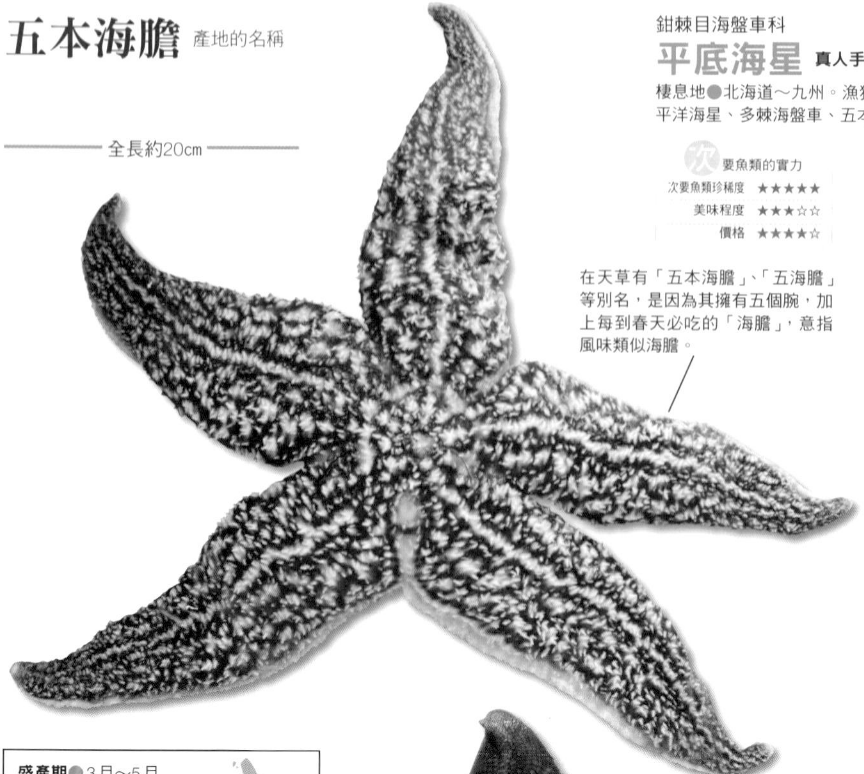

鉗棘目海盤車科

平底海星 真人手 Asterias amurensis

棲息地●北海道～九州。漁獲●採集。別名●北太平洋海星、多棘海盤車、五本海膽、五海膽

次要魚類的實力

次要魚類珍稀度	★★★★★
美味程度	★★★☆☆
價格	★★★★☆

在天草有「五本海膽」、「五海膽」等別名，是因為其擁有五個腕，加上每到春天必吃的「海膽」，意指風味類似海膽。

盛產期●3月～5月
產地●熊本縣（天草地方）

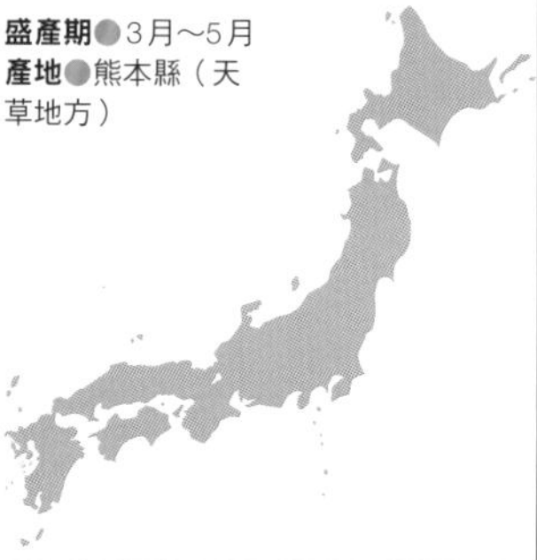

※平底海星的產地

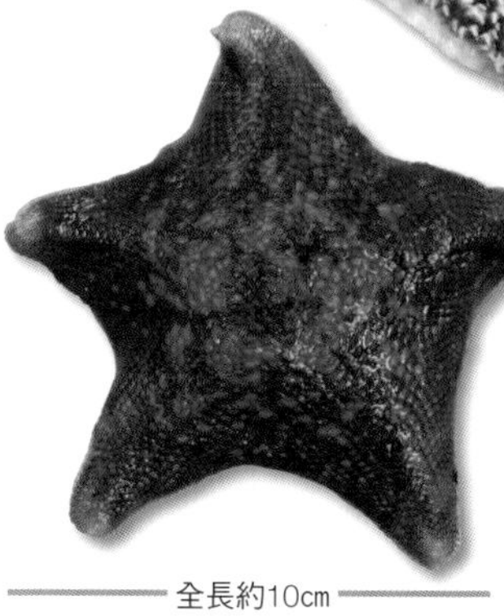

全長約10cm

顯帶目海燕科

海燕

糸巻人手 Asterina pectinifera
棲息地●北海道～九州

海膽全身布滿刺棘，而海星的刺棘則演化為疣狀物

全身布滿棘（或是突疣）狀物的生物，稱為棘皮動物類。其中擁有五個腕的「海星」，也包含在內。不過其中也有八個或十個腕的種類。嘴巴位於五個腕的正下方，肛門則位於正上方。平底海星和海燕是在海邊最常見的海星類，比起食用，更因為蛤蠣的食害問題而為人所知。在蛤蠣的產地中，也是主要的驅除生物對象。

雖然是隨處可見的生物 食用地區卻非常少

雖然日本人會食用各式各樣的水產生物，不過食用海星的地區，僅有熊本縣天草地方的八千帶海側。在同樣天草市、上天草市的島原灣及天草灘側，就完全沒有食用海星的習慣。食用的種類也只有平底海星。在同樣的海邊，幾乎不太食用海燕。

食用季節為產卵期的春季。食用部分只有生殖巢。食用方法也僅限於用鹽水煮後享用。

平底海星隨處可見，偶爾還因為棲息量過多，而成為驅除的物種，不過卻沒有人將其料理食用，實在令人匪夷所思。比起人工驅除，也許更應該拿來烹調享用才對。

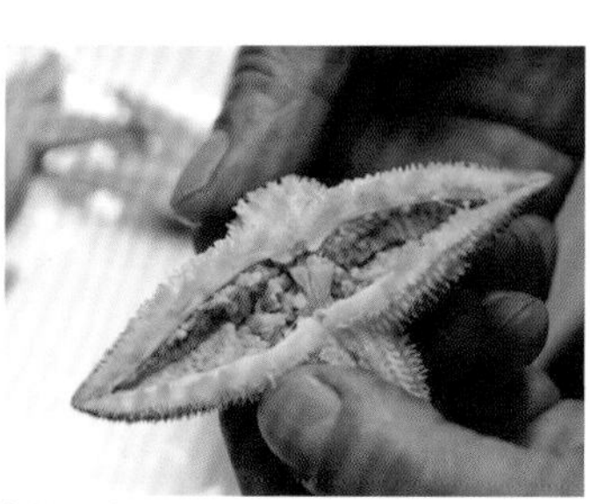

抓住兩腕，從中間往左右剝開後，就能看到裡面的卵巢。味道濃醇甘甜，類似海膽的風味。

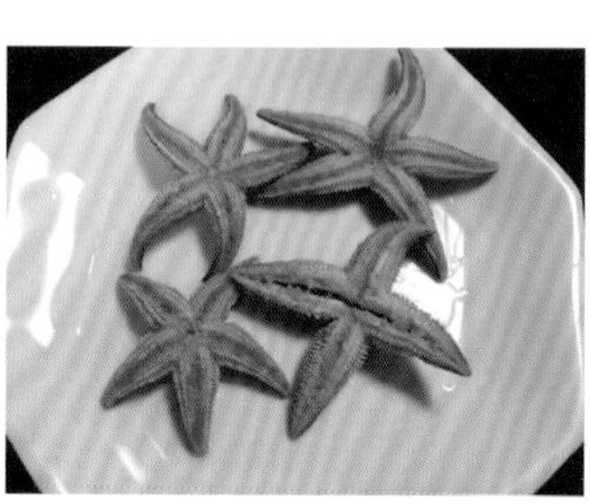

水煮後的平底海星。海星水煮之後也不會變成紅色。水煮後帶有海邊的香氣。

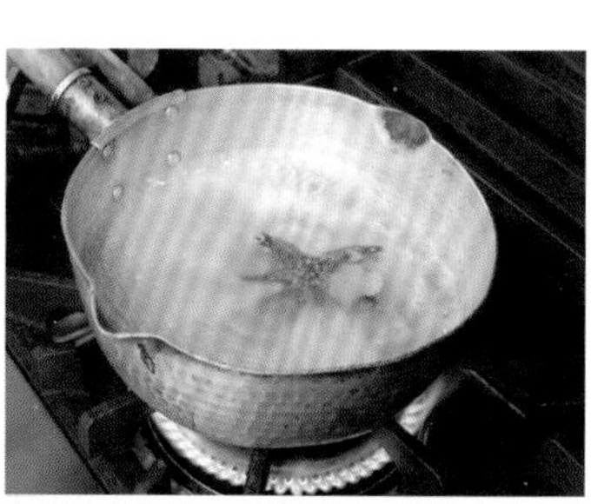

在鍋中放入鹽、水和海星，根據大小水煮15～30分鐘即可。除此以外沒有其他的料理方式。訣竅就是鹽巴的份量。

刺冠海膽
岩隱子 Diadema setosum

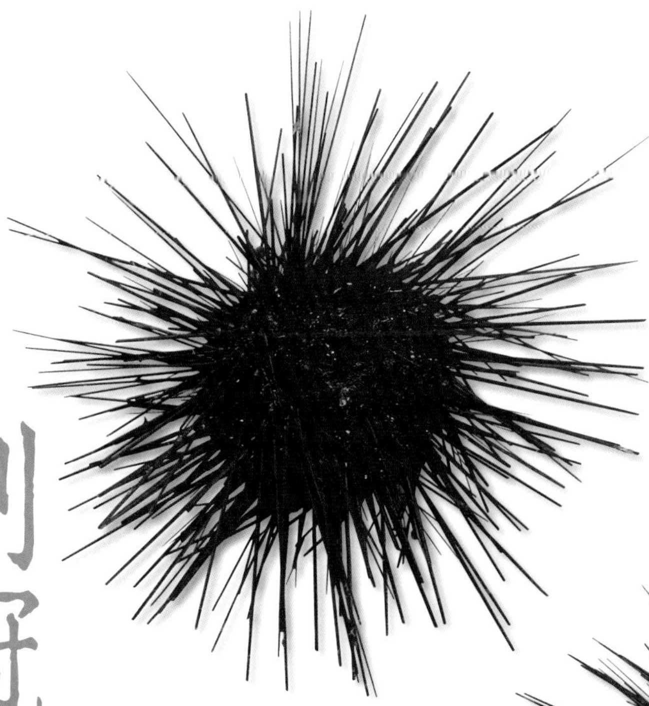

全長約20cm

冠海膽目冠海膽科
刺冠海膽
岩隱子Diadema setosum

棲息地●房總半島以南。漁獲●潛水採集。別名●魔鬼海膽、海鬚、海針

次要魚類的實力

次要魚類珍稀度	★★★★★
美味程度	★★★★★
價格	★★★★☆

唯一的天敵
魨形目鱗魨科 **褐擬鱗魨**
胡麻紋 Balistoides viridescens

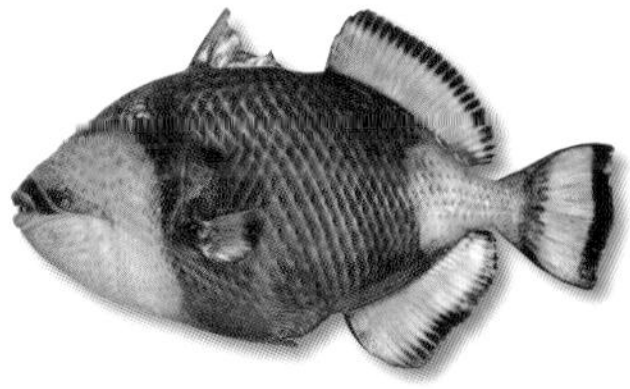

鱗魨類為刺冠海膽唯一的天敵。能叼住細長的刺棘，將其反折至弱點－嘴部上方，再將嘴巴附近咬碎後，食用海膽肉。主要棲息在熱帶的珊瑚礁海域中。

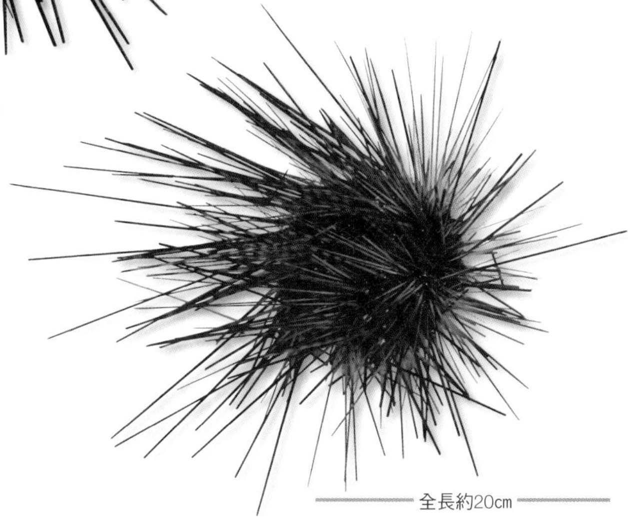

全長約20cm

冠海膽目冠海膽科
沙氏冠海膽
青筋岩隱子 Diadema savignyi

棲息地●房總半島以南。漁獲●潛水採集。別名●藍環冠海膽

次要魚類的實力

次要魚類珍稀度	★★★★★
美味程度	★★★★★
價格	★★★★☆

和一般的馬糞海膽及光棘球海膽（紫海膽），屬於完全不同系統的海膽。近年來因為大量繁殖而造成問題，不過食用的地區非常有限，實為可惜。

屬於海膽的一種，多棲息於暖水區及珊瑚礁區

冠海膽類屬於棘皮動物，雖然在廣義上是海膽的一種，不過外觀和一般的海膽不同。刺棘相當長。被刺到會非常痛之外，加上刺棘易折斷，因此刺棘的碎片很容易殘留於體內。專門採集海螺及伊勢龍蝦的漁夫，也因為危險而非常厭惡這兩種海膽。以生長在岩石或珊瑚礁上的海藻類為食，由於身上布滿了刺棘，因此幾乎沒有天敵。唯一的天敵僅有褐擬鱗魨，是一種類似河魨的魚類。

以危險動物而聞名 處理時也非常危險而辛苦

兩種海膽都被當作釣石鯛等磯釣的魚餌。食用地區非常少。在島根縣甚至因為大量繁殖而造成生態問題。

盛產期●夏季
產地●鹿兒島縣、熊本縣、宮崎縣

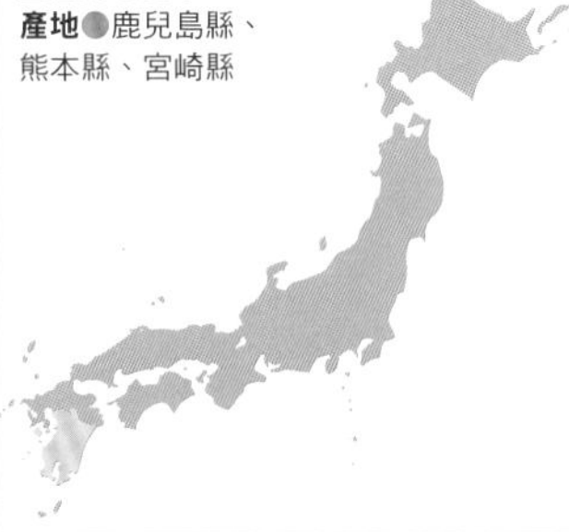

※2種海膽的產地

為流通市場而捕獲的地區，僅限於鹿兒島縣。另外在熊本縣、宮崎縣等地區，也會少量捕獲。

可食用部分僅有生殖巢，和其他海膽類相同。色調幾乎都一樣。味道稍嫌清淡，不過帶有豐富的海膽特有風味，偶爾能在壽司店品嚐到此料理。

因大量繁殖而造成問題時，更應該食用以減少數量。

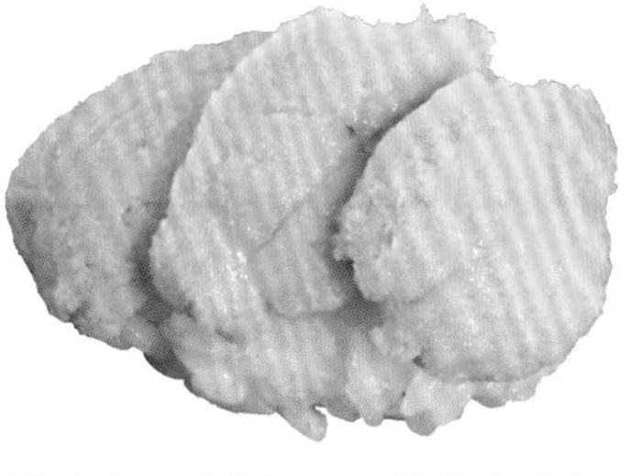

將三片重疊於握壽司上。味道類似紫海膽，清爽而帶有甜味。風味不會輸給北海道的海膽。

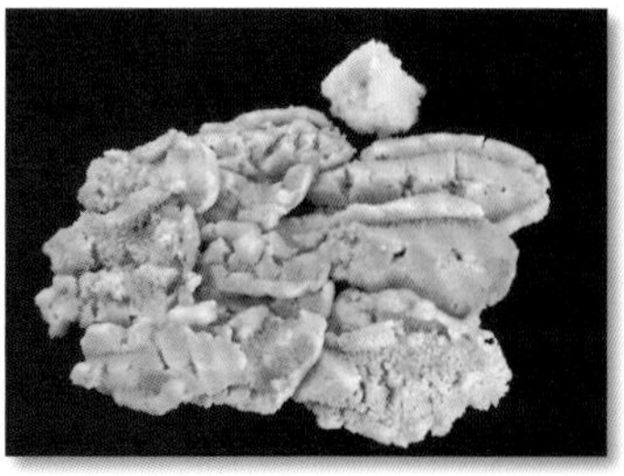

在鹿兒島縣會將海膽放入木盒中販售。同時也是鹿兒島縣的夏日風情之一。色調和賣相極佳，看起來和一般的海膽差不多。

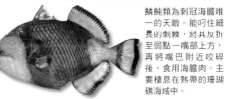

簡單明瞭
其他動物類的分類與進化

為了理解比較不熟悉的水中動物，最建議的方式
就是在自己的頭腦中，列出魚動物的系統樹狀圖及位置。

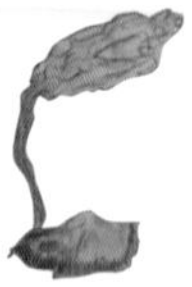

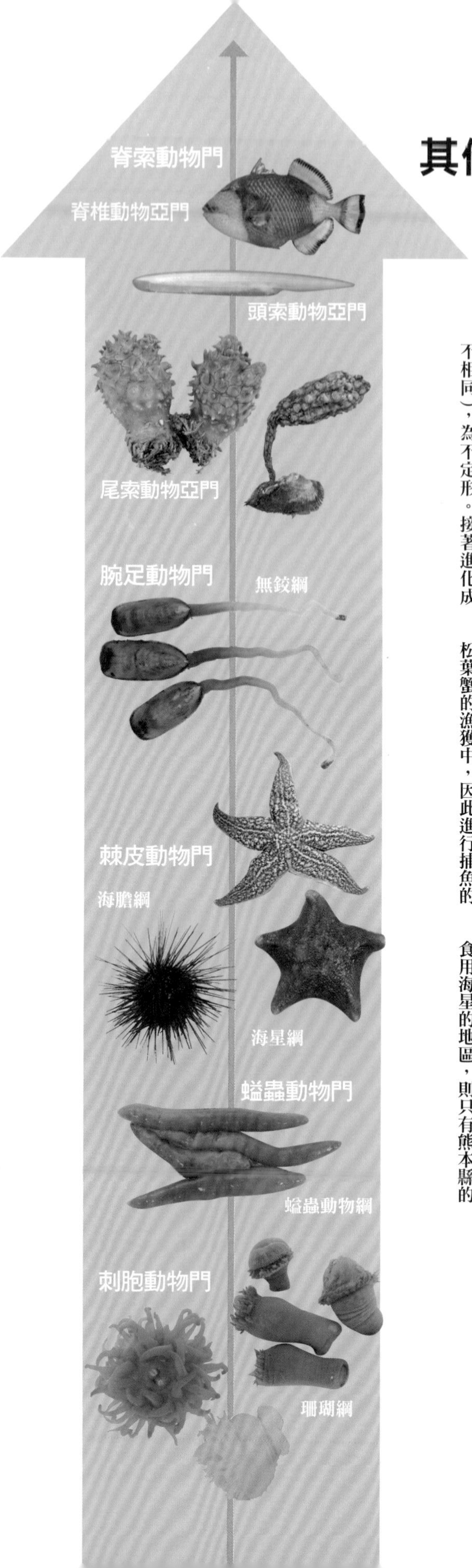
脊索動物門
脊椎動物亞門
頭索動物亞門
尾索動物亞門
腕足動物門
無鉸綱
棘皮動物門
海膽綱
海星綱
螠蟲動物門
螠蟲動物綱
刺胞動物門
珊瑚綱

為了敘述其他水中動物類時，必須從界、門、綱、目、科、屬、種的最上級，也就是「界」開始分類。一般人會認為越往下變化越大，往上則幾乎沒有變化。實際上正好相反。在從前「界」僅區分為動物界和植物界兩種。如今有分成八界之學說，也有人認為分成三界即可等云云。

不過在食用生物的世界中，只要區分成植物界和動物界即可。動物界的始祖是原生動物。原生動物極為細小，必須用顯微鏡才能觀察到，左右及放射都非對稱狀（形狀不相同），為不定形。接著進化成擁有多數對稱點的放射對稱動物。像是水母及海葵等生物。隨著對稱點減少的方向前進，逐漸進化成左右對稱的脊椎動物。

接著由此觀點來鳥瞰動物界。首先是最下方的海葵等刺胞動物。其中也包括常見的水母，主要有能在有明海捕獲的海蜇及黃斑海蜇兩種。其他水母類雖然也能食用，不過海葵幾乎沒有人加以利用。在日本國內的食用海葵，也僅有深紅色海葵及日本鈕扣海葵這兩種。前者的食用地區，已確認是在面向日本海的鳥取縣及島根縣，由於會混進松葉蟹的漁獲中，因此進行捕魚的地區，仍保留著海葵的飲食文化。後者僅在有明海一帶食用。據說在沖繩縣也會食用其他種類，不過細節仍待確認。

螠蟲動物中的單環刺螠，能在日本全國捕獲，被當作高價的釣魚用魚餌，不過國內的食用地區，目前僅知道有北海道的石狩市。在韓國則是常見的食材。

棘皮動物中的海膽，高價而受歡迎，不過帶有長棘而危險的刺冠海膽，目前只知道鹿兒島縣等九州地區有食用的習慣。由於味道鮮美可口，食用地區應該不僅如此而已。食用海星的地區，則只有熊本縣的天草地方。

腕足類的鴨嘴海豆芽，如今除了有明海及奄美大島之外，已經成為稀有生物，特意捕獲食用的地區，僅限於有明海一帶。

尾索動物中的海鞘類，像是真海鞘已經發展成養殖漁業，在流通市場上也是重要的水產。紅海鞘只能在北海道捕獲，因此仍屬於較少見的種類。而柄海鞘及皺瘤海鞘，因為進入定置網中而令人頭痛，不過在韓國卻是常見的火鍋食材。

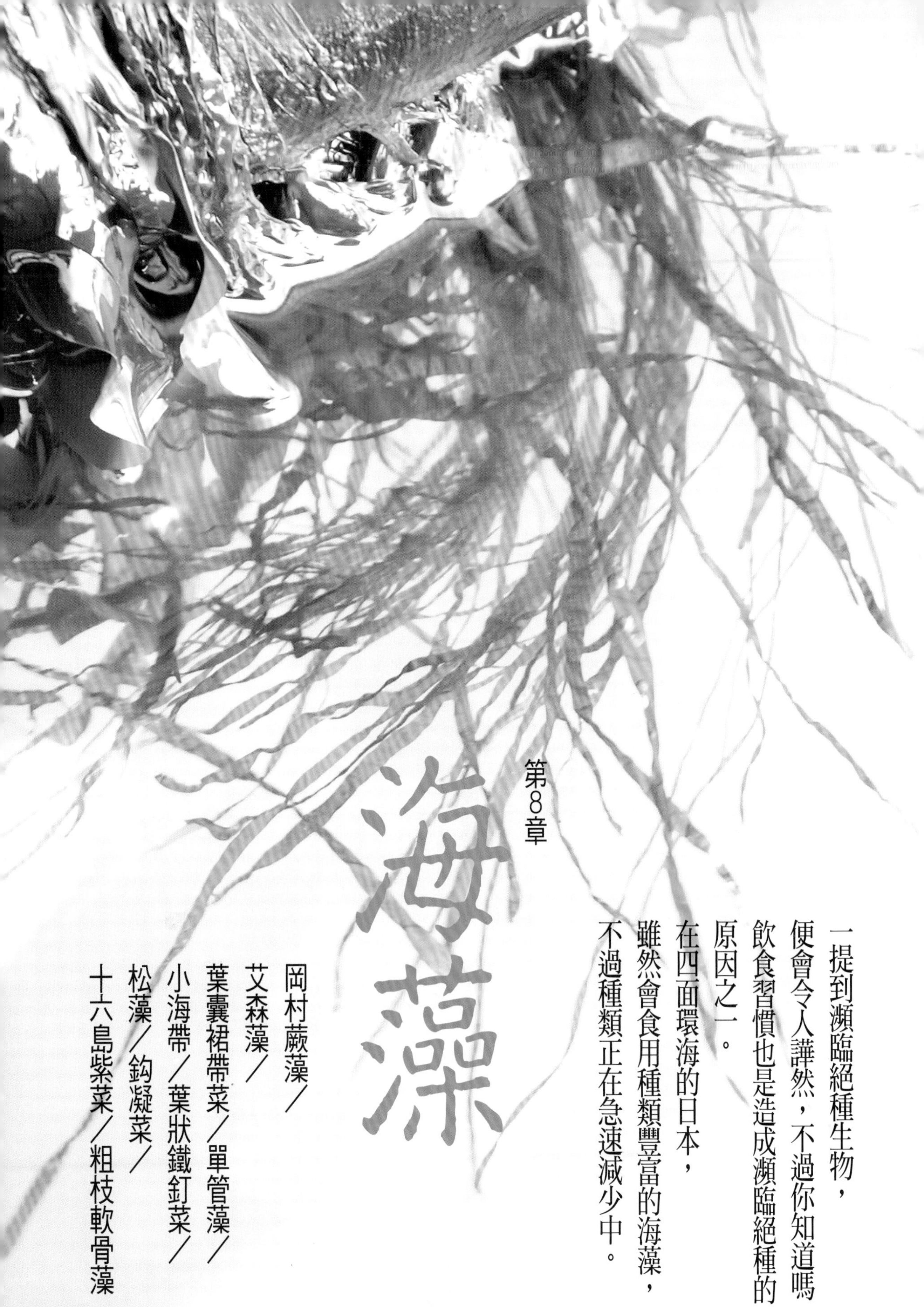

第8章 海藻

一提到瀕臨絕種生物，
便會令人譁然，不過你知道嗎，
飲食習慣也是造成瀕臨絕種的
原因之一。
在四面環海的日本，
雖然會食用種類豐富的海藻，
不過種類正在急速減少中。

岡村蕨藻／艾森藻／葉囊裙帶菜／單管藻／小海帶／葉狀鐵釘菜／松藻／鉤凝菜／十六島紫菜／粗枝軟骨藻

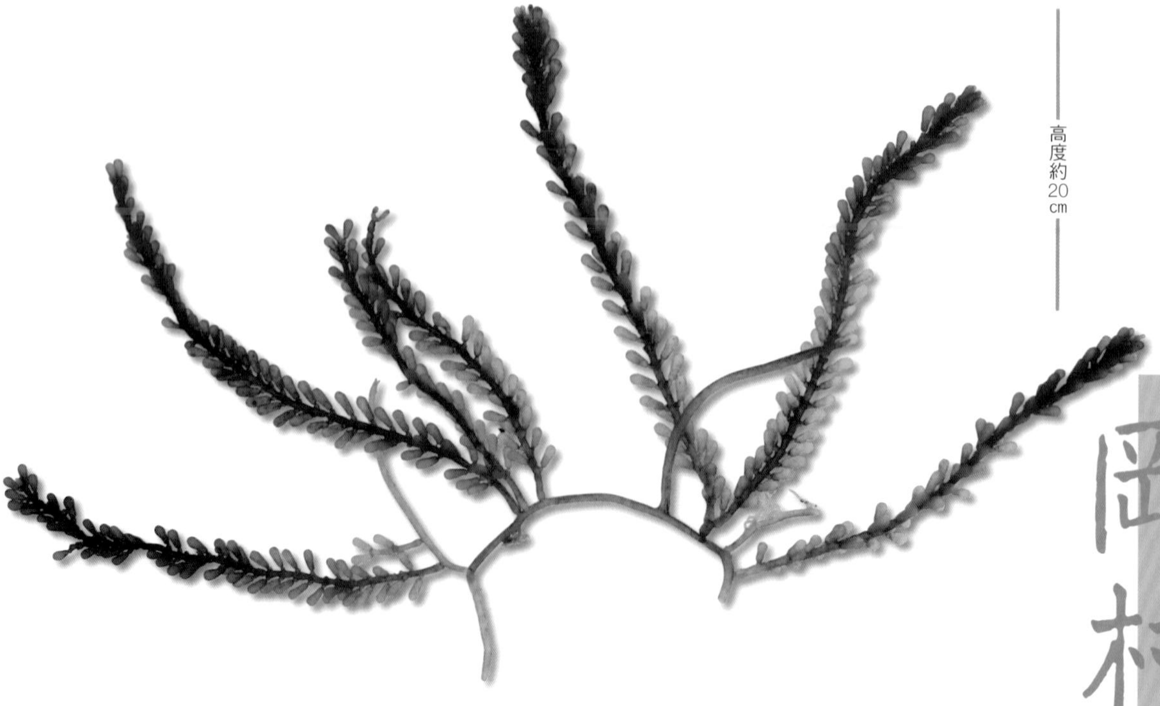

岡村蕨藻

総岩蔦 Caulerpa okamurae

生鮮的狀態下為青綠色，可以直接生食。這是岡村蕨藻及海葡萄（長莖葡萄蕨藻）的特徵。兩種藻類吃法相同，在沖繩縣極為有名的海葡萄，屬於少見而次要的藻類。

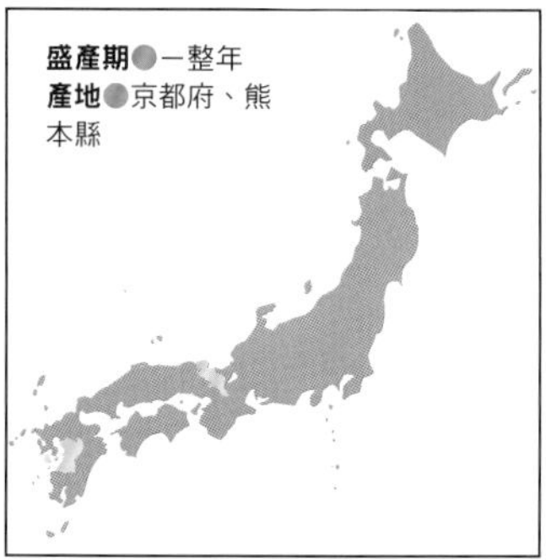

羽藻目蕨藻科

岡村蕨藻

総岩蔦 Caulerpa okamurae

棲息地●房總半島、能登半島～九州。漁獲●採集

次要魚類的實力

次要魚類珍稀度	★★★★☆
美味程度	★★★★☆
價格	★★★☆☆

和綠海苔同樣屬於綠藻類，不過外觀截然不同

岡村蕨藻是分布於日本列島暖水域，且生長在岩石上的一種綠藻類。枝條看起來就像是一串葡萄般。大多分布於淺海中。雖然是常見的藻類，不過卻很少被利用。隨著同屬的海葡萄（長莖葡萄蕨藻）受到歡迎，岡村蕨藻也開始受到養殖研究業者的注意。

托同屬的海葡萄之福而逐漸受到矚目

一般而言，採集後的海藻通常會先冷卻，以避免腐敗，不過本種所屬的蕨藻類，冷卻後便會萎縮。另外，海藻基本上都是煮熟後食用，不過蕨藻科的藻類可以生吃。

由於沖繩縣開始養殖海葡萄，也因此導致岡村蕨藻無法迅速流通至日本各地。

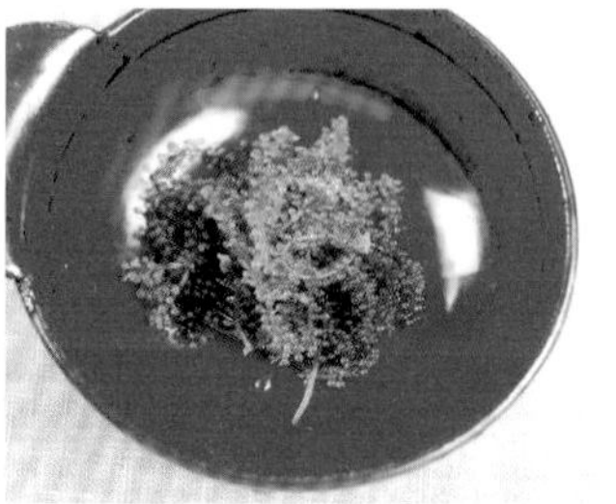

蕨藻科藻類的基本吃法為生吃。水煮後會溶化成綠黑色。口感彈脆，而且帶有海岸的香氣。

葡萄狀顆粒的口感，非常彈脆而可口。而且也帶有鮮味及海岸的香氣。

吃法及風味都和海葡萄一樣，希望岡村蕨藻能更加受到矚目。

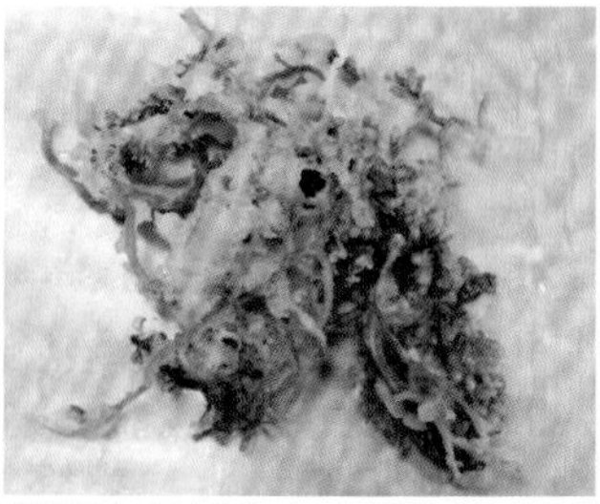

雖然基本吃法為生吃，不過沾上麵衣後迅速油炸，也非常可口。顆粒球狀內仍保持生鮮的狀態，外表酥脆，而且帶有一點鹹味。

擁有近親之緣

羽藻目蕨藻科 **長莖葡萄蕨藻**

括れ蔦（海葡萄）Caulerpa lentillifera

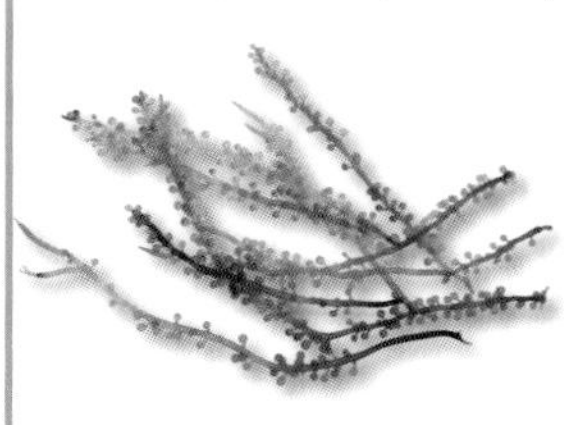

於沖繩縣開始養殖的海葡萄，如今已成為眾所皆知的水產。不過也許很多人並不知道能生吃。

艾森藻

荒布 *Eisenia bicyclis*

「荒布」、「搗布」等食物名，為許多種海藻的總稱。標準和名為「荒布」的藻類，可作為食用，「搗布」則主要當作萃取海藻酸的工業原料。

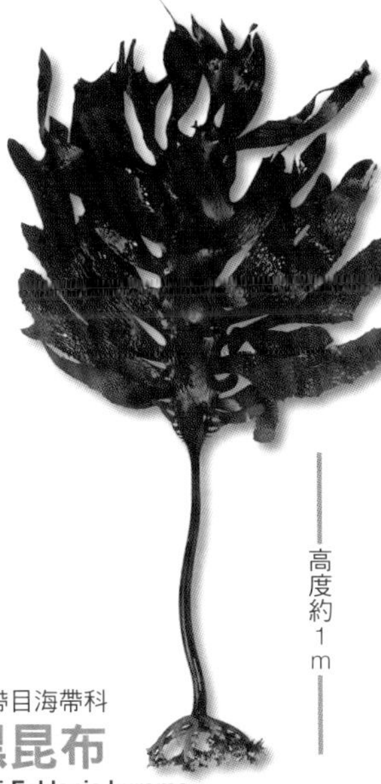

高度約1m

海帶目海帶科
黑昆布
黒布 Ecklonia kurome
棲息地●本州中部以南、九州。漁獲●採集。別名●荒布

次要魚類的實力

次要魚類珍稀度	★★★★☆
美味程度	★★★★☆
價格	★★★☆☆

海帶目海帶科
艾森藻
荒布 Eisenia bicyclis
棲息地●日本海北陸以南、太平洋側分布於岩手縣以南、瀨戸内海。漁獲●採集。別名●搗布

次要魚類的實力

次要魚類珍稀度	★★★☆☆
美味程度	★★★★☆
價格	★★★☆☆

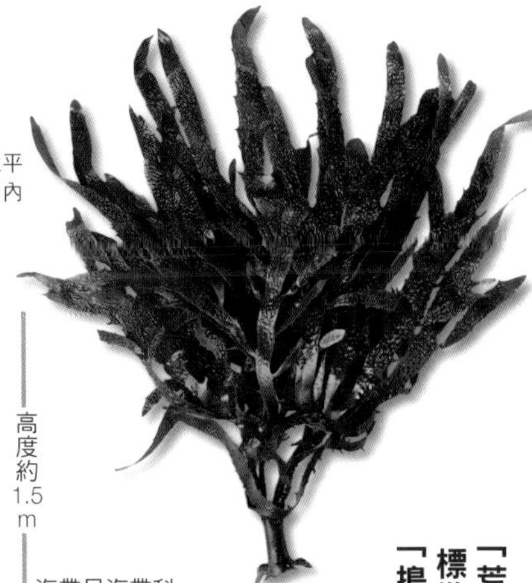

高度約1.5m

海帶目海帶科
相良布
相良布 Eisenia arborea
棲息地●靜岡縣～德島縣的太平洋沿岸。漁獲●採集。別名●荒布

次要魚類的實力

次要魚類珍稀度	★★★★☆
美味程度	★★★★☆
價格	★★★☆☆

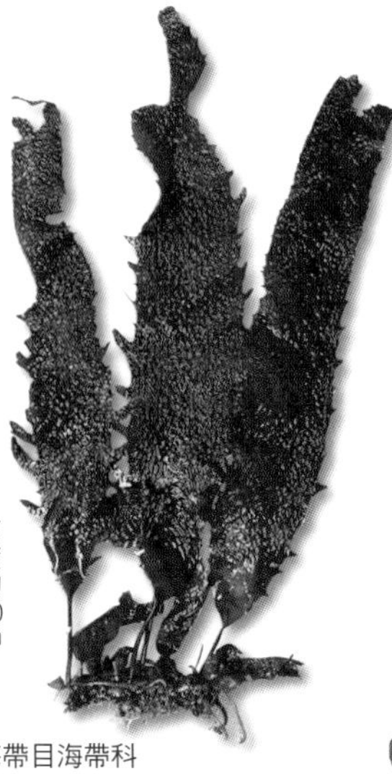

高度約50cm

海帶目海帶科
深海黑藻
蔓荒布 Ecklonia stolonifera
棲息地●九州北部～青森縣的日本海、津輕海峽。漁獲●採集。別名●荒布

次要魚類的實力

次要魚類珍稀度	★★★☆☆
美味程度	★★★★☆
價格	★★★☆☆

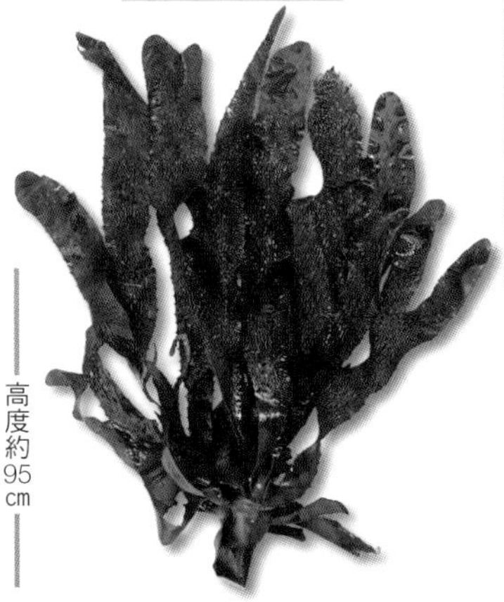

高度約95cm

盛產期●一整年，新鮮的產季在冬至春季
產地●青森縣、秋田縣、山形縣、新潟縣、京都府、島根縣、山口縣、千葉縣、三重縣、德島縣、大分縣

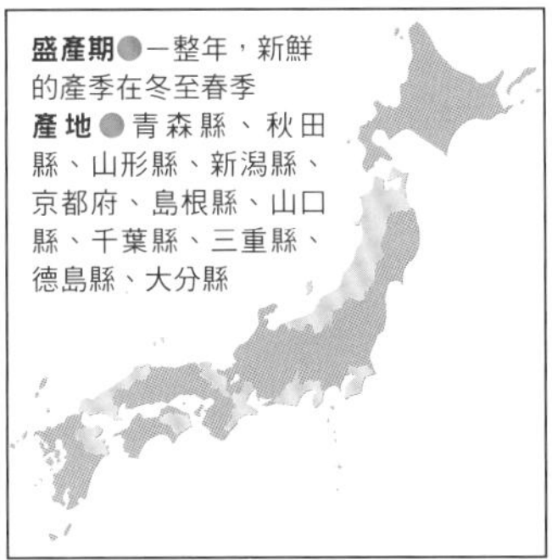

※4種藻類的任一種產地

對於鮑魚、海螺，以及海洋生態而言都很重要

這四種都屬於海帶科的海藻，經常被當作昆布（海帶）類利用，並以「荒布」、「搗布」等名稱販售。雖然在日本各地都有少量販售，不過大部分的人也許都沒看過原本的樣貌。除了食用之外，對於群生在岩石區中的鮑魚和海螺，也是很重要的餌食。在海洋環境也佔有重要的角色。

深受鮑魚喜愛的食物，果然是絕品。簡直太美味！

被當作食用的種類，有以上的四種。在日本各地皆以「荒布」、「搗布」之名稱販售。標準和名為荒布的艾森藻，雖然是可食用的藻類，不過標準和名為搗布的褐藻，其實是萃取海藻酸的原料，並非食用種類，因此而容易造成混淆。

從寒冷季節至春季的鮮嫩時期，會以生鮮的狀態流通於市場上，因此能直接煮熟享用。加入熱水中煮熟後，會逐漸呈現出鮮綠色，切碎之後帶有黏液，非常鮮美可口。比較大片的海藻，會將其水煮後曬乾。將曬乾的海藻泡水還原之後，可以像鹿尾菜一樣拌炒，或是像昆布一樣卷沙丁魚或秋刀魚享用。尤其是在三重縣、岐阜縣等地區，「荒布卷」甚至比昆布卷更普遍。

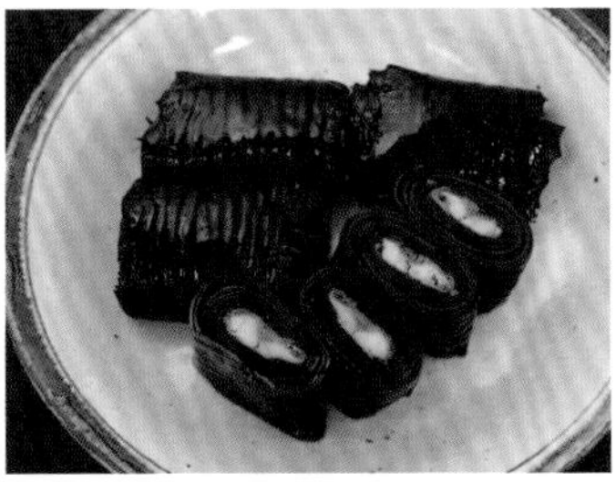

在三重縣鳥羽市神島等地區，將秋刀魚、沙丁魚用荒布卷成「荒布卷」。在神島地區，甚至會用「荒布卷」來供奉伊勢神宮。

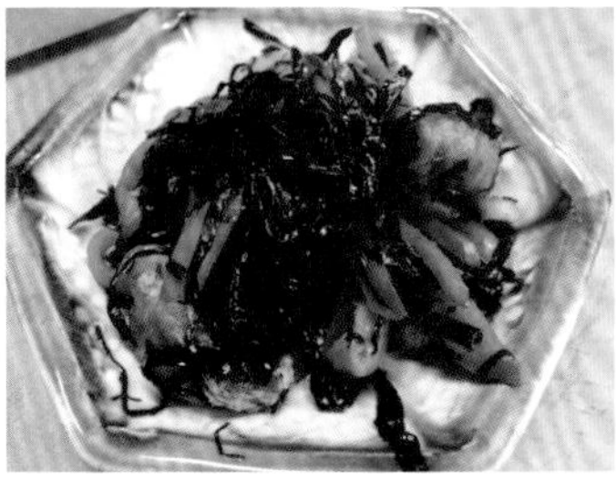

將島根縣產的乾燥「荒布（黑昆布）」，浸泡於水中約20分鐘後，就能和蔬菜或加工食品一起熱炒。料理方式和鹿尾菜一樣，非常簡單。

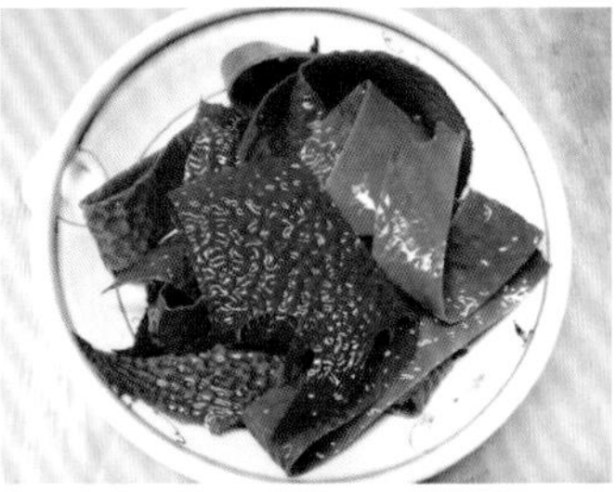

青森縣大間町產的生鮮深海黑藻，並將其水煮後的樣子。顏色由褐色轉變為鮮綠色。口感柔軟鮮嫩，切碎之後帶有黏液，非常美味。

協助／鳥羽市水產研究所

葉囊裙帶菜

広布 Undaria undarioides

日文的「布」，在奈良時代是指裙帶菜。而和名「廣布」，則帶有比「裙帶菜還寬」之意。雖然是美味的海藻類，食用地區卻非常少。

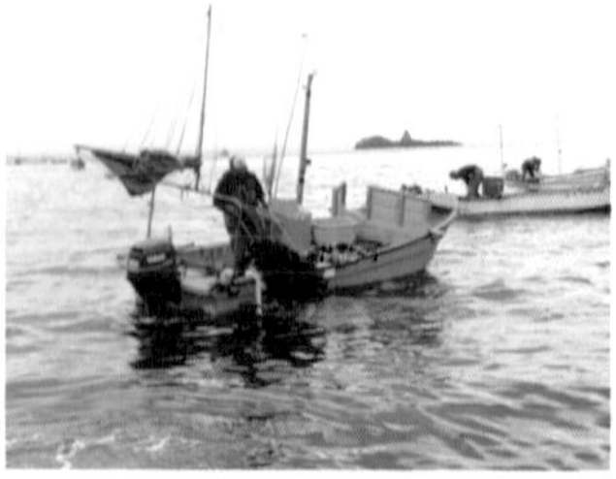

在千葉縣南房總市富浦町進行的「大葉若布漁」。在船上將類似耙子的工具往下撈。將捕撈到的裙帶菜，於海邊曬乾後，綑綁成束販售。

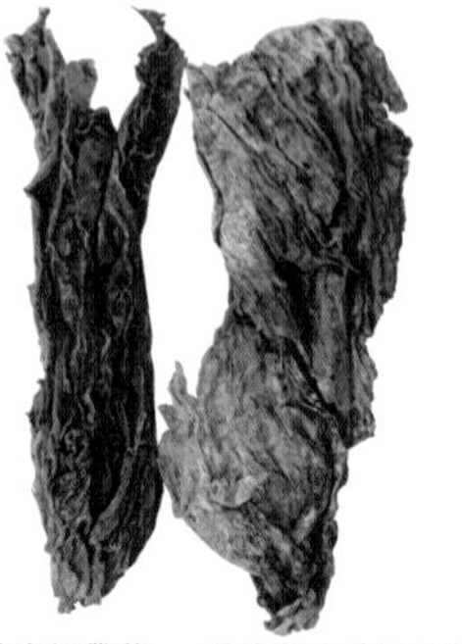

「乾燥葉囊裙帶菜」。照片為三重縣長島町產的裙帶菜。在千葉縣也會用同樣方式乾燥。

盛產期●一整年、新鮮產季在春季
產地●千葉縣、三重縣、和歌山縣、德島縣

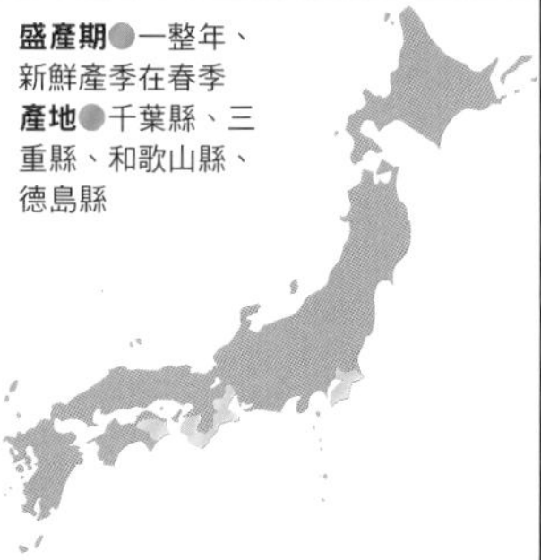

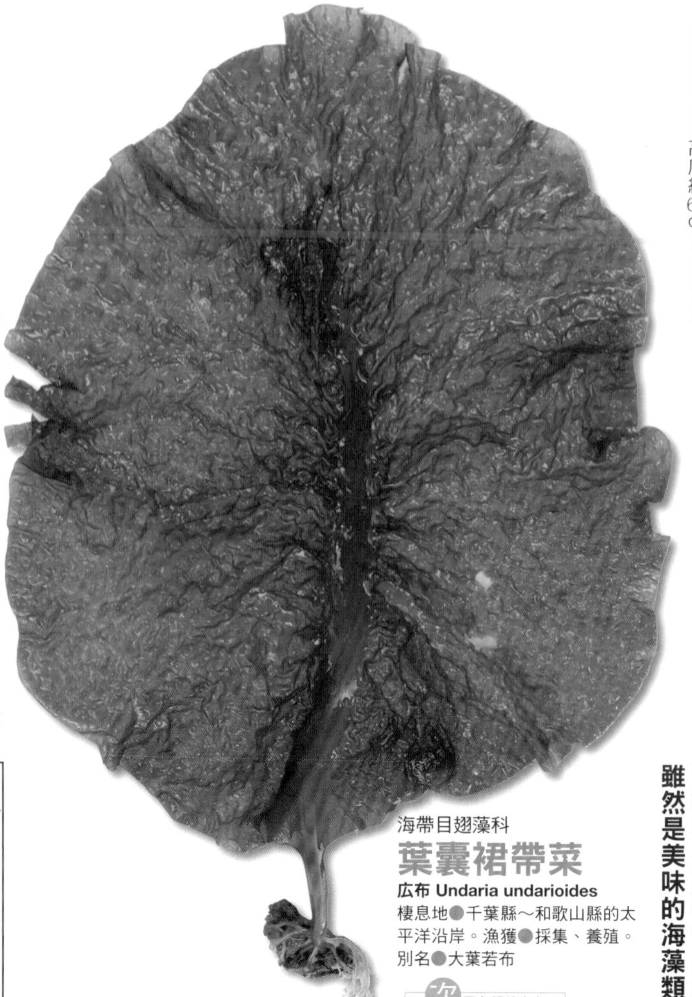

高度約60cm

海帶目翅藻科
葉囊裙帶菜
広布 Undaria undarioides
棲息地●千葉縣～和歌山縣的太平洋沿岸。漁獲●採集、養殖。別名●大葉若布

次要魚類的實力

次要魚類珍稀度	★★★★☆
美味程度	★★★★☆
價格	★★★☆☆

自古以來就有食用習慣，為沿岸的「裙帶菜」種類之一

裙帶菜自古以來就被當作食用海藻，而葉囊裙帶菜則是其近緣種類。主要生長在千葉縣至德島縣的淺岩礁區，雖然生長地區相同的裙帶菜，如今也仍為大眾所利用，不過葉囊裙帶菜卻是次要而少見的海藻類。

棲息海域較有限，就算在棲息地也不一定有食用習慣

基本的料理方式和裙帶菜完全一樣。味道也不相上下。因此也希望大家能記住，還有如此美味的海藻類。有接近生鮮狀態及乾燥製品，乾燥製品較容易購買。將乾燥的葉囊裙帶菜，放入定量的水中，並清洗數分鐘即可料理。還原後的葉囊裙帶菜，可以用來煮味噌湯，或是水煮後製作成涼拌醋海帶。湯品的味道就和裙帶菜一樣美味。

雖然生鮮的葉囊裙帶菜比較難購買，不過在冬至春季期間，把生鮮的葉囊裙帶菜水煮後，會轉變成鮮綠色，可切碎後享用，堪稱絕品。

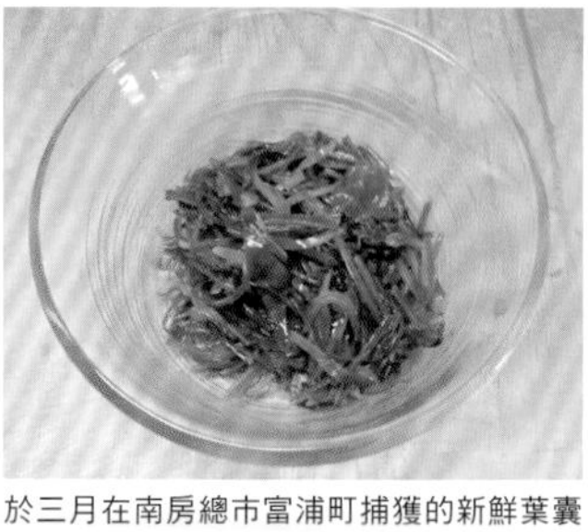

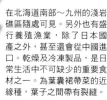

於三月在南房總市富浦町捕獲的新鮮葉囊裙帶菜，將其切碎製作成涼拌。葉片的部分沒有黏液，不過味道鮮甜豐富，非常可口。

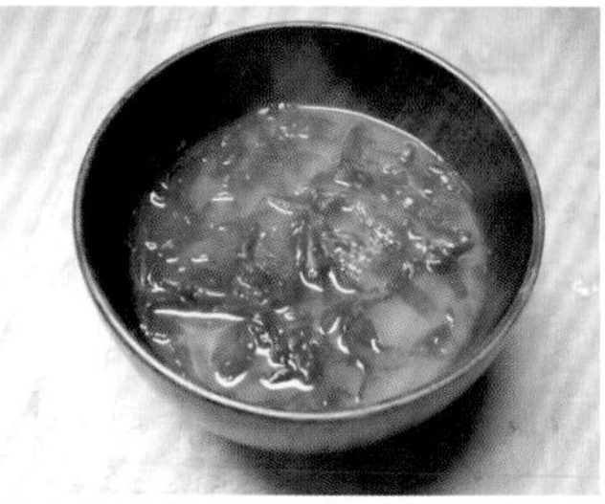

沖掉沙子之後，就能直接當作味噌湯的食材。比裙帶菜更具口感，加上恰到好處的海岸香氣，百吃不厭。

擁有近親之緣

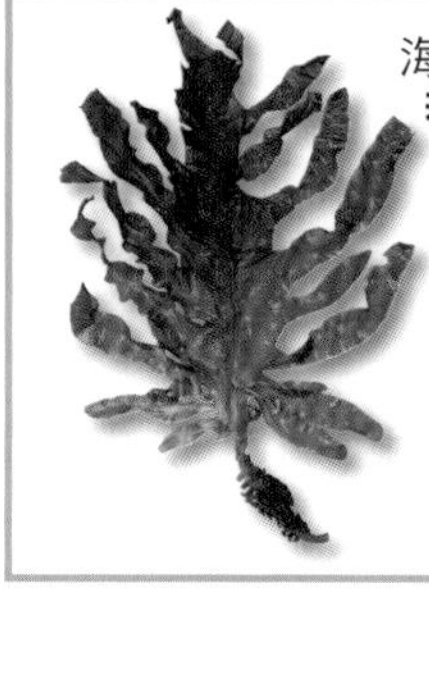

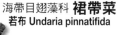

海帶目翅藻科 **裙帶菜**
若布 Undaria pinnatifida

在北海道南部～九州的淺岩礁區隨處可見。另外也有盛行養殖漁業，除了日本國產之外，甚至還會從中國進口。乾燥及冷凍製品，是日常生活中不可缺少的重要食材之一。為葉囊裙帶菜的近緣種，葉子之間帶有裂縫。

單管藻

茅藻海苔
Scytosiphon lomentaria

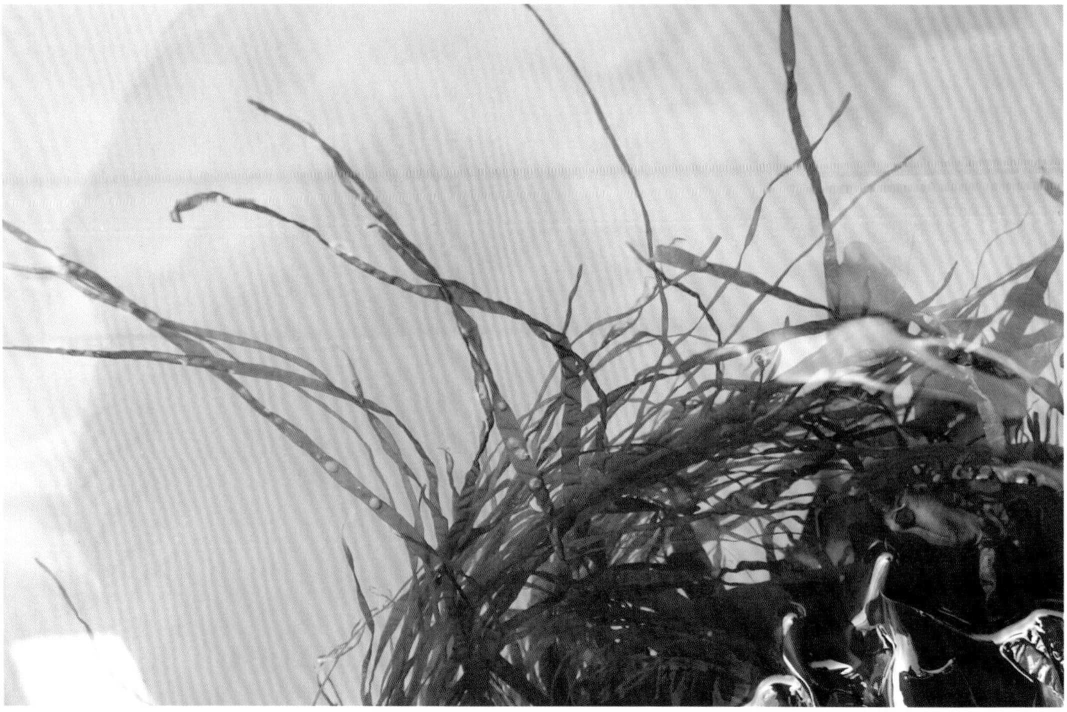

由於外型類似陸地上的植物「茅（芒草）」葉子，因此而得其名。不過比起葉子，更令人聯想到頭髮，所以也有別名「毛海苔」。食用地區極為稀少。在擁有飲食文化的地區被視為超高級品。

萱藻目萱藻科

單管藻

茅藻海苔 Scytosiphon lomentaria

棲息地●日本全國的沿岸。漁獲●採集。別名●萱藻、菜海苔、毛海苔

高度約30cm

次要魚類的實力

次要魚類珍稀度	★★★★★
美味程度	★★★☆☆
價格	★★★★☆

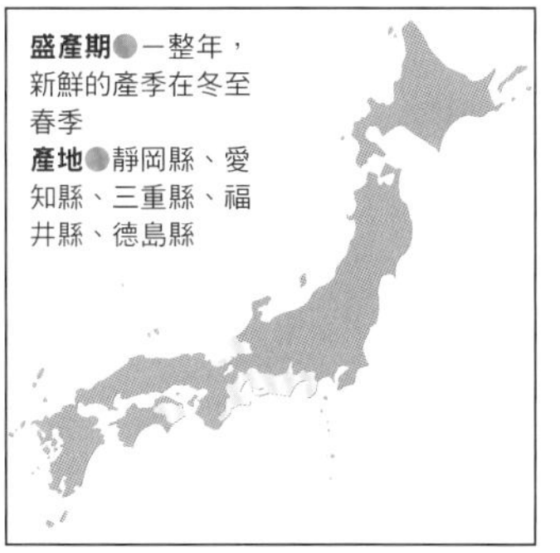

盛產期●一整年，新鮮的產季在冬至春季

產地●靜岡縣、愛知縣、三重縣、福井縣、德島縣

遍布於太平洋及日本海的麥稈狀細長型海藻

分布於日本各地、朝鮮半島至澳洲，以及美洲大陸等，棲息域極廣。生長於淺岩礁區，外型就彷彿稻科植物的莖稈般。在水中看起來也很像頭髮一樣。細長的葉片上也有分節，令人聯想到麥稈，因此還有別名「麥稈海苔」。這個名稱也曾出現於江戶時代延寶年間的書籍中。自古以來便是新年等節日享用的食物。

如今食用本種的地區急速減少，甚至被大部分地區所遺忘。

日本各地仍有少數地區食用此海藻

將新鮮的海藻用水清洗後，製作成味噌湯，不但口感恰到好處，而且帶有海藻特有的風味和鮮味。

不過單管藻比較少以生鮮狀態出貨，大部分都是加工成乾燥製品。通常會將其燒烤至青綠色，用手剝碎後撒在白飯上享用。燒烤後香氣四溢，而且帶有豐富的海藻鮮味。不可思議的是，明明是褐藻類，卻擁有類似綠藻類的海苔香氣。在靜岡縣沼津市等地區，在農曆新年享用麻糬時，也會搭配燒烤後的「菜海苔」一起享用。是充滿了新年氣息的奢華風味。

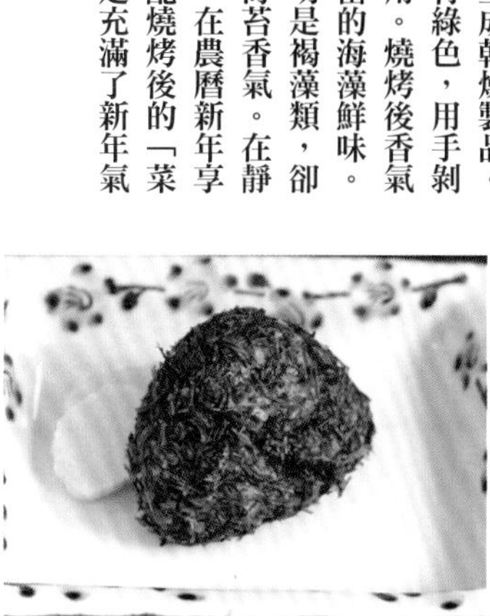

將福井縣產的乾燥單管藻，燒烤之後用手剝碎，接著灑在飯糰外圍。趁熱享用，香氣四溢而味道豐富。

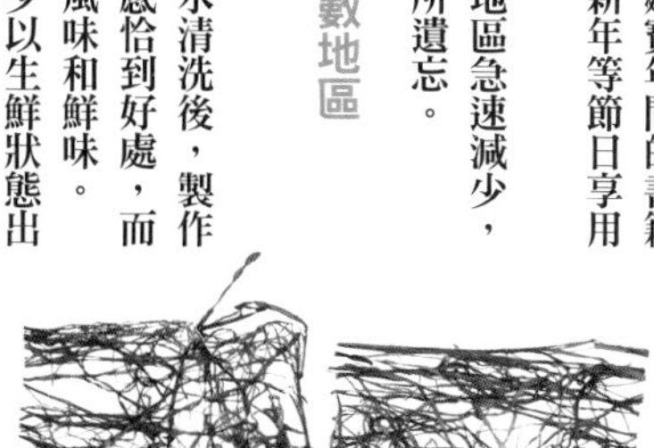

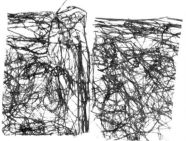

左邊為乾燥的「菜海苔」，右邊則是稍微炙燒後的樣子。顏色較翠綠，而且質地酥脆易碎。可以撒在白飯上，或是用麻糬沾著享用。

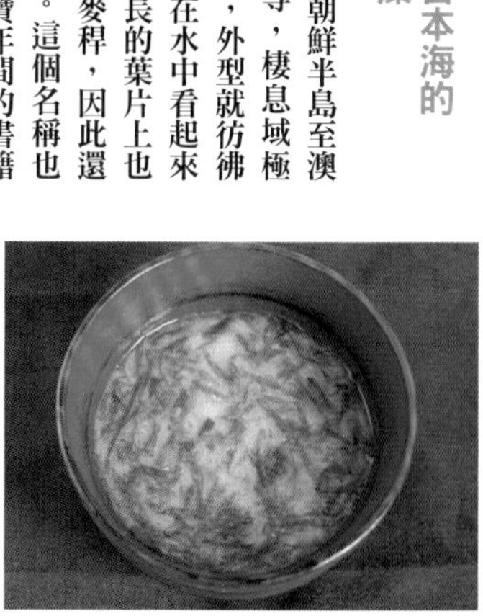

在海邊採集的生鮮單管藻，將其製作成味噌湯。在海藻中算是口感較柔軟的種類，煮熟後也會呈現出鮮綠色。口感彈脆而美味。

小海帶

幅海苔 Petalonia binghamiae

雖然是遍布於日本各地海邊的海藻，知道料理方式和採集的人卻急速減少。這樣下去，海邊的恩惠也許會從餐桌上消失。

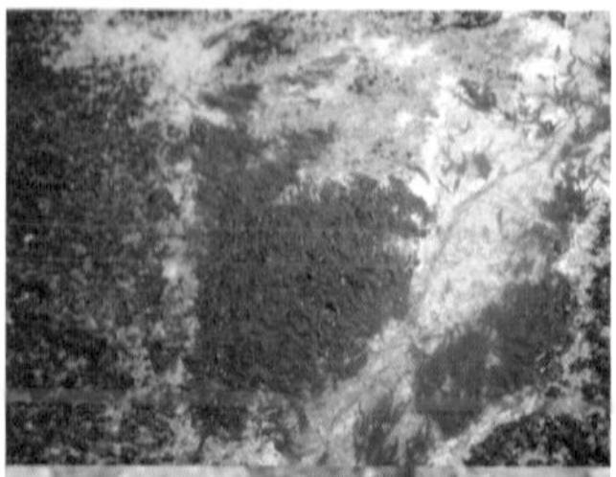

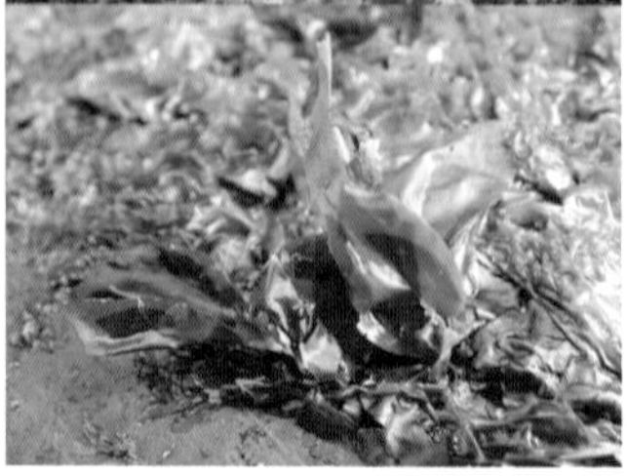

（上圖）於島根縣島根半島的初冬所攝。兩側為當地的特產「十六島紫菜」，中間則生長著瓣葉藻。在島根縣會將混合在一起的十六島紫菜及瓣葉藻，稱為「樫布海苔」。
（下圖）被青海苔（青海菜）包覆生長的小海帶。葉片寬度較其他海苔（生長在岩石上，因此能呈現出片狀）還寬。「幅寬」在日文中有「發展順利、有影響力」之意，因此在千葉縣外房等地區，也會於新年等節日時享用。

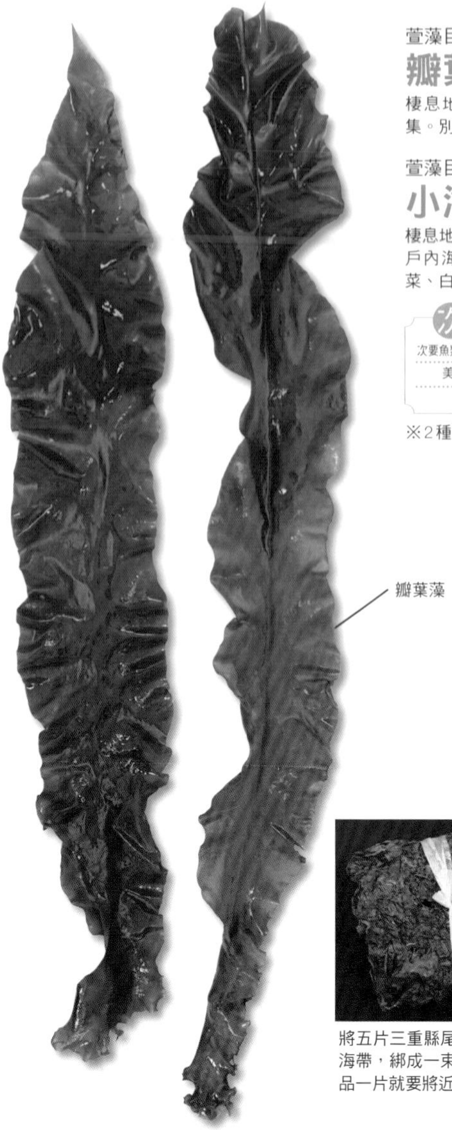
瓣葉藻

萱藻目萱藻科

瓣葉藻 西洋幅海苔 Petalonia fascia

棲息地●日本各地。漁獲●採集。別名●樫布

萱藻目萱藻科

小海帶 幅海苔 Petalonia binghamiae

棲息地●日本海、千葉縣～九州、瀨戶內海。漁獲●採集。別名●鵝腸菜、白毛菜、腳白菜、舌苔

次要魚類的實力

次要魚類珍稀度	★★★★☆
美味程度	★★★★★
價格	★★★★★

※2種皆相同

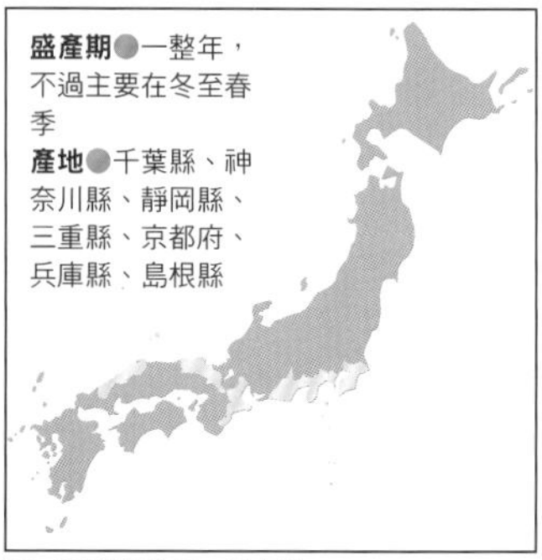
盛產期●一整年，不過主要在冬至春季
產地●千葉縣、神奈川縣、靜岡縣、三重縣、京都府、兵庫縣、島根縣

※2種藻類的任一種產地

將五片三重縣尾鷲市產的乾燥小海帶，綁成一束的樣子。最高級品一片就要將近一千日圓。

生長在岩石上 任由大浪拍打

小海帶類有分為瓣葉藻及小海帶兩種，外觀幾乎一樣。連專家分辨時都很辛苦，因此在這裡通稱為小海帶。

棲息在除了熱帶海域之外，還有在日本全國的淺岩礁區。可在冬至春天採集。能和紫菜（岩海苔）在同樣的季節採收，而和名「幅海苔」的由來，也許就是因為擁有較寬的葉片而命名。

祈求「發展順利」在新年或是節慶享用的吉祥食物

隨著季節變冷後，便會逐漸流通於日本各地。在關東的三浦半島、房總半島，以及山陰等地區，已經成為新年前的季節性商品。

基本吃法是將曬乾後的片狀海帶炙燒。燒烤後可以裹著麻糬吃，或是撒在飯上、拌入白飯中享用。

也有許多地區會放入新年料理的雜煮※1中。將麻糬放入醬油調味的湯中，接著將燒烤後的小海帶捏碎加入。也可以放入七草粥※2享用。

在島根縣則是將摻入十六島紫菜的海帶，稱為「樫布」。通常會直接燒烤後享用。用沾有醬油的飯匙攪拌白飯，接著用剛烤好的「樫布」包起來，製作成「爆彈飯糰」。

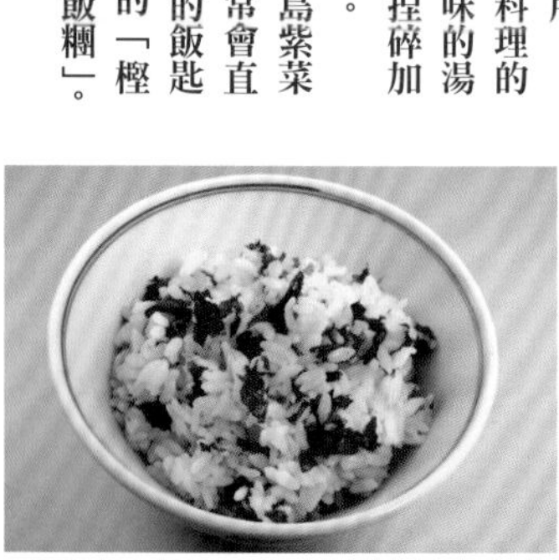

將燒烤海帶用手剝碎，淋上醬油再拌入白飯成為「小海帶飯」。能感受到海岸的香氣和海藻的甜味，極為可口。也可以直接灑在白飯上享用。

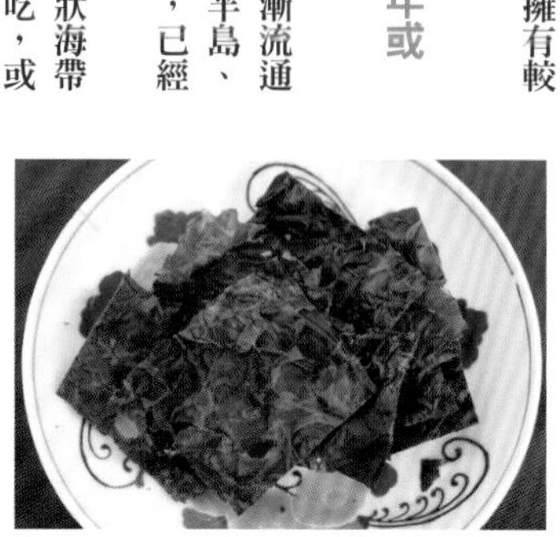

將島根縣產的「樫布海苔」燒烤後的樣子。從以前便是奢侈的下酒菜，極受歡迎。帶有強烈的海岸香氣，送入口中後，還能感受到海藻的鮮甜。

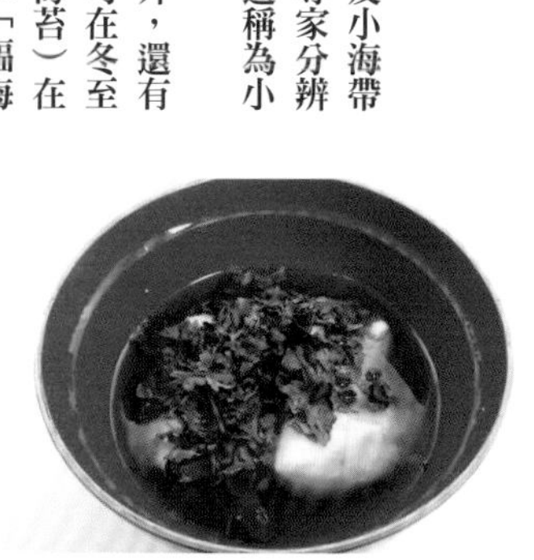

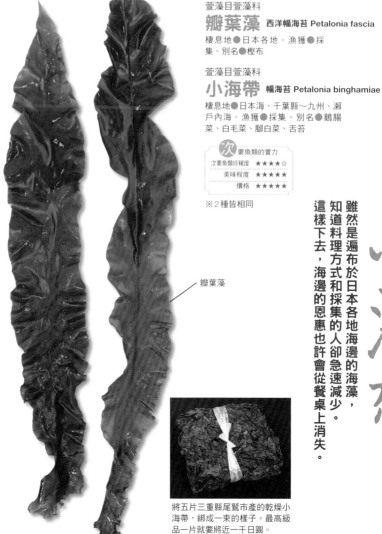

在千葉縣外房、伊豆半島等地區，也會將小海帶當作雜煮的食材。裹在剛烤好的麻糬上，或是加入將剛烤好的小海帶等。香氣就足以令人胃口大開。

協助／島根縣水產技術中心

※1雜煮：年糕湯，為日本的新年（新曆1月1日）料理。 ※2七草粥：由七種蔬菜所煮成的粥，在每年的1月7日享用，祈求新的一年是無病息災的豐收年。

葉狀鐵釘菜

いろろ
Ishige foliacea

在調查海藻類時，原本以為沒有人會吃這種海藻。沒想到部分地區也會在寒冷季節中採收、乾燥，並流通於當地。

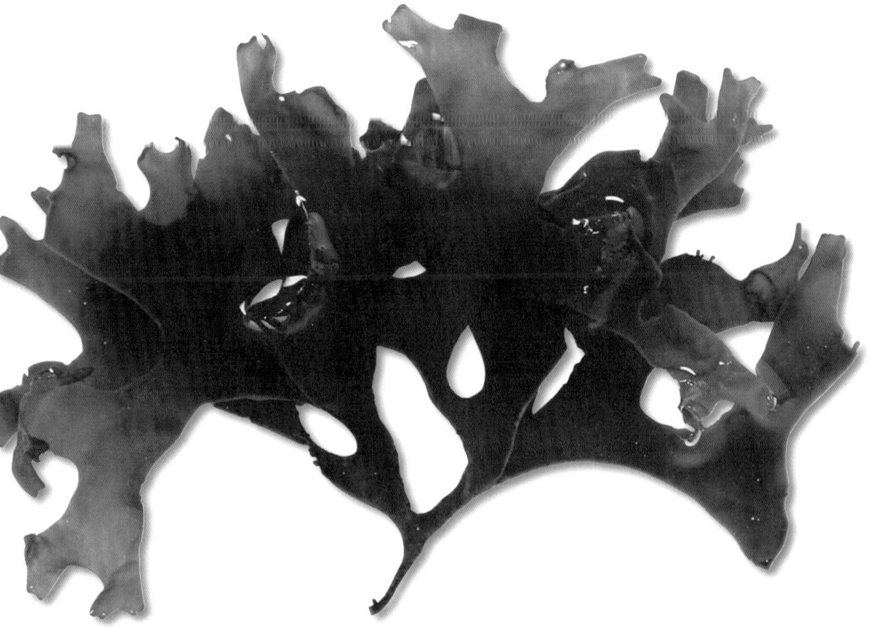

子藻目鐵釘菜科

葉狀鐵釘菜 いろろ Ishige foliacea

棲息地●本州日本海沿岸、岩手縣以南的太平洋沿岸、四國、九州。漁獲●採集。別名●鳥腳

次要魚類的實力

次要魚類珍稀度	★★★★★
美味程度	★★★★☆
價格	★★★☆☆

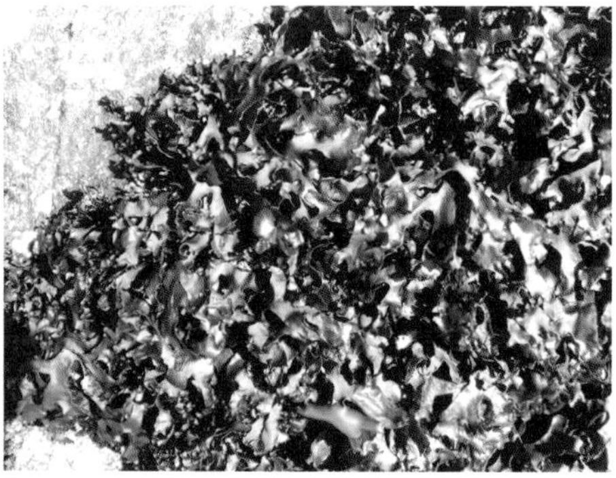

在千葉縣浦勝市地區，葉狀鐵釘菜佈滿於海岸的岩石上。

滿滿地覆蓋在日本各地海岸的岩石上

走訪本州、四國及九州等海岸時，本種為最醒目的海藻之一。許多地區的沿岸，長滿了本種及近緣種鐵釘菜，甚至完全覆蓋住岩石。

多生長於漲潮時，海水剛好能淹沒的淺海區，也是卷貝類及雜食性魚類的食物。

隨著磯燒現象的問題加劇，本種及鐵釘菜等海藻，在海洋生態中也扮演了重要的角色。

由於外觀實相差因此幾乎沒有地區食用

在關東一帶，幾乎沒有食用這種藻類的地區。千葉縣從以前就有食用多種海藻的習慣，而葉狀鐵釘菜的食用文化，有可能是在不知不覺間消失殆盡。

盛產期●一整年
產地●大分縣

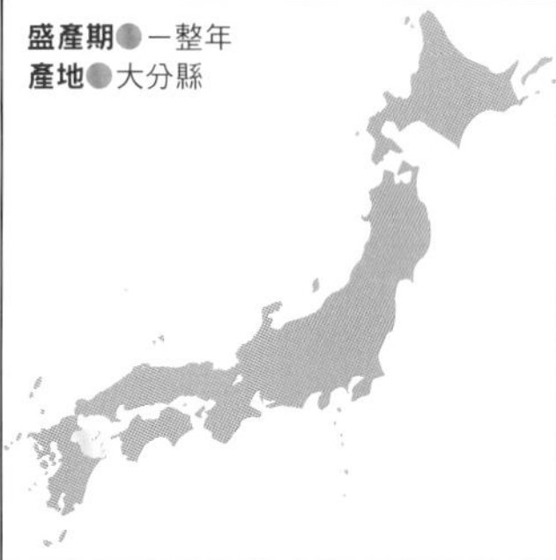

經過多年海藻食用文化的調查，終於找到食用葉狀鐵釘菜的地區。就在大分縣的國東半島。當地稱之為「鳥腳」，並且會在冬至春季採集，乾燥後流通於市場上。

料理方式和鹿尾菜一樣，泡水還原後拌炒。海岸的香氣，加上恰到好處的口感，實在美味。

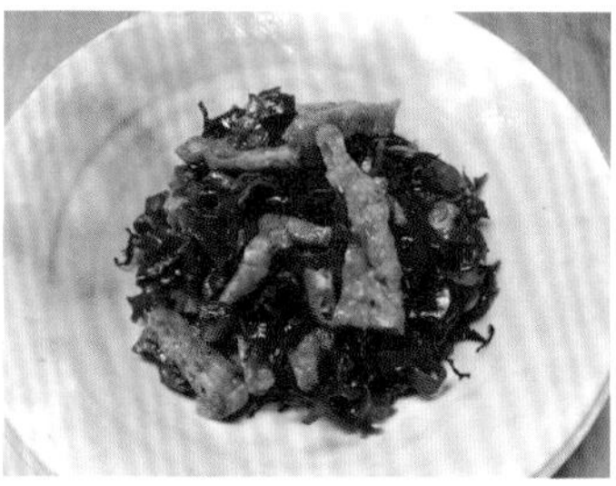

將泡水還原的「鳥腳」和炸豆皮一起拌炒。料理方式和鹿尾菜一樣，而且帶有豐富的海岸香氣，以及海藻特有的風味。

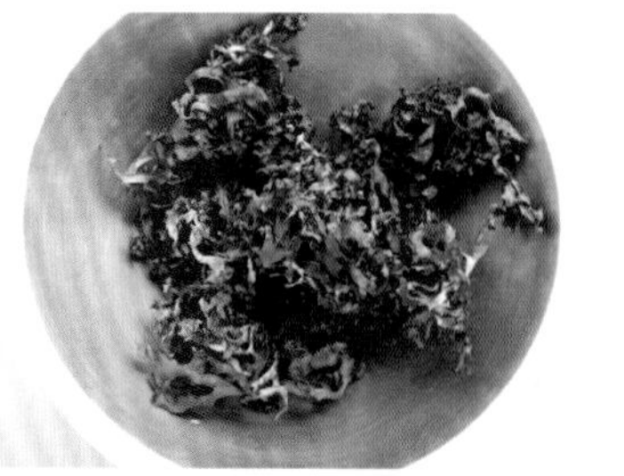

在大分縣國東半島所販售的「鳥腳」，是將本種乾燥而製成。浸泡於水中約20分鐘後，就能立刻料理食用，非常方便。

松藻

松藻 Analipus Japonicus

到了三陸地區，便能夠買到當地的名產「松藻」。於三陸至福島縣的沿岸採集，並加工成片狀流通市場，不過採集的人卻逐年急速減少中。

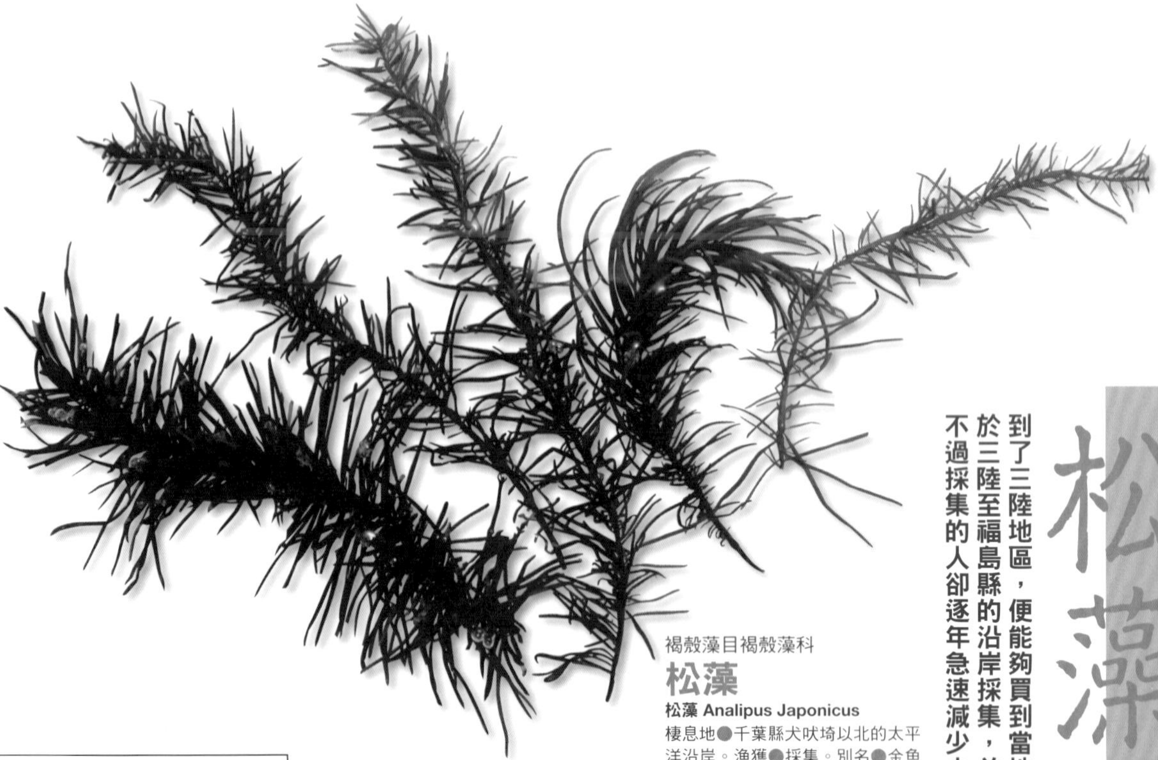

高度約25cm

褐殼藻目褐殼藻科

松藻

松藻 Analipus Japonicus

棲息地●千葉縣犬吠埼以北的太平洋沿岸。漁獲●採集。別名●金魚藻

次要魚類的實力	
次要魚類珍稀度	★★★☆☆
美味程度	★★★★☆
價格	★★★★☆

盛產期●乾燥製品為一整年。生鮮海藻為春季
產地●北海道、青森縣、岩手縣、宮城縣

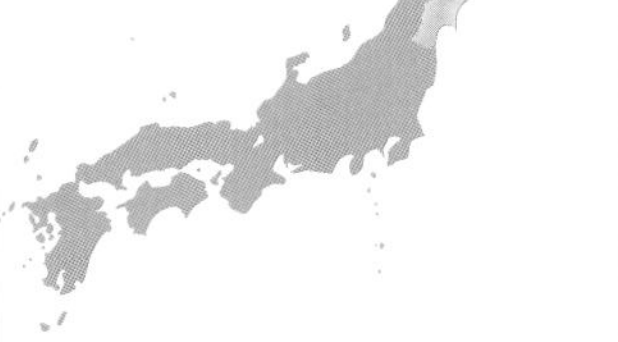

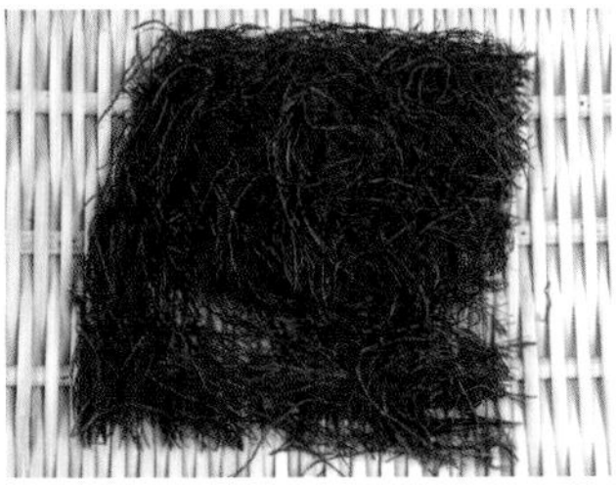

將乾燥的片狀松藻燒烤成「烤松藻」。可以直接品嚐，或是撒在白飯上享用。是岩手縣等地區的名產。

遍布於北太平洋的冷水海域 在日本多分布於宮城縣以北

松藻棲息在千葉縣以北太平洋沿岸的岩礁區，不過越往北棲息量也越多，尤其多分布於北海道、岩手縣及宮城縣。

將根部（固著器）附著於岩石上，枝條上則長出有如松葉般的細葉。於冬至春季生長茂密，到了夏季則會枯萎，只留下根部。

在三陸地區會少量採集並加工

在日本國內中，採集並加工松藻的地區，主要位於北海道、岩手縣及宮城縣。

其中又以宮城縣為多，有生鮮狀態、曬乾成片狀，以及將乾燥的片狀燒烤成「烤松藻」等，商品種類豐富。每一種都非常美味，而且也是三陸地區的重要觀光資源。

將生鮮的松藻煮過後，會呈現出鮮豔的綠色。可以直接淋上醬油，或是加入醋享用，都非常可口。

生鮮或是片狀的松藻，在當地也是湯品、味噌湯的重要食材。能感受到海藻的鮮味，而且帶有豐富的海岸香氣。

只要將片狀的松藻燒烤成「烤松藻」，便能直接用手剝碎，撒在白飯上享用。或是用麻糬沾著品嚐，香氣四溢且鮮美可口。

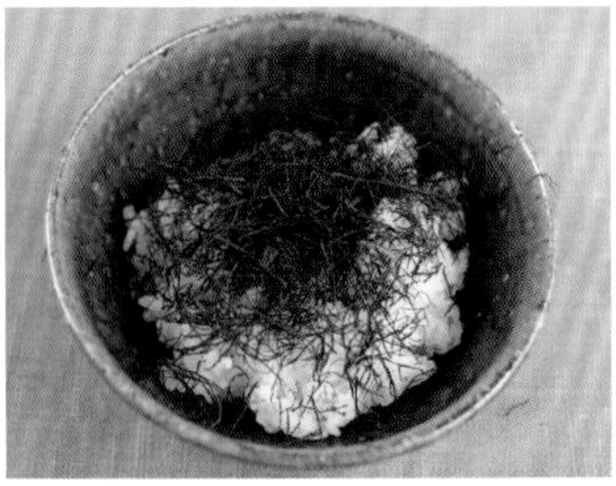

「烤松藻」可以直接享用，十分可口。也因此在海藻製品中，算是價格較昂貴的種類。可以稍微用手剝成塊，撒在白飯上品嚐。

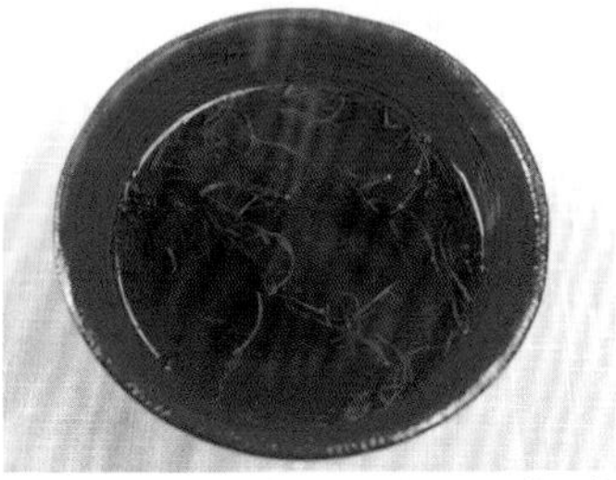

將乾燥的松藻直接放入湯中享用。一放入熱湯後，立刻散出海岸的香氣，而且能還原至原本的狀態，非常方便。

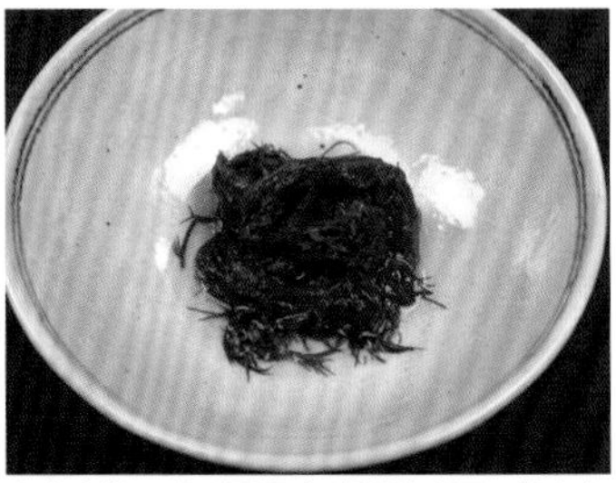

在北海道、岩手縣及宮城縣等地區，能在冬至春季購買到生鮮的松藻。將其稍微過熱水後，就會變成翠綠色。可以製作成三杯醋。

鉤凝菜

惠胡海苔 Campylaephora hypnaeoides

仙菜目仙菜科

鉤凝菜

惠胡海苔 Campylaephora hypnaeoides

棲息地●北海道～九州。漁獲●採集。別名●惠胡草

次要魚類的實力

次要魚類珍稀度	★★★☆☆
美味程度	★★★★★
價格	★★★★☆

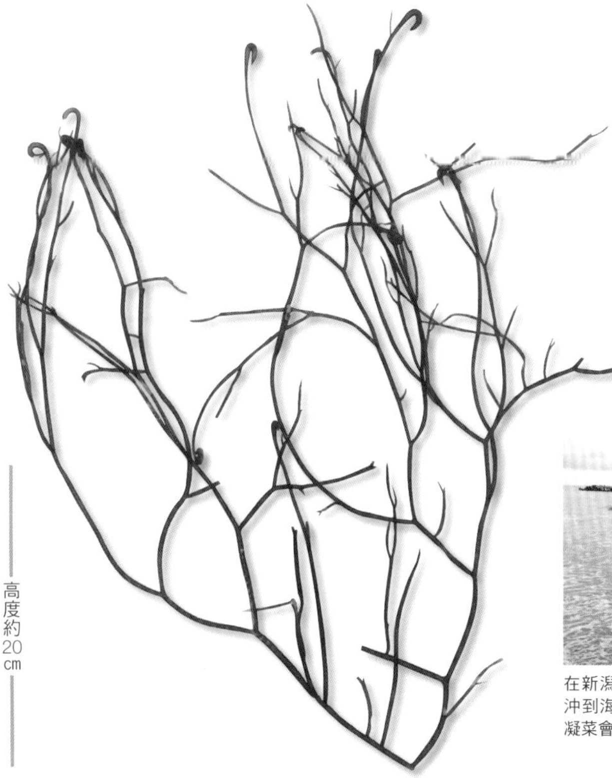

高度約20cm

這兩種海藻類並不稀奇。而且加工品也成為日本各地的名產。問題在於很少人知道原料是來自於本種。

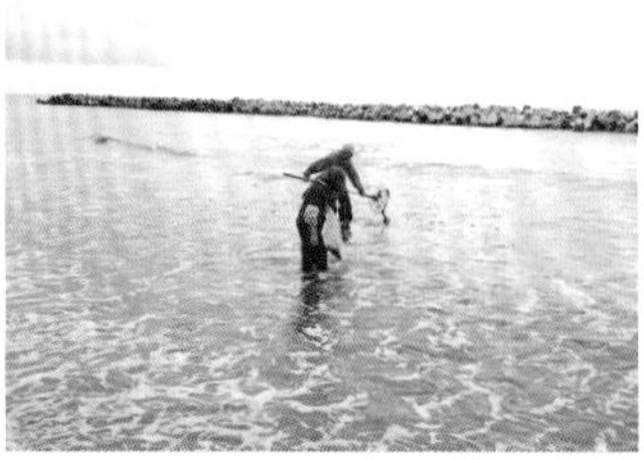

在新潟縣面向日本海處，正在採集被海水沖到海邊的食用海藻。經過大浪之後，鉤凝菜會被沖到海邊。

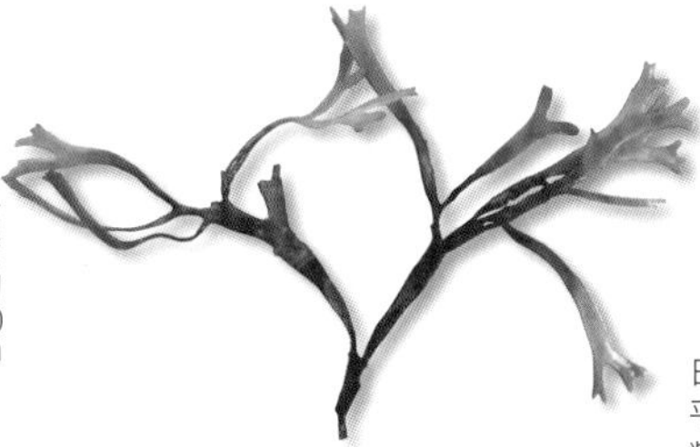

高度約20cm

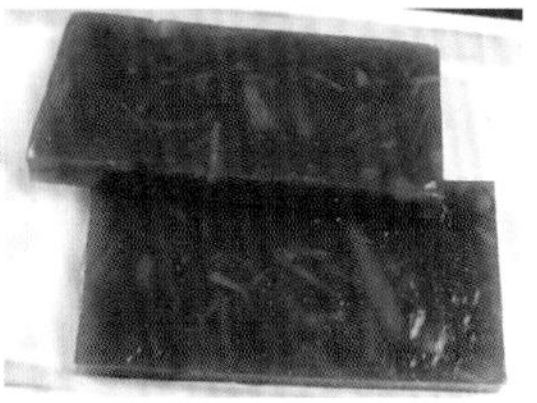

日本海可以採集到鉤凝菜，而面向太平洋的千葉縣銚子市，則是將角又菜凝固成蒟蒻狀。並將其稱為「海草」。

杉藻目杉藻科

角又菜

琴柱角股 Chondrus elatus

棲息地●太平洋沿岸的中部～北部。漁獲●採集。別名●海草、長股

次要魚類的實力

次要魚類珍稀度	★★★★☆
美味程度	★★★★☆
價格	★★★★☆

盛產期●一整年

產地●青森縣、山形縣、秋田縣、新潟縣、富山縣、石川縣、福井縣、京都府、兵庫縣、鳥取縣、山口縣、福岡縣

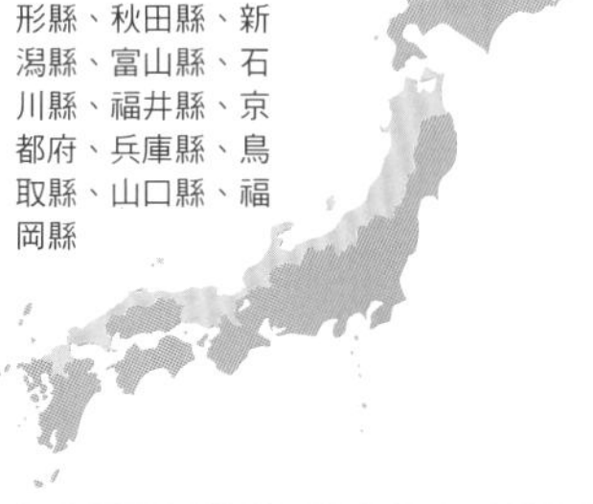

※鉤凝菜的產地

附著在微勞馬尾藻上生長，多分布於日本海

鉤凝菜會附著在群生於海岸的微勞馬尾藻上生長。因此呈現出細長，容易纏繞於其他藻類的形狀。雖然分布於太平洋沿岸，不過日本海的棲息量也非常多，富含冷卻之後會凝固的瓊脂糖（agarose）。

基本上是以乾燥保存。再將之還原凝固享用

海藻擁有加熱之後溶解，將其冷卻便會凝固的性質。像是瓊脂（洋菜）的原料——龍鬚菜科的真江蘺，以及在千葉縣有「海草」之稱，被當作蒟蒻狀食品原料的角又菜等。其中凝固力最強的種類之一，就是鉤凝菜。

在日本海沿岸至福岡縣，都會用鉤凝菜來製作加工品。其中代表性的產品就是福岡縣的「okyu-to（おきゅーと）」。在福岡市一帶，會將其切成條狀，撒上柴魚片和辣椒，淋上醬油並於早餐時享用。

而青森縣的「惠胡天」、山形縣的「惠胡」、「惠胡練」等產品，都已經蒟蒻狀，完全看不出來原本海藻的樣子。

這些產品都帶有海岸香氣，富含食物纖維，是非常健康的食品。

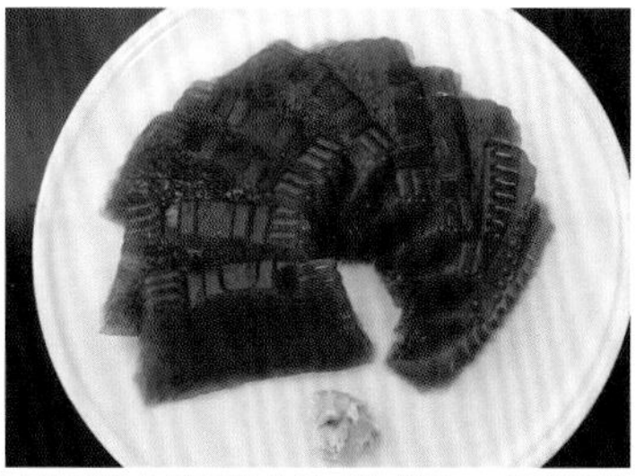

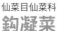

青森縣鰺之澤町販售的「惠胡天」。新潟縣的「惠胡」，鳥取縣的「海」等，都是由相同的材料所製成。除了味美可口之外，也非常健康。也會於祭祀儀式中使用。

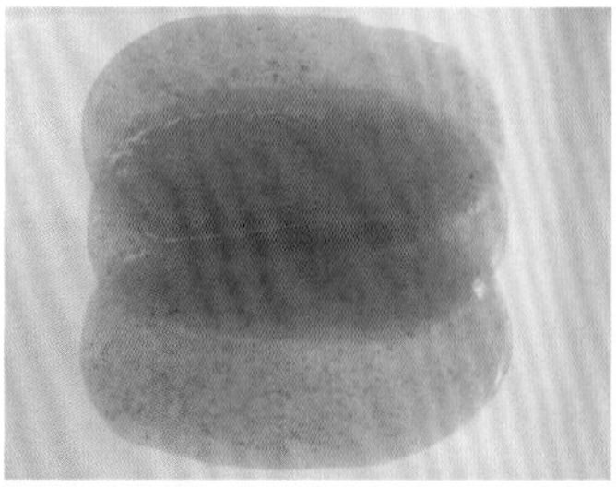

福岡縣產的「okyu-to（おきゅーと）」，質地非常薄，切成細條狀就能變成麵條。可以撒上柴魚片和辣椒粉，最後淋上醬油當作早餐享用。

紅毛菜目紅毛菜科

十六島紫菜

十六島海苔 Porphyra pseudolinearis

棲息地●北海道沿岸、日本海、本州青森縣～千葉縣的太平洋沿岸。漁獲●採集。別名●岩海苔

次要魚類的實力

次要魚類珍稀度	★★★★★
美味程度	★★★★★
價格	★★★★★

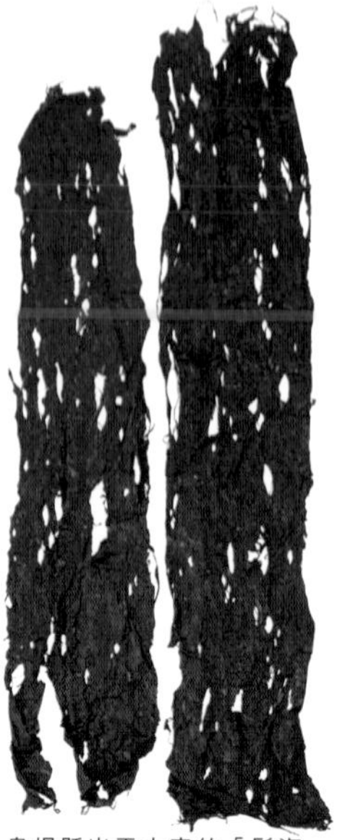

島根縣出雲市產的「髭海苔」。是將採集後的十六島紫菜鋪平曬乾而成。可當作雜煮或湯品的食材。帶有豐富的海岸香氣，非常美味。

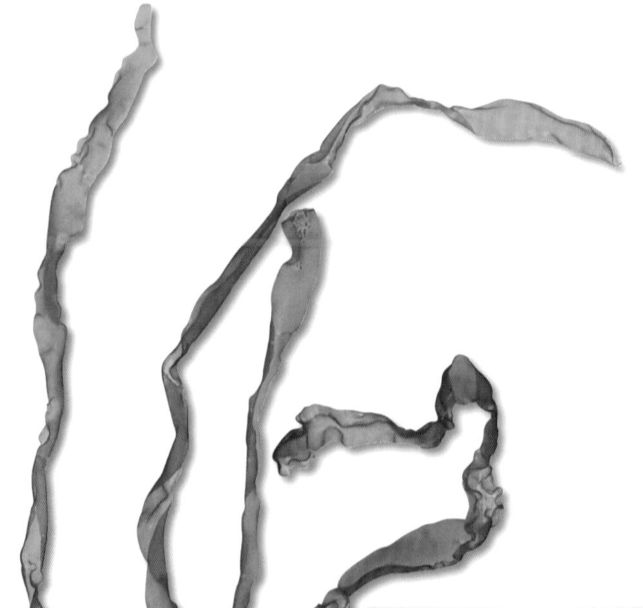

高度約為30cm

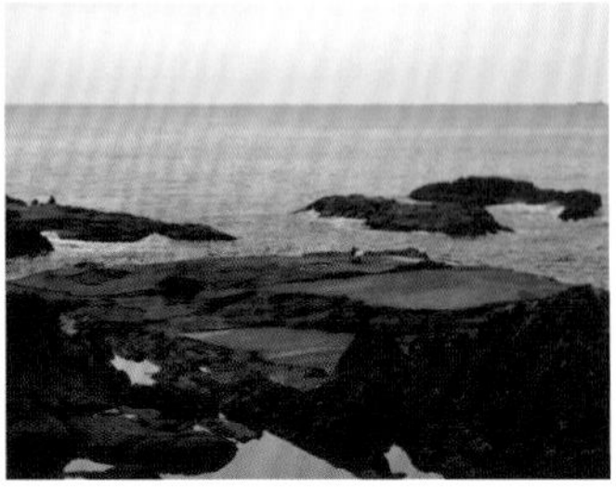

因為在十六島（島根縣出雲市）上採集，因此命名為「十六島海苔」。日文發音為「u-purui（うっぷるい）」，語源由來不明，有來自於朝鮮半島，也有源自阿依奴語一說。十六島在冬季風浪強大，採集時非常危險。

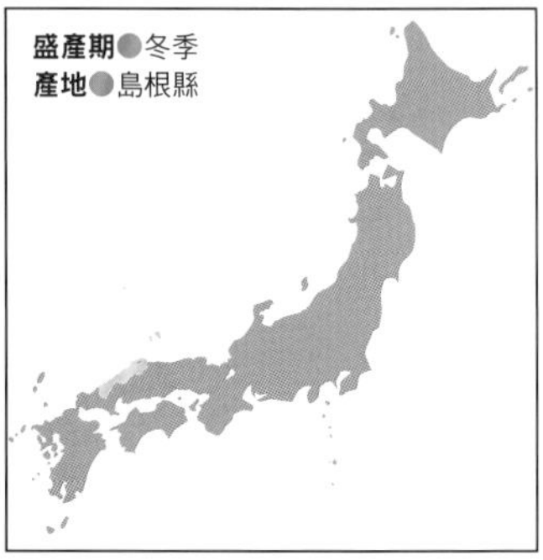

十六島紫菜

十六島海苔 Porphyra pseudolinearis

日本國內所販售的「海苔」中，屬於最高級的種類。只在冬季的危險海岸上，風平浪靜的僅僅數日間採集，因此數量極為稀少。

屬於含有許多常見海苔的紫菜屬海藻

紅毛菜科的紫菜屬海藻，就是一般所稱的「海苔」。從前因為浸泡在水中後，便會跑出紫色的色素，因此也稱為紫菜。棲息在漲潮後海水淹沒，退潮後可見其蹤影的海岸線潮間帶。代表性的種類有條斑紫菜，以及甘紫菜等，都是日常吃的片狀海苔原料。而生長在岩石上的天然種類，則有圓葉紫菜、長葉紫菜，以及十六島紫菜。這些生長在天然岩石上的紫菜，稱為「岩海苔（岩紫菜）」。在島根縣於11月開始採集十六島紫菜，和其他岩海苔相較之下較早。

岩海苔中最早開始採集的種類

不論養殖或天然，十六島紫菜可謂海藻類的頂級品。「十六島」是島根縣出雲市的地名。於初冬時期，在此地區採集的紫菜，因品質優良而知名。基本上會曬乾成獨特形狀的「髭海苔」出貨。在出雲地區還會將其加入雜煮中享用。當地的雜煮是將「髭海苔」和麻糬，放入醬油調味的湯汁中。同時也會當作平常料理湯品的食材。

由於採集季節較早，因此被視為最美味的「※走海苔」，極有可能就是本種。

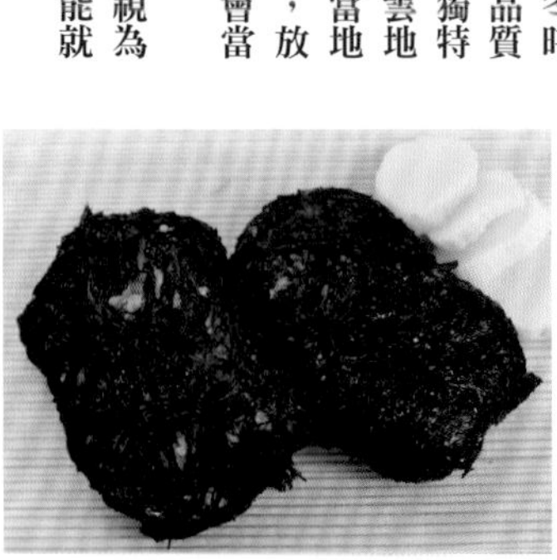

在隱岐地區，會將「走海苔」保存成乾燥片狀。這些走海苔極有可能就是本種。將其包覆於白飯上，就是隱岐名產「爆彈飯糰」。

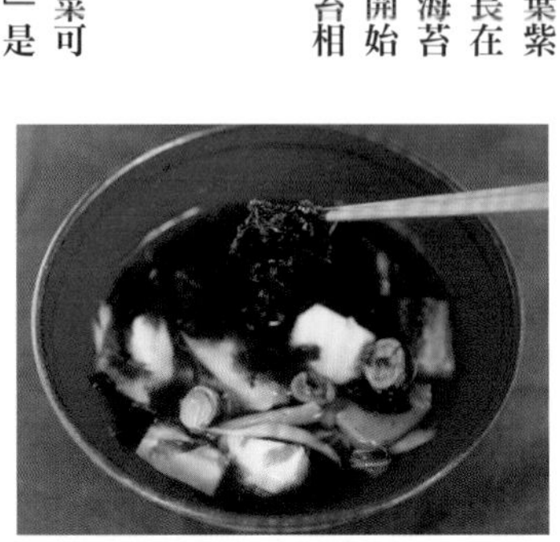

將笠貝和根菜類煮成醬油調味的湯，再加入「髭海苔」而成。用筷子撈起時，看起來就像毛筆一樣，因此又稱為「海苔筆」。

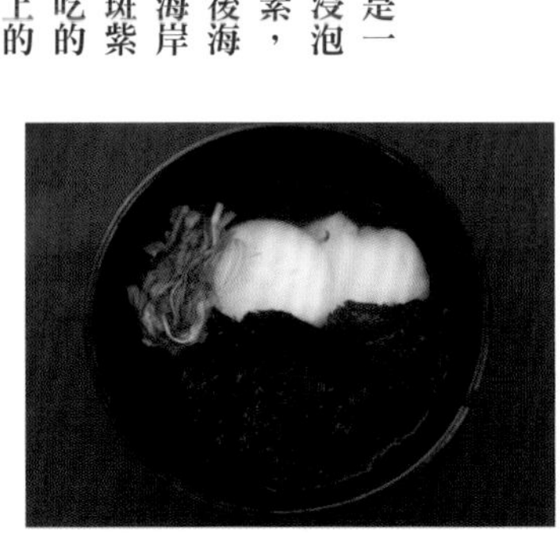

島根縣出雲地區的雜煮，會放入乾燥後的十六島紫菜—「髭海苔」。富含海岸香氣，以及海藻的鮮甜風味。

協助／Watae-（島根縣出雲市）　※走海苔：原文為「はしりのり」，意指當季最早採集的種類。

粗枝軟骨藻

湯女
Chondria crassicaulis

散發出有如乙炔氣體（電石器）般的汽油臭味。在海岸採集小海帶或是單管藻等藻類時，也會聞到其臭味，甚至會有人因此而感到頭暈。

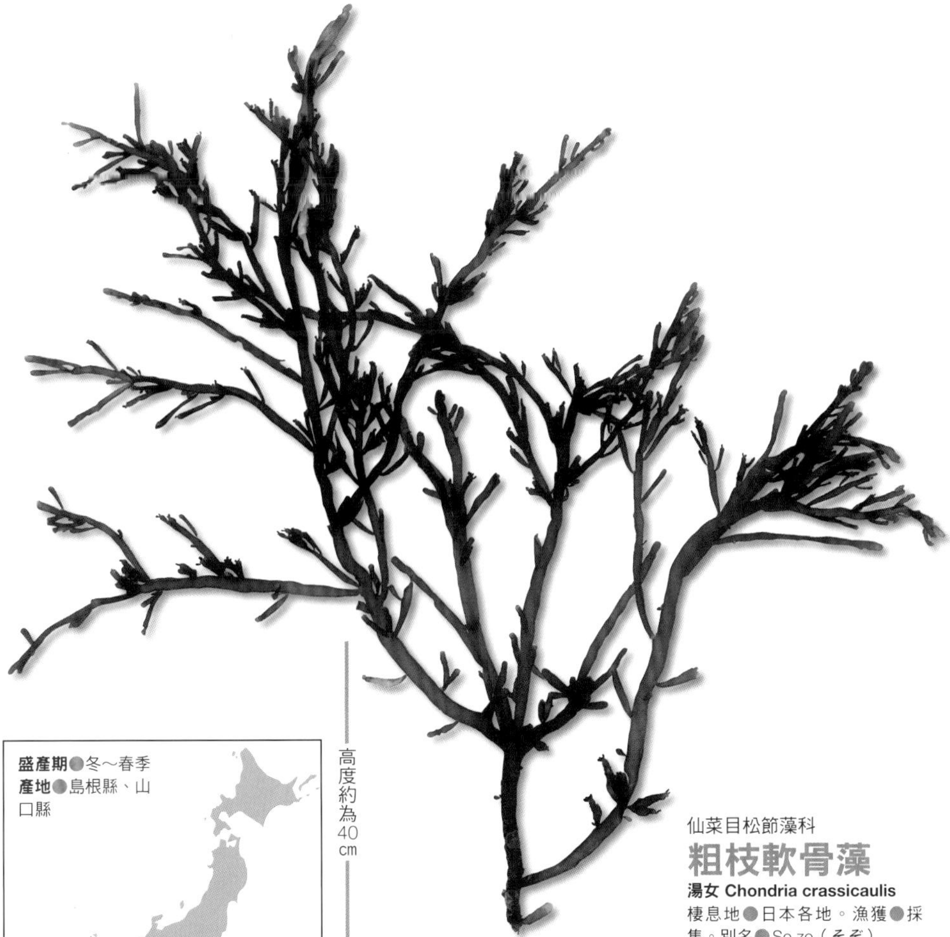

高度約為40㎝

盛產期●冬～春季
產地●島根縣、山口縣

仙菜目松節藻科
粗枝軟骨藻
湯女 *Chondria crassicaulis*
棲息地●日本各地。漁獲●採集。別名●So zo（そぞ）

次要魚類的實力

次要魚類珍稀度	★★★★★
美味程度	★★★★★
價格	☆☆☆☆☆

採集後會散發惡臭，並且會隨著時間而溶化

棲息在日本各地沿岸，退潮後不會露出海面的淺海中。海藻高度可達40㎝，算是較大型的海藻類。採集時會散發出類似汽油的臭味，因此也被稱為「油菜」，這個臭味在江戶時代至昭和期間，和大眾澡堂中幫人搓背的湯女類似，因此日本便命名為「湯女」。採集後稍微放置一段時間，便會自己發酵溶化。吃下這些溶化的海藻時，有些人甚至會感到頭暈嘔吐。

在全國的海岸隨處可見 不過幾乎沒有地區食用此海藻

雖然是遍布日本各地的海藻類，食用地區目前只知道有島根縣和山口縣。由於粗枝軟骨藻會隨著時間而溶化，因此在產地附近才能品嚐到。在產地也是喜好落差較大的有名海藻類。

採集時雖然會散發特別的臭味，完全勾不起食慾，不過水煮之後，會從原本的褐色轉變為綠色，也幾乎不再有臭味。

在島根縣出雲市日御碕一帶，會將粗枝軟骨藻放入新年吃的雜煮中。也會當作清湯或味噌湯的食材。口感佳，而且富含鮮味，十分可口。另外也可以水煮後，製作成醋味的沙拉享用。

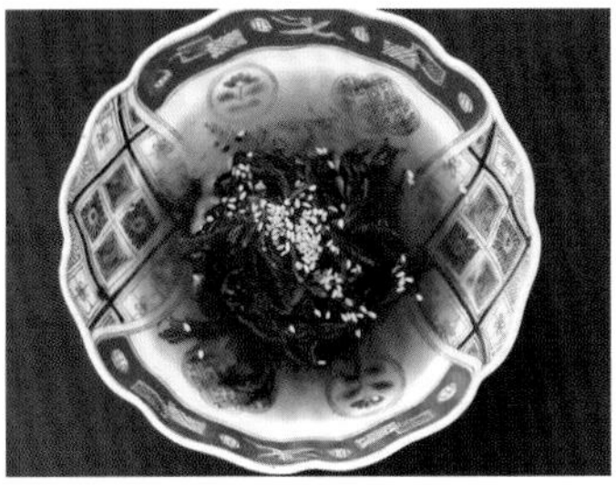

在島根半島地區，會稍微水煮之後，製作成沙拉或是醋味涼拌。口感佳，在海藻中算是鮮美的種類。同時也使用於節慶的料理中。

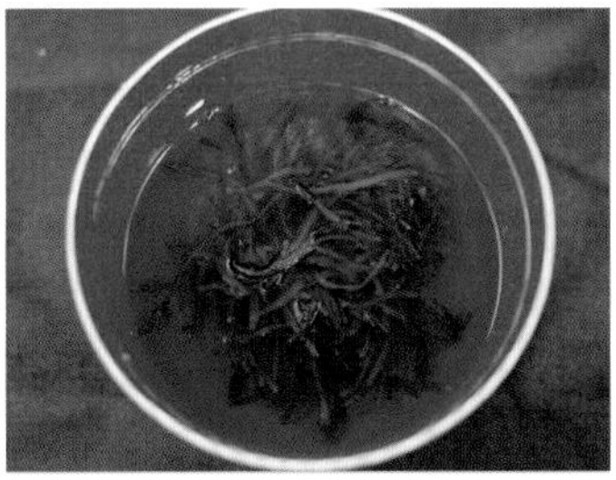

最常見的吃法，是在湯品中放入生鮮的粗枝軟骨藻。也可以加入味噌湯中，口感極佳，帶有豐富的鮮味和甜味，十分美味。

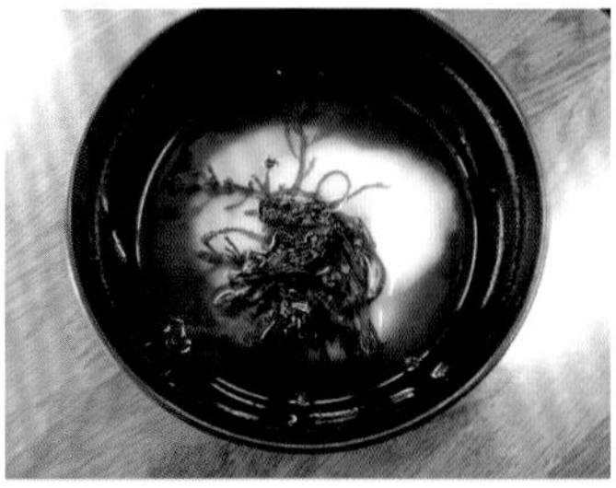

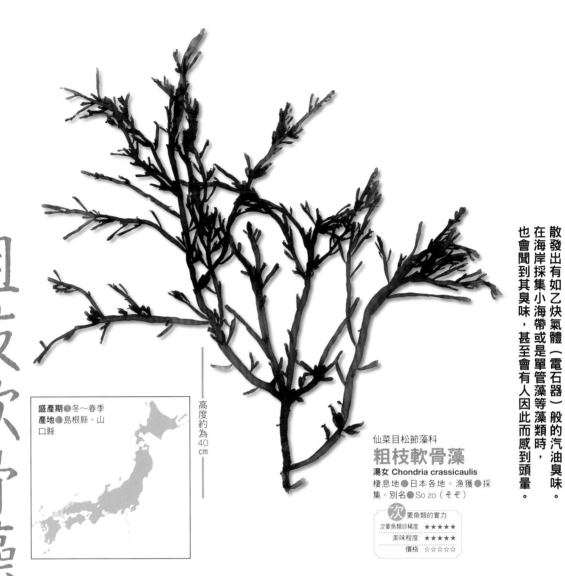

在島根縣出雲市日御碕一帶，會將粗枝軟骨藻放入雜煮中享用。在清湯中放入麻糬和本種，充滿有如新春般的海岸香氣。

協助／民宿 幕島（島根縣出雲市）

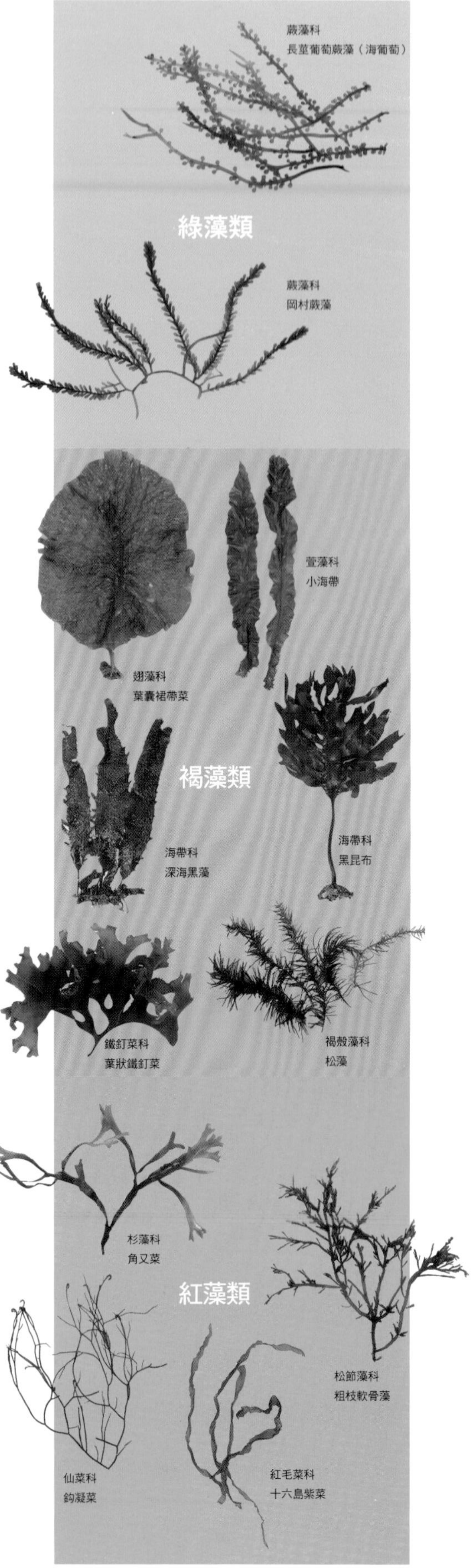
蕨藻科
長莖葡萄蕨藻（海葡萄）
綠藻類
蕨藻科
岡村蕨藻
萱藻科
小海帶
翅藻科
葉囊裙帶菜
褐藻類
海帶科
深海黑藻
海帶科
黑昆布
鐵釘菜科
葉狀鐵釘菜
褐殼藻科
松藻
杉藻科
角又菜
紅藻類
松節藻科
粗枝軟骨藻
仙菜科
鉤凝菜
紅毛菜科
十六島紫菜

簡單明瞭
海藻的分類與進化

也許很多人都會覺得海藻長的都一樣。
其實大部分的群帶菜、昆布等，都屬於次要海藻。

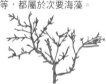

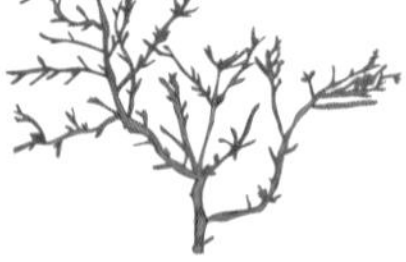

海藻的分類極具專門性。無法像動物界一樣明確區分，若進入分類的世界，便會沒完沒了。因此在這裡將單純地以海藻的顏色來區分。

到了海邊後，經常會看到岩石上覆蓋著綠色的藻類。這些大多是屬於綠藻的石蓴或青海菜。一般稱之為綠海苔，也是大眾所熟悉的食品。另外在平安時代中，有種稱為「滿留（刺松藻）」的海藻，這也是綠藻的一種。雖然如今仍隨處可見，卻幾乎沒有地區保留食用習慣。其中也包含蕨藻類，像是沖繩縣的海葡萄（長莖葡萄蕨藻），是較為大眾所知的藻類。同屬的岡村蕨藻，卻極少被當作食品利用。

擁有最多食用種類的是褐藻類。包含昆布及群帶菜。在各地作為食用的褐藻類，種類也相當豐富。而荒布類及搗布類等，在以前曾是重要的海藻類，如今卻淪落為地方性的水產。

紅藻類雖然外觀看不出來是紅色，不過浸泡於水中後，便會逐漸滲出紅色的色素。代表性的種類有條斑紫菜。一般常見的紫菜（海苔）類，多半是由人工大量養殖而成。也有十六島紫菜等，生長在海岸岩石的天然種類。其中真江蘺類、仙菜類，以及角叉菜類等，為洋菜的原料，加熱溶解再冷卻後，便會凝固成蒟蒻狀。福岡縣的「okyu-to（おきゅーと）」、新潟縣的「惠胡海苔」等名產，都是由這些藻類製作而成。

說到海藻便會立刻想到海帶、昆布、鹿尾菜，以及海苔等。其實在過去所食用的海藻種類，比現在更加豐富。從繩文時代就開始食用海藻，在平京城甚至有專賣海藻的商店「海藻店」。

隨著海岸線的海藻類急速減少等磯燒現象，加上護岸工程的進行，使得海藻資源不斷減少。也許有人會覺得，食用海藻會讓環境更加惡化。其實不然。超市中常見的「乾燥海藻沙拉」，在包裝內的各種海藻中，有許多都是由國外進口而來。

海藻能輕易於日本周圍的海邊採集，加上乾燥後保存性佳，因此日本從以前就有食用各種海藻的習慣。「就算在山上無法存活，只要到海邊就能維生」。想必這是指「只要在海邊採集海藻類就能夠生存」。不過海邊的海藻採集業者急速減少，令人不甚唏噓。

後記

我在寫作者簡介時所使用的筆名「坊主蒟蒻」，是一種和名為「坊主蒟蒻」，和方頭鯧同類的深海魚。在很久以前，當我開始調查魚類時，覺得這個魚的名稱非常有趣，向專家打聽之下，得到的回答是「一種平凡又不起眼，不是特別美味，不值得一提的魚」。當下覺得這不就是我的寫照嗎，因此便取為自己的筆名。

其實我自己也是個不起眼的人。也許是因為這樣，比起極具人氣的水產類，對於鮮為人知，而且不起眼的水產生物，反而更有親切感。比起那些每100g就要價一千日圓以上的高級魚，在定置網中「把這些帶走就太感謝啦」，遭到丟棄命運的魚類，反而更加具有魅力。也因此在本書中介紹了許多「經常被丟棄的魚」、「賣不了價錢的魚」。

為了調查水產生物，我走訪日本全國各地，甚至也和市場流通的世界打交道。這些日子不知不覺已經過了35年。這35年我所了解到的事實，就是調查水產生物之旅，並沒有盡頭。若讀者們能將本書所介紹的資訊，當作進入廣大水產世界的其中一扇門，便心滿意足。

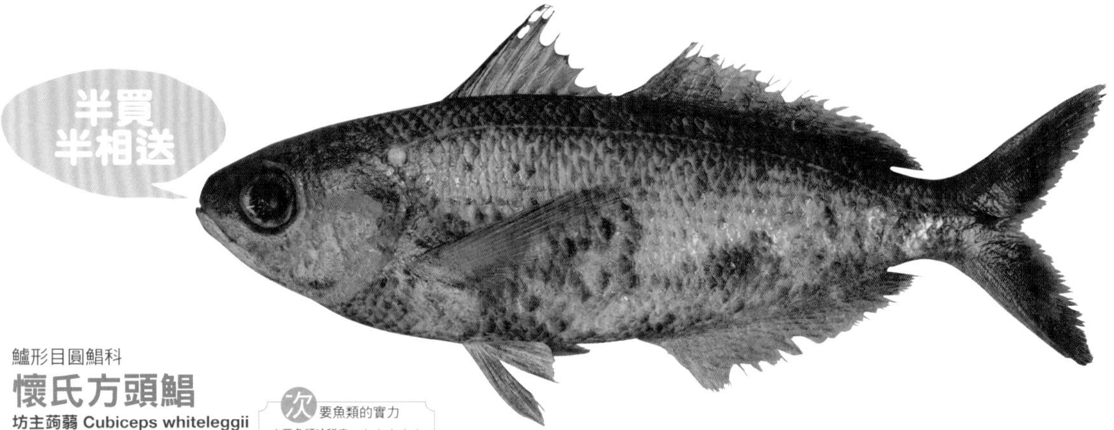

鱸形目圓鯧科

懷氏方頭鯧

坊主蒟蒻 Cubiceps whiteleggii

棲息地●千葉縣、新潟縣～九州南岸，水深150m的海域。漁獲●底拖網。別名●肉鯧

次要魚類的實力

次要魚類珍稀度	★★★★☆
美味程度	★★★★☆
價格	★★☆☆☆

在極具危險性的水母傘下度過仔雉魚期

本種為體長不足20㎝的小魚。屬於圓鯧科，此科的魚類會在水母傘下，度過幼魚期。圓鯧的和名為屋帽子鯛，其中「屋帽子」是指僧帽水母，也是帶有劇毒的水螅類（水母的一種），而圓鯧科的幼魚，雖然就棲息在帶有劇毒的危險生物周圍，不過卻能因此而避開其他魚類的攻擊。

成魚會游至深海中，不過生態習性仍不詳。

雖然被視為下雜魚，味道卻不輸給有名的高級魚

本種並沒有專門的捕魚業。較常在鹿兒島和長崎縣等地區捕獲，但多半是混雜至底拖網的下雜魚。不過偶爾能夠大量捕獲，因此有時候也會以魚乾或鮮魚狀態，流通於市場上。

雖然外觀平凡，不過味道非常可口。在漆黑的魚皮下方，隱藏著細緻的白肉，魚肉中帶有微粒狀的油脂，而油脂帶有甜味。

魚肉外觀雖然是無透明感的白濁色，不過生魚片相當美味。煮熟之後也不會變硬，因此不論燉煮或燒烤都很好吃。

魚不可貌相，懷氏方頭鯧就是典型的例子。人也是一樣。

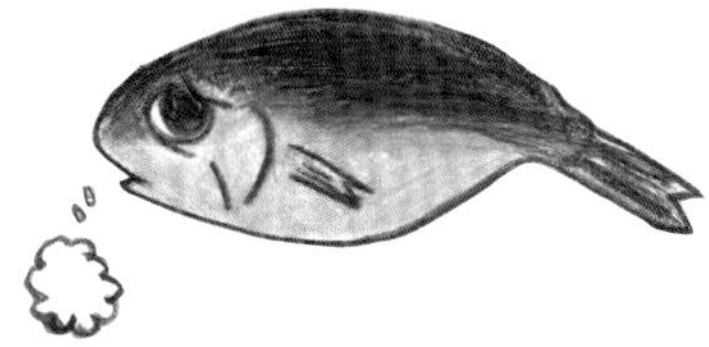

本書是由『坊主蒟蒻的魚類資料庫』中挑選集結而成。雖然在日本國內調查流通、食用的水產生物，已歷經35年之久，卻是「日暮而道遠」。因此本書中所介紹的水產生物，仍有許多不足之處，還請多加包涵。也希望多予以指教。

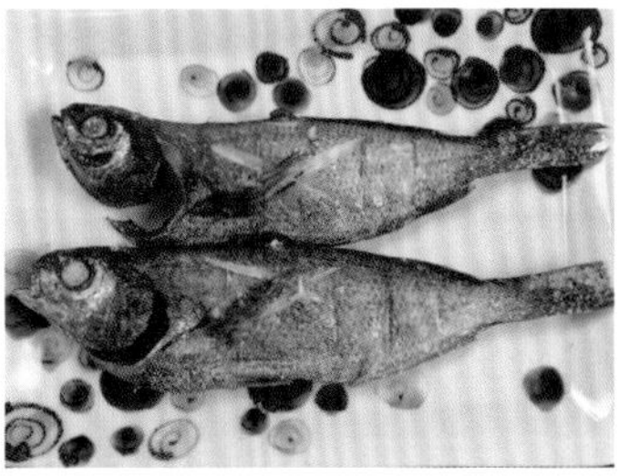

撒上鹽巴後燒烤。燒烤後魚肉滲出油脂，彷彿油炸般於表面產生泡沫，味道濃醇鮮美。

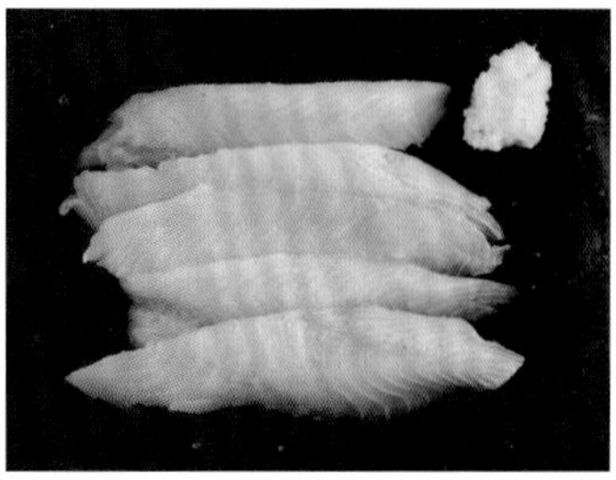

說是白肉魚版本的鮪魚肚，想必就能立刻理解。由於肉質中帶有油脂，因此呈現出白濁狀，不過入口即化，非常鮮美可口。

索引 13劃～

■**12劃**

■**13劃**

■9劃

■**5劃**

■**6劃**

索引 英語・2劃～

PROFILE

ぼうずコンニャク　藤原昌髙 (Bouz-Konnyaku Masataka Fujiwara)

1956年出生於日本德島縣美馬郡貞光町(現劍町)。孩提時代便非常熟悉河川中的魚類，並開始調查水產生物。之後，持續調查生活相關之飲食文化(生物)逾30年。在網路公開『市場魚貝圖鑑』。曾任島根縣水產顧問、水產廳外部專門家等。著有『對身體好又美味的魚類入門』(高橋書店)、『地域食材大百科　魚蝦貝類、藻類』(農文協)、『壽司圖鑑321+』(人類智庫)等書。

ぼうずコンニャクの市場魚貝類圖鑑
http://www.zukan-bouz.com

TITLE

守護大自然！配角海鮮食用圖鑑

STAFF

出版	瑞昇文化事業股份有限公司
作者	ぼうずコンニャク　藤原昌髙
譯者	元子怡
總編輯	郭湘齡
責任編輯	黃美玉
文字編輯	莊薇熙　黃思婷
美術編輯	朱哲宏
排版	執筆者設計工作室
製版	昇昇製版股份有限公司
印刷	桂林彩色印刷股份有限公司
法律顧問	經兆國際法律事務所　黃沛聲律師
戶名	瑞昇文化事業股份有限公司
劃撥帳號	19598343
地址	新北市中和區景平路464巷2弄1-4號
電話	(02)2945-3191
傳真	(02)2945-3190
網址	www.rising-books.com.tw
Mail	resing@ms34.hinet.net
初版日期	2017年4月
定價	900元

ORIGINAL JAPANESE EDITION STAFF

ブックデザイン	藤原昌髙
DTP	藤原昌髙、Que
イラスト	橋本 歩
編集	藤原昌髙、山本雅之（マイナビ出版）
校閲	鷗来堂

國家圖書館出版品預行編目資料

守護大自然!配角海鮮食用圖鑑 /
藤原昌高作 ; 元子怡譯.
-- 初版. -- 新北市 : 瑞昇文化, 2017.03
320面 ; 18.6公分X 25.7 公分
譯自 : 美味しいマイナー魚介図鑑
ISBN 978-986-401-158-2(平裝)

1.食物 2.水產品

411.3　　106002226